·执业医师资格考试通关系列·

中医执业医师资格考试拿分考典

（医学综合笔试部分）

吴春虎 李烁 主编

阿虎医考研究组 组织编写

中国中医药出版社
·北京·

图书在版编目（CIP）数据

中医执业医师资格考试拿分考典/吴春虎，李烁主编．—北京：中国中医药出版社，2020.1
（执业医师资格考试通关系列）
ISBN 978-7-5132-5781-7

Ⅰ.①中… Ⅱ.①吴…②李… Ⅲ.①中医师-资格考试-自学参考资料 Ⅳ.①R2

中国版本图书馆 CIP 数据核字（2019）第 237541 号

中国中医药出版社出版
北京经济技术开发区科创十三街 31 号院二区 8 号楼
邮政编码　100176
传真　010-64405750
河北新华第二印刷有限责任公司印刷
各地新华书店经销

开本 787×1092　1/16　印张 35　字数 986 千字
2020 年 1 月第 1 版　2020 年 1 月第 1 次印刷
书号　ISBN 978-7-5132-5781-7
定价　148.00 元
网址　www.cptcm.com

答　疑　热　线　010-86464504
购　书　热　线　010-89535836
维　权　打　假　010-64405753

微信服务号　zgzyycbs
微商城网址　https://kdt.im/LIdUGr
官方微博　http://e.weibo.com/cptcm
天猫旗舰店网址　https://zgzyycbs.tmall.com

如有印装质量问题请与本社出版部联系（010-64405510）
版权专有　侵权必究

编写说明

国家执业医师资格考试是评价申请医师资格者是否具备从事医师工作所必需的专业知识与技能的行业准入考试。考试分为两级四类,即执业医师和执业助理医师两级,每级分为临床、中医、口腔、公共卫生四类。中医类包括中医、民族医和中西医结合。

执业医师资格考试分为实践技能考试和医学综合笔试两部分。实践技能考试一般在每年的6月举行,医学综合笔试于8月下旬举行,具体时间以卫生健康委员会医师资格考试委员会公告时间为准。执业医师考试时间为2天,分4个单元;执业助理医师考试时间为1天,分2个单元。笔试全部采用选择题形式,共有A1、A2、A3、B1四种题型。执业医师资格考试总题量为600题,执业助理医师资格考试总题量为300题。

自2013版《医师资格考试大纲》实施以来,考试加强了对临床题的考核,加强考察考生动手操作能力和综合运用所学知识解决问题的能力。根据国家中医药管理局中医师资格认证中心最新统计数据,2015~2019年全国中医类别执业医师资格考试的通过率平均为38.9%,考试难度逐渐加大。2018年考试加入了A3型题,增加了对临床综合诊疗能力的考察力度和试题难度。2020年,新版大纲颁布,增加了对中医经典的考核,考试难度进一步加大。

本书由中国中医药出版社组织权威专家,在系统疏理历年真题3000道,精心研究考试命题规律及特点,并充分收集往届考生的实战经验,全面分析总结高频考点的基础上,精心编写而成,是复习应考的必备辅导书。

本书用星号☆标示出历年高频考题出现的单元。在编写结构上分为重点提示和考点集合。重点提示概要分析该单元在历年考试中是否为重要内容,用于把握复习的大方向。考点集合按照2020版大纲的最新要求,加入新大纲要求的考点,将细目全面展开,重点突出,对常考及今后较可能考的知识点详细叙述,标出该考点在考试中出现的年份,对需要重点记忆的知识点以下划线形式突出。便于考生进行*应试型复习*,有的放矢,事半功倍,在有限的复习时间里冲刺最好的成绩。

阿虎医考研究组

目 录

第一篇 中医基础理论 ··· 1
    第一单元 中医学理论体系 ·· 1
    第二单元 精气学说 ·· 1
    第三单元 阴阳学说 ·· 2
    第四单元 五行学说 ·· 3
    第五单元 藏象学说 ·· 5
    第六单元 五脏 ·· 5
    第七单元 六腑 ·· 8
    第八单元 奇恒之腑 ·· 9
    第九单元 精、气、血、津液、神 ································· 9
    第十单元 经络 ··· 12
    第十一单元 体质 ·· 14
    第十二单元 病因 ·· 15
    第十三单元 发病 ·· 17
    第十四单元 病机 ·· 18
    第十五单元 防治原则 ··· 20

第二篇 中医诊断学 ··· 22
    第一单元 望诊 ··· 22
    第二单元 望舌 ··· 30
    第三单元 闻诊 ··· 34
    第四单元 问诊 ··· 36
    第五单元 脉诊 ··· 44
    第六单元 按诊 ··· 46
    第七单元 八纲辨证 ·· 47
    第八单元 病因辨证 ·· 51
    第九单元 气血津液辨证 ·· 51
    第十单元 脏腑辨证 ·· 53
    第十一单元 六经辨证 ··· 61
    第十二单元 卫气营血辨证 ······································· 62
    第十三单元 三焦辨证 ··· 63
    第十四单元 中医诊断思维及应用 ······························ 64

第三篇 中药学 ··· 65
    第一单元 中药的性能 ··· 65
    第二单元 中药的配伍 ··· 66
    第三单元 中药的用药禁忌 ······································· 67

第四单元　中药的剂量与用法 …………………………………… 67
　　第五单元　解表药 ………………………………………………… 68
　　第六单元　清热药 ………………………………………………… 72
　　第七单元　泻下药 ………………………………………………… 79
　　第八单元　祛风湿药 ……………………………………………… 81
　　第九单元　化湿药 ………………………………………………… 83
　　第十单元　利水渗湿药 …………………………………………… 84
　　第十一单元　温里药 ……………………………………………… 87
　　第十二单元　理气药 ……………………………………………… 88
　　第十三单元　消食药 ……………………………………………… 89
　　第十四单元　驱虫药 ……………………………………………… 90
　　第十五单元　止血药 ……………………………………………… 91
　　第十六单元　活血化瘀药 ………………………………………… 93
　　第十七单元　化痰止咳平喘药 …………………………………… 96
　　第十八单元　安神药 ……………………………………………… 100
　　第十九单元　平肝息风药 ………………………………………… 101
　　第二十单元　开窍药 ……………………………………………… 104
　　第二十一单元　补虚药 …………………………………………… 105
　　第二十二单元　收涩药 …………………………………………… 112
　　第二十三单元　攻毒杀虫止痒药 ………………………………… 114
　　第二十四单元　拔毒化腐生肌药 ………………………………… 114

第四篇　方剂学 …………………………………………………… 116
　　第一单元　总论 …………………………………………………… 116
　　第二单元　解表剂 ………………………………………………… 116
　　第三单元　泻下剂 ………………………………………………… 119
　　第四单元　和解剂 ………………………………………………… 121
　　第五单元　清热剂 ………………………………………………… 122
　　第六单元　祛暑剂 ………………………………………………… 126
　　第七单元　温里剂 ………………………………………………… 126
　　第八单元　表里双解剂 …………………………………………… 128
　　第九单元　补益剂 ………………………………………………… 129
　　第十单元　固涩剂 ………………………………………………… 133
　　第十一单元　安神剂 ……………………………………………… 134
　　第十二单元　开窍剂 ……………………………………………… 135
　　第十三单元　理气剂 ……………………………………………… 136
　　第十四单元　理血剂 ……………………………………………… 138
　　第十五单元　治风剂 ……………………………………………… 141
　　第十六单元　治燥剂 ……………………………………………… 143
　　第十七单元　祛湿剂 ……………………………………………… 145
　　第十八单元　祛痰剂 ……………………………………………… 149
　　第十九单元　消食剂 ……………………………………………… 151
　　第二十单元　驱虫剂 ……………………………………………… 152

第二十一单元　治痈疡剂 ·· 153

第五篇　中医经典 ·· 155
　　第一单元　内经 ·· 155
　　第二单元　伤寒论 ··· 162
　　第三单元　金匮要略 ··· 170
　　第四单元　温病学 ··· 177

第六篇　中医内科学 ·· 184
　肺系病证 ··· 184
　　第一单元　感冒 ·· 184
　　第二单元　咳嗽 ·· 185
　　第三单元　哮病 ·· 187
　　第四单元　喘证 ·· 189
　　第五单元　肺痈 ·· 190
　　第六单元　肺痨 ·· 191
　　第七单元　肺胀 ·· 193
　心系病证 ··· 194
　　第八单元　心悸 ·· 194
　　第九单元　胸痹 ·· 196
　　第十单元　心衰 ·· 198
　　第十一单元　不寐 ··· 199
　脑系病证 ··· 201
　　第十二单元　头痛 ··· 201
　　第十三单元　眩晕 ··· 202
　　第十四单元　中风 ··· 204
　　第十五单元　癫狂 ··· 206
　　第十六单元　痫病 ··· 207
　　第十七单元　痴呆 ··· 209
　脾胃病证 ··· 210
　　第十八单元　胃痛 ··· 210
　　第十九单元　痞满 ··· 212
　　第二十单元　呕吐 ··· 213
　　第二十一单元　噎膈 ··· 215
　　第二十二单元　呃逆 ··· 216
　　第二十三单元　腹痛 ··· 217
　　第二十四单元　泄泻 ··· 219
　　第二十五单元　痢疾 ··· 220
　　第二十六单元　便秘 ··· 221
　肝胆病证 ··· 223
　　第二十七单元　胁痛 ··· 223
　　第二十八单元　黄疸 ··· 224
　　第二十九单元　积证 ··· 225

  第三十单元 聚证 226
  第三十一单元 鼓胀 227
  第三十二单元 瘿病 228
肾系病证 229
  第三十三单元 水肿 229
  第三十四单元 淋证 231
  第三十五单元 癃闭 232
气血津液病证 233
  第三十六单元 郁证 233
  第三十七单元 血证 235
  第三十八单元 痰饮 238
  第三十九单元 消渴 239
  第四十单元 汗证 240
  第四十一单元 内伤发热 242
  第四十二单元 虚劳 243
  第四十三单元 癌病 245
  第四十四单元 厥证 246
肢体经络病证 248
  第四十五单元 痹证 248
  第四十六单元 痿证 249
  第四十七单元 腰痛 251

第七篇 中医外科学 253
 第一单元 中医外科疾病的病因病机 253
 第二单元 中医外科疾病辨证 254
 第三单元 中医外科疾病治法 256
 第四单元 疮疡 258
 第五单元 乳房疾病 263
 第六单元 瘿 266
 第七单元 瘤、岩 267
 第八单元 皮肤及性传播疾病 269
 第九单元 肛门直肠疾病 277
 第十单元 泌尿男性疾病 281
 第十一单元 周围血管疾病 283
 第十二单元 其他外科疾病 286

第八篇 中医妇科学 289
 第一单元 女性生殖器官 289
 第二单元 女性生殖生理 289
 第三单元 妇科疾病的诊断与辨证 291
 第四单元 妇科疾病的治疗 291
 第五单元 月经病 292
 第六单元 带下病 304

第七单元　妊娠病 306
第八单元　产后病 311
第九单元　妇科杂病 315
第十单元　女性生殖功能的调节与周期性变化 319
第十一单元　妇产科特殊检查与常用诊断技术 320

第九篇　中医儿科学 321
第一单元　儿科学基础 321
第二单元　儿童保健 326

新生儿疾病 327
第三单元　胎怯 327
第四单元　硬肿症 327
第五单元　胎黄 328

肺系病证 329
第六单元　感冒 329
第七单元　乳蛾 330
第八单元　咳嗽 331
第九单元　肺炎喘嗽 333
第十单元　哮喘 334
第十一单元　反复呼吸道感染 336

脾系病证 337
第十二单元　鹅口疮 337
第十三单元　口疮 337
第十四单元　泄泻 338
第十五单元　厌食 339
第十六单元　积滞 340
第十七单元　疳证 341
第十八单元　腹痛 342
第十九单元　便秘 343
第二十单元　营养性缺铁性贫血 344

心肝病证 345
第二十一单元　夜啼 345
第二十二单元　汗证 346
第二十三单元　病毒性心肌炎 347
第二十四单元　注意力缺陷多动障碍 348
第二十五单元　抽动障碍 349
第二十六单元　惊风 350
第二十七单元　痫证 351

肾系病证 352
第二十八单元　水肿 352
第二十九单元　尿频 354
第三十单元　遗尿 354
第三十一单元　五迟、五软 355

传染病 ··· 356
 第三十二单元 麻疹 ·· 356
 第三十三单元 奶麻 ·· 357
 第三十四单元 风痧 ·· 358
 第三十五单元 丹痧 ·· 359
 第三十六单元 水痘 ·· 360
 第三十七单元 手足口病 ··· 360
 第三十八单元 痄腮 ·· 361
 第三十九单元 顿咳 ·· 362

虫证 ··· 363
 第四十单元 虫证 ·· 363

其他疾病 ··· 364
 第四十一单元 夏季热 ··· 364
 第四十二单元 紫癜 ·· 364
 第四十三单元 皮肤黏膜淋巴结综合征 ··· 365
 第四十四单元 传染性单核细胞增多症 ··· 366

第十篇 针灸学 ·· 367
 第一单元 经络系统 ·· 367
 第二单元 经络的作用和经络学说的临床应用 ······································ 370
 第三单元 腧穴的分类 ··· 370
 第四单元 腧穴的主治特点和规律 ··· 370
 第五单元 特定穴 ·· 371
 第六单元 腧穴的定位方法 ··· 372
 第七单元 手太阴肺经、腧穴 ··· 373
 第八单元 手阳明大肠经、腧穴 ··· 374
 第九单元 足阳明胃经、腧穴 ··· 376
 第十单元 足太阴脾经、腧穴 ··· 378
 第十一单元 手少阴心经、腧穴 ··· 380
 第十二单元 手太阳小肠经、腧穴 ·· 381
 第十三单元 足太阳膀胱经、腧穴 ·· 382
 第十四单元 足少阴肾经、腧穴 ··· 385
 第十五单元 手厥阴心包经、腧穴 ·· 386
 第十六单元 手少阳三焦经、腧穴 ·· 387
 第十七单元 足少阳胆经、腧穴 ··· 389
 第十八单元 足厥阴肝经、腧穴 ··· 391
 第十九单元 督脉、腧穴 ··· 392
 第二十单元 任脉、腧穴 ··· 394
 第二十一单元 奇穴 ·· 395
 第二十二单元 毫针刺法 ·· 397
 第二十三单元 灸法 ·· 401
 第二十四单元 拔罐法 ··· 402
 第二十五单元 头针、耳针 ··· 402

第二十六单元　治疗总论 ··· 403
　　第二十七单元　内科病证的针灸治疗 ··· 404
　　第二十八单元　妇儿科病证的针灸治疗 ··· 410
　　第二十九单元　皮外骨伤科病证的针灸治疗 ·· 411
　　第三十单元　五官科病证的针灸治疗 ·· 413
　　第三十一单元　其他病证的针灸治疗 ·· 414

第十一篇　诊断学基础 ·· 415
　　第一单元　症状学 ··· 415
　　第二单元　问诊 ·· 423
　　第三单元　检体诊断 ·· 423
　　第四单元　实验室诊断 ··· 442
　　第五单元　心电图诊断 ··· 453
　　第六单元　影像诊断 ·· 455

第十二篇　内科学 ··· 461
　　第一单元　呼吸系统疾病 ·· 461
　　第二单元　循环系统疾病 ·· 467
　　第三单元　消化系统疾病 ·· 479
　　第四单元　泌尿系统疾病 ·· 487
　　第五单元　血液系统疾病 ·· 490
　　第六单元　内分泌及代谢疾病 ·· 495
　　第七单元　结缔组织病 ··· 501
　　第八单元　神经系统疾病 ·· 503
　　第九单元　常见急危重症 ·· 509

第十三篇　传染病学 ·· 513
　　第一单元　传染病学总论 ·· 513
　病毒感染 ·· 515
　　第二单元　病毒性肝炎 ··· 515
　　第三单元　流行性感冒 ··· 517
　　第四单元　人感染高致病性禽流感 ·· 519
　　第五单元　艾滋病 ··· 521
　　第六单元　流行性出血热 ·· 522
　　第七单元　狂犬病 ··· 525
　　第八单元　流行性乙型脑炎 ··· 526
　细菌感染 ·· 529
　　第九单元　流行性脑脊髓膜炎 ·· 529
　　第十单元　伤寒 ·· 531
　　第十一单元　细菌性痢疾 ·· 533
　　第十二单元　霍乱 ··· 535
　　第十三单元　结核病 ·· 538

第十四篇　医学伦理学 ········· 540
　　第一单元　医学伦理学与医学目的、医学模式 ········· 540
　　第二单元　中国医学的道德传统 ········· 541
　　第三单元　医学伦理学的理论基础 ········· 541
　　第四单元　医学道德的规范体系 ········· 542
　　第五单元　处理与患者关系的道德要求 ········· 544
　　第六单元　处理医务人员之间关系的道德要求 ········· 544
　　第七单元　临床诊疗的道德要求 ········· 545
　　第八单元　医学研究的道德要求 ········· 545
　　第九单元　医学道德的评价与良好医德的养成 ········· 546

第十五篇　卫生法规 ········· 547

第一篇 中医基础理论

第一单元 中医学理论体系

重点提示

本单元在复习时一要记住整体观念和辨证论治，二要分清证、症、病的概念，三要理解同病异治和异病同治的实质。

考点集合

中医学理论体系的主要特点

1. 整体观念
(1) 概念：人体自身的整体性、人与自然的统一性、人与社会的统一性。
(2) 内容：①人体是一个有机的整体。②人与自然环境、社会环境具有统一性（2005）。
2. 辨证论治
(1) 病、证、症的概念：病，即疾病；证，即证候（2002，2019）；症，即症状和体征（2017）。
(2) 辨证论治的概念："辨证"就是把四诊（望诊、闻诊、问诊、切诊）所收集的资料、症状和体征，通过分析、综合，辨清疾病的病因、性质、部位，以及邪正之间的关系，概括、判断为某种性质的证（2004）。论治，又称为"施治"，即根据辨证的结果，确定相应的治疗方法。
(3) 同病异治和异病同治
①"同病异治"：即对同一疾病可因人、因时、因地不同，或处于不同阶段出现的不同证型，采用不同的治法（2003，2005）。
②"异病同治"：是指不同的疾病在发展过程中出现性质相同的证，因而可以采用同样的治疗方法（2010）。

第二单元 精气学说

重点提示

本单元内容虽然为中医基础理论中一个重要的组成部分，但是历年考试涉及较少。

考点集合

一、概念

1. 精的概念
(1) 一种充塞于宇宙之中的无形而运动不息的极细微物质，是构成宇宙万物的本原

(2014，2017)。

(2) 气的精粹部分，构成人体的本原。

(3) 精概念的产生，源自"水地说"。

2. 气的概念　存在于宇宙之中的不断运动且无形可见的极细微物质，是宇宙万物的共同构成本原。气的概念，源自"云气说"。

3. 精气的概念　一切细微、精粹的物质，亦是生成宇宙万物的原始物质。

二、精气学说的基本内容

1. 精气是构成宇宙的本原　宇宙中的一切事物都是由精或气构成的，宇宙万物的生成皆为精或气自身运动的结果，精或气是构成天地万物包括人类的共同原始物质（2010）。

2. 精气的运动变化

(1) 运动：即气机，具有普遍性，其基本形式是升、降、出、入。

(2) 变化：即气化，指由气的运动产生变化的过程，事物在形态、性能、表现方式上的变化皆是气化的结果。

3. 精气是天地万物的中介　①维系天地万物间的联系。②使万物相互感应。

4. 天地精气化生为人　人是由天地精气结合而成，天地精气是构成人体的本原物质，人的生死过程即气的聚散过程。

第三单元　阴阳学说

☆ 重点提示

阴阳学说是历年考试的必考内容。特别是对于阴阳各种关系，应熟练把握。对于对立制约、互根互用、相互转化等关系的运用，要着重于对概念的理解。

═══ 考 点 集 合 ═══

一、概念

1. 阴阳和阴阳学说的含义

(1) 阴阳是相互关联的某些事物或现象对立双方属性的概括。

(2) 阴阳学说：相关事物的相对属性，及某一事物内部矛盾双方的相互关系，从而把握自然界变化的本质原因及其基本规律。

2. 事物阴阳属性的绝对性和相对性

(1) 绝对性：属阴或属阳的不可变性。

(2) 相对性：①阴阳之中复有阴阳。②阴阳在一定条件下可以互相转化。③可随比较对象改变。

二、基本内容

1. 阴阳对立制约　对立双方的互相斗争、互相制约和互相排斥。

阴阳对立是指自然界一切事物或现象都存在着相互对立的阴阳两个方面。制约指相互对立的阴阳双方多有相互抑制和约束的特性。

2. 阴阳互根互用　对立的阴阳双方始终具有相互依存、相互为用的关系（2003，2006，2007，2013，2017，2019）。如"孤阴不生，独阳不生""阴阳离决，精气乃绝""阴在内，阳之守也，阳在外，阴之使也"。

3. 阴阳交感互藏　对立双方在运动中相互感应而交合，相互发生作用，并且都包含对方。如"天地氤氲，万物化醇，男女构精，万物化生"。

4. 阴阳的消长　对立双方增减、盛衰、进退的运动变化，<u>包含互为消长、皆消皆长（2000，2001，2009）</u>。

5. 阴阳的转化　<u>对立双方都能在一定条件下向其相反的方向转化（2001，2002，2005，2008）</u>。

6. 阴阳的自和与平衡　对立双方在消长的运动变化之中，保持相对动态的平衡。

三、阴阳学说在中医学中的应用

1. 在组织结构和生理功能方面的应用　人体组织器官的阴阳属性。一脏之中也有阴阳之分。如五脏分阴阳：<u>心属阳中之阳，肺属阳中之阴，肝属阴中之阳，肾属阴中之阴，脾属阴中之至阴（2019）</u>。

2. 在病理方面的应用　阴阳失调是疾病发生的基础。"阳胜则热，阴胜则寒""阳胜则阴病，阴胜则阳病""阳虚则寒，阴虚则热"。

3. 在疾病诊断方面的应用　阴阳是八纲辨证的总纲。

4. 在疾病治疗方面的应用

（1）指导养生：最根本的原则是"法于阴阳"，"春夏养阳，秋冬养阴"。

（2）确定治疗原则：①阴阳偏盛的治疗原则："实则泻之"。阳偏盛导致实热证，则"热者寒之"。阴偏盛导致的寒实证，则"寒者热之"。②阴阳偏衰的治疗原则："虚则补之"。阴偏衰导致虚热证，则"<u>壮水之主，以制阳光</u>"，即"<u>阳病治阴</u>"。阳偏衰导致虚寒证，则"<u>益火之源，以消阴翳</u>"，即"<u>阴病治阳</u>"。③阴阳互损的治疗原则：阴阳双补。

（3）分析和归纳药物的性能：①四气：寒凉属阴，温热属阳。②五味：辛、甘、淡属阳，酸、苦、咸属阴。③升降浮沉：升浮属阳，沉降属阴。

第四单元　五行学说

☆ 重点提示

本单元为每年考试的必考内容。五行的特性、现象，五行归类及五行学说的基本内容，是考试的常考点。应尤为注意五行之间的相生相克、制化胜复、相乘相侮及母子相及关系的应用。因考查方式和考点都较为局限，虽为重点却也易于掌握。

── 考点集合 ──

一、概念

1. 五行和五行学说的含义

（1）五行：木、火、土、金、水五种物质的运动变化。

（2）五行学说：古人以木、火、土、金、水五种物质的功能属性为代表来归类事物或现象的属性，并以五者之间相互资生、相互制约的关系来论述和推演事物或现象之间的相互关系及运动变化规律。

2. 五行的特性和事物与现象的五行归类

（1）特性：<u>木曰曲直；火曰炎上；土爰稼穑；金曰从革；水曰润下（2017，2019）</u>。

(2) 分类（2019）

自然界						五行	人体					
五味	五色	五化	五气	方位	五季		五脏	六腑	五官	形体	情志	五声
酸	青	生	风	东	春	木	肝	胆	目	筋	怒	呼
苦	赤	长	暑	南	夏	火	心	小肠	舌	脉	喜	笑
甘	黄	化	湿	中	长夏	土	脾	胃	口	肉	思	歌
辛	白	收	燥	西	秋	金	肺	大肠	鼻	皮毛	悲	哭
咸	黑	藏	寒	北	冬	水	肾	膀胱	耳	骨	恐	呻

二、五行学说的基本内容

1. 五行相生与相克
(1) 相生：五行之间有序的递相资生、促进的关系。木→火→土→金→水→木（2001，2003，2005）。

在五行相生关系中，任何一行都具有"生我"和"我生"两方面的关系。《难经》将此关系比喻为母子关系："生我"者为母，"我生"者为子。

(2) 相克：五行之间有序的递相克制、制约的关系。木→土→水→火→金→木（2002，2006，2007，2011，2019）。

在五行相克关系中，任何一行都具有"克我"和"我克"两方面的关系。《内经》把相克关系称为"所胜""所不胜"关系："克我"者为"所不胜"，"我克"者为"所胜"。

2. 五行制化与胜复
(1) 制化：相生与相克的结合（2014）。
(2) 胜复：五行中一行亢盛则引起其所不胜的制约（子复母仇）。

3. 五行相乘与相侮
(1) 相乘：相克太过，超过正常的制约程度（太过、不及）。木乘土，土乘水，水乘火，火乘金，金乘木（2005，2008）。
(2) 相侮：反向制约和克制（太过、不及）。木侮金，金侮火，火侮水，水侮土，土侮木（2011，2019）。

4. 五行的母子相及　母病及子：五行中的某一行异常，影响其子行，导致母子两行皆异常。子病及母：五行中的某一行异常，常累及其母行，导致母子两行皆异常。子行亢盛，损伤母行，致子盛母衰，亦称"子盗母气"。

三、五行学说在中医学中的应用

1. 在生理方面的应用
(1) 说明五脏的生理特点。
(2) 构建天人一体的五脏系统。
(3) 说明五脏之间的生理联系。

2. 在病理方面的应用
(1) 发病：一般是主时之脏首先受邪而发病。
(2) 传变：应用五行相生的母子关系和五行相克的乘侮关系，说明脏腑疾病相互影响的传变规律。

3. 在疾病诊断方面的应用
(1) 用于指导四诊。
(2) 用于推断病情。

4. 在疾病预防和治疗方面的应用
(1) 指导脏腑用药。
(2) 控制疾病的传变。
(3) 确定治则治法：①运用五行相生规律来治疗疾病，其基本治疗原则是补母和泻子，即"虚则补其母，实则泻其子"。常用<u>滋水涵木法、益火补土法、培土生金法和金水相生法</u>。②运用五行相克规律来治疗疾病，其基本治疗原则是抑强扶弱。常用<u>抑木扶土法、培土制水法、佐金平木法和泻南补北法</u>。
(4) 指导针灸取穴。
(5) 指导情志疾病的治疗。

第五单元　藏象学说

重点提示

本单元内容为五脏、六腑、奇恒之腑的提要，为中医学最基础的理论部分。出题不多，了解即可。

——考点集合——

1. **藏象及藏象学说的概念与特点**　藏象，近年来又写作"脏象"，是指藏于体内的内脏及其表现于外的生理病理征象及与自然界相通应的事物和现象。"藏"，是藏于体内的内脏，包括五脏、六腑和奇恒之腑。由于五脏是所有内脏的中心，故"藏"之所指，实际上是以五脏为中心的五个生理病理系统。"象"，是这五个生理病理系统的外在现象和比象，其含义有二：一是指表现于外的生理病理征象；二是指内在以五脏为中心的五个生理病理系统与外在自然环境的事物与现象类比所获得的比象。<u>藏象学说的主要特点是以五脏为中心的整体观（2013）</u>，主要体现在以五脏为中心的人体自身的整体性及五脏与自然环境的统一性两个方面。

2. **五脏、六腑、奇恒之腑的分类**　脏腑分为脏、腑和奇恒之腑三类。脏有五，即心、肺、脾、肝、肾，合称五脏（在经络学说中，心包亦作为脏，故又称"六脏"）。腑有六，即胆、胃、小肠、大肠、膀胱、三焦，合称六腑。奇恒之腑亦有六，即脑、髓、骨、脉、胆、女子胞。中医学以生理特点的不同作为区分脏与腑的主要依据，五脏共同的生理特点是<u>化生和贮藏精气</u>，六腑共同的生理特点是<u>受盛和传化水谷</u>。"所谓五脏者，藏精气而不泻也，故满而不能实；六腑者，传化物而不藏，故实而不能满也。"奇恒之腑在形态上中空有腔与六腑相类，功能上贮藏精气与五脏相同，与五脏和六腑都有明显区别，故称之。

第六单元　五　脏

☆ 重点提示

本单元为中医基础理论的重点内容，必须掌握五脏的生理功能和特性及五脏之间的关系。五脏的关系之中，心肾、脾肺、肺肾、肝脾和肝肾的内容复习时应着重把握。另外，五脏与五体、五官九窍、五志、五神、五液和季节的关系应予注意。

考点集合

一、五脏的生理功能与特性

（一）心的生理功能与特性

1. 生理功能（2015）

（1）主血脉（2001，2017）：主血体现于行血和生血两方面；主脉体现于心气推动血液运行脉中（2002）。

（2）藏神，又称主神志（2003，2004，2004，2007，2011）：主宰人的精神、意识、思维活动；主宰人体的整个生命活动。

2. 生理特性　心为阳脏主神明；心气下降。

（二）肺的生理功能与特性

1. 生理功能（2011，2017，2019）

（1）主气、司呼吸（2001，2004）：主呼吸之气（宣发、肃降）；主一身之气（2002）（宗气的生成、调节全身气机）。

（2）主行水：肺为水之上源。

（3）朝百脉：全身血液通过肺的呼吸完成气体交换。

（4）主治节：调节呼吸运动、全身气机、血液运行、津液代谢。

2. 生理特性　肺为五脏之华盖（2015）；肺为娇脏，不耐寒热，非轻不举；肺气宣降（2000，2008）。

（三）脾的生理功能与特性

1. 生理功能

（1）主运化：运化水谷（消化、吸收、转输水谷精微）；运化水液（对水液代谢起调节作用）（2011）。

（2）主统血：统摄血液在脉内运行（2011，2019）。

2. 生理特性　脾气主升（2014），升清与升举内脏（2000）；喜燥恶湿；脾为孤脏（2005）。

（四）肝的生理功能与特性

1. 生理功能

（1）主疏泄（2011）：调节精神情志；促进消化吸收（调节脾胃气机升降）；维持血液运行（气行则血行）；调节水液代谢（肺、脾、肾三脏为主，肝也有关）；调节性与生殖（冲、任二脉与足厥阴肝经相通）。

（2）主藏血（2004，2009，2011，2017）：肝脏具有储存血液、调节血量、防止出血的作用。

2. 生理特性　肝气升发（2014）；肝为刚脏，其气易亢易逆。

（五）肾的生理功能与特性

1. 生理功能（2014）

（1）藏精，主生长发育、生殖与脏腑气化：储存、封藏人身精气，包括先天之精和后天之精；促进人体生长发育和生殖功能（2002）；调节脏腑气化。

（2）主水：功能主要依靠肾阳对水液的气化作用来实现（2013）。

（3）主纳气：指肾具有摄纳肺吸入的清气而调节呼吸的作用，主要依赖于肾主封藏作用（2001，2004，2005）。

2. 生理特性　主蛰守位（2015）；肾气上升。

（六）命门的概念和功用

命门学说是研究命门的概念、形态、部位、功能，以及与脏腑之间关系的理论。关于命门的功用，有主火、水火共主、非水非火为肾间动气之不同。目前多数医家认为肾阳即命门之火，肾阴即命门之水。肾阴、肾阳，即真阴、真阳，或元阴、元阳。

二、五脏之间的关系

1. 心与肺的关系

（1）肺气助心行血。

（2）心血布散肺气。

2. 心与脾的关系

（1）血的生成：脾主气化，为气血生化之源；心阳温运脾土，且心主神志，调节脾的运化。

（2）血液运行：心行血；脾统血。

3. 心与肝的关系

（1）血液：心主血而行血；肝藏血。

（2）精神情志：心主神明而主宰精神活动；肝主疏泄而调节精神情志。

4. 心与肾的关系（2017）

（1）阴阳相交，水火既济：肾水上济心阴，使心火不亢；心火下济肾水，使肾水不寒（2002，2005，2009）。

（2）精神互用：心主神，神全可以益精；肾藏精，积精可以全神。

5. 肺与脾的关系

（1）气的生成：肺主呼吸而纳入清气；脾主运化而生谷气。

（2）水液代谢：肺主通调水道而布散水精；脾主运化水液而转输水精。

6. 肺与肝的关系　气机升降：肺在膈上，其气肃降；肝在膈下，其气升发（2002）。

7. 肺与肾的关系

（1）呼吸：肺为气之主，主呼吸而为体内外气体交换的场所；肾为气之根，主纳气，吸引摄纳，使气归根。

（2）水液代谢：肺为水之上源，肺气宣降，行水于全身，下肃于肾；肾为主水之脏，肾阳气化，升清降浊，输于膀胱。

（3）金水相生：①金生水。肺阴充足，输精于肾，使肾阴充盈。②水润金。肾阴充足，上润于肺，使肺脏清宁。

8. 肝与脾的关系

（1）饮食物消化：肝主疏泄，促进消化；脾主运化，散精于肝。

（2）血液：肝藏血，调节血量，供应脾运；脾生血、统血，使肝血充足。

9. 肝与肾的关系

（1）精血同源：肝藏血，肾藏精，精能生血，血能化精。

（2）藏泄互用：肝气疏泄，防精气过度壅塞；肾气封藏，防精气过度亡失。

10. 脾与肾的关系

（1）先后天相互资生：先天温养后天，后天补充先天。

（2）水液代谢：脾主运化水湿，脾阳健运则土能制水；肾为主水之脏，肾阳气化则开合有度。

三、五脏与五体、五官九窍、五志五神、五液和季节的关系（2000，2002，2004，2005，2007，2011，2013，2014，2015，2017）

	肝	心	脾	肺	肾
五体	筋	脉	肉	皮	骨
五官九窍	目	舌	口	鼻	耳及二阴
五志	怒	喜	思	悲（忧）	恐
五神	魂	神	意	魄	志
五液	泪	汗	涎	涕	唾
外华	爪	面	唇	毛	发
季节	春	夏	长夏	秋	冬

第七单元　六　腑

☆ 重点提示

本单元的重点内容有六腑的生理功能及六腑与五脏之间的关系。其中，六腑的生理功能必须掌握，特别是胃、大肠及小肠，此点在历年考题之中经常出现。另外，六腑和五脏的关系中，应着重注意脾胃之间的关系。胃的一些别称，像太仓、水谷之海，也应顺带记忆。

---考点集合---

一、六腑的生理功能

1. 胆的生理功能　①储藏和排泄胆汁。②主决断（2012，2014）。

2. 胃的生理功能和生理特性

（1）生理功能：受纳、腐熟水谷（太仓、水谷之海）(2005，2014)。

（2）生理特性：胃气下降；喜润恶燥（2002，2007，2015）。

3. 小肠的生理功能　①受盛化物。②泌别清浊。③小肠主液（2002，2004，2014，2017）。

4. 大肠的生理功能　①主津（2017）。②主传导糟粕（2004，2008）。传导之官。

5. 膀胱的生理功能　储存和排泄尿液；汇聚水液。

6. 三焦的概念和生理功能

（1）概念（2015）：分布于胸腹腔的一个大腑，是脏腑间及脏腑内部间隙互相沟通所形成的通道。上、中、下三焦的合称。

（2）生理功能：①通行诸气。②运行水液（三焦气化），决渎之官。

上焦如雾，中焦如沤，下焦如渎。

二、六腑与五脏之间的关系

1. 心与小肠的关系

（1）经络互相络属，构成表里关系。

（2）生理：①心主血，心火下降小肠，保证小肠化物。②小肠化物，清者上输心、肺化赤为血，保证心血充足。

2. 肺与大肠的关系

（1）经络互相络属，构成表里关系。

（2）生理：①肺司呼吸主行水，有赖于大肠通畅。②大肠主传导、主津，赖于肺气肃降。

3. 脾与胃的关系（2017）

（1）经络互相络属，构成表里关系。

（2）生理：①脾主运化为胃受纳提供能源与条件。②胃主受纳，为脾之运化奠定基础（2005，2009）。

4. 肝与胆的关系

（1）经络互相络属，构成表里关系。

（2）生理：①消化功能。肝主疏泄，分泌胆汁；胆则贮藏胆汁。②精神情志。肝主疏泄，调畅情志；胆主决断，肝胆相互为用。

5. 肾与膀胱的关系

（1）经络互相络属，构成表里关系。

（2）生理：①肾主水，司开合，控制膀胱开合。②膀胱为水府，开合有度则贮尿、排尿正常。

第八单元　奇恒之腑

重点提示

本单元主要是脑和女子胞两部分，熟悉其生理功能和与脏腑的关系即可。

考点集合

一、脑

1. 脑的生理功能　①主宰生命活动（2006）。②主管精神思维。③主管感觉运动。
2. 脑与脏腑精气的关系　①心主神志。②肝主疏泄，调畅情志。③肾藏精，生髓充脑。

二、女子胞

1. 女子胞的生理功能　①主持月经。②孕育胎儿。
2. 女子胞与脏腑经脉的关系

（1）与脏腑及天癸的关系：肾中精气充盈产生天癸，促进女性生殖器官的发育并维持其生殖功能。月经的排泄，胎儿的孕育，均有赖于血液，而心主血，肝藏血，脾统血而为气血生化之源（2015）。

（2）与经脉的关系：冲为血海，调节十二经气血；任主胞胎。

第九单元　精、气、血、津液、神

☆ 重点提示

本单元的重点在于气的功能、分类，气血、精血之间的关系。尤其是元气、宗气、气血之间的关系，在历年之中经常考查。另外，血和津液的一些基本内容也需要掌握，神的部分考试涉及较少，了解即可。

一、精

1. **人体之精的概念**　由禀受于父母的生命物质与后天水谷精微相融合而形成的一种精华物质。是构成人体的基本物质，也是促进人体生长发育及各种功能活动的物质基础。

2. **人体之精的生成**　先天之精，禀受于父母，藏于肾；后天之精，来源于饮食水谷，由脾胃运化的水谷精微产生，是人出生后赖以维持生命活动的精微物质。

3. **人体之精的功能**　①濡养脏腑。②促进生殖繁衍。③参与血液的生成。④精能化气。⑤精能化神（2014，2017）。

4. **人体之精的分类**　①先天之精（与生俱来，禀受于父母，为生命的基础）。②后天之精（来源于水谷精微，由脾化生并灌输于五脏六腑）。③脏腑之精。④生殖之精。

二、气

1. **人体之气的概念**　气是构成人体的最基本的物质基础，也是人体生命活动的最基本物质。人体的各种生命活动均可以用气的运动变化来解释。

2. **人体之气的生成**　①先天之精气：受之于父母的先天禀赋之气。其生理功能的发挥有赖于肾藏精气。②水谷之精气：即饮食水谷经脾胃运化后所得的营养物质。脾胃为生气之源（2002，2007）。③吸入之清气：即由肺吸入的自然界的清气。

3. **人体之气的功能**

（1）推动作用（2002）：①推动人体的生长发育。②推动脏腑经络组织器官的功能活动。③推动津液的生成、输布和排泄。④激发和兴奋精神活动。

（2）温煦作用：温暖全身（2017）。

（3）防御作用：防御外邪入侵并驱逐侵入体内之病邪。

（4）固摄作用：固护统摄体液（2013）。

（5）中介作用：气能感应传导信息以维系机体的整体联系。

4. **人体之气的分类**

（1）元气：元气又称原气，是人体生命活动的原动力（2010，2013，2014，2017，2019）。

（2）宗气：宗气即胸中之气，由肺吸入之清气和脾胃运化的水谷精气结合而生成（2001，2003，2008）。宗气的生理功能主要有走息道以行呼吸、贯心脉以行血气和下蓄丹田以资先天三个方面。

（3）营气：营气即运行于脉中、具有营养作用的气（2011），主要由脾胃运化的水谷精气所化生（2013，2017）。

（4）卫气：卫气即行于脉外、具有保卫作用的气，与营气一样，也主要是由脾胃运化的水谷精气所化生（2013，2017）。

5. **人体之气的气化**　气的运动而产生的各种变化称为气化。体内精气血津液各自的代谢及其相互转化，是气化的基本形式。

三、血

1. **血的基本概念**　血是流行于脉管之中的红色液体，是构成人体和维持人体生命活动的基本物质之一。

2. **血的生成**

（1）血液化生之源：①水谷之精化血。②肾精化血。

（2）与血生成的相关脏腑（2014）：①脾胃。脾胃运化水谷精微所产生的营气和津液是其主要物质基础。②心肺。营气和津液上输于心肺，与肺吸入之清气结合，灌注心脉，心阳温煦，化赤为血。③肾。肾藏精生髓，精髓化为血；肾精化生元气，促进脾胃运化而助血液生成。

3. 血的运行　血液循行于脉管中，周而复始，如环无端。

（1）影响因素：①气的推动、温煦、固摄等功能。②脉道通畅无阻。③血液的质量。④病邪的影响。

（2）相关脏腑功能：①心气推动血液在脉中运行，为基本动力。②肺气宣发肃降，调节气机，助心行血。③肝主疏泄并主藏血，调节血液循环与血液量的平衡（2002，2005）。④脾主统血而使血在脉内运行，防止其溢出脉外（2002，2005）。

4. 血的功能　血的主要功能是营养和滋润全身。为机体精神活动的主要物质基础。

四、津液

1. 基本概念　津液是体内各种正常水液的总称，包括各脏腑组织器官的内在体液及正常的分泌物。与气、血一样，津液也是构成人体和维持人体生命活动的基本物质。

2. 津液的生成输布与排泄

（1）生成：脾主运化；小肠主液；大肠主津（2019）。

（2）输布：①肺气宣降以行水。②脾气输布散津液。③肾气蒸腾气化水液。④肝气疏泄促水行。⑤三焦决渎利水道（2019）。

（3）排泄：①以汗液和呼气的形式在肺之宣发和呼吸的作用下排出体外。②以尿液的形式在肾气作用下排出体外。③以粪便的形式在大肠作用下排出。

3. 津液的功能

（1）滋润、濡养：可以滋润皮毛、肌肤、眼、鼻、口腔，濡养内脏、骨髓及脑髓。

（2）充养血脉：是组成血液的主要成分。

五、神

1. 基本概念　生命活动的主宰及其外在表现的总称。

狭义：精神、情志、思维活动。广义：人体生命活动的主宰及其外在表现。

2. 神的生成　以精、气、血、津液为化源，是脏腑精气对外界环境的应答。

3. 神的功能　①调节精、气、血、津液的代谢。②调节脏腑的生理功能。③主宰人体的生命活动。

六、精、气、血、津液之间的关系

1. 气与血的关系

（1）气能生血（2011）：血的化生过程离不开气化。

（2）气能行血：血液在脉中的循行有赖于气的推动，即所谓"气行则血行，气滞则血瘀"。

（3）气能摄血：气对血液具有统摄作用，使之循行于脉中，而不致外溢。气的统摄作用主要是由脾气来实现的。

（4）血为气母：血是气的载体（2017），同时也是气的营养来源。

2. 气与津液的关系

（1）气能生津：津液来自于摄入的饮食物，而饮食物化生津液则依赖于脾胃之气。可以说，气是津液化生的动力。

(2) 气能行津：津液在体内的输布和排泄依赖于气的升降出入，通过肺、脾、肾、三焦、膀胱等脏腑共同的气化作用，可以实现气对津液的行津、化水功能。

(3) 气能摄津：气对津液具有固摄作用。

(4) 津能载气：如同血一样，津液也是气的载体，气同样依附津液存在。因此，津液的流失也会使气受损伤。

(5) 津能生气。

3. 精、血、津液之间的关系

(1) 精血同源：精和血都是由水谷精气化生和充养，化源相同。

(2) 津血同源（2017）：血和津液都是由水谷精气所化生而来的，全身组织中的津液渗于脉中即成为血液的组成部分，而血液如渗出脉外，则成为津液。

4. 精、气、神之间的关系　①气能生精、摄精。②精能化气。③精与气化神。④神驭精气。

第十单元　经　　络

重点提示

本单元的出题点集中在经络的概念、组成，十二经脉的走向、交接、分布规律，奇经八脉等。应重点注意手足三阴、三阳的走向、交接及流注次序。对于督脉、任脉、冲脉、带脉也应掌握。

考点集合

一、经络学说

1. 经络的基本概念　经络，是经脉和络脉的总称，是运行全身气血，联络脏腑形体官窍，沟通上下内外，感应传导信息的通路系统，是人体结构的重要组成部分。经脉是经络系统中的主干，是气血运行和信息传导的主要通道；络脉是经脉的分支，网络全身。

2. 经络系统的组成

(1) 经脉：十二正经、奇经八脉、十二经别。

(2) 络脉：十五别络、孙络、浮络。

(3) 连属部分：经筋、皮部。

二、十二经脉

1. 十二经脉的走向规律　手之三阴经从胸走手，在手指末端交手三阳经；手之三阳经从手走头，在头面部交足三阳经（2004，2005，2006，2008）；足之三阳经从头走足，在足趾末端交足三阴经；足之三阴经从足走腹，在胸腹腔交手三阴经（2001，2005，2009，2014，2017）。

2. 十二经脉的交接规律

(1) 相表里的阴经和阳经在四肢末端交接。

(2) 同名手足阳经在头面部交接（2002）。

(3) 异名手足阴经在胸部交接。

3. 十二经脉的分布规律（2014）

(1) 四肢部分：阴经分布于四肢内侧面，阳经分布于四肢外侧面（2017）。

(2) 头面部分：主要为手足阳经，阳明经行于面颔部，少阳经行于头侧部，太阳经行于面颊、头顶及头后部（2000，2007）。
(3) 躯干部分：手三阴经均出走腋下；手三阳经皆上行肩胛；足三阳经贯穿整个躯干。
4. 十二经脉的表里关系　足太阳与足少阴为表里，足少阳与足厥阴为表里，足阳明与足太阴为表里，手太阳与手少阴为表里，手少阳与手厥阴为表里，手阳明与手太阴为表里（2004）。
5. 十二经脉的流注次序　记忆歌诀：肺大（肠）胃脾心小肠，膀肾胞焦胆肝肺（2002，2005，2006）。

三、奇经八脉

1. 奇经八脉的含义及其循行和功能特点
(1) 含义：奇经八脉，是督脉、任脉、冲脉、带脉、阴跷脉、阳跷脉、阴维脉、阳维脉的总称。
(2) 循行和功能：①密切十二经脉的联系。②调节十二经脉气血。③与某些脏腑关系密切。
2. 任脉、督脉、冲脉、带脉、跷脉和维脉的循行特点和基本功能
(1) 任脉：行于腹面正中线，其脉多次与手足三阴及阴维脉交会，能总任一身之阴经，故称"阴脉之海"。任脉起于胞中，与女子妊娠有关（2006），故有"任主胞胎"之说。
(2) 督脉：行于背部正中，其脉多次与手足三阳经及阳维脉交会，能总督一身之阳经，故称为"阳脉之海"。督脉行于脊里，上行入脑，并从脊里分出属肾，它与脑、脊髓、肾又有密切联系。
(3) 冲脉：上至于头，下至于足，贯穿全身，成为气血的要冲，能调节十二经气血，故称"十二经脉之海"，又称"血海"（2006，2010，2014）。同妇女的月经有关。
(4) 带脉：起于季胁，斜向下行到带脉穴，绕身一周，如腰带，能约束纵行的诸脉。主司带下。固护胞胎。
(5) 阴跷脉、阳跷脉：跷，有轻健跷捷之意。有濡养眼目、司眼睑开合（2019）和下肢运动（2010）的功能。
(6) 阴维脉、阳维脉：维，有维系之意。阴维脉的功能是"维络诸阴"；阳维脉的功能是"维络诸阳"。

四、经别、别络、经筋、皮部

1. 经别的概念、特点和生理功能
(1) 概念：从十二经别行分出，深入躯体深部，循行于胸腹及头部的重要支脉。
(2) 特点：离、入、出、合。
(3) 生理功能：①加强十二经脉中相表里的两经在体内及体表的联系。②加强体表与体内、四肢与躯干的联系。③加强十二经脉与头面的联系。④加强足经与心脏的联系。⑤扩大十二经脉的分布。⑥灌注气血，濡养全身。
2. 别络的概念、特点和生理功能
(1) 是经脉的分支，多分布于体表，是络脉系统中较大的和较主要的络脉。
"十五别络"：十二经脉和任督两脉各别出一络，加上脾之大络，共十五条，称为"十五别络"。
"十六别络"："十五别络"加上胃之大络。
(2) 特点
四肢部：从肘、膝关节下分出，各经络脉分别走向与其相表里经脉的阴经或阳经。

躯干部：任脉之络散于腹部；督脉之络行于背，散于头上并别于足太阳经；脾之大络布胸胁。

（3）生理功能：①加强十二经中相表里经脉在体表的联系（2013）。②统率其他络脉。③渗灌气血营养全身。

3. 经筋的概念、特点和生理功能

（1）概念：是十二经脉之气"结、聚、散、络"于筋肉、关节的体系，是十二经脉的附属部分。

（2）特点：一般都在浅部，从四肢末端走向头身，多结聚于关节和骨骼附近，进入胸腹腔而不络属脏腑。

（3）生理功能：①联络四肢百骸、主司关节运动。②保护作用。

4. 皮部的概念、应用

（1）概念：指体表的皮肤按经络循行分布部位的分区。

（2）应用：①抗御外邪，护卫肌表。②传导病变，反应内在变化。

五、经络的生理功能和经络学说的应用

1. 经络的生理功能　①沟通联络。②运输气血，灌溉全身。③感应传导。④调节平衡（2016）。

2. 经络学说的应用　①阐释病理变化。②指导临床诊断。③指导疾病治疗。

第十一单元　体　质

重点提示

此单元内容是中医学较为基础的内容，了解即可。

考点集合

1. 体质的概念和构成

（1）体质的概念：体质是指人体生命过程中，在先天禀赋和后天获得的基础上所形成的形态结构、生理功能和心理状态方面综合的相对稳定的固有特质。

（2）体质的构成：体质由形态结构、生理功能和心理状态三个方面的差异性构成。

（3）体质的特点：①先天遗传性；②差异多样性；③形神一体性；④群类趋同性；⑤相对稳定性；⑥动态可变性；⑦连续可测性；⑧后天可调性。

2. 体质的生理学基础

（1）体质与脏腑精气血津液的关系：①脏腑经络的盛衰偏倾决定体质的差异；②精气血津液是决定体质特征的重要物质基础，其中精的多少优劣是体质差异的根本。

（2）影响体质的因素：①先天禀赋；②年龄因素；③性别差异；④饮食因素；⑤劳逸所伤；⑥情志因素；⑦地理因素；⑧疾病针药及其他因素。

3. 体质学说的应用

（1）体质与病因病机：①说明个体对某些病因的易感性；②阐释病变的从化和传变，即病情随体质而发生的变化。

（2）体质与诊治：①指导辨证；②指导治疗——立法、针药宜忌、善后调理。

（3）体质与养生：调摄时要根据各自不同的体质特征，选择相应的措施和方法。

第十二单元 病　因

☆ 重点提示

本单元为重点内容。其中六淫的性质及致病特点、七情内伤的特点、痰饮的致病特点均为常考知识点。关于六淫的考题几乎每年都有出现，特别是寒邪、湿邪的致病特点，考生应着重把握。另外，五味偏嗜、瘀血、劳逸失度等内容也应掌握。

考点集合

一、六淫

1. 六淫的概念　即风、寒、暑、湿、燥、火六种外感病邪的统称。
2. 六淫的共同致病特点（2015）
（1）外感性：六淫为病，多从肌表或口鼻而入。
（2）季节性：如春季多风病，夏季多暑病。
（3）地域性：与生活工作的区域环境密切相关。
（4）相兼性：可单独致病，也可相兼致病。
3. 风邪的性质及致病特点　①风为阳邪，其性开泄。②善行数变（2005）。③风为百病之长，"风者，百病之始也"。④风性主动（2011）。
4. 寒邪的性质及致病特点　①寒为阴邪，易伤阳气。②寒性凝滞，主痛。③寒性收引（2000，2002，2007，2014，2017）。
5. 暑邪的性质及致病特点　①暑为阳邪，暑系夏日火热之气所化，其性炎热，故为阳邪。②暑性升散，易扰心神。③暑多夹湿（2011）。
6. 湿邪的性质及致病特点　①湿性重浊（2000，2004，2006，2008，2009）。②湿性黏滞。③湿为阴邪，阻遏气机，损伤阳气。④湿性趋下，易袭阴位。
7. 燥邪的性质及致病特点　①燥性干涩，易伤津液（2018）。②燥易伤肺。
8. 火（热）邪的性质及致病特点　①火热为阳邪，其性燔灼趋上（2014）。②动血、生风。③火热易扰心神。④火热易伤津耗气。⑤火邪易致疮痈（2005，2017）。

二、疠气

1. 概念　疠气，即疫疠之气。是一类具有强烈传染性的病邪（2005）。在中医文献中，又有"瘟疫""疫毒""戾气""异气""毒气""乖戾之气"等名称。
2. 致病特点　疠气致病，具有发病急骤、病情较重、一气一病、症状相似、传染性强、易于流行（2017）等特点。如大头瘟、虾蟆瘟、疫痢、白喉、烂喉丹痧、天花、霍乱等。疠气病邪可通过空气传染，多从口鼻侵入人体而致病。

三、七情内伤

1. 基本概念　七情，即喜、怒、忧、思、悲、恐、惊七种情志变化，是机体的精神状态。七情是人体对客观事物的不同反应，在正常的情况下，一般不会使人致病。
2. 七情与脏腑精气的关系　中医认为，人的精神活动与内脏密切相关，如《素问·阴阳应象大论》说："人有五脏化五气，以生喜怒思忧恐"。可见情志活动必须以五脏精气作为物质基础。又说心"在志为喜"，肝"在志为怒"，脾"在志为思"，肺"在志为忧"，肾"在志为恐"。喜怒思忧恐，简称"五志"。不同的情志变化对各脏腑有不同的影响，而脏腑气血的变化，也会影响情志的变化。

3. 七情内伤致病的特点　①直接伤及内脏。②影响脏腑气机。③情志异常波动，可使病情加重，或迅速恶化。

怒则气上，喜则气缓，恐则气下，惊则气乱，悲则气消，忧则气聚，思则气结（2003，2006，2008，2015，2017，2019）。

四、饮食失宜

1. 饮食不节　即饥饱失常和饮食规律失常，过饥则气血生化无源，久之则亏虚而为病，过饱则损伤脾胃。

2. 饮食偏嗜　指饮食有所偏颇，或惯食过冷过热之饮食物（2000，2003，2007）。

（1）寒热偏嗜。

（2）五味偏嗜：多食咸，则脉凝泣而变色；多食苦，则皮槁而毛拔；多食辛，则筋急而爪枯；多食酸，则肉胝皱而唇揭；多食甘，则骨痛而发落（2004，2008）。

（3）食类偏嗜。

3. 饮食不洁　进食不洁净的食物而导致疾病的发生。病变以肠胃病为主。

五、劳逸失度

1. 过度劳累　包括劳力过度、劳神过度、房劳过度三方面。劳力过度伤气，劳神过度伤心脾，房劳过度伤肾精（2001，2003，2018）。久视伤血，久卧伤气，久坐伤肉，久立伤骨，久行伤筋。

2. 过度安逸　过逸则易致气机不畅，阳气不振，神气衰弱。

六、痰饮

1. 概念　是人体脏腑功能失调，津液代谢障碍，由津液凝聚而成的病理产物。

2. 痰饮的形成　外邪侵犯肺、脾、肾等脏，使水液敷布、排泄失常，或致三焦水道失畅，影响水液的正常代谢，乃至水湿停聚，酿成痰饮。

3. 痰饮的致病特点　痰饮一旦产生，便能流窜全身，停聚各处，导致多种疾病发生。停留在肺，则出现喘咳、胸闷、咯痰；蒙蔽于心，可见胸闷、心悸、失眠、神昏，甚则狂癫；停聚于胃，会致脘闷痞胀、恶心呕吐、食欲不振；流于经络筋骨，可出现肢体麻木，半身不遂，或成痰核瘰疬，阴疽流注；痰饮上扰，可致眩晕、昏迷；痰气凝郁于咽喉，则咽部不适，常有如物鲠喉感；饮停胸胁，可见胸胁胀满，咳嗽引痛；若留聚肠间，则肠鸣辘辘，甚至便溏腹泻。

七、瘀血

1. 概念　是指全身血脉运行不畅或局部血液停滞，或体内存在离经之血未能消散等病理状况。一般是由气虚、气滞、血寒、外伤等原因所致。

2. 瘀血的形成　气为血之帅，气行则血行。①气虚则血行无力，无力则血易停滞，从而产生瘀血；②气滞则血凝，凝则成瘀；③血寒则气涩，血液乃不畅，不畅则血易凝滞成瘀；④外伤则血溢于经，离经之血停聚而成瘀；⑤血热致瘀。

3. 瘀血的致病特点　①易于阻滞气机。②影响血脉运行。③影响新血生成。④病位固定，病位繁多（2017）。

4. 瘀血的病证特点　①疼痛；②出血；③肿块；④色紫暗；⑤脉细涩或结代；⑥肌肤甲错，脉涩或脉结代（2010，2014，2019）。

第十三单元 发 病

重点提示

本单元的内容主要是发病的基本原理及影响发病的主要因素。对于正气、邪气应有本质上的了解，各种发病类型的概念也应注意，通读即可。

考点集合

一、发病基本原理

1. 正气与邪气的概念
（1）正气：是指人体内诸多能够供给人体完成各种功能活动及祛邪抗病、修复损伤的物质。
（2）邪气：泛指各种致病因素，包括存在于外界或人体内产生的种种具有致病作用的因素。

2. 正气不足是疾病发生的基础（2014，2015，2017） 正气具有抵御外邪入侵、驱邪外出、修复调节、维持脏腑经络功能的协调等作用，正气的强弱可以决定发病的证候性质，正虚则可感邪、生邪而发病。

3. 邪气是发病的重要条件（2014） 邪气入侵人体可导致生理功能失常，造成脏腑组织的形质损害，改变体质类型等，邪是导致发病的原因，影响发病的性质、部位、类型和特点，某些条件下在发病中起主导作用。

4. 邪正相搏的胜负与发病 邪气伤人，必然引起邪正相争，而邪正相争的胜负，不仅关系着疾病的发生，还关系疾病全过程病变的发展、变化与转归。而且发病后，邪正相争的状态还决定其证候类型、病变性质、病情轻重。

二、影响发病的主要因素

1. 环境与发病 ①气候因素。②地域因素。③生活工作环境。④社会环境。
2. 体质与发病 体质决定对某种病邪的易感性、发病倾向及证候类型。
3. 精神状态与发病 突然强烈的情志刺激可扰乱气机，伤及内脏而致疾病突发。长期持续性的精神刺激易致气机郁滞或逆乱而缓慢发病。

三、发病类型

1. 感邪即发 指感邪后立即发病、发病迅速。多见于新感外邪较盛、情志剧变、毒物所伤及外伤等。
2. 徐发 感邪后缓慢发病，多见于内伤邪气致病（2011）。
3. 伏而后发 感受邪气后，病邪在机体内潜伏一段时间，或在诱因的作用下，过时发病。多见于外感性疾病及某些外伤。
4. 继发 在原发疾病的基础上，继而发生新的疾病（2011，2019）。
5. 合病与并病 合病指两经或两个部位以上同时受邪所出现的病证。多见于感邪较盛，而正气相对不足。并病指一经病证未罢又出现另一病证的发病特点，也可指具体疾病的病后增病。
6. 复发 疾病初愈或疾病的缓解阶段，在某些诱因的作用下，引起疾病再度发作或反复发作的一种发病形式。

第十四单元　病　　机

☆ 重点提示

本单元为中医学基础理论的重点内容，每年考试都会涉及，其中邪正盛衰、阴阳失调是常考点，特别是阴阳格拒的内容极易混淆。另外，对于内生五邪、精气血失调的内容也应掌握。

──────── 考点集合 ────────

一、邪正盛衰

1. 邪正盛衰与虚实变化
（1）虚实病机：邪气盛则实，精气夺则虚。
（2）虚实变化：①虚实错杂（虚中夹实、实中夹虚）；②虚实真假（真实假虚——大实有羸状、真虚假实——至虚有盛候）(2002, 2004, 2011, 2017, 2019)。

2. 邪正盛衰与疾病转归　①正胜邪退：病势趋于好转或痊愈。②邪胜正衰：病势趋于恶化或危险。③邪正相持：病势迁延缠绵难愈。④邪去正虚：邪气退却而正气大虚。⑤正虚邪恋：正气已虚疾病缠绵。

二、阴阳失调

1. 阴阳偏胜　阴胜则寒，阳胜则热（2002，2006，2009）。
（1）阴偏胜：阳气病理性偏胜，功能亢奋。
（2）阳偏胜：阴气病理性偏胜，功能抑制。

2. 阴阳偏衰
（1）阳偏衰，即阳虚：多表现为机体阳气不足，阳不制阴，阴气相对偏亢的虚寒证（2018）。
（2）阴偏衰，即阴虚：多由于为阳邪伤阴，或因五志过极，化火伤阴，或久病伤阴所致（2013）。

3. 阴阳互损
（1）阴损及阳：阴虚为主的阴阳两虚状态。
（2）阳损及阴：阳虚为主的阴阳两虚状态。

4. 阴阳格拒
（1）阴盛格阳：真寒假热（2014）。
（2）阳盛格阴：真热假寒。

5. 阴阳亡失
（1）亡阴：体液大量耗损，阴液严重亏乏而欲竭所表现出的危重证候。
（2）亡阳：体内阳气极度衰微而表现出阳气欲脱的危重证候。

6. 阴阳转化　阴阳转化是指事物或现象的阴阳属性，在一定的条件下，当阴阳两方面的消长运动发展到一定的阶段，其消长变化达到一定的阈值，就可能导致阴阳属性的转化，即阴可以转化为阳，阳也可以转化为阴。

三、精、气、血失常

1. 精的失常
（1）精虚。
（2）精的藏泻失常：失精、精瘀。
2. 气的失常　主要包括<u>气的生化不足、耗损过多或气的某些功能减退所导致的气虚</u>（2001），以及气的运行失常，即气机失调，形成<u>气滞、气逆、气陷、气闭或气脱</u>等病理状态。
①气滞：即气的流通不畅，郁滞不通的病理状态。②<u>气逆：气升之太过，或降之不及，以脏腑之气上逆为特征的病理状态</u>（2004，2011，2018）。③气陷：在气虚基础上发生的以气的升清功能不足，升举无力为主要特征的病理状态。④<u>气闭：即气机闭阻，外出严重障碍，以致清窍闭塞，出现昏厥的一种病理状态</u>（2011）。⑤<u>气脱：指气不内守，大量亡失，以致功能突然衰竭的病理状态</u>（2018）。
3. 血的失常　主要表现在两个方面：一为血的生化不足或耗伤太过，或血的濡养功能减退，从而形成血虚的病理状态；二为血的运行失常，或为血行迟缓，或为血行逆乱，从而导致血瘀、血寒、血热，以及出血等病理变化。
4. 精、气、血关系失调
（1）精与气血关系的失调：精气两虚、精血不足、气滞精瘀和血瘀精阻。
（2）气与血关系的失调：<u>气滞血瘀、气虚血瘀、气不摄血、气随血脱、气血两虚</u>。

四、津液代谢失常

1. 津液不足　津液受劫所致的病变证候，多因大汗、出血、吐泻、多尿及燥热灼伤津液等所致。
2. 津液输布、排泄障碍　①湿浊困阻。②痰饮凝聚。③水液潴留。
3. 津液与气血关系失调　①水停气阻。②气随津脱。③津枯血燥。④<u>津亏血瘀</u>（2000，2004）。⑤血瘀水停。

五、内生"五邪"

1. 内生"五邪"的概念　内生"五邪"，指在疾病过程中，机体自身由于脏腑功能异常而导致化风、化火、化寒、化燥、化湿的病理变化。分别称为"内风""内寒""内湿""内燥"和"内火"，统称为内生"五邪"。内生"五邪"并不是致病因素，而是由于脏腑经络及精、气、血、津液的功能失调所引起的综合性病机变化。其与外感六淫有一定区别：内生"五邪"属内伤病的病机；外感六淫属外感病的病因。
2. 风气内动　肝阳化风、热极生风、阴虚风动、血虚生风、血燥生风。
3. 寒从中生　<u>机体阳气虚衰，温煦气化功能减退，虚寒内生，或阴寒之邪弥漫的病理状态</u>（2000，2003，2007）。
4. 湿浊内生　<u>由于脾的运化功能和输布津液的功能障碍，引起水湿痰浊蓄积停滞的病理状态</u>（2015）。
5. 津伤化燥　津液不足，人体各组织器官和孔窍失其濡润，出现干燥枯竭的病理状态。
6. 火热内生　指由于<u>阳盛有余，或阴虚阳亢，或气血郁滞，或病邪郁结而产生的火热内扰、功能亢奋的病理状态</u>（2000，2002）。

六、疾病传变

疾病传变的形式
（1）病位的转移：①病位传变；②外感病传变；③内伤病传变。
（2）病性的变化：①寒热转化；②虚实转化。

第十五单元　防治原则

☆ 重点提示

本单元的重点内容为正治与反治、调整阴阳、三因制宜，每年考试必考。未病先防与既病防变亦应掌握，出题趋势逐年上升，其余内容了解即可。

─── 考点集合 ───

一、预防

1. 预防与治未病的概念　预防，就是采取一定的措施，防止疾病的发生与发展，传统称为"治未病"。《千金要方》中提出："古人善为医者，上医医未病之病，中医医欲病之病，下医医已病之病"，将疾病分为未病、欲病、已病三类，这是中医学最早的三级预防概念。治未病，包括未病先防和既病防变两个方面（2013）。

2. 未病先防　在疾病发生之前，做好各种预防工作，以防止疾病的发生（2014）。

3. 既病防变　如果疾病已经发生，则应争取早期诊断、早期治疗，防止疾病的发展与传变。

二、治则

1. 正治与反治
（1）正治：是指疾病的临床表现与其本质相一致情况下的治法，采用的方法和药物与疾病的证象是相反的，又称为"逆治"。寒者热之，热者寒之，温者清之，清者温之，散者收之，抑者散之，燥者润之，急者缓之，坚者软之，脆者坚之，衰者补之，强者泻之，此皆属正治之法（2014）。
（2）反治：是指疾病的临床表现与其本质不相一致情况下的治法，采用的方法和药物与疾病的证象是相顺从的，又称为"从治"。热因热用，寒因寒用，塞因塞用，通因通用，此皆属于反治之法（2006，2014）。

2. 治标与治本　"标"与"本"是中医治疗疾病时用以分析各种病证的矛盾，分清主次，解决主要矛盾的治疗理论。包括急则治标，缓则治本，标本兼治。

3. 扶正与祛邪
（1）扶正：就是使用扶正的药物或其他方法，以增强体质，提高抗病能力，以达到战胜疾病、恢复健康的目的。
（2）祛邪：就是祛除体内的邪气，达到邪去正复的目的。适用于邪气为主的疾病，是《内经》"实则泻之"的运用。

4. 调整阴阳（2014，2017）　即是根据机体阴阳失调的具体状况，损其偏盛，补其偏衰，促使其恢复相对的协调平衡。

5. 调理精、气、血、津液
（1）调精：填精、固精、输利精气。

（2）调气：补气、调理气机。

（3）调血：补血、调理血供。

（4）调津液：滋养津液、祛除水湿痰饮。

6. 三因制宜

（1）因时制宜：根据时令气候特点，考虑用药的治则。如"<u>用寒远寒，用凉远凉，用温远温，用热远热，食宜同法</u>"。

（2）因地制宜：根据不同地域环境特点，考虑用药的治则。

（3）因人制宜：根据病人的年龄、性别、体质等不同特点，考虑用药的治则。

第二篇　中医诊断学

第一单元　望　诊

☆ 重点提示

　　本单元中望神、望面色是考试重点，如得神、失神、假神的常见表现及临床意义，常色和恶色的区别，五色主病的内容和机制等应着重复习。另外，望涕、痰的临床意义，望小儿食指络脉的方法和其病理变化的临床意义也是考点之一。对于形态、头面五官、躯体、皮肤等内容的望诊，熟悉即可。

―――考点集合―――

一、望神

1. 神的常见临床表现及意义（2001）

	常见表现	临床意义
得神	神志清楚，语言清晰，面色荣润（心的精气充足） 两目精采，反应灵敏，动作自如（肝肾精气充足） 呼吸平稳，肌肉不削（脾肺精气充足）	正气充足，精气充盛（健康） 正气未伤，精气未衰（病轻）
失神 (2013, 2015)	精亏神衰而失神：精神萎靡，甚或神识不清，面色无华，语言错乱（心之精气亏虚） 两目晦暗，反应迟钝，动作艰难（肝肾之精气亏虚） 邪盛神乱而失神：神昏谵语，循衣摸床，撮空理线，猝然昏倒，两手握固，牙关紧急	正气大伤，精气亏虚，机体功能严重衰减，常见于久病、重病 邪气亢盛，热扰神明，邪陷心包，肝风夹痰蒙蔽清窍，闭阻经络，多见于急重病人
少神 (2014)	精神不振，两目乏神，面色少华，肌肉松软，倦怠乏力，少气懒言，动作迟缓等	正气不足，精气轻度损伤，脏腑功能减弱，常见于素体虚弱，或病情较轻、病后恢复期。介于得神与失神之间。
假神	精神转佳，目光转亮 言语不休，想见亲人 欲进饮食，两颧泛红如妆	精气衰竭已极，<u>阴不敛阳，虚阳外越</u>。古人称之为"回光返照"或"残灯复明"

2. 神乱的常见临床表现及意义　常见于脏躁、癫、狂、痴、痫等。
　　（1）焦虑恐惧（脏躁）：时时恐惧，焦虑不安，心悸气促，不敢独处——心胆气虚，心神失养。
　　（2）狂躁不安（狂）：狂躁妄动，胡言乱语，少寐多梦，甚或打人毁物，不避亲疏——气郁化火，痰火扰心神。

（3）淡漠痴呆（癫、痴呆）：精神抑郁，表情淡漠，神识痴呆，喃喃自语，哭笑无常，悲观失望——痰气郁结，蒙蔽心神，或先天禀赋不足。

（4）猝然昏倒：突然昏倒，口吐白沫，目睛上视，四肢抽搐，醒后如常——脏气失调，肝风夹痰上逆，蒙闭清窍。

二、望面色

（一）常色与病色的分类、临床表现

1. 常色

（1）含义：健康人面部皮肤的色泽。

（2）特点：明润、含蓄。①明润：光明润泽，是有神气的表现。精充神旺，气血津液充足，脏腑功能正常。②含蓄：红黄隐隐，含于皮肤之内，而不特别显露。是胃气充足，精气内含而不外泄。

（3）分类：①主色（正色）：人之种族皮肤的正常色泽。属个体素质，一生基本不变。由于种族禀赋的原因，主色也有偏赤、白、黄等不同。我国人民的主色特点：红黄隐隐，明润含蓄。②客色：因外界因素（如季节、昼夜、阴晴、气候等）的不同，或生活条件的差别，而微有相应变化的正常肤色（特别是面色），称为客色。特点：明润含蓄，为暂时的。

2. 病色

（1）含义：人体在疾病状态时面部显示的色泽。

（2）特点：晦暗、暴露。①晦暗：皮肤枯槁发暗而缺少光泽（脏腑精气已衰，胃气不能上荣）。②暴露：某种面色异常明显地显露（病色外现或真脏色外露）。

（3）分类：①善色：病人面色虽有异常，但尚有光泽，为"气至"，说明胃气尚存，是新病、轻病、阳证，预后较好。②恶色：指病人面色异常，且枯槁晦暗，说明胃气不能上荣于面，为"气不至"，是久病、重病、阴证，预后较差。

（二）五色主病的临床表现

	所主病证	具体表现
赤色	热证（或戴阳证）	满面通红——外感发热；实热证，里热亢盛
		午后两颧潮红娇嫩——虚热证，阴虚阳亢
		久病重病面色苍白，但时时泛红如妆，游移不定——戴阳证
白色	<u>虚证（血虚、气虚、阳虚）、寒证、失血</u>	淡白无华，唇舌色淡——气血不足
		㿠白——阳虚证
		突然发生面色苍白——亡阳证，气血暴脱；实寒证，寒凝血滞；大失血
黄色	<u>脾虚、湿证</u>	萎黄（淡黄、枯槁无光）——脾胃气虚
		黄胖（面黄虚浮）——脾虚湿蕴
		黄疸（面目一身俱黄）
		<u>鲜明如橘子色——阳黄（湿热熏蒸）</u>（2002）
		<u>晦暗如烟熏——阴黄（寒湿郁阻）</u>（2007）
		苍黄（面色青黄）——肝郁脾虚
青色	<u>寒证、气滞、血瘀、疼痛、惊风</u>（2006）	面色淡青——虚寒证
		面色青黑——实寒证；剧痛；肝病迁延日久
		面色青灰，口唇青紫——心阳虚衰，心血瘀阻，或肺气壅塞
		面色青灰，口唇青紫，肢冷脉微——心阳暴脱证

	所主病证	具体表现
黑色	肾虚、寒证、水饮、瘀血、剧痛	面黑暗淡或黧黑——肾阳虚（2005） 面黑干焦——肾阴精亏（2013） 面色黧黑，肌肤甲错——血瘀日久 眼眶周围发黑——肾虚水饮或寒湿带下

（三）面部色诊的意义

1. 判断气血的盛衰。
2. 识别病邪的性质。
3. 确定疾病的部位。
4. 预测疾病的轻重与转归。

三、望形态

（一）形体强弱胖瘦的临床表现及意义

1. 形体强弱

（1）强壮：胸廓宽厚，骨骼粗大，皮肤润泽，肌肉丰满。表明内脏坚实，气血旺盛，抗病能力强。

（2）羸弱：胸廓狭窄，骨骼细小，皮肤枯槁，肌肉消瘦。表明内脏脆弱，气血不足，抗病能力弱。

2. 形体胖瘦

（1）体胖：体重超过正常标准的20%者。

体胖能食，肌肉坚实，神旺有力——形气有余。

体胖食少，肉松皮缓，神疲乏力——形盛气虚。

（2）消瘦：体重明显下降，较标准体重减少10%以上者。

体瘦食多——中焦有火。

体瘦食少，舌淡便溏——中气虚弱。

久病卧床不起，骨瘦如柴——脏腑精气衰竭，气液干枯。

（二）姿态异常（动静姿态、异常动作）的临床表现及意义

1. 动静姿态

动、强、仰、伸——阳证、热证、实证。

静、弱、俯、屈——阴证、寒证、虚证。

（1）坐姿

坐而喜伏——肺虚少气；坐而喜仰——肺实气逆。

但坐不得卧，卧则气逆——咳喘肺胀，或水饮停于胸腹；但卧不得坐，坐则晕眩——夺气失血；坐卧不安——烦躁。

（2）卧姿

卧时常向外，身轻能自转侧——阳证、热证、实证；卧时喜向内，身重不能转侧——阴证、寒证、虚证。

仰卧伸足，掀去衣被——实热证；蜷卧缩足，喜加衣被——虚寒证。

2. 异常动作

唇、睑、指、趾颤动——外感热病，动风先兆或筋脉失养。

颈项强直，两目上视，四肢抽搐，角弓反张——小儿惊风、破伤风、痫病、子痫、马钱子中毒。
猝然跌倒，不省人事，口眼㖞斜，半身不遂——中风。
猝倒神昏，口吐涎沫，四肢抽搐，醒后如常——痫病。
恶寒战栗——见于疟疾、伤寒邪正剧争欲作汗之时。
肢体软弱，行动不灵——痿证（肝肾不足或脾胃气虚或阳明湿热）。
关节拘挛，屈伸不利——痹证，为风寒湿痹阻筋脉。
儿童手足伸屈扭转，挤眉弄眼，状似舞蹈，不能自制——气血不足，风湿内侵。
意识不清，两手伸向空中，像要拿东西样的症状——撮空（元气将脱）。

四、望头面五官

（一）望头发的主要内容及临床意义

1. 发黄
稀疏易落，或干枯不荣——精血不足（慢性虚损病人或大病之后）。
小儿发黄稀疏，生长迟缓——先天不足，肾精亏损。
小儿发结如穗，枯黄无泽——疳积。

2. 发白
伴耳鸣、腰酸——肾虚。
伴失眠、健忘——劳神伤血。

3. 脱发
片状脱发（斑秃）——血虚受风。
青壮年脱发伴腰酸、健忘、眩晕——肾虚。
有头皮发痒、多屑、多脂——血热化燥。

（二）面肿、腮肿及口眼歪斜的临床表现及意义

1. 面肿
（1）面部浮肿，按之凹陷者，为水肿病，属全身水肿的一部分。
发病迅速——阳水（外感风邪，肺失宣降）。
兼见面色㿠白，发病缓慢——阴水（脾肾阳虚，水湿泛滥）。
兼见面唇青紫，心悸气喘，不能平卧——心肾阳虚，血行瘀滞，水气凌心所致。
（2）面部红肿，多见于热毒证。
头面皮肤焮红灼热，肿胀疼痛，色如涂丹，压之退色——抱头火丹（风热火毒上攻）。
头面焮赤肿痛，头肿大如斗，面目肿盛，目不能开——大头瘟（天行时疫，火毒上攻）。

2. 腮肿
（1）痄腮：一侧或两侧腮部以耳垂为中心肿起，边缘不清，皮色不红，局部灼热疼痛或触痛。因外感温毒所致。多见于儿童，属传染病。
（2）发颐：颧骨之下，腮颌之上，耳前一寸三分，发红肿起，伴有寒热、疼痛。因少阳、阳明经热毒上攻所致。

3. 口眼歪斜　单见口眼歪斜，肌肤不仁，面部肌肉患侧偏缓、健侧紧急，患侧目不能合，口不能闭，不能皱眉鼓腮，饮食言语皆不利——风邪中络所致。兼半身不遂——中风。

（三）目的脏腑分属，望目色、目形、目态的主要内容及临床意义

1. 目的脏腑分属（2011）　眼胞为肉轮，属于脾脏；两眦为血轮，属于心脏；白睛为气轮（2013，2016），属于肺脏；黑睛为风轮（2013），属于肝脏；瞳仁为水轮，属于肾脏。

2. 望目色

（1）目赤肿痛：多属实热证。

白睛色红——肺火；外感风热。两眦赤痛——心火上炎。（2019）

睑缘赤烂——脾有湿热。全目赤肿——肝经风热上攻。

（2）白睛发黄：多为黄疸病。多因湿热或寒湿内蕴，肝胆疏泄失常，胆汁外溢所致。

（3）目眦淡白：属血虚、失血，血液亏虚不能上荣于目所致。

（4）目胞色黑晦暗：多属肾虚，肾精亏耗，或肾阳虚衰所致。

（5）黑睛灰白混浊：为目翳。多因邪毒侵袭，或肝胆实火上攻，或湿热熏蒸，或阴虚火旺等，使黑睛受伤而致。

3. 望目形

（1）眼窠浮肿——水肿病。

（2）眼窠凹陷——吐泻伤津，或气血虚衰。

（3）眼球突出，伴喘者为肺胀，伴颈前块块，急躁易怒，为瘿病。

（4）胞睑红肿：胞睑边缘肿起结节如麦粒，红肿较轻者——针眼；胞睑漫肿，红肿较重——眼丹。皆因风热邪毒或脾胃蕴热上攻于目所致。

4. 望目态

（1）瞳孔缩小：可见于川乌、草乌、毒蕈、有机磷类农药及吗啡、氯丙嗪等药物中毒；也可见于出血性中风病，病情危重。

（2）瞳孔散大：可见于颅脑损伤、出血，中风病等，提示病情危重；若两侧瞳孔完全散大，对光反射消失则是临床死亡的指征之一。

（3）目睛凝视：指两眼固定，不能转动。

固定上视（戴眼反折）、固定前视（瞪目直视）、固定侧视（横目斜视）——肝风内动（2005）。

（4）昏睡露睛：脾虚或气血不足。

（5）眼睑下垂：又称睑废。

双睑下垂者——先天不足，脾肾亏虚（2001，2007）。

单睑下垂者——脾气不足所致或外伤、中风危候、颅脑病变。

（四）望口、唇、齿、龈的主要内容及临床意义

1. 望口

口角流涎，见于脾虚湿盛或中风。

口疮、口糜，多由湿热内蕴，上蒸口腔。

鹅口疮，因感受邪毒，心脾积热，上熏口舌。

2. 察唇

（1）色泽：红润为正常，枯槁晦暗为病重。

深红——热盛。红肿而干——热极。青紫——血瘀。青黑——寒证、痛极。樱桃红——煤气中毒。口唇色淡白——血虚或失血（2002，2007）。

（2）形态

唇干而裂——津液已伤。嘴唇糜烂——脾胃积热上蒸。

唇内溃烂，色淡红——虚火上炎。唇边生疮，红肿疼痛——心脾积热。

环口黧黑，唇卷不能覆齿——脾气将绝。

3. 察牙齿

（1）牙齿色泽

干燥如石——阳明热盛。燥如枯骨——肾阴枯竭（2003）。

齿焦有垢——胃肾热盛，但气液未竭。齿焦无垢——胃肾热盛，气液已竭。

（2）牙齿动态

牙关紧急——风痰阻络或热极动风。

咬牙龂齿——热盛动风。睡中龂齿——胃热、虫积或常人。

4. 望牙龈

淡白——血虚或失血。红肿疼痛——胃火亢盛。

齿衄，即牙缝出血——外伤、胃脾积热、肝经火盛、阴虚火旺、脾气虚弱。

（五）望咽喉的主要内容及临床意义

1. 咽喉色泽

深红，肿痛明显——实热。娇嫩，肿痛不甚——阴虚。

淡红漫肿——为痰湿凝聚。淡红不肿，微痛痒——气阴两虚，虚火上炎。

2. 咽喉形态

（1）喉核红肿：一侧或两侧喉核红肿疼痛，甚者溃烂或有黄白色脓点——乳蛾（肺胃热盛，火毒熏蒸）。

（2）溃烂：咽喉腐烂，周围红肿——实证；溃烂成片或凹陷——火毒壅盛；腐烂分散浅表——肺胃之热尚轻。溃腐日久，周围淡红或苍白——虚证。

（3）成脓：咽喉红肿高突，有波动感，压之柔软凹陷者，多已成脓；压之坚硬则尚未成脓。

（4）伪膜：咽部溃烂处表面覆盖一层白腐，形如白膜者（2016）。若伪膜松厚，容易拭去，去后不复生——胃热上壅于咽，病情较轻；若咽部有灰白色伪膜，坚韧不易剥离，重剥则出血，或剥去随即复生——重证，多为白喉（肺胃热毒伤阴）。

乳蛾与白喉的区别：乳蛾——脓点擦之即去；白喉——脓点擦之不去，重擦出血，随即复生。

五、望躯体四肢

（一）望颈项的主要内容及临床意义

1. 瘿瘤　颈部结喉处有肿块突起，或大或小，或单侧或双侧，可随吞咽运动上下移动（2010）。肝郁气结痰凝或水土失调，痰气搏结所致。

2. 瘰疬　发于颈侧颌下，肿块如豆，累累如串珠（2010），故名瘰疬。多因肺肾阴虚，虚火灼津，结成痰核，或因感受风火时毒，夹痰结于颈部所致。相当于西医的淋巴结炎或结核。

3. 项强　指项部拘急或强硬。

项强兼表证——风寒侵袭太阳经脉，经气不利所致。

项强兼壮热、神昏、抽搐者——温病火邪上攻，或脑髓有病。

4. 项软　见于小儿为先天不足，肾精亏损；若见于久病重病，则为脏腑精气衰竭。

5. 颈脉搏动　肝阳上亢或血虚重证。

6. 颈脉怒张　心血瘀阻，肺气壅滞，心肾阳衰，水气凌心。

（二）望四肢的主要内容及临床意义

1. 外形

（1）四肢萎缩：指四肢或某一肢体肌肉消瘦、萎缩，松软无力。气血亏虚，经络闭阻，肢体失养所致。

（2）肢体肿胀：红肿，瘀血，热壅血瘀，水肿或象皮肿（见于丝虫病），或气肿。

（3）膝部肿大：膝部红肿热痛，见于热痹。若膝部肿大而股胫消瘦，形如鹤膝，称为"鹤膝风"，多因寒湿久留、气血亏虚。

（4）小腿青筋暴露：寒湿内侵，络脉血瘀。

(5) 下肢畸形：膝内翻、膝外翻、足内翻、足外翻，皆属先天不足或后天失养。

(6) 手指变形：一个或数个手指关节呈梭状畸形，活动受限——梭状指（风湿久蕴，筋脉拘挛，或兼痰瘀阻络）。手指或足趾末端增生肥厚，膨大如杵——杵状指/趾（久病咳喘，心肺虚损，痰瘀互结）。

2. 动态

(1) 肢体痿废，痿证、半身不遂、截瘫。

(2) 四肢抽搐，见于惊风。

(3) 手足拘急，寒邪凝滞，气血亏虚，筋脉失养所致（2016）。

(4) 手足蠕动，精气亏虚或湿热浸淫，四肢筋肉失养所致。

(5) 扬手掷足，躁动，为热极所致。

(6) 循衣摸床，撮空理线，为病重失神之象。

六、望皮肤

(一) 望皮肤色泽的内容及其临床意义

1. 皮肤发赤　皮肤突然色红成片，如染脂涂丹，焮热肿胀，边界清楚——丹毒（血分火毒）。发于头面——抱头火丹（风热化火）。

发于小腿足部——流火（湿热化火；外伤染毒）（2016）。发于全身，游走不定——赤游丹（心火偏旺，风热乘袭）。

2. 皮肤发黄　皮肤、面、目、爪甲皆黄——黄疸。

黄色鲜明如橘，有汗，尿色深黄如黄柏汁，舌苔黄腻——阳黄（脾胃或肝胆湿热）。

黄色晦暗如烟熏，畏寒，口淡，苔白腻——阴黄（寒湿困脾）。

3. 皮肤白斑　局部皮肤出现点、片状白色改变，大小不等，边界清楚——白癜风或白驳风（风湿侵袭，气血不荣）。

4. 皮肤发黑　皮肤色黑，干枯不荣，多属劳伤肾精，肌肤失养所致；若周身皮肤色黑而晦暗，由肾阳虚衰、失于温运所致。

(二) 望斑疹的内容及临床意义

1. 斑　指皮肤出现深红色或青紫色片状斑块，平摊于皮肤，摸之不应手，压之不退色。

(1) 阳斑：皮肤出现色深红或紫红片状斑块，兼身热、面赤、脉数——外感温热邪毒，内迫营血。

(2) 阴斑：皮肤出现色淡青或淡紫片状斑块，隐隐稀少，兼神疲、肢凉、脉虚等——脾气虚衰，血失统摄；阳衰寒凝血瘀（2002）。

2. 疹　皮肤出现红色或紫红色粟粒状疹点，高出皮肤，抚之碍手，压之退色的症状。外感风热实邪或过敏，或热入营血。包括风疹、瘾疹、麻疹（2003，2008）。

外感病中，斑疹顺逆鉴别：

顺证：色红身热，先见于胸腹，后延及四肢，斑疹发后热退神清——邪去正安。

逆证：布点稠密成团，色深红或紫暗，先见于四肢，后延及胸腹，壮热不退，神识不清——邪气内陷。

七、望排出物

1. 望痰、涕的内容及临床意义

(1) 望痰

痰白清稀量多——寒痰（脾虚或寒邪客肺，津凝不化，聚而为痰）（2001）。

痰黄稠有块——热痰（热邪煎熬津液）。
痰少而黏，难于咯出——燥痰（燥邪伤肺或肺阴亏损）。
<u>白滑量多，易咯出——湿痰（脾虚湿蕴，聚而为痰）（2005）</u>。
<u>痰清稀多泡沫——风痰（2007）</u>。
痰中带血，色鲜红——热伤肺络（肺阴亏虚；肝火犯肺；痰热壅肺）。
咯吐脓血腥臭痰——肺痈（热毒壅肺，腐败酿脓）。
（2）望涕
<u>清涕——外感风寒或阳气虚弱</u>。
<u>浊涕——外感风热或肺胃蕴热</u>。
<u>腥臭脓涕，日久不愈者——鼻渊（外感风热或胆经湿热上蒸）（2006）</u>。
鼻腔出血——鼻衄（肺胃蕴热，或阴虚肺燥，伤及鼻络）。
2. 望呕吐物的内容及临床意义
清稀无臭——寒呕（胃阳不足，腐熟无力；寒邪犯胃，损伤胃阳，水饮内停）。
秽浊酸臭——<u>热呕（邪热犯胃；肝经郁热）</u>。
呕吐清水痰涎，伴振水声——饮停胃脘，胃失和降。
<u>酸腐，夹杂不消化食物——伤食（2016）</u>。
<u>呕吐黄绿色苦水——肝胆湿热或郁热（2013）</u>。
暗红有血块，或吐血鲜红，夹有食物残渣——胃有积热；肝火犯胃；胃腑瘀血。
清水痰涎，伴胃脘振水声——痰饮。

八、望小儿食指络脉

1. 望小儿食指络脉的方法及正常表现
（1）方法：向光，医生用左手拇指和食指固定小儿食指，以右手拇指从小儿食指指尖向指根部以轻柔适中的力度推擦几次，观察络脉的形色变化。
（2）正常表现：正常食指络脉在食指掌侧（桡侧）前缘，浅红隐隐或略带紫色，隐现于风关之内，形态为斜形、单支、粗细适中。
2. 小儿食指络脉病理变化的临床表现及意义
（1）三关测轻重
小儿食指按指节分为三关。
食指络脉达于风关——邪气入络，邪浅病轻。
食指络脉达于气关——邪气入经，邪深病重。
<u>食指络脉显于命关——邪入脏腑，病情严重（2006）</u>。
<u>食指络脉直达指端（透关射甲）——病情凶险，预后不良（2006）</u>。
（2）浮沉分表里
食指络脉浮而显露——病邪在表；食指络脉沉隐不显——病邪在里。
（3）红紫辨寒热
<u>食指络脉偏红——外感表证、寒证（2016）</u>。食指络脉紫红——里热证。
食指络脉青色——疼痛、惊风。食指络脉紫黑——血络郁闭，危重。
食指络脉色淡——脾虚、气血不足等虚证。
食指络脉深浓而暗滞——实邪亢盛；食指络脉浅淡而枯槁不泽——正气虚衰。
<u>《四诊抉微》："紫热红伤寒，青惊白是疳。"（2016）</u>
（4）淡滞定虚实
食指络脉浅淡而纤细——虚证。

食指络脉浓滞而增粗——实证。

第二单元 望 舌

☆ 重点提示

本单元是历年考试的重中之重。舌诊的内容在临床各科都会用到，所以复习时应对各种常见舌质、舌苔全面掌握。对于淡白舌、绛舌、齿痕舌、苔黄腻等临床意义应重点复习。个别病证出现的特殊舌苔也应熟悉。舌态变化考查较少，对颤动舌熟悉即可。

---考点集合---

一、舌诊原理

舌与脏腑、经络、气血的关系：
心——心开窍于舌，可反映心脏和心神的情况。
脾——足太阴脾经连舌本、散舌下，脾开窍于口。
肝——藏血，主津，足厥阴肝经络舌本。
肾——足少阴肾经夹舌本。

二、正常舌象的特点及临床意义

正常舌象："淡红舌、薄白苔"。即舌体柔软灵活，色淡红而润；舌苔薄白均匀，苔质干湿适中。说明胃气旺盛，气血津液充盈，脏腑功能正常。

三、望舌质

1. 舌神变化（荣、枯）的特征与临床意义　舌神之荣、枯是衡量机体正气盛衰的标志之一，也是估计疾病的轻重和预后的依据。
（1）荣舌：舌色红活、鲜明、润泽，舌体运动灵敏自如——有神（津液充足，气血充盈，精神健旺；虽病亦属善候）。
（2）枯舌：舌色干枯而晦暗无光、死板而毫无生气，运动失灵——无神（津液匮乏，气血大亏，精神衰败；病凶）。
2. 舌色变化（淡白、淡红、红、绛、青、紫）的特征与临床意义
（1）淡白舌
舌象特征：舌色较正常人的淡红色浅淡，白色偏多红色偏少。全无血色者，称为枯白舌。
临床意义：气血两亏或阳虚。枯白舌主脱血夺气。
淡白湿润，而舌体胖嫩——阳虚水泛。淡白光莹瘦薄——气血两虚（2003，2004）。
（2）淡红舌
舌象特征：舌色淡红润泽的表现。
临床意义：为气血调和的征象，多见于健康人，或病之轻者；为心血充足，胃气旺盛的生理状态；若外感病初起，病情轻浅，尚未伤及气血及内脏，舌色仍可保持淡红。
（3）红舌
舌象特征：舌色较正常人的舌色红，甚至呈鲜红色。
临床意义：实热、阴虚（2003）。
若舌鲜红而起芒刺，或裂纹，兼黄厚苔——实热证。

若鲜红而少苔，或有裂纹或光红无苔——虚热证。

（4）绛舌

舌象特征：较红舌更深的红色，或略带暗红色。

临床意义：主里热亢盛、阴虚火旺（2002，2004）。

舌绛有苔，有红点、芒刺——里热炽盛。舌绛少苔或无苔，或有裂纹——阴虚火旺。

（5）青紫舌（2000，2002，2004）

舌象特征：全舌呈均匀青色或紫色，或局部现青紫斑点。

淡紫舌——舌淡而泛现青紫（由淡白舌发展而来）。紫红舌——舌红而泛现紫色。

绛紫——舌绛而泛现紫色（由绛红舌发展而来）。

斑点舌——舌体局部出现青紫色斑点，大小不等，不高于舌面。

临床意义：紫舌，主血行不畅。舌淡紫而湿润：阴寒内盛，或阳气虚衰所致寒凝血瘀（2016）。舌紫红或绛紫而干枯少津：为热盛伤津，气血瘀滞。

3. 舌形变化（老嫩、胖瘦、点刺、裂纹、齿痕）的特征与临床意义

（1）老、嫩舌

临床意义：老舌属实证，嫩舌属虚证。是辨别虚实的主要指标之一。

（2）胖、瘦舌

舌象特征：舌体比正常舌大而厚，伸舌满口，为胖大舌。舌体肿大满嘴，甚至不能闭口，为肿胀舌。舌体比正常舌瘦小而薄，为瘦薄舌。

临床意义：胖大舌多主水湿痰饮内停。肿胀舌主心脾热盛、外感湿热。瘦薄舌多主气血两虚，阴虚火旺。

舌淡胖大——脾肾阳虚，水湿、痰饮内停；舌红胖大，舌苔黄腻——脾胃湿热；痰热内蕴。

舌红绛肿胀——心脾热盛；外感湿热，热毒上壅；青紫肿胀——先天性舌血管瘤。

舌体瘦薄而色淡——气血两虚；舌体瘦薄而色红绛干燥——阴虚火旺，津液耗伤。

（3）点、刺舌

舌象特征：点，指突出于舌面的红色或紫红色星点。大者为星，称红星舌；小者为点，称红点舌。刺，是指舌乳头突起如刺，摸之棘手的红色或黄黑色点刺，称为芒刺舌。点刺多见于舌尖部。

临床意义：脏腑热极，血分热盛之故（2013）。据芒刺出现的部位，还可分辨热在何脏。

（4）裂纹舌

舌象特征：舌面上有多少不等，深浅不一，各种形态的裂沟，称裂纹舌。

临床意义：阴血亏损，不能荣润舌面。

红绛而有裂纹——热盛伤津，或阴虚液涸。淡白而有裂纹——血虚不润。

淡白胖嫩，边有齿痕而又有裂纹——脾虚湿侵。

（5）齿痕舌

舌象特征：舌体边缘见牙齿的痕迹，称为齿痕舌或称齿印舌。常与胖大舌同见。

临床意义：主脾虚，水湿内盛。

淡白胖润而有齿痕——寒湿壅盛。淡红而有齿痕——脾虚或气虚。

舌红而肿胀满口，边有齿痕——湿热痰浊壅滞。

4. 舌态变化（痿软、强硬、歪斜、颤动、吐弄、短缩）的特征与临床意义

（1）痿软舌

舌象特征：舌体软弱无力，不能随意伸缩回旋。

临床意义：伤阴或气血俱虚。

久病舌淡而痿——气血俱虚。新病舌干红而痿——热灼津伤。久病舌绛而痿——阴亏已极。

（2）强硬舌

舌象特征：舌失柔和，屈伸不利，板硬强直。

临床意义：热入心包，高热伤津，痰浊内阻。

分析：外感热入心包，扰乱心神，致舌无主宰；高热伤津，筋脉失养；风痰阻舌之络脉。临床上舌强硬伴舌胖大苔腻为风痰阻络。

（3）歪斜舌

舌象特征：舌体偏于一侧，称"歪斜舌"。

临床意义：主中风或中风先兆、暗痱。

（4）颤动舌

舌象特征：舌体震颤抖动，不能自主，称为"颤动舌"（2013）。

临床意义：肝风内动（2016）。

久病舌颤，蠕蠕微动——气血两虚或阳虚。

外感热病见之，且翕翕扇动者，多属热极生风，或见于酒毒。

（5）吐弄舌

舌象特征：舌伸出口外不即回缩者为"吐舌"；舌反复吐而即回，或舌舐口唇四周，掉动不停，称"弄舌"（2013）。

临床意义：两者皆因心、脾二经有热所致。二者皆可见于小儿智能发育不全。

吐舌：疫毒攻心或正气已绝，往往全舌色紫。

弄舌：动风先兆。

（6）短缩舌

舌象特征：舌体卷短、紧缩、不能伸长，称为"短缩舌"。

临床意义：无论因虚因实，皆属危重证候。

舌多淡白或青紫而湿润——寒凝筋脉（2019）。舌胖而苔黏腻——痰浊内阻。

舌红绛而干——热盛伤津动风。舌淡白胖嫩——气血俱虚。

四、望舌苔

1. 苔质变化（厚薄、润燥、腐腻、剥落、真假）的特征与临床意义

（1）薄、厚苔

舌象特征：苔质的厚薄，以"见底"和"不见底"为标准，即透过舌苔能隐隐见到舌质的为"薄苔"，不能见到舌质者则为"厚苔"。

临床意义：主要反映邪正的盛衰和邪气的深浅（2016）。

薄苔主外感表证，或内伤轻病或正常人。厚苔是由胃气夹湿浊、痰浊、食浊、热邪等熏蒸，积滞于舌面。主痰湿、食积、里热等证。

（2）润、燥苔

舌象特征：舌面润泽有津，干湿适中为润苔。若水分过多，伸舌欲滴，扪之湿滑，此为"滑苔"。舌苔干燥，扪之无津，甚则干裂，此为"燥苔"。苔质粗糙如砂石，扪之碍手，称为"糙苔"。

临床意义：主要反映体内津液的盈亏和输布情况（2016）。

润苔——正常舌苔或津液未伤。滑苔——痰饮、水湿。

燥苔——津液已伤。糙苔——热盛伤津之重症。

但在特殊情况下，也有湿邪苔反燥，而热邪苔反润者。如湿邪传入气分，气不化津，则舌苔反燥；热邪传入血分，阳邪入阴，蒸动阴气，则舌苔反润。

(3) 腻、腐苔

舌象特征：舌质颗粒细小、质地致密、紧贴舌面，揩之不去，刮之不易脱落，此为"腻苔"。苔质颗粒疏松，粗大而厚，形如豆腐渣堆积舌面，揩之可去，此为"腐苔"。

苔浊腻——食积或脾虚湿困。苔白腻——痰浊、寒湿内阻，为阳气被遏，气机阻滞。

黏腻、厚、甜——脾胃湿热。黄厚腻——痰热、湿热、暑湿（2002）。

腐苔——阳热有余，蒸腾胃中腐浊邪气上升，聚于舌面，食积胃肠或痰浊内蕴。

脓腐苔——内痈或邪毒内结，是邪盛病重的表现。

(4) 剥落苔

舌苔全部退去，以致舌面光洁如镜，称为"光剥舌"，又叫镜面舌。

若舌苔多处剥脱，舌面仅斑驳残存少量舌苔者，称为"花剥苔"。

若不规则地大片脱落，边缘突起界限清楚，形似地图，部位时有转移者又称"地图舌"。

若剥脱处并不光滑，似有新生苔质颗粒叫"类剥苔"。

临床意义：可测胃气、胃阴之存亡。

舌红，剥苔——阴虚。舌淡，剥苔——气血两虚或血虚。

镜面舌红绛——胃阴枯涸。舌色白如镜，无血色——营血大虚。

剥脱部位与脏腑相应。

(5) 真、假苔

病之初、中期，舌见真苔且厚——胃气壅实，病较深重。

久病见真苔——胃气尚存。久病，假苔——胃气匮乏，病情重。

新病假苔——邪浊渐聚，病情较轻。

2. 苔色变化（白、黄、灰黑）的特征与临床意义（2009）

(1) 白苔

苔薄白而润——正常人，表证初起，里证病轻，阳虚内寒。

苔薄白而滑——表寒证或脾肾阳虚，水湿内停。

苔薄白而干——外感风热（表热证）。

苔白厚腻——湿浊内停，痰饮，食积。

积粉苔（苔白如积粉，扪之不燥）——内痈、瘟疫。

苔白而燥裂，粗糙如砂石——燥热伤津，阴液亏损。

(2) 黄苔

苔薄，白中兼黄（黄白相间）——表邪入里化热。苔薄淡黄——里热轻浅。

苔黄厚干燥——里热亢盛。苔黄腻——湿热。

苔淡黄而滑润多津（黄滑苔）——阳虚寒湿之体，痰饮聚久化热；气血亏虚，复感湿热之邪（2018）。

(3) 灰黑苔

苔灰而润滑——阳虚寒盛。苔黑而燥裂，甚则生芒刺——热极津枯。

五、舌下络脉

舌下络脉变化的特征与临床意义

(1) 正常特征：舌下络脉是指位于舌下舌系带两侧的大络脉，长度不超过舌下肉阜至舌尖的五分之三，淡紫色，少有怒张、纡曲。

(2) 异常及临床意义

舌下络脉细而短，色淡红，周围小络脉不明显，舌色和舌下黏膜色偏淡——气血不足。

舌下络脉粗胀，或呈青紫、绛、绛紫、紫黑色，或呈暗红色或紫色网络，或曲张如大小不等紫色珠子——血瘀。

第三单元 闻 诊

重点提示

本单元内容较少，大多为基础概念。对于独语和郑声的概念、白喉与百日咳的咳声特点应重点掌握。另外几种常见的气味异常，像是臭秽、蒜味、烂苹果味等的临床意义也要牢记。

考点集合

一、听声音

1. 音哑与失音的临床表现及意义

概念：语声嘶哑者为音哑，语而无声者为失音，或称为"喑"。

意义：新病音哑与失音多为实证，因外感风寒、风热袭肺或痰湿壅肺，肺失清肃，邪闭清窍，即"金实不鸣"（2006）；久病音哑与失音多为虚证，各种原因所致的阴虚火旺、肺肾精气内伤，即"金破不鸣"（2014）。

2. 谵语、郑声、独语、错语、狂言、言謇的临床表现及意义

(1) 谵语

概念：神识不清，语无伦次，声高有力的症状。

意义：多属邪热内扰神明所致，属实证。见于外感热病，温邪内入心包或阳明实热证、痰热扰乱心神。

(2) 郑声

概念：指神识不清，语言重复，时断时续，语声低弱模糊的症状。

意义：久病脏气衰竭，心神散乱，属虚证。语言低微，气短不续，欲言不能复言者，称为夺气，是宗气大虚。

(3) 独语

概念：自言自语，喃喃不休，见人语止，首尾不续的症状（2002）。

意义：心气虚弱，神气不足，或气郁痰阻，蒙蔽心神所致（2002），属阴证。见于癫证、郁病。

(4) 错语

概念：病人神识清楚而时有错乱，语后自知言错的症状。

意义：虚证多因心气虚弱，神气不足所致；实证多为痰湿、瘀血、气滞阻碍心窍所致（2002，2018）。

(5) 狂言

概念：指精神错乱，语无伦次，狂叫骂詈，登高而歌的症状。

意义：多属阳证、实证、热证，多因情志不遂，气郁化火，痰火互结，扰乱神明所致，常见于狂病、伤寒蓄血证。

(6) 言謇

概念：指神志清楚、思维正常而吐字困难，或吐字不清，又称语言謇涩。

意义：与舌强并见者，多因风痰阻络所致，为中风之先兆或后遗症。若因习惯而成者，不属病态。

3. 咳嗽、喘、哮的临床表现及意义
(1) 咳嗽

指肺气上冲喉间而发出的一种"咳、咳"的声音。

<u>咳声重浊紧闷——实证（寒痰湿浊停聚于肺，肺失肃降）（2001，2016）</u>。

咳声低微——虚证（久病肺气虚，失于宣降）。

咳声不扬，痰稠色黄，不易咳出——热咳（热邪犯肺，肺津被灼）。

<u>咳声清脆，无痰或少痰——燥咳（燥邪犯肺或阴虚肺燥所致）（2016）</u>。

<u>咳声短促，呈阵发性、痉挛性，接续不断，咳后有鸡鸣样回声</u>——百日咳（顿咳）（因风邪与痰热搏结所致，见于小儿）。

<u>咳声如犬吠，伴有声音嘶哑——白喉（肺肾阴虚，疫毒攻喉所致）</u>。

(2) 喘

概念：指呼吸困难、急迫，张口抬肩，甚至鼻翼扇动，难以平卧。

实喘：发病急骤，呼吸深长，息粗声高，呼出为快。风寒袭肺，痰热壅肺，痰饮停肺，肺失宣肃，或水气凌心。

虚喘：病势缓慢，呼吸短浅，急促难续，息微声低，深吸为快，动则喘甚。肺肾亏虚，气失摄纳，心阳气虚所致。

(3) 哮

概念：呼吸急促似喘，喉间有哮鸣音，有发作性的症状。

意义：痰饮内伏，复感外邪所诱发，或久居寒湿之地，过食酸咸生冷所诱发。

4. 短气、少气的临床表现及其意义
(1) 短气

虚证短气：兼有形瘦神疲，声低息微等。体质衰弱或元气虚损。

<u>实证短气：常兼有呼吸声粗，或胸部窒闷，或胸腹胀满等。痰饮、胃肠积滞或气滞或瘀阻</u>。

(2) 少气

临床意义：属诸虚劳损，多因久病体虚或肺肾气虚所致。

5. 呕吐、呃逆、嗳气的临床表现及意义
(1) 呕吐

概念：指饮食物、痰涎从胃中上涌，由口中吐出的症状。

意义：胃失和降，胃气上逆。

吐势徐缓，声音微弱，呕吐物清稀者——虚寒证。

吐势较猛，声高有力，呕吐出黏稠黄水——实热证。

<u>呕吐呈喷射状——热扰神明，或颅压增高</u>；朝食暮吐，暮食朝吐——脾胃阳虚证。

(2) 呃逆

概念：从咽喉发出的一种不由自主的冲击声，声短而频，呃呃作响症状。

意义：胃气上逆动膈。

实证：呃声频作，高亢而短，其声有力。虚证：呃声低沉，声弱无力。

(3) 嗳气

概念：指胃中气体上出咽喉所发出的一种声长而缓的声音。

表现及意义：嗳气酸腐，兼脘腹胀满者——伤食。嗳气声高而频，胸胁胀满——肝气犯胃。嗳声低沉断续，无酸腐气味，兼见纳呆食少者——脾胃气虚。

6. 太息的临床表现及意义

概念：指病人在情绪抑郁时，因胸胁胀闷不畅，不自觉地发出的长吁或短叹声，又称叹息。

意义：多为肝气郁结之象。

二、嗅气味

口气、排泄物之气味异常的临床意义

（1）口气：指从口中散发出的异常气味。正常人呼吸或讲话时，口中无异常气味散出。口气酸臭，并伴食欲不振，脘腹胀满——食积胃肠。口气臭秽——胃热。

（2）排泄物之气味：包括二便及妇人月经、带下等的异常气味。

大便泄泻臭如败卵，或夹未消化食物——伤食。尿甜并散发烂苹果气味——消渴病。

带下臭秽而黄稠——湿热；崩漏或带下奇臭而颜色异常——癌症。病情多危重。

病室有尿臊味——肾衰竭；病室有烂苹果味——消渴厥（晚期）；病室有大蒜味——有机磷中毒；血腥味——失血；腐臭味——溃腐疮疡（2006）。

第四单元　问　诊

☆ 重点提示

本单元内容较多，考查较分散。从寒热到经带，每一部分内容均常涉及，其中问寒热与饮食口味的内容出现频率稍高一点。要结合各科内容联想记忆。

———考点集合———

一、问诊内容

问诊内容主要包括一般情况、主诉、现病史、既往史、个人生活史、家族史等。

1. 主诉的概念与意义

（1）概念：主诉是病人就诊时最感痛苦的症状、体征及持续时间。

（2）意义：①是疾病的主要矛盾所在；②对疾病的范畴和类别、病势的轻重缓急等具有重要的诊断价值。

2. 十问歌（2013）　即一问寒热二问汗，三问头身四问便，五问饮食六胸腹，七聋八渴俱当辨，九问旧病十问因，再兼服药参机变，妇女尤必问经期，迟速闭崩皆可见，再添片语告儿科，天花麻疹均占验。

二、问寒热

（一）恶寒发热的临床表现及意义

根据恶寒发热的轻重不同和有关兼症，分三种类型：

1. 恶寒重，发热轻　表寒证，外感寒邪所致。
2. 发热重，恶寒轻　表热证，外感热邪所致。
3. 发热轻，恶风自汗　伤风表证的特征，外感风邪所致。如果病人只有恶风，无发热，则可能为外感风邪或肺卫气虚，卫表不固。

（二）但寒不热的临床表现及意义

根据发病的缓急和有关兼症，分为两种类型：

1. 久病畏寒，脉沉迟无力者，属里虚寒证。
2. 新病恶寒，脘腹或其他局部冷痛剧烈，脉沉迟有力者，属里实寒证。因寒邪直接侵入体内，郁遏阳气，肌体失于温煦。

（三）但热不寒（壮热、潮热、微热）的临床表现及意义

1. 壮热

（1）概念：高热（体温39℃以上）持续不退，不恶寒只恶热的症状。常兼有口渴、面赤、汗大出、脉洪大等症（四大症）。

（2）意义：里实热证，多见于外感温热病气分阶段（病在胸、膈、胃肠、胆等）。

2. 潮热

（1）概念：按时发热或按时热甚，发热如潮汐之有定时。

（2）分型

日晡潮热（2016）：日晡（下午3~5时，申时）之时发热明显，或热势更甚，又称阳明潮热，见于胃肠燥热内结。

湿温潮热：午后热甚，伴身热不扬，脘痞身重，舌红苔腻等，见于湿温病。因湿邪困阻，热难透达，湿遏热伏。

骨蒸潮热：午后或入夜低热，有热自骨内向外蒸发的感觉，兼有颧红、盗汗等，见于阴虚证。

瘀血潮热：午后和夜间有低热，可兼见肌肤甲错，舌有瘀点、瘀斑者，属瘀血积久，郁而化热。

3. 微热

（1）概念：轻度发热，热势偏低，多在37℃~38℃。

（2）意义：常见于某些内伤病和温热病的后期。

长期微热见于：阴虚潮热、气虚发热、小儿夏季热、血虚发热、气郁发热。

（四）寒热往来的临床表现及意义

1. 寒热往来无定时

（1）概念：指病人时冷时热，一日发作多次而无时间规律的症状。

（2）意义：见于少阳病。

2. 寒热往来发有定时

（1）概念：恶寒战栗与高热交替发作，每日或2~3日发作1次，发有定时。兼头痛剧烈、口渴、多汗等症状。

（2）意义：常见于疟疾。

三、问汗

（一）特殊汗出（自汗、盗汗、绝汗、战汗）的临床表现及意义（2000，2001，2002，2011）

1. 自汗　病人醒时经常汗出，活动尤甚的症状。属阳气虚。
2. 盗汗　病人睡时汗出，醒则汗止，兼见潮热、颧红等症，属阴虚。
3. 绝汗　指在病情危重的情况下，出现大汗不止的症状。亡阴或亡阳。

（1）亡阳：冷汗淋漓如水，面色苍白，肢冷脉微，为亡阳之汗，阳气欲脱，津随气泄。

（2）亡阴：汗出黏如油，躁扰烦渴，脉细数疾，为亡阴之汗，内热促津液外泄之象。

4. 战汗　指病人先恶寒战栗而后汗出的症状。为疾病发展的转折点，伤寒或温病，因邪伏不去，一旦正气来复，正邪剧争所致（2000，2001，2011，2015）。

汗出热退，脉静身凉——邪去正复，向愈。汗出热不退，烦躁不安——恶化（2016）。

(二) 黄汗的临床表现及其意义

黄汗指病人汗出沾衣，色如黄柏汁的症状。多因风湿热邪交蒸所致。

(三) 局部汗出（头汗、半身汗、手足心汗、阳汗）的临床表现及意义

1. 头汗　病人仅头部或头颈部出汗较多，又称为"但头汗出"。多因上焦邪热或中焦湿热上蒸，或病危虚阳上越所致，或进食辛辣制品，热蒸于头部。

2. 半身汗　病人仅一侧身体有汗，或为左侧，或为右侧，或为下半身，另一侧则经常无汗。属患侧（无汗一侧）经络阻闭，气血运行不周所致。可见于中风、痿证、截瘫等病人（2013）。

3. 手足心汗　即病人手足心出汗较多。可因阴经郁热熏蒸，或阳明燥热内结，或脾虚运化失常，阴虚阳亢，或中焦湿热郁蒸，或阳气内郁所致。

4. 阴汗　指患者外生殖器及其周围汗出的症状。多因下焦湿热郁蒸所致。

四、问疼痛

(一) 疼痛的性质及临床意义（2006，2011）

疼痛性质	特点	临床意义
胀痛	痛而且胀	气滞，但头部胀痛或目胀而痛为肝阳上亢或肝火上炎
刺痛	痛如针刺	瘀血（2011）
冷痛	痛有冷感而喜暖	阳气不足或寒邪阻络
灼痛	痛有灼热感而喜凉	火邪窜络，或阴虚阳亢
重痛	痛有沉重感	湿邪困阻气机，但头部重痛，为肝阳上亢
酸痛	痛而有酸软感觉	湿证，唯腰膝酸痛多属肾虚
绞痛	痛势剧烈如刀绞	有形实邪阻闭气机（2008，2016）
空痛	痛有空虚感	虚证
隐痛	痛不剧烈，绵绵不休	虚证
走窜痛	疼痛部位游走不定	气滞，风证
固定痛	疼痛部位固定不移	瘀血、寒湿、湿热阻滞或热壅血瘀
掣痛	抽掣牵扯而痛	筋脉失养或经脉阻滞不通所致

(二) 头痛、胸痛、胁痛、胃脘痛、腹痛、腰痛的要点及临床意义

1. 头痛　是指整个头部或头的某一部位疼痛的症状。

(1) 根据头痛部位确定病在何经

后头部连项痛——太阳经头痛（2003）。头痛连齿者——少阴经头痛。

前额部连眉棱骨痛——阳明经头痛。巅顶痛——厥阴经头痛。

侧头部痛，痛在两侧太阳穴附近为甚者——少阳经头痛。

(2) 根据头痛性质确定寒热虚实

实：发病急，疼痛剧烈，痛无休止，外感六淫、瘀血、虫等。

虚：发病缓，疼痛轻，时痛时止，气血阴精亏损。

头痛项强，遇寒加重——风寒。头痛、怕热，面红目赤——风热。

头重如裹，肢体困倦——风湿。头痛绵绵，遇劳则甚——气虚。

头痛眩晕，面白无华——血虚。头脑空痛，腰膝酸软——肾虚。

2. 胸痛　指胸部某一部位疼痛的症状。

左胸心前区憋闷、疼痛，痛引肩背——胸痹心痛（心脉瘀阻）。

胸痛掣背，面色青灰，手足青至节——真心痛（心脉痹阻）。
胸痛，壮热，喘促，鼻扇——肺热。
胸痛，伴盗汗、潮热、颧赤等——肺阴虚。
胸痛，伴壮热、咳吐脓血腥臭痰——肺痈（痰热郁肺，热壅血瘀）。

3. 胁痛　指胁的一侧或两侧疼痛的症状。

两胁是足厥阴肝经、足少阳胆经循行所过的部位，肝胆又居胁部，所以胁痛与肝胆病变有密切的关系。

胁胀痛易怒，脉弦——肝郁气滞。胁灼痛，伴面红目赤——肝胆火盛。
胸胁胀满，口苦，苔黄腻——肝胆湿热（2007）。
胁痛，咳唾引痛，患侧肋间饱满——悬饮。

4. 胃脘痛　指上腹部、剑突下，胃之所在部位疼痛的症状。

进食后疼痛缓解——多虚证。进食后疼痛加剧——多实证。
胃脘剧痛暴作，压痛、反跳痛——穿孔。
胃脘疼痛失去规律，痛无休止，消瘦明显——考虑胃癌。

5. 腹痛（2016）　指剑突下至耻骨毛际以上（胃脘所在部位除外）的腹部疼痛。

大腹隐痛，喜温喜按——脾胃虚寒。绕脐痛，有包块，按之可移——虫积。
少腹冷痛，牵及外阴——寒滞肝脉。小腹胀痛或刺痛，随月经而发——胞宫气滞血瘀。
小腹刺痛，小便自利——蓄血（瘀血停留下焦）。
小腹胀满而痛，小便不利——癃闭（膀胱气化不利）。

6. 腰痛　腰部两侧或腰背正中疼痛的症状。

腰部冷痛沉重，寒冷阴雨加剧——寒湿。腰部酸软而痛——肾虚。
腰部刺痛拒按，痛处固定不移——瘀血。腰脊疼痛连及下肢——经络痹阻。
腰部突然剧痛，向少腹部放射，尿血——结石。

五、问头身胸腹

（一）头晕、胸闷、心悸、脘痞、腹胀、麻木、疲乏的要点及临床意义

1. 头晕　头晕是患者自觉头脑有晕旋之感，轻者闭目自止，病重者感觉自身或景物旋转，站立不稳。风、火、痰、瘀、虚导致清窍失养。

头晕而胀，面红目赤，烦躁易怒，脉弦数——肝火上炎。
头晕胀痛，头重脚轻，腰酸耳鸣，脉弦细——肝阳上亢。
头晕目眩，过劳加重，面白倦怠，舌淡，脉细弱——气血亏虚。
头晕面白，神疲体倦，舌淡，脉弱——气血亏虚。
头晕且重，如物裹缠，胸闷呕恶，舌苔白腻——痰湿内阻。
若外伤后头晕刺痛——瘀血阻络，夜间尤甚。

2. 胸闷　胸部有痞塞满闷之感，谓之胸闷，或称胸痞。本症与心、肺等脏气机不畅有密切关系。

胸闷、心悸、气短——心气不足、心阳不足。胸闷痰多——痰饮内停。
胸闷，壮热，鼻翼扇动——热邪或痰热壅肺。胸闷气喘，畏寒肢冷——寒邪客肺。
胸闷气喘，少气不足以息——肺气虚或肺肾气虚。

3. 心悸　病人自觉心跳不安的症状。多是心神或心脏病变的反映。

由于受惊而致心悸，或心悸易惊，恐惧不安者，称为惊悸。常由外因所引起，多时发时止，病情较轻，心之用病。

心跳剧烈，上至心胸，下至脐腹者，谓之怔忡。常是惊悸的进一步发展，多由内因所引

起，劳累即发，持续时间较长，其病情较重，心之体病。

4. 脘痞　患者自觉胃脘部窒塞满闷的症状。是脾胃病的表现。

脘痞食少，腹胀便溏——脾胃虚弱。脘痞腹胀，呕恶痰涎——痰湿中阻。

脘痞，嗳腐吞酸——食滞胃脘。脘痞，胃脘有振水声——饮邪停胃。

5. 腹胀　患者自觉腹部胀满，痞塞不舒，甚则如物支撑的症状。

腹胀喜按——虚证（脾胃虚弱，失于健运）。

腹胀拒按者——实证（食积胃肠，或实热内结，阻塞气机）。

6. 麻木　患者皮肤发麻，或肌肤感觉减退，甚至消失的症状。

肌肤麻木，神疲乏力，面舌淡白——气血亏虚。肢体麻木，眩晕欲仆——肝风内动。

半身麻木，兼有口眼㖞斜——痰瘀阻络。四肢麻木，伴关节疼痛——寒湿阻滞，痹证。

7. 疲乏　又称疲劳。经常感到倦怠乏力，或精力下降，不耐思虑，甚至伴有活动的减少和功能的下降。

虚证多因元气亏虚，脏腑机能减退；阳气衰微，神失所养；感受暑热，耗气伤津；阴精耗伤所致。实证由湿邪困阻，气机阻滞；过于悲忧，气郁气消所致。

(二) 身重、身痒的要点及其临床意义

1. 身重　身重是指患者自觉身体沉重的症状。主要与水湿泛溢及气虚不运有关。

身重，脘闷苔腻——湿困脾阳，阻滞经络。

身重，浮肿——水湿泛溢肌肤。

身重，嗜卧，疲乏——脾气虚，不能运化精微布达四肢、肌肉。

热病后期见身重乏力——邪热耗伤气阴，形体失养。

2. 身痒　患者自觉全身皮肤瘙痒不适的表现。风邪袭表、血虚风燥、湿热浸淫。多见于风疹、瘾疹、疮疥、黄疸等疾患。

六、问耳目

(一) 耳鸣、耳聋的临床表现及意义

1. 耳鸣　患者自觉耳内鸣响的症状。

突发耳鸣，声大如潮，按之鸣声不减或加重——实（肝胆火盛，上扰清窍）（2018）。

渐觉耳鸣，声小如蝉，按之鸣声减轻或暂停——虚（肝肾阴虚，肝阳上扰，或肾精亏虚，髓海不充，耳失所养，或脾虚气陷）。

2. 耳聋　患者听力减退，甚至听觉完全丧失的症状。

新病暴聋——实证（肝胆火逆，或外邪上袭，蒙蔽清窍）。

久病或年老渐聋——虚证（肝肾亏虚，精气不能上荣清窍）。

(二) 目眩的临床表现及意义

1. 概念　视物旋转动荡，如在舟车之上，或眼前如有蚊蝇飞动之感，谓之目眩，或称眼花。

2. 临床意义

(1) 实：风火上扰清窍，或痰湿上蒙清窍所引起的目眩属实，多兼有面赤、头胀、头痛、头重等邪壅于上的征象。常伴有胸闷、恶心、头晕、肢麻，苔腻，为痰湿上蒙所致（体位改变明显）。

(2) 虚：气虚、血虚、阴精不足，以致目窍失于充养所致的目眩属虚，常伴有神疲、气短或头晕、耳鸣等虚性征象，多见于年老体弱，或久病体衰之人。

(三) 目昏、雀目的临床表现及意义

1. 视物昏暗不明,模糊不清,称为目昏。见于久病、虚证、老年人。

2. 若白昼视力正常,每至黄昏视物不清,如雀之盲,故称雀盲,或称雀目、鸡盲、夜盲,是肝虚为患。

3. 目昏、雀盲,多由肝肾亏虚,精血不足,目失充养而致。常见于久病或年老、体弱之人。

七、问睡眠

(一) 失眠的临床表现及意义

失眠又称"不寐",临床上指病人经常不易入睡,或睡后易醒,难以复睡,或时惊醒,睡不安宁,甚至彻夜不眠的症状。阳不入阴,心神不安的病理表现。

(1) 虚证:心肝血虚、阴虚火旺、心胆气虚。
(2) 实证:心火、肝火、痰热、食积、瘀血等。

不易入睡,甚至彻夜不眠,兼心烦不寐——心肾不交。夜卧不安,腹胀嗳气——食滞内停。睡后易醒,不易再睡——心脾两虚。时时惊醒,不易安卧——胆郁痰扰。

(二) 嗜睡的临床表现及意义

嗜睡又称"多眠"。临床上以精神疲倦,睡意很浓,经常不自主地入睡为症状。阳虚阴盛,阳不出阴。

兼见头目昏沉、身重脘闷、苔腻脉濡——痰湿困脾。饭后困倦易睡,兼见食少纳呆、少气乏力——脾气虚弱。

极度衰惫,神识蒙眬,困倦易睡,肢冷脉微——心肾阳衰。

大病之后,精神疲乏而嗜睡——正气未复。

八、问饮食与口味

(一) 口渴与饮水

1. **口渴多饮** 提示津液损伤。

大渴喜冷饮,兼有壮热、面赤、汗出、脉洪大——实热证(里热炽盛,津液大伤)(2003,2007)。

大渴多饮,兼有小便量多,多食易饥,体渐消瘦——消渴病。

2. **渴不多饮(2006)** 有口干或口渴感觉,但又不想喝水或饮水不多,是轻度伤津液或津液输布障碍的表现。

兼见头身困重,身热不扬,脘闷苔腻——湿热证(2014)。

兼身热夜甚,心烦不寐,舌红绛——热入营血。

(二) 食欲与食量

1. **食欲减退** 又称为"纳呆"或"纳少",即病人进食的欲望减退,甚至不想进食的症状。临床常见以下几种:

食少纳呆,兼见消瘦乏力,腹胀便溏,舌淡脉虚——脾胃气虚。

脘闷纳呆,腹胀,兼见头身困重,便溏苔腻——湿邪困脾。

2. **厌食** 指厌恶食物,甚至恶闻食臭的症状。

兼脘腹胀满,舌苔厚腻者——食滞胃脘。厌油腻,肢体困重——湿热蕴脾。厌油腻,胁肋胀痛,口苦泛恶,身目发黄——肝胆湿热。

妇女在妊娠早期，若有短暂择食或厌食反应，乃妊娠引起冲脉之气上逆，影响胃之和降，属生理现象；若长期或反复呕恶，厌食，甚至食入即吐，则属病态，为妊娠恶阻。

3. 消谷善饥　即病人食欲过于旺盛，进食量多，食后不久即感饥饿的症状。
消谷善饥，口臭便干，伴烦躁、口渴、舌红、苔黄厚——<u>胃火亢盛（2016）</u>。
消谷善饥，兼多饮、多尿、消瘦——<u>消渴病</u>。
消谷善饥，兼见大便溏泄——<u>胃强脾弱</u>。

4. 饥不欲食　即病人虽有饥饿感，但不想进食，勉强进食量亦很少的症状。
<u>饥不欲食，胃中灼热感，舌红少苔，脉细数——胃阴不足，虚火内扰所致（2009，2014）</u>。

5. 除中　久病或重病患者，本不欲食，甚至不能食，突然欲食或暴食的症状。除中是假神的表现之一，因胃气败绝所致。

（三）<u>口味（2000，2011）</u>

口味	临床意义
口淡	<u>脾胃腐熟运化功能低下，病人食少纳呆，故感口淡乏味，属脾胃气虚（2006，2009）</u>
口甜	口甜而黏腻不爽——湿热蕴脾，口甜而食少乏力——脾气虚
口黏腻	<u>痰热内盛、湿热中阻及寒湿困脾（2016）</u>
口酸	<u>口中泛酸——属肝胃蕴热（郁久而泛酸）（2005，2007，2009，2013）</u>
	口中酸馊——伤食（因暴饮暴食，损伤脾胃，食停胃中不化，浊气上泛）
口涩	燥热伤津，脏腑热盛
口苦	火邪上炎或胆气上泛，皆可使口中味苦，属热证
口咸	肾病及寒水上泛皆可使口中味咸，属肾病及寒证

九、问二便

（一）大便异常（便次、便质、排便感觉）的临床表现及意义

1. 便次异常
（1）便秘：大便燥结，排便时间延长，便次减少，或时间虽不延长但排便困难的症状。
大便干结、小便短赤、舌红苔黄、脉数——热结便秘，津液不足。
大便艰涩、排出困难、腹中冷痛、四肢不温、舌淡苔白、脉沉迟——<u>寒结便秘</u>。
其他：<u>气虚、血虚、气滞</u>便秘；腹内肿块、肠痹（麻痹性肠梗阻）、肠结（肠梗阻）；肛门疼痛；瘫痪；术后，产后；过服温燥药物；温热病过程中等。
（2）泄泻：大便次数增多，便稀薄不成形，甚至呈水样的症状，称为泄泻。
泻下黄糜而臭或下痢脓血——<u>大肠湿热</u>。
腹痛肠鸣，泻后痛减，胁胀，每因恼怒紧张而泄泻，脉弦——肝郁乘脾。
厌食，嗳腐，腹痛即泻，泻后痛减——伤食。
兼见纳少腹胀、大腹隐痛——脾胃气虚。
黎明前腹痛作泻，泻后则安，兼见形寒肢冷，腰膝酸软——"五更泻"（脾肾阳虚）。

2. 便质异常　大便质地除干燥和稀溏等异常之外，还可见如下几种情况：
（1）完谷不化：<u>大便中夹有未消化的食物，可见于饮食积滞、脾虚泄泻及肾虚泄泻（2003）</u>。
（2）溏结不调：指大便时干时稀的症状。可见于肝郁脾虚，肝脾不调。
（3）脓血便：指大便中含有脓血的症状。可见于痢疾或肠癌。
（4）便血：指血自肛门排出，包括血随便出，或便黑如柏油样，或单纯下血的症状。
远血：先便后血，血色暗红或紫黑，或大便色黑如柏油状者，为远血，多为胃脘部位出血。

近血：先血后便，便血鲜红，血附在大便表面或于排便前后滴出者，为近血，多由肛门部位的病变引起，如痔疮。

3. <u>排便感觉异常</u>（2013） 排便感觉异常是辨证的重要依据，常见以下几种：
（1）肛门灼热：排便时肛门有灼热感，多为<u>大肠湿热</u>。
（2）里急后重：排便前腹痛，急迫欲便，便时窘迫不畅，肛门重坠，便意频数的症状。可见于痢疾、直肠癌等，为肠道气滞。
（3）排便不爽：排便不通畅，有涩滞难尽之感的症状，为肝郁乘脾或大肠湿热。
（4）大便失禁：大便不能控制，滑出不禁，甚至便出而不自知的症状。久泻不愈，为脾肾阳虚，肛门失约所致。
（5）肛门重坠：肛门有下坠感，甚则脱肛，中气下陷。

（二）小便异常（尿次、尿量、排尿感觉）的临床表现及意义
1. 尿次异常
（1）小便频数
小便频数、短赤而急迫——下焦湿热（膀胱湿热或小肠湿热、气化不利）。
<u>小便频数而色清量多，夜间明显——下焦虚寒（肾气不固、膀胱失约）</u>。
（2）癃闭：小便不畅，<u>点滴而出为癃</u>；小便不通，<u>点滴不出为闭</u>。
实：瘀血、结石、湿热、败精、手术等阻塞尿路。
虚：脾气虚，肾阳虚，气化不及膀胱。
2. 尿量异常
（1）尿量增多：常见于虚寒证及消渴病。
小便清长、量多——虚寒证（阳虚不能蒸化津液，水湿下流于膀胱，而尿清长）。
口渴、多饮、多尿、消瘦——消渴病（肾阴亏虚，开多合少）。
（2）尿量减少：常见于<u>实热、伤津及水肿</u>。
小便短赤、发热面红——实热证，或汗、吐、下后伤津。
尿少浮肿——水肿病（多与肺失宣降、脾失运化、肾失气化有关）。
3. 排尿感异常
（1）小便涩痛：小便排出不畅而痛，伴有急迫、灼热——淋证（湿热下注，膀胱气化不利）。
（2）余沥不尽：排尿后小便点滴不尽，常见于老年人和久病体衰者——肾阳亏虚，肾气不固。
（3）小便失禁：神志清醒时小便不能随意控制而自遗——肾气不固，膀胱失约；神昏而小便自遗——危重证候。
（4）遗尿：睡眠中不自主排尿——肾气不足，膀胱虚衰。

十、问经带

（一）经期、经量异常的临床表现及意义
1. 经期异常 可分为月经先期、月经后期和月经前后不定期三种。
（1）月经先期：指连续2个月经周期出现月经提前7天以上的症状。
<u>虚</u>：脾气虚、肾气虚——冲任不固。
<u>热</u>：肝郁化热、阴虚火旺——热扰冲任（2016）。
（2）月经后期：指连续2个月经周期出现月经延后7天以上的症状。
虚：血虚，肾精不足，阳气虚——化源不足。

实：气滞血瘀、寒凝、痰阻——冲任不畅。
（3）月经先后不定期：指月经周期时而提前时而延后达7天以上的症状。亦称经期错乱。
虚：脾肾亏虚，冲任失调——血海蓄溢失常。
实：肝气郁滞，气机逆乱。
2. 经量异常
（1）月经过多：月经血量较常量明显增多的症状。因血热、气虚、瘀血所致。
（2）月经过少：月经血量较常量明显减少的症状。因血虚、肾气虚、寒凝、血瘀、痰湿阻滞。
（3）崩漏：非正常行经期间阴道出血的症状。若来势猛，出血量多者，为崩；势缓而量少，淋漓不断者，为漏。二者病机相同。因热盛、瘀血、脾虚、肾阳虚、阴虚火旺等。
（4）闭经：年逾18周岁，月经尚未来潮，或已行经，未受孕、不在哺乳期，而又停经，闭止在3个月以上者，称为闭经。
虚：气血亏虚、肝肾不足、阴虚血燥——血海空虚。
实：气滞血瘀、寒凝痰阻——冲任不通。
（5）痛经：在行经时或行经前后，出现周期性小腹疼痛，或痛引腰骶，甚至剧痛难忍。
经前或经期小腹胀痛或刺痛——气滞或血瘀。
经期小腹冷痛，得温痛减——寒凝或阳虚。
经期或经后小腹隐痛、空痛——气血两虚，或肾精不足，胞脉失养。

（二）带下异常（白带、黄带）的临床表现及意义
1. 白带　若带下色白，量多，质清稀，无臭味，淋漓不绝——脾肾阳虚、寒湿下注；若带下色白、质稠、状如凝乳，或呈豆腐渣状，气味酸臭，伴阴部瘙痒——湿浊下注。
2. 黄带　若带下色黄，质黏稠，味臭秽——湿热下注或湿毒蕴结。

第五单元　脉　诊

☆ 重点提示

脉诊亦是历年考试的重中之重，需要记忆内容较多。正常脉象以及各种病理脉象的特征、类比、临床意义均需掌握。出题点常涉及正常脉象胃、神、根的含义，洪、细、濡、弱、滑、涩等几种常见脉象的特征也要重点掌握。对于几种脉象特征的类比熟悉了解即可。

---考点集合---

一、脉诊概说

1. 寸口脉与脏腑的关系　辨证要点：①寸口脉为手太阴肺经之原穴太渊所在，为"脉之大会"。②肺朝百脉，可反映五脏六腑的气血状况。
2. 切脉指法
（1）选指：用左手按诊病人的右手，用右手按诊病人的左手。
（2）布指：首先用中指按在掌后高骨内侧关脉部位，接着用食指按关前的寸脉部位，无名指按关后的尺脉部位，三指应呈弓形，指头平齐，以指腹按触脉体，用指腹感觉较为灵敏。布指的疏密要和病人的身长相适应，身高臂长者，布指宜疏，身矮臂短者，布指宜密。
（3）运指：指医生布指之后，运用指力的轻重、挪移及布指变化以体察脉象，常用的指法有举、按、寻、总按和单按（2015，2016）。

3. 寸口"三部九候"的概念

左寸可候：心与膻中；右寸可候：肺与胸中。

左关可候：肝、胆与膈（2001）；右关可候：脾与胃。

左尺可候：肾与小腹；右尺可候：肾与小腹。

二、正常脉象

1. 正常脉象的表现　胃：不浮不沉，不大不小，从容和缓，节律一致，不快不慢（一息4~5至，相当于70~80次/分）。神：柔和有力，节律一致。根：尺脉沉取，应指有力。

2. 正常脉象的特点　脉之胃气，主要反映脾胃运化功能的盛衰、营养状况的优劣。脉神之有无，可察精气之盈亏，并与胃气的盛衰有关。脉之有根无根主要说明肾气的盛衰。

三、常见脉象的特征及临床意义

（一）浮、散、芤、革脉

1. 浮脉　轻按即得，重按稍弱。主表证，亦见于虚阳浮越证。邪盛而正气不虚——脉浮而有力；虚人外感或邪盛正虚——脉多浮而无力。

外感风寒——脉浮紧；外感风热——脉浮数。

2. 散脉　浮取散漫，中候似无，沉取不应，伴节律不齐或脉力不匀。为元气耗散。

3. 芤脉　浮大中空，如按葱管。失血，伤阴（突然）（2016）。

4. 革脉　浮弦中空，如按鼓皮。亡血、失精、半产、漏下等，是精气不藏，正气不固，气无所恋而浮越于外的表现。

（二）沉、伏、牢脉（2000，2007）

1. 沉脉　轻取不应，重按始得。常见于里证。

脉沉有力——实证；脉沉无力——脏腑虚弱。

2. 伏脉　极重按之，推筋着骨始得。常见于邪闭、厥证和痛极。多因邪气内伏、脉气不得宣通所致。

3. 牢脉　沉按实大弦长。阴寒内盛，疝气癥瘕之实证。

（三）迟、缓脉

1. 迟脉　脉来缓慢，一息4~5至。寒证，亦可见于邪热结聚的里实证（2014）。

迟而有力——实寒，迟而无力——虚寒。

感脉迟而有力，伴腹满便秘、发热等胃肠实热证——邪热结聚，经隧阻滞。

2. 缓脉　缓脉有两种意义，一是脉来和缓，一息4至（60~70次/分），可见于正常人。亦称为平缓脉，是脉有胃气的一种表现。二是脉势纵缓，缓怠无力。主湿病，脾胃虚弱，或正常人（2016）。

（四）数、疾脉（2002，2003）

1. 数脉　脉来急促，一息5~7至（>90次/分）。常见于热证，里虚。数而有力——实热；数而无力——虚热（2014）。

2. 疾脉　一息7至以上为疾脉（>120次/分）。阳极阴竭，元气将脱（2015）。

（五）虚、实脉

1. 虚脉　三部脉举按皆无力。主虚证，多见于气血两虚。

2. 实脉　三部脉举按皆有力。主实证。

（六）洪、大、长脉（2001）

1. 洪脉　洪大有力，来盛去衰（2018）。主气分热盛。多由邪热亢盛，内热充斥，脉道扩张,气盛血涌所致;若泄利日久或呕血、咳血致阴血亏损,元气大伤亦可出现洪脉,但应指浮取盛大而沉取无根;或见躁疾,此为阴精耗竭,孤阳将欲外越之兆。

2. 大脉　大脉是指脉体宽大,但无脉来汹涌之势。见于健康人,或病进。脉大而数为邪实,脉大而无力则为正虚。

3. 长脉　首尾端直,超过寸、关、尺三部(2004)。主阳证、实证、热证。多由邪气盛实,正气不衰,邪正搏击所致。

(七)细、濡、弱、微、短脉(2002,2006,2008)

1. 细脉　脉细如线,应指明显。主气血两虚,诸虚劳损,又主湿邪为病。
2. 濡脉　浮细而软(2006,2012,2015)。主诸虚或湿证。
3. 弱脉　沉细而软(2006,2012,2015)。主气血两虚。
4. 微脉　极细极软,按之欲绝,若有若无。多为阴阳气血虚甚,鼓动无力所致。
5. 短脉　首尾俱短,不能满部(2011)。气郁或气虚。

(八)滑、涩、动脉

1. 滑脉　往来流利,如盘走珠,应指圆滑。主痰饮、食滞、实热诸证(2003,2014)。
2. 涩脉　细迟短涩,往来艰难,主伤精、血少、痰食内停、气滞血瘀等证。
3. 动脉　滑、数如豆,关部明显(2013,2014)。多见于惊恐、疼痛之证。惊则气乱,痛则气结,皆属阴阳相搏之候。

(九)弦、紧脉

1. 弦脉　端直以长,如按琴弦。主肝胆病,诸痛证,痰饮,疟疾等。
2. 紧脉　脉来绷急,紧张有力。寒证、痛证和宿食。

(十)结、代、促脉

1. 结脉　缓而时止,止无定数(2016)。主气、血、痰、寒凝,气血虚衰(2005)。
2. 代脉　脉来一止,止有定数,良久方还(2016)。主脏气衰微、疼痛、惊恐、跌打损伤。结代脉并见,常见于心脏器质性病变。
3. 促脉　数而时止,止无定数(2013)。常见于阳盛实热、气血痰食停滞、脏气衰败。

第六单元　按　诊

重点提示

本单元历年考试中出题不多,简单熟悉按诊的方法,按肌肤、腹部的要点即可。

―― 考点集合 ――

1. 按诊的方法与注意事项
按诊的方法有触、摸、按、叩四法。
注意事项
(1) 按诊的体位及触、摸、按、叩四法的选择应有针对性。
(2) 医生举止要大方,态度要严肃认真,手法要轻柔。
(3) 注意争取病人的主动配合。
(4) 要边检查边注意观察病人的反应及表情变化。
(5) 要通过谈话了解病情,以转移病人的注意力。

2. 按肌肤

(1) 诊寒热：可了解人体阴阳的盛衰、病邪的性质。

(2) 诊润燥滑涩：可了解汗出与否及气血津液的盈亏。

(3) 诊疼痛：可分辨疾病的虚实。

(4) 诊肿胀：可分辨水肿和气肿。

(5) 诊疮疡：可判断证之阴阳寒热。

3. 按手足 通过触摸病人手足部位的冷热程度，以判断病情的寒热虚实及表里内外顺逆。

4. 按腹部辨疼痛、痞满、积聚

(1) 疼痛：凡腹痛，喜按者属虚，拒按者属实。按之局部灼热，痛不可忍者，为内痈。

(2) 痞满：痞满是自觉心下或胃脘部痞塞不适和胀满的一种症状。按之柔软，无压痛者，属虚证；按之较硬，有抵抗感和压痛者，为实证。脘部按之有形而胀痛，推之辘辘有声者为胃中有水饮。

(3) 积聚：是指腹内的结块，或肿或痛，见症不一。积与聚有别，痛有定处，按之有形而不移的为积，病属血分；痛无定处，按之无形，聚散不定的为聚，病属气分（2005）。

5. 按胸部虚里 内容包括有无搏动，搏动部位及范围，搏动强度和节奏、频率、聚散等，以了解宗气之强弱（2011）、疾病之虚实、预后之吉凶。

6. 按腧穴 注意穴位上是否有结节或条索状物，有无压痛或其他敏感反应，然后结合望、闻、问诊所得的资料综合判断穴位相对应脏腑的疾病。

第七单元 八纲辨证

☆ 重点提示

本单元出题率一般，需从总体上把握八纲证候的辨证要点，掌握证候相兼与错杂及证候真假的辨别要点，对于寒热与虚实的内容应重点把握。另外，真热假寒、真寒假热的机制应重点记忆。

---考点集合---

一、概述

八纲，即阴、阳、表、里、寒、热、虚、实（2001）。八纲辨证是从各种辨证方法中概括出来的，用于分析各种疾病共性的辨证方法，是临床各种辨证方法的纲领。

二、表里

1. 表证（2011）
主症：恶寒发热，舌苔薄，脉浮。
兼症：头身疼痛，鼻塞流涕，咽喉痒痛，咳嗽气喘。
证候分析：外感早期，外邪袭表，邪从皮毛、口鼻而入，正邪相争所致。

2. 里证
临床表现：里证的范围广，临床表现多种多样，概而言之，凡非表证的证候皆为里证。
证候分析：表证不解，邪传入里；外邪直中脏腑；内伤七情，饮食劳倦，脏腑功能紊乱。

3. 鉴别要点（2016）

	表证	里证
病位	浅-皮毛、经络	深-脏腑、气血、骨髓
病史、病程	新病、短，起病急	久病、长，起病缓
主要症状	寒热、恶寒、发热同见，发热多无定时	但寒不热，但热不寒或无寒热，发热多有定时
舌苔	苔薄	视病情具体而定
脉	浮	不浮

三、寒热

1. 寒证与热证的概念　寒证指感受寒邪，或阳虚阴盛所表现的证候。热证主要指人体感受温邪、暑气或寒邪化热而引起的热性证候。寒热是辨别疾病性质的两个纲领。其本质为外邪侵袭或阴阳失调。

2. 寒证与热证的临床表现、鉴别要点

（1）寒证：临床表现为恶寒喜暖，面色苍白，四肢厥冷，口淡不渴，安静少言，痰涎清稀，小便清长，大便稀溏，舌淡苔白而润滑，脉迟或紧（2016，2018）。

（2）热证：临床表现为恶热喜冷，面红目赤，四肢温热，口渴饮冷，烦躁多言，痰涎黄稠，小便短赤，大便燥结，舌红苔黄而干燥，脉数。

（3）鉴别要点（2016）

	寒证	热证
寒热	恶寒喜温	恶热喜寒
口渴	不渴或渴喜热饮	渴喜冷饮
面色	白	赤
四肢	冷	热
大便	稀溏	秘结
小便	清长	短赤
舌象	舌淡、苔白润	舌红苔黄
脉象	迟或紧	数

四、虚实

1. 虚证与实证的概念　虚证指人体因精气不足而出现的正气虚弱证候。实证指人体受外邪侵袭，或因痰火、瘀血、虫积、食积、水湿等阻滞所引起的实性证候。虚实是辨别人体邪正盛衰的两个纲领，主要反映病变过程中人体正气的强弱和致病邪气的盛衰。

2. 虚证与实证的临床表现、鉴别要点

（1）虚证：面白无华，精神萎靡，身倦无力，气短自汗，形寒肢冷，大便滑脱，小便失禁或面色萎黄，手足心热，心烦心悸，颧红，盗汗，舌嫩无苔，脉细无力。

（2）实证：呼吸气粗，痰涎壅盛，腹胀痛拒按，大便秘结，小便滞涩，烦躁胸闷，甚则神昏谵语，舌质苍老，舌苔厚腻，脉实（2018）。

3. 鉴别要点（2016）

	虚证	实证
病程	长	短
体质	虚弱	壮实
精神	萎靡	兴奋
声息	声低息微	声高气粗
疼痛	喜按	拒按
胸腹	按之不痛，胀满时减	按之疼痛，胀满不减
发热	五心烦热，午后微热	蒸蒸壮热
恶寒	畏寒，加衣近火可减	恶寒，加衣近火不减
舌	质嫩，苔少或无苔	质老，苔厚
脉	无力	有力

五、阴阳

1. 阴证与阳证的概念　对一般疾病的临床辨证，指阴阳属性归类，分"阴证"与"阳证"。凡属于慢性的，虚弱的，静的，抑制的，功能低下的，代谢减退的，退行性的，向内的证候，都属于阴证，而其相对的，都属于阳证。<u>阴阳是八纲中的总纲</u>，是辨别疾病属性的两个纲领。

2. 阴证与阳证的临床表现、鉴别要点

	阴证	阳证
望	面色苍白或暗淡，身重蜷卧，倦怠无力，萎靡不振，舌质淡而胖嫩，舌苔润滑	面色潮红或通红，喜凉，狂躁不安，口唇燥裂，舌质红绛，苔色黄或老黄，甚则燥裂，或黑而生芒刺
闻	语声低微，静而少言，呼吸怯弱，气短	语声壮厉，烦而多言，呼吸气粗，喘促痰鸣，狂言叫骂
问	大便气腥臭，饮食减少，口中无味，不烦不渴，或喜热饮，小便清长短少	大便干硬或秘，或有奇臭，恶食，口干，烦渴引饮，小便短赤
切	腹痛喜按，身寒足冷，脉象沉微细涩、弱迟无力	腹痛拒按，身热足暖，脉象浮洪数大，滑实而有力

3. 阳虚证、阴虚证的临床表现

（1）阳虚证：主要为虚寒证候——<u>畏寒，肢凉，口淡不渴，或喜热饮，或自汗，小便清长或尿少不利，大便稀薄，面色㿠白，舌淡胖，苔白滑，脉沉迟（或细数）无力。可兼有神疲、乏力、气短等气虚的表现</u>（2000，2016）。

（2）阴虚证：主要为虚热证候——<u>形体消瘦，口燥咽干，两颧潮红，五心烦热，潮热，盗汗，小便短黄，大便干结，舌红少津或少苔，脉细数等</u>。

4. 亡阳证、亡阴证的临床表现与鉴别要点

证名	汗出	寒热	四肢	面色	气息	口渴	舌象	脉象
亡阳	汗冷清稀	身冷畏寒	厥冷	苍白	微弱	不渴或渴喜热饮	白润	脉微欲绝
亡阴	汗热黏稠	身热恶热	温暖	面赤颧红	急促	渴喜冷饮	红干	脉细数疾而无力

六、八纲证候间的关系

（一）证候相兼、错杂与转化

1. 证候相兼　各种证候的相兼存在。
2. 证候错杂　疾病的某一阶段同时存在八纲中对立两纲的证候。
3. 证候转化　证候转化指疾病在其发展变化过程中，其病位、病性，或邪正盛衰的状态发生变化，由一种证候转化为对立的另一种证候。证候的转化包括表里出入、寒热转化、虚实转化。

（1）寒证化热：指原为寒证，后出现热证，而寒证随之消失。常见于外感寒邪未及时发散，而机体阳气偏盛，阳热内郁到一定程度，寒邪化热，形成热证；或寒湿之邪郁遏，而机体阳气不衰，由寒而化热；或因使用温燥之品太过，使寒证转化为热证。

（2）热证转寒：指原为热证，后出现寒证，而热证随之消失。常见于邪热毒气严重的情况之下，或因失治、误治，以致邪气过盛，耗伤正气，正不胜邪，机能衰败，阳气耗散，故而转为虚寒证，甚至出现亡阳的证候（2016）。

（3）实证转虚：指原先表现为实证，后来表现为虚证。提示病情发展、邪正斗争的趋势，或是正气胜邪而向愈，或是正不胜邪而迁延。故病情日久，或失治误治，正气伤而不足以御邪，皆可形成实证转化为虚证。

（二）证候真假的鉴别要点

1. 寒热真假

（1）真热假寒

概念：内真热，外假寒。机制：阳盛格阴（2011）。

表现：四肢厥冷，神识昏沉，面色紫暗，脉沉迟；胸腹灼热，烦躁谵语，渴喜冷饮，咽干口臭，小便短赤，大便燥结，舌质红绛，苔黄而干等（2019）。

（2）真寒假热（2017）

概念：内真寒，外假热。机制：阴盛格阳（2004）。

表现：身热，面色浮红，口渴，咽痛，脉大；胸腹触之不热，下肢冷，便溏，尿清，舌淡，苔白（2016）。

（3）寒热真假的鉴别：以内部、中心症状为准，胸腹的冷热是关键（2005）。

2. 虚实真假

（1）真实假虚（大实有羸状）

概念：证属实，反见虚。机制：热邪、痰食、湿热、瘀血等大积大聚，经脉阻滞，气血不畅。

表现：虽默默不语却声高气粗；虽倦怠乏力却动之觉舒；肢体羸瘦而腹部硬满拒按；脉沉细而按之有力。

（2）真虚假实（至虚有盛候）

概念：证属虚，反见实。机制：脏腑虚衰，气血不足，运化无力，气机不畅。

表现：腹虽胀满而有时缓解，或触之腹内无肿块而喜按；虽喘促但气短息弱；虽大便闭塞而腹部不甚硬满；虽小便不利但无舌红口渴等症。并有神疲乏力，面色萎黄或淡白，脉虚弱，舌淡胖嫩等症。

（3）虚实真假的鉴别：关键在于脉象的有力无力、有神无神，其中尤以沉取之象为真谛；其次是舌质的嫩胖与苍老，言语呼吸的高亢粗壮与低怯微弱；体质状况、病之新久、治疗经过等也是辨析的依据。

第八单元 病因辨证

☆ 重点提示

本单元内容较重要，考题中常涉及六淫证候的临床表现。

---考点集合---

一、六淫辨证

风淫证、寒淫证、暑淫证、湿淫证、燥淫证、火淫证的临床表现

(1) 风淫证：恶风寒，微发热，汗出，或鼻塞、流清涕，或突发皮肤瘙痒、口眼歪斜，或肢体游走性疼痛等（2013，2016）。

(2) 寒淫证：恶寒甚、无汗、头身或胸腹疼痛、苔白、脉弦等的实寒证候（2016）。

(3) 暑淫证：发热口渴、神疲气短、心烦头晕、汗出、小便短黄、舌红苔黄干等（2019）。

(4) 湿淫证：身体困重、肢体酸痛、腹胀腹泻、纳呆、苔滑脉濡等。

(5) 燥淫证：皮肤、口鼻、咽喉干燥等（2003，2008，2019）。

(6) 火淫证：发热、口渴、胸腹灼热、面红、便秘尿黄、舌红苔黄而干、脉数或洪等（2002）。

二、情志辨证

1. 喜证的临床表现　喜笑不休，心神不安，精神涣散，思想不集中，甚至语无伦次，举止失常，机体疲软，脉缓（2016）。

2. 怒证的临床表现　烦躁多怒，胸胁胀痛，头胀头痛，面红目赤，眩晕，或腹胀，泄泻，甚至呕血，发狂，晕厥，舌红苔黄，脉弦劲有力。

3. 悲证的临床表现　善悲喜哭，精神沮丧，面色惨淡，神疲乏力；甚者心悸怔忡，健忘失眠，意志消沉。

4. 忧证的临床表现　情绪抑郁，闷闷不乐，善叹息，胸闷脘痞，干咳少痰，甚则咯血或痰中带血，面白无华，消瘦，神疲乏力。

5. 恐证的临床表现　怵惕不安，常欲闭户独处；暴病则二便失禁，身体不支；久病则骨瘦痿厥，遗精遗尿。

6. 思证的临床表现　表情淡漠，神思恍惚，食少纳呆，胸闷脘痞，腹胀便溏，甚者心悸健忘，失眠消瘦，面色萎黄。

第九单元 气血津液辨证

☆ 重点提示

本单元考试涉及不多，注意区别各种气血同病。

考点集合

一、气虚类证辨证

1. 气虚证

临床表现：神疲乏力，气短，懒言，动则加重，头晕目眩，自汗，脉虚，舌淡嫩。

辨证要点：以疲乏、气短、脉虚、动则加重为辨证要点（2006）。

2. 气陷证

临床表现：气虚，内脏下垂（2016）。

辨证要点：体瘦而弱，气短，气坠，脏器下垂为主要表现。

3. 气不固证

临床表现：自汗不止；或遗尿；或大便失禁；或崩漏、滑胎；或遗精等（2016）。

辨证要点：疲乏、气短、脉虚及自汗，或二便、经、精等不固。

4. 气脱证

临床表现：呼吸微弱而不规则，神情淡漠或昏聩无知，大汗不止，口开目合，手撒身软，二便失禁，面色苍白，脉微欲绝等。

辨证要点：病势危重，以气息微弱、汗出不止、脉微等为辨证的基本点。

5. 气滞证

临床表现：胀痛、窜痛、攻痛，时轻时重；按之无形，随情绪而变化，脉弦。

辨证要点：以胸胁、脘腹等处或损伤部位的胀闷、胀痛、窜痛为主要表现。

6. 气逆证

临床表现：咳嗽，呼吸喘促；呃逆，呕吐，嗳气，呕血；头痛，眩晕，甚至昏厥、咯血。

辨证要点：以咳喘或呕吐、呃逆等为突出表现（2006，2008）。

7. 气闭证

临床表现：突然发生势急、症重之昏厥，或内脏绞痛，或二便闭塞，呼吸气粗，声高，脉沉弦有力。

辨证要点：以突发昏厥或绞痛、二便闭塞、息粗、脉实为主要表现。

二、血病辨证

1. 血虚证

临床表现：面色淡白或萎黄，唇、爪、眼睑色淡；头晕眼花，心悸健忘，失眠多梦；手足发麻，四肢拘急不利，妇女月经后期、量少、色淡、闭经；舌质淡，脉细无力（2000，2019）。

辨证要点：虚弱，以肌肤黏膜的颜色淡白、脉细为主要表现。

2. 血脱证

临床表现：面色苍白，头晕，眼花，心悸，气短，四肢逆冷，舌色枯白，脉微或芤等。

辨证要点：有血液亡失病史，以面色苍白、脉微或芤为主要表现。

3. 血瘀证

临床表现：（2002，2016，2019）①局部刺痛，痛处不移而拒按，常夜间加重。②局部肿块，质硬，按之不移。③唇、甲紫暗，或皮下、舌上有瘀点瘀斑，或皮肤丝状红缕，青筋显露。④出血，色紫暗，或夹血块，或大便色黑如柏油。⑤面色黧黑，或肌肤甲错。⑥舌质紫暗或有青紫色斑点。⑦脉涩，或结代，或无脉。

辨证要点：以固定刺痛、肿块、出血、瘀血、脉涩为辨证要点。

4. 血热证

临床表现：身热夜甚；心烦，失眠甚则躁扰发狂、神昏谵语；或见各种出血色深红，或发斑疹，或为疮痈；舌质红绛，脉数疾等。

辨证要点：血热证以身热口渴、烦躁谵语、舌红绛、脉数有力等为辨证要点。

5. 血寒证

临床表现：面色苍白，形寒肢冷；局部肌肤紫暗、冷痛，得温则减，遇寒加重；月经后期，经色紫暗夹血块；舌淡紫，苔白滑，脉沉迟或弦涩等。

辨证要点：本证以局部冷痛、剧痛或肿胀、青紫、得温则减、舌淡紫苔白滑，脉沉迟或弦涩等为辨证要点。

三、气血同病辨证

1. 气滞血瘀　胸胁痛，急躁易怒或抑郁不乐，胁下痞块，刺痛拒按，妇女可有闭经、痛经，或经色暗紫有块，舌质暗紫有瘀斑，脉弦或细涩（2001）。

2. 气虚血瘀　神疲乏力，少气懒言，头晕目眩，自汗，刺痛固定不移，拒按夜甚，血瘀，面色晦暗，舌质暗紫有瘀斑，脉涩。

3. 气血两虚　神疲乏力，少气懒言，头晕目眩，心悸失眠，手足麻木，面色淡白或萎黄，舌淡而嫩，脉细弱（2007）。

4. 气不摄血　神疲乏力，少气懒言，头晕目眩，自汗，吐血，便血，尿血，崩漏，皮下瘀斑，舌淡胖嫩，脉细弱。

5. 气随血脱　大出血时见到面白息微，大汗淋漓，汗出凉而淡，微黏，四肢厥冷，心烦神昏，甚至昏厥，舌淡，脉微欲绝，或浮大而散。

四、津液病辨证

1. 痰证

（1）风痰（肝风夹痰上扰清窍）：痰清稀多沫，眩晕面青，胸胁满闷，时有躁怒，苔白腻，脉弦。

（2）热痰（邪热煎津成痰，上犯于肺）：咳痰黄稠，咽喉肿痛，心中烦热，甚则发狂，舌红苔黄腻，脉滑数。

（3）寒痰（寒凝为痰，上犯于肺）：痰清稀，畏寒肢冷，口淡不渴，舌淡苔白滑，脉沉迟。

（4）湿痰（脾虚湿聚为痰，痰浊犯肺）：痰白滑量多，易于咳出，身重体倦，胸闷呕恶，苔白腻，脉濡缓。

（5）燥痰：痰少而黏，不易咳出，或痰中带血，鼻燥咽干，大便干结，舌红少津，脉细数。

2. 饮证　以胸闷脘痞、呕吐清水、咳吐清稀痰涎、胁间饱满、苔滑为表现（2016）。

3. 水停证　头面、肢体甚至全身水肿，按之凹陷不易起，或为腹水而见腹部隆起，叩之音浊，小便短少不利，身体困重，舌淡胖，苔白滑，脉濡缓（2008）。

4. 津液亏虚证　咽干口渴，口唇干燥，皮肤干枯无泽，大便干结，小便短少黄赤，舌红少津，脉细数。

第十单元　脏腑辨证

☆ 重点提示

本单元属考试的重中之重，需要全面掌握。

考点集合

一、心与小肠病辨证

1. 心气虚、心阳虚、心阳虚脱证的临床表现、鉴别要点

心气虚、心阳虚、心阳虚脱证是心的功能损伤由轻到重的三个阶段，三者之间相互联系。心气虚证以心悸、胸闷兼气虚证为特征；心阳虚证是在心气虚的基础上，出现心胸闷痛、畏寒肢冷等虚寒证候为特征；心阳虚脱证是在心阳虚的基础上，突然出现冷汗、肢厥、脉微等亡阳证候为特征。

证型	相同症状	不同症状
心气虚证	心悸怔忡胸闷气短，活动后加重自汗	面色淡白或㿠白，舌淡苔白，脉虚
心阳虚证		畏寒肢冷，心痛，面色㿠白或晦暗，舌淡胖苔白滑，脉弱或结代
心阳虚脱证		突然冷汗淋漓，四肢厥冷，呼吸微弱，面色苍白，或胸痛暴作，面唇青紫，神志模糊或昏迷，舌淡或淡紫，脉微欲绝

2. 心血虚、心阴虚证的临床表现、鉴别要点

心血虚以"色白"为特征而无热象，心阴虚以"色赤"为特征而有明显热象。

证型	相同症状（2016）	不同症状
心血虚证	心失所养 心神不安 心悸失眠多梦	血虚表现——面色淡白或萎黄，唇舌色淡，脉细无力
心阴虚证		阴虚表现——口燥咽干，形体消瘦，五心烦热，潮热盗汗，两颧潮红，舌红少苔乏津，脉细数

3. 心脉痹阻证的临床表现及瘀阻心脉、痰阻心脉、寒凝心脉、气滞心脉四证的鉴别

心脉痹阻只是病理结果，导致心脉不通的原因主要有瘀血、痰浊、阴寒、气滞几个方面。

证型	共同主症	不同症状
瘀阻心脉	心悸怔忡、心胸憋闷作痛	心胸刺痛，舌暗或有青紫斑点，脉细涩或结代
痰阻心脉		心胸闷痛，体胖痰多，身重困倦，苔白腻，脉沉滑或沉涩
寒凝心脉	痛引肩背内臂，时作时止	心痛剧痛，遇寒加重，得温痛减，形寒肢冷，舌淡苔白，脉沉迟或沉紧
气滞心脉		心胸胀痛，胁胀善太息，舌淡红，脉弦

4. 痰蒙心神、痰火扰神证的临床表现、鉴别要点

（1）痰蒙心神证：神情痴呆，意识模糊，甚则昏不知人，或神情抑郁，表情淡漠，喃喃独语，举止失常。或突然昏仆，不省人事，口吐涎沫，喉有痰声。并见面色晦暗，胸闷，呕恶，舌苔白腻，脉滑等症。

（2）痰火扰神证：发热，口渴，胸闷，气粗，咯吐黄痰，喉间痰鸣，心烦，失眠，甚则神昏，谵语，或狂躁妄动，打人毁物，不避亲疏，胡言乱语，哭笑无常，面赤，舌质红，苔黄腻，脉滑数。

（3）痰蒙心神与痰火扰神证均有神志异常与痰浊的表现，痰蒙心神证有痰无火，痰火扰

神证则有痰有火。

5. **心火亢盛证的临床表现（2016）** 心烦失眠，面赤口渴，便秘尿赤，舌尖红，苔黄，脉数有力或口舌生疮（心火上炎），或小便赤涩灼痛，尿血（心火下移）或狂躁谵妄，神识不清（热扰/闭心神），或见吐血、衄血（心火迫血妄行）。

6. **瘀阻脑络证的临床表现** 头痛、头晕经久不愈，痛处固定不移，痛如锥刺，头部外伤后昏不知人，或健忘、失眠、心悸，或见面晦不泽，舌质紫暗，或有瘀点、瘀斑，脉细涩。

7. **小肠实热证的临床表现** 心烦失眠，面赤口渴，口舌生疮，溃烂灼痛，小便赤涩，尿道灼痛，尿血，舌红苔黄，脉数。

二、肺与大肠病辨证

1. 肺气虚、肺阴虚证的临床表现、鉴别要点

（1）肺气虚证

肺气虚证伴有气虚症状，肺阴虚证伴有虚热内扰、潮热盗汗等阴虚症状。

证型	相同症状	不同症状
肺气虚证	咳嗽	气短而喘，动则尤甚，咳痰清稀，声低懒言，或有自汗，畏风，易感冒，神疲体倦，面色淡白，舌淡苔白，脉弱
肺阴虚证		无痰或痰少而黏难咳，或痰中带血，声音嘶哑，口燥咽干，形体消瘦，五心烦热，潮热盗汗，两颧潮红，舌红少苔乏津，脉细数

2. 风寒犯肺、寒痰阻肺、饮停胸胁证的临床表现、鉴别要点

风寒犯肺证多为风寒侵袭，伴有风寒表证。寒痰阻肺证为寒饮或痰浊停聚于肺，伴有寒象。饮停胸胁证为水饮停于胸胁，伴有胸廓饱满、胸胁胀闷或痛。

证型	相同症状	不同症状
风寒犯肺证	咳嗽，咳痰，痰色白	气喘，微有恶寒发热，鼻塞，流清涕，喉痒，或见身痛无汗，舌苔薄白，脉浮紧（2019）
寒痰阻肺证		痰质稠或清稀，易咯，胸闷，气喘，或喉间有哮鸣声，恶寒，肢冷，舌质淡，苔白腻或白滑，脉弦或滑（2019）
饮停胸胁证		胸廓饱满，胸胁部胀闷或痛，气喘、呼吸、咳嗽或身体转侧时牵引胁痛，或有头晕目眩，舌苔白滑，脉沉弦

3. 风热犯肺、肺热炽盛、痰热壅肺、燥邪犯肺证的临床表现、鉴别要点

风热犯肺证为风热犯肺，肺卫失宣。肺热炽盛证为火热炽盛，壅积于肺。痰热壅肺证为痰热交结，壅滞于肺。燥邪犯肺证为燥邪犯肺，肺卫失宣。

证型	典型症状	其他表现
风热犯肺证	咳嗽，痰黄稠	风热表证——恶寒轻发热重，鼻塞流黄浊涕，身热恶风，口干咽痛，舌尖红苔薄黄，脉浮数
肺热炽盛证	咳喘气粗，鼻翼扇动	实热症状——发热，口渴，鼻息灼热，咽喉红肿，小便短黄，舌红苔黄，脉洪数

续表

证型	典型症状	其他表现
痰热壅肺证	发热、咳喘、痰多黄稠	实热症状——胸闷，气喘息粗，发热口渴，烦躁不安，舌红苔黄腻，脉滑数
燥邪犯肺证	干咳，痰少质黏	燥邪犯表证——口舌咽喉干燥，恶寒发热，无汗或少汗，舌苔薄白而干燥，脉浮偏数或浮紧（2004）

4. 风水相搏证的临床表现　突起眼睑浮肿，继而全身及风寒表证或风热表证。

5. 肠道湿热、肠热腑实、肠燥津亏证的临床表现、鉴别要点

肠道湿热证为湿热内蕴，阻滞肠道。肠热腑实证为里热炽盛，腑气不通。肠燥津亏证为津液亏损，肠失濡润。

证型	典型症状	其他表现
肠道湿热证	腹痛，暴泻如水，下痢脓血，大便黄稠，秽臭	身热口渴，肛门灼热，小便短黄，舌质红，苔黄腻，脉滑数
肠热腑实证（2014）	发热（高热，或日晡潮热），大便秘结或热结旁流，腹满硬痛	汗多，口渴，小便短黄，甚则神昏谵语、狂乱，舌质红，苔黄厚而燥，或焦黑起刺，脉沉数或沉迟有力
肠燥津亏证（2014）	大便燥结、排便困难与津亏症状	腹胀作痛，或可于左少腹触及包块，口干，或口臭，或头晕，舌红少津，苔黄燥，脉细涩

三、脾与胃病辨证

1. 脾气虚、脾虚气陷、脾阳虚、脾不统血证的临床表现、鉴别要点

脾气虚证以脾气亏虚，失于健运为主要病机。脾阳虚证是在脾气虚基础上，阳虚生寒所致，虚寒证与脾气虚证并见。脾虚气陷证因脾气亏虚，升举无力而清阳下陷所致，下陷证候与脾气虚证并见。脾不统血证因脾气亏虚，而统血无权所致，各种慢性出血与脾气虚证并见。

证型	相同症状	不同症状
脾气虚证	纳呆腹胀，食后尤甚，便溏，肢倦，食少懒言，神疲乏力，面色萎黄	或浮肿，或消瘦，舌质淡或胖嫩有齿痕，苔白润，脉缓或弱
脾阳虚证		腹痛喜温喜按，肢冷尿少等，舌质淡胖或边有齿痕，苔白滑，脉沉迟无力
脾虚气陷证（2014）		脘腹坠胀，或便意频数，肛门坠重，甚则脱肛，或子宫下垂等，舌质淡，苔薄白，脉缓或弱
脾不统血证		便血，尿血，鼻衄，或妇女月经过多，崩漏等各种出血证，舌淡苔白，脉细无力

2. 湿热蕴脾、寒湿困脾证的临床表现、鉴别要点

湿热蕴脾（2004，2007）与寒湿困脾证均因湿邪困脾、脾胃纳运失职所致，区别在于兼热、兼寒之不同。

证型	相同症状	不同症状
湿热蕴脾证	脘腹痞闷，纳呆，恶心呕吐，便溏，肢体困重	身热起伏，汗出热不解，肌肤发黄，色泽鲜明，皮肤发痒，小便短赤，舌红苔黄腻，脉濡数或滑数
寒湿困脾证（2014）		口淡不渴，肢体浮肿，小便短少，身目发黄，面色晦暗不泽，舌淡苔白腻，脉濡缓或沉细

3. 胃气虚、胃阳虚、胃阴虚证的临床表现、鉴别要点

胃气虚证为胃气亏虚，胃失和降。胃阳虚证为胃阳不足，胃失温煦。胃阴虚证为胃阴亏虚，胃失濡润。

证型	相同症状	不同症状
胃气虚证	胃痛痞胀	胃部按之觉舒，气短懒言，神疲乏力，舌质淡，苔薄白，脉弱
胃阳虚证		胃脘冷痛，喜温喜按，畏寒肢冷，舌淡胖嫩，脉沉迟无力
胃阴虚证		胃脘嘈杂，饥不欲食，或痞胀不舒，隐隐灼痛，干呕，呃逆，口燥咽干，舌红少苔乏津，脉细数

4. 胃热炽盛、寒饮停胃证的临床表现、鉴别要点

胃热炽盛与寒饮停胃证，一因火热壅滞于胃，一因寒饮停积于胃，皆致胃失和降，胃痛痞胀。

证型	相同症状	不同症状
胃热炽盛证	胃痛痞胀	胃部灼痛，渴喜冷饮，口臭，牙龈肿痛溃烂，舌红苔黄，脉滑数
寒饮停胃证		胃脘痞胀，呕吐清水痰涎，口淡不渴，舌苔白滑，脉沉弦

5. 寒滞胃肠、食滞胃肠、胃肠气滞证的临床表现、鉴别要点

此三证皆见肠胃气机阻滞之象。寒滞胃肠因寒邪，食滞胃肠因饮食，胃肠气滞证则无明显偏向。

证型	相同症状（2016）	不同症状
寒滞胃肠证	胃脘疼痛痞胀	胃脘部冷痛，痛势剧烈，得温则减，舌苔白润，脉弦紧或沉紧
食滞胃肠证		脘腹痞胀疼痛，呕泻物酸馊腐臭，舌苔厚腻，脉滑或沉实
胃肠气滞证		脘腹胀痛走窜，肠鸣嗳气，苔厚，脉弦

四、肝与胆病辨证

1. 肝血虚、肝阴虚证的临床表现、鉴别要点

两者均属肝的虚证，均有头晕等表现，但前者为血虚，目、筋、爪甲失于濡养；后者为阴虚，虚热之象明显。

(1) 肝血虚证：头晕眼花，视力减退或夜盲，或肢体麻木，关节拘急，手足震颤，肌肉瞤动，或为妇女月经量少、色淡，甚则闭经，爪甲不荣，面白无华，舌淡，脉细（2011）。

(2) 肝阴虚证：头晕眼花，两目干涩，视力减退，或胁肋隐隐灼痛，或手足蠕动，面部烘热或两颧潮红，口咽干燥，五心烦热，潮热盗汗，舌红少苔乏津，脉弦细数（2002）。

2. 肝郁气滞、肝火炽盛、肝阳上亢证的临床表现、鉴别要点

肝火炽盛证属火热过盛的实证，以肝经循行部位的实火症状为主，阴虚证候不突出，病程较短，病势较急。肝阳上亢证属上实下虚，虚实夹杂，系肝肾阴虚阳亢所致，以上亢症状为主，且见下虚症状，阴虚证候明显，病程较长。

（1）肝郁气滞证：情志抑郁，善太息，胸胁、少腹胀满疼痛，走窜不定。或咽部异物感，或颈部瘿瘤、瘰疬，或胁下肿块。妇女可见乳房作胀疼痛，月经不调，痛经。舌苔薄白，脉弦。病情轻重与情绪变化关系密切（2005，2010）。

（2）肝火炽盛证：头晕胀痛，痛如刀劈，面红目赤，口苦口干，急躁易怒，耳鸣如潮，甚或突发耳聋，失眠，噩梦纷纭，或胁肋灼痛，吐血、衄血，小便短黄，大便秘结，舌红苔黄，脉弦数。

（3）肝阳上亢证：眩晕耳鸣，头目胀痛，面红目赤，急躁易怒，失眠多梦，头重脚轻，腰膝酸软，舌红少津，脉弦有力或弦细数（2018）。

3. 肝风内动四证的临床表现、鉴别要点

此四证皆见动风之象，肝阳化风证平素即有头晕目眩等肝阳上亢症状，猝见动风（2006，2008）；热极生风证兼见高热；阴虚动风证兼见阴虚表现；血虚生风证兼见血虚表现。

证型	性质	主症	兼症	舌	脉
肝阳化风证	上实下虚	眩晕欲仆，头摇肢颤，言语謇涩或舌强不语	手足麻木，步履不正	舌红，苔白或腻	弦而有力
热极生风证	实热	手足抽搐，颈项强直，两目上视，牙关紧闭，角弓反张	高热神昏，躁热如狂	舌红绛	弦数
阴虚动风证	虚	手足蠕动	午后潮热，五心烦热，口咽干燥，形体消瘦	舌红少津	弦细数
血虚生风证	虚	手足震颤，肌肉瞤动，关节拘急不利，肢体麻木	眩晕耳鸣，面白无华	舌淡，苔白	细

4. 寒滞肝脉证的临床表现　少腹冷痛，阴部坠胀作痛，或阴器收缩引痛，或巅顶冷痛，得温则减，遇寒痛增，恶寒肢冷，舌淡，苔白润，脉沉紧。

5. 肝胆湿热证的临床表现　身目发黄，胁肋胀痛，或胁下痞块，纳呆厌油，泛恶欲呕，腹胀，大便不调，小便短赤，发热或寒热往来，口苦口干，舌红，苔黄腻，脉弦滑数。或阴部潮湿、瘙痒、湿疹，阴器肿痛，带下黄稠臭秽等。

6. 胆郁痰扰的临床表现　胆怯易惊，惊悸不宁，失眠多梦，烦躁不安，胸胁胀闷，善太息，头晕目眩，口苦呕恶，舌淡红或红，苔白腻或黄滑，脉弦缓或弦数。

五、肾病辨证

1. 肾阳虚、肾阴虚证的临床表现、鉴别要点

（1）肾阳虚证：腰膝酸冷或痛，性欲减退，夜尿增多，面色㿠白，或黧黑，精神萎靡，或男子阳痿，女子宫寒不孕，或畏寒肢冷，或小便清长，或久泻不止，五更泄泻，舌淡苔白，脉沉细无力，尺部尤甚（2003，2006，2016）。

鉴别要点：性与生殖功能减退，二便失司，伴见形寒肢冷，腰膝酸冷等虚寒之象。

（2）肾阴虚证：眩晕耳鸣，失眠健忘，腰膝酸软，齿摇发脱。男子遗精，女子经少、经闭，或崩漏（2014）。

2. 肾精不足、肾气不固、肾虚水泛证的临床表现、鉴别要点

(1) 肾精不足证：小儿发育迟缓，身体矮小，囟门迟闭，骨骼痿软，智力低下；男子精少不育，女子经闭不孕，性功能低下；成人早衰，耳鸣耳聋，健忘恍惚，神情呆钝，两足痿软，动作迟钝，发脱齿摇，舌淡，脉弱。

(2) 肾气不固证：<u>小便频数，或尿后余沥，或遗尿，尿失禁，夜尿增多，男子滑精早泄，女子带下清稀或胎动不安，神疲乏力，耳鸣腰酸，舌淡苔白，脉弱（2014）</u>。

(3) 肾虚水泛证：浮肿，腰以下尤甚，尿少或心悸咳喘，腹胀，腰膝酸冷，畏寒肢冷，舌淡胖苔白滑，脉沉迟无力。

3. 肾阳虚与肾虚水泛证的鉴别要点

两者均以肾阳亏虚为基本病机，前者以温煦失职，生殖机能减退为主，后者以气化无权，水湿泛滥为主。

证型	相同症状	典型症状	不同症状
肾阳虚证	畏寒肢冷，腰膝酸冷，面白神疲	<u>性欲减退，夜尿频多</u>	头晕目眩，面色㿠白或黧黑，精神萎靡，男子阳痿早泄、滑精精冷，女子宫寒不孕，或久泻不止，完谷不化，五更泄泻，舌淡苔白，脉沉细无力，尺部尤甚（2003，2006）
肾虚水泛证		<u>水肿下肢为甚，尿少，畏凉肢冷</u>共见	耳鸣，身体浮肿，腰以下为甚，按之没指，舌质淡胖，苔白滑，脉沉迟无力

4. 肾阴虚与肾精不足证的鉴别要点

两者皆属肾的虚证，均可见腰膝酸软、头晕耳鸣、齿松发脱等症，但前者有阴虚内热的表现，后者主要为生长发育迟缓，早衰，生育机能低下，无虚热表现。

证型	相同症状	不同症状
肾阴虚证	腰膝酸软	失眠多梦，阳强易举，遗精早泄，潮热盗汗，咽干颧红，溲黄便干，舌红少津，脉细数
肾精不足证		成人精少，经闭，发脱齿摇，健忘耳聋，动作迟缓，足痿无力，精神呆钝，舌淡红苔白，脉沉细

5. 膀胱湿热证的临床表现　小便频数，排尿灼热涩痛，小便短赤，尿血或有砂石，小腹胀痛，腰痛，发热口渴，舌红苔黄腻，脉濡数。

六、脏腑兼病辨证

1. 心肾不交、心脾气血虚证的临床表现、鉴别要点

(1) 心肾不交证：<u>心烦失眠，惊悸健忘，头晕，耳鸣，腰膝酸软，梦遗，口咽干燥，五心烦热，潮热盗汗，便结尿黄，舌红少苔，脉细数（2014，2016）</u>。

(2) 心脾气血虚证：<u>心悸怔忡，头晕，多梦，健忘，食欲不振，腹胀，便溏，神疲乏力，或见皮下紫斑，女子月经量少色淡、淋漓不尽，面色萎黄，舌淡嫩，脉弱（2016）</u>。

(3) 鉴别要点：两者都有心悸、失眠的症状，但前者多由心肾阴液亏虚所致，可兼有腰酸、腰痛、耳鸣及虚热症状；而后者多由脾气亏虚，心血不足所致，多伴有食少、腹胀、便溏等症状。

2. 肝火犯肺、肝胃不和、肝脾不调证的临床表现、鉴别要点

（1）肝火犯肺证：胸胁灼痛，急躁易怒，头胀头晕，面红目赤，口苦口干，咳嗽阵作，痰黄稠黏，甚则咳血，舌红，苔薄黄，脉弦数。

（2）肝胃不和证：<u>胃脘、胁肋胀满疼痛，走窜不定，嗳气，吞酸嘈杂，呃逆，不思饮食，情绪抑郁，善太息，或烦躁易怒，舌淡红，苔薄黄，脉弦</u>（2016）。

（3）肝脾不调证：胸胁胀满窜痛，善太息，情志抑郁，或急躁易怒，食少，腹胀，肠鸣矢气，便溏不爽，或腹痛欲便，泻后痛减，或大便溏结不调，舌苔白，脉弦或缓。

（4）鉴别要点：肝火犯肺证由肝火炽盛，上逆犯肺所致。肝胃不和、肝脾不调证多由肝郁气滞引起，导致胃失和降、脾失健运，二者均有肝气郁结，一兼胃失和降之症，一兼脾失健运之症。

3. 心肺气虚、脾肺气虚、肺肾气虚证的临床表现、鉴别要点

（1）心肺气虚证：<u>胸闷，咳嗽，气短而喘，心悸，动则尤甚，吐痰清稀，神疲乏力，声低懒言，自汗，面色淡白，舌淡苔白，或唇舌淡紫，脉弱或结或代。</u>

（2）脾肺气虚证：食欲不振，食少，腹胀，便溏，久咳不止，气短而喘，咯痰清稀，面部虚浮，下肢微肿，声低懒言，神疲乏力，面白无华，舌淡，苔白滑，脉弱。

（3）肺肾气虚证：咳嗽无力，呼多吸少，气短而喘，动则尤甚，吐痰清稀，声低，乏力，自汗，耳鸣，腰膝酸软，或尿随咳出，舌淡紫，脉弱。

（4）鉴别要点：均有肺气虚，呼吸功能减退。心肺气虚证兼有心气不足的证候；肺脾气虚证兼有脾失健运的证候；肺肾气虚证兼有肾失摄纳的证候。

4. 心肾阳虚、脾肾阳虚证的临床表现、鉴别要点

（1）心肾阳虚证：<u>畏寒肢冷，心悸怔忡，胸闷气喘，肢体浮肿，小便不利，神疲乏力，腰膝酸冷，唇甲青紫，舌淡紫，苔白滑，脉弱</u>（2001）。

（2）脾肾阳虚证：<u>腰膝、下腹冷痛，畏冷肢凉，久泄久利，或五更泄泻，完谷不化，便质清冷，或全身水肿，小便不利，面色㿠白，舌淡胖，苔白滑，脉沉迟无力</u>（2007）。

（3）鉴别要点：均有虚寒证候与肾阳虚水湿内停的表现。但前者心阳不振、血行不畅的症状突出；后者则有脾阳虚，运化无权的表现。

5. 心肝血虚、肝肾阴虚、肺肾阴虚证的临床表现、鉴别要点

（1）心肝血虚证：心悸心慌，多梦健忘，头晕目眩，视物模糊，肢体麻木、震颤，女子月经量少色淡，甚则经闭，面白无华，爪甲不荣，舌质淡白，脉细。

（2）肝肾阴虚证：<u>头晕，目眩，耳鸣，健忘，胁痛，腰膝酸软，口燥咽干，失眠多梦，低热或五心烦热，颧红，男子遗精，女子月经量少，舌红，少苔，脉细数</u>（2004，2014）。

（3）肺肾阴虚证：<u>咳嗽痰少，或痰中带血，或声音嘶哑，腰膝酸软，形体消瘦，口燥咽干，骨蒸潮热，盗汗，颧红，男子遗精，女子经少，舌红，少苔，脉细数</u>（2002）。

（4）鉴别要点：心肝血虚以心肝阴血不足为主要病机。肝肾阴虚和肺肾阴虚证都有肾阴虚的证候，但肝肾阴虚证兼肝阴虚损，失于滋养；肺肾阴虚证兼肺阴亏损，肺失清肃。

七、脏腑辨证各相关证候的鉴别

1. 心脾气血虚证与心肝血虚证鉴别要点　均有心血不足，心及心神失养，但前者兼有脾虚失运，血不归经的表现；后者兼有肝血不足，失于充养的表现。

2. 肝胃不和、肝脾不调、胃肠气滞三证的鉴别要点　前二者均有肝气郁结表现，但肝胃不和证兼胃失和降，肝脾不调证兼脾失健运。胃肠气滞证则为胃肠气机阻滞的表现。

3. 肝胆湿热与湿热蕴脾证的鉴别　两证均因湿热内蕴所致，见湿热证候及脾胃纳运升降失职表现。肝胆湿热证病位主要在肝胆（疏泄功能失职），故以肝胆疏泄失常症状为主，尚

可出现寒热往来及阴部瘙痒、妇女带下黄臭等症。湿热蕴脾证病位主要在脾胃（纳运升降失职），故以受纳运化失常症状为主，还可出现肢体困重、身热不扬等症状。

4. 肝火犯肺证与燥邪犯肺、热邪壅肺、肺阴虚证的鉴别　四证均可能有咳嗽、咳血的表现，但肝火犯肺证系肝经气火上逆犯肺，肺失清肃，有肝火内炽的症状；燥邪犯肺证只发于秋季，必兼发热恶寒之表证；热邪壅肺证系邪热内盛，痰热互结，壅闭于肺，有典型的实热表现；肺阴虚证系内伤久病，肺津受损，虚热内生，有潮热盗汗等阴虚内热症状，四证的舌脉表现也各有不同。

证型	病机	相同症状	不同症状
肝火犯肺证	肝经气火上逆犯肺，肺失清肃	咳嗽、咳血	急躁易怒，胁肋灼痛等肝火内炽的症状，舌红，苔薄黄，脉弦数
燥邪犯肺证	外界燥邪侵犯肺卫，肺津液耗伤		只发于秋季，必兼发热恶寒之表证，苔薄而干燥少津，脉浮数或浮紧
热邪壅肺证	邪热内盛，痰热互结，壅闭于肺		一般与情志无关，肝经症状不明显，有实热表现，舌红苔黄或黄腻，脉数或滑数
肺阴虚证	内伤久病，肺津受损，虚热内生		潮热盗汗等阴虚内热症状，舌苔白，脉弦或缓弱

5. 肝肾阴虚与肝阳上亢证的鉴别　二证均有肝肾阴亏，阴不制阳的病机，但肝肾阴虚为虚证，以虚热内扰的表现为主；肝阳上亢证为本虚标实证，以肝阳亢逆，气血上冲的表现为主。

证型	相同症状	不同症状
肝肾阴虚证	头晕目眩，耳鸣，腰膝酸软	颧红盗汗，五心烦热等虚火内扰的表现，舌红少苔，脉细数
肝阳上亢证		面红目赤，急躁易怒，头目胀痛，头重脚轻等肝阳亢逆，气血上冲的症状，舌红，脉弦或弦细数

第十一单元　六经辨证

重点提示

本单元内容不多且较简单，容易得分。需要熟悉太阳中风证、阳明病证的临床表现。

― 考点集合 ―

一、太阳病证

（一）太阳经证

1. 太阳中风证
临床表现：发热，恶风，头痛，汗出，脉浮缓；或见鼻鸣，干呕。
2. 太阳伤寒证
临床表现：恶寒，发热，头项强痛，肢体疼痛，无汗而喘，脉浮紧。

（二）太阳腑证

1. 太阳蓄水证

临床表现：发热，恶寒，小腹满，小便不利，口渴，或水入则吐，脉浮或浮数。

2. 太阳蓄血证

临床表现：少腹急结或硬满，小便自利，如狂或发狂，善忘，大便色黑如漆，脉沉涩或沉结。

二、阳明病证

（一）阳明经证

临床表现：身大热，汗出，口渴引饮，或心烦躁扰，气粗似喘，面赤，苔黄燥，脉洪大。

（二）阳明腑证

临床表现：日晡潮热，手足濈然汗出，脐腹胀满硬痛而拒按，大便秘结不通，甚则谵语、狂乱、不得眠，舌苔黄厚干燥，或起芒刺，甚至苔焦黑燥裂，脉沉迟而实或滑数。

三、少阳病证

临床表现：寒热往来，口苦，咽干，目眩，胸胁苦满，默默不欲饮食，心烦喜呕，脉弦。

四、太阴病证

临床表现：腹满而吐，食不下，口不渴，自利，时腹自痛，四肢欠温，脉沉缓而弱。

五、少阴病证

（一）少阴寒化证

临床表现：无热恶寒，但欲寐，四肢厥冷，下利清谷，呕不能食，或食入即吐，脉微细甚或欲绝，或见身热反不恶寒，甚则面赤。

（二）少阴热化证

临床表现：心烦不得眠，口燥咽干，或咽痛，舌尖红少苔，脉细数。

六、厥阴病证

临床表现：消渴，气上撞心，心中疼热，饥而不欲食，食则吐蛔。

第十二单元　卫气营血辨证

重点提示

本单元内容较少，熟悉卫、气、营、血各证的临床表现即可。总体内容熟悉即可。

―― 考点集合 ――

一、卫分证

临床表现：发热，微恶风寒，头痛，口干微渴，舌边尖红，苔薄黄，脉浮数；或伴有咳嗽，咽喉肿痛。

二、气分证

临床表现：发热，不恶寒，反恶热，汗出，口渴，尿黄，舌红苔黄，脉数有力；或见咳喘，胸痛，咳痰黄稠；或见心烦懊憹，坐卧不安；或见日晡潮热，便秘腹胀，痛而拒按，甚或谵语、狂乱，苔黄干燥甚则焦黑起刺，脉沉实；或见口苦咽干，胸胁满痛，心烦，干呕，脉弦数。

三、营分证

临床表现：身热夜甚，口不甚渴或不渴，心烦不寐，甚或神昏谵语，斑疹隐隐，舌质红绛无苔，脉细数。

四、血分证

临床表现：身热夜甚，躁扰不宁，甚或神昏谵语，斑疹显露、色紫黑，吐血、衄血、便血、尿血，舌质深绛，脉细数；或见四肢抽搐，颈项强直，角弓反张，目睛上视，牙关紧闭，脉弦数；或见手足蠕动、瘛疭等；或见持续低热，暮热早凉，五心烦热，或见口干咽燥，形体干瘦，神疲耳聋，舌干少苔，脉虚细。

五、卫气营血证的传变

1. 顺传　是指病变多从卫分开始，依次传入气分、营分、血分，反映了温病由浅入深的演变规律。

2. 逆传　指邪入卫分后，不经过气分阶段而直接深入营、血分。实际上"逆传"只是顺传规律中的一种特殊类型，病情更加急剧、重笃。

第十三单元　三焦辨证

重点提示

本单元历年考试中较少涉及，熟悉上、中、下三焦病证的临床表现即可。

考点集合

一、上焦病证

临床表现：发热，微恶风寒，微汗出，头痛，咳嗽，鼻塞，口渴，舌边尖红，脉浮数；或但热不寒，多汗，烦躁口渴，咳嗽，气喘，苔黄，脉数；甚则高热，神昏，谵语，舌謇，肢厥，舌质红绛。

二、中焦病证

临床表现：身热气粗，面红目赤，腹满便秘，渴欲饮冷，口燥咽干，唇裂舌焦，小便短赤，大便干结，苔黄燥或焦黑，甚则神昏谵语，脉沉实有力；或身热不扬，头身困重，胸脘痞闷，泛恶欲呕，小便不利，大便不爽或溏泄，舌苔黄腻，脉细而濡数。

三、下焦病证

临床表现：身热，手足心热甚于手足背，颧红，口舌干燥，神倦，耳聋，舌红少苔，脉虚大；或见手足蠕动，或瘛疭，心中憺憺大动，神倦，脉虚，舌绛苔少，甚或时时欲脱。

四、三焦病证的传变

1. 顺传　多由上焦手太阴肺经开始，传入中焦，进而传入下焦，为顺传，标志着病情由浅入深，由轻到重的病理进程（2013）。

2. 逆传　邪从肺卫而传入心包者，称为逆传，说明邪热炽盛，病情重笃。

第十四单元　中医诊断思维及应用

重点提示

本单元重点掌握中医诊断的思维方法。

———— 考点集合 ————

中医诊断思维方法

1. 中医诊断基本思维方法　比较法、类比法、分类法、归纳法、演绎法、反证法、模糊判断法。

2. 中医诊断的思维过程
（1）四诊信息的采集与分析。
（2）辨证方法的综合应用。
（3）疾病诊断思路与方法。

第三篇 中 药 学

第一单元 中药的性能

重点提示

本单元的内容主要包括四气、五味、药物的升降浮沉、归经及毒性，了解即可。

考点集合

一、四气

1. 结合有代表性的药物认识四气的确定　能够减轻或消除热证的药物属于寒性或凉性，如黄芩、板蓝根等有清热解毒作用。而能够减轻或消除寒证的药物属于温性或热性，如附子、干姜等有温中散寒作用。

2. 四气的作用及适应证　一般来讲，寒凉药分别具有清热泻火、凉血解毒、滋阴除蒸、泻热通便、清热利尿、清化痰热、清心开窍、凉肝息风等作用；而温热药则分别具有温里散寒、暖肝散结、补火助阳、温阳利水、温经通络、引火归元、回阳救逆等作用。

二、五味

1. 结合有代表性的药物认识五味的确定　五味不仅仅是药物味道的真实反映，更重要的是对药物作用的高度概括。

2. 五味的作用及适应证

（1）辛：有发散、行气、行血的作用。多用治表证及气血阻滞之证。

（2）甘：有补益、和中、调和药性和缓急止痛的作用。多用治正气虚弱、身体诸痛及调和药性、中毒解救等几个方面。

（3）酸：有收敛、固涩的作用。多用治体虚多汗、肺虚久咳、久泻肠滑、遗精滑精、遗尿尿频、崩带不止等证。

（4）苦：有清泄火热、泄降气逆、通泄大便、燥湿、坚阴等作用。多用治热证、火证、喘咳、呕恶、便秘、湿证、阴虚火旺等证。

（5）咸：有泻下通便、软坚散结的作用。多用治大便燥结、痰核、瘿瘤、癥瘕痞块等证。

三、升降浮沉

1. 各类药物的升降浮沉趋向　升降浮沉也就是指药物对机体有向上、向下、向外、向内四种不同的作用趋向。一般而言，发表、透疹、升阳、涌吐、开窍等药具有升浮作用。收敛固涩、泻下、利水、潜阳、镇惊安神、止咳平喘、止呕等药具有沉降作用。

2. 影响药物升降浮沉的主要因素　药物的炮制可以影响转变其升降浮沉的性能。如有些药物酒制升，姜炒散，醋炒收敛，盐炒下行。如大黄，属于沉降药，峻下热结、泄热通便，经酒炒后，大黄则可清上焦火热，可治目赤头痛。

四、归经

如朱砂、远志能治疗心悸失眠，说明它们归心经；桔梗、杏仁能治疗胸闷、咳喘，说明它们归肺经；而选用白芍、钩藤能治疗胁痛、抽搐则说明它们归肝经。

五、毒性

1. 引起毒性反应的原因
（1）剂量过大，如砒霜、胆矾、斑蝥、蟾酥、马钱子、附子、乌头等毒性较大的药物，用量过大或使用时间过长可导致中毒。
（2）误服伪品，如误以华山参、商陆代人参，独角莲代天麻使用。
（3）炮制不当，如使用未经炮制的生附子、生乌头。
（4）制剂服法不当，如乌头、附子中毒，多因煎煮时间太短，或服后受寒、进食生冷。
（5）配伍不当，如甘遂与甘草同用，乌头与瓜蒌同用而致中毒。
此外，还有药不对证、自行服药、乳母用药及个体差异也是引起中毒的原因。

2. 结合具体有毒药物认识其使用注意事项
（1）在应用毒药时要注意体质的强弱、疾病部位的深浅，同时要注意配伍禁忌，此外，还要注意个体差异，适当增减用量，说服患者不可自行服药。
（2）根据中医"以毒攻毒"的原则，在保证用药安全的前提下，也可采用某些毒药治疗某些疾病。
（3）掌握药物的毒性及其中毒后的临床表现，便于诊断中毒原因，及时采取合理、有效的抢救治疗手段，对于做好中药中毒抢救工作具有十分重要的意义。

第二单元　中药的配伍

重点提示

本单元内容较为简单。对于药物"七情"的含义及各种配伍关系的意义了解即可。相须和相使、相畏和相杀应注意鉴别。

考点集合

1. 各种配伍关系的配伍意义
（1）单行：单用一味药物来治疗某种病情单一的疾病。
（2）相须：两种性味功效类似的药物配合应用，可以增强原有药物的功效（2001）。
（3）相使：以一种药物为主，另一种药物为辅，两药合用，辅药可以提高主药的功效（2001）。
（4）相畏：一种药物的毒副作用能被另一种药物所抑制。
（5）相杀：一种药物能够减轻或消除另一种药物的不良反应。
（6）相恶：一种药物能破坏另一种药物的功效。
（7）相反：两种药物同用能产生或增强毒性或副作用。

2. 临证用药时怎样对待各种配伍关系　若病情单纯，病势轻浅，以针对性强的药物单用。充分利用相须和相使，在应用毒药时必须考虑使用相畏和相杀，使用相恶时应加以注意，原则上要避免配合使用相反。

第三单元 中药的用药禁忌

☆ 重点提示

"十八反"与"十九畏"是每年考试的必考知识点。另要注意区别妊娠的慎用、禁用药物。

―――― 考点集合 ――――

一、配伍禁忌

1. "十八反"的内容 乌头（附子）反贝母、瓜蒌、半夏、白及、白蔹；甘草反甘遂、大戟、海藻、芫花；藜芦反人参、丹参、玄参、沙参、苦参、细辛、芍药（2002，2010，2011，2013）。

2. "十九畏"的内容 硫黄畏朴硝，水银畏砒霜，狼毒畏密陀僧，巴豆畏牵牛，丁香畏郁金，川乌、草乌畏犀角，牙硝畏三棱，肉桂畏赤石脂，人参畏五灵脂（2006，2011）。

二、证候禁忌

证候禁忌的概念及内容：由于药物的药性不同，其作用各有专长并有一定的适应范围，因此，临床用药也就有所禁忌，称"证候禁忌"。如麻黄性味辛温，功能发汗解表、散风寒，又能宣肺平喘利尿，故只适宜于外感风寒表实无汗或肺气不宣的喘咳，而对表虚自汗及阴虚盗汗、肺肾虚喘则应禁止使用。

三、妊娠用药禁忌

1. 妊娠用药禁忌的概念 是指妇女妊娠期治疗用药的禁忌。某些药物具有损害胎元以致堕胎的副作用，所以应作为妊娠禁忌的药物。分为慎用与禁用两大类。

2. 妊娠禁忌药的分类及使用原则 慎用的药物包括通经去瘀、行气破滞及辛热滑利之品，如桃仁、红花、牛膝、大黄、枳实、附子、肉桂、干姜、木通、冬葵子、瞿麦等。而禁用的药物是指毒性较强或药性猛烈的药物，如巴豆、牵牛、大戟、商陆等（2001，2017，2019）。

第四单元 中药的剂量与用法

重点提示

本单元的重点是中药的用法，如先煎、后下、包煎、另煎等，是历年考试的常考内容。在各单元中，对于特殊药物的特殊用法也会有详细说明，可将其归类整理，以便熟记。

―――― 考点集合 ――――

一、剂量

1. 影响中药剂量的因素 ①药物性质。②剂型、配伍。③年龄、体质、病情。④季节变化。

2. 剧毒药、峻猛药及某些名贵药的剂量 剧毒药或作用峻烈的药物，应严格控制剂量。详见各药。

二、中药的用法

1. 煎煮方法（包括先煎、后下、包煎、另煎、烊化、冲服等）

（1）先煎：主要指一些有效成分难溶于水的金石、矿物、介壳类药物，应打碎先煎，煮沸20~30分钟。如磁石、鳖甲等。另外，一些不良反应较强的药物，宜先煎45~60分钟后再下他药，久煎可以降低毒性。

（2）后下：主要指一些气味芳香的药物，久煎后其有效成分易于挥发而降低药效，须在其他药物煎沸5~10分钟后放入，此外，有些药物久煎也能破坏其有效成分，如钩藤、薄荷、番泻叶等亦属后下之列。

（3）包煎：主要指那些黏性强、粉末状及带有绒毛的药物，宜先用纱布袋装好，再与其他药物同煎，以防止药液浑浊或刺激咽喉引起咳嗽，以及沉于锅底加热时引起焦化或煳化。如滑石、青黛、旋覆花等（2005）。

（4）另煎：又称另炖，指某些贵重药物，为了更好地煎出有效成分还应单独另煎，即另炖2~3小时。煎液可以另服，也可与其他煎液混合服用。如人参、羚羊角等。

（5）溶化：又称烊化，主要是指某些胶类药物及黏性大而易溶的药物，为避免入煎粘锅或黏附其他药物影响煎煮，可单用水或黄酒将药物加热溶化（即烊化）后，用煎好的药液冲服，也可将此类药放入其他药物煎好的药液中加热烊化后服用。如阿胶、龟甲胶等。

（6）冲服：主要指某些贵重药，用量较轻，为防止散失，常需要研成细末制成散剂用温开水或其他药物煎液冲服。根据病情需要，为提高药效，也常研成散剂冲服。此外，还有一些液体药物，如竹沥汁、姜汁、藕汁、荸荠汁、鲜中黄汁等也须冲服。如用于止血的三七。

（7）泡服：又叫焗服，主要是指某些有效成分易溶于水或久煎容易破坏药效的药物，可以用少量开水或其他药物滚烫的煎出液趁热浸泡，加盖闷润，减少挥发，半小时后去渣即可服用。如藏红花、番泻叶、胖大海等。

（8）煎汤代水：主要是指为了防止某些药物与其他药物同煎使煎液混浊，难于服用，宜先煎后取其上清液代水再煎煮其他药物，如灶心土等。

2. 服药时间　汤剂一般每日1剂，煎2次分服，两次间隔时间为4~6小时。临床用药时可根据病情增减，如急性病、热性病可1日2剂。至于饭前还是饭后服则主要决定于病变部位和性质。

第五单元　解　表　药

☆ 重点提示

本单元是中药学的重点内容。各类解表药物在考试中均常涉及，所以此单元每一味药的功效主治都应了解，尤其是薄荷、香薷、柴胡、葛根等几个考试常考药物。另外，一些特殊药物的用法，如薄荷后下、辛夷包煎等，也是考试曾经涉及的内容，应多加留意。

考点集合

一、发散风寒药

1. 麻黄

【性能】辛、微苦，温。归肺、膀胱经。

【功效】发汗解表，宣肺平喘，利水消肿（2005）。

【应用】①风寒感冒。②咳嗽气喘。③风水水肿。

【用法】煎服，发汗解表宜生用，止咳平喘多炙用。
【注意】凡表虚自汗、阴虚盗汗及肺肾虚喘者均当慎用。
【配伍】①麻黄配桂枝：外感风寒表实证。②麻黄配石膏：麻黄得石膏，宣肺平喘而不助热；石膏得麻黄，清解肺热而不凉遏。③麻黄配射干：寒饮郁肺，气逆而喘。④麻黄配苦杏仁：风寒束表，肺气壅遏之咳喘实证。

2. 桂枝
【性能】辛、甘，温。归心、肺、膀胱经。
【功效】发汗解肌，温通经脉，助阳化气（2006）。
【应用】①风寒感冒。②寒凝血滞诸痛证。③痰饮、蓄水证。④心悸。
【注意】凡外感热病、阴虚火旺、血热妄行等证，均当忌用。孕妇及月经过多者慎用。

	相同点	不同点
麻黄	发汗解表，治疗风寒表证	发汗力强，多用于风寒表实无汗证，并有宣肺平喘、利水消肿的作用
桂枝		发汗力缓，外感风寒有汗、无汗均可应用，并能温经通阳，常用于寒凝经脉、风寒湿痹、痰饮蓄水证、胸痹及心悸、脉结代等证

【配伍】桂枝配白芍：脾胃虚寒所致的脘腹挛急疼痛。

3. 紫苏
【性能】辛，温。归肺、脾经。
【功效】解表散寒，行气宽中，解鱼蟹毒。
【应用】①风寒感冒。②脾胃气滞，胸闷呕吐。③鱼蟹中毒。

4. 荆芥
【性能】辛，微温。归肺、肝经。
【功效】祛风解表，透疹消疮，止血（2008，2018）。
【应用】①外感表证。②麻疹不透、风疹瘙痒。③疮疡初起兼有表证。④吐衄下血（2014）。
【用法】煎服，不宜久煎。发表透疹消疮宜生用，止血宜炒用；荆芥穗更长于祛风（2019）。

5. 防风
【性能】辛、甘，微温。归膀胱、肝、脾经。
【功效】祛风解表，胜湿止痛，止痉（2005）。
【应用】①外感表证。②风疹瘙痒。③风湿痹痛。④破伤风。⑤脾虚湿盛，清阳不升所致的泄泻，及土虚木乘、肝郁侮脾、肝脾不和所致的腹泻而痛。

	相同点	不同点
荆芥	味辛性微温，温而不燥，长于发表散风，对于外感表证，两者均可使用。同时，两者也都可用于风疹瘙痒	质轻透散，发汗之力较防风为强，风寒感冒、风热感冒均常选用，又能透疹、消疮、止血
防风		为"风药之润剂"，又能胜湿、止痛、止痉，又可用于外感风湿，头痛如裹、身重肢痛等

6. 羌活

【性能】辛、苦，温。归膀胱、肾经。

【功效】解表散寒，祛风胜湿，止痛。

【应用】①风寒感冒。②风寒湿痹（2013）。

7. 白芷

【性能】辛，温。归肺、胃、大肠经。

【功效】解表散寒，祛风止痛，通鼻窍，燥湿止带，消肿排脓（2004）。

【应用】①风寒感冒。②风寒湿痹、头痛、牙痛。③鼻渊。④带下证。⑤疮痈肿毒（2018）。

8. 生姜

【功效】解表散寒，温中止呕，温肺止咳（2003，2007）。

【主治】①风寒感冒。②脾胃寒证。③胃寒呕吐。④肺寒咳嗽。⑤解生半夏、生南星和鱼蟹之毒（2018）。

9. 香薷

【功效】发汗解表，化湿和中，利水消肿（2002，2005，2011）。

【主治】①风寒感冒。②水肿脚气。

10. 细辛

【功效】解表散寒，祛风止痛，通窍，温肺化饮（2014）。

【主治】①风寒感冒。②头痛，牙痛，风湿痹痛。③鼻渊(鼻渊之良药)（2002）。④肺寒咳喘。

【用法】煎服，1～3g；散剂每次服0.5～1g。

【注意】凡阴虚阳亢头痛，肺燥伤阴干咳者忌用。不宜与藜芦同用。

11. 辛夷

【功效】发散风寒，通鼻窍（2003，2007）。

【主治】①风寒感冒。②鼻渊。③头痛鼻塞。

【用法】煎服，本品有毛，易刺激咽喉，入汤剂宜用纱布包煎。

12. 藁本

【功效】祛风散寒，除湿止痛（2004）。

【主治】①风寒感冒，巅顶疼痛。②风寒湿痹。

13. 苍耳子

【功效】发散风寒，通鼻窍，祛风除湿。

【主治】①风寒感冒。②鼻渊头痛。③风湿痹痛。

【注意】凡血虚头痛不宜服用。过量服用易致中毒。

二、发散风热药

1. 薄荷

【性能】辛，凉。归肺、肝经。

【功效】疏散风热，清利头目，利咽透疹，疏肝行气（2005，2006，2010，2014，2015）。

【应用】①风热感冒，温病初起。②风热头痛，目赤多泪，咽喉肿痛。③麻疹不透，风热疹痒。④肝郁气滞，胸闷胁痛。⑤夏令感受暑湿秽浊之气，脘腹胀痛，呕吐泄泻。

【用法】煎服，宜后下。薄荷叶长于发汗解表，薄荷梗偏于行气和中。

【注意】本品芳香辛散，发汗耗气，故体虚多汗者不宜使用。

2. 牛蒡子

【性能】辛、苦，寒。归肺、胃经。

【功效】疏散风热，宣肺祛痰，利咽透疹，解毒消肿（2002）。

【应用】①风热感冒，温病初起。②麻疹不透，风热疹痒。③痈肿疮毒，丹毒，痄腮喉痹（2017）。

【注意】本品性寒，滑肠通便，脾虚便溏者慎用。

3. 蝉蜕

【性能】甘，寒。归肺、肝经。

【功效】疏散风热，利咽开音，透疹，明目退翳，息风止痉（2001，2010，2018）。

【应用】①风热感冒，温病初起，咽痛音哑。②麻疹不透，风疹瘙痒。③目赤翳障。④急慢惊风，破伤风。⑤小儿夜啼不安。

	相同点	不同点
薄荷	疏散风热、透疹、利咽，均可用于风热感冒或温病初起，发热、微恶风寒、头痛，麻疹初起，透发不畅，风疹瘙痒，风热上攻咽喉肿痛等证	发汗之力较强，又能清利头目、疏肝行气
牛蒡子		兼能宣肺祛痰，亦有清热解毒散肿之功
蝉蜕		疏散风热而利咽、透疹、止痒，又明目退翳，凉肝息风止痉

4. 桑叶

【性能】甘、苦，寒。归肺、肝经。

【功效】疏散风热，清肺润燥，平抑肝阳，清肝明目（2001，2017）。

【应用】①风热感冒，温病初起。②肺热咳嗽，燥热咳嗽。③肝阳上亢。④目赤昏花。⑤血热妄行之咯血、吐血、衄血。

【用法】煎服，或入丸、散。外用煎水洗眼。桑叶蜜炙能增强润肺止咳的作用（2001），肺燥咳嗽多用。

【配伍】桑叶配菊花：风热表证或温病初起，肝阳上亢之头痛眩晕，风热上攻或肝火上炎目赤肿痛。

5. 菊花

【性能】甘、苦，微寒。归肺、肝经。

【功效】疏散风热，平抑肝阳，清肝明目，清热解毒（2010）。

【应用】①风热感冒，温病初起。②肝阳眩晕，肝风实证。③目赤昏花。④疮痈肿毒。

	相同点	不同点
桑叶	疏散风热，平抑肝阳，清肝明目	疏散风热之力较强，又能清肺润燥、凉血止血
菊花		平肝、清肝明目之力较强，又能清热解毒

6. 柴胡

【性能】苦、辛，微寒。归肝、胆、肺经。

【功效】解表退热，疏肝解郁，升举阳气。

【应用】①表证发热及少阳证。②肝郁气滞。③气虚下陷，脏器脱垂。④退热截疟，为治疗疟疾寒热的常用药。

【用法】煎服，解表退热宜生用，且用量宜稍重；疏肝解郁宜醋炙，升阳可生用或酒炙，其用量均宜稍轻。

7. 葛根

【性能】甘、辛，凉。归脾、胃、肺经。

【功效】解肌退热，透疹，生津止渴，升阳止泻（2005，2009，2014，2015）。

【应用】①表证发热，项背强痛（2019）。②麻疹不透。③热病口渴，阴虚消渴。④热泻热痢，脾虚泄泻。

【用法】煎服，解肌退热、透疹、生津宜生用，升阳止泻宜煨用。

8. 蔓荆子

【功效】疏散风热，清利头目。

【主治】①风热感冒，头昏头痛。②目赤肿痛。③耳鸣耳聋。④风湿痹痛。

9. 升麻

【功效】解表透疹，清热解毒，升举阳气（2010，2014，2015，2017）。

【主治】①外感表证。②麻疹不透。③齿痛口疮，咽喉肿痛，温毒发斑。④气虚下陷，脏器脱垂，崩漏下血。

10. 淡豆豉

【功效】解表，除烦，宣发郁热。

第六单元 清 热 药

☆ 重点提示

本单元是中药学的重点内容。对清热泻火、清热燥湿的药物应重点复习，此类药物考查次数相对较多。清热解毒以及清热凉血的药物也应熟记，特别是连翘、黄连、生地黄、玄参等几种典型药物，应重点复习。

考点集合

一、清热泻火药

1. 石膏

【性能】甘、辛，大寒（2002）。归肺、胃经。

【功效】生用：清热泻火，除烦止渴；煅用：敛疮生肌，收湿，止血（2005）。

【应用】①温热病气分实热证(清泻肺胃气分实热要药)（2011）。②肺热喘咳证。③胃火牙痛、头痛、实热消渴。④溃疡不敛、湿疹瘙痒、水火烫伤、外伤出血。

【用法】生石膏煎服，宜先煎。煅石膏适量外用，研末撒敷患处。

【注意】脾胃虚寒及阴虚内热者忌用。

【配伍】石膏配知母：温病气分热盛。

2. 知母

【性能】苦、甘，寒。归肺、胃、肾经。

【功效】清热泻火，生津润燥（2006）。

【应用】①气分实热烦渴。②肺热燥咳。③骨蒸潮热。④内热消渴。⑤肠燥便秘。

【注意】本品性寒质润，有滑肠作用，故脾虚便溏者不宜用。

	相同点	不同点
石膏	均能清热泻火，可用治温病气分实热证及肺热咳嗽等	长于清解，重在清泻肺胃实火，多用于肺热喘咳，胃火牙痛
知母		长于清润，偏重滋润肺胃之燥，滋肾降火，多用于阴虚燥咳、消渴、阴虚肠燥便秘

【配伍】①知母配黄柏：阴虚火旺之骨蒸潮热、盗汗遗精。②知母配川贝母：燥热犯肺或阴虚生燥之干咳无痰，或痰少质黏，咳吐不利。

3. 栀子

【性能】苦，寒。归心、肺、肝、三焦经。

【功效】泻火除烦，清热利湿，凉血解毒。焦栀子：凉血止血（2000）。

【应用】①热病心烦。②湿热黄疸。③热淋涩痛。④血热吐衄。⑤目赤肿痛。⑥火毒疮疡（2015，2017）。

【用法】煎服。外用生品适量，研末调敷。

【配伍】①栀子配淡豆豉：外感热病，邪热内郁胸中，心中懊侬，烦热不眠。②栀子配茵陈：湿热黄疸。

4. 夏枯草

【性能】辛、苦，寒。归肝、胆经。

【功效】清热泻火，明目，散结消肿。

【应用】①目赤肿痛、头痛眩晕、目珠夜痛。②瘰疬、瘿瘤。③乳癖、乳痈肿痛（2019）。

5. 芦根

【功效】清热泻火，生津止渴，除烦，止呕，利尿（2003）。

【主治】①热病烦渴。②胃热呕哕。③肺热咳嗽，肺痈吐脓。④热淋涩痛。

6. 天花粉

【功效】清热泻火，生津止渴，消肿排脓（2017）。

【主治】①热病烦渴。②肺热燥咳。③内热消渴。④疮疡肿毒。

【注意】不宜与乌头类药物同用。

	相同点	不同点
芦根	均能清热生津，用于热病烦渴、消渴、肺热咳嗽	还能止呕、利尿，用于胃热呕逆及肺痈吐脓，热淋涩痛
天花粉		还能消肿排脓，用于痈肿疮疡

7. 淡竹叶

【功效】清热泻火，除烦，利尿（2001，2008，2017）。

【主治】①热病烦渴。②口疮尿赤、热淋涩痛。

8. 决明子

【功效】清热明目，润肠通便。

【主治】①目赤肿痛、羞明多泪、目暗不明。②头痛、眩晕。③肠燥便秘。

【用法】煎服；用于润肠通便，不宜久煎。

二、清热燥湿药

1. 黄芩

【性能】苦，寒。归肺、胆、脾、胃、大肠、小肠经。

【功效】清热燥湿，泻火解毒，止血，安胎（2017）。

【应用】①湿温，暑湿，胸闷呕恶，湿热痞满，黄疸泻痢。②肺热咳嗽，高热烦渴。③血热吐衄。④痈肿疮毒。⑤胎动不安。

【用法】煎服，清热多生用，安胎多炒用，清上焦热可酒炙用，止血可炒炭用（2009）。

2. 黄连

【性能】苦，寒。归心、脾、胃、胆、大肠经。

【功效】清热燥湿，泻火解毒（2001）。

【应用】①湿热痞满，呕吐吞酸。②湿热泻痢。③高热神昏，心烦不寐，血热吐衄。④痈肿疔疮，目赤牙痛（2013）。⑤消渴。⑥外治湿疹、湿疮、耳道流脓。

【配伍】①黄连配木香：胃肠湿热积滞。②黄连配吴茱萸：肝郁化火，肝胃不和。③黄连配半夏：痰热互结，气机失畅。

3. 黄柏

【性能】苦，寒。归肾、膀胱经。

【功效】清热燥湿，泻火除蒸，解毒疗疮。

【应用】①湿热带下、热淋。②湿热泻痢、黄疸。③湿热脚气、痿证。④骨蒸劳热、盗汗、遗精。⑤疮疡肿毒、湿疹瘙痒。

	相同点	不同点
黄芩	三药均以清热燥湿、泻火解毒为主要功效，用治湿热、火热及热毒病证	善清上焦热邪，肺热及少阳胆经之热
黄连		善清中焦热邪，为湿热泻痢之要药
黄柏		偏泻下焦相火、除骨蒸，湿热下注诸证及骨蒸劳热者多用

【配伍】黄柏配苍术：湿热下注，下肢水肿，脚气痿躄。

4. 龙胆

【功效】清热燥湿，泻肝胆火（2007）。

【主治】①湿热黄疸、阴肿阴痒、带下、湿疹瘙痒。②肝火头痛、目赤耳聋、胁痛口苦。③惊风抽搐。

5. 苦参

【功效】清热燥湿，杀虫，利尿（2010，2012）。

【主治】①湿热泻痢、便血、黄疸。②湿热带下、阴肿阴痒、湿疹湿疮、皮肤瘙痒，疥癣。③湿热小便不利（2013）。

【注意】脾胃虚寒者忌用，反藜芦。

6. 秦皮

【功效】清热燥湿，收涩止痢，止带，明目。

7. 白鲜皮

【功效】清热燥湿，祛风解毒。

三、清热解毒药

1. 金银花

【性能】甘、辛、苦,寒。归肺、心、胃经。

【功效】清热解毒,疏散风热。

【应用】①痈肿疔疮。②外感风热,温病初起。③热毒血痢。

【配伍】①金银花配连翘:外感风热或温病初起表里俱热者,四时感冒证属于风热者,疮疡、痈疖有红肿热痛属阳证者,风热上攻所致头痛、咽喉肿痛、目赤流泪及风热痒疹等症。②金银花配当归:热毒炽盛之脱疽、痈疽发背初起、肠痈等症。

2. 连翘

【性能】苦、辛,微寒。归肺、心、小肠经。

【功效】清热解毒,消肿散结,疏散风热(2018)。

【应用】①痈肿疮毒,瘰疬痰核(2010)。②风热外感,温病初起。③热淋涩痛(20017)。

	相同点	不同点
连翘	清热解毒,疏散风热,主治痈肿疮毒、外感风热与温病初起	清心解毒之力强,并善于消痈散结,为疮家圣药,亦治瘰疬痰核
金银花		疏散表热之效优,浓煎善于凉血止痢,用治热毒血痢

3. 大青叶

【性能】苦、寒。归心、肺、胃经。

【功效】清热解毒,凉血消斑。

【应用】①热入营血,温毒发斑。②喉痹口疮,痄腮丹毒(2015)。

4. 蒲公英

【性能】苦、甘,寒。归肝、胃经。

【功效】清热解毒,消肿散结,利湿通淋(2000)。

【应用】①痈肿疔毒,乳痈内痈。②热淋涩痛,湿热黄疸。③肝火上炎,目赤肿痛。

5. 鱼腥草

【性能】辛,微寒。归肺经。

【功效】清热解毒,消痈排脓,利尿通淋(2004)。

【应用】①肺痈吐脓,肺热咳嗽。②热毒疮毒。③湿热淋证。

6. 射干

【性能】苦,寒。归肺经。

【功效】清热解毒,消痰,利咽(2002,2011)。

【应用】①咽喉肿痛。②痰盛咳喘。

【注意】脾虚便溏者不宜使用。孕妇忌用或慎用。

7. 白头翁

【性能】苦,寒。归胃、大肠经。

【功效】清热解毒,凉血止痢。

【应用】①热毒血痢。②疮痈肿毒。

8. 板蓝根

【功效】清热解毒,凉血,利咽(2011)。

【主治】①外感发热,温病初起,咽喉肿痛。②温毒发斑,大头瘟疫,痄腮,丹毒,痈肿疮毒。

9. 青黛
【功效】清热解毒,凉血消斑,清肝泻火,<u>定惊</u>。
【用法】<u>内服 1.5~3g（2010）</u>。本品难溶于水,一般作散剂冲服,或入丸剂服用。外用适量。
【主治】①温毒发斑,血热吐衄。②咽痛口疮,火毒疮疡。③咳嗽胸痛,痰中带血。④暑热惊痫,惊风抽搐。

	相同点	不同点
大青叶	清热解毒、凉血消斑之功效	凉血消斑力强
板蓝根		解毒利咽效佳
青黛		清肝定惊功著

10. 贯众
【功效】<u>清热解毒,凉血止血,杀虫（2002）</u>。
【主治】①风热感冒,温毒发斑。②血热出血。③虫疾。

11. 土茯苓
【功效】<u>解毒,除湿,通利关节（2011,2019）</u>。
【主治】①杨梅毒疮,肢体拘挛。②淋浊带下,湿疹瘙痒。③<u>痈肿疮毒（2014）</u>。

12. 山豆根
【功效】清热解毒,<u>利咽消肿（2011）</u>。
【主治】①咽喉肿痛。②牙龈肿痛。
【用法】煎服,3~6g。外用适量。
【注意】本品有毒,过量服用易引起恶心、呕吐、腹泻、胸闷、心悸等,故用量不宜过大。

13. 白花蛇舌草
【功效】清热解毒消痈,利湿通淋。
【主治】①痈肿疮毒,咽喉肿痛,毒蛇咬伤。②<u>热淋涩痛</u>。

14. 穿心莲
【功效】<u>清热解毒,凉血,消肿,燥湿（2000,2017）</u>。
【用法】煎服6~9g,煎剂易致呕吐,故多为丸、散、片剂。外用适量。
【注意】不宜多服久服;<u>脾胃虚寒者不宜服用（2002）</u>。

15. 紫花地丁
【功效】清热解毒,凉血消肿。

16. 马勃
【功效】清热解毒,<u>利咽,止血（2011）</u>。

17. 马齿苋
【功效】<u>清热解毒,凉血止血,止痢（2000）</u>。

18. 鸦胆子
【功效】清热解毒,止痢,截疟,腐蚀赘疣。
【用法】<u>内服 0.5~2g（2010）</u>,以干龙眼肉包裹或装入胶囊吞服,亦可压去油制成丸剂、片剂服用,<u>不宜入煎剂</u>。外用适量。
【注意】本品有毒,不宜多用久服。外用注意用胶布保护好周围正常皮肤,以防止对正常皮肤的刺激。孕妇及小儿慎用。胃肠出血及肝肾疾病患者应忌用或慎用。

19. 熊胆粉

【功效】清热解毒，息风止痉，清肝明目。

【用法】内服0.25~0.5g，入丸、散，由于本品口服易引起呕吐，故宜用胶囊剂。外用适量，调涂患处。

20. 山慈菇

【功效】清热解毒，消痈散结。

【注意】正虚体弱者慎用。

21. 漏芦

【功效】清热解毒，消痈散结，通经下乳，舒筋通脉。

【注意】气虚、疮疡平塌者及孕妇忌服。

四、清热凉血药

1. 生地黄

【性能】甘、苦，寒。归心、肝、肾经。

【功效】清热凉血，养阴生津（2002）。

【应用】①热入营血，温毒发斑、吐血衄血。②阴虚内热，骨蒸劳热。③津伤口渴，内热消渴，肠燥便秘。

【注意】脾虚湿滞，腹满便溏者不宜使用。

【配伍】生地黄配玄参：热入血分、热病阴伤、虚火上炎、阴虚内热。

2. 玄参

【性能】甘、苦、咸，微寒。归肺、胃、肾经。

【功效】清热凉血，泻火解毒，滋阴（2007）。

【应用】①温邪入营，内陷心包，温毒发斑。②热病伤阴，津伤便秘，骨蒸劳嗽。③目赤咽痛，瘰疬，白喉，痈肿疮毒。

【注意】脾胃虚寒，食少便溏者不宜服用。反藜芦。

	相同点	不同点
生地黄	均能清热凉血、养阴生津（2011），用治热入营血、热病伤阴、阴虚内热等证，常相须为用	清热凉血力较大，故血热出血、内热消渴多用
玄参		泻火解毒力较强，故咽喉肿痛、痈肿疮毒多用

3. 牡丹皮

【性能】苦、辛，微寒。归心、肝、肾经。

【功效】清热凉血，活血祛瘀（2019）。

【应用】①温毒发斑，血热吐衄。②温病伤阴，阴虚发热，夜热早凉，无汗骨蒸（2011）。③血滞经闭、痛经、跌打伤痛。④痈肿疮毒。

【注意】血虚有寒、月经过多者及孕妇不宜用。

4. 赤芍

【性能】苦，微寒。归肝经。

【功效】清热凉血，散瘀止痛。

【应用】①温毒发斑，血热吐衄。②目赤肿痛，痈肿疮疡。③肝郁胁痛，经闭痛经，癥瘕腹痛，跌打损伤（2010）。

【注意】血寒经闭不宜用。反藜芦。

	相同点	不同点
牡丹皮	均能清热凉血，活血散瘀	清热凉血，清透阴分伏热，用于温病后期，夜热早凉，肠痈腹痛
赤芍		散瘀止痛力强，血滞诸证尤为多用，并能泻肝火，用于肝热目赤肿痛

5. 紫草

【功效】清热凉血，活血，解毒透疹（2019）。

【主治】①温病血热毒盛，斑疹紫黑，麻疹不透。②疮疡，湿疹，水火烫伤（2017）。

【注意】脾虚便溏者忌服。

6. 水牛角

【功效】清热凉血，解毒，定惊。

【主治】①温病高热，神昏谵语，惊风，癫狂。②血热妄行，斑疹，吐衄。③痈肿疮疡，咽喉肿痛。

【用法】镑片或粗粉煎服，宜先煎3小时以上。水牛角浓缩粉冲服。

五、清虚热药

1. 青蒿

【性能】苦、辛，寒。归肝、胆经。

【功效】清透虚热，凉血除蒸，解暑，截疟（2010）。

【应用】①温邪伤阴，夜热早凉。②阴虚发热，劳热骨蒸。③暑热外感，发热口渴。④疟疾寒热（2008，2013，2017）。

【用法】不宜久煎（2014）；或鲜用绞汁服。

【注意】脾胃虚弱，肠滑泄泻者忌服。

【配伍】①青蒿配鳖甲：温病后期，邪伏阴分，夜热早凉。②青蒿配黄芩：湿热郁遏少阳，寒热如疟，胸痞作呕等症。

2. 地骨皮

【性能】甘，寒。归肺、肝、肾经。

【功效】凉血除蒸，清肺降火，生津止渴。

【应用】①阴虚发热，盗汗骨蒸。②肺热咳嗽。③血热出血证。

	相同点	不同点
牡丹皮	两者性微寒，有清热凉血，退虚热的作用，都可用于血热吐衄，阴虚发热	以清热凉血见长，主热入营血证
地骨皮		以清虚热、泻肺热为长，用于肺热咳嗽，内热消渴

3. 白薇

【功效】清热凉血，利尿通淋，解毒疗疮。

4. 银柴胡

【功效】清虚热，除疳热。

5. 胡黄连

【功效】退虚热，除疳热，清湿热（2003）。

	相同点	不同点
胡黄连	均能清湿热，善除胃肠湿热，同为治湿热泻痢之良药	善退虚热、除疳热
黄连		善清心火、泻胃火

第七单元 泻下药

☆ 重点提示

本单元的重点在于攻下药、润下药、峻下逐水药的性能和使用注意。熟悉药物的用法用量。

考点集合

一、攻下药

1. 大黄

【性能】苦，寒。归脾、胃、大肠、肝、心包经。

【功效】泻下攻积，清热泻火，凉血解毒，逐瘀通经，除湿退黄（2000，2010）。

【应用】①积滞便秘。②血热吐衄，目赤咽肿，牙龈肿痛。③热毒疮疡，烧烫伤。④瘀血证。⑤湿热痢疾、黄疸、淋证。

【用法】煎服。用于泻下不宜久煎。外用适量。

【注意】本品为峻烈攻下之品，易伤正气，如非实证，不宜妄用；本品苦寒，易伤胃气，脾胃虚弱者慎用；其性沉降，且善活血祛瘀，故妇女怀孕、月经期、哺乳期应忌用。

炮制品	功效及主治
生大黄	攻下力强，兼清热泻火、凉血、利湿，常用于热结便秘、热毒疮疡、湿热蕴结等
熟大黄	泻下力较缓，泻火解毒，用于热毒疮肿
酒大黄	善清上焦血分热毒，用于目赤咽肿、齿龈肿痛，亦可活血，用于瘀血病证
大黄炭	凉血化瘀止血，用于血热有瘀出血证

【配伍】①大黄配芒硝：实热积滞，大便燥结。②大黄配附子：寒实积滞、便秘腹痛。

2. 芒硝

【性能】咸、苦，寒。归胃、大肠经（2019）。

【功效】泻下攻积，润燥软坚，清热消肿（2011）。

【应用】①积滞便秘。②咽痛、口疮、目赤及痈疮肿痛。

【用法】冲入药汁内或开水溶化后服（2014）。外用适量。

【注意】孕妇及哺乳期妇女忌用或慎用。

	相同点	不同点
大黄	均能泻热通便，清热消肿，常相须用治肠燥便秘	味苦，泻下力强，有荡涤肠胃之功
芒硝		味咸，软坚泻下，善除燥屎坚结

3. 番泻叶

【功效】泻下通便。

【用法】温开水泡服，煎服宜后下（2010）。

【注意】妇女哺乳期、月经期及孕妇忌用。

4. 芦荟

【用法】入丸、散服，每次 2～5g（2010）。外用适量。

【注意】脾胃虚弱、食少便溏者及孕妇忌用。

二、润下药

1. 火麻仁

【功效】润肠通便。

【主治】肠燥便秘。

【用法】煎服，10～15g，打碎入煎剂。

2. 郁李仁

【功效】润肠通便，利水消肿（2000）。

【主治】①肠燥便秘。②水肿胀满及脚气浮肿。

【注意】孕妇慎用。

3. 松子仁

【功效】润肠通便，润肺止咳（2014）。

【主治】①肠燥便秘。②肺燥干咳。

三、峻下逐水药

1. 甘遂

【功效】泻水逐饮，消肿散结（2002，2019）。

【主治】①水肿，鼓胀，胸胁停饮。②风痰癫痫。③疮痈肿毒。

【用法】入丸散服，每次 0.5～1g（2014）。外用适量，生用。内服醋制用，以减低毒性。

【注意】虚弱者及孕妇忌用。不宜与甘草同用。

2. 牵牛子

【功效】泻下逐水，去积杀虫。

【主治】①水肿，鼓胀。②痰饮喘咳。③虫积腹痛。

【用法】煎服，3～9g。入丸、散服，每次 1.5～3g。本品炒用药性减缓。

【注意】孕妇忌用。不宜与巴豆、巴豆霜同用。

3. 巴豆霜

【功效】峻下冷积，逐水退肿，祛痰利咽，外用蚀疮。

【主治】①寒积便秘。②腹水鼓胀。③喉痹痰阻。④痈肿脓成未溃、疥癣恶疮。

【用法】入丸散服，每次 0.1～0.3g。外用适量（2010，2011）。

【注意】孕妇及体弱者忌用。不宜与牵牛子同用。

4. 京大戟

【功效】泻水逐饮，消肿散结（2006，2019）。

【用法】煎服1.5~3g。外用适量，生用。内服醋制用，以减低毒性。

【注意】虚弱者及孕妇忌用。不宜与甘草同用。

5. 芫花

【功效】泻水逐饮，祛痰止咳，杀虫疗疮。

【用法】煎服，1.5~3g。入丸、散服，每次0.6g。外用适量。内服醋制用，以降低毒性。

【注意】虚弱者及孕妇忌用。不宜与甘草同用。

第八单元　祛风湿药

☆ 重点提示

本单元对于一些重点药物，如桑寄生、五加皮、防己等药物，应熟记其功效主治。除祛湿外，桑寄生能安胎、五加皮可利水的功效也应注意。

---考点集合---

一、祛风寒湿药

1. 独活

【性能】辛、苦，微温。归肾、膀胱经。

【功效】祛风除湿，通痹止痛，解表（2002，2007）。

【应用】①风寒湿痹。②风寒夹湿表证。③少阴头痛（2013，2019）。

	相同点	不同点
羌活	均能祛风湿，止痛，解表，以治风寒湿痹，风寒夹湿表证，头痛	性较燥烈，发散力强，常用于风寒湿痹
独活		性较缓和，发散力较羌活为弱，多用于风寒湿痹在下半身者

2. 蕲蛇

【性能】甘、咸，温。有毒。归肝经。

【功效】祛风，通络，止痉（2001，2006）。

【应用】①风湿顽痹，中风半身不遂。②小儿惊风，破伤风。③麻风，疥癣（2019）。

【用法】可煎汤，或研末吞服，或酒浸，熬膏，入丸、散服。

3. 木瓜

【性能】酸，温。归肝、脾经。

【功效】舒筋活络，和胃化湿（2010）。

【应用】①风湿痹证。②脚气水肿。③吐泻转筋。

4. 威灵仙

【性能】辛、咸，温。归膀胱经。

【功效】祛风湿，通络止痛，消骨鲠。

【应用】①风湿痹证。②骨鲠咽喉。③跌打伤痛、头痛、牙痛、胃脘痛等。④并能消痰逐饮，可用于痰饮、噎膈、痞积。

	相同点	不同点
独活	祛风湿、止痛，治疗风寒湿痹	还可解表，治疗风寒夹湿表证，且善入肾经而搜伏风，治少阴头痛
威灵仙		消骨鲠

5. 川乌

【功效】祛风湿，温经止痛。

【主治】①风寒湿痹。②心腹冷痛，寒疝疼痛。③跌打损伤，麻醉止痛。

【用法】宜先煎、久煎（2014）。外用适量。

【注意】孕妇忌用；不宜与贝母类、半夏、白及、白蔹、天花粉、瓜蒌类同用；内服一般应炮制用，生品内服宜慎；酒浸、酒煎服易致中毒，应慎用。

二、祛风湿热药

1. 秦艽

【性能】辛、苦，平。归胃、肝、胆经（2012）。

【功效】祛风湿，通络止痛，退虚热，清湿热。

【应用】①风湿痹证。②中风不遂。③骨蒸潮热，疳积发热。④湿热黄疸。

2. 防己

【性能】苦、辛，寒。归膀胱、肺经。

【功效】祛风湿，止痛，利水消肿（2010）。

【应用】①风湿痹证。②水肿，小便不利，脚气。③湿疹疮毒（2018）。

【注意】本品大苦大寒易伤胃气，胃纳不佳及阴虚体弱者慎服。

	相同点	不同点
秦艽	祛风湿、止痹痛，用治风湿痹证寒热均可	通经络、退虚热、清湿热，用治中风不遂，骨蒸潮热，疳积发热，湿热黄疸
防己		利水消肿，用治水肿，小便不利，脚气

3. 豨莶草

【功效】祛风湿，利关节，解毒。

【用法】煎服。外用适量。治风湿痹痛、半身不遂宜制用，治风疹湿疮、疮痈宜生用。

4. 络石藤

【功效】祛风通络，凉血消肿。

5. 桑枝

【功效】祛风湿，利关节。

三、祛风湿强筋骨药

1. 桑寄生

【性能】苦、甘，平。归肝、肾经。

【功效】祛风湿，补肝肾，强筋骨，安胎（2006，2011）。

【应用】①风湿痹证。②崩漏经多，妊娠漏血，胎动不安（2018）。

	相同点	不同点
五加皮	祛风湿、补肝肾、强筋骨，用于风湿痹证，筋骨痿软	五加皮有温补之效，用于小儿行迟，体虚乏力，利水，用于水肿，脚气
桑寄生		固冲任、安胎，用于崩漏经多，妊娠漏血，胎动不安

2. 五加皮
【功效】祛风湿，补肝肾，强筋骨，利水（2000，2006）。
【主治】①风湿痹证（2007）。②筋骨痿软，小儿行迟，体虚乏力。③水肿，脚气。
3. 狗脊
【功效】祛风湿，补肝肾，强腰膝。

第九单元　化　湿　药

☆ 重点提示

本单元需要掌握的药物较少，但是主要药物的功效及应用应牢记，特别是苍术、厚朴在记忆时要注意对比。本单元的典型药物都曾考查过，在复习时每种药物都应重点对待。

考点集合

1. 藿香
【性能】辛，微温。归脾、胃、肺经。
【功效】化湿，止呕，解暑（2011）。
【应用】①湿阻中焦。②呕吐。③暑湿、湿温初起（2005，2017，2019）。

	相同点	不同点
广藿香	芳香化湿、解表发表，应用于湿阻中焦、外感暑湿或湿温初起	性平，发表之力弱于藿香，以化湿辟秽为主
佩兰		微温不燥，辛散发表而不峻烈，为芳香化湿之要药，解表之力较强

【配伍】广藿香配佩兰：夏令伤暑，湿浊中阻之胸闷、腹满、呕恶，或湿热兼杂之脘腹胀满、恶心欲吐诸症。

2. 苍术
【性能】辛、苦，温。归脾、胃、肝经。
【功效】燥湿健脾，祛风散寒（2005，2010，2018）。
【应用】①湿阻中焦证。②风湿痹证。③风寒夹湿表证。

3. 厚朴
【性能】苦、辛，温（2011）。归脾、胃、肺、大肠经。
【功效】燥湿消痰，下气除满（2010）。
【应用】①湿阻中焦，脘腹胀满。②食积气滞，腹胀便秘。③痰饮喘咳（2010）。④梅核气。

	相同点	不同点
苍术	燥湿，常用于湿阻中焦证	燥湿健脾要药，并可祛风湿、散表邪和明目，治风湿痹证、风寒表证以及夜盲等
厚朴		苦降下气，消积除胀满，又下气消痰平喘，治食积气滞、痰饮咳喘等

【配伍意义】厚朴配枳实：食积胀满、大便秘结。

4. 砂仁

【功效】化湿行气，温中止泻，安胎（2002）。

【主治】①湿阻中焦及脾胃气滞证。②脾胃虚寒之吐泻。③气滞之妊娠恶阻及胎动不安。

【用法】入汤剂宜后下。

	相同点	不同点
砂仁	行脾胃之气，用于脾胃气滞，脘腹胀痛	化湿温中之功，善治湿浊中阻，中焦寒湿气滞，温中而止呕、止泻，治脾胃虚寒之吐泻，尚能理气安胎，用于妊娠恶阻、胎动不安
木香		功偏行气止痛，又善通行大肠气滞而除后重，用于大肠气滞、里急后重，另可疏利肝胆，用于胁肋疼痛、黄疸

【配伍】砂仁配木香：气滞脘腹胀痛、消化不良、泄泻腹痛等。

5. 白豆蔻

【功效】化湿行气，温中止呕（2019）。

【主治】①湿阻中焦及脾胃气滞证。②呕吐。

【用法】入汤剂宜后下。

	相同点	不同点
砂仁	化湿行气，温中止呕	偏于中上焦而善止呕，用于湿温痞闷
豆蔻		长于治中、下二焦的寒湿气滞之证，并有行气安胎作用

6. 佩兰

【功效】化湿，解暑。

7. 草果

【功效】燥湿温中，除痰截疟（2011）。

第十单元　利水渗湿药

☆ 重点提示

本单元考查点较多，典型药物，如茯苓、泽泻、滑石、虎杖等，均应重点复习。虎杖的功效在复习时容易被忽视，应引起注意，此药虽不是重点药物，也应多加留意。

考点集合

一、利水消肿药

1. 茯苓

【性能】甘、淡，平。归心、脾、肾经。

【功效】利水渗湿，健脾，宁心（2011，2017）。

【应用】①水肿，小便不利。②痰饮。③脾虚泄泻。④心悸，失眠。

2. 薏苡仁

【性能】甘、淡，凉。归脾、胃、肺经。

【功效】利水渗湿，健脾，除痹，清热排脓（2010）。

【应用】①水肿，小便不利，脚气浮肿。②脾虚泄泻。③湿痹拘挛。④肺痈，肠痈（2019）。

【用法用量】煎服。清利湿热宜生用，健脾止泻宜炒用。

3. 泽泻

【性能】甘，寒。归肾、膀胱经。

【功效】利水，渗湿，泄热（2002）。

【应用】①水肿，小便不利，泄泻。②淋证，遗精。

4. 猪苓

【功效】利水渗湿。

【主治】水肿，小便不利，泄泻（2005）。

【鉴别】

	相同点	不同点
茯苓	均利水消肿、渗湿，用治水肿，小便不利	健脾补中，养心安神，可治脾虚诸证和心神不安证
猪苓		利水作用较强，无补益之功

5. 香加皮

【功效】利水消肿，祛风湿，强筋骨。

【注意】本品有毒，服用不宜过量。

6. 冬瓜皮

【功效】利水消肿，清热解暑。

二、利尿通淋药

1. 车前子

【性能】甘，微寒。归肝、肾、肺、小肠经。

【功效】利尿通淋，渗湿止泻，明目，祛痰（2010，2017）。

【应用】①淋证，水肿。②泄泻。③目赤肿痛，目暗昏花。④痰热咳嗽（2018）。

【用法】宜包煎。

2. 滑石

【功效】利尿通淋，清热解暑，外用收湿敛疮（2000）。

【主治】①热淋，石淋，尿热涩痛。②暑湿，湿温。③湿疮，湿疹，痱子（2000，2001）。

【用法】宜包煎。外用适量。

	相同点	不同点
车前子	利尿通淋，用治湿热下注膀胱之小便淋沥涩痛	渗湿止泻，明目，祛痰，用于暑湿泄泻，目赤肿痛，目暗昏花，翳障
滑石		清热解暑，收湿敛疮，用于暑湿，湿温，湿疮，湿疹，痱子

【配伍】滑石配生甘草：暑邪夹湿之身热烦渴、小便不利、呕吐泄泻，以及膀胱湿热之小便短赤、淋漓不爽、滞涩疼痛、砂淋等。

3. 木通
【功效】利尿通淋，清心除烦，通经下乳（2017）。
【主治】①热淋涩痛。②水肿。③口舌生疮，心烦尿赤。④经闭乳少。

4. 石韦
【功效】利尿通淋，清肺止咳，凉血止血（2008，2013）。
【主治】①淋证。②肺热咳嗽。③血热出血。

5. 通草
【功效】利尿通淋，通气下乳。

6. 瞿麦
【功效】利尿通淋，破血通经（2017）。

7. 地肤子
【功效】清热利湿，祛风止痒。

8. 海金沙
【功效】清热利湿，通淋止痛。
【用法】宜包煎。

9. 萆薢
【功效】利湿去浊，祛风除痹（2006）。

10. 萹蓄
【功效】利尿通淋，杀虫止痒。

三、利湿退黄药

1. 茵陈
【性能】苦、辛，微寒。归脾、胃、肝、胆经。
【功效】清利湿热，利胆退黄（2006，2010）。
【应用】①黄疸。②湿疮瘙痒。③暑湿，湿温。

2. 金钱草
【性能】甘、咸，微寒。归肝、胆、肾、膀胱经。
【功效】利湿退黄，利尿通淋，解毒消肿（2006）。
【应用】①湿热黄疸。②石淋，热淋。③痈肿疔疮，毒蛇咬伤。

3. 虎杖
【功效】利湿退黄，清热解毒，散瘀止痛，化痰止咳，泻热通便（2006）。
【主治】①湿热黄疸，淋浊，带下。②水火烫伤，痈肿疮毒，毒蛇咬伤。③经闭，癥瘕，跌打损伤。④肺热咳嗽。⑤泻热通便。

	相同点	不同点
大黄	活血散瘀、清热解毒、利胆退黄、泻下通便,治疗瘀血诸证、痈肿疮毒、水火烫伤、湿热黄疸、淋证、热结便秘	泻下攻积力强,清热凉血,用于积滞便秘,血热吐衄,目赤咽肿,湿热痢疾
虎杖		化痰止咳,用于肺热咳嗽

第十一单元 温 里 药

☆ 重点提示

本单元考纲要求的药物较少,出题围绕附子、肉桂、吴茱萸等药物,对其功效、主治及用法等内容应重点记忆。其次,应注意功效相近药物的鉴别及个别药物的使用注意。

考点集合

1. 附子

【性能】辛、甘,大热。有毒。归心、肾、脾经。
【功效】回阳救逆,补火助阳,散寒止痛(2000,2008)。
【应用】①亡阳证。②阳虚证。③寒痹证。
【用法】本品有毒,宜先煎。
【注意】孕妇及阴虚阳亢者忌用。反半夏、瓜蒌、贝母、白蔹、白及。生品外用,内服须炮制。若内服过量,或炮制、煎煮方法不当,可引起中毒。
【配伍】附子配干姜:心肾阳虚,阴寒内盛所致之亡阳厥逆、脉微欲绝。

2. 干姜

【性能】辛,热。归脾、胃、肾、心、肺经。
【功效】温中散寒,回阳通脉,温肺化饮(2000)。
【应用】①脾胃寒证,腹痛,呕吐,泄泻。②亡阳证。③寒饮喘咳(2018)。

3. 肉桂

【性能】辛、甘,大热。归肾、脾、心、肝经。
【功效】补火助阳,散寒止痛,温通经脉,引火归原(2001,2011,2014)。
【应用】①肾阳虚证。②寒疝腹痛,脘腹冷痛。③寒痹腰痛,胸痹,阴疽,闭经,痛经。④虚阳上浮诸症(2005,2013)。
【用法】宜后下或焗服;研末冲服,每次1~2g。
【注意】阴虚火旺,里有实热,血热妄行出血及孕妇忌用。畏赤石脂。

	相同点	不同点
附子	补火助阳,散寒止痛,治里寒实证、虚寒证以及寒湿痹痛	回阳救逆,并长于温补脾肾
肉桂		长于温补命门,还能引火归原,温通经脉,并能鼓舞气血生长

【配伍】肉桂配附子:肾阳不足,命门火衰,阳痿宫冷、腰膝冷痛、夜尿频多等。

4. 吴茱萸

【性能】辛、苦,热。有小毒。归肝、脾、胃、肾经。
【功效】散寒止痛,降逆止呕,助阳止泻(2001,2017)。

【应用】①寒凝疼痛。②呕吐吞酸。③虚寒泄泻。
【用法】煎服，外用适量。
【注意】本品辛热燥烈，易耗气动火，故不宜多用、久服。阴虚有热者忌用。

5. 小茴香
【功效】散寒止痛，理气和胃。
【主治】①寒疝腹痛，睾丸偏坠胀痛，少腹冷痛，痛经。②中焦虚寒气滞证。

6. 丁香
【功效】温中降逆，散寒止痛，温肾助阳。
【主治】①胃寒呕吐、呃逆。②脘腹冷痛。③阳痿，宫冷。
【注意】热证及阴虚内热者忌用。畏郁金。

7. 花椒
【功效】温中止痛，杀虫止痒（2001）。
【主治】①中寒腹痛，寒湿吐泻。②虫积腹痛，湿疹，阴痒。
【用法】煎服，外用适量，煎汤熏洗。

8. 高良姜
【功效】散寒止痛，温中止呕。

第十二单元 理 气 药

☆ 重点提示

本单元药物较多，但考试经常考查的药物较少，主要对于陈皮、枳实、木香等一些较为典型的药物着重复习，其他药物也应对比记忆。另外，如荔枝核、柿蒂等较为少用的药物，看过留有印象即可，考查的可能性不大。

考点集合

1. 陈皮
【性能】苦、辛，温。归脾、肺经。
【功效】理气健脾，燥湿化痰（2001，2017）。
【应用】①脾胃气滞证。②呕吐、呃逆证。③湿痰、寒痰咳嗽。④胸痹证（2006，2008）。
【配伍意义】陈皮配半夏：适用于咳嗽痰多、色白易咳、胸膈痞闷、肢体困重之湿痰证。

2. 枳实
【性能】苦、辛、酸，微寒。归脾、胃、大肠经。
【功效】破气消积，化痰散痞。
【应用】①胃肠积滞，湿热泻痢。②胸痹，结胸。③气滞胸胁疼痛。④产后腹痛。

3. 木香
【性能】辛、苦，温。归脾、胃、大肠、胆、三焦经。
【功效】行气止痛，健脾消食（2003）。
【应用】①脾胃气滞证。②泻痢里急后重。③腹痛胁痛，黄疸，疝气疼痛（2005）。
【用法】生用行气力强，煨用行气力缓而实肠止泻，用于泄泻腹痛。

4. 香附
【性能】辛、微苦、微甘，平。归肝、脾、三焦经。
【功效】疏肝解郁，调经止痛，理气宽中（2010）。

【应用】①肝郁气滞痛证。②月经不调，痛经，乳房胀痛。③气滞腹痛。

5. 薤白
【功效】通阳散结，行气导滞（2011）。
【主治】①胸痹心痛。②脘腹痞满胀痛，泻痢里急后重。
【注意】气虚无滞及胃弱纳呆者不宜用。

6. 青皮
【功效】疏肝破气，消积化滞（2000，2017）。
【主治】①肝郁气滞证。②脘腹疼痛。③食积气滞。④癥瘕积聚、久疟痞块。

	相同点	不同点
陈皮	行气消滞，用于食积气滞，脘腹胀痛	性较平和，主理脾肺气滞，并能燥湿化痰，主要治疗脾胃气滞之脘腹胀满及湿痰、寒痰壅肺之咳嗽、胸闷等证
青皮		气味峻烈，善疏肝破气，常用于肝气郁结、食积气滞及癥瘕积聚等

7. 沉香
【功效】行气止痛，温中止呕，纳气平喘（2005）。
【主治】①胸腹胀痛。②胃寒呕吐。③虚喘证。
【用法】煎服，后下（2010）。

8. 川楝子
【功效】行气止痛，杀虫（2004，2011）。
【主治】①肝郁化火所致诸痛证。②虫积腹痛。③头癣、秃疮（2002，2004）。
【注意】本品有毒，不宜过量或持续服用，以免中毒。又因苦寒，脾胃虚寒者慎用（2015）。

9. 乌药
【功效】行气止痛，温肾散寒。
【主治】①寒凝气滞之胸腹诸痛证。②尿频，遗尿。

10. 檀香
【功效】行气止痛，散寒调中。

11. 大腹皮
【功效】行气宽中，利水消肿。

12. 荔枝核
【功效】行气散结，祛寒止痛。

13. 佛手
【功效】疏肝解郁，理气和中，燥湿化痰（2010）。

第十三单元 消 食 药

重点提示

本单元内容只要熟记药物各自的功效即可，考试中常有消食药与理气药混淆在选项之中，应稍加注意。

---考点集合---

1. 山楂

【性能】酸、甘，微温。归脾、胃、肝经。

【功效】<u>消食化积，行气散瘀，降脂化浊（2000，2001，2011，2017）</u>。

【应用】①肉食积滞证。②泻痢腹痛，疝气痛。③血瘀证。④高脂血症。

【注意】脾胃虚弱而无积滞者或胃酸分泌过多者均慎用。

2. 莱菔子

【性能】辛、甘，平。归肺、脾、胃经。

【功效】<u>消食除胀，降气化痰（2000）</u>。

【应用】①食积气滞证。②<u>咳喘痰多，胸闷食少（2018）</u>。

【注意】本品辛散耗气，故气虚及无食积、痰滞者慎用。不宜与人参同服。

3. 鸡内金

【性能】甘，平。归脾、胃、小肠、膀胱经。

【功效】<u>消食健胃，固精止遗，通淋化石（2011）</u>。

【应用】①饮食积滞，小儿疳积。②肾虚遗精、遗尿。③砂石淋证，胆结石。

【用法】煎服或研末服，研末服效果比煎剂好。

4. 神曲

【功效】<u>消食和胃（2006，2012）</u>。

【主治】饮食积滞证。

5. 麦芽

【功效】<u>消食健胃，回乳消胀，疏肝行气</u>。

【应用】<u>①米面薯芋食滞证。②断乳、乳房胀痛。③肝气郁滞或肝胃不和之胁痛、脘腹痛（2019）</u>。

【用法】煎服。生麦芽功偏消食健胃；炒麦芽多用于回乳消胀。

【注意】哺乳期妇女不宜使用。

6. 稻芽

【功效】<u>消食和中，健脾开胃（2005）</u>。

第十四单元 驱 虫 药

重点提示

本单元考试涉及内容不多。主要掌握槟榔、使君子的功效。雷丸及榧子等较偏的药物大致了解即可。另外，要注意驱虫类药物一般在空腹时服用。

---考点集合---

1. 槟榔

【性能】苦、辛，温。归胃、大肠经。

【功效】<u>杀虫消积，行气，利水，截疟（2002，2010，2011，2013）</u>。

【应用】①多种肠道寄生虫病。②食积气滞，泻痢后重。③水肿，脚气肿痛。④疟疾。

【用法】生用力佳，炒用力缓。

【注意】脾虚便溏或气虚下陷者忌用；孕妇慎用。

2. 使君子

【功效】杀虫消积。

【主治】①蛔虫病,蛲虫病。②小儿疳积。

【用法】煎服,捣碎;取仁炒香嚼服。

【注意】大量服用可致呃逆、眩晕、呕吐、腹泻等反应。若与热茶同服,亦能引起呃逆、腹泻,故服用时当忌饮茶(2015)。

3. 苦楝皮

【功效】杀虫,疗癣(2017)。

【主治】①蛔虫、蛲虫、钩虫等病。②疥癣,湿疮。

【用法】煎服,3~6g。文火久煎,外用。

【注意】本品有毒,不宜过量或持续久服。

4. 雷丸

【功效】杀虫消积。

【用法】入丸、散,饭后用温开水调服(2015)。

5. 榧子

【功效】杀虫消积,润肠通便,润肺止咳(2005,2014)。

第十五单元 止 血 药

☆ 重点提示

本单元药物种类较多,应注意凉血止血、化瘀止血、收敛止血、温经止血这四类相似药物的各自特点。对大蓟、小蓟、三七、白茅根等药物应重点记忆,其他药物也应把握其功效。

考点集合

一、凉血止血药

1. 小蓟

【性能】甘、苦,凉。归心、肝经。

【功效】凉血止血,散瘀解毒消痈(2002,2003,2004)。

【应用】①血热出血证。②热毒痈肿。

2. 地榆

【性能】苦、酸、涩,微寒。归肝、大肠经。

【功效】凉血止血,解毒敛疮(2019)。

【应用】①血热出血证。②烫伤、湿疹、疮疡痈肿。

3. 大蓟

【功效】凉血止血,散瘀解毒消痈(2002,2003,2004)。

【主治】①血热出血证。②热毒痈肿。

	相同点	不同点
大蓟	凉血止血,散瘀解毒消痈,广泛用治血热出血诸证及热毒痈肿	散瘀消痈力强,故对吐血、咯血及崩漏下血尤为适宜
小蓟		兼能利尿通淋,故以治血尿、血淋为佳

4. 槐花

【功效】凉血止血,清肝泻火。

【主治】①血热出血证。②肝热,目赤、头痛眩晕(2006,2018,2019)。

【用法】煎服,外用适量。止血多炒炭用,清热泻火宜生用(2009)。

5. 侧柏叶

【功效】凉血止血,化痰止咳,生发乌发。

【主治】①血热出血证。②肺热咳嗽。③血热脱发、须发早白(2015)。

6. 白茅根

【功效】凉血止血,清热利尿(2000,2001,2018)。

【主治】①血热出血证。②水肿、热淋、黄疸。③胃热呕吐、肺热咳嗽(2002,2003,2004)。

	相同点	不同点
白茅根	清肺胃热而利尿,治疗肺热咳嗽、胃热呕吐和小便淋痛,且常相须为用	偏入血分,以凉血止血见长
芦根		偏入气分,以清热生津为优

二、化瘀止血药

1. 三七

【性能】甘、微苦,温。归肝、胃经。

【功效】散瘀止血,消肿定痛(2001,2017)。

【应用】①出血证。②跌打损伤,瘀滞肿痛。

【用法】多研末吞服,1~3g;煎服,外用适量。

【注意】孕妇应慎用。

2. 茜草

【性能】苦,寒。归肝经。

【功效】凉血化瘀止血,通经(2017)。

【应用】①出血证。②血瘀经闭,跌打损伤,风湿痹痛。

3. 蒲黄

【功效】止血,化瘀,利尿通淋(2017)。

【主治】①出血证。②瘀血痛证。③血淋尿血。

【用法】包煎。外用适量。止血多炒用,化瘀、利尿多生用。

【注意】孕妇应慎用。

	相同点	不同点
三七	止血而不留瘀,用治瘀血阻滞证	止血要药,同时也长于活血定痛
茜草		凉血化瘀止血,尤宜于血热夹瘀出血证,并能活血通经
蒲黄		化瘀止血并能利尿通淋

4. 降香

【功效】化瘀止血,理气止痛。

【用法】煎服,宜后下;外用适量,研末外敷。

三、收敛止血药

1. 白及

【性能】苦、甘、涩,寒。归肺、胃、肝经。

【功效】收敛止血,消肿生肌。

【应用】①出血证。②痈肿疮疡、皮肤皲裂、水火烫伤。

【注意】不宜与乌头类药物同用。

2. 仙鹤草

【功效】收敛止血,止痢,截疟,解毒,补虚(2010,2014,2017,2019)。

【主治】①出血证。②腹泻、痢疾。③疟疾。④脱力劳伤。⑤疮疖痈肿、阴痒带下。

3. 棕榈炭

【功效】收敛止血,止泻止带。

【主治】①出血证。②久泻久痢,妇人带下。

4. 血余炭

【功效】收敛止血,化瘀利尿(2019)。

【主治】①出血证。②小便不利。

四、温经止血药

1. 艾叶

【性能】辛、苦,温。有小毒。归肝、脾、肾经。

【功效】温经止血,散寒调经,安胎,外用祛湿止痒(2011)。

【应用】①出血证。②少腹冷痛,经寒不调,宫冷不孕。③胎动不安,胎漏下血。④皮肤瘙痒。

2. 炮姜

【功效】温经止血,温中止痛。

第十六单元 活血化瘀药

☆ 重点提示

本单元重点药物较多,对于川芎、郁金、益母草、丹参、牛膝等药物应重点把握,其他药物也应熟记其功效。另外,个别药物如三棱、莪术等在历年考试中涉及较少,了解即可。

考点集合

一、活血止痛药

1. 川芎

【性能】辛,温。归肝、胆、心包经。

【功效】活血行气,祛风止痛(2011)。

【应用】①血瘀气滞痛证。②头痛,风湿痹痛(2001,2008,2013)。

2. 延胡索

【性能】辛、苦,温。归肝、脾经。

【功效】活血,行气,止痛。

【应用】用于气血瘀滞之痛证。

【用法】煎服或研粉吞服。

3. 郁金

【性能】辛、苦,寒。归肝、肺、心经。

【功效】<u>活血止痛,行气解郁,清心凉血,利胆退黄(2001,2018)</u>。

【应用】①气滞血瘀之胸、胁、腹痛。②热病神昏,癫痫痰闭。③吐血、衄血、倒经、尿血、血淋。④肝胆湿热黄疸、胆石症。

【注意】畏丁香。

4. 姜黄

【功效】<u>活血行气,通经止痛(2002)</u>。

【主治】①气滞血瘀痛证。②风湿痹痛。

	相同点	不同点
郁金	为同一植物的不同药用部位,均能活血散瘀、行气止痛,用于气滞血瘀之证	苦寒降泄,行气力强,且凉血,以治血热瘀滞之证为宜,又能利胆退黄,清心解郁,用于湿热黄疸、热病神昏等证
姜黄		辛温行散,祛瘀力强,以治寒凝气滞血瘀之证为好,且可祛风通痹而用于风寒湿痹

5. 乳香

【功效】活血定痛,消肿生肌。

【主治】①跌打损伤、疮疡痈肿。②气滞血瘀痛证。

【注意】胃弱者及孕妇慎用。

6. 没药

【功效】散瘀定痛,消肿生肌。

【注意】同乳香。

7. 五灵脂

【功效】<u>活血止痛,化瘀止血(2011)</u>。

【用法】煎服,宜包煎。

【注意】血虚无瘀及孕妇慎用。"十九畏"认为人参畏五灵脂,一般不宜同用。

二、活血调经药

1. 丹参

【性能】苦,微寒。归心、肝经。

【功效】<u>活血调经,祛瘀止痛,凉血消痈,清心除烦(2017)</u>。

【应用】①月经不调,闭经痛经,产后瘀滞腹痛。②血瘀心痛、脘腹疼痛、癥瘕积聚、跌打损伤及风湿痹证。③疮痈肿毒。④热病烦躁神昏及心悸失眠。

【注意】不宜与藜芦同用。

	相同点	不同点
川芎	活血祛瘀,常用于各种瘀血病证	辛温气香,为血中气药,故适用于血瘀气滞之诸痛证,还能祛风止痛,为治头痛和风湿痹痛之良药
丹参		以活血化瘀为主,药性寒凉,故适用于血热瘀滞之证,兼能除烦安神,对热扰心神之心烦失眠有良效

2. 红花

【性能】辛，温。归心、肝经。

【功效】活血通经，祛瘀止痛。

【应用】①血滞经闭、痛经、产后瘀滞腹痛。②癥瘕积聚。③胸痹心痛、血瘀腹痛、胁痛。④跌打损伤，瘀滞肿痛。⑤瘀滞斑疹色暗。

3. 桃仁

【性能】苦、甘，平。有小毒。归心、肝、大肠经。

【功效】活血祛瘀，润肠通便，止咳平喘。

【应用】①瘀血阻滞病证。②肺痈、肠痈。③肠燥便秘。④咳嗽气喘。

	相同点	不同点
桃仁	活血祛瘀，常相须为用治疗血瘀经闭、痛经、产后瘀血腹痛等	活血作用较强，适用于下焦瘀血，且寒热均可，兼有润肠通便、止咳平喘之功，可治肠燥便秘、咳嗽气喘
红花		祛瘀力稍弱，长于通利血脉，故常用于血脉瘀滞之证，又有活血化滞消斑作用，用治瘀滞斑疹色暗等

4. 益母草

【性能】辛、苦，微寒。归心、肝、膀胱经。

【功效】活血调经，利尿消肿，清热解毒。

【应用】①血滞经闭、痛经、经行不畅、产后恶露不尽、瘀滞腹痛。②水肿，小便不利。③跌打损伤，疮痈肿毒，皮肤瘾疹（2018）。

5. 牛膝

【性能】苦、甘、酸，平。归肝、肾经。

【功效】活血通经，补肝肾，强筋骨，利水通淋，引火（血）下行（2000，2011，2017）。

【应用】①瘀血阻滞之经闭、痛经、经行腹痛、胞衣不下及跌打伤痛。②腰膝酸痛、下肢痿软。③淋证、水肿、小便不利。④上部火热证（2019）。

【用法】活血通经、利水通淋、引火（血）下行宜生用；补肝肾、强筋骨宜酒炙用。

【配伍】牛膝配苍术、黄柏：下焦湿热之足膝肿痛、痿软无力及湿疹、湿疮等。

6. 鸡血藤

【功效】活血补血，调经止痛，舒筋活络（2011）。

【主治】①月经不调、痛经、闭经。②风湿痹痛，手足麻木，肢体瘫痪及血虚萎黄。

7. 王不留行

【功效】活血通经，下乳消痈，利尿通淋。

8. 泽兰

【功效】活血调经，祛瘀消痈，利水消肿。

三、活血疗伤药

1. 土鳖虫

【性能】咸，寒。有小毒。归肝经。

【功效】破血逐瘀，续筋接骨。

【应用】①跌打损伤，筋伤骨折，瘀肿疼痛。②血瘀经闭，产后瘀滞腹痛，积聚痞块。

2. 苏木

【功效】活血疗伤，祛瘀通经。

3. 骨碎补

【功效】活血疗伤止痛，补肾强骨，外用消风祛斑。

4. 血竭

【功效】活血定痛，化瘀止血，敛疮生肌（2006，2011）。

【用法】内服多入丸、散，研末服。外用适量，研末外敷。

5. 自然铜

【功效】散瘀止痛，续筋接骨。

四、破血消癥药

1. 莪术

【功效】破血行气，消积止痛。

【主治】①癥瘕积聚，经闭，心腹瘀痛。②食积脘腹胀痛。③跌打损伤，瘀肿疼痛。

【注意】孕妇禁用，月经过多者慎用。

2. 水蛭

【功效】破血通经，逐瘀消癥（2012）。

【主治】①血瘀经闭，癥瘕积聚。②跌打损伤，心腹疼痛。

3. 三棱

【功效】破血行气，消积止痛。

【注意】孕妇禁用，不宜与芒硝、玄明粉同用。

4. 穿山甲

【功效】活血消癥，通经，下乳，消肿排脓，搜风通络。

第十七单元　化痰止咳平喘药

☆ 重点提示

本单元药物较多，对于几个典型药物，如半夏、旋覆花、贝母、芥子等常考药应多加留意，其他药物也应熟记其功效，对于相似药物的鉴别、个别药物的使用注意也应稍加复习。

━━　考点集合　━━

一、温化寒痰药

1. 半夏

【性能】辛，温。有毒。归脾、胃、肺经（2011）。

【功效】燥湿化痰，降逆止呕，消痞散结；外用消肿止痛（2001）。

【应用】①湿痰、寒痰证。②呕吐。③心下痞，结胸，梅核气。④瘿瘤，痰核，痈疽肿毒及毒蛇咬伤（2018）。

【用法】煎服，一般宜制过用。炮制品中有姜半夏、法半夏等，其中姜半夏长于降逆止呕，法半夏长于燥湿且温性较弱，半夏曲则有化痰消食之功，竹沥半夏能清化热痰。外用适量。

【注意】不宜与乌头类药物同用。其性温燥，阴虚燥咳、血证、热痰、燥痰应慎用。

2. 天南星

【功效】燥湿化痰，祛风解痉；外用散结消肿（2001）。

【主治】①顽痰咳嗽，湿痰、寒痰证。②风痰眩晕、中风、癫痫、破伤风。③痈疽肿痛，蛇虫咬伤（2018）。
【用法】煎服，多制用。外用适量。
【注意】孕妇慎用。

	相同点	不同点
半夏	药性辛温有毒，均能燥湿化痰，温化寒痰，善治湿痰、寒痰，炮制后又能治热痰、风痰	善治脏腑湿痰，且能降逆止呕，消痞散结
天南星		走经络，偏于祛风痰而能解痉止厥，善治风痰证

3. 旋覆花
【功效】降气消痰，行水止呕（2001，2017）。
【主治】①咳喘痰多，痰饮蓄结，胸膈痞满。②噫气，呕吐。
【用法】煎服，包煎。
【注意】阴虚劳嗽，津伤燥咳者忌用。

4. 芥子
【功效】温肺豁痰，利气散结，通络止痛（2001）。
【用法】煎服；外用适量。
【注意】本品辛温走散，耗气伤阴，久咳肺虚及阴虚火旺者忌用；消化道溃疡、出血者及皮肤过敏者忌用。用量不宜过大。

5. 白前
【功效】降气祛痰，止咳。

二、清化热痰药

1. 川贝母
【性能】苦、甘，微寒。归肺、心经。
【功效】清热化痰，润肺止咳，散结消痈（2019）。
【应用】①虚劳咳嗽，肺热燥咳。②瘰疬、乳痈、肺痈。
【注意】不宜与乌头类药物同用。

2. 浙贝母
【性能】苦，寒。归肺、心经。
【功效】清热化痰止咳，解毒散结消痈（2019）。
【应用】①风热、痰热咳嗽。②瘰疬，瘿瘤，乳痈疮毒，肺痈。
【注意】同川贝母。

	相同点	不同点
川贝母	清热化痰止咳、散结	长于润肺
浙贝母		长于清热

3. 瓜蒌
【性能】甘、微苦，寒。归肺、胃、大肠经。
【功效】清热涤痰，宽胸散结，润燥滑肠（2010）。
【应用】①痰热咳喘。②胸痹、结胸。③肺痈，肠痈，乳痈。④肠燥便秘（2014，2018）。
【注意】本品甘寒而滑，脾虚便溏者忌用。不宜与乌头类、附子同用。

	相同点	不同点
瓜蒌皮	清热化痰，宽胸散结	长于清热化痰，利气宽胸散结
瓜蒌仁		长于润肺化痰，润肠通便

4. 桔梗

【性能】苦、辛，平。归肺经。

【功效】<u>宣肺，祛痰，利咽，排脓（2005，2015，2017，2018）</u>。

【应用】①咳嗽痰多，胸闷不畅。②咽喉肿痛，失音。③肺痈吐脓（2017）。

【注意】本品性升散，凡气机上逆、呕吐、呛咳、眩晕、阴虚火旺咯血等不宜用。用量过大易致恶心呕吐。

5. 竹茹

【功效】<u>清热化痰，除烦止呕（2017）</u>。

【主治】①肺热咳嗽，痰热心烦不寐。②胃热呕吐、妊娠恶阻（2018）。

6. 竹沥

【功效】清热豁痰，定惊利窍。

【主治】①痰热咳喘。②中风痰迷，惊痫癫狂。

【用法】30～50mL，冲服。

7. 天竺黄

【功效】清热化痰，清心定惊。

8. 前胡

【功效】降气化痰，散风清热。

9. 海藻

【功效】消痰软坚散结，利水消肿。

【注意】传统认为反甘草。

10. 昆布

【功效】消痰软坚散结，利水消肿。

11. 海蛤壳

【功效】清肺化痰，软坚散结。

三、止咳平喘药

1. 苦杏仁

【性能】苦，微温。有小毒。归肺、大肠经。

【功效】<u>降气止咳平喘，润肠通便（2006，2010）</u>。

【应用】①咳嗽气喘。②肠燥便秘。

【用法】煎服。宜打碎入煎，生品入煎剂宜后下。

【注意】本品有小毒，用量不宜过大；便溏者慎用，婴儿慎用。

2. 紫苏子

【性能】辛，温。归肺、大肠经。

【功效】<u>降气化痰，止咳平喘，润肠通便（2000，2019）</u>。

【应用】①咳喘痰多。②肠燥便秘。

	相同点	不同点
苦杏仁	止咳平喘，润肠通便	兼宣肺
紫苏子		长于降气化痰

3. 百部

【性能】甘、苦，微温。归肺经。
【功效】润肺下气止咳，杀虫灭虱（2002，2013）。
【应用】①新久咳嗽，顿咳，肺痨咳嗽。②蛲虫、阴痒、头虱及疥癣等。
【用法】煎服，外用适量。久咳虚嗽宜蜜炙用。
【注意】脾虚食少便溏者忌用。

4. 桑白皮

【性能】甘，寒。归肺经。
【功效】泻肺平喘，利水消肿。
【应用】①肺热咳喘。②水肿。

5. 葶苈子

【性能】苦、辛，大寒。归肺、膀胱经（2014）。
【功效】泻肺平喘，行水消肿。
【应用】①痰涎壅盛，喘息不得平卧。②水肿，胸腹积水，小便不利（2018）。

	相同点	不同点
桑白皮	均能泻肺平喘、利水消肿，治疗肺热及水肿、小便不利，常相须为用	甘寒，药性较缓，长于清肺热，降肺火，多用于肺热咳喘，痰黄及皮肤水肿
葶苈子		力峻，重在泻肺中水气、痰涎，对邪盛喘满不得卧者尤宜，其利水力量较强，可兼治鼓胀、胸腹积水之证

6. 枇杷叶

【功效】清肺止咳，降逆止呕。
【主治】①肺热咳嗽，气逆喘急。②胃热呕吐，哕逆。
【用法】煎服。止咳宜炙用，止呕宜生用。

7. 紫菀

【功效】润肺下气，化痰止咳（2011）。
【主治】咳嗽痰多。

8. 款冬花

【功效】润肺下气，止咳化痰。
【主治】肺热咳嗽，气逆喘急，胃热呕吐，哕逆。

9. 白果

【功效】敛肺定喘，止带缩尿（2011）。
【主治】①哮喘痰嗽。②带下，白浊，尿频。
【用法】煎服，捣碎。
【注意】本品生食有毒，不可多用，小儿尤当注意。

第十八单元 安 神 药

☆ 重点提示

本单元历年考试涉及不多,对于重镇安神类和养心安神类的药物应区别记忆,朱砂、磁石、酸枣仁、龙骨、远志的功效应重点掌握。

---考点集合---

一、重镇安神药

1. 朱砂

【性能】甘,微寒。有毒。归心经。
【功效】清心镇惊,安神,明目,解毒(2017)。
【应用】①心悸易惊,失眠多梦。②惊风,癫痫。③疮疡肿毒,喉痹,口疮。
【用法】内服,只宜入丸、散服,不宜入煎剂。外用适量。
【注意】本品有毒,内服不可过量或持续服用,孕妇及肝功能不全者禁用。忌火煅。

2. 磁石

【性能】咸,寒。归心、肝、肾经。
【功效】镇惊安神,平肝潜阳,聪耳明目,纳气平喘(2019)。
【应用】①心神不宁,惊悸,失眠,癫痫。②肝阳上亢,头晕目眩。③耳鸣耳聋,视物昏花。④肾虚气喘。
【用法】煎服,先煎。
【注意】因吞服后不易消化,如入丸、散,不可多服,脾胃虚弱者慎用。

	相同点	不同点
朱砂	均为重镇安神常用药,二药质重性寒入心经,均能镇惊安神	镇心、清心而安神,善治心火亢盛之心神不安
磁石		益肾阴、潜肝阳,主治肾虚肝旺,肝火扰心之心神不宁

【配伍意义】磁石配朱砂:肾阴不足,心阳偏亢,心肾不交之失眠心悸、耳鸣耳聋、视物昏花。

3. 龙骨

【性能】甘、涩,平。归心、肝、肾经。
【功效】镇惊安神,平肝潜阳,收敛固涩。
【应用】①心神不宁,心悸失眠,惊痫癫狂。②肝阳上亢,头晕目眩。③滑脱诸证。④湿疮痒疹,疮疡久溃不敛。
【用法】煎服,宜先煎。外用适量。镇静安神、平肝潜阳多生用。收敛固涩宜煅用。

4. 琥珀

【功效】镇惊安神,活血散瘀,利尿通淋(2006)。
【用法】研末冲服,或入丸、散,外用适量。不入煎剂。忌火煅(2002)。

二、养心安神药

1. 酸枣仁

【性能】甘、酸,平。归肝、心、胆经。

【功效】<u>养心益肝,安神,敛汗,生津(2002,2014)</u>。

【应用】①虚烦不眠,惊悸多梦。②体虚多汗。

2. 柏子仁

【功效】<u>养心安神,润肠通便,止汗(2011)</u>。

【主治】①心悸失眠。②肠燥便秘。③阴虚盗汗。

【注意】便溏及多痰者慎用。

	相同点	不同点
酸枣仁	养心安神、止汗,治疗阴血不足、心神失养的心神不宁及阴虚盗汗	长于益肝血,更宜于心肝血虚的心神不宁证
柏子仁		长于治疗心阴虚及心肾不交的心神不宁证,并能润肠通便,可治肠燥便秘

3. 远志

【功效】<u>安神益智,交通心肾,祛痰开窍,消散痈肿</u>。

【主治】①失眠多梦,心悸怔忡,健忘。②癫痫惊狂。③咳嗽痰多。④<u>痈疽疮毒,乳房肿痛(2000)</u>。

【注意】凡实热或痰火内盛者,以及有胃溃疡或胃炎者慎用。

4. 合欢皮

【功效】<u>解郁安神,活血消肿(2006)</u>。

5. 首乌藤

【功效】养血安神,祛风通络。

第十九单元　平肝息风药

☆ 重点提示

本单元药物较多,且都较为常用,可归类记忆。历年考试对于本单元内容的考查变化不大,重点掌握各种药物的功效,特别要注意相似药物的功效,如僵蚕、蜈蚣、全蝎等。

── 考点集合 ──

一、平抑肝阳药

1. 石决明

【性能】咸,寒。归肝经。

【功效】<u>平肝潜阳,清肝明目(2019)</u>。

【应用】①肝阳上亢,头痛眩晕。②目赤翳障,视物昏花。

【用法】<u>煎服,先煎</u>。平肝、清肝宜生用,外用点眼宜煅用、水飞。

	相同点	不同点
决明子	均有清肝明目之功效，皆可用治目赤肿痛、翳障等偏于肝热者	苦寒，功偏清泻肝火而明目，常用治肝经实火之目赤肿痛
石决明		咸寒质重，凉肝镇肝，滋养肝阴，故无论实证、虚证之目疾均可应用，多用于血虚肝热之羞明、目暗、青盲等

2. 牡蛎

【性能】咸，微寒。归肝、胆、肾经。

【功效】潜阳补阴，重镇安神，软坚散结，收敛固涩，制酸止痛（2003）。

【应用】①心神不安，惊悸失眠。②肝阳上亢，头晕目眩。③痰核，瘰疬，瘿瘤，癥瘕积聚。④滑脱诸证（2017）。

【用法】煎服，宜打碎先煎。外用适量。收敛固涩宜煅用，其他宜生用。

3. 赭石

【性能】苦，寒。归肝、心、肺、胃经。

【功效】平肝潜阳，重镇降逆，凉血止血（2017）。

【应用】①肝阳上亢，头晕目眩。②呕吐，呃逆，噫气。③气逆喘息。④血热吐衄，崩漏（2017）。

【用法】煎服，先煎。外用适量。降逆、平肝宜生用，止血宜煅用。

【注意】虚寒证及孕妇慎用。因含微量砷，故不宜长期服用。

4. 珍珠母

【功效】平肝潜阳，清肝明目，镇惊安神（2019）。

【用法】煎服，宜打碎先煎。或入丸、散剂。外用适量。

5. 蒺藜

【功效】平肝解郁，活血祛风，明目止痒（2014）。

6. 罗布麻叶

【功效】平肝安神，清热，利水。

二、息风止痉药

1. 羚羊角

【性能】咸，寒。归肝、心经（2011）。

【功效】平肝息风，清肝明目，清热解毒（2001，2017）。

【应用】①肝风内动，惊痫抽搐。②肝阳上亢，头晕目眩。③肝火上炎，目赤头痛。④温热病壮热神昏，热毒发斑。

【用法】煎服，宜单煎2小时以上；磨汁或研粉服。

【配伍】羚羊角配钩藤：温热病壮热神昏、手足抽搐及小儿急惊风等。

2. 牛黄

【性能】甘，凉。归心、肝经。

【功效】凉肝息风，清心豁痰，开窍醒神，清热解毒。

【应用】①热病神昏。②小儿惊风，癫痫。③口舌生疮，咽喉肿痛，牙痛，痈疽疔毒。

【用法】入丸、散剂。外用适量，研末敷患处。

【注意】非实热证不宜用，孕妇慎用。

3. 钩藤

【性能】甘，凉。归肝、心包经。

【功效】清热平肝，息风定惊。

【应用】①头痛，眩晕。②肝风内动，惊痫抽搐。

【用法】入煎剂宜后下。

4. 天麻

【性能】甘，平。归肝经。

【功效】息风止痉，平抑肝阳，祛风通络（2004，2019）。

【应用】①肝风内动，惊痫抽搐。②眩晕，头痛。③肢体麻木，手足不遂，风湿痹痛。

	相同点	不同点
钩藤	息风止痉、平肝潜阳，常用治肝风内动、惊痫抽搐，以及肝阳上亢等证	能清热，尤宜于热极动风与肝经阳热病证
天麻		祛风湿，止痹痛，可用治风湿痹痛以及肢体麻木、手足不遂等证

5. 地龙

【功效】清热定惊，通络，平喘，利尿。

【主治】①高热惊痫，癫狂。②气虚血滞，半身不遂。③痹证。④肺热哮喘。⑤小便不利，尿闭不通。

6. 全蝎

【功效】息风镇痉，攻毒散结，通络止痛（2013）。

【主治】①痉挛抽搐。②疮疡肿毒，瘰疬结核。③风湿顽痹。④顽固性头痛。

【用法】煎服；外用适量。

【注意】本品有毒，用量不宜过大。孕妇禁用。

【配伍】全蝎配蜈蚣：肝风内动之痉挛抽搐、疮疡肿毒、瘰疬、风湿痹病等证。

7. 蜈蚣

【功效】息风镇痉，攻毒散结，通络止痛（2013）。

【主治】①痉挛抽搐。②疮疡肿毒，瘰疬结核。③风湿顽痹。④顽固性头痛。

【用法】煎服；外用适量。

【注意】本品有毒，用量不宜过大。孕妇禁用。

	相同点	不同点
蜈蚣	皆有息风镇痉、解毒散结、通络止痛之功效，二药相须有协同增效作用	力猛性燥，善走窜通达，息风镇痉功效较强，攻毒疗疮、通痹止痛疗效亦佳
全蝎		性平，息风镇痉、攻毒散结之力不及蜈蚣

8. 僵蚕

【功效】息风止痉，祛风止痛，化痰散结（2002，2011）。

【主治】①惊痫抽搐。②风中经络，口眼㖞斜。③风热头痛，目赤，咽痛，风疹瘙痒。④痰核，瘰疬。

9. 珍珠

【功效】安神定惊，明目消翳，解毒生肌，润肤祛斑。

【用法】内服入丸、散用。外用适量。

第二十单元 开 窍 药

重点提示

本单元内容较为次要，历年考试涉及较少。考生只需记住麝香、石菖蒲的功效、应用，其他药物大致了解即可。

考点集合

1. 麝香
【性能】辛，温。归心、脾经。
【功效】开窍醒神，活血通经，消肿止痛，催生下胎（2006）。
【应用】①闭证神昏。②痈肿瘰疬，咽喉肿痛。③血瘀经闭，癥瘕，心腹暴痛，头痛，跌打损伤，风寒湿痹。④难产，死胎，胞衣不下。
【用法】外用适量。不宜入煎剂。
【注意】孕妇禁用。
【配伍】麝香配冰片：温热病邪陷心包，中风痰厥，热痰蒙闭心窍所致的高热烦躁、神昏谵语及中暑、热邪闭窍、神志昏迷等热闭神昏。

2. 石菖蒲
【性能】辛、苦，温。归心、胃经。
【功效】开窍醒神，化湿和胃，宁神益志（2017）。
【应用】①痰蒙清窍，神志昏迷。②湿阻中焦，脘腹痞满，胀闷疼痛。③噤口痢。④健忘，失眠，耳鸣，耳聋。

3. 冰片
【功效】开窍醒神，清热止痛。
【主治】①热病神昏、惊厥、中风痰厥，气郁暴厥，中恶昏迷，胸痹心痛。②目赤口疮，咽喉肿痛，耳道流脓。
【用法】外用适量，研粉点敷患处。不宜入煎剂。用量为0.15～0.3g。
【注意】孕妇慎用。

	相同点	不同点
麝香	开窍醒神，二药配用以治闭证	性温，开窍醒神作用极强，为开窍醒神要药，热闭、寒闭均可运用；活血通经、消肿止痛，可用治血瘀经闭、癥瘕、跌打损伤、痹证疼痛、疮疡肿毒、咽喉肿痛等证
冰片		药性微寒，宜用于热闭，味苦、性寒，清热解毒止痛，用于治疗目赤、口疮、咽喉肿痛、耳道流脓等证

4. 苏合香
【功效】开窍醒神，辟秽，止痛。
【用法】外用适量，不入煎剂。

第二十一单元 补 虚 药

☆ 重点提示

本单元内容较多、较杂，历年考试涉及率也较高，每个药物的功效都应牢记，对于典型药物，如黄芪、白术、当归、熟地黄、白芍等应重点掌握。药物不同制法的不同功效应当了解。

— 考点集合 —

一、补气药

1. 人参

【性能】甘、微苦，微温。归肺、脾、心、肾经。

【功效】大补元气，复脉固脱，补脾益肺，生津养血，安神益智（2005）。

【应用】①元气虚脱证。②肺脾心肾气虚证。③热病气虚津伤口渴及消渴证。④气血亏虚，久病虚羸。⑤惊悸失眠。

【用法】煎服。宜文火另煎分次兑服。野山参研末吞服。

【注意】不宜与藜芦同用。

【配伍】①人参配附子：阳气暴脱证。②人参配麦冬、五味子：气阴两虚或气虚亡阴证。

2. 党参

【性能】甘，平。归脾、肺经。

【功效】补脾肺气，补血，生津（2010）。

【应用】①脾肺气虚证。②气血两虚证。③气津两伤证。④与解表药、攻下药等祛邪药配伍，治疗气虚外感或里实热结而气血亏虚等邪实正虚之证。

【注意】不宜与藜芦同用。

	相同点	不同点
人参	补脾气、补肺气、益气生津、益气生血和扶正祛邪，常用于肺、脾气虚证，气津两伤证，以及正虚邪实病证	补气力强，并能大补元气，可用治气虚欲脱的危重病证，还能安神益智、益气壮阳，可治气血不足的心神不安以及阳痿证等
党参		补气力弱，但能养血，可用于血虚证等

3. 黄芪

【性能】甘，微温。归脾、肺经。

【功效】补气升阳，固表止汗，利水消肿，生津养血，行滞通痹，托毒排脓，敛疮生肌（2004，2009）。

【应用】①脾气虚证。②肺气虚证。③气虚自汗证。④气血亏虚，疮疡难溃难腐，或溃久难敛。⑤内热消渴，血虚萎黄。⑥半身不遂，痹痛麻木。

【用法】煎服。蜜炙可增强其补中益气作用。

	相同点	不同点
人参	皆具有补气及补气生津、补气生血之功效，且常相须为用，能相互增强疗效	大补元气，复脉固脱，为治内伤气虚第一要药
黄芪		长于补气升阳、益卫固表、托疮生肌、利水退肿，尤宜用于气虚等证

4. 白术

【性能】甘、苦，温。归脾、胃经。
【功效】<u>健脾益气，燥湿利尿，止汗，安胎（2003，2007，2010）</u>。
【应用】①<u>脾气虚证</u>。②气虚自汗。③脾虚胎动不安。
【用法】煎服。炒用可增强补气健脾止泻作用。
【注意】本品性偏温燥，热病伤津及阴虚燥渴者不宜使用。

	相同点	不同点
黄芪	均能补气、利水、止汗	黄芪补中气而升阳，长于治疗中气不足、气虚下陷诸证，还能生津养血，行滞通痹，托毒排脓，敛疮生肌
白术		补中气，长于治疗脾虚失运、水湿痰饮内停诸证，还能补气安胎

	相同点	不同点
白术	健脾燥湿，可治脾失健运，湿浊中阻证	补气健脾，并能固表止汗、益气安胎，可用治气虚自汗、气虚胎动不安等
苍术		燥湿力强，尤宜于湿盛不虚者，还能祛风湿、发汗解表、明目，可治风湿痹痛、外感风寒湿表证，以及夜盲症等

5. 甘草

【性能】甘，平。归心、肺、脾、胃经。
【功效】<u>补脾益气，祛痰止咳，缓急止痛，清热解毒，调和诸药（2002，2012，2014）</u>。
【应用】①脾胃虚弱，倦怠乏力。②心悸气短。③咳嗽痰多。④脘腹、四肢挛急疼痛。⑤热毒疮疡，咽喉肿痛，药物、食物中毒。⑥调和药性。
【用法】煎服。生用性微寒，可清热解毒；蜜炙药性微温，并可增强补益心脾之气和润肺止咳作用。
【注意】不宜与京大戟、芫花、甘遂同用。本品有助湿壅气之弊，湿盛胀满、水肿者不宜用。大剂量久服可导致水钠潴留，引起浮肿。

6. 西洋参

【功效】补气养阴，清热生津。
【主治】①<u>气虚阴亏，虚热烦倦</u>。②咳嗽痰血。③内热消渴，口燥咽干。
【用法】煎服。另煎兑服。
【注意】<u>不宜与藜芦同用</u>。

7. 太子参

【功效】补气健脾，生津润肺。
【主治】①<u>脾虚体倦，食欲不振</u>。②病后虚弱，气阴不足，自汗口渴。③<u>肺燥干咳</u>。

8. 山药
【功效】补脾养胃，生津益肺，补肾涩精。
【主治】①脾虚食少、久泻不止。②肺虚喘咳，带下尿频。③虚热消渴。
9. 白扁豆
【功效】健脾化湿，和中消暑。
10. 大枣
【功效】补中益气，养血安神（2010）。
11. 蜂蜜
【功效】补中，润燥，止痛，解毒，外用生肌敛疮。

二、补阳药

1. 鹿茸
【性能】甘、咸，温。归肾、肝经（2012）。
【功效】补肾阳，益精血，强筋骨，调冲任，托疮毒（2018）。
【应用】①肾阳不足，精血亏虚，阳痿早泄，宫寒不孕，眩晕，耳鸣耳聋。②畏寒，腰背冷痛，筋骨痿软，常配伍山茱萸、熟地黄等，如加味地黄丸。③妇女冲任虚寒，崩漏带下。④阴疽不敛。
【用法】研末吞服，1～2g，或入丸、散。
【注意】服用本品宜从小量开始，缓缓增加，不可骤用大量，以免阳升风动，头晕目赤，或伤阴动血。凡发热者均当忌服。

2. 淫羊藿
【性能】辛、甘，温。归肾、肝经。
【功效】补肾壮阳，祛风除湿（2005，2014）。
【应用】①肾阳虚衰，阳痿遗精，筋骨痿软。②风寒湿痹，麻木拘挛。

3. 杜仲
【性能】甘，温。归肝、肾经。
【功效】补肝肾，强筋骨，安胎（2000，2005）。
【应用】①肝肾不足，腰膝酸痛，筋骨无力，头晕目眩。②妊娠漏血，胎动不安，习惯性堕胎。

4. 续断
【性能】苦、辛，微温。归肝、肾经。
【功效】补肝肾，强筋骨，续折伤，止崩漏（2005，2014）。
【应用】①腰膝酸痛，寒湿痹痛。②崩漏下血，胎漏。③跌打损伤，筋伤骨折。

	相同点	不同点
杜仲	归肝肾经，药性偏温，均能补肝肾、强筋骨、安胎，治肾虚腰痛脚弱、筋骨无力、胎动不安常相须为用	补益作用较好，且可安胎、降压，故肾虚腰酸、胎动不安、习惯性堕胎及高血压肝肾不足或肝阳上亢者尤为常用
续断		补肝肾、强腰膝、安胎作用不及杜仲，但能行血通脉、续筋骨，为补而不滞之品，又为妇科崩漏、乳汁不行、外科痈疽疮疡、伤科跌打损伤所常用

5. 菟丝子

【性能】辛、甘，平。归肾、肝、脾经。

【功效】补益肝肾，固精缩尿，安胎明目，止泻，外用消风祛斑。

【应用】①肝肾不足，腰膝酸软，阳痿遗精，遗尿尿频。②脾肾阳虚，便溏泄泻。③肾虚胎动不安。

6. 紫河车

【功效】<u>补肾益精，养血益气（2006，2013）</u>。

【主治】①阳痿遗精，虚劳羸瘦。②不孕少乳。③久咳虚喘，骨蒸劳嗽。④面色萎黄，食少气短。

7. 巴戟天

【功效】补肾阳，强筋骨，祛风湿。

【主治】①阳痿遗精，宫冷不孕。②月经不调，少腹冷痛。③风湿痹痛，筋骨痿软。

	相同点	不同点
淫羊藿	补肾助阳，祛风除湿，均可用治肾阳虚之阳痿、不孕及肝肾不足之筋骨痿软、风湿久痹等证	药性燥散，补肾阳之力较强，尤宜于肾阳虚衰之精少不育
巴戟天		性温润不燥，补阳之力不及淫羊藿，兼益精血，多用于肾阳亏虚、精血不足之证

8. 补骨脂

【功效】<u>温肾助阳，温脾止泻，纳气平喘，外用消风祛斑（2000，2008，2019）</u>。

【主治】①肾虚阳痿，腰膝冷痛。②肾虚遗精，遗尿，尿频。③脾肾阳虚之五更泄泻。④肾不纳气，虚寒喘咳。⑤外用治白癜风，斑秃。

9. 冬虫夏草

【功效】<u>补肾益肺，止血化痰（2019）</u>。

【主治】①肾虚精亏，阳痿遗精，腰膝酸痛。②久咳虚喘，劳嗽痰血。

10. 仙茅

【功效】补肾阳，强筋骨，祛寒湿。

11. 肉苁蓉

【功效】补肾助阳，润肠通便。

12. 益智

【功效】暖肾固精缩尿，温脾开胃摄唾。

13. 沙苑子

【功效】<u>补肾助阳，固精缩尿，养肝明目（2014）</u>。

14. 蛤蚧

【功效】补肺益肾，纳气平喘，助阳益精。

三、补血药

1. 当归

【性能】甘、辛，温。归肝、心、脾经。

【功效】<u>补血调经，活血止痛，润肠通便（2002）</u>。

【应用】①血虚诸证。②血虚血瘀之月经不调、经闭、痛经等。③虚寒腹痛、跌打损伤、痈疽疮疡、风寒痹痛等。④血虚肠燥便秘（2017）。

【用法】煎服。

【注意】湿盛中满、大便泄泻者忌服。

【配伍】当归配黄芪：劳倦内伤，肌热面赤，烦渴，脉虚大乏力及疮疡，血虚发热，诸气血不足。

2. 熟地黄

【性能】甘，微温。归肝、肾经（2014）。

【功效】补血养阴，填精益髓。

【应用】①血虚诸证。②肝肾阴虚诸证。

【注意】本品性质黏腻，较生地黄更甚，有碍消化，凡气滞痰多、脘腹胀痛、食少便溏者忌服。重用久服宜与陈皮、砂仁等同用，防止黏腻碍胃（2019）。

	相同点	不同点
生地黄	滋阴，可用治阴虚证	能清热凉血，养阴生津，长于治疗热入营血、热病伤阴、阴虚发热诸证，其滋阴力不及熟地黄
熟地黄		功专补血滋阴，益精髓，长于治疗血虚证以及肝肾亏虚诸证

3. 白芍

【性能】苦、酸，微寒。归肝、脾经（2014）。

【功效】养血调经，敛阴止汗，柔肝止痛，平抑肝阳（2001）。

【应用】①血虚萎黄，月经不调。②肝脾不和之胸胁脘腹疼痛或四肢挛急疼痛。③肝阳上亢之头痛眩晕。

【注意】阳衰虚寒之证不宜用。反藜芦。

	相同点	不同点
白芍	皆能止痛，均可用治疼痛	长于养血柔肝、缓急止痛，主治肝阴不足，血虚肝旺，肝气不疏所致的胁肋疼痛、脘腹四肢拘挛作痛
赤芍		长于活血祛瘀止痛，主治血滞诸痛证，因能清热凉血，故血热瘀滞者尤为适宜

【配伍】白芍配甘草：肝脾不和，筋脉失濡所致的脘腹、四肢挛急作痛。

4. 阿胶

【性能】甘，平。归肺、肝、肾经。

【功效】补血，滋阴，润燥，止血（2011）。

【应用】①血虚证。②出血证。③肺燥咳嗽。④热病伤阴之心烦失眠及阴虚风动，手足瘛疭等（2018）。

【用法】入汤剂宜烊化兑服。

【注意】本品黏腻，有碍消化。脾胃虚弱者慎用。

5. 何首乌

【性能】苦、甘、涩，微温。归肝、肾经。

【功效】制用：补益精血，固肾乌须，强筋骨，化浊降脂。生用：解毒，消痈，截疟，润肠通便（2002）。

【应用】①精血亏虚、头晕眼花、须发早白、腰膝酸软。②久疟、痈疽、瘰疬、肠燥便秘等。③高脂血症。

6. 龙眼肉

【功效】补益心脾，养血安神。

【主治】用于气血不足，血虚萎黄，惊悸怔忡，失眠健忘。

四、补阴药

1. 北沙参

【性能】甘、微苦，微寒。归肺、胃经。

【功效】养阴清肺，益胃生津。

【应用】①肺阴虚证。②胃阴虚证。

【注意】不宜与藜芦同用。

2. 麦冬

【性能】甘、微苦，微寒。归心、肺、胃经。

【功效】养阴生津，润肺清心（2004）。

【应用】①津伤口渴，内热消渴，肠燥便秘。②肺燥干咳，阴虚痨嗽，喉痹咽痛。③心烦失眠。

3. 龟甲

【性能】咸、甘，寒。归肾、肝、心经。

【功效】滋阴潜阳，益肾健骨，养血补心，固经止崩（2019）。

【应用】①阴虚发热，骨蒸劳热，阴虚阳亢，头晕目眩，虚风内动，手足瘛疭。②筋骨痿软。③心虚健忘。④崩漏经多。

【用法】煎服，宜先煎。本品经砂炒醋淬后，有效成分更容易煎出，并除去腥气，便于制剂（2000，2017）。

【注意】孕妇及胃有寒湿者忌用。

4. 鳖甲

【性能】甘、咸，寒。归肝、肾经。

【功效】滋阴潜阳，退热除蒸，软坚散结（2005，2019）。

【应用】①阴虚发热，骨蒸劳热，阴虚阳亢，头晕目眩，虚风内动，手足瘛疭。②经闭，癥瘕，久疟疟母。（2014）。

【用法】煎服，宜先煎。本品经砂炒醋淬后，有效成分更容易煎出，可去其腥气，易于粉碎，方便制剂。

【注意】孕妇及脾胃虚寒者忌服。

	相同点	不同点
龟甲	滋阴清热，潜阳息风，治疗阴虚发热、阴虚阳亢、阴虚风动等证	滋阴之力较强，并能益肾健骨、养血补心，可用于肾虚骨弱、心血不足以及阴虚有热的崩漏等证
鳖甲		长于清虚热，并善于软坚散结，常用于阴虚发热、癥瘕、疟母等证

5. 百合

【功效】养阴润肺，清心安神（2004，2017）。

【主治】①阴虚燥咳，劳嗽咯血。②阴虚有热之失眠心悸及百合病心肺阴虚内热证。

6. 天冬

【功效】养阴润燥，清肺生津。

【主治】①肺燥干咳，顿咳痰黏。②腰膝酸痛，骨蒸潮热。③热病伤津之食欲不振、口渴及肠燥便秘等证。

	相同点	不同点
麦冬	清热滋阴生津，同治燥咳痰黏、劳嗽咯血、内热消渴及阴亏肠燥便秘	滋阴润燥清热力弱于天冬，且能养胃生津、清心除烦，又治胃阴不足之舌干口渴，阴虚火旺之心烦不眠及心神不安等证，心肺胃三经阴伤有火之证，皆可用之，作用部位偏上
天冬		清火润燥之功强于麦冬，且可滋肾阴，长于滋肾阴而降虚火，作用部位偏下

7. 石斛

【功效】<u>益胃生津，滋阴清热（2015）</u>。

【主治】①热病津伤，口干烦渴，胃阴不足，食少干呕。②病后虚热不退，阴虚火旺，骨蒸劳热，目暗不明，筋骨痿软。

【用法】煎服，可鲜用。

【注意】温热病阴津未伤者不宜早用，湿热尚未化燥者忌服。

8. 玉竹

【功效】<u>养阴润燥、生津止渴</u>。

【主治】①肺胃阴伤。②燥热咳嗽。③咽干口渴，内热消渴。

9. 枸杞子

【功效】<u>滋补肝肾，益精明目</u>。

【主治】①虚劳精亏，腰膝酸痛，眩晕耳鸣，阳痿遗精。②内热消渴。③血虚萎黄，目暗不明。

10. 南沙参

【功效】养阴清肺，清胃生津，补气，化痰。

【注意】反藜芦。

	相同点	不同点
北沙参	二者功用相似，均以养阴清肺、益胃生津为主要功效	养阴、清热、生津优于南沙参
南沙参		尚兼益气及祛痰作用

11. 女贞子

【功效】<u>滋补肝肾，乌须明目（2013，2017）</u>。

【用法】煎服。以入丸散剂效佳。以黄酒拌后蒸制，可增强滋补肝肾作用，并使苦寒之性减弱，避免滑肠。

12. 黄精

【功效】补气养阴，健脾，润肺，益肾。

13. 墨旱莲

【功效】<u>滋补肝肾，凉血止血（2015）</u>。

14. 楮实子

【功效】补肾清肝，明目，利尿。

第二十二单元 收 涩 药

重点提示

本单元内容虽然在考试中所占比例不多，但对于五味子、肉豆蔻、山茱萸、莲子等药物的功效应着重把握，对于方剂的复习也有帮助。

考点集合

一、固表止汗药

1. 麻黄根

【功效】固表止汗。

2. 浮小麦

【功效】止汗，益气，除热（2001，2006，2007）。

二、敛肺涩肠药

1. 五味子

【性能】酸、甘，温。归肺、心、肾经。

【功效】收敛固涩，益气生津，补肾宁心。

【应用】①久咳虚喘。②自汗，盗汗。③梦遗，滑精遗尿，尿频。④久泻不止。⑤津伤口渴，消渴。⑥心悸，失眠，多梦（2017）。

2. 乌梅

【性能】酸、涩，平。归肝、脾、肺、大肠经。

【功效】敛肺，涩肠，安蛔，生津（2005）。

【应用】①肺虚久咳。②久泻，久痢。③蛔厥腹痛，呕吐。④虚热消渴。⑤炒炭后可用于崩漏不止、便血等；外敷能消疮毒，可治胬肉外突、头疮等。

	相同点	不同点
五味子	敛肺止咳、涩肠止泻、生津止渴，可用于治疗肺虚久咳、久泻及津伤口渴之证	滋肾、固精、敛汗及宁心安神，用于治疗遗精、滑精、自汗盗汗、心悸、失眠、多梦等证
乌梅		具安蛔止痛、止血及消疮毒之功，用于治疗蛔厥腹痛呕吐、崩漏下血、胬肉外突等

3. 诃子

【功效】涩肠止泻，敛肺止咳，降火利咽（2005）。

【主治】①久泻，久痢。②便血脱肛，肺虚喘咳，久嗽不止，咽痛音哑。

【用法】煎服，涩肠止泻宜煨用，敛肺清热、利咽开音宜生用。

4. 肉豆蔻

【功效】涩肠止泻，温中行气（2019）。

【主治】①脾胃虚寒，久泻不止。②脘腹胀痛，食少呕吐。

【用法】煎服，入丸、散服。内服须煨熟去油用。

	相同点	不同点
肉豆蔻	温中散寒、行气消胀、开胃，可治寒湿中阻及脾胃气滞的脘腹胀满，不思饮食以及呕吐等	长于涩肠止泻，多用于脾胃虚寒的久泻
豆蔻		长于芳香化湿，多用于湿浊中阻的脘腹胀满，有呕吐者更宜

5. 五倍子
【功效】敛肺降火，涩肠止泻，敛汗止血，收湿敛疮。

6. 赤石脂
【功效】涩肠，止血，敛疮生肌。
【注意】湿热积滞泻痢者忌服。孕妇慎用。畏官桂。

三、固精缩尿止带药

1. 山茱萸
【性能】酸、涩，微温。归肝、肾经。
【功效】补益肝肾，收敛固涩（2000，2011）。
【应用】①腰膝酸软，眩晕耳鸣，阳痿。②遗精滑精，遗尿尿频。③崩漏带下，月经过多。④大汗不止，体虚欲脱。⑤亦治内热消渴。

2. 桑螵蛸
【功效】固精缩尿，补肾助阳。
【主治】①遗精滑精。②遗尿尿频，白浊。
【注意】阴虚多火、膀胱有热而小便频数者忌用。

3. 海螵蛸
【功效】涩精止带，收敛止血，制酸止痛，收湿敛疮。
【主治】①遗精滑精，赤白带下。②崩漏便血，吐血衄血。③胃痛吐酸。④外用治损伤出血，湿疮，湿疹，溃疡不敛。

4. 莲子
【性能】甘、涩，平。归脾、肾、心经。
【功效】益肾固精，止带，补脾止泻，养心安神。
【应用】①遗精，滑精。②带下。③脾虚泄泻。④心悸，失眠。

5. 芡实
【功效】益肾固精，补脾止泻，除湿止带。
【主治】①遗精，滑精。②脾虚久泻。③白浊带下。④遗尿尿频。

	相同点	不同点
莲子	益肾固精，健脾止泻，止带，补中有涩	兼能养心，可治虚烦、心悸、失眠等证
芡实		除湿止带，为治虚、实带下的常用药

6. 金樱子
【功效】固精缩尿止带，涩肠止泻。

7. 椿皮
【功效】清热燥湿，收敛止带，止泻，止血。

第二十三单元 攻毒杀虫止痒药

重点提示

本单元考试很少涉及。了解雄黄、硫黄等药物的功效即可。

考点集合

1. 雄黄

【功效】解毒,杀虫,燥湿祛痰截疟。

【主治】①痈肿疔疮,蛇虫咬伤。②虫积腹痛,惊痫,疟疾。

【用法】内服入丸、散服。外用适量,熏涂患处。

【注意】内服宜慎,不可久服。外用不宜大面积涂擦及长期持续使用。孕妇禁用。切忌火煅。

2. 硫黄

【功效】外用解毒杀虫疗疮;内服补火助阳通便。

【主治】①外用治疥癣,湿疹,阴疽恶疮。②内服治阳痿足冷,虚喘冷哮,虚寒便秘。

3. 白矾

【功效】外用解毒杀虫,燥湿止痒;内服止血,止泻,祛除风痰。

4. 蛇床子

【功效】杀虫止痒,燥湿祛风,温肾壮阳(2019)。

【主治】①阴痒带下,湿疹瘙痒。②湿痹腰痛,肾虚阳痿,宫冷不孕。

5. 蟾酥

【功效】解毒,止痛,开窍醒神。

【用法】多入丸、散用。外用适量。

【注意】本品有毒,内服慎勿过量。外用不可入目。孕妇忌用。

6. 蜂房

【功效】攻毒杀虫,祛风止痛。

第二十四单元 拔毒化腐生肌药

重点提示

本单元内容考试很少涉及,对升药和砒石的功效留有印象即可。

考点集合

1. 升药

【功效】拔毒,去腐。

【主治】①痈疽溃后,脓出不畅,腐肉不去,新肉难生。②湿疮、黄水疮、顽癣及梅毒等。

【用法】只供外用,不能内服(2015)。不用纯品,多配煅石膏外用。用时研极细粉末,干掺或调敷,或以药捻沾药粉使用。

【注意】本品有大毒,外用亦不可过量或持续使用。外疡腐肉已去或脓水已尽者,不宜用。

2. 炉甘石

【功效】解毒明目退翳，收湿止痒敛疮。

【注意】宜炮制后用。

3. 砒石

【功效】外用攻毒杀虫，蚀疮去腐；内服祛痰平喘，截疟（2013）。

【用法】外用适量，研末撒敷，宜作复方散剂或入膏药、药捻用。内服入丸、散服。

【注意】本品剧毒，内服宜慎，外用亦应注意，以防局部吸收中毒。孕妇忌服。不可作酒剂服。忌火煅。不宜与水银配伍。

4. 硼砂

【功效】外用清热解毒，内服清肺化痰。

【用法】外用适量，研极细末干撒或调敷患处，或化水含漱。内服入丸、散用。

第四篇 方 剂 学

第一单元 总 论

考点集合

一、方剂与治法

1. 方剂与治法的关系　方从法出，法随证立。
2. 常用治法　"八法"：汗法、和法、下法、消法、吐法、清法、温法、补法。

二、方剂的组成与变化

1. 方剂的组成原则（2013，2016）
（1）君药：治证主药。
（2）臣药：①辅君；②治兼证。
（3）佐药：①佐助药：辅君臣以强效。②佐制药：弱君臣毒峻之性。③反佐药：与君药性味相反，而又起相成作用。
（4）使药：①引经药：带诸药入病所。②调和药：调和诸药。
2. 方剂的变化形式
（1）药味的增损：君药不变为前提，加减方中其他药物（2000）。
（2）药量的加减：方中药物组成不变为前提。
（3）剂型的变化：方中药物组成及配伍用量比例不变为前提。

三、常用剂型及其特点

剂型	特点
汤剂	吸收迅速，药效快，便于随证化裁，适于重症及病情不稳定者
散剂	制备简便，吸收较快，节省药物，不易变质，易于携带和服用（2005）
丸剂	吸收慢，药效持久，节省药物，体积小，便于携带与服用。有水丸、蜜丸、糊丸、浓缩丸等
膏剂	有煎膏、软膏、硬膏之分，临床上使用范围广

第二单元 解 表 剂

☆ 重点提示

本单元历年考试频频涉及。重点为方剂的组成及功用。重点掌握麻黄汤、大小青龙汤、银翘散、败毒散等常用方剂。麻黄汤作为方剂学中第一个方剂已被大家所熟记，考查的可能性反而不大。另外要特别注意九味羌活汤、银翘散、败毒散等组成药物比较多的方剂。

---考点集合---

一、辛温解表

1. 麻黄汤

【组成】麻黄、桂枝、甘草、杏仁。

【功用】发汗解表，宣肺平喘。

【主治】外感风寒表实证（2013）。

【配伍意义】麻黄为君，发汗解表、宣肺平喘；与桂枝相配，营卫双解，与杏仁相配，止咳平喘；甘草调和诸药。

【全方配伍特点】一是麻黄、桂枝相须为用，开腠畅营；二是麻黄、杏仁相使为用，宣降相宜。

2. 桂枝汤

【组成】桂枝、芍药、甘草、生姜、大枣。

【功用】解肌发表，调和营卫。

【主治】外感风寒表虚证。

【配伍意义】桂枝为君，调和营卫，解肌散邪；与芍药相配，共调营卫，姜枣相配，养阴护卫；甘草合桂枝取其"辛甘化阳"（2019），合芍药取其"酸甘化阴"，兼调诸药，用为佐使。全方法中有法，被称为"仲景群方之冠"。桂枝与芍药用量相等，寓意有三：一为针对营卫失调病机，体现营卫同治，祛邪扶正，邪正兼顾之意；二为相辅相成，桂枝得芍药相助则汗出有源，芍药得桂枝相助则滋而能化；三为相制相成，散中有收，汗中寓补。

【全方配伍特点】辛散与酸收相配，散中有收，汗不伤正；助阳与益阴同用，阴阳兼顾，营卫并调。

【使用注意】凡外感风寒表实无汗者禁用。

3. 小青龙汤

【组成】细辛、半夏、干姜、五味子、甘草、桂枝、芍药、麻黄（2000）。

【方歌】解表蠲饮小青龙，麻桂姜辛姜夏从，芍药五味敛气阴，表寒内饮最有功。

【功用】解表散寒，温肺化饮（2011，2013）。

【主治】外寒里饮证。

【配伍意义】麻黄、桂枝为君，辛温发汗解表，温阳化饮。干姜、细辛为臣，助阳温肺，散寒化饮（2010）；半夏祛痰和胃，亦为臣。甘草调和诸药。

【全方配伍特点】辛散与酸收相配，散中有收，温化与收敛相伍，开中有合。

4. 九味羌活汤

【组成】羌活、防风、细辛、苍术、白芷、川芎、黄芩、生地黄、甘草（2000，2004，2006）。

【方歌】九味羌活防风苍，辛芷芎草芩地黄，发汗祛湿兼清热，分经论治变通良（2012）。

【功用】发汗祛湿，兼清里热（2014）。

【主治】外感风寒湿邪，内有蕴热证（2010，2016）。

【配伍意义】羌活为君，祛除在表之风寒湿邪；防风、苍术为臣，助羌活发汗除风湿；细辛散寒通络，黄芩、生地黄清泄里热兼制温燥之药性；甘草为使，调和诸药。全方温散配合清热，使升散不太过，寒凉不凝滞。

5. 大青龙汤

【组成】麻黄、桂枝、炙甘草、杏仁、石膏、生姜、大枣。

【功用】发汗解表，兼清郁热（2013）。

【主治】外感风寒，兼有郁热证。

【配伍意义】大青龙汤是麻黄汤倍用麻黄、炙甘草，减杏仁量加石膏、生姜、大枣而成。方中以麻黄为君药，因其用量是麻黄汤的1倍（2015），所以辛温发汗解表，开卫表郁闭之力甚强，为发汗峻剂，同时兼有宣肺平喘之功。桂枝为臣，助麻黄发汗解表，温通经脉。石膏亦为臣，其性虽辛寒，但用量较小，既可助麻黄解肌开阳郁，又可清阳郁之烦躁。麻黄与石膏相配，在用量上，重麻黄而轻石膏，辛温发汗解表为主，清泄郁热为辅。佐以杏仁，肃降肺气；与麻黄相配，宣降肺气以助解表。佐以生姜，助麻、桂解散表寒。炙甘草、大枣为使药，炙甘草用量较麻黄汤为重，二者相配，一是和中气以滋汗源，二是缓解麻、桂峻烈之性，调和麻、杏宣降之性，调和麻、石寒温之性。诸药合用，辛温解表散寒为主，清宣郁热为辅。

6. 止嗽散

【组成】桔梗、荆芥、紫菀、百部、白前、甘草、陈皮（生姜汤送服）（2000，2019）。

【方歌】止咳散用百部菀，白前桔草荆陈研，宣肺疏风止咳痰，姜汤调服不必煎。

【功用】宣利肺气，疏风止咳（2013）。

【主治】风痰犯肺证。

【配伍意义】紫菀、百部为君，性苦温润，可下气化痰，理肺止嗽；桔梗宣肺化痰，白前降气化痰共为臣药；橘红理气化痰，荆芥疏风解表共为佐药；甘草、桔梗利咽止咳，调和诸药。

二、辛凉解表

1. 银翘散

【组成】连翘、金银花、竹叶、荆芥、牛蒡子、淡豆豉、薄荷、甘草、桔梗、芦根（2019）。

【方歌】银翘散主上焦疴，竹叶荆蒡豉薄荷，甘桔芦根凉解法，清疏风热煮无过。

【功用】辛凉透表，清热解毒。

【主治】温病初起。

【配伍意义】金银花、连翘为君，透邪清热，芳香解毒。配荆芥、淡豆豉开腠理而祛邪，伍薄荷、牛蒡子疏风热利咽喉，共为臣药（2015）。桔梗利咽，甘草解毒，竹叶清热除烦，芦根清肺止咳共为佐使药。全方主用辛凉药，透表清热，被吴鞠通称为"辛凉平剂"（2015）。

【全方配伍特点】辛凉与辛温相伍，主以辛凉；疏散与清解相配，疏清兼顾。

2. 麻黄杏仁甘草石膏汤

【组成】麻黄、杏仁、甘草、石膏。

【功用】辛凉解表，清肺平喘。

【主治】外感风邪，邪热壅肺证。

【配伍意义】麻黄为君，开表泄热，取"火郁发之"之意。配石膏制麻黄之温燥，兼清泄肺热，透热生津，为臣药。杏仁降气，佐麻黄止咳平喘。甘草益气和中，祛邪而不伤正，兼为使药。全方宣肺开表，使肺热宣泄有道，温清并用，使清热而不遏邪。

3. 桑菊饮

【组成】桑叶、菊花、桔梗、杏仁、连翘、芦根、甘草、薄荷（2006，2019）。

【方歌】桑菊饮中桔杏翘，芦根甘草薄荷饶，清疏肺卫轻宣剂，风温咳嗽服之消。

【功用】疏风清热，宣肺止咳。

【主治】风温初起，表热轻证。但咳，身热不甚，口微渴（2013）。

【配伍意义】桑叶甘苦性凉，疏散上焦风热，且善走肺络，能清宣肺热而止咳嗽；菊花辛甘性寒，疏散风热，清利头目而肃肺，二药轻清灵动，直走上焦，协同为用，以疏散肺中风热见长，共为君药。薄荷辛凉，疏散风热，以助君药解表之力；杏仁苦降，肃降肺气；桔梗辛散，开宣肺气，与杏仁相合，一宣一降，以复肺脏宣降而能止咳，是宣降肺气的常用组合，三者共为臣药。连翘透邪解毒；芦根清热生津，为佐药。甘草调和诸药为使。

4. 柴葛解肌汤

【组成】柴胡、葛根、甘草、黄芩、羌活、白芷、芍药、桔梗（2019）。

【方歌】陶氏柴葛解肌汤，邪在三阳热势张，芩芍桔草姜枣芷，羌膏解表清热良。

【功用】解肌清热。

【主治】外感风寒，郁而化热证。

三、扶正解表

1. 败毒散

【组成】柴胡、前胡、川芎、枳壳、羌活、独活、茯苓、桔梗、人参、甘草、大枣、薄荷（2002，2003，2005，2010）。

【方歌】人参败毒草苓芎，羌独柴前枳桔共，薄荷少许姜三片，气虚感寒有奇功。

【功用】益气解表，散寒祛湿。

【主治】气虚外感风寒湿证。

【配伍意义】羌活、独活为君，辛温发散，祛全身风寒湿邪，通络止痛。柴胡解肌，川芎行血，共同宣痹止痛为臣药。枳壳降气，桔梗开肺，茯苓渗湿，前胡祛痰共为佐药。配伍小量人参作用有三：助正驱邪，祛邪护正，防邪复感。全方以祛邪为主，少佐扶正药。

2. 参苏饮

【组成】人参、紫苏叶、葛根、前胡、半夏、茯苓、陈皮、甘草、桔梗、枳壳、木香（2010）。

【方歌】参苏饮内用陈皮，枳壳前胡半夏齐，干葛木香甘桔茯，气虚外感最相宜。

【功用】益气解表，理气化痰。

【主治】气虚外感风寒，内有痰湿证。

第三单元 泻 下 剂

☆ 重点提示

本单元首先掌握每节的主要方剂，其次掌握每味方剂的组成、功用及其主治，特别是麻子仁丸和济川煎尤为重要。需熟悉温脾汤、十枣汤的内容。

---考 点 集 合---

一、寒下

1. 大承气汤

【组成】大黄、芒硝、枳实、厚朴。

【功用】峻下热结。

【主治】①阳明腑实证（2010）。②热结旁流证。③里热实证之热厥、痉病或发狂等。

【配伍意义】大黄为君，泄热涤肠。芒硝助大黄泄热又能软坚散结（2011），为臣药。厚朴为君，行气散满，枳实为臣，消痞破结。煎煮时应该先煎枳、朴，后入大黄，芒硝溶服。

【全方配伍特点】苦辛通降与咸寒合法，泻下与行气并重，相辅相成。

【使用注意】孕妇禁用；中病即止。

2. 大陷胸汤

【组成】大黄、芒硝、甘遂。

【方歌】大陷胸汤用硝黄，甘遂为末共成方。专治水热结胸证，泄热逐水效非常。

【功用】泻热逐水（2010）。

【主治】水热互结的结胸证（2013）。

二、温下

温脾汤

【组成】大黄、附子、当归、芒硝、干姜、人参、甘草。

【方歌】温脾附子大黄硝，当归干姜人参草，攻下寒积温脾阳，阳虚寒积腹痛疗。

【功用】温补脾阳，攻下寒积（2019）。

【主治】阳虚冷积证。

【配伍意义】附子辛热，温阳散寒；大黄泻下通便，两药相合为君药，温下冷积。干姜守而不走，温阳散寒为臣药。芒硝润肠软坚，助大黄泻下攻积；当归益气养血；人参补脾益气扶阳，为佐药。甘草健脾益气，并防大黄伤正气，调和诸药，兼为佐使。全方以温补脾阳为主，泻下导滞为辅，尤适于虚实夹杂及不宜峻下的病证。

三、润下

1. 麻子仁丸

【组成】麻子仁、枳实、厚朴、大黄、杏仁、芍药（2000，2005）。

【方歌】麻子仁丸脾约治，杏芍大黄枳朴蜜，润肠泄热又行气，胃热肠燥便秘施。

【功用】润肠泄热，行气通便（2010）。

【主治】脾约证（2006，2011）。

【配伍意义】以性味甘平质润多脂之麻子仁为君药。大黄泻热通便，攻下积滞；杏仁上肃肺气，下润大肠；白芍养血敛阴，缓急止痛，共为臣药。枳实、厚朴行气破结消滞，共为佐药。佐使甘缓之蜂蜜，既助麻子仁润肠通便，又可缓和小承气汤攻下之力。方中大黄、厚朴用量从轻；麻仁、杏仁、芍药、白蜜等，一则益阴增液以润肠通便，二则甘润减缓小承气攻下之力。

2. 济川煎

【组成】当归、牛膝、肉苁蓉、泽泻、升麻、枳壳（2000，2011）。

【方歌】济川苁蓉归牛膝，枳壳升麻泽泻齐，温肾益精润通便，肾虚精亏便秘宜。

【功用】温肾益精，润肠通便。

【主治】肾阳虚弱，精津不足证（2011，2013）。

四、逐水

十枣汤

【组成】芫花、甘遂、大戟、大枣。

【功用】攻逐水饮。

【主治】悬饮、水肿。

【服法】①三药等分为末，以大枣汤送服，以小剂量开始。②一天一次，清晨空腹服

（2010）。③服药得利后，进糜粥以养脾胃。④祛饮时视患者体质情况，适量服药。用大枣汤送服的意义在于：培土制水，缓和诸药峻烈之性和毒性，使邪去而不伤正，减少不良反应。

五、攻补兼施

黄龙汤
【组成】大黄、厚朴、芒硝、人参、甘草、枳实、当归、生姜、大枣、桔梗。
【方歌】黄龙汤中枳朴黄，参归甘桔枣硝姜，攻下热结养气血，阴阳腑实气血伤。
【功用】攻下通便，益气养血。
【主治】阳明腑实，气血不足证。

第四单元 和 解 剂

重点提示

本单元的出题率一般，重点掌握小柴胡汤、逍遥散、半夏泻心汤的药物组成、功用。其他方剂也要熟悉功效。

考 点 集 合

一、和解少阳

1. 小柴胡汤
【组成】柴胡、人参、半夏、甘草、黄芩、生姜、大枣（2005，2006）。
【方歌】小柴胡汤用大黄，半夏人参甘草从，更加黄芩生姜枣，少阳为病此方宗。
【功用】和解少阳。
【主治】①伤寒少阳证。②妇人中风，热入血室，经水适断，寒热发作有时。③疟疾、黄疸等见少阳证者（2010，2014）。
【配伍意义】柴胡为君，苦辛微寒入肝经，既能透表里之邪，又能舒畅经气。黄芩解肌，清泄少阳之热，为臣药。半夏、生姜和胃止呕，人参、大枣扶正祛邪，并防邪内陷，共为佐药。甘草补中扶正，调和诸药，为使药。
【全方配伍特点】透散清泄以和解，升清降浊兼扶正。

2. 蒿芩清胆汤
【组成】青蒿脑、淡竹茹、仙半夏、赤茯苓、青子芩、生枳壳、陈广皮、碧玉散（滑石、甘草、青黛）。
【方歌】蒿芩清胆夏竹茹，碧玉赤苓枳陈辅，清胆利湿又和胃，少阳湿热痰浊除。
【功用】清胆利湿，和胃化痰（2010，2014，2019）。
【主治】少阳湿热痰浊证。
【配伍意义】方中以苦寒芳香之青蒿，清透少阳邪热；以苦寒之黄芩，清泄胆热，并能燥湿，两药相合，既可内清少阳湿热，又能透邪外出，共为君药。竹茹善清胆胃之热，化痰止呕；枳壳下气宽中，除痰消痞；半夏燥湿化痰，和胃降逆；陈皮理气化痰，宽胸畅膈，四药相伍，使热清湿化痰除，共为臣药。赤茯苓、碧玉散清热利湿，导邪从小便而去，为佐使药。

二、调和肝脾

1. 四逆散

【组成】柴胡、芍药、枳实、炙甘草（2014）。

【方歌】阳郁厥逆四逆散，等分柴芍枳实甘，透邪解郁理肝脾，肝郁脾滞力能堪。

【功用】透邪解郁，疏肝理脾（2010）。

【主治】①阳郁厥逆证。②肝脾气郁证。

【配伍意义】柴胡为君，疏肝解郁，透邪升阳，使肝气调达，郁热外解。芍药敛阴泄热，养肝阴，为臣药。枳实行气畅脾，佐柴胡畅气机。甘草健脾和中为使药。其中柴胡配芍药，疏肝柔肝并举（2013）；柴胡配枳实，一升一降，畅达气机（2016）；芍药配枳实，一气一血，可治气血郁滞之腹痛；白芍配炙甘草，柔肝缓急止痛。

2. 逍遥散

【组成】当归、芍药、柴胡、茯苓、白术、甘草、生姜、薄荷。

【方歌】逍遥散用当归芍，柴苓术草加姜薄，肝郁血虚脾气弱，调和肝脾功效卓。

【功用】疏肝解郁，健脾养血。

【主治】肝郁血虚脾弱证（2014）。

【配伍意义】柴胡为君，疏肝解郁。白芍柔肝疏肝为臣药。当归养血活血，养肝体以助肝用；白术、茯苓、甘草益气健脾；薄荷、生姜疏肝散郁，共为佐药（2016）。甘草调和药性，为使药。

【全方配伍特点】肝脾同调，气血兼顾，疏柔合法，木郁达之，使脾弱得复，血虚得养。

3. 痛泻要方

【组成】炒白术、炒芍药、炒陈皮、防风。

【方歌】痛泻要方用陈皮，术芍防风共成剂，肠鸣泄泻腹又痛，治在泻肝与实脾。

【功用】补脾柔肝，祛湿止泻。

【主治】脾虚肝郁之痛泻证。

三、调和肠胃

半夏泻心汤（2011）

【组成】黄连、黄芩、干姜、炙甘草、大枣、人参、半夏（2005）。

【方歌】半夏泻心配芩连，干姜人参草枣全，辛开苦降除痞满，寒热错杂痞证蠲。

【功用】寒热并调，消痞散结（2006，2010）。

【主治】寒热错杂之痞证。

【配伍意义】方中半夏为君药，辛温苦燥，能和胃降逆，消痞散结。干姜消痞散结，温胃和阴；黄连、黄芩清泄里热而和阳，共为臣药。人参、大枣、甘草健脾益气，补虚生津，共为佐药。炙甘草调和诸药为使药。具有寒热并用、辛苦合用、补泻兼施的特点。

【全方配伍特点】寒热平调以和阴阳，辛开苦降以调气机，补泻兼施，以顾虚实。

第五单元 清 热 剂

☆ 重点提示

本单元内容为考试重点，应全面复习。其中清营汤、犀角地黄汤、龙胆泻肝汤、芍药汤以及白头翁汤等典型方剂的组成、功效应重点掌握。其余方剂的组成、功用、主治也要熟记。另外本单元考纲要求了解的配伍意义较多，可结合中药学的知识复习。

---考点集合---

一、清气分热

1. 白虎汤

【组成】石膏、知母、甘草、粳米。

【方歌】白虎膏知粳米甘，清热生津止渴烦，气分热盛四大证，益气生津人参添。

【功用】清热生津。

【主治】气分热盛证。

【配伍意义】方中重用石膏为君，大辛大寒，能够解肌退热，生津止渴，清泄阳明气分实热，清热不伤正；知母寒润，能滋阴生津，助石膏清泄里热而为臣药；甘草、粳米固护胃气，防止大寒伤中，共为佐使药。

2. 竹叶石膏汤

【组成】竹叶、石膏、人参、麦冬、半夏、甘草、粳米。

【方歌】竹叶石膏参麦冬，半夏粳米甘草从，清补气津又和胃，余热耗伤气津用。

【功用】清热生津，益气和胃。

【主治】伤寒、温病、暑病余热未清，气津两伤证。

二、清营凉血

1. 清营汤（2011）

【组成】犀角（也可用水牛角代）、生地黄、玄参、竹叶、麦冬、丹参、黄连、金银花、连翘。

【方歌】清营汤治热传营，身热燥渴眠不宁，犀地银翘玄连竹，丹麦清热更护阴。

【功用】清营解毒，透热养阴（2002）。

【主治】热入营分证（2015）。

【配伍意义】方中犀角为君，因其轻寒透发，所以既能清热解毒，又能散瘀安神。生地黄滋阴清热；玄参解毒清热；麦冬生津清热，共助犀角凉血解毒为臣药。金银花、连翘清热解毒，透营转气；黄连清心解毒；竹叶清心除烦；丹参凉血活血，共为佐药。本方以清热解毒为主，兼以滋阴清热、透营转气、活血散瘀。

【全方配伍特点】辛苦甘寒以滋养清解，透热转气以入营清散。

2. 犀角地黄汤

【组成】犀角（也可用水牛角代）、生地黄、赤芍、牡丹皮。

【方歌】犀角地黄芍药丹，清热凉血散瘀专，热入血分服之安，蓄血伤络吐衄斑。

【功用】清热解毒，凉血散瘀（2010）。

【主治】热入血分证：①热扰心神证。②热伤血络证。③蓄血瘀热证。

【配伍意义】本方证由热毒炽盛于血分，动血耗血所致。方用苦咸寒之犀角（也可用水牛角代）为君药，凉血清心而解热毒，使火平热降，毒解血宁。以甘苦寒之生地黄为臣药，清热凉血滋阴，一以助犀角（也可用水牛角代）清热凉血，并能止血；一以复已失之阴血（2016）。用苦微寒之赤芍与辛苦微寒之牡丹皮共为佐药，清热凉血，活血散瘀，可收化斑之功。

三、清热解毒

1. 凉膈散

【组成】大黄、芒硝、栀子、连翘、黄芩、甘草、薄荷、竹叶、白蜜（2000，2012）。

【方歌】凉膈硝黄栀子翘，黄芩甘草薄荷饶，再加竹叶调蜂蜜，上中郁热服之消。

【功用】泻火通便，<u>清上泄下（2012）</u>。

【主治】<u>上中二焦火热证（2016）</u>。

【配伍意义】<u>连翘为君（2010，2011）</u>，去上、中二焦无形之热；大黄、芒硝泄热于下，合为臣药；黄芩疗膈热，栀子泻三焦之火；薄荷、竹叶解热于上，共为佐药；甘草、白蜜缓和峻药之性，且益胃护津，为佐使药。方中泻下是为了清泄膈热，有"以泻代清"的妙用。

2. 普济消毒饮

【组成】<u>牛蒡子、黄芩、黄连、人参、橘红、甘草、玄参、柴胡、桔梗、连翘、板蓝根、马勃、僵蚕、升麻（2011）</u>。

【方歌】普济消毒蒡芩连，甘桔蓝根勃翘玄，升柴陈薄僵蚕入，大头瘟毒服之痊。

【功用】<u>清热解毒，疏风散邪（2005）</u>。

【主治】<u>大头瘟</u>。

【配伍意义】重用黄芩、黄连为君，以清热泻火解毒而祛上焦热毒，两药均酒炒，一则制其苦降之性，使药力上行于面，二则使其清泻之中带有透散之性。升麻、柴胡疏散风热，引药上行，透发邪热，为臣药；连翘、僵蚕、牛蒡子疏散风热为臣药。玄参、马勃、板蓝根清上焦热毒；<u>甘草、桔梗利咽，且桔梗可载药上行（2016）</u>；陈皮理气导滞，人参补气，扶正以祛邪，共为佐药。

3. 黄连解毒汤

【组成】黄连、黄芩、黄柏、栀子。

【功用】泻火解毒。

【主治】<u>三焦火毒证（2016）</u>。

【全方配伍特点】苦寒直折，泻火解毒，三焦并清。

四、清脏腑热

1. 龙胆泻肝汤

【组成】龙胆草、黄芩、栀子、泽泻、木通、车前子、当归、生地黄、柴胡、生甘草。

【方歌】龙胆栀芩酒拌炒，木通泽泻车柴草，当归生地益阴血，肝胆实火湿热消。

【功用】<u>泻肝胆实火，清肝经湿热</u>。

【主治】①肝胆实火上炎证。②肝经湿热下注证。

【配伍意义】龙胆草大苦大寒，上泻实火，下清湿热，泻火除湿为君药；黄芩、栀子苦寒泻肝胆三焦，助君药燥湿清热，为臣药；泽泻、木通、车前子导湿热随小便而解，又用生地黄、当归养血滋阴。柴胡舒畅肝胆之气，引诸药归于肝胆之经，共为佐药。甘草调和诸药，护胃安中，为佐使药。

【全方配伍特点】苦寒清利，泻中有补，降中寓升，以适肝性。

2. 左金丸

【组成】黄连、吴茱萸。

【功用】清肝泻火，降逆止呕。

【主治】<u>肝火犯胃证（2013）</u>。

【配伍意义】重用黄连为君，可清泻肝火、胃热、心火；佐吴茱萸既可疏肝降逆，又能制黄连苦寒之性，免其伤胃。还能和胃降逆，引黄连入肝经。全方苦降辛开，寒热并用。

3. 清胃散

【组成】生地黄、当归身、牡丹皮、黄连、升麻。

【方歌】清胃散中升麻连，当归生地丹皮全，或加石膏泻胃火，能消牙痛与牙宣。

124

【功用】清胃凉血。

【主治】胃火牙痛（2013）。

【配伍意义】黄连直泻胃火为君药；升麻清热解毒，升宣郁火，为臣药。君臣相合，升降并用。臣以丹皮凉血清热。生地黄滋阴止血，当归养血活血，共为佐药。升麻引药入经，兼为使药。

4. 玉女煎

【组成】熟地黄、石膏、知母、牛膝、麦冬。

【方歌】玉女石膏熟地黄，知母麦冬牛膝襄，肾虚胃火相为病，牙痛齿衄宜煎尝。

【功用】清胃火，滋肾阴。

【主治】胃热阴虚证（2013，2019）。

5. 芍药汤

【组成】芍药、当归、黄连、槟榔、木香、大黄、黄芩、官桂、炙甘草（2005）。

【方歌】芍药汤内用槟黄，芩连归桂草木香，重在调气兼行血，里急便脓自然康。

【功用】清热燥湿，调气和血。

【主治】湿热痢疾（2014）。

【配伍意义】方中黄芩、黄连清热燥湿解毒，为君药。芍药养血和营，缓急止痛，当归养血活血，兼顾湿热邪毒熏灼肠络，耗伤阴血之虑；木香、槟榔行气导滞，共为臣药。大黄通导湿热，积滞从大便而去，体现"通因通用"之法。肉桂助归、芍行气和营，制约芩、连苦寒之性，共为佐药。炙甘草和中调药，与芍药相配，缓急止痛，为佐使。

【全方配伍特点】主以苦燥，辅以甘柔，佐温于寒，气血同调，通因通用。

6. 白头翁汤

【组成】白头翁、黄柏、黄连、秦皮（2005）。

【方歌】白头翁治热毒痢，黄连黄柏佐秦皮，清热解毒并凉血，赤多白少脓血医。

【功用】清热解毒，凉血止痢。

【主治】热毒痢疾（2014）。

【配伍意义】白头翁专入大肠经，善治胃肠湿热与血分热毒，为治疗热毒血分之要药，故为君。黄连泻火解毒，燥湿坚肠；黄柏清热燥湿，解毒止痢，共为臣药。秦皮既能清热燥湿，又能涩肠止痢，为佐药。

7. 导赤散

【组成】生地黄、木通、生甘草梢、竹叶。

【方歌】导赤木通生地黄，草梢煎加竹叶尝，清心利水又养阴，心经火热移小肠。

【功用】清心利水养阴。

【主治】心经火热证。

8. 泻白散

【组成】地骨皮、桑白皮、甘草、粳米（2005）。

【方歌】泻白桑皮地骨皮，粳米甘草扶肺气，清泻肺热平和剂，热伏肺中喘咳医。

【功用】清泻肺热，止咳平喘。

【主治】肺热咳喘（2016）。

五、清虚热

1. 当归六黄汤

【组成】当归、生地黄、熟地黄、黄芩、黄柏、黄连、黄芪（2012）。

【方歌】火炎汗出六黄汤，归柏芩连二地黄，倍用黄芪为固表，滋阴清热敛汗强。

【功用】滋阴泻火，固表止汗。
【主治】阴虚火旺之盗汗（2012，2014）。
2. 青蒿鳖甲汤
【组成】青蒿、鳖甲、细生地、知母、丹皮。
【功用】养阴透热。
【主治】温病后期，邪伏阴分证。

第六单元 祛暑剂

重点提示

本单元历年考查不是很多，主要是考查功用、主治以及在主治的基础上选择用药。

---考点集合---

一、祛暑解表

香薷散
【组成】香薷、白扁豆、厚朴、酒。
【功用】祛暑解表，化湿和中（2006）。
【主治】阴暑证。

二、祛暑利湿

六一散
【组成】滑石、甘草。
【功用】清暑利湿。
【主治】暑湿证。

三、祛暑益气

清暑益气汤
【组成】西洋参、石斛、麦冬、黄连、竹叶、荷梗、知母、甘草、粳米、西瓜翠衣。
【方歌】王氏清暑益气汤，暑热气津已两伤，洋参麦斛粳米草，翠衣荷连知竹尝。
【功用】清暑益气，养阴生津。
【主治】中暑受热，气津两伤证（2010）。

第七单元 温里剂

☆ 重点提示

本单元历年考查频率较高。其中大小建中汤、理中丸、四逆汤均是考试的常考点，无论是方剂的组成还是功用均应重点掌握。其他方剂的功用也要熟悉。

考点集合

一、温中祛寒

1. 理中丸

【组成】甘草、人参、白术、干姜（2019）。

【方歌】理中干姜参术草，温中健脾治虚寒，中阳不足痛呕利，丸汤两用腹中暖。

【功用】温中祛寒，补中健脾（2000，2003，2011）。

【主治】①脾胃虚寒证（2006）。②阳虚失血证。③脾胃虚寒之胸痹；病后多涎唾；小儿慢惊或霍乱。

【配伍意义】重用干姜为君药，大辛大热，是温中驱寒之要药（2010）。人参甘温，补气健脾为臣药。白术健脾燥湿，疏理气机为佐药。炙甘草与诸药等量，其意有三：一为合参、术以助益气健脾；二为缓急止痛；三为调和药性，是佐药而兼使药之用。

2. 小建中汤

【组成】桂枝、甘草、大枣、芍药、生姜、饴糖。

【方歌】小建中汤君饴糖，方含桂枝加芍汤，温中补虚和缓急，虚劳里急腹痛康。

【功用】温中补虚，缓急止痛（2000）。

【主治】中焦虚寒，肝脾失调，阴阳不和证。

【配伍意义】全方是把桂枝汤中芍药加倍并加饴糖组成的。饴糖温中补血、缓急止痛、益阴生津为君药。桂枝助君药，有辛甘化阳以补中阳之意；白芍合君药有酸苦化阴之妙，共为臣药。生姜温中散寒；大枣益脾生津，均为佐药。甘草益气缓中，兼调诸药，为使药。

3. 吴茱萸汤

【组成】吴茱萸、人参、大枣、生姜。

【方歌】吴茱萸汤重用姜，人参大枣共煎尝，厥阴头痛胃寒呕，温中补虚降逆良。

【功用】温中补虚，降逆止呕（2005，2010，2011）。

【主治】①胃寒上逆证。②肝寒上逆证。③肾寒上逆证。

【配伍意义】方中吴茱萸味辛苦而性热，既能温胃暖肝以祛寒，又善和胃降逆以止呕，为君药（2016）。重用生姜温胃散寒，降逆止呕，为臣药。人参甘温，益气健脾，为佐药。大枣甘平，合人参以益脾气，合生姜以调脾胃，并能调和诸药，是佐使之药。

4. 大建中汤

【组成】蜀椒、干姜、人参、胶饴（2000）。

【功用】温中补虚，缓急止痛（2010）。

【主治】中阳虚衰，阴寒内盛之脘腹剧痛证。

5. 暖肝煎

【组成】当归、枸杞子、小茴香、肉桂、乌药、沉香、茯苓。

【方歌】暖肝煎中桂茴香，归杞乌沉茯加姜，温补肝肾散寒气，肝肾虚寒疝痛康。

【功用】温补肝肾，行气止痛。

【主治】肝肾不足，寒滞肝脉证。

二、回阳救逆

四逆汤

【组成】附子、甘草、干姜（2014）。

【功用】回阳救逆。

【主治】少阳病，心肾阳衰寒厥证；太阳病误汗亡阳者。

【配伍意义】方中使用大辛大热的附子为君药，壮命火、逐阴寒、通经脉以回阳救逆。干姜守而不走，助附子温中回阳，前人有"附子无姜不热"的说法，为臣药。炙甘草解生附之毒，缓姜、附之峻，又能护养阴液。全方温补并用，回阳救逆。

【全方配伍特点】①附子与干姜相须为用，破阴复阳，回阳救逆；②脾肾两顾，脾肾之阳共建；③峻中寓缓，使破阴复阳而无辛烈暴散之虑。

三、温经散寒

当归四逆汤

【组成】当归、桂枝、白芍、细辛、炙甘草、通草、大枣。

【方歌】当归四逆用桂芍，细辛通草甘大枣，养血温经通脉剂，血虚寒厥服之效。

【功用】温经散寒，养血通脉。

【主治】血虚寒厥证（2011，2014）。

【配伍意义】当归甘温，补血行血，重用为君。白芍滋阴敛营，助君养血；桂枝温经通脉，助当归补益营血，又配桂枝和阴阳，共为臣药。细辛温经散寒；通草通利关节，共为佐药。大枣补血；甘草益气，均为佐使药。

第八单元　表里双解剂

重点提示

本单元3个方剂均为临床常用方，需全面掌握。

---考点集合---

一、解表清里

葛根黄芩黄连汤

【功用】清表解里（2002）。

【主治】协热下利。

【配伍意义】方中葛根辛凉，主入阳明经，可外解表邪，内清里热，并能升津止泻使表里安和，为君药；黄连、黄芩苦寒清热，坚阴止痢，共为臣药；甘草甘缓和中，调和诸药为使药。全方有"清热升阳止痢"的妙用。

二、解表攻里

1. 大柴胡汤

【组成】柴胡、大黄、枳实、半夏、黄芩、白芍、生姜、大枣。

【方歌】大柴胡汤用大黄，枳芩夏芍枣生姜，少阳阳明同合病，和解攻里效无双。

【功用】和解少阳，内泻热结。

【主治】少阳、阳明合病（2013）。

【配伍意义】本方为小柴胡汤合小承气汤而成，柴胡为君，疏解少阳之邪。配黄芩清泄半表半里之郁热，轻用大黄，配伍枳实以泻阳明热结，行气消痞，共为臣药。芍药缓急止痛（2005，2011）。半夏、生姜和胃止呕，共为佐药。大枣和中益气生津，为使药。其中柴胡配伍黄芩，可以内清外透，是和解少阳的主要药对。

【全方配伍特点】和下并用，主以和解少阳，辅以内泻热结，佐以缓急降逆。

2. 防风通圣散

【组成】防风、川芎、当归、芍药、大黄、薄荷叶、麻黄、连翘、芒硝、石膏、黄芩、桔梗、滑石、甘草、荆芥、白术、栀子。

【功用】疏风解表，泄热通里（2013，2016）。

【主治】风热壅盛，表里俱实证。

第九单元 补 益 剂

☆ 重点提示

本单元历年都会考查，应作为重中之重复习。四君子汤、参苓白术散、补中益气汤、玉屏风散、生脉散、四物汤、归脾汤、炙甘草汤以及六味地黄丸均为重点方剂。每一个方剂的药物组成、功效运用都应熟练掌握，其余方剂的组成、功用也应熟记。

---考点集合---

一、补气

1. 四君子汤

【组成】人参、白术、茯苓、甘草（2019）。

【方歌】四君子汤中和义，人参苓术甘草比，益气健脾基础剂，脾胃气虚治相宜。

【功用】益气健脾。

【主治】脾胃气虚证。

【配伍意义】人参甘温补气，养脾益胃为君药；白术燥湿健脾，助人参益气补脾，为臣药；茯苓健脾渗湿，合白术健脾助运，为佐药；炙甘草益气补中又调和诸药，为佐使药。

2. 参苓白术散

【组成】莲子肉、薏苡仁、砂仁、桔梗、白扁豆、茯苓、人参、甘草、白术、山药（2000，2011）。

【方歌】参苓白术扁豆莲，甘草山药砂苡仁，桔梗上浮兼保肺，枣汤调服益脾神。

【功用】益气健脾，渗湿止泻。

【主治】脾虚湿盛证（2016）；亦可治肺脾气虚，痰湿咳嗽。

【配伍意义】人参补脾益胃，白术健脾燥湿，茯苓健脾渗湿，三药合用，补脾益气，燥湿运脾，使脾气充实，运化有司，为君药；山药补脾益气，莲子肉涩肠开胃，扁豆健脾化湿，薏苡仁健脾利湿，四药共为臣药；砂仁醒脾和胃，桔梗开肺利水，均为佐药；甘草调和诸药。全方补中健脾，燥湿疏机。

3. 补中益气汤

【组成】黄芪、炙甘草、人参、升麻、柴胡、橘皮、当归身、白术（2011）。

【方歌】补中益气芪参术，炙草柴升归陈助，清阳下陷能升举，气虚发热甘温除。

【功用】补中益气，升阳举陷。

【主治】①脾胃气虚证。②气虚下陷证。③气虚发热证（2010）。

【配伍意义】重用黄芪，既能补中益气，又能补肺实卫，以升阳固表，为君药；人参、炙甘草补中健脾，助君药补气健脾，共为臣药；白术补气健脾，助脾运化，当归和营养血，陈皮疏理气机，共为佐药；加柴胡、升麻升提中气，为佐使药，甘草调和诸药，为使药。全方有甘温补中升阳的特点。

【全方配伍特点】主以甘温，补中寓升，共成虚则补之、陷者升之、甘温除热之剂。

4. 玉屏风散

【组成】防风、黄芪、白术、大枣。

【方歌】玉屏组合少而精，芪术防风鼎足形，表虚汗多易感冒，固卫敛汗效特灵。

【功用】益气固表止汗（2002）。

【主治】表虚自汗（2011）。

【配伍意义】黄芪健脾补中，益肺实卫，为君药；白术益气健脾，助黄芪健脾固表止汗，为臣药；防风走表祛风邪，为佐药，使黄芪固表不留邪，防风祛邪不伤正。

5. 生脉散

【组成】人参、麦冬、五味子。

【方歌】生脉麦味与人参，保肺清心治暑淫，气少汗多兼口渴，病危脉绝急煎斟。

【功用】益气生津，敛阴止汗。

【主治】①湿热、暑热，耗气伤阴证。②久咳伤肺，气阴两虚证。

【配伍意义】人参大补元气，生津固脱，为君药；麦冬滋阴润燥，合人参双补气阴，为臣药；五味子益气敛阴，与人参、麦冬相配，敛阴养阴为佐药。

二、补血

1. 四物汤

【组成】白芍、当归、熟地黄、川芎。

【方歌】四物熟地归芍芎，补血调血此方宗，营血虚滞诸多证，加减运用贵变通。

【功用】补血调血。

【主治】营血虚滞证（2000，2010）。

【配伍意义】本方重用滋阴补血的熟地黄为君药；当归补血活血，助君药补血又行血，为臣药；白芍滋阴养血，既能助养血之功又能缓急止痛，川芎善行，可通畅血脉，共为佐药。全方补虚导滞，养血活血。

【全方配伍特点】阴柔辛甘相伍，补中寓行，补血不滞血，行血不伤血。

2. 当归补血汤

【组成】黄芪、当归。

【功用】补气生血。

【主治】血虚发热证（2010，2011，2019）。

【配伍意义】重用黄芪益气固表，急救散亡之浮阳，又能补气生血，使阳生阴长，为君药；当归和血养血，养血潜阳，使虚热渐退，为臣药。全方重在治浮阳之标，并治血虚之本。

3. 归脾汤

【组成】白术、人参、黄芪、当归、甘草、白茯苓、远志、酸枣仁、木香、龙眼肉、生姜、大枣。

【方歌】归脾汤用术参芪，归草茯神远志齐，酸枣木香龙眼肉，煎加姜枣益心脾。

【功用】益气补血，健脾养心（2000，2010，2014，2019）。

【主治】①心脾气血两虚证。②脾不统血证。

【配伍意义】人参益气生血，养心健脾；龙眼肉益心补脾，养血安神，共为君药。黄芪、白术助人参补脾益气；当归助龙眼肉养血补心，共为臣药。白茯苓、远志、酸枣仁宁神定志，木香醒脾理气，使补益之药补而不滞，共为佐药。甘草补中益气，调和诸药，为佐使药。全方重在补脾益气，脾实则可生血、统血。

【全方配伍特点】一是心脾同治，但重在补脾，使脾旺则气血生化有源（2016）。二是气血并补，但重在补气，意为气为血之帅，气旺血自生，血足则心有所养。三是补行结合，大量补气养血药中佐以木香理气醒脾，使补而不滞，滋而不腻。

三、气血双补

1. 炙甘草汤

【组成】炙甘草、生姜、人参、生地黄、桂枝、阿胶、麦冬、麻仁、大枣、（清酒）。

【方歌】炙甘草参枣地胶，麻仁麦桂姜酒熬，益气养血温通脉，结代心悸肺痿疗。加芍去参枣桂姜，加减复脉滋阴饶。

【功用】滋阴养血，益气温阳，复脉定悸。

【主治】①阴血不足，阳气虚弱。②虚劳肺痿证（2010）。

【配伍意义】方中重用生地黄为君药，滋阴养血。臣以炙甘草补气健脾，复脉益心，二药配伍，益气养血以复脉之本；人参、大枣补益心脾，阿胶、麦冬、麻仁甘润养血，助君药补脾充脉（2015）；桂枝、生姜温散，可温阳通脉，共为佐药（2005）。全方气血双补，心肺肝肾并调，补血通脉，则脉气相续，诸症自解。

2. 八珍汤

【组成】四君子汤合四物汤。

【功用】补血益气。

【主治】气血两虚证。

【配伍意义】方中人参配熟地黄，益气补血，共为君药；白芍养血敛阴，川芎行气活血，白术健脾益气，当归补血活血，共为臣药；茯苓健脾渗湿，炙甘草补中益气，均为佐药；甘草调和诸药兼为使药。

四、补阴

1. 六味地黄丸（2014）

【组成】熟地黄、山茱萸、干山药、泽泻、牡丹皮、白茯苓。

【方歌】六味地黄山药萸，泽泻苓丹三泻侣，三阴并补重滋肾，肾阴不足效可居。滋阴降火知柏需，养肝明目加杞菊，都气五味纳肾气，滋补肺肾麦味续。

【功用】填精滋阴补肾。

【主治】肾阴精不足证。

【配伍意义】本方重用熟地黄主入肾经，滋阴补肾，填精益髓，为君药。山茱萸酸涩温补，补益肝肾，固涩精气；山药补益脾胃，以后天养先天，共为臣药。泽泻利水渗湿，制地黄之滋腻；牡丹皮清泄相火，制山茱萸之温；茯苓健脾渗湿，充养后天，均为佐药。全方具有"三补三泻，以补为主；三阴并补，以补肾阴为主（2013）"，为平补少阴的方剂。

2. 大补阴丸

【组成】知母、黄柏、熟地黄、龟板、猪脊髓、蜂蜜（2000）。

【方歌】大补阴丸知柏黄，龟板脊髓蜜丸方，咳嗽咯血骨蒸热，阴虚火旺制亢阳。

【功用】滋阴降火。

【主治】阴虚火旺证。

【配伍意义】熟地黄填精益髓，龟甲益精潜阳，合为君药，以大补真阴；黄柏、知母滋阴泻火，助君药滋补肾阴，为臣药；以猪脊髓、蜂蜜糊丸，取其甘润补精之功，起佐使之用。

3. 一贯煎

【组成】北沙参、麦冬、当归、生地黄、枸杞子、川楝子。

【方歌】一贯煎中生地黄，沙参归杞麦冬襄，少佐川楝泄肝气，阴虚胁痛此方良。
【功用】滋阴疏肝（2010）。
【主治】肝肾阴虚，肝气郁滞证（2016）。
【配伍意义】生地黄为君，养肝益肾，滋水涵木；枸杞子补肾益精，当归补血养肝，同为臣药；北沙参、麦冬清金益胃，川楝子疏肝行气，共为佐使药。

4. 左归丸
【组成】怀熟地、炒山药、枸杞、山茱萸、川牛膝、鹿角胶、龟板胶、菟丝子。
【功用】滋补阴肾，填精益髓（2014）。
【主治】真阴不足证。

五、补阳

1. 肾气丸
【组成】干地黄、山药、山茱萸、泽泻、茯苓、牡丹皮、桂枝、炮附子。
【方歌】肾气丸主肾阳虚，干地山药及山萸，少量桂附泽苓丹，水中生火在温煦。济生加入车牛膝，温肾利水消肿需。十补丸有鹿茸味，主治肾阳精血虚。
【功用】补肾助阳，化生肾气。
【主治】肾阳不足证。
【配伍意义】方中附子大辛大热，温补真阳，桂枝温通阳气，共为君药而补肾阳；干地黄滋阴生精，取"阴中求阳"之意；又加山茱萸、山药益气补脾，取阳生阴长之用。全方大队滋阴药配少量补阳药，有阴中求阳、少火生气的妙用（2005）。

2. 右归丸
【组成】熟地黄、山药、山茱萸、枸杞子、菟丝子、鹿角胶、杜仲、续断、肉桂、当归、制附子。
【功用】温补肾阳，填精益髓（2014）。
【主治】肾阳不足，命门火衰证。
【配伍意义】方用熟地黄为君，滋补肾阴，益精填髓。臣以山茱萸，补肝肾，涩精气；山药健脾气，固肾精。二药与熟地黄相配，补精填髓，谓之"三补"。臣以附子、桂枝，温肾助阳，生发少火，鼓舞肾气。佐以茯苓健脾益肾，泽泻、丹皮降相火而制虚阳浮动，且茯苓、泽泻均有渗湿泄浊、通调水道之功。三者配伍，谓之"三泻"。
【全方配伍特点】重用"三补三泻"，以益精泄浊，少佐温热助阳，以"少火生气"。

六、阴阳双补

地黄饮子
【组成】熟地黄、巴戟天、山茱萸、肉苁蓉、附子、石斛、五味子、肉桂、白茯苓、麦冬、远志、菖蒲（2006）。
【方歌】地黄饮萸麦味斛，苁戟附桂阴阳补，化痰开窍菖远茯，加薄姜枣喑痱服。
【功用】滋肾阴，补肾阳，化痰开窍。
【主治】喑痱证（2010，2011）。
【配伍意义】熟地黄、山茱萸补肾益精；肉苁蓉、巴戟天温壮肾阳，合用则治下元虚衰，为君药。附子、肉桂助阳益火，引火归元；石斛、麦冬滋阴补胃；五味子酸敛，固肾涩精，共为臣药。石菖蒲、远志、茯苓化痰开窍，且交通心肾，均为佐药。全方标本并治、补通开合，平补肾阴肾阳。

第十单元 固 涩 剂

重点提示

本单元考试偶有涉及。重点熟悉每个方剂的组成功用，真人养脏汤、固冲汤等典型方剂应重点记忆，牡蛎散、四神丸也有再次考查的可能。

考点集合

一、固表止汗

牡蛎散

【组成】黄芪、麻黄根、煅牡蛎、小麦。

【方歌】牡蛎散内用黄芪，麻黄根与小麦齐，益气固表又敛阴，体虚自汗盗汗宜。

【功用】敛阴止汗，益气固表（2003）。

【主治】自汗、盗汗证。

【配伍意义】方中煅牡蛎质重性寒，既能滋阴潜阳，重镇安神，又能收敛止汗，重用为君；黄芪补气实卫，固表止汗，配牡蛎标本兼治，为臣药；麻黄根收敛止汗，均为佐药。小麦益心气，养心阴，清心除烦，为佐使药。

二、敛肺止咳

九仙散

【组成】人参、款冬花、桑白皮、桔梗、五味子、阿胶、乌梅、贝母、罂粟壳（2019）。

【功用】敛肺止咳，益气养阴。

【主治】久咳伤肺，气阴两伤证。

三、涩肠固脱

1. 真人养脏汤

【组成】人参、当归、白术、肉豆蔻、肉桂、炙甘草、白芍、木香、罂粟壳、诃子。

【方歌】真人养脏木香诃，当归肉蔻与粟壳，术芍参桂甘草共，脱肛久痢服之瘥。

【功用】涩肠固脱，温补脾肾。

【主治】脾胃虚寒，久泻久痢证。

【配伍意义】罂粟壳涩肠固脱止泻，为君药。肉豆蔻、诃子涩肠止泻，助君药固脱，并能温中行气，共为臣药。肉桂温肾暖脾，以散阴寒；人参、白术、炙甘草健脾补中；当归、白芍养血和血；木香行气止痛，疏理气机，共为佐药。甘草调和诸药，兼为使药。

2. 四神丸

【组成】肉豆蔻、五味子、补骨脂、吴茱萸、大枣、生姜（2010，2011）。

【方歌】四神故纸与吴萸，肉蔻五味四般齐，大枣生姜同煎合，五更肾泻最相宜。

【功用】温肾暖脾，固肠止泄。

【主治】脾肾阳虚之肾泄证（2010，2013）。

【配伍意义】补骨脂补肾助阳，温脾止泄，又善补命门之火，为治肾虚泄泻的要药，可壮火益土，为君药；肉豆蔻涩肠止泄，助君药温肾暖脾，为臣药；吴茱萸温中散寒，五味子收敛止泄，生姜温胃散寒，大枣补脾益胃，俱为佐药。全方温脾肾而止泄泻。

四、涩精止遗

桑螵蛸散

【组成】桑螵蛸、远志、菖蒲、龙骨、人参、茯神、当归、龟甲（2010，2016）。

【方歌】桑螵蛸散龙龟甲，参归茯神菖远合，调补心肾又涩精，心肾两虚尿频佳。

【功用】调补心肾，涩精止遗。

【主治】心肾两虚证。

【配伍意义】方中桑螵蛸补肾助阳，缩尿固精，为君药；生龙骨宁心安神，固涩止遗，龟甲滋阴潜阳，补益心肾，共助君药补心肾，止滑遗，为臣药；臣以人参大补元气。当归养血补心，茯神宁心定志，菖蒲、远志开窍安神，且交通心肾，俱为佐药。全方寓补于涩，交通心肾，精神并治。

五、固崩止带

1. 固冲汤

【组成】炒白术、生黄芪、煅龙骨、煅牡蛎、山茱萸、生杭白芍、海螵蛸、茜草、棕榈炭、五倍子（2006）。

【方歌】固冲芪术山萸芍，龙牡倍棕茜海蛸，益气健脾固摄血，脾虚冲脉不固疗。

【功用】益气健脾，固冲摄血（2003）。

【主治】脾肾亏虚，冲脉不固证。

【配伍意义】方中重用白术，与黄芪相伍，补气健脾，使气旺摄血，共为君药。肝肾足即冲任固，故配以山茱萸、白芍补益肝肾以调冲任，并能养血敛阴，共为臣药。煅龙骨、煅牡蛎、棕榈炭、五倍子功专收敛固涩，以增止血之力；海螵蛸、茜草化瘀止血，使血止而不留瘀，共为佐药。综合全方，补涩相合，以涩为主；脾肾同调，主补脾气；寄行于收，止不留瘀。

2. 易黄汤

【组成】炒山药、炒芡实、黄柏、车前子、白果。

【功用】固肾止带，清热祛湿。

【主治】肾虚，湿热带下证。

3. 固经丸

【组成】炒黄芩、白芍、炙龟板、炒黄柏、椿根皮、香附。

【方歌】固经龟板芍药芩，黄柏椿根香附应，阴虚血热经量多，滋阴清热能固经。

【功用】滋阴清热，固经止血。

【主治】阴虚血热之崩漏。

【配伍意义】方中重用龟板，益肾滋阴而降火；白芍敛阴益血以养肝，二药共为君药。臣以黄芩清热止血。黄柏苦寒泻火坚阴，既助黄芩以清热，又助龟板以降火。椿根皮苦涩而凉，固经止血，为佐药。又恐寒凉太过止血留瘀，故用少量香附辛苦微温，调气活血，亦为佐药。

第十一单元 安 神 剂

☆ 重点提示

本单元虽然方剂很少，但是考查的知识点还是比较多的，除了组成、功用、主治以外，还要掌握一些药物的特殊应用，如黄连、酸枣仁、五味子的特殊应用。熟悉方剂中共同的药物，根据症状判断选择药物。另外,天王补心丹的组成、功效、主治在历年考试中经常出现。

---考点集合---

一、重镇安神

朱砂安神丸

【组成】朱砂、黄连、甘草、生地黄、当归(2000,2002)。

【方歌】朱砂安神东垣方,归连甘草合地黄,怔忡不寐心烦乱,养阴清热可复康。

【功用】镇心安神,清热养血。

【主治】心火偏盛,阴血不足证。

【配伍意义】朱砂质重性寒,主入心经,重镇安神,可上清心火,下益肾水,重用为君;黄连苦寒,善清心火,与君药配伍,清心除烦,为臣药(2011);当归、生地黄补阴血,养心神,为佐药;甘草和中调药,又能制约黄连、朱砂之毒性,兼为佐使药。全方合用,清火安神。

二、滋养安神

1. 酸枣仁汤

【组成】酸枣仁、茯苓、知母、川芎、甘草(2011,2016)。

【方歌】酸枣仁汤治失眠,川芎知草茯苓煎,养血除烦清虚热,安然入睡梦乡甜。

【功用】清热除烦,养血安神。

【主治】肝血不足,虚热扰神证(2013,2014,2019)。

【配伍意义】酸枣仁性味甘平,入心、肝经,可养血补心,宁心安神,为君药(2002、2005);茯苓宁心安神,知母滋阴清热,共助君药安神除烦;川芎舒畅肝气,与君药合用,酸辛收散,养血调肝,为佐药;甘草调和诸药为使药。全方养肝宁心,清心除烦。

2. 天王补心丹

【组成】生地黄、人参、丹参、玄参、白茯苓、远志、桔梗、五味子、当归身、天冬、麦冬、柏子仁、酸枣仁、朱砂(2002,2005)。

【方歌】补心地归二冬仁,远茯味砂桔三参,阴亏血少生内热,滋阴养血安心神。

【功用】滋阴养血,补心安神。

【主治】阴虚血少,神志不安证。

【配伍意义】重用生地黄养心血,滋肾水,清虚火,使心神安宁,精关秘固,为君药;天冬、麦冬壮水制火,酸枣仁、柏子仁养心安神,当归补血润燥,共为臣药;丹参清心活血,远志、茯苓益心安神,玄参滋阴降火,人参补气生血,安神益智,朱砂镇心安神,共为佐药;桔梗载药上行为使药。全方益水降火,宁心安神。

【全方配伍特点】滋阴补血以治本,养心安神以治标,标本兼治,心肾两顾,而以补心治本为主。

第十二单元 开窍剂

重点提示

本单元首先要掌握开窍药"三宝"的功用和主治,其次要掌握其治疗特点及区别。历年所考次数不多。

考点集合

一、凉开

1. 安宫牛黄丸

【功用】清热解毒,开窍醒神。

【主治】邪热内陷心包证。

2. 紫雪

【功用】清热开窍,息风止痉(2014)。

【主治】温热病,邪热内陷心包,热盛动风证。

3. 至宝丹

【功用】清热开窍,化浊解毒(2000,2006,2010)。

【主治】痰热内陷心包证。

二、温开

苏合香丸

【功用】温通开窍,行气止痛(2011)。

【主治】寒闭证(2016)。

第十三单元 理 气 剂

☆ 重点提示

本单元内容基本每年都会出题,主要考查的还是组成、功用和主治,特别是苏子降气汤、旋覆代赭汤。对于药物配伍的意义,也应注意。天台乌药散大致了解即可。

考点集合

一、行气

1. 越鞠丸

【组成】香附、川芎、苍术、神曲、栀子(2014)。

【方歌】行气解郁越鞠丸,香附芎苍栀曲研,气血痰火湿食郁,随证易君并加减。

【功用】行气解郁(2016)。

【主治】六郁证。

【配伍意义】香附行气解郁为君药(2000,2003,2013);川芎活血祛瘀治血郁,栀子清热泻火治火郁;苍术治湿郁,神曲治食郁,共为臣佐药。五郁已解,痰郁自除。本方解郁,重在调理气机。

【全方配伍特点】以五药治六郁,贵在治病求本;诸法并举,重在调畅气机(2019)。

2. 半夏厚朴汤

【组成】半夏、厚朴、茯苓、生姜、紫苏叶。

【方歌】半夏厚朴与紫苏,茯苓生姜共煎服,痰凝气聚成梅核,降逆开郁气自舒。

【功用】行气散结,降逆化痰。

【主治】梅核气(2010)。

【配伍意义】半夏化痰散结，降逆和胃；厚朴行气除满，二者相合，痰气并治，共为君药。茯苓健脾渗湿，使痰无化源；紫苏叶行气开郁，宣肺引药，共为臣药。生姜开郁化痰，降逆和胃，并解半夏之毒。全方痰气并治，行中有降。

3. 瓜蒌薤白白酒汤

【组成】瓜蒌实、薤白、白酒。

【功用】通阳散结，行气祛痰。

【主治】胸阳不振，痰气互结之胸痹轻证（2014）。

【配伍意义】方中以瓜蒌为君药，涤痰散结，理气宽胸；以薤白为臣药，温通滑利，通阳散结，行气止痛。二药相配，散胸中阴寒，化上焦痰浊，宣胸中气机。佐以辛通温散之白酒，以增行气通阳之力。

4. 柴胡疏肝散

【组成】柴胡、陈皮、川芎、香附、芍药、枳壳、炙甘草。

【功用】疏肝解郁，行气止痛。

【主治】肝气郁滞证。

5. 厚朴温中汤

【组成】厚朴、陈皮、甘草、茯苓、草豆蔻、干姜、木香。

【功用】行气除满，温中燥湿。

【主治】脾胃寒湿气滞证（2016）。

6. 天台乌药散

【组成】天台乌药、木香、小茴香、青皮、槟榔、川楝子、巴豆、高良姜、酒。

【方歌】天台乌药木茴香，青姜巴豆制楝榔，行气疏肝散寒痛，寒滞疝痛酒调尝。

【功用】行气疏肝，散寒止痛（2016）。

【主治】寒凝气滞证。

【配伍意义】方中乌药行气疏肝，散寒止痛，为君药。青皮疏肝理气、小茴香暖肝散寒、高良姜散寒止痛、木香行气止痛，共具行气散结、祛寒止痛之力，为臣药。又以槟榔直达下焦，行气化滞而破坚；取苦寒之川楝子与辛热之巴豆同炒，去巴豆而用川楝子，既可减川楝子之寒，又能增强其行气散结之效，共为佐使药。

二、降气

1. 苏子降气汤

【组成】紫苏子、半夏、川当归、厚朴、甘草、肉桂、生姜、大枣、前胡（2002）。

【方歌】苏子降气祛痰方，夏朴前苏甘枣姜，肉桂纳气归调血，上实下虚痰喘康。

【功用】降气平喘，祛痰止咳。

【主治】上实下虚之喘咳证。

【配伍意义】紫苏子辛温而润，善于降肺气消痰，为治疗痰壅气逆之要药，并能润肠通便、助肺肃降，为君药。半夏助苏子化痰，为臣药；厚朴下气宽胸除满，前胡降气祛痰止咳，肉桂补肾纳气平喘；当归既能养血补虚，温补下元，又可治"咳逆上气"，并制半夏、厚朴之燥（2000），共为佐药，略加生姜、苏叶以散寒宣肺；甘草、大枣和中调药，是为使药。

【全方配伍特点】一是上下并治，标本兼顾，降气祛痰以治标，温肾补虚以治本，但以治上治标为主；二是宣降结合，大队降逆之品中配伍少量宣肺散邪之品，但以降肺为主。

2. 定喘汤

【组成】白果、麻黄、紫苏子、甘草、款冬花、杏仁、桑白皮、黄芩、半夏（2002，2016）。

【方歌】定喘白果与麻黄，款冬半夏桑白皮，苏子黄芩甘草杏，宣肺平喘效力彰。

【功用】宣降肺气，清热化痰。

【主治】风寒外束，痰热内壅证。

【配伍意义】麻黄宣肺平喘，解表散邪；白果敛肺定喘，祛痰止咳，两药一收一散，既增平喘之力，又防麻黄伤正，共为君药（2019）。桑白皮泻肺平喘，黄芩清热化痰，合用清除痰热，共为臣药。杏仁、款冬花降气平喘，紫苏子、半夏化痰止咳，均为佐药。甘草既能止咳，又能调和诸药，兼为佐使。全方宣开与清降并用，发散和收敛兼施，使肺热清，外邪散，逆气降，痰浊化而止咳平喘。

3. 旋覆代赭汤

【组成】旋覆花、人参、生姜、代赭石、炙甘草、半夏、大枣。

【方歌】旋覆代赭重用姜，半夏人参甘枣尝，降逆化痰益胃气，胃虚痰阻痞噫康。

【功用】降逆化痰，益气和胃（2002）。

【主治】胃虚痰阻气逆证。

【配伍意义】旋覆花善于下气，化顽痰，重用为君药。代赭石质重降逆，助君降逆化痰，为臣药（2003）。半夏祛痰和胃；生姜温胃化痰，散寒止呕，人参、大枣、炙甘草健脾养胃，温中益气，俱为佐药。炙甘草调和药性，兼作使药。

第十四单元　理　血　剂

☆ 重点提示

本单元需重点掌握温经汤（妇科的常用方剂）、咳血方的内容，熟悉血府逐瘀汤的治疗特点和区别。另要注意区别方药的共同组成药物。

――― 考点集合 ―――

一、活血祛瘀

1. 桃核承气汤

【组成】桃仁、大黄、芒硝、甘草、桂枝。

【方歌】桃核承气硝黄草，少佐桂枝温通妙，下焦蓄血小腹胀，泻热破瘀微利效。

【功用】泻热逐瘀。

【主治】下焦蓄血证。

【配伍意义】本方实为调味承气汤加桃仁、桂枝组成。桃仁破血祛瘀，大黄逐瘀泄热，合用则瘀热并治，为君药。桂枝既通利血脉，又防寒药遏邪留瘀；芒硝软坚助逐瘀热，共为臣药。甘草和中调药，缓峻护正，为佐使药。全方活血药配泻热药，瘀热同治，众多寒凉药合少量桂枝，凉而不遏。

2. 血府逐瘀汤

【组成】桃仁、红花、当归、生地黄、川芎、赤芍、牛膝、桔梗、柴胡、枳壳、甘草（2016）。

【功用】活血化瘀，行气止痛（2000，2003，2007）。

【主治】胸中血瘀证（2013）。

【配伍意义】桃仁活血祛瘀为君药。当归、红花、牛膝、川芎助君祛瘀，共为臣药（2014）。牛膝通血脉，且引瘀下行；柴胡理气升阳；桔梗宣肺且载药上行，合枳壳一升一降，

138

行气活血；生地黄凉血清热，合当归滋阴养血，使瘀去而不伤正，均为佐药。全方气血兼顾，活血中有行气，行散中有滋养。

【全方配伍特点】活血与行气相伍，祛瘀与养血同施，升降兼顾，气血同调。

3. 复元活血汤

【组成】柴胡、天花粉、当归、红花、甘草、穿山甲、大黄、桃仁。

【方歌】复元活血酒军柴，桃红归甲蒌根甘，祛瘀疏肝又通络，损伤瘀痛加酒煎。

【功用】活血祛瘀，疏肝通络（2010）。

【主治】跌打损伤，瘀血阻滞证。

【配伍意义】大黄活血祛瘀，酒制之后，既能引瘀下行，又能上行直达病灶；柴胡疏肝行气，使气行则血行，又能引大黄直攻胁下之瘀血，共为君药（2011）。桃仁、红花活血止痛，穿山甲破瘀通络，均为臣药。当归养血和血，使瘀去不伤血；红花入血消瘀，为佐药。甘草调药缓急为使药。全方活血配行气，力逐胁下瘀血。

4. 补阳还五汤

【组成】黄芪、当归、赤芍、地龙、川芎、红花、桃仁（2014）。

【方歌】补阳还五赤芍芎，归尾通经佐地龙，四两黄芪为主药，血中瘀滞用桃红。

【功用】补气活血通络。

【主治】中风之气虚血瘀。

【配伍意义】重用生黄芪，大补元气，使气行则血行，祛瘀不伤正，为君药（2011）；当归活血养血，使化瘀不伤血，为臣药；川芎、赤芍、桃仁、红花助当归活血祛瘀，地龙通经活络，共为佐药。全方大量补气药配少量活血通络药，使元气大振，鼓动血行，活血不伤血。

【全方配伍特点】重在补气，佐以活血，气旺血行，补而不滞。

5. 温经汤

【组成】吴茱萸、当归、芍药、川芎、人参、桂枝、阿胶、牡丹皮、生姜、甘草、半夏、麦冬。

【方歌】温经汤用萸桂芎，归芍丹皮姜夏冬，参草益脾胶养血，调经重在暖胞宫。

【功用】温经散寒，养血祛瘀（2010）。

【主治】冲任虚寒，瘀血阻滞证（2010）。

【配伍意义】吴茱萸入肝经血脉，散寒止痛；桂枝通脉，温经散寒，二药合用，温通血脉，共为君药。芍药、当归、麦冬、阿胶滋阴养血，补充冲任；当归配川芎，助君活血祛瘀；白芍缓急止痛；阿胶养血止血；麦冬清虚热；牡丹皮退瘀热，共为臣药。人参、甘草、半夏、生姜健脾和胃，养气生血又摄血，而且半夏、生姜降气散结，有助祛瘀调经，生姜又能辛散和胃，使补益药补而不滞，俱为佐药。甘草调和诸药为使。全方以温补为主，温清消补并用，以温养化瘀。

6. 生化汤

【组成】当归、川芎、桃仁、炮姜、炙甘草（黄酒、童便各半煎服）（2006，2016）。

【方歌】生化汤是产后方，归芎桃草酒炮姜，消瘀活血功偏擅，止痛温经效亦彰。

【功用】养血祛瘀，温经止痛（2000，2003）。

【主治】血虚寒凝，瘀血阻滞证。

【配伍意义】当归养血活血、化瘀生新、温经散寒，一药三用，最适产后病机，为君药；川芎活血行气，桃仁活血祛瘀，均为臣药；炮姜入血散寒，黄酒通脉活血，均为佐药；炙甘草调和诸药为使。全方温、补、通并用，以治产后血虚寒瘀证。

7. 失笑散

【组成】五灵脂、炒蒲黄。

【功用】活血祛瘀，散结止痛（2016）。
【主治】瘀血疼痛证。
8. 桂枝茯苓丸
【组成】桂枝、茯苓、牡丹皮、桃仁、芍药、白蜜。
【歌诀】金匮桂枝茯苓丸，桃仁芍药与牡丹，等分为末蜜丸服，缓消癥块胎可安。
【功用】活血化瘀，缓消癥块（2016）。
【主治】瘀阻胞宫证。

二、止血

1. 咳血方
【组成】青黛、瓜蒌仁、海蛤粉、山栀子、诃子、蜜、姜汁（2000，2008）。
【方歌】咳血方中诃子收，瓜蒌海粉山栀投，青黛蜜丸口嚼化，咳嗽痰血服之瘳。
【功用】清肝宁肺，凉血止血（2010，2019）。
【主治】肝火犯肺之咳血证（2016）。
【配伍意义】青黛泻肝经实火而凉血，栀子泻火除烦凉血，两药合用，澄本清源，为君药。瓜蒌仁清热化痰，润肺止咳；海蛤粉清金降火，软坚化痰，共为臣药。诃子清热下气，敛肺化痰，为佐药。诸药合用，共奏清肝宁肺、止咳止血之效。本方寓止咳于泻火之中，使火清肺宁，咳血自止。

2. 小蓟饮子
【组成】生地黄、小蓟、木通、滑石、蒲黄、藕节、淡竹叶、当归、山栀子、甘草（2000）。
【方歌】小蓟生地藕蒲黄，滑竹通栀归草襄，凉血止血利通淋，下焦瘀热血淋康。
【功用】凉血止血，利水通淋。
【主治】热结下焦之血淋、尿血。
【配伍意义】生地黄重用，凉血止血，养阴清热；小蓟凉血止血，二药合用，共为君药。藕节、蒲黄凉血止血，并能消瘀，使血止而不留瘀，为臣药。滑石、竹叶、木通清热利水通淋；栀子清泄三焦之火，导热从下而出；当归养血和血，引血归经，且可防诸药寒凉太过之弊，为佐药。甘草和中调药为使。诸药合用，共成凉血止血，利水通淋之方。

3. 槐花散
【组成】槐花、侧柏叶、荆芥穗、枳壳。
【方歌】槐花侧柏荆枳壳，等分为末米饮调，清肠止血又疏风，血热肠风脏毒疗。
【功用】清肠止血，疏风行气（2002，2004）。
【主治】风热湿毒，壅遏肠道，损伤血络证。

4. 黄土汤
【组成】甘草、干地黄、白术、附子、阿胶、黄芩、灶心土（2010）。
【方歌】黄土汤中芩地黄，术附阿胶甘草尝，温阳健脾能摄血，便血崩漏服之康。
【功用】温阳健脾，养血止血。
【主治】脾阳不足，脾不摄血证。
【配伍意义】灶心土即伏龙肝，辛温而涩，能温中、收敛、止血，为君药。白术、附子温阳健脾，以复脾胃统摄之权，为臣药。生地黄、阿胶滋阴养血止血，既可补益阴血之不足，又可制术、附之温燥伤血，生地黄、阿胶得术、附可避滋腻呆滞碍脾之弊；黄芩止血，又佐制术、附温燥以免伤阴动血，共为佐药。甘草和药并益气调中为使。全方寒温并用，标本兼治，刚柔相济，使温阳不伤阴，滋阴不碍阳。

5. 十灰散

【组成】大蓟、小蓟、荷叶、侧柏叶、茅根、茜根、山栀、大黄、牡丹皮、棕榈皮（白藕汁、萝卜汁、京墨）。

【方歌】十灰散用十般灰，柏茅茜荷丹棕煨，二蓟栀黄各炒黑，上部出血势能摧。

【功用】凉血止血。

【主治】血热妄行之上部出血证。

第十五单元　治　风　剂

☆ 重点提示

本单元方剂种类比较多，考试经常作为重要的出题点，消风散、镇肝息风汤、天麻钩藤饮、大定风珠应重点掌握其组成、功用。注意区分几种息风方剂的治疗特点。其余了解即可。

── 考点集合 ──

一、疏散外风

1. 消风散

【组成】当归、生地黄、防风、蝉蜕、知母、苦参、胡麻仁、荆芥、苍术、牛蒡子、石膏、甘草、木通（2000）。

【方歌】消风散中有荆防，蝉蜕胡麻苦参苍，知膏蒡通归地草，风疹湿疹服之康。

【功用】疏风养血，清热除湿。

【主治】风疹、湿疹（2019）。

【配伍意义】荆芥、防风、牛蒡子、蝉蜕开发腠理，透解在表的风邪，使风邪得以从外透达，共为君药；苍术散风除湿，苦参清热燥湿，木通利热渗湿，共为臣药；生地黄清热凉血，胡麻仁养血润燥，当归和营活血，石膏、知母清热泻火，均为佐药；甘草调药和中并能解毒为使。

2. 川芎茶调散

【组成】川芎、荆芥、白芷、羌活、甘草、细辛、薄荷、防风。

【方歌】川芎茶调有荆防，辛芷薄荷甘草羌，目昏鼻塞风攻上，偏正头痛悉能康。

【功用】疏风止痛。

【主治】外感风邪头痛（2010，2013）。

【配伍意义】川芎善治少阳、厥阴经头痛，祛风活血而止头痛，"诸经头痛之要药"，重用为君；薄荷、荆芥轻而上行，善疏风止痛、清利头目，为臣药；羌活治太阳经头痛，白芷治阳明经头痛，细辛散寒止痛，长于治少阴经头痛，防风辛散上部风邪，共为佐药（2016）；甘草益气和中，调和诸药，为使药。

【全方配伍特点】辛散疏风于上，诸经兼顾；佐入苦凉之品，寓降于升。

3. 大秦艽汤

【组成】秦艽、甘草、川芎、当归、白芍、细辛、羌活、防风、黄芩、石膏、白术、白芷、生地黄、熟地黄、白茯苓、独活。

【方歌】大秦艽汤羌独防，辛芷芎芍二地当，苓术石膏黄芩草，风邪初中经络康。

【功用】祛风清热，养血活血（2000）。

【主治】风邪初中经络证。

4. 牵正散

【组成】白附子、白僵蚕、全蝎、热酒。

【功用】祛风化痰，通络止痉。

【主治】风中头面经络。

【配伍意义】方中白附子辛温燥烈，入阳明经而走头面，以祛风化痰，尤其善散头面之风，是为君药。全蝎、僵蚕均能祛风止痉，其中全蝎长于通络，僵蚕且能化痰，合用既助君药祛风化痰之力，又能通络止痉，共为臣药。用热酒调服，以助宣通血脉，并能引药入络，直达病所，以为佐使。

5. 小活络丹

【组成】川乌、草乌、地龙、天南星、乳香、没药。

【方歌】小活络祛风湿寒，化痰活血三者兼，二乌南星乳没龙，寒湿痰瘀痹痛蠲。

【功用】祛风除湿，化痰通络，活血止痛。

【主治】风寒湿痹。

二、平息内风

1. 羚角钩藤汤

【组成】羚角片、双钩藤、霜桑叶、滁菊花、鲜生地黄、生白芍、川贝母、淡竹茹、茯神木、生甘草。

【方歌】羚角钩藤菊花桑，地芍贝茹茯草襄，凉肝息风又养阴，肝热生风急煎尝。

【功用】凉肝息风，增液舒筋。

【主治】<u>肝热生风证（2014）</u>。

【配伍意义】羚角功专入肝泻火，能平目翳障，安惊骇不宁，降肝胆怒气，舒筋脉挛急；钩藤清热平肝息风，二药相合，则清热凉肝、息风止痉作用更强，共为君药。桑叶既能散风热，又能清肝热；菊花辛甘苦微寒，疏风清热，清肝作用甚好，合为臣药。白芍、生地黄、甘草酸甘化阴，滋养阴液，柔肝舒筋，缓解挛急；竹茹、贝母清热化痰；茯神木安神，共为佐药。甘草调和诸药为使。

【全方配伍特点】咸寒而甘与辛凉合方，清息之中寓辛疏甘酸之意，共成"凉肝息风"之法。

2. 镇肝息风汤

【组成】怀牛膝、生赭石、生龙骨、生牡蛎、生龟甲、生杭芍、玄参、天冬、川楝子、生麦芽、茵陈、甘草。

【方歌】镇肝息风芍天冬，玄参龟板赭茵从，龙牡麦芽膝草楝，肝阳上亢能奏功。

【功用】镇肝息风，滋阴潜阳。

【主治】<u>类中风（2004）</u>。

【配伍意义】牛膝味苦酸而平，引血下行，补益肝肾，重用为君。代赭石镇肝降逆；龙骨、白芍、牡蛎、龟甲益阴潜阳，镇肝息风，共为臣药。玄参、天冬滋阴清热，壮水涵木；<u>茵陈、川楝子、生麦芽清泄肝热，疏肝理气，以利于肝阳的平降镇潜，俱为佐药（2013）</u>。甘草与生麦芽相配，能和胃调中，防止金石类药物碍胃之弊，为佐使药。

【全方配伍特点】镇降下行，重在治标，滋潜清疏，以适肝性。

3. 天麻钩藤饮

【组成】天麻、钩藤、石决明、栀子、黄芩、川牛膝、杜仲、益母草、桑寄生、夜交藤、朱茯神。

【方歌】天麻钩藤石决明，栀杜寄生膝与芩，夜藤茯神益母草，主治眩晕与耳鸣。

【功用】平肝息风，清热活血，补益肝肾。

【主治】肝阳偏亢，肝风上扰证（2005，2010，2011，2016）。

【配伍意义】天麻、钩藤平肝息风合为君药。石决明平肝潜阳，除热明目，与天麻、钩藤合用，加强平肝息风之功；川牛膝引血下行，共为臣药。栀子、黄芩清热泻火，使肝经之热不致上扰；益母草活血利水；杜仲、桑寄生补益肝肾；夜交藤、朱茯神安神定志，俱为佐药。

4. 大定风珠

【组成】生白芍、阿胶、生龟甲、干地黄、麻子仁、五味子、生牡蛎、麦冬、炙甘草、鸡子黄、鳖甲（2002）。

【方歌】大定风珠鸡子黄，麦地胶芍草麻仁，三甲并同五味子，滋阴息风是妙方。

【功用】滋阴息风。

【主治】阴虚风动证（2011）。

【配伍意义】鸡子黄、阿胶滋养阴液以息内风，合为君药。白芍、地黄、麦冬滋阴柔肝；龟甲镇肾气，补任脉，止心痛；鳖甲入肝搜邪，合而滋阴潜阳，为臣药。麻仁养阴润燥；牡蛎既能存阳，又涩大便，且清在里之余热；五味子味酸善收，与诸滋阴药相伍，而收敛真阴，共为佐药。甘草调和诸药为使。

【全方配伍特点】血肉有情之品与滋养潜镇之药合方，寓息风于滋养之中，共成"酸甘咸法"。

第十六单元 治 燥 剂

☆ 重点提示

本单元内容较为重要，需着重掌握每个方剂的组成和功用。特别是桑杏汤、麦门冬汤及清燥救肺汤，经常合并考查共同药物。另外清燥救肺汤和麦门冬汤的配伍意义也应注意。

考点集合

一、轻宣润燥

1. 杏苏散

【组成】紫苏叶、半夏、茯苓、前胡、苦桔梗、枳壳、甘草、生姜、橘皮、杏仁、大枣。

【方歌】杏苏散内夏陈前，枳桔苓草姜枣研，轻宣温润治凉燥，咳止痰化病自痊。

【功用】轻宣凉燥，理肺化痰。

【主治】外感凉燥证。

【配伍意义】杏仁苦温而润，能宣肺止咳除痰；苏叶辛温，微发其汗，使凉燥从表而解，合为君药。桔梗、枳壳一升一降助杏仁宣肺止咳，前胡疏风降气助杏仁、苏叶轻宣达表除痰，合为臣药。半夏、橘皮、茯苓合治燥邪束于表，肺气不降，内之津液蕴聚为痰；生姜、大枣调和营卫，滋脾行津以助润燥，共为佐药。甘草调和药性，合桔梗宣肺利咽。

2. 清燥救肺汤

【组成】桑叶、煅石膏、甘草、人参、胡麻仁、真阿胶、麦冬、杏仁、枇杷叶（2016）。

【方歌】清燥救肺桑麦膏，参胶胡麻杏杷草，清宣润肺养气阴，温燥伤肺气阴耗。

【功用】清燥润肺，益气养阴。

【主治】温燥伤肺证。

【配伍意义】桑叶质轻性寒，清透肺中燥热之邪，重用为君。石膏辛甘而寒，清泄肺热，石膏虽质重沉寒而量少，故不碍桑叶轻宣之性；麦冬甘寒，养阴润肺，合为臣药。甘草培土生金；人参益胃津，养肺气；胡麻仁、阿胶养阴润肺；杏仁、枇杷叶降泄肺气，共为佐药。甘草调和诸药为使。全方使燥邪得宣，气阴得复而清燥救肺。

3. 桑杏汤

【组成】桑叶、杏仁、沙参、浙贝母、香豉、栀皮、梨皮。

【方歌】桑叶汤中浙贝宜，沙参栀豉与梨皮，干咳鼻涸又身热，清宣凉润温燥医。

【功用】清宣温燥，润肺止咳（2019）。

【主治】外感温燥证（2010，2015）。

二、滋阴润燥

1. 麦门冬汤

【组成】麦门冬、半夏、人参、甘草、粳米、大枣（2019）。

【方歌】麦门冬汤用人参，枣草粳米半夏存，肺痿咳逆因虚火，清养肺胃此方珍。

【功用】清养肺胃，降逆下气。

【主治】①虚热肺痿。②胃阴不足证。

【配伍意义】麦门冬清肺胃虚热，滋肺胃之阴，重用为君。臣以半夏降逆下气、化痰和胃。一则降逆以止咳喘，二则开胃行津以润肺，三则防大量麦冬之滋腻壅滞，二药相反相成。人参补脾益气，甘草、粳米、大枣甘润性平，合人参和中滋液，培土生金，以上俱为佐药。甘草调和药性，兼作使药。诸药相合，可使肺胃阴复，逆气得降，中土健运，诸症自愈。

【全方配伍特点】一是体现"培土生金"法；二是大量甘润药中少佐辛燥之品，润燥相宜，滋而不腻，燥不伤津。

2. 玉液汤

【组成】山药、生黄芪、知母、生鸡内金、葛根、五味子、天花粉（2016）。

【功用】益气养阴，固肾止渴。

【主治】消渴气阴两虚证。

【配伍意义】方中天花粉滋阴生津，润燥止渴；阴津不足，以五味子酸能化阴，固肾生津，共为君药。气能化阴，以黄芪、山药益气生津液，补脾固肾水，助天花粉、五味子气化阴津，共为臣药。虚热内扰，以知母清热益阴生津；辛开透达，以葛根升阳生津，助脾气散精；虚热困脾，以鸡内金助脾气之运，化水谷为津液，共为佐药（2014）。

3. 增液汤

【组成】玄参、麦冬、细生地（2002，2011）。

【方歌】增液玄参与地冬，热病津枯便不通，补药之体作泻剂，若非重用不为功。

【功用】增液润燥。

【主治】阳明温病，津亏便秘证。

4. 百合固金汤

【组成】百合、熟地黄、生地黄、当归身、白芍、甘草、桔梗、贝母、麦冬、玄参（2013）。

【方歌】百合固金二地黄，玄参贝母桔草藏，麦冬芍药当归配，喘咳痰血肺家伤。

【功用】滋养肺肾，止咳化痰。

【主治】肺肾阴虚，虚火上炎证（2009）。

【配伍意义】方中生地黄、熟地黄壮水制水，兼凉血止血，又能润燥利咽，共为君药。百合滋阴清热，润肺止咳，麦冬助百合以滋阴清热，润肺止咳；玄参助二地滋阴凉血，以清虚火，并可清利咽喉，共为臣药。当归、白芍相配，能够养血补肝，柔肝疏肝，贝母化痰止咳，俱为佐药；桔梗载药上行，甘草调和诸药，并清热泻火，共为佐使药。全方滋养肺肾，有金水相生之用，兼以柔肝疏肝，寓五行制化之理。

第十七单元 祛 湿 剂

☆ **重点提示**

本单元内容较为重要，平胃散、实脾散、独活寄生汤的组成、功用应重点记忆。掌握三仁汤中的三仁。其余内容熟悉即可。

---考点集合---

一、燥湿和胃

1. 平胃散

【组成】苍术、厚朴、陈皮、甘草、生姜、大枣（2000）。

【方歌】平胃散内君苍术，厚朴陈草姜枣煮，燥湿运脾又和胃，湿滞脾胃胀满除。

【功用】燥湿运脾，行气和胃。

【主治】湿滞脾胃证。

【配伍意义】苍术既可燥湿健脾，还有辛散作用，故可行气，其味香，燥湿之力强，重用为君；厚朴行气化湿，散满除胀为臣药；陈皮理气和胃，芳香醒脾，以助苍术、厚朴之力，为佐药；甘草、姜枣甘缓和中，调和诸药，兼为佐使药。

2. 藿香正气散

【组成】大腹皮、白芷、紫苏、茯苓、半夏、白术、陈皮、厚朴、苦桔梗、藿香、甘草、生姜、大枣（2000）。

【方歌】藿香正气腹皮苏，甘桔陈苓朴白术，夏曲白芷加姜枣，风寒暑湿并能除。

【功用】解表化湿，理气和中。

【主治】外感风寒，内伤湿滞证。

【配伍意义】方中藿香辛散风寒，芳化湿浊，和胃悦脾，为君药。半夏曲、陈皮理气燥湿，和胃降逆以止呕；白术、茯苓健脾助运，除湿和中以止泻，同为臣药。紫苏、白芷辛温发散，助藿香外散风寒，燥湿化浊。大腹皮、厚朴行气化湿，畅中行滞；桔梗宣肺利膈；煎加姜、枣。内调脾胃，外和营卫，俱为佐药。甘草调和药性，并协姜、枣以和中，用为使药。

【全方配伍特点】表里同治，以治里为主；脾胃同调，以升清降浊为要。

二、清热祛湿

1. 茵陈蒿汤

【组成】茵陈、栀子、大黄。

【功用】清热，利湿，退黄。

【主治】黄疸阳黄证（2014）。

【配伍意义】茵陈最善清利湿热，退黄疸，为治黄疸之要药，故重用为君；栀子清泄三焦湿热，并能燥湿、引热下行，为臣药；大黄降泄瘀热，通二便，使邪出有道，为佐药。方中茵陈配栀子可使湿热由小便而出；茵陈配大黄可使瘀热从大便而解。全方清疏、清利、清泄三法合用，使湿热前后分消，黄疸自除。

【全方配伍特点】苦寒清利通腑，分消退黄，药简效宏。

2. 三仁汤

【组成】杏仁、白蔻仁、生薏苡仁、飞滑石、白通草、竹叶、厚朴、半夏。

【方歌】三仁杏蔻薏苡仁,朴夏通草滑竹存,宣畅气机清湿热,湿重热轻在气分。

【功用】宣畅气机,清利湿热(2005)。

【主治】湿温初起及暑温夹湿之湿重于热证(2016)。

【配伍意义】方中以滑石为君,清热利湿而解暑。以薏苡仁、杏仁、白蔻仁为臣,薏苡仁淡渗利湿以健脾,使湿热从下焦而去;白蔻仁芳香化湿,利气宽胸,畅中焦之脾气以助祛湿;杏仁宣利上焦肺气。佐以通草、竹叶甘寒淡渗,助君药利湿清热之效;半夏、厚朴行气除满,化湿和胃。

【全方配伍特点】宣上、畅中、渗下,从三焦分消湿热病邪。

3. 八正散

【组成】车前子、瞿麦、萹蓄、滑石、山栀子仁、甘草、木通、大黄、灯心(2013)。

【方歌】八正木通与车前,萹蓄大黄栀滑研,草梢瞿麦灯心草,湿热诸淋宜服煎。

【功用】清热泻火,利水通淋。

【主治】湿热淋证(2011,2016)。

4. 甘露消毒丹

【组成】飞滑石、绵茵陈、淡黄芩、石菖蒲、川贝母、木通、藿香、射干、连翘、薄荷、白豆蔻。

【方歌】甘露消毒蔻藿香,茵陈滑石木通菖,芩翘贝母射干薄,湿热时疫是主方。

【功用】利湿化浊,清热解毒。

【主治】湿温时疫,湿热并重证。

5. 连朴饮

【组成】制厚朴、川黄连、石菖蒲、制半夏、香豉、焦栀、芦根(2016)。

【方歌】连朴饮用香豆豉,菖蒲半夏焦山栀,芦根厚朴黄连入,湿热霍乱此方施。

【功用】清热化湿,理气和中。

【主治】湿热霍乱。

6. 二妙散

【组成】黄柏、苍术、姜汁。

【功用】清热燥湿。

【主治】湿热下注证。

7. 当归拈痛汤

【组成】羌活、防风、升麻、葛根、白术、苍术、当归身、人参、甘草、苦参、黄芩、知母、茵陈、猪苓、泽泻。

【方歌】当归拈痛猪苓泽,二术茵芩苦羌葛,升麻防风知参草,湿重热轻兼风邪。

【功用】利湿清热,疏风止痛。

【主治】湿热相搏,外受风邪证。

【配伍意义】方中黄柏寒凉苦燥,其性沉降,擅清下焦湿热,为君药。苍术辛苦而温,其性燥烈,一则健脾助运以治生湿之本,一则芳化苦燥以除湿阻之标,为臣药。"苍术妙于燥湿,黄柏妙于去热"，且二药互制其苦寒或温燥之性，以防败胃伤津之虞。再入姜汁少许调药，既可藉其辛散以助祛湿，亦可防黄柏苦寒伤中。

【全方配伍特点】苦燥辛芳，寒温相制，长于下焦，药简效专。

三、利水渗湿

1. 五苓散

【组成】猪苓、泽泻、白术、茯苓、桂枝。

【方歌】五苓散治太阳腑，白术泽泻猪苓茯，桂枝化气兼解表，小便通利水饮逐。

【功用】利水渗湿，温阳化气。

【主治】①蓄水证。②痰饮。③水湿内停证。

【配伍意义】方中泽泻善入膀胱，利水渗湿，重用为君。茯苓淡渗除湿；猪苓除湿利小便，增强利水渗湿之功，共为臣药。白术健脾复运（2014）；桂枝既能解太阳之表，又能助膀胱气化，且治脐下动悸，俱为佐药（2019）。全方淡渗兼以通阳，有利水兼扶脾温阳的妙用。

2. 猪苓汤

【组成】猪苓、茯苓、阿胶、滑石、泽泻。

【方歌】猪苓汤内有茯苓，泽泻阿胶滑石并，小便不利兼烦渴，滋阴利水症自平。

【功用】利水渗湿，清热养阴。

【主治】水热互结伤阴证。

【配伍意义】猪苓专入肾与膀胱，苦能下降，而甘淡又能渗利走散，故为君药。泽泻、茯苓以甘淡之性，助猪苓利水渗湿，共为臣药。滑石甘寒，利水而清热（2014）；阿胶润燥而滋阴，俱为佐药。五药共合成利水清热养阴之方，使水去而热消，阴复而烦降，利水而不伤阴，滋阴而不敛邪。

3. 防己黄芪汤

【组成】防己、黄芪、甘草、白术、生姜、大枣（2009，2016）。

【方歌】金匮防己黄芪汤，白术甘草加枣姜，益气祛风行水良，表虚风水风湿康。

【功用】益气祛风，健脾利水。

【主治】表虚不固之风水或风湿证。

【配伍意义】黄芪补气固表，防己祛风行水，两药相合，补气利水祛风，共为君药；白术健脾燥湿，助黄芪益气固表，助防己祛湿行水，为臣药；生姜、大枣调和营卫，用为佐药；炙甘草补中且调药，兼为佐使。

四、温化寒湿

1. 真武汤

【组成】茯苓、芍药、白术、生姜、炮附子（2005，2011）。

【方歌】真武附苓术芍姜，温阳利水壮肾阳，脾肾阳虚水气停，腹痛悸眩瞤惕康。

【功用】温阳利水。

【主治】阳虚水泛证；太阳病发汗太过，阳虚水泛证（2019）。

【配伍意义】附子大辛大热，善补肾阳，水为阴邪，"阴得阳助则化"，此即"益火之源以消阴翳",为君药。白术燥湿健脾；茯苓健脾渗湿，可淡渗水湿，使阴邪从小便而出，共为臣药。生姜辛温，走而不守，助附子行散客于肌表之湿邪；芍药柔肝疏肝，缓急止痛，又能防姜、术、附等温燥之品性过而伤阴，共为佐药。全方温补脾肾，渗利水湿，共起温阳利水的作用。

【全方配伍特点】辛热渗利合法，纳酸柔于温利之中，脾肾兼顾，重在温肾。

2. 实脾散

【组成】厚朴、白术、木瓜、木香、草果仁、大腹子（槟榔）、附子、白茯苓、干姜、甘草、生姜、大枣（2005，2011）。

【方歌】实脾温阳行利水，干姜附苓术草从，木瓜香槟朴草果，阳虚水肿腹胀祟。

【功用】温阳健脾，行气利水（2000，2010，2011，2019）。

【主治】阴水属脾肾阳虚，水停气滞证。

【配伍意义】附子善温肾阳，助气化以行水；干姜温补脾阳，助运化以制水，二药合用，温肾暖脾，合为君药。茯苓、白术健脾渗湿，使水湿从小便而解，共为臣药。木瓜芳香化湿，厚朴宽肠降逆，木香理气导滞，槟榔行气兼能利水消肿，草果仁善治湿郁伏邪，共为佐药。甘草、大枣、生姜调和诸药，健脾温中，共为使药。

【全方配伍特点】辛热与淡渗合法，纳行气于温利之中，脾肾兼顾，主以实脾。

3. 苓桂术甘汤

【组成】茯苓、桂枝、白术、炙甘草。

【功用】温阳化饮，健脾利湿。

【主治】中阳不足之痰饮。

【配伍意义】方中茯苓淡渗利水，能使水饮从小便而出，重用为君；桂枝既能通阳发汗，使水从汗而解，又能平冲降逆，为臣药；白术健脾复运，为佐药。用炙甘草，其意有三：一可合桂枝以辛甘化阳，以襄助温补中阳之力；二可合白术益气健脾，崇土以利制水；三可调和诸药，功兼佐使之用。

五、祛湿化浊

1. 完带汤

【组成】白术、山药、人参、白芍、车前子、苍术、甘草、陈皮、黑芥穗、柴胡（2006）。

【功用】补脾疏肝，化湿止带。

【主治】脾虚肝郁，湿浊带下证（2016）。

【配伍意义】重用白术、山药健脾益气以祛湿止带，共为君药；人参补中益气，苍术辛香化浊，助君药健脾祛湿，共为臣药（2014）；柴胡疏肝理气，白芍柔肝疏肝，车前子利湿化浊，陈皮理气使补益之品补而不滞，黑芥穗祛风渗湿，共为佐药；甘草调和诸药为使。

【全方配伍特点】肝脾同治，培土抑木，以健脾祛湿止带为主，兼以疏肝。

2. 萆薢分清饮

【组成】益智仁、川萆薢、石菖蒲、乌药、盐。

【方歌】萆薢分清益智仁，菖蒲乌药盐煎成，下焦虚寒得温利，分清化浊效如神。

【功用】温肾利湿，分清化浊。

【主治】下焦虚寒之白浊、膏淋。

六、祛风胜湿

1. 羌活胜湿汤

【组成】羌活、独活、藁本、防风、甘草、川芎、蔓荆子。

【方歌】羌活胜湿独防风，蔓荆藁本草川芎，祛风胜湿通经络，善治周身风湿痛。

【功用】祛风胜湿止痛（2014）。

【主治】风湿犯表之痹证。

【配伍意义】方中羌活、独活共为君药，辛散以祛风，味苦以燥湿，性温以散寒，故皆可祛风除湿、通利关节。其中羌活善祛上部风湿，独活善祛下部风湿，两药相合，能散一身上下之风湿。臣以防风，祛风胜湿，且善止头痛。川芎活血行气，祛风止痛，用为臣药；蔓荆子祛风止痛，藁本疏散太阳经之风寒湿邪，且善达巅顶止头痛，俱为佐药。使以甘草调和诸药。

2. 独活寄生汤

【组成】独活、桑寄生、杜仲、牛膝、细辛、秦艽、茯苓、肉桂心、防风、川芎、人参、甘草、当归、芍药、干地黄。

【方歌】独活寄生艽防辛，归芎地芍桂苓均，杜仲牛膝人参草，顽痹风寒湿是因。

【功用】祛风湿，止痹痛，益肝肾，补气血（2014）。

【主治】肝肾两亏，气血不足之痹证。

【配伍意义】方中重用独活为君，性善下行，治伏风，除久痹，以祛下焦与筋骨间的风寒湿邪。以细辛、防风、秦艽、桂心为臣，其中细辛长于入少阴肾经，搜剔阴经之风寒湿邪，除经络留湿；秦艽祛风湿，舒筋络，利关节；桂心温经散寒，通利血脉；防风祛一身之风湿。佐以桑寄生、杜仲、牛膝，补益肝肾，强壮筋骨，且桑寄生兼可祛风湿，牛膝兼能活血通筋脉；当归、川芎、地黄、白芍养血和血；人参、茯苓、甘草健脾益气。其中白芍与甘草相合，尚能柔肝缓急，以助舒筋止痛；当归、川芎、牛膝、桂心活血，寓"治风先治血，血行风自灭"之意。甘草调和诸药，兼使药之用。

【全方配伍特点】辛温行散与甘温滋柔合法，纳益肝肾、补气血于祛邪蠲痹之中，邪正兼顾。

第十八单元　祛　痰　剂

☆ 重点提示

本单元内容不是很复杂，重点掌握二陈汤的组成、功用。另外温胆汤、清气化痰丸以及半夏白术天麻汤在内科中较常出现，三子养亲汤在儿科中较常运用，应注意。

─────考点集合─────

一、燥湿化痰

1. 二陈汤

【组成】半夏、橘红、白茯苓、甘草、生姜、乌梅（2016）。

【方歌】二陈汤用半夏陈，苓草梅姜一并存，理气祛痰兼燥湿，湿痰为患此方珍。

【功用】<u>燥湿化痰</u>，理气和中。

【主治】<u>湿痰证（2000，2010）</u>。

【配伍意义】方中半夏辛温散结，行气下气，燥湿化痰，故为君药。橘红专于燥湿醒脾，理气化痰，为臣药。茯苓健脾渗湿，使湿从小便而出；生姜降逆化痰；既能制半夏之毒，又能行气消痰；乌梅生津敛肺，与半夏相配，一散一收，相反相成，共为佐药。甘草既能和中健脾，又能缓和峻药，兼为佐使。

2. 温胆汤

【组成】半夏、竹茹、枳实、陈皮、甘草、茯苓。

【方歌】温胆夏茹枳陈助，佐以茯草姜枣煮，理气化痰利胆胃，胆郁痰扰诸症除。

【功用】<u>理气化痰，利胆和胃（2010）</u>。

【主治】<u>胆郁痰扰证（2014）</u>。

【配伍意义】方中半夏燥湿化痰，和胃降逆，为君药。胆有痰热，以竹茹清胆和胃，止呕除烦，半夏与竹茹相配，一温一凉，化痰和胃，止呕除烦；以橘皮理气化痰，助半夏和胃化痰；枳实理气化痰，助竹茹清胆降逆，共为臣药。脾能化湿，以白茯苓益气健脾利湿，杜绝生痰之源；生姜调理脾胃，和胃降逆，共为佐药。

二、清热化痰

1. 清气化痰丸

【组成】瓜蒌仁、陈皮、黄芩、杏仁、枳实、茯苓、胆南星、制半夏。

【方歌】清气化痰胆星蒌，夏芩杏陈枳实投，茯苓姜汁糊丸服，气顺火清痰热瘳。

【功用】<u>清热化痰，理气止咳（2013）</u>。

【主治】<u>热痰咳嗽（2016）</u>。

【配伍意义】方中胆南星味苦性凉，清热化痰，善治痰热，为君药。瓜蒌仁甘寒，清热化痰，且能导痰热从大便而下；半夏燥湿化痰，黄芩清降肺热，共为臣药。治痰当须顺气，故以枳实理气宽胸，下气消痰；以杏仁肃降肺气，化痰止咳；以陈皮和胃宽胸理气，燥湿化痰；再以茯苓益气健脾渗湿，以杜绝生痰之源，共为佐药。姜汁化痰开结，为佐使药。

2. 小陷胸汤

【组成】黄连、半夏、全瓜蒌。

【功用】清热化痰，<u>宽胸散结（2011）</u>。

【主治】痰热互结之小结胸证。

【配伍意义】方中全瓜蒌甘寒，清热涤痰，宽胸散结，是为君药，用时先煮，意在"以缓治上"，而通胸膈之痹。臣以黄连苦寒泄热除痞，佐以半夏辛温化痰散结，两者合用，一苦一辛，体现辛开苦降之法；与瓜蒌相伍，润燥相得，清热化痰，散结开痞。

三、润燥化痰

贝母瓜蒌散

【组成】贝母、瓜蒌、天花粉、茯苓、橘红、桔梗。

【方歌】贝母瓜蒌臣花粉，橘红茯苓加桔梗，肺燥有痰咳难出，润肺化痰此方珍。

【功用】润肺清热，理气化痰（2019）。

【主治】燥痰咳嗽。

【配伍意义】贝母甘苦凉，润肺散结，止咳化痰，为君药。瓜蒌清肺润燥，开结涤痰，为臣药。天花粉生津，止渴，降火，润燥；茯苓健脾渗湿，橘红宽胸散结，桔梗开宣肺气，并能载药上行而达病灶，共为佐药。全方以清润化痰为主，起到宣肺利气，健脾祛湿的作用。

四、温化寒痰

1. 苓甘五味姜辛汤

【组成】茯苓、甘草、干姜、细辛、五味子。

【功用】温肺化饮（2010）。

【主治】寒饮咳嗽。

2. 三子养亲汤

【组成】白芥子、紫苏子、莱菔子。

【功用】温肺化痰，降气消食。

【主治】痰壅气逆食滞证。

五、化痰息风

半夏白术天麻汤

【组成】半夏、白术、茯苓、天麻、橘红、甘草、生姜、大枣（2016）。

【方歌】半夏白术天麻汤，苓草橘红枣生姜，眩晕头痛风痰盛，痰化风息复正常。

【功用】化痰息风，健脾祛湿。

【主治】风痰上扰证（2010，2014）。

【配伍意义】天麻息风止晕，半夏燥湿化痰，二者相合为治风痰眩晕之要药，故合为君药；白术、茯苓健脾祛湿，以治生痰之源，为臣药；橘红理气化痰为佐药；甘草、生姜、大枣调和脾胃，固护正气，为使药。本方风痰共治，肝脾并调，标本兼顾。

第十九单元 消 食 剂

重点提示

本单元首先要掌握每个方剂的组成、功用、主治，其次需掌握一些方剂的配伍特点，尤其是保和丸。

考点集合

一、消食化滞

1. 保和丸

【组成】山楂、神曲、半夏、茯苓、陈皮、连翘、莱菔子（2002，2015）。

【方歌】保和山楂莱菔曲，夏陈茯苓连翘齐，炊饼为丸白汤下，消食和胃食积去。

【功用】消食化滞，理气和胃。

【主治】食积证。

【配伍意义】山楂酸温,能消一切饮食积滞,更善于消油腻之积,行瘀破滞,重用为君;神曲辛温,能消酒食积滞,莱菔子辛甘下气而化面食之积,共为臣药;茯苓健脾渗湿,和中止泻,陈皮、半夏行气化滞、和胃止呕,连翘苦寒,散结而清热,共为佐药。全方消食药配伍理气和胃药,使积滞得消,胃气得和,则诸症自愈。

2. 枳实导滞丸

【组成】大黄、枳实、神曲、茯苓、黄芩、黄连、白术、泽泻。

【方歌】枳实导滞曲连芩,大黄术泽与茯苓,食湿两滞生郁热,胸痞便秘效堪灵。

【功用】消食导滞,清热祛湿。

【主治】湿热食积证。

【配伍意义】方中以苦寒之大黄为君,攻积泻热,使积热从大便而下。以苦辛微寒之枳实为臣,行气消积,除脘腹之胀满。佐以苦寒之黄连、黄芩清热燥湿,又可厚肠止痢;茯苓、泽泻甘淡,渗利水湿而止泻;白术甘苦性温,健脾燥湿,使攻积而不伤正;神曲甘辛性温,消食化滞,使食消则脾胃和。此方用于湿热食滞之泄泻、下痢,亦属"通因通用"之法。

二、健脾消食

健脾丸

【组成】白术、木香、黄连、甘草、白茯苓、人参、神曲、陈皮、砂仁、麦芽、山楂、山药、肉豆蔻(2000,2005,2010)。

【方歌】健脾参术苓草陈,肉蔻香连合砂仁,楂肉山药曲麦炒,消补兼施不伤正。

【功用】健脾和胃,消食止泻。

【主治】脾胃虚弱,食积内停证(2019)。

【配伍意义】人参、白术、茯苓为君,重在补气健脾运湿止泻。臣以山楂、神曲、麦芽消食和胃,除已停之积。再佐肉豆蔻、山药健脾止泻;木香、砂仁、陈皮理气开胃,醒脾化湿;黄连清热燥湿,以除食积所生之热。甘草补中和药,是为佐使之用。诸药合用,使脾健、食消、气畅、热清、湿化。

【全方配伍特点】补气健脾药与消食行气药并用,消补兼施,补重于消。

第二十单元 驱 虫 剂

重点提示

本单元只需要掌握乌梅丸的组成、功用、主治。另外还要熟记配伍意义。

―――― 考点集合 ――――

乌梅丸

【组成】乌梅、附子、细辛、干姜、黄连、当归、蜀椒、桂枝、人参、黄柏、蜂蜜。

【方歌】乌梅丸用细辛桂,黄连黄柏及当归,人参椒姜加附子,温肠清热又安蛔。

【功用】温脏安蛔(2010)。

【主治】脏寒蛔厥证。

【配伍意义】乌梅味酸，制蛔安蛔，宁其扰动，使蛔安而痛止，重用为君（2019）。细辛、蜀椒，温脏祛寒驱蛔，助乌梅安蛔止痛，黄连、黄柏味苦可驱蛔，性寒能清上热，又能缓和方中诸药之过于温热，以防伤阴，共为臣药。桂枝、干姜、附子均性温，能够加强温脏散寒之力；人参、当归补气养血，固护正气，共为佐药。蜂蜜调和诸药，为使药。全方以酸为主，安蛔止痛；以热为主，散寒回厥；以攻邪为主，邪去则正自安。

【全方配伍特点】酸苦辛并进，使蛔虫静伏而下；寒热佐甘温，则和肠胃扶正。

第二十一单元 治痈疡剂

重点提示

本单元需要重点掌握大黄牡丹汤、仙方活命饮的主治以及阳和汤的药物组成，大黄牡丹汤中大黄的配伍意义也应注意。

―――― 考点集合 ――――

散结消痈

1. 大黄牡丹汤

【组成】大黄、牡丹皮、桃仁、芒硝、冬瓜仁。

【方歌】金匮大黄牡丹汤，桃仁芒硝瓜子襄，肠痈初起腹按痛，尚未成脓服之消。

【功用】泻热破瘀，散结消肿。

【主治】肠痈初起，湿热瘀滞证（2016）。

【配伍意义】方中大黄泻热逐瘀，涤荡肠中湿热瘀毒（2018），丹皮清热凉血，活血散瘀，共为君药。臣以芒硝泻热导滞，软坚散结，助大黄荡涤湿热；桃仁活血破瘀，配合丹皮以散瘀消肿。佐以甘寒滑利之冬瓜仁，为治内痈之要药，清肠利湿，导湿热从小便而去，排脓消痈。

2. 仙方活命饮

【组成】白芷、贝母、防风、赤芍药、当归、甘草、皂角刺、穿山甲、天花粉、乳香、没药、金银花、陈皮、酒。

【方歌】仙方活命君银花，归芍乳没陈皂甲，防芷贝粉甘酒煎，阳证痈疡内消法。

【功用】清热解毒，消肿散坚，活血止痛。

【主治】痈疡肿毒初起。

【配伍意义】金银花为君，善于清热解毒，可以透散痈结，泻热清气，凉血解毒。当归、赤芍活血和营，乳香、没药散瘀消肿，陈皮理气止痛，共为臣药。白芷、防风疏风散表，以助散结消肿；穿山甲、皂角通络透脓，浙贝母、天花粉清热化痰排脓，均为佐药。甘草清热解毒，调和诸药；煎药加酒者，借其通行周身，助药力直达病所，共为使药。

3. 苇茎汤

【组成】苇茎、薏苡仁、瓜瓣、桃仁。

【方歌】苇茎瓜瓣苡桃仁，清肺化痰逐瘀能，热毒痰瘀致肺痈，脓成未成均胜任。

【功用】清肺化痰，逐瘀排脓。

【主治】肺痈，热毒壅滞，痰瘀互结证。

【配伍意义】瓜瓣清热化痰，利湿排脓，能清上彻下、肃降肺气，与苇茎配合则清肺宣壅、涤痰排脓；薏苡仁甘淡微寒，上清肺热而排脓，下利肠胃而渗湿，二者共为臣药。桃仁活血逐瘀，可助消痈，为佐药。

4. 阳和汤

【组成】熟地黄、白芥子、鹿角胶、肉桂、炮姜、麻黄、生甘草（2010，2013）。

【方歌】阳和熟地鹿角胶，姜炭肉桂麻芥草，温阳补血散寒滞，阳虚寒凝阴疽疗。

【功用】温阳补血，散寒通滞。

【主治】阴疽。

【配伍意义】重用熟地黄温补营血，益精生髓；鹿角胶生精补髓，养血助阳，二药相合填精助阳补肝肾，为君药。配肉桂、炮姜温经散寒为臣药。少用麻黄发越阳气以散肌表寒凝，白芥子消除皮里膜外之痰，共为佐药；甘草解毒并调和诸药为使药。全方助阳补血，温通经络，除痰通滞而治疗阴证痈疽。

第五篇　中医经典

第一单元　内　经

☆ **重点提示**

中医经典是2020版大纲新要求的考试内容，《黄帝内经》构建了中医学理论体系的基本框架，是中医学理论体系形成的基础与源泉，因此本单元的内容考生均应重点把握。尤其是养生的具体方法，"治未病"养生防病原则，"春夏养阳，秋冬养阴"的养生原则及其意义，"治病必求于本"的临床价值，由心"任物"到智"处物"的思维过程，病机十九条等。本单元内容与《中医基础理论》相关联，因此学习难度不大。

── 考点集合 ──

一、素问·上古天真论

1. "上古之人，其知道者……度百岁乃去。"

【原文】昔在黄帝，生而神灵，弱而能言，幼而徇齐，长而敦敏，成而登天。乃问于天师曰：余闻上古之人，春秋皆度百岁，而动作不衰；今时之人，年半百而动作皆衰者，时世异耶？人将失之耶？岐伯对曰：上古之人，其知道者，<u>法于阴阳，和于术数，食饮有节，起居有常，不妄作劳</u>，故能形与神俱，而尽终其天年，度百岁乃去。

【解析】养生的原则：一要顺应外界四时气候的阴阳变化规律，二要养成良好的生活习惯和作息规律。养生的具体方法：①法于阴阳，顺应四时，调养身心；②和于术数，锻炼身体，保精养神；③食饮有节，五味和调，滋养气血；④起居有常，按时作息，睡眠充足，怡养神气；⑤不妄作劳，劳逸结合，保养形气。

二、素问·四气调神大论

1. "治未病"养生防病原则

【原文】是故圣人<u>不治已病治未病</u>，不治已乱治未乱，此之谓也。夫病已成而后药之，乱已成而后治之，譬犹渴而穿井，斗而铸锥，不亦晚乎！

【解析】治未病：①防病于未然，强调养生，预防疾病；②已病防变，早期诊断、早期治疗，及时控制疾病的发展传变；③愈后防止复发，及时治愈后遗症。

2. "春夏养阳，秋冬养阴"的养生原则及其意义

【原文】所以圣人<u>春夏养阳，秋冬养阴</u>。

【解析】春夏养阳，秋冬养阴：即春夏顺应生长之气以养护阳气，秋冬顺应收藏之气以养护阴气。春夏养阳，即养生、养长。秋冬养阴，即养收、养藏。

3. "夫四时阴阳者，万物之根本也……坏其真矣。"

【原文】夫四时阴阳者，万物之根本也。所以圣人春夏养阳，秋冬养阴，以从其根，故与

万物沉浮于生长之门。逆其根，则伐其本，坏其真矣。

【解析】

沉浮，即升降，运动、变化之意。

如果违背四时养生原则，就会导致疾病发生：①直接伤害本脏，即应时之脏，如"逆春气，则少阳不生，肝气内变"，导致逆春气而伤肝，肝气失于疏泄而郁结为病；②间接损伤所生之脏，如逆春气则木不生火而心火不足，至夏季导致寒水反侮的寒性病变。

三、素问·阴阳应象大论

1. "治病必求于本"的临床价值

【原文】治病必求于本。

【解析】本，指阴阳。"治病必求于本"说明了疾病发生的本质，指出了调治阴阳是治病的根本大法，此句是中医临床诊治的基本原则。

2. "阴味出下窍，阳气出上窍……壮火散气，少火生气。"

【原文】阴味出下窍，阳气出上窍。味厚者为阴，薄为阴之阳。气厚者为阳，薄为阳之阴。味厚则泄，薄则通。气薄则发泄，厚则发热。壮火之气衰，少火之气壮。壮火食气，气食少火。壮火散气，少火生气。

【解析】

药食气味有厚薄之别，又可以进一步按阴阳分类。味为阴，味厚者为阴中之阴，作用于人体有泻下的作用，如大黄、芒硝等；味薄者为阴中之阳，作用于人体有淡渗通利的作用，如茯苓、泽泻等。气为阳，气厚者为阳中之阳，作用于人体有助阳增热的作用，如附子、干姜等；气薄者为阳中之阴，作用于人体有发散解表的作用，如麻黄、桂枝等。

"壮火食气，少火生气"，即亢盛的阳气消耗人体的正气，而温和的阳气帮助人体的正气。

3. "善诊者，察色按脉，先别阴阳……而知病所生，以治无过，以诊则不失矣。"

【原文】善诊者，察色按脉，先别阴阳；审清浊，而知部分；视喘息，听音声，而知所苦；观权衡规矩，而知病所主。按尺寸，观浮沉滑涩，而知病所生。以治无过，以诊则不失矣。

【解析】

权衡规矩，指四时正常脉象，即春脉弦如规，夏脉洪如矩，秋脉浮如衡，冬脉沉如权。

尺寸，指尺肤部与寸口脉。

4. "病之始起也，可刺而已；其盛，可待衰而已。故因其轻而扬之，因其重而减之，因其衰而彰之……气虚宜掣引之。"

【原文】故曰：病之始起也，可刺而已；其盛，可待衰而已。故因其轻而扬之，因其重而减之，因其衰而彰之。形不足者，温之以气；精不足者，补之以味。其高者，因而越之；其下者，引而竭之；中满者，写之于内；其有邪者，渍形以为汗；其在皮者，汗而发之；其剽悍者，按而收之；其实者，散而写之。审其阴阳，以别柔刚，阳病治阴，阴病治阳，定其血气，各守其乡，血实宜决之，气虚宜掣引之。

【解析】

"因势利导"的中医治则。①根据病变之势择时治疗："其盛，可待衰而已"，指对于疟疾等某些周期性发作的疾病，在其未发病之前邪气较弱的时候进行治疗。②根据病位之势顺势治疗："其高者，因而越之；其下者，引而竭之；中满者，泻之于内；其有邪者，渍形以为汗；其在皮者，汗而发之"。③根据虚实之势扶正祛邪："因其轻而扬之，因其重而减之，因其衰而彰之；形不足者，温之以气；精不足者，补之以味；其实者，散而泻之；血实宜决之；气虚宜掣引之"。

本段基于"因势利导"的治疗思路，提出了补虚、泻实等治疗原则，以及发汗、涌吐、攻下、逐瘀、消导等相应治法，内容丰富。为后世汗、吐、下、和、温、清、消、补八法的形成奠定了基础。见下图。

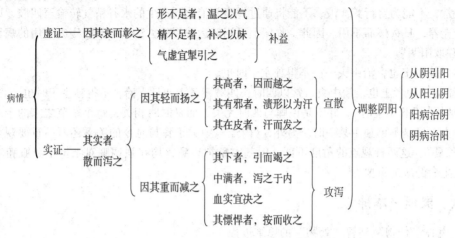

四、素问·经脉别论

1. "勇者气行则已，怯者则着而为病"和"生病起于过用"的理论观点

【原文】勇者气行则已，怯者则着而为病也。

【解析】"勇者气行则已，怯者则着而为病"，强调体质是决定疾病是否发生的根本因素。勇怯指人的体质有强弱之异，体质强者不易发病，而体质若者则易发生疾病。

【原文】生病起于过用。

【解析】疾病的发生是因"过用"，即超越了常度。包括四时之气太过、精神情志过用、饮食五味过用、劳逸过用及药物过用等。

2. "食气入胃，散精于肝……揆度以为常也。"

【原文】食气入胃，散精于肝，淫气于筋。食气入胃，浊气归心，淫精于脉。脉气流经，经气归于肺，肺朝百脉，输精于皮毛。毛脉合精，行气于府，府精神明，留于四藏，气归于权衡，权衡以平。气口成寸，以决死生。饮入于胃，游溢精气，上输于脾，脾气散精，上归于肺，通调水道，下输膀胱。水精四布，五经并行。合于四时五藏阴阳，揆度以为常也。

【解析】

谷食入胃后，其所化生的一部分精微物质输散到肝，滋养全身之筋膜，另一部分浓稠的精微物质，注入于心，流注于经脉，经脉气血在肺的作用下输送到全身血脉和皮毛，汇聚于经脉的气血流注于心、肝、脾、肾四脏。

水饮入胃，汲取精微，精气浮游盈溢，上输于脾，再由脾的运化，将精气输布到肺，经肺的宣发肃降，以三焦为通道，布达全身，其清者输布于全身脏腑、四肢百骸、肌肉皮毛；其浊者下达膀胱，如此将水精布散全身，流于五脏六腑。

"合于四时五藏阴阳，揆度以为常也"，即结合四时五脏阴阳的变化，综合分析水谷精气的生成输布和代谢。这是诊治水液代谢障碍所致疾病的基本原则。

"权衡以平，气口成寸，以决死生"，指出了诊寸口脉的重要性。

五、素问·太阴阳明论

1. "脾病而四肢不用"的机理及临床意义

【原文】帝曰：脾病而四支不用，何也？岐伯曰：四支皆禀气于胃，而不得至经，必因于脾，乃得禀也。今脾病不能为胃行其津液，四支不得禀水谷气，气日以衰，脉道不利，筋骨肌肉，皆无气以生，故不用焉。

【解析】脾胃经脉表里关系密切，在病理上也相互影响。"脾病而四肢不用"，指脾的运化功能失常，不能为胃行其津液，不能将通过胃腐熟消化而产生的水谷精气转输至四肢，以致四肢失于充养，日久痿而不用。因此，临床上可用健运脾胃的方法治疗四肢痿废不用的病证，如"治痿独取阳明"。

2. "脾者土也，治中央……不得独主于时也。"

【原文】脾者土也，治中央，常以四时长四藏，各十八日寄治，不得独主于时也。

【解析】"脾不主时"，并不是说脾与四时无关，而是时时相关，每个季节之末的十八日均由脾所主，只是不单独主某一时。另外，《内经》中关于脾与时令的关系还有一重要观点，即"脾主长夏"。这两种观点的角度不同，但基本精神一致，均在强调脾对维持全身脏腑功能活动以及生命健康的重要性。

六、灵枢·本神

1. 由心"任物"到智"处物"的思维过程

【原文】所以任物者谓之心，心有所忆谓之意，意之所存谓之志，因志而存变谓之思，因思而远慕谓之虑，因虑而处物谓之智。

2. "生之来谓之精……并精而出入者谓之魄。"

【原文】生之来谓之精，两精相搏谓之神，随神往来者谓之魂，并精而出入者谓之魄。

【解析】人体生命源于父母之精，两精相合形成新生命时即产生神。魂，指非本能性的较高级的精神意识思维活动，如人的情感、思维等。魄，指与生俱来的、本能的、较低级的精神意识活动，主要指人体本能的感觉和动作。张介宾对此有精辟阐述，指出："精对神而言，则神为阳而精为阴；魄对魂而言，则魂为阳而魄为阴。故魂则随神往来，魄则并精出入。"精神魂魄，四者并存并用，才是形神俱备的健康生命体。

七、素问·生气通天论

1. "阴者，藏精而起亟也；阳者，卫外而为固也。"

【原文】阴者，藏精而起亟也；阳者，卫外而为固也。

【解析】阴阳互根互制的关系。阴精和阳气的作用分别是"藏精"和"卫外"。阴藏精于内，不断地为阳气的功能活动提供物质基础；阳主卫外，固护并推动阴精的气化。与"阴在内，阳之守也；阳在外，阴之使也"观点一致。阴阳互用才能保持阴阳协调，维持正常生命活动。

八、素问·举痛论

1. "余知百病生于气也……思则气结。"

【原文】余知百病生于气也，怒则气上，喜则气缓，悲则气消，恐则气下，寒则气收，炅则气泄，惊则气乱，劳则气耗，思则气结。

九、素问·至真要大论

1. "诸风掉眩，皆属于肝……诸呕吐酸，暴注下迫，皆属于热。"

【原文】诸风掉眩，皆属于肝。诸寒收引，皆属于肾。诸气膹郁，皆属于肺。诸湿肿满，皆属于脾。诸热瞀瘛，皆属于火。诸痛痒疮，皆属于心。诸厥固泄，皆属于下。诸痿喘呕，皆属于上。诸禁鼓栗，如丧神守，皆属于火。诸痉项强，皆属于湿。诸逆冲上，皆属于火。诸胀腹大，皆属于热。诸躁狂越，皆属于火。诸暴强直，皆属于风。诸病有声，鼓之如鼓，皆属于热。诸病胕肿，疼酸惊骇，皆属于火。诸转反戾，水液浑浊，皆属于热。诸病水液，澄澈清冷，皆属于寒。诸呕吐酸，暴注下迫，皆属于热。

【解析】病机十九条。包括五脏病机、上下病机、六淫病机。对于此段原文应注意，一是利用相同的病机分析不同的症状，如属火的病机条文，虽病状表现不同，但机理相同，临床治疗应"异病同治"；二是取相似的症状推求不同的病机，如"诸风掉眩，皆属于肝""诸暴强直，皆属于风""诸转反戾，水液混浊，皆属于热"等，均有筋脉拘急、抽搐的症状表现，但病机却不同，临床治疗应"同病异治"。

2."逆者正治，从者反治……必伏其所主，而先其所因。"

【原文】逆者正治，从者反治，从少从多，观其事也。帝曰：反治何谓？岐伯曰：热因热用，寒因寒用；塞因塞用，通因通用。必伏其所主，而先其所因；其始则同，其终则异；可使破积，可使溃坚，可使气和，可使必已。

【注释】

热因热用：指以热性药物治疗真寒假热之证，如用通脉四逆汤治疗脉微欲绝，其人面色赤之假热证。

寒因寒用：指以寒性药物治疗真热假寒之证，如用白虎汤治脉滑而厥之里热证。

塞因塞用：指用补益之法治疗正虚所致的胀满闭塞不通之证。前一"塞"字，指闭塞不通之证；后一"塞"字，指补益法。

通因通用：指用通利攻下之法治疗邪实于内的下利之证。前一"通"字，指邪实于内的泻利证；后一"通"字，指下法。

必伏其所主，而先其所因：若要抓住疾病的本质，必先求其病因。张介宾注："必伏其所主，制病之本也；先其所因者，求病之由也。"伏，降伏。主，本质、核心。

其始则同，其终则异：反治法的初始阶段，药性与假象相同。如以热药治假热，以寒药治假寒。治疗过程中，假象逐渐消失，真象显露，最终仍是药性与病性相反的治法。

【解析】①正治法：又称逆治法。逆疾病征象而治的方法，所用药物的药性与病性相反。适合于病邪轻浅、表里证候一致、病情单纯无假象的疾病。如寒者热之，热者寒之，坚者削之，客者除之，劳者温之，结者散之，留者攻之，燥者濡之，急者缓之，散者收之，损者温之，逸者行之，惊者平之等。②反治法：又称从治法。顺从疾病假象而治，所用药物的药性与疾病假象相一致。适合于病邪较重、病情复杂并出现假象的疾病。如热因热用、寒因寒用、塞因塞用、通因通用等。

十、灵枢·百病始生

1."风雨寒热不得虚，邪不能独伤人……参以虚实，大病乃成。"

【原文】风雨寒热不得虚，邪不能独伤人。卒然逢疾风暴雨而不病者，盖无虚，故邪不能独伤人。此必因虚邪之风，与其身形，两虚相得，乃客其形。两实相逢，众人肉坚，其中于虚邪也，因于天时，与其身形，参以虚实，大病乃成。

【解析】风雨寒热等外邪，不遇到机体正气虚弱，是不能单独侵犯人体使人生病的。说明人体正气强弱是发病与否的关键。疾病的发生必须具备两个因素：一是内有人体正气虚弱，一是外有邪气侵袭。

十一、素问·热论

1."治之各通其藏脉……可泄而已。"

【原文】治之各通其藏脉，病日衰已矣。其未满三日者，可汗而已；其满三日者，可泄而已。

【解析】外感热病，未满三日者，其邪尚在表，可用发汗的方法，祛除邪气，使病痊愈。已满三日者，其邪气已传入里，故可用泄法。

十二、素问·评热病论

1. "劳风法在肺下……伤肺则死也。"

【原文】劳风法在肺下,其为病也,使人强上冥视,唾出若涕,恶风而振寒,此为劳风之病。帝曰:治之奈何?岐伯曰:以救俯仰。巨阳引。精者三日,中年者五日,不精者七日。咳出青黄涕,其状如脓,大如弹丸,从口中若鼻中出,不出则伤肺,伤肺则死也。

【解析】劳风的病因为因劳而虚,因虚而受风,邪气化热壅肺;病机为太阳受风,卫阳郁遏,肺失清肃,痰热壅积。主要症状为恶风振寒,强上冥视,唾出若涕,甚则咳出青黄痰块。治疗宜利肺散邪以救俯仰,排出痰液以通气道;治则为针刺太阳以引经气。"不出则伤肺,伤肺则死也",说明痰液阻塞、气道不通可导致窒息而死的危险。提示痰浊壅盛之证,要及时排痰祛邪,以使邪有出路,以免损伤脏气。

十三、素问·咳论

1. "五藏六腑皆令人咳"的理论及其临床意义
2. "肺之令人咳,何也?……乘冬则肾先受之。"

【原文】黄帝问曰:肺之令人咳,何也?岐伯对曰:<u>五藏六府皆令人咳,非独肺也</u>。帝曰:愿闻其状。岐伯曰:皮毛者,肺之合也,皮毛先受邪气,邪气以从其合也。其寒饮食入胃,从肺脉上至于肺,则肺寒,肺寒则外内合邪,因而客之,则为肺咳。五藏各以其时受病,非其时,各传以与之。人与天地相参,故五藏各以治时,感于寒则受病,微则为咳,甚者为泄为痛。乘秋则肺先受邪,乘春则肝先受之,乘夏则心先受之,乘至阴则脾先受之,乘冬则肾先受之。

【解析】"五藏六府皆令人咳,非独肺也",从整体观出发,揭示了咳虽是肺的病变,但其他脏腑功能失常,也可影响到肺而发生咳嗽。说明咳不离乎肺,但不止于肺。在临床诊治时,也要考虑五脏六腑对肺的影响而调理五脏六腑的病变。

十四、素问·痹论

1. "凡痹之客五藏者……涩于小便,上为清涕。"

【原文】凡痹之客五藏者,肺痹者,烦满,喘而呕。心痹者,脉不通,烦则心下鼓,暴上气而喘,嗌干,善噫,厥气上则恐。肝痹者,夜卧则惊,多饮,数小便,上为引如怀。肾痹者,善胀,尻以代踵,脊以代头。脾痹者,四支解堕,发咳,呕汁,上为大塞。肠痹者,数饮而出不得,中气喘争,时发飧泄。胞痹者,少腹膀胱按之内痛,若沃以汤,涩于小便,上为清涕。

【解析】五脏痹的症状与五脏各脏功能及各脏经气失调有关。

十五、素问·痿论

1. "阳明者,五藏六府之海……故足痿不用也。"

【原文】阳明者,五藏六府之海,主润宗筋,宗筋主束骨而利机关也。冲脉者,经脉之海也,主渗灌溪谷,与阳明合于宗筋,阴阳揔宗筋之会,会于气街,而阳明为之长,皆属于带脉,而络于督脉。故阳明虚,则宗筋纵,带脉不引,故足痿不用也。

【解析】治痿独取阳明,突出了调治脾胃在痿证治疗中的重要性。①足阳明胃是五脏六腑之海,气血生化之源,若要筋骨皮肉恢复其正常的功能,就必须有充足的气血营养,所以从阳明调治。②人身阴阳诸经及冲脉皆会合于足阳明经之气街穴,并连属于带脉,故阳明为"十二经之长",阳明虚则宗筋弛纵,带脉不能收引,故足痿不用,所以治疗阳明经,则阴阳诸经皆得以调治。③阳明气血充盛,诸筋得以濡养,则关节滑利,运动自如;若阳明虚,则宗筋不能束骨而滑利关节,发生肢体痿废不用的痿证。

十六、《素问·异法方宜论》

1. "医之治病也,一病而治各不同,皆愈,何也?……地势使然也。"

【原文】黄帝问曰:医之治病也,一病而治各不同,皆愈,何也?岐伯对曰:地势使然也。

【解析】同一种疾病,由于所处地域及气候不同,其治法也各有所异。

十七、素问·汤液醪醴论

1. "神不使"的含义及其临床意义

【原文】帝曰:形弊血尽而功不立者何?岐伯曰:神不使也。

【解析】神不使,神机丧失,则针药难以发挥作用。强调了病人的神气是治疗能否取效的关键,正如《灵枢·本神》:"凡刺之法,先必本于神。"

2. "平治于权衡……五阳已布,疏涤五藏。"

【原文】平治于权衡,去宛陈莝,微动四极,温衣,缪刺其处,以复其形。开鬼门,洁净府,精以时服,五阳已布,疏涤五藏。

【解析】水肿的治则是"平治于权衡""去宛陈莝",即平调阴阳,祛除水邪,体现了扶正祛邪的治疗原则。水肿的具体治法有四:一为"开鬼门,洁净府",即发汗、利小便之法,以祛除水邪。二为"缪刺其处",即用针刺之法使经络疏通以祛除水邪。三为"微动四极",即轻微活动四肢,以疏通气血,振奋阳气。四为"温衣",即添衣保暖,以保护阳气,有利于消散水饮之邪。

十八、素问·标本病传

1. "小大不利治其标;小大利治其本。"

【原文】小大不利治其标,小大利治其本。

【导学】凡病见大小便不通利者,当先治其标,即先通利大小便;大小便通利者,则可以治其本。体现了《内经》急则治标,缓则治本的治疗原则。

十九、灵枢·决气

1. "余闻人有精气津液血脉,余意以为一气耳……壅遏营气,令无所避?是谓脉。"

【原文】余闻人有精、气、津、液、血、脉,余意以为一气耳,今乃辨为六名,余不知其所以然。岐伯曰:两神相搏,合而成形,常先身生,是谓精。何谓气?岐伯曰:上焦开发,宣五谷味,熏肤,充身,泽毛,若雾露之溉,是谓气。何谓津?岐伯曰:腠理发泄,汗出溱溱,是谓津。何谓液?岐伯曰:谷入气满,淖泽注于骨,骨属屈伸,泄泽补益脑髓,皮肤润泽,是谓液。何谓血?岐伯曰:中焦受气取汁,变化而赤,是谓血。何谓脉?岐伯曰:壅遏营气,令无所避,是谓脉。

【解析】六气源于先天,又赖后天水谷精微不断充养。由于六气的性质及分布不同,故其作用及名称亦不相同。精,禀受于父母,是构成生命的原始物质,是生殖功能的物质基础。气,是通过上焦的宣发功能布散至全身的精微物质,具有充养形体、温煦肌肤和润养毛腠的作用。津,是水谷精微中的清稀部分,具有滋润肌肤,化生汗液的作用。液,是水谷精微中的浓稠部分,流入骨,具有充养骨髓、补益脑髓、利滑关节、润泽肌肤等作用。血,是饮食水谷精微通过脾胃的运化和心肺的共同气化,变化而成的赤色液体,具有营养全身的作用。脉,是营血运行的道路,能约束营血运行于脉中。

2. "精脱者,耳聋……其脉空虚,此其候也。"

【原文】精脱者,耳聋;气脱者,目不明;津脱者,腠理开,汗大泄;液脱者,骨属屈伸不利，色夭，脑髓消，胫酸，耳数鸣；血脱者，色白，夭然不泽，其脉空虚，此其候也。

【解析】指出了六气耗脱的证候特点。

第二单元 伤寒论

☆ 重点提示

《伤寒论》主要涉及"六经辨证"理论。辨太阳病脉证并治是本单元的重点内容，考生需重点掌握其病机、证候特点及其治法方药。

---考点集合---

一、辨太阳病脉证并治

1. "太阳之为病，脉浮，头项强痛而恶寒。"（1条）

【原文】太阳之为病，脉浮，头项强痛而恶寒。（1条）

【解析】本条为太阳病辨证纲要。太阳主表，统营卫。外邪侵袭太阳，卫阳抗邪于外，脉象应之而浮。邪气侵犯太阳，致太阳经气不利，故头项强痛。风寒袭表，卫阳被遏，导致恶风寒。因脉浮与恶寒代表卫阳抗邪于外，营卫失调的基本病理改变，故作为太阳病的提纲证，太阳病以主脉主证为提纲。本条作为太阳病提纲条文，只提恶寒，不提发热。因外感病初起，在风寒束表之时，卫阳被遏，失于温煦，即见恶寒，卫阳奋起抗邪，正邪相争才有发热。一般恶寒的症状起病即有，而发热往往出现较迟，因卫阳被风寒所闭郁，未能及时表达抗邪，只有卫阳闭郁到一定程度，起而抗邪，才见发热。

2. "太阳中风，阳浮而阴弱……桂枝汤主之。"（12条）

【原文】太阳中风，阳浮而阴弱，阳浮者，热自发，阴弱者，汗自出，啬啬恶寒，淅淅恶风，翕翕发热，鼻鸣干呕者，桂枝汤主之。（12条）

【解析】本条论述太阳中风证的病机、证候特点及其治法方药。阳浮而阴弱，既言脉象，又代表营卫不和的病机。所谓"阳浮"，是卫阳与风寒之邪抗争于表而见发热恶寒，脉浮等卫阳浮盛于表的症状。"阴弱"，是因阳浮于外，营阴不能自守而外泄，营阴相对不足。阳浮而阴弱，揭示营卫不和的病理机制。太阳经受邪，卫阳与邪抗争则发热，风寒袭表，卫阳被遏导致恶风寒，肺外应皮毛，邪客于表，肺气不利则鼻鸣，影响胃失和降则干呕。在《伤寒论》中桂枝汤可以用于治疗风寒表虚证，除具有头痛、发热、恶风寒等表证症状外，审证要点是自汗出，脉浮弱；还可以用来治疗没有表证，病人经常自汗出，或时发热自汗出。两者尽管有外感内伤之异，但病机都属于营卫不和，故用桂枝汤以调和营卫。汤中桂枝与芍药配伍比例是1:1的剂量。发汗之中寓以敛汗。服桂枝汤的调护方法：①药后啜粥；②温覆微汗；③中病即止；④不效继进；⑤服药食忌。

3. "太阳病，桂枝证，医反下之……葛根黄芩黄连汤主之。"（34条）

【原文】太阳病，桂枝证，医反下之，利遂不止，脉促者，表未解也；喘而汗出者，葛根黄芩黄连汤主之。（34条）

【解析】本条为太阳病误下，表邪不解，邪气内迫大肠，因而肠热下利。导致热利的证治。太阳病桂枝证，不发汗反误下，表邪不解，内迫大肠。脉促者，指脉来急促，代表误治之后，正阳未伤，抗邪有力，且表证仍在。治疗用葛根黄芩黄连汤清热止利，兼以解表。

4. "太阳病，头痛发热……无汗而喘者，麻黄汤主之。"（35条）

【原文】太阳病，头痛发热，身疼腰痛，骨节疼痛，恶风，无汗而喘者，麻黄汤主之。

(35条)

【解析】本条论述太阳伤寒证证治。本条应与1、3条原文合参。应有恶寒无汗，身疼痛，脉浮紧等症。由于风寒外束，太阳经气郁滞，气血运行不畅，故身疼、腰痛、周身骨节疼痛、头项强痛，以紧束痛为特点。卫阳郁遏故恶寒，卫阳与外邪抗争则发热，肺合皮毛，肌表闭塞，则肺气不宣，故无汗而喘。治疗用麻黄汤辛温峻汗解表，宣肺平喘。本方麻黄配桂枝，发汗力强，杏仁宣肺，助麻黄开腠解表，且能止咳平喘。炙甘草补中益气，调和诸药，适用于腠理闭塞，无汗出的伤寒表实证。本条明述无汗是太阳伤寒证的重要特点，以资与太阳中风证相区别。"无汗而喘"是两个相互关联的症状，有三层意义：①病机为风寒外束，皮毛敛缩闭塞，肺气上逆；②治疗重在"解表发汗"，恢复肺的宣降，则喘可平；③用于鉴别，63条麻杏甘石汤证是汗出而喘；34条葛根芩连汤证是喘而汗出；而本条麻黄汤证是无汗而喘。

桂枝汤证与麻黄汤证的证治异同：两者均有发热，恶风寒，头痛，脉浮，均为风寒袭表，营卫受病，正气抗邪，正邪相争于表。治疗皆用辛温解表之法，都用桂枝、甘草以宣通卫阳。不同：桂枝汤证以自汗出、脉浮缓为特征，恶风寒相对较轻，是风寒外袭，卫强营弱所致；麻黄汤证以无汗，脉浮紧为特征，可有咳喘，身疼痛，乃风寒外束，卫遏营郁所致，并有肺气失宣。

5. "伤寒表不解，心下有水气……或喘者，小青龙汤主之。"(40条)

【原文】伤寒表不解，心下有水气，干呕发热而咳，或渴，或利，或噎，或小便不利、少腹满，或喘者，小青龙汤主之。(40条)

【解析】

本条论述外感风寒，内兼水饮的证治。恶寒发热，头痛无汗为风寒外束之表实证，病人素有水饮内停，又与风寒相搏，风寒壅肺，肺失清肃，则咳嗽喘息，咯痰色白质清稀。水饮之邪变动不居，可随三焦气机升降出入，故可见或然症：水饮犯胃则干呕，下趋肠道则下利，蓄于下焦，气化失权则小便不利，少腹满；壅塞于上，阻碍气机则有噎塞感。水气犯肺则喘。水饮证一般口不渴，但如果饮阻气机，气不化津，亦可见口渴。如服药后口渴，则是温阳化饮，寒去欲解之兆。

大青龙汤证与小青龙汤的鉴别：大青龙汤证属表寒里热，证见脉浮紧，发热恶寒，身疼痛，不汗出而烦躁；小青龙汤证属表寒里饮，证见干呕，发热而咳，或渴，或利，或噎，或小便不利，少腹满，或喘。

太阳病有麻黄汤证、小青龙汤证、桂枝加厚朴杏子汤证、麻杏甘石汤证、葛根黄芩黄连汤证五个喘证：①麻黄汤证是无汗而喘，乃风寒束表，肺气闭郁所致，伴有恶寒发热、头项强痛，脉浮紧等表寒实见症，治以辛温解表，宣肺平喘；②小青龙汤证是咳而微喘，咳吐白色清稀痰涎量多，伴见发热恶寒等表实证候，为风寒外束，饮停心下，饮邪射肺所致，治以辛温解表，温阳化饮；③桂枝加厚朴杏子汤证是宿喘被风寒之邪诱发，见汗出，喘咳，发热恶寒，脉浮缓，为营卫不和，肺寒气逆所致，治以解肌和营，降气平喘；④麻杏甘石汤证是汗出而喘，咳吐黄稠痰，伴高热，口渴，苔黄，脉数等肺热症状，为热邪壅肺，肺热气逆致喘，治以清宣肺热平喘；⑤葛根黄芩黄连汤是喘而汗出，下利臭秽，灼肛，乃太阳表寒化热，下迫阳明肠道，里热气逆而致喘，治以苦寒清热，坚阴止利。

6. "太阳病，发汗后，大汗出，胃中干……五苓散主之。"(71条)

【原文】太阳病，发汗后，大汗出，胃中干，烦躁不得眠，欲得饮水者，少少与饮之，令胃气和则愈；若脉浮，小便不利，微热消渴者，五苓散主之。(71条)

【解析】本条论述太阳之腑膀胱受邪，气化不利的证治。太阳病发汗太过，损伤津液，如果表证已解，只是大汗伤津致口渴，必伴胃津不足之烦躁、失眠，治疗只需少量多次饮水，使津复胃和自愈；如表证不解，表邪内传膀胱，致膀胱气化不利，水津不布，津不上承之口渴，必伴见小便不利，脉浮发热等症，治以五苓散化气利水，兼以解表。

五苓散证与小青龙汤证的鉴别：五苓散证与小青龙汤证均属外有表寒、内有水饮为病的表里同病之证。均有口渴或不渴，小便不利，治疗均用表里双解之法。但两证水停部位不同，小青龙汤证水饮停在上焦，以喘咳，咯吐白色清稀痰涎为主症，治以温肺化饮，而五苓散证水蓄下焦，以小便不利，少腹满为主症，治以通阳化气利水。

7. "伤寒五六日，中风，往来寒热……身有微热，或咳者，小柴胡汤主之。"（96条）

【原文】伤寒五六日，中风，往来寒热，胸胁苦满，嘿嘿不欲饮食，心烦喜呕，或胸中烦而不呕，或渴，或腹中痛，或胁下痞硬，或心下悸，小便不利，或不渴，身有微热，或咳者，小柴胡汤主之。（96条）

【解析】本条论述少阳病邪在半表半里的证治。本条小柴胡汤证是由太阳转变而来。由于邪正分争在半表半里，正胜则热，邪盛则寒，所以发热恶寒交替出现；邪郁少阳，经气壅滞，故胸胁苦满；邪热郁阻胸中，气机不宣，影响于胃，故嘿嘿不欲饮食；热郁则烦，胃逆则呕，故心烦喜呕。此为小柴胡汤证的四个主症，简称柴胡四症，是因邪入少阳，枢机不利，胆火上炎，正邪分争于半表半里，影响脾胃功能而致。可见多个或然症：或胸中烦而不呕，渴，腹中痛，胁下痞硬，心下悸、小便不利，不渴，身有微热，咳，皆由少阳枢机不利，波及其他脏腑所致，应以小柴胡汤随证加减。

8. "伤寒二三日，心中悸而烦者，小建中汤主之。"（102条）

【原文】伤寒二三日，心中悸而烦者，小建中汤主之。（102条）

【解析】本条论述里虚伤寒，心悸而烦的证治。伤寒二三日，起病之初，且未经误治就见心悸而烦，说明病人属心脾不足，气血双亏之体，兼有外感。因气血不足，心神失养，故心悸、心烦。以小建中汤治疗，体现了中医培土生金的治疗原则。

9. "小结胸病，正在心下，按之则痛，脉浮滑者，小陷胸汤主之。"（138条）

【原文】小结胸病，正在心下，按之则痛，脉浮滑者，小陷胸汤主之。（138条）

【解析】本条论述小结胸证的证治。小结胸证的病位较小，正在心下，且病势较缓，病情较轻，按之则痛，与按之石硬的大结胸不同。脉象浮滑，是痰与热结较浅，用小陷胸汤清热开结化痰。

10. "伤寒汗出解之后，胃中不和……生姜泻心汤主之。"（157条）

【原文】伤寒汗出解之后，胃中不和，心下痞硬，干噫食臭，胁下有水气，腹中雷鸣，下利者，生姜泻心汤主之。（157条）

【解析】本条论述胃虚不化，水气致痞的证治。伤寒解后，因汗不得法，损伤脾胃之气，致邪气内陷，寒热错杂中焦，气机痞塞，升降失司，致心下痞硬。脾胃气虚不运，水气流于胁下，故谓其病机为胁下有水气。脾胃气虚，不能运化，食物内停，则干噫食臭，水渗肠间，中虚气逆则肠鸣有声，下利。治以生姜泻心汤以散水止利，和胃消痞。

寒热错杂三泻心汤证的鉴别：三泻心汤证均以心下痞，呕逆，下利，肠鸣为主症，其病机均有中虚寒热错杂，胃气壅滞，其治疗均用辛开苦泄，甘温益气之法，选药以半夏泻心汤为基础方。不同：半夏泻心汤证主症呕逆更明显，病机重心在升降失常，故治疗重在和胃降逆，以半夏为君；生姜泻心汤证主症有干噫食臭，其病机兼有水食停滞，治疗兼以和胃散水，在半夏泻心汤基础上加生姜四两为君，减干姜为一两，宣散水气，和胃降逆；甘草泻心汤证主症为痞利俱甚，干呕心烦不安症状明显，病机以胃气重虚为主，中气不足尤为明显，治疗重在益胃缓中，故在半夏泻心汤的基础上将炙甘草增至四两为君，加强补虚和中。

11. "伤寒发汗，若吐若下，解后心下痞硬，噫气不除者，旋覆代赭汤主之。"（161条）

【原文】伤寒发汗，若吐若下，解后心下痞硬，噫气不除者，旋覆代赭汤主之。（161条）

【解析】本条论述胃虚痰阻气逆致痞的证治。伤寒发汗，若吐若下，解后，脾胃之气已伤，中虚不运，痰气交阻，升降失常则心下痞硬。痰阻气滞，胃失和降，噫气频作。此噫气不除，是指噫气频作，持续不断，而心下痞硬不能因之稍减，与生姜泻心汤证干噫食臭显然不同，故治以旋覆代赭汤。

旋覆代赭汤证与生姜泻心汤证的鉴别：两者均有心下痞硬、噫气，但旋覆代赭汤证噫气不带食臭，无下利证候，是胃虚痰聚，虚气上逆所致，治疗重在降逆化痰，和胃镇肝；生姜泻心汤证以干噫食臭，肠鸣下利为主症，是胃虚食滞，水气不利所至，治疗重在和胃消痞，辛散水气。

12."伤寒若吐、若下后，七八日不解……欲饮水数升者，白虎加人参汤主之。"（168条）

【原文】伤寒若吐若下后，七八日不解，热结在里，表里俱热，时时恶风，大渴，舌上干燥而烦，欲饮水数升者，白虎加人参汤主之。（168条）

【解析】本条论述阳明邪热炽盛，津气两伤证证治。伤寒病在表，误吐误下后，津液被夺，七八日后化热入里，转为热聚于里证。热盛于里，向外蒸腾，所以表里俱热；热邪迫津外泄，故见汗出；汗出津伤，胃中干燥，故见大渴，舌上干燥而烦；欲饮水数升，可见热邪伤津已达极点。此为阳明热盛，津气两伤证，治疗用白虎加人参汤清泄里热，兼益气津。

白虎汤证与白虎加人参证的鉴别：关键在脉象，白虎汤证脉洪大有力，白虎加人参汤证脉洪而芤。白虎汤与白虎加人参汤都用于治疗阳明经热证，其病机均有阳明燥热炽盛，邪热弥漫内外，证候皆有身热，汗出，烦躁，口渴，脉洪大，治疗均用辛寒清热之法。所不同的是津气损伤的程度有轻重，白虎汤里热炽盛初起，津气耗伤尚轻，因此渴饮不是太甚，脉洪大，且无时时恶风，背微恶寒等阳气不达于背的症状，故治法单纯清热祛邪，不必益气津以扶正，故不用人参；而白虎加人参汤证耗气伤津与里热炽盛皆重，渴饮尤甚，已是口大渴，欲饮水数升，脉洪而芤，治疗必须攻补兼施，故在清热的同时益气生津，以扶正祛邪。

13."伤寒脉结代，心动悸，炙甘草汤主之。"（177条）

【原文】伤寒脉结代，心动悸，炙甘草汤主之。"（177条）

【解析】本条论述心阴阳两虚证证治。首言伤寒，是说表证导致心阴阳两亏，而表邪已解。心阴虚则心失所养，心阳虚则鼓动无力，心阴阳两虚，心失所养则病人自觉心动悸。心主血脉，心阴阳两虚，脉气不得接续则脉结代。治疗用炙甘草汤滋阴养血，通阳益气复脉。方中重用炙甘草为君，补中益气，建气血阴阳生化之源。

二、辨阳明病脉证并治

1."阳明之为病，胃家实是也。"（180条）

【原文】阳明之为病，胃家实是也。（180条）

【解析】本条为阳明病辨证纲要。阳明病以病机为提纲。胃家包括胃与大小肠。胃家实是阳明病胃肠燥热亢盛，正气抗邪有力的病理概括。胃为水谷之海，邪热入胃，如系无形燥热之邪，弥漫全身，可表现为无形大热的阳明经热证；若燥热之邪入胃与糟粕结实于肠间，致肠道有形燥屎阻结，则成不大便的阳明腑实证。不论阳明经证，还是阳明腑证，均符合阳明胃肠邪热猖盛，正阳亢旺这一基本病机，故阳明病以病机为提纲。

2."阳明病，发热汗出者……身必发黄，茵陈蒿汤主之。"（236条）

【原文】阳明病，发热汗出者，此为热越，不能发黄也。但头汗出，身无汗，剂颈而还，小便不利，渴引水浆者，此为瘀热在里，身必发黄，茵陈蒿汤主之。（236条）

【解析】此条论述阳明湿热黄疸，兼腑气壅滞证发黄机理及证治。阳明病发热汗出，此为热越（热随汗泄），不能发黄，如果阳明汗出不畅，热不得外越，仅见头汗出，至颈而止，则是热郁于里而熏蒸于上，小便不利，湿邪内郁不得下泄，湿热熏蒸肝胆，胆汁外溢身必发黄，热盛津伤则渴饮水浆，益助其湿，可用茵陈蒿汤治疗。茵陈蒿汤证的辨证要点：身黄如橘子色，腹微满，大便不畅或秘结，头汗出，至颈而止，小便不利。

阳明湿热发黄三汤证的鉴别：此三方证均因湿热内郁肝胆疏泄失常，胆汁外溢所致，均属阳黄，见身黄，目黄，小便黄，黄色鲜明，汗出不畅，小便不利等主症。治疗均用清热利湿之法。不同：茵陈蒿汤证兼有腑气壅滞，病势偏里，故症见腹微满，大便不畅或秘结，治疗用大黄攻逐瘀滞，茵陈、栀子清利湿热；栀子柏皮汤证不偏表亦不偏里，以湿热弥漫三焦，热盛为主，故症见心中懊憹，发热，舌红较明显，治疗重在苦寒清热，故用栀子配黄柏、炙甘草，加强清泄湿热之功；麻黄连翘赤小豆汤证外兼表邪郁遏，病势偏表，症见发热恶寒，身痒等，治疗用麻黄、杏仁、连翘、生姜等药宣散表邪，用赤小豆、生梓白皮、甘草等清利湿热。

阳明湿热发黄与寒湿发黄的鉴别：湿热发黄称阳黄，多因湿热郁遏于中，病属阳明，症见黄色鲜明如橘子色，可选茵陈蒿汤、栀子柏皮汤或麻黄连翘赤小豆汤治疗；寒湿发黄称阴黄，多因脾寒湿滞所致，病属太阴，症见黄色晦暗，可选用茵陈四逆汤、茵陈五苓散。

3. "三阳合病，腹满身重难于转侧……白虎汤主之。"（219条）

【原文】三阳合病，腹满身重，难以转侧，口不仁，面垢，谵语遗尿。发汗则谵语，下之则额上生汗，手足逆冷。若自汗出者，白虎汤主之。（219条）

【解析】本条论述白虎汤证重证的证治及治禁。其起病即三阳合病，即太阳、阳明、少阳三经病的证候同时出现。随之病邪入里化热，而成阳明里热独盛之证。由于邪热内盛，热郁气滞，故腹满，热盛耗气则身重，难以转侧；胃热炽盛，灼伤津液，故口不仁，面垢；热扰神明，故谵语；热迫膀胱，故遗尿；此热邪充斥上下内外，逼迫津液外泄而见自汗。应独清阳明之热，用辛凉清热重剂白虎汤治疗。若妄行发汗，则津液外泄，里热愈炽，谵语愈甚。若误下之，则阴竭而阳无所附，故额上汗出，手足逆冷。虽曰"三阳合病"，但其病机重心在阳明。阳明经无形邪热炽盛，气滞于腹而腹满，热灼津液则口不仁，热邪循经上蒸则面垢，热扰神明则谵语，热迫津泄则自汗出，热甚则神昏遗尿，故可见以阳明经证候为主，波及太阳、少阳，是由于无形燥热弥漫内外所致，太阳、少阳之热已转入阳明，故不必三阳同治，只清阳明即可。

阳明热证的治疗禁忌及误用所致变证：①禁发汗，如果误用则津液被劫，里热愈炽，可导致烦躁，心愦愦和谵语等变证；②禁温针，如用则是以火助热，津血耗伤，会导致火逆变证；③禁攻下，误攻损伤胃气，使邪热内陷胸膈可导致虚烦证；④禁利小便，用则津液更加耗竭，有亡脱的危险。

4. "阳明病脉迟，虽汗出不恶寒者，其身必重……微和胃气，勿令大泄下。"（208条）

【原文】阳明病，脉迟，虽汗出不恶寒者，其身必重，短气，腹满而喘，有潮热者，此外欲解，可攻里也。手足濈然汗出者，此大便已硬也，大承气汤主之；若汗多，微发热恶寒者，外未解也，其热不潮，未可与承气汤；若腹大满不通者，可与小承气汤，微和胃气，勿令至大泄下。（208条）

【解析】本条论述阳明病可攻与不可攻及大、小承气汤的证治与用法。阳明病脉迟，是由于腑实结滞，腑气不通，气血运行受阻，脉道不利。其证汗出不恶寒，说明外邪已解；身重，短气，腹满而喘，有潮热，手足濈然汗出，均为大承气汤证，说明里热炽盛，腑气不通，燥屎已成，治当用大承气汤攻下里实；若汗多，有发热恶寒的表证，更无潮热，则知腑实未成，不可攻下；若表证已解，腹胀满显著者，说明腑气壅滞而有实邪，但未至燥坚的程度，故宜用小承气汤破滞除满通便。

三承气汤证的鉴别：三承气汤证均属阳明腑实证。不同：①调胃承气汤可用于太阳变证和阳明腑实证，其病机特点是燥热初结于胃肠，痞满不甚。此时邪热尚能由里透表，故可见蒸蒸发热，汗出，口渴，心烦，甚则谵语，腹胀满，不大便，舌红苔黄燥，脉滑数或沉实。②小承气汤用于治疗阳明腑实证和厥阴热利，其病机特点是痞满较甚，而燥热实邪结聚较轻，症状以腹胀为主，大便硬结不通，小便次数增加，舌红，苔黄厚而干，脉滑数或数等。③大承气汤用于阳明腑实证和少阴水竭土燥证，其病机特点是阳明燥热实邪严重内阻，痞满亦甚，腑气不通，症状表现有潮热，谵语，手足濈然汗出，心烦不解，甚或谵妄，喘不得卧，目中不了了，睛不和，循衣摸床，惕而不安，大便燥结或热结旁流，腹胀满痛或绕脐痛，舌红，苔老黄焦燥起刺，脉沉实有力。

三、辨少阳病脉证并治

1."少阳之为病，口苦，咽干，目眩也。"（263条）

【原文】少阳之为病，口苦，咽干，目眩也。（263条）

【解析】本条为少阳病辨证纲要。病入少阳，邪在半表半里，导致少阳枢机不利，胆主枢机内寓相火，胆火内郁，热必上炎，故口苦，灼伤津液，走窜空窍，故见咽干。手足少阳之脉起于目锐眦，且胆与肝合，肝开窍于目，胆火上炎，清窍不利，故头昏目眩。

四、辨太阴病脉证并治

1."太阴之为病，腹满而吐……若下之，必胸下结硬。"（273条）

【原文】太阴之为病，腹满而吐，食不下，自利益甚，时腹自痛。若下之，必胸下结硬。（273条）

【解析】本条为太阴病辨证纲要。太阴病主要病机是脾阳亏虚，寒湿内盛。脾主运化，脾虚邪入，则运化无权，故太阴病多见腹满，《内经》有"诸湿肿满，皆属于脾"，腹满是太阴受病必见的主症；脾胃互为表里，脾不升清，胃气上逆则呕吐，脾失健运，故食不下。脾主大腹，由于太阴虚寒，寒湿下注必自下利，下利进一步损伤脾阳，致脾虚气陷，寒湿下渗日益严重，故自利益甚。腹满时痛是脾虚不运，寒湿凝滞，阳气不通所致。因其脾阳有自复之时，故腹满，疼痛时作时止，这是太阴病的特征。故其治法当以温运为主。若误用下法，则中焦愈虚，寒湿不化，结于胸下，必胸下结硬。

2."自利不渴者，属太阴，以其藏有寒故也，当温之，宜服四逆辈。"（277条）

【原文】自利不渴者，属太阴，以其藏有寒故也，当温之，宜服四逆辈。（277条）

【解析】本条论述太阴虚寒下利的主证、病机及治则。本条既云属太阴，当包括273条提纲条文的证候：腹满而吐，食不下，时腹自痛等。自利不渴，是脾阳亏虚，寒湿内盛。故曰"属太阴"，治疗当用理中、四逆辈，温补为主。

五、辨少阴病脉证并治

1."少阴之为病，脉微细，但欲寐也。"（281条）

【原文】少阴之为病，脉微细，但欲寐也。（281条）

【解析】本条为少阴病辨证纲要。少阴包括心肾两脏。少阴为病，心肾亏虚，全身阴阳气血不足。脉微是阳气虚鼓动无力，脉细是阴血虚不能充盈脉道。故脉微细提示阴阳两虚，心肾不足。心阴阳亏虚，神衰不振则精神萎靡，肾阴阳亏虚则体力疲惫，致似睡而非睡状态。但欲寐反映心肾俱虚，以阳虚为重。本条脉微细，但欲寐，反映了少阴病全身阴阳气血不足的本质，见此两个症状，便可诊断为少阴病，故作为少阴病证的辨证纲要。

少阴病本证有寒化证和热化证之分。少阴心肾阳虚，阴寒内盛，可以表现出脉微细，但欲寐，吐利、心烦，四逆等阳虚症状，且以自利而渴为其特征，乃阳虚不能化气生津所致。少阴心肾阴亏，阴虚生内热，可出现心烦，不寐，口渴等证候，无论寒化还是热化，其全身阴阳气血不足本质一致，故281条作为少阴病提纲证，能够涵盖少阴寒化证及少阴热化证。

2. "少阴病，始得之……麻黄细辛附子汤主之。"（301条）

【原文】少阴病，始得之，反发热，脉沉者，麻黄细辛附子汤主之。（301条）

【解析】本条论述少阴与太阳两感寒邪病势急的证治。本证的形成，是素体肾阳亏虚，感受风寒，致太阳、少阴同病。病人发热，恶寒，头痛，无汗，属表实证，本应脉象浮，现反沉，有肢冷畏寒感，是少阴阳气亏虚，无力浮出于表所致。因无下利清谷，知少阴阳虚不甚，故用麻黄细辛附子汤温阳发汗，表里双解。

少阴寒化证，应无热恶寒，脉微细，但欲寐，现反发热，且发热恶寒并见，可见发热乃太阳受邪，正气与邪抗争故见发热。可见阳虚不甚，尚有一定的力量能够抗邪于外，其病位重心尚且在表，故为表里同病，不是单纯少阴病。

3. "少阴病，得之二三日以上……黄连阿胶汤主之。"（303条）

【原文】少阴病，得之二三日以上，心中烦，不得卧，黄连阿胶汤主之。（303条）

【解析】本条论心肾不交失眠的证治。素体阴虚之人，感受外邪，二三日后邪气因阴亏化热，阴虚火旺，形成少阴热化证。肾阴不足，不能上济心阴，心火亢盛于上，故见心中烦、不得卧等证，治疗用黄连阿胶汤，滋阴清火，交通心肾。

黄连阿胶汤证既有肾阴亏虚，又有心火亢旺。本虚表实，然以心火亢旺为主。因此用黄连、黄芩直折心火，以除炎上之热；芍药配芩连，酸苦涌泻而清火，故"邪少虚多者不得用黄连阿胶汤"。黄连阿胶汤以黄连、黄芩清心火、除烦热，即所谓泻南方，芍药、阿胶滋肾阴、填精血，即所谓补北方，体现了中医学中的泻南补北之法。

4. "少阴病，二三日不已……或呕者，真武汤主之。"（316条）

【原文】少阴病，二三日不已，至四五日，腹痛，小便不利，四肢沉重疼痛，自下利者，此为有水气。其人或咳，或小便利，或下利，或呕者，真武汤主之。（316条）

【解析】本条论述少阴病阳虚水停的证治。少阴病二三日不愈，至四五日邪已入里，阳虚寒凝而见腹痛；肾阳虚不能化气利水则小便不利；水气浸渍外溢，则四肢沉重疼痛；水气下注于肠则自下利。此为肾阳衰微，致水寒之气浸淫内外。此皆由阳虚不能化气所致。由于水饮之邪变动不居，故可见上逆犯肺则咳，犯胃则呕吐，水气下趋则下利，下焦虚寒不能制水则小便清长等，可用真武汤温阳化气利水。

5. "少阴病，下利清谷……通脉四逆汤主之。"（317条）

【原文】少阴病，下利清谷，里寒外热，手足厥逆，脉微欲绝，身反不恶寒，其人面色赤，或腹痛，或干呕，或咽痛，或利止脉不出者，通脉四逆汤主之。（317条）

【解析】本条论述少阴阳衰阴盛，虚阳外越证治。少阴病下利清谷，手足厥逆，脉微欲绝是脾肾阳衰，不能运化水谷。其人面色赤是阴寒内盛，戴阳于上，身反不恶寒，为在内之阴寒逼迫虚阳外越，导致外有假热之象，已成阴阳格拒之势，阳衰阴盛，鼓动无力则脉微欲绝。阳危阴盛可见许多或然症：肾阳亏虚，寒凝气滞则腹痛，阴寒上逆则干呕，虚阳上越则咽痛，阴阳衰竭，气血大亏，下无可下则利止脉不出。病机为阴盛于内，格阳于外，治疗用通脉四逆汤破阴回阳，通达内外。

6. "少阴病，四逆……或泄利下重者，四逆散主之。"（318条）

【原文】少阴病，四逆，其人或咳，或悸，或小便不利，或腹中痛，或泄利下重者，四逆散主之。（318条）

【解析】本条论述阳郁致厥证治。少阴病四逆，大多是阳虚所致，而318条所述为气机阻滞，阳气郁遏于里，不能透达四肢导致手足冷。因人体气机升降出入失常，可致许多或然症。如心胸阳气失于宣通则咳，或悸；气郁水道失于通调则小便不利；气机不畅，木横乘土则腹中痛；肝气郁结，气机不畅则泄利下重。本病病机关键在于气滞阳郁，故用四逆散舒畅气机，透达郁阳。

四逆汤证与四逆散证的鉴别：均可见四逆。四逆汤证以阳衰阴盛为主，四逆乃阳气衰微不温四末，可见脉微细，但欲寐，下利清谷，手足厥逆的症状，用回阳救逆之法，用干姜、附子、炙甘草治疗。四逆散证因阳气郁遏于里，不能透达四肢导致手足冷。临床表现为手足厥冷程度轻，脘腹胸胁胀闷疼痛，泄利下重，或兼咳嗽，心悸，小便不利，舌苔少或薄而不腻，脉弦。用舒畅气机，透达郁阳之法。药用柴胡、枳壳、芍药、炙甘草。

六、辨厥阴病脉证并治

1. "厥阴之为病，消渴……下之利不止。"（326条）

【原文】厥阴之为病，消渴，气上撞心，心中疼热，饥而不欲食，食则吐蛔，下之利不止。(326条)

【解析】本条为厥阴病的辨证纲要。"消渴"指口渴饮水不能解渴，非消渴病。其症状与五苓散证的消渴相同，但机理不同，乃厥阴风木之气化火（少阳相火），风火相煽，消灼津液所致。因肝脉夹冲脉上行，脉连心包，故气上撞心，心中疼热。胃中有热则消谷易饥；肝邪乘胃，胃寒气逆，故虽饥却不欲食；若胃寒，蛔闻食臭出，则吐蛔。以上诸证，总为寒热夹杂，治疗当清上温下，寒温并用。厥阴正气已虚，一般不可单纯攻下，否则脾虚寒益甚，出现下利不止等症。

2. "手足厥寒，脉细欲绝者，当归四逆汤主之。"（351条）

【原文】手足厥寒，脉细欲绝者，当归四逆汤主之。(351条)

【解析】本条论述血虚寒凝致厥的证治。素体血虚，复因寒凝肝脉，阳气不达四肢，致手足厥寒，脉为血之府，血虚脉道不充则脉细，寒凝经脉则脉涩不利，故脉细欲绝。此证辨证要点为脉细欲绝。病机关键为血虚寒凝经脉。治疗用当归四逆汤养血通经，温经散寒。

《伤寒论》中的厥证：①热厥，以四肢虽厥，胸腹灼热为特点，治疗用白虎汤或承气汤；寒厥以下利清谷，厥逆，脉微欲绝为特点，治疗用四逆汤；②痰厥，以气上冲喉咽不得息为特点，治疗用瓜蒂散；③水厥，以厥而心下悸为特点，治疗用茯苓甘草汤；④血厥，以手足厥寒，脉细欲绝为特点，治疗用当归四逆汤；⑤蛔厥，以时烦时静，有吐蛔史为特点，治疗用乌梅丸；⑥气厥，以指头寒，下利后重为特点，治疗用四逆散；⑦下焦冷结致厥，以腹满，按之痛为特点，治疗可以用温灸关元，口服当归四逆加吴茱萸生姜汤。

3. "热利下重者，白头翁汤主之。"（371条）

【原文】热利下重者，白头翁汤主之。(371条)

【解析】

本条论述厥阴热利的证治。热利指热性痢疾和腹泻而言。汉唐之前，泻泄、下痢、统称下利。下重，指里急后重，大便解出窘迫，但解之不尽之感。不同于"热泻"的暴注下迫。如肠道气机壅滞，若损伤肠络，可见便脓血。厥阴热利，热灼津伤，渴饮量多，喜冷饮，下利脓血，里急后重，臭秽灼肛，小便黄赤短少，苔黄腻。病机为厥阴肝经湿热下迫大肠。治疗用白头翁汤清热燥湿，凉血解毒。

《伤寒论》热利三方证的鉴别：白头翁汤证、黄芩汤证、葛根芩连汤证均属热利，均见发热，口渴，下利臭秽，灼肛，小便黄赤，舌红，苔黄，脉数。白头翁汤证因厥阴肝热下迫大肠所致，故其下利便脓血，腹痛，里急后重明显，治疗用清热燥湿，凉肝解毒法；黄芩汤证由少阳胆热下迫大肠所致，故可见少腹绞痛，下利口苦咽干，目眩等，治疗用清热止利法；葛根芩连汤证由太阳表热下迫大肠所致，兼有太阳发热恶寒，汗出而喘症状，治疗采用清热止利，兼以解表之法。

第三单元 金匮要略

☆ 重点提示

本单元主要以脏腑论内伤杂病,考生应重点掌握治未病理念、发病与摄生的重要关系、湿痹的治法、中风的脉症及分类、血痹的辨证要点、胃胀的治疗方药、胸痹病的主症、水气病的两大治疗方法、新产妇人三大病证等内容,在熟读原文的基础上理解其内涵。

考点集合

一、脏腑经络先后病脉证第一

1. "问曰:上工治未病……是其义也。余脏准此。"

【原文】问曰:上工治未病,何也?师曰:夫治未病者,见肝之病,知肝传脾,当先实脾。四季脾王不受邪,即勿补之。中工不晓相传,见肝之病,不解实脾,惟治肝也。

夫肝之病,补用酸,助用焦苦,益用甘味之药调之。酸入肝,焦苦入心,甘入脾。脾能伤肾,肾气微弱,则水不行,水不行,则心火气盛,则伤肺;肺被伤,则金气不行,金气不行,则肝气盛。故实脾,则肝自愈。此治肝补脾之要妙也。肝虚则用此法,实则不在用之。

经曰虚虚实实,补不足,损有余,是其义也。余脏准此。(1)

【解析】本条以肝病实脾为例,是对已病防传治未病的示范,同时指出不仅治疗已病要辨虚实,治疗未病也应分清虚实,强调熟悉五脏相关、五行生克制化理论和治未病思想的重要性,对临床具有重要指导意义。最后引用经文,强调虚证当用补法,补其不足;实证当用泻法,损其有余,即虚者补之,实者泻之,才是治疗虚实疾病的正治原则。

2. "夫人禀五常,因风气而生长……是皮肤脏腑之文理也。"

【原文】夫人禀五常,因风气而生长,风气虽能生万物,亦能害万物,如水能浮舟,亦能覆舟。若五脏元真通畅,人即安和,客气邪风,中人多死。千般疢难,不越三条:一者,经络受邪,入脏腑,为内所因也;二者,四肢九窍,血脉相传,壅塞不通,为外皮肤所中也;三者,房室、金刃、虫兽所伤。以此详之,病由都尽。

若人能养慎,不令邪风干忤经络,适中经络,未流传脏腑,即医治之;四肢才觉重滞,即导引、吐纳、针灸、膏摩,勿令九窍闭塞;更能无犯王法、禽兽灾伤,房室勿令竭乏,服食节其冷热苦酸辛甘,不遗形体有衰,病则无由入其腠理。腠者,是三焦通会元真之处,为血气所注;理者,是皮肤脏腑之文理也。(2)

【解析】本条从人与自然相关的整体观念出发,论述发病与摄生的重要关系,以及未病先防,已病早治的原则。要预防疾病的发生,既须重视内因——五脏元真通畅,又不能忽视外因——客气邪风中人。故养生防病,需内养正气,外避邪气。同时强调人体发病后,为防止疾病由浅入深,由轻转重,应及时予以治疗。

3. "夫病痼疾,加以卒病,当先治其卒病,后乃治其痼疾也。"

【原文】夫病痼疾,加以卒病,当先治其卒病,后乃治其痼疾也。(15)

【解析】在疾病发生发展的过程中不乏痼疾兼见新病的情况,一般应当遵循先后缓急的治疗原则,先治新病卒病,后治久病痼疾,或者两者兼顾。否则,不仅新病难以速愈,而且还可能加重痼疾,致生他变。

二、痉湿暍病脉证治第二

1. "太阳病关节疼痛而烦……但当利其小便。"

【原文】太阳病，关节疼痛而烦，脉沉而细（一作缓者），此名湿痹（《玉函》云：中湿）。湿痹之候，小便不利，大便反快，但当利其小便。(14)

【解析】本条论述湿痹的证候及治法。湿邪初起不仅侵犯太阳之表，流注关节筋脉，且内趋于里，形成内外合邪之证。里湿影响膀胱气化功能，则见小便不利；湿结于脾胃，则见大便反快。本条大便溏因湿引起，正所谓"利小便所以实大便也"，小便利，湿邪除，大便即可恢复正常。不可一见大便溏就用止泻药。内湿的基本治法是利小便。内湿外湿同时相兼者，若内湿较重，则先利小便，兼以发汗；若外湿较重，则先发汗，兼以利小便。利小便既可单独使用，也可与发汗法兼用。

2. "风湿，脉浮，身重，汗出，恶风者，防己黄芪汤主之。"

【原文】风湿，脉浮，身重，汗出，恶风者，防己黄芪汤主之。(22)

防己一两　甘草半两（炒）　白术七钱半　黄芪一两一分（去芦）

上锉麻豆大，每抄五钱匕，生姜四片，大枣一枚，水盏半，煎八分，去滓温服，良久再服。喘者加麻黄半两；胃中不和者加芍药三分；气上冲加桂枝三分；下有陈寒者加细辛三分。服后当如虫行皮中，从腰下如冰，后坐被上，又以一被绕腰以下，温令微汗，差。

【解析】本条患者素体卫表气虚，加之外感风湿邪气，卫表不固，即出现脉浮、汗出、恶风等表虚外感的证候。湿邪黏腻，其性重浊，流注肌表关节，故而出现身重。该证属气虚外感，不可用麻黄、桂枝一类辛温之药，恐发汗太过，气随汗脱，而用防己黄芪汤益气固表，祛风化湿。

三、百合狐惑阴阳毒病脉证治第三

1. "论曰：百合病者……各随证治之。"

【原文】论曰：百合病者，百脉一宗，悉致其病也。意欲食复不能食，常默默，欲卧不能卧，欲行不能行，饮食或有美时，或有不用闻食臭时，如寒无寒，如热无热，口苦，小便赤，诸药不能治，得药则剧吐利，如有神灵者，身形如和，其脉微数。

每溺时头痛者，六十日乃愈；若溺时头不痛，淅然者，四十日愈；若溺快然，但头眩者，二十日愈。其证或未病而预见，或病四五日而出，或病二十日，或一月微见者，各随证治之。(1)

【解析】百合病是一种心肺阴虚内热而致的疾病。其表现是如寒无寒、如热无热，看似难以辨别阴阳寒热，但后文中"口苦、小便赤、其脉微数"皆提示了阴虚内热之象。根据小便时的伴随症状来判断预后。若小便时有头痛，则提示阴津伤极，脑络失养，病情重，预后时间长；若小便时自觉恶风，无头痛不适，则提示阴津尚存，阳气受损，预后较前者好；若小便时无任何不适，平时自觉头晕、目眩，则提示虽有阴伤但不重，病情尚轻，预后可。

2. "百合病不经吐、下、发汗……百合地黄汤主之。"

【原文】百合病不经吐、下、发汗，病形如初者，百合地黄汤主之。(5)

百合七枚（擘）　生地黄汁一升

上以水洗百合，渍一宿，当白沫出，出其水，更以泉水二升，煎取一升，去滓，内地黄汁，煎取一升五合，分温再服。中病，勿更服。大便当如漆。

【解析】本条论述了百合病的正治法。百合病如果没有经过催吐、泻下、发汗等误治而发生变证，仍有第1条所述症状者，可用百合地黄汤养心润肺、滋阴清热。"大便当如漆"，此因服地黄汁后，大便色黑，停药可恢复正常，这种现象当在服药前告知患者，以免增加患者心理负担。

四、中风历节病脉证并治第五

1. "寸口脉浮而紧……舌即难言,口吐涎。"

【原文】寸口脉浮而紧,紧则为寒,浮则为虚,寒虚相搏,邪在皮肤;浮者血虚,络脉空虚;贼邪不泻,或左或右;邪气反缓,正气即急,正气引邪,㖞僻不遂。

<u>邪在于络,肌肤不仁;邪在于经,即重不胜;邪入于腑,即不识人;邪入于脏,舌即难言,口吐涎</u>。(2)

【解析】

本条论述了中风的病因、病机、脉症及分类。寸口脉浮而紧,浮则正气不足,紧则外感风寒,揭示了"本虚标实"是中风的病机。患侧气血本虚,邪气停留阻滞经脉,循经肢体肌肉失于濡养,萎废无力,呈弛缓状态,即"邪气反缓";健侧气血运行通畅,肢体肌肉收放自如,呈相对紧张状态,即"正气即急";健侧牵引患侧肌肉,即出现口眼㖞斜的症状。

根据邪气停留部位不同,将中风分为四类:中络、中经、中腑、中脏。邪中于络脉,部位表浅,病情轻浅,而见肌肤麻木不仁;邪中于经脉,肢体经脉气血阻滞,而见肢体沉重;邪中于腑,邪蒙清窍,而见昏不识人;邪中于脏,蒙蔽心窍,而见言语不利、口角流涎。

中风之病,首先是辨清病位,尤以意识的清醒与否来区别中经络与中脏腑。此外,因临床上往往难以区分中脏与中腑,常以闭证与脱证来辨治。《金匮》首提出中风病名,认为其病因病机是"内虚邪中",后世医家在此基础上多有发展,总结中风的病因病机离不开"风、火、痰、虚、瘀"五端。

2. "诸肢节疼痛,身体魁羸……桂枝芍药知母汤主之。"

【原文】<u>诸肢节疼痛,身体魁羸,脚肿如脱,头眩短气,温温欲吐,桂枝芍药知母汤主之</u>。(8)

桂枝四两　芍药三两　甘草二两　麻黄二两　生姜五两　白术五两　知母四两　防风四两　附子二枚(炮)

上九味,以水七升,煮取二升,温服七合,日三服。

【解析】本条论述了风湿历节的证治。风湿历节是由于肝肾不足,风湿内侵,浸淫关节筋骨而出现周身肢体关节肿胀疼痛的疾病。仲景治以桂枝芍药知母汤祛风除湿、温经散寒,佐以滋阴清热。桂枝芍药知母汤乃麻黄汤、桂枝汤、甘草附子汤三方加减而成,方中桂枝、附子宣阳通痹、温经散寒,麻黄、防风祛风除表湿,白术、附子助阳化里湿,知母、芍药滋阴清热,生姜、甘草和胃调中。本证的辨证要点在于关节肿大变形、身体消瘦。方中麻黄、桂枝、白术合用,取其微汗通阳之功,是治疗风湿的主要方法;白术、附子合用,对风湿病所致肌肉、关节疼痛有较好的疗效。

五、血痹虚劳病脉证并治第六

1. "血痹阴阳俱微……黄芪桂枝五物汤主之。"

【原文】<u>血痹阴阳俱微</u>,寸口关上微,尺中小紧,<u>外证身体不仁</u>,如风痹状,黄芪桂枝五物汤主之。(2)

黄芪三两　芍药三两　桂枝三两　生姜六两　大枣十二枚

上五味,以水六升,煮取二升,温服七合,日三服(一方有人参)。

【解析】本条提出了血痹的辨证要点是肢体局部肌肤麻木不仁、脉涩,但需与风痹相鉴别,风痹是以肌肤疼痛为主。方用黄芪桂枝五物汤,即桂枝汤去甘草,倍生姜,加黄芪组成。寓有"治风先治血,血行风自灭"之意。

2. "夫失精家少腹弦急……桂枝龙骨牡蛎汤主之。"

【原文】夫失精家，少腹弦急，阴头寒，目眩（一作目眶痛）发落，脉极虚芤迟，为清谷、亡血、失精。脉得诸芤动微紧，男子失精，女子梦交，桂枝加龙骨牡蛎汤主之。(8)

桂枝　芍药　生姜各三两　甘草二两　大枣十二枚　龙骨　牡蛎各三两

上七味，以水七升，煮取三升，分温三服。

【解析】本条论述了虚劳失精的证候，属阴阳两虚之证，致使虚阳上浮，阴精下泄。长期遗精，阴精损耗难复，头面失于濡养，故目眩、头发脱落；日久阴损及阳，虚寒内生，故少腹弦急、前阴寒冷。方用桂枝汤调和阴阳，加龙骨、牡蛎潜镇固涩。临床上此方还可用于自汗、盗汗、遗尿、早泄等证属阴阳俱虚，不能阳固阴守者。

六、肺痿肺痈咳嗽上气病脉证治第七

1．"大逆上气，咽喉不利，止逆下气者，麦门冬汤主之。"

【原文】大逆上气，咽喉不利，止逆下气者，麦门冬汤主之。(10)

麦门冬七升　半夏一升　人参二两　甘草二两　粳米三合　大枣十二枚

上六味，以水一斗二升，煮取六升，温服一升，日三夜一服。

【解析】本条论述了虚热肺痿的证治。肺胃阴虚，气机运动失司，故咳逆上气；虚火上炎，熏灼喉咙，致使咽喉不利。方中重用麦冬为君，滋养肺胃，使阴复而火降，辅以少量半夏降逆下气、化痰开结，同时两药相配，使半夏不致温燥伤阴，麦冬不致滋腻碍胃。同时以人参、甘草、粳米、大枣养胃益气生津，助麦冬生阴。本条麦冬与半夏用药比例为7∶1，是仲景的配伍特点和临床用药经验，应予以重视。

2．"肺胀，咳而上气……小青龙加石膏汤主之。"

【原文】肺胀，咳而上气，烦躁而喘，脉浮者，心下有水，小青龙加石膏汤主之。(14)

小青龙加石膏汤方（《千金》证治同，外更加胁下痛引缺盆）：

麻黄　芍药　桂枝　细辛　甘草　干姜各三两　五味子　半夏各半升　石膏二两

上九味，以水一斗，先煮麻黄，去上沫，内诸药，煮取三升。强人服一升，羸者减之，日三服，小儿服四合。

【解析】本条是外寒内饮，郁久化热所致肺胀，可见肺气胀满、喘咳、烦躁、脉浮等症，治以小青龙加石膏汤解表散寒、温肺化饮，辅以清热除烦。须与射干麻黄汤、厚朴麻黄汤、越婢加半夏汤进行鉴别。方后注："强人服一升，羸者减之，小儿服四合。"故其服药剂量宜因体质强弱、年龄大小而异。

七、胸痹心痛短气病脉证治第九

1．师曰：夫脉当取太过不及……以其阴弦故也。"

【原文】师曰：夫脉当取太过不及，阳微阴弦，即胸痹而痛，所以然者，责其极虚也。今阳虚知在上焦，所以胸痹、心痛者，以其阴弦故也。(1)

【解析】本条高度概括了胸痹的病机，即"阳微阴弦"。"阳微"指心阳虚衰，上焦阳气不足，"阴弦"指阴寒、痰饮、瘀血等邪气，邪气趁虚停滞心胸，而发为胸痹。切脉当辨"太过不及"，此诊脉之要诀也。由此条原文可知，胸痹基本病机为本虚标实，虚实夹杂，治疗原则是扶正祛邪，兼顾同治，但需注意发作期以祛邪为主，缓解期以扶正为主。

2．"胸痹之病……栝蒌薤白白酒汤主之。"

【原文】胸痹之病，喘息咳唾，胸背痛，短气，寸口脉沉而迟，关上小紧数，栝蒌薤白白酒汤主之。(3)

栝蒌实一枚（捣）　薤白半斤　白酒七升

上三味，同煮，取二升，分温再服。

【解析】本条指出胸痹病的主症为"喘息咳唾、胸背痛、短气",其诊断关键是"胸背痛、短气"。治以栝蒌薤白白酒汤通阳散结、豁痰下气。方中栝蒌实苦寒滑利、豁痰开胸为君,薤白辛温通阳、豁痰下气为臣,辅以白酒温通心脉,使痹阻得通,心阳得宣,诸症可除。此中白酒温通酸收,可缓解栝蒌寒凉攻泻之力,兼以降浊收敛逆上之气,其作用不可忽视。目前多用黄酒或各种白酒代之,亦有用米醋代之的。

八、腹满寒疝宿食病脉证治第十

1. "病腹满,发热十日……厚朴七物汤主之。"

【原文】病腹满,发热十日,脉浮而数,饮食如故,厚朴七物汤主之。(9)

厚朴半斤　甘草三两　大黄三两　大枣十枚　枳实五枚　桂枝二两　生姜五两

上七味,以水一升,煮取四升,温服八合,日三服。呕者加半夏五合,下利去大黄,寒多者加生姜至半斤。

【原文阐释】本条论述了腑实兼表证的证治。患者先有表证,邪气入里化热,形成腑实证。饮食如故,提示了患者胃气未伤,饮食尚可运化,腹满是因肠中腑气不通而导致的。治以厚朴七物汤通腑泄热、祛风解表。本方是厚朴三物汤合桂枝汤去芍药而成,用厚朴三物汤行气除满、泻下实热,桂枝汤解肌发表,因无腹痛,去芍药之酸敛,以免邪气留恋。本证的辨证要点是腹胀满,兼有发热、脉浮数等表证,可见是表里同病之证,宜表里双解,不可单纯解表或攻里。方后有加减,呕吐加半夏降逆止呕,泄泻去大黄,寒多重用生姜。

九、五脏风寒积聚病脉证并治第十一

1. "肾着之病,其人身体重……甘姜苓术汤主之。"

【原文】肾着之病,其人身体重,腰中冷,如坐水中,形如水状,反不渴,小便自利,饮食如故,病属下焦,身劳汗出,衣(一作表)里冷湿,久久得之,腰以下冷痛,腹重如带五千钱,甘姜苓术汤主之。(16)

甘草二两　白术二两　干姜四两　茯苓四两

上四味,以水五升,煮取三升,分温三服,腰中即温。

【原文阐释】本条论述了肾着的病因病机、证治。此病属下焦,寒湿没有深入脏腑,仅仅停留在肌肉筋膜之间。治以甘姜苓术汤散寒除湿。组方要领是在应用健脾祛湿的药物基础上,加用散寒化湿的干姜,故姜、苓、术的配伍是关键。仲景还用这种配伍治疗阳虚水泛证,如真武汤。

十、痰饮咳嗽病脉证并治第十二

1. "问曰:四饮何以为异?……短气不得卧,其形如肿,谓之支饮。"

【原文】问曰:四饮何以为异?师曰:其人素盛今瘦,水走肠间,沥沥有声,谓之痰饮;饮后水流在胁下,咳唾引痛,谓之悬饮;饮水流行,归于四肢,当汗出而不汗出,身体疼重,谓之溢饮;咳逆倚息,短气不得卧,其形如肿,谓之支饮。(2)

【解析】本段论述了痰饮的分类和主症,为全篇的提纲。仲景根据痰饮所在部位不同,分为痰饮、悬饮、溢饮、支饮。这四者不仅饮停部位不同,病变脏腑有别,还有病情久暂与虚实之分。其中悬饮、溢饮以邪实为主,病程较短,病情较急。痰饮、支饮多为虚实夹杂,病程较长,病情较缓,但二者症状变化多端,临床不可拘泥于原文主症。

2. "心下有痰饮,胸胁支满,目眩,苓桂术甘汤主之。"

【原文】心下有痰饮,胸胁支满,目眩,苓桂术甘汤主之。(16)

茯苓四两　桂枝三两　白术三两　甘草二两

上四味，以水六升，煮取三升，分温三服，小便则利。

【解析】本条论述了脾虚失运，饮停心下的痰饮病证治。病位在脾胃。脾胃阳虚，水液运化失常，停于心下，阻碍气机，则胸胁部满闷不适；气机升降失常，清阳不升，痰饮随气上蒙清窍，则头晕目眩。治以苓桂术甘汤温阳化饮，健脾利水。此方是"温药和之"的具体体现。

十一、消渴小便不利淋病脉证并治第十三

1. "男子消渴……肾气丸主之。"

【原文】男子消渴，小便反多，以饮一斗，小便一斗，肾气丸主之。（3）

【解析】本条论述了消渴肾虚的证治。患者肾气虚弱，开阖固摄失权，则水谷精微直趋下泄，随小便而排出体外，故小便反多；肾阳虚衰，不能蒸腾气化水液于口，故口渴多饮。治以肾气丸温补肾阳。肾气丸既可用于治疗小便不利，也可治疗小便过多，关键在于病机同是肾阳不足，膀胱气化不利。

十二、水气病脉证并治第十四

1. "师曰：病有风水、有皮水……久不愈，必致痈脓。"

【原文】师曰：病有风水、有皮水、有正水、有石水、有黄汗。风水，其脉自浮，外证骨节疼痛，恶风；皮水，其脉亦浮，外证胕肿，按之没指，不恶风，其腹如鼓，不渴，当发其汗；正水，其脉沉迟，外证自喘；石水，其脉自沉，外证腹满不喘；黄汗，其脉沉迟，身发热，胸满，四肢头面肿，久不愈，必致痈脓。（1）

【解析】此条论述的是四水及黄汗的临证表现及皮水的治疗。风水与皮水关乎于肺脾，属上焦；正水与石水关乎于肾，属下焦，且此四者病机中皆责之水湿停滞，故由此可知均当施以祛除水湿之法。皮水亦可视为风水的进一步发展所致，起初责之于肺，后关乎于脾。而石水也应当是正水进一步演变致肾阳衰微所致。

2. "师曰：诸有水者……当发汗乃愈。"

【原文】师曰：诸有水者，<u>腰以下肿，当利小便</u>；<u>腰以上肿，当发汗乃愈</u>。（18）

【解析】此条论述水气病的两大治疗方法——开鬼门，洁净府。水气病者，腰以下肿甚，病位多在下焦，多因阳气虚弱，不能化气利水，水湿停滞于下，故应当因势利导，通利小便以除湿邪；腰以上肿甚，病位多在中上二焦，因邪气袭表，肺失宣降，水湿泛溢，故应当发汗解表利水。

3. "风水恶风，一身悉肿……越婢汤主之。"

【原文】风水恶风，一身悉肿，脉浮不渴，续自汗出，无大热，越婢汤主之。（23）

【解析】此条论述风水夹热证的证治。临证表现为恶风，身热，汗出不口渴，全身浮肿，治以越婢汤。病机为：风邪袭表，肺合皮毛则恶风；肺失宣降，水湿泛溢肌肤，则全身浮肿；湿郁而化热则身热。越婢汤可发越水气，清解郁热，治疗风水夹热水肿。

十三、黄疸病脉证并治第十五

1. "寸口脉浮而缓……脾色必黄，瘀热以行。"

【原文】寸口脉浮而缓，浮则为风，缓则为痹，痹非中风，四肢苦烦，脾色必黄，瘀热以行。

【解析】寸口脉浮，多因风邪袭表，正邪交争于表；寸口脉缓，责之为湿邪痹阻，而此处所致痹证虽非中风，也应当与太阳中风相区别；因脾失健运，湿邪郁里化热，继而陷入营分，故瘀热以行，四肢苦烦；而黄疸与脾关系密切，临床表现最为突出的便是湿热泛溢肌肤所致的皮色黄，目黄；瘀热以行，可以理解为湿热郁滞于血和脾，久而成瘀。后世医家治疗黄疸多宗

"脾色必黄，瘀热以行"之旨，常从湿、热、瘀着手，以治脾为要。

十四、呕吐哕下利病脉证治第十七

1."呕而肠鸣，心下痞者，半夏泻心汤主之。"

【原文】呕而肠鸣，心下痞者，半夏泻心汤主之。（10）

【解析】此条为寒热错杂致呕的证治。因心下痞为主症，故其病位主在中焦，邪气内陷，寒热错杂于中焦，故心下痞满，中焦气机失常，则脾胃升降失常，胃气上逆为呕，脾气不升为肠鸣泄泻。以半夏泻心汤清寒泄热，和胃除痞。方中黄芩、黄连苦寒直折，干姜、半夏辛以开之，苦辛同用，降逆开痞；参、枣、草养中气，复胃阳，诸药合用使中州枢机得畅，升降有权，上下交通则痞结开散，呕逆肠鸣得解。

十五、妇人妊娠病脉证并治第二十

1."妇人宿有癥病，经断未及三月……桂枝茯苓丸主之。"

【原文】妇人宿有癥病，经断未及三月，而得漏下不止，胎动在脐上者，为癥痼害。妊娠六月动者，前三月经水利时，胎也。下血者，后断三月，衃也。所以血不止者，其癥不去故也。当下其癥，桂枝茯苓丸主之。（2）

【解析】妊娠正常应该六月胎动，且在脐上，而瘀血癥块所致三月则胎动，且在脐上。故病机是由于瘀血阻滞，不应止血而应该下血，瘀血下，则癥病除，血乃止。方用桂枝茯苓丸以行血祛瘀，平冲下气。方中桂枝温通血脉；茯苓补正和中；芍药和营；桃仁、丹皮活血化瘀。蜜调和诸药。全方活血化瘀，治血兼治水。本方以丸缓之，用量小，故可达到祛瘀，邪去而伤不正。

2."妇人怀妊，腹中绞痛，当归芍药散主之。"

【原文】妇人怀妊，腹中绞痛，当归芍药散主之。（5）

【解析】妇人妊娠，血虚肝郁，脾虚湿停，致肝脾不和，妊娠腹痛。故治以当归芍药散养血柔肝，补脾利湿，最终达到调和肝脾的目的。当归芍药散临床主治：一是肝虚血少；二是脾虚湿阻。本方中川芎为血中气药，因此治疗妊娠病虽效用佳，但用量须小。

十六、妇人产后病脉证治第二十一

1."问曰：新产妇人有三病，一者病痉，二者病郁冒，三者大便难……亡津液，胃燥，故大便难。"

【原文】问曰：新产妇人有三病，一者病痉，二者病郁冒，三者大便难，何谓也？师曰：新产血虚，多出汗，喜中风，故令病痉；亡血复汗，寒多，故令郁冒；亡津液，胃燥，故大便难。（1）

【原文阐释】此条论述新产妇人三大病证及病机。产后痉病、郁冒、大便难，虽临床表现各不相同，但追本溯源，病机均为血虚津亏。因此治疗上都应养血护津。且临床上应注意区别郁冒与产后血晕的关系。

十七、妇人杂病脉证并治第二十二

1."妇人咽中如有炙脔，半夏厚朴汤主之。"

【原文】妇人咽中如有炙脔，半夏厚朴汤主之。（5）

【解析】此条讲述妇人情志疾病梅核气的证治。妇人因情志不舒，郁而化火，炼液成痰，阻于咽喉，故自觉咽喉中有异物，不影响饮食，且因其病机临床可伴有脘腹胀闷，食少纳呆，脾气暴躁等症状，以半夏厚朴汤理气解郁，化痰散结的功效治之。

2. "妇人脏躁,喜悲伤欲哭……甘麦大枣汤主之。"

【原文】妇人脏躁,喜悲伤欲哭,象如神灵所作,数欠伸,甘麦大枣汤主之。(6)

【原文阐释】本条论述脏躁的证治。脏躁是由于七情郁而化火,火耗气伤血,肝体阴而用阳,进而肝血虚则不藏魂,心血虚则不养神。以甘麦大枣汤甘润缓急,养血安神。

第四单元 温病学

☆ 重点提示

《温热论》在本单元占据着非常重要的地位,需重点掌握的内容也相对较多,出题率亦相对较高。考生应掌握温病的首发病位为肺部,温邪在表、热入营分、温病邪气流连于气分、邪留三焦、感受湿邪的治法,温病发斑的病机等。《湿热病篇》需重点掌握温病的范围及病因,湿热后期脘中微闷的病机,湿温里结的治法。《温病条辨》需重点掌握九种温病的名称,手太阴肺经营分证的证治,湿温治疗的禁忌,阳明温病的证治,三焦的治法等。其余内容应熟悉。

考点集合

一、温热论

1. "温邪上受,首先犯肺……若论治法则与伤寒大异也。"

【原文】温邪上受,首先犯肺,逆传心包。肺主气属卫,心主血属营,辨营卫气血虽与伤寒同,若论治法则与伤寒大异也。(1)

【解析】温邪,温病的致病因素。上受,温邪从口鼻而入侵犯人体。首先犯肺,温病的首发病位为肺部。因肺居上焦,开窍于鼻,外合皮毛,与卫气相通,故温邪初犯首先表现肺卫证候。

温邪由肺卫传至气分,由浅入深,为顺传,病情较轻;若温邪由肺卫直接内陷心包,为逆传,病情较重,病势凶险。指肺主一身之气,与卫气相通,故卫气分病变主要与肺相关;营血由心所主,周行全身以营养机体,故营血分病变主要与心相关。这种按卫气营血来分析温病病变的浅深和发展阶段的方法,是温病的辨证纲领之一。

2. "盖伤寒之邪留恋在表……势必孤矣。"

【原文】盖伤寒之邪留恋在表,然后化热入里,温邪则热变最速,未传心包,邪尚在肺,肺主气,其合皮毛,故云在表。在表初用辛凉轻剂,挟风则加入薄荷、牛蒡子之属,挟湿加芦根、滑石之流。或透风于热外,或渗湿于热下,不与热相搏,势必孤矣。(2)

【解析】伤寒与温病的传变特点:伤寒易"留恋在表",温邪则"热变最速"。

温邪侵犯肺卫,此时温邪在表,宜用辛凉轻剂治疗。若夹有风邪,可在辛凉轻剂中加薄荷、牛蒡等辛凉散风之药,使风从外解,风不与热相搏,则热易解;若夹有湿邪,可在辛凉轻剂中加芦根、滑石等淡渗利湿之药,使湿从下泄,湿不与热相搏,则热易清。

3. "不尔,风挟温热而燥生……以此为辨。"

【原文】不尔,风挟温热而燥生,清窍必干,为水主之气不能上荣,两阳相劫也。湿与温合,蒸郁而蒙蔽于上,清窍为之壅塞,浊邪害清也。其病有类伤寒,验之之法,伤寒多有变证,温热虽久,在一经不移,以此为辨。(3)

【解析】温热夹风时,温热和风皆属阳邪,两阳相合,耗劫津液而不能上荣清窍,可见口鼻咽等清窍干燥症状。湿与温热相互搏结,谓之"浊邪",蒸灼上焦,蒙蔽清窍,可见鼻塞、耳聋、头昏目胀,甚至昏聩等清窍壅塞的症状。温热夹湿与伤寒初起证候相似,但可根据两者不同的传变特点加以鉴别。

4. "前言辛凉散风……急急透斑为要。"

【原文】前言辛凉散风，甘淡驱湿，若病仍不解，是渐欲入营也。营分受热，则血液受劫，心神不安，夜甚无寐，或斑点隐隐，即撤去气药。如从风热陷入者，用犀角、竹叶之属；如从湿热陷入者，犀角、花露之品，参入凉血清热方中。若加烦躁，大便不通，金汁亦可加入，老年或平素有寒者，以人中黄代之，急急透斑为要。（4）

【解析】温邪在表时，如病情没得到缓解，可能将要内传营血分。心主血属营，热入营分必会耗劫营阴，营热内扰，热窜血络，此时治宜清热凉血透邪为主。从风热陷入者，用犀角、竹叶等药物清营凉血透热；从湿热陷入者，配犀角、花露等药物清泄芳化。若热毒壅盛内结，加入金汁以加强清热凉血解毒之功，老年人或素体虚寒者，可用人中黄取代金汁。

撤去气药，并非指完全不用治疗气分证的药物，而是强调将治疗的重心转到清营泄热透邪。透斑，是用清热解毒、凉血透邪之法透达热邪，促使营热随斑外透，而不是用升散提透之法。

5. "若斑出热不解者，胃津亡也……恐其陷入易易耳。"

【原文】若斑出热不解者，胃津亡也。主以甘寒，重则如玉女煎，轻则如梨皮、蔗浆之属。或其人肾水素亏，虽未及下焦，先自彷徨矣。必验之于舌，如甘寒之中加入咸寒，务在先安未受邪之地，恐其陷入易易耳。（5）

【解析】温病发斑多为阳明热毒内陷营血所致，斑出之后，热势应渐解。若斑出而邪热仍不解，说明邪热已消灼胃津，津伤则水不能济火，此时必然存在胃热亢盛，治疗要以甘寒之剂清热生津。热盛伤津较重者，可用玉女煎加减清气凉营，泄热生津；热盛伤津较轻者，可用梨皮、蔗浆之类滋养胃津。若肾水素虚，则邪热易乘虚而传入下焦，劫烁肾阴而加重病情。此时若见舌质干绛甚至枯萎，应于甘寒中加入咸寒之药以补益肾阴，即"先安未受邪之地"。

6. "若其邪始终在气分流连者……不可不知。"

【原文】若其邪始终在气分流连者，可冀其战汗透邪，法宜益胃，令邪与汗并，热达腠开，邪从汗出。解后胃气空虚，当肤冷一昼夜，待气还自温暖如常矣。盖战汗而解，邪退正虚，阳从汗泄，故渐肤冷，未必即成脱证。此时宜令病者安舒静卧，以养阳气来复，旁人切勿惊惶，频频呼唤，扰其元神，使其烦躁。但诊其脉，若虚软和缓，虽倦卧不语，汗出肤冷，却非脱证；若脉急疾，躁扰不卧，肤冷汗出，便为气脱之证矣。更有邪盛正虚，不能一战而解，停一二日再战汗而愈者，不可不知。（6）

【解析】温病邪气流连于气分，既不从外解，也未内传营分，始终在气分流连，说明正气未虚，邪正力量相持于气分，可通过战汗使气分邪热外透而解。促进战汗可用"益胃"之法，运用轻清宣透之品，宣通气机，清气生津，补足津液，使正气振奋，腠理得开，邪热随汗而解。

战汗是邪正交争的表现，大汗之后常因胃气亏乏，阳气外泄，而出现肌肤失温的短暂现象，一般待正气恢复后肌肤可复温，此时应让患者安卧休息，待阳气来复。战汗后若脉虚软和缓，倦卧不语，为邪去正气尚虚的表现；若脉象急疾，烦躁不能安卧，则是正气外脱的表现。如邪气盛而正气相对不足，也会出现一次战汗不能完全驱邪外出的情况，须停一两天再通过战汗而痊愈。

7. "再论气病有不传血分……转疟之机括。"

【原文】再论气病有不传血分，而邪留三焦，亦如伤寒中少阳病也。彼则和解表里之半，此则分消上下之势，随证变法，如近时杏、朴、苓等类，或如温胆汤之走泄。因其仍在气分，犹可望其战汗之门户，转疟之机括。（7）

【解析】三焦为人体气机升降出入之枢纽，主通调水道。如温邪久居气分，易留于三焦，导致气机不宣，水道不通，水湿内停，可出现类似伤寒少阳病的证候。此时湿热阻遏三焦，宜以分消走泄之法宣通上、中、下三焦气机，如以杏仁开上，厚朴宣中，茯苓导下，或以温胆汤宣气化痰利湿。邪留三焦时，因其仍在气分，如治疗得法，使气机通达，痰湿得化，则仍有机会通过战汗驱邪外出。

8. "大凡看法，卫之后方言气……反致慌张矣。"

【原文】大凡看法，<u>卫之后方言气，营之后方言血。在卫汗之可也，到气才可清气，入营犹可透热转气</u>，如犀角、玄参、羚羊角等物，<u>入血就恐耗血动血，直须凉血散血</u>，如生地、丹皮、阿胶、赤芍等物。否则，前后不循缓急之法，虑其动手便错，反致慌张矣。(8)

【解析】此为论温病的纲领，阐述了温病按照卫、气、营、血次序传变的规律，以及卫气营血不同阶段相应的治疗大法和方药。温邪侵犯卫分而出现表证，宜用辛凉清解之汗法，使邪热随汗外透而解。邪热真正到了气分才可使用清气法，但不宜过早使用清气之药。因清气药多为清凉苦寒之品，过早使用会阻遏气机，反而不利于透邪外出。若温邪入营，但未见动血耗血之象，此时可用犀角、玄参、羚羊角等药清营热、滋营阴，同时佐以清气分热之药，引营分邪热透出气分而解。若温邪已深入血分，邪热耗伤血液，窜扰血脉，迫血妄行，可见出血及瘀血等症，宜用如生地、丹皮、阿胶、赤芍等药。

9. "且吾吴湿邪害人最广……然较之杂证，则有不同也。"

【原文】<u>且吾吴湿邪害人最广</u>，如面色白者，须要顾其阳气，<u>湿胜则阳微也</u>，法应清凉，然到十分之六七，即不可过于寒凉，恐成功反弃，何以故耶？湿热一去，阳亦衰微也；面色苍者，须要顾其津液，清凉到十分之六七，往往热减身寒者，不可就云虚寒，而投补剂，恐炉烟虽熄，灰中有火也，须细察精详，方少少与之，慎不可直率而往也。又有酒客里湿素盛，外邪入里，里湿为合。<u>在阳旺之躯，胃湿恒多，在阴盛之体，脾湿亦不少，然其化热则一</u>。热病救阴犹易，通阳最难，<u>救阴不在血，而在津与汗，通阳不在温，而在利小便</u>，然较之杂证，则有不同也。(9)

【解析】江南地区气候炎热潮湿，湿热弥漫，故此地区的人易生湿热病。湿为阴邪，若感受湿邪，阳气被遏，湿胜阳微，会出现面色㿠白等阳气虚的症状，治疗上宜清热利湿兼顾阳气，用药不可过于寒冷，以免重伤阳气；若素体阴虚而感受湿热邪气，出现面色苍白者，应以清热化湿兼顾津液，但亦不可过于寒凉。若用药后出现热减身寒者，不可误以为虚寒而随意投温补之剂，补则余火复炽，反而加重病情。

湿邪致病的演变与患者不同的体质有关。嗜酒之人内湿较盛，复外感时令湿邪，与内湿相合，更易酿成湿热病；素体阳盛者，湿邪多从热化而归于阳明胃，病见热重于湿；素体阴盛者，湿热多从湿化而归于太阴脾，病见湿重于热。虽不同体质患者感受湿热时病机各有偏重，但均可出现阳化热。

温病治疗中救阴的目的不在于滋养阴血，而在于顾护津液，防止过汗伤津；而通阳的目的不在于以温药温补阳气，而在于宣通气机，化气利湿通小便，使湿邪随小便而出。

10. "再论三焦不得从外解……以粪燥为无湿矣。"

【原文】<u>再论三焦不得从外解，必致成里结。里结于何，在阳明胃与肠也</u>。亦须用下法，不可以气血之分，就不可下也。但伤寒邪热在里，劫烁津液，下之宜猛；此多湿邪内搏，下之宜轻。伤寒大便溏为邪已尽，不可再下；<u>湿温病大便溏为邪未尽，必大便硬，慎不可再攻也，以粪燥为无湿矣</u>。(10)

【解析】湿热不能分消走泄、透邪外解，而留于三焦者，可胶结于阳明胃和肠，形成里结证。本证与伤寒阳明腑实证均可用攻下之法，但伤寒里结是邪热炽盛，津液受劫，燥屎结于肠腑而成阳明腑实证，故下法宜峻，以期急下存阴；而湿热里结多因湿热与积滞相互胶结于肠脐，并非燥屎，故下法宜轻宜缓，以期祛湿导滞。伤寒里结用下法后见大便溏，表明燥结已除，邪气已去，不可再下；湿温里结轻法频下后若大便溏乃湿邪未尽，须下至大便成形才表明湿邪已尽。

二、湿热病篇

1. "湿热证，始恶寒……舌白，口渴不引饮。"

【原文】湿热证，始恶寒，后但热不寒，汗出胸痞，舌白，口渴不引饮。(1)

【解析】此为湿热病的辨证提纲，列举了湿热病初起的典型症状。

2. "湿热证，恶寒无汗……头不痛者，去羌活。"

【原文】湿热证，恶寒无汗，身重头痛，湿在表分。宜藿香、香薷、羌活、苍术皮、薄荷、牛蒡子等味。头不痛者，去羌活。(2)

【解析】此为湿邪伤表、尚未化热（即"阴湿伤表之候"）的证治。用藿香、香薷、苍术皮以芳香化湿，配以薄荷、牛蒡子以宣透卫表。头痛多夹风邪，羌活可祛风胜湿，故头不痛者当去羌活。

3. "湿热证，恶寒发热……不恶寒者，去苍术皮。"

【原文】湿热证，恶寒发热，身重，关节疼痛，湿在肌肉，不为汗解。宜滑石、大豆黄卷、茯苓皮、苍术皮、藿香叶、鲜荷叶、白通草、桔梗等味。不恶寒者，去苍术皮。(3)

【解析】此为湿邪伤表、已经化热的证治。此为"阳湿伤表之候"，与上条"阴湿伤表之候"相对而言。此时湿邪伤表，且湿已化热，宜用利湿泄热、芳香化湿透表之法治疗。汗之有无是区别阴湿和阳湿的关键，一般认为阴湿者无汗，阳湿者有汗。

4. "湿热证，寒热如疟……干菖蒲、六一散等味。"

【原文】湿热证，<u>寒热如疟，湿热阻遏膜原</u>，宜柴胡、厚朴、槟榔、草果、藿香、苍术、半夏、干菖蒲、六一散等味。(8)

【解析】此为"湿热阻遏膜原"的证治。膜原为三焦之门户，一身之半表半里，湿热之邪阻于膜原，营卫气相争，可见寒热往来如疟状，治宜宣透膜原、辟秽化浊，故用柴胡以透达膜原，厚朴、半夏、槟榔、草果、苍术以理脾燥湿、开达膜原，藿香、菖蒲以芳香化浊，六一散以清利湿热。膜原之半表半里为湿遏热伏，病位近于中焦，表现为寒热如疟，但不像疟疾发有定时，而是寒热交替或起伏，并见舌苔白腻或满布垢浊，苔如积粉，脘腹满闷等湿浊内盛之症。

5. "湿热证，数日后脘中微闷……芦尖、冬瓜仁等味。"

【原文】湿热证，数日后脘中微闷，知饥不食，<u>湿邪蒙绕三焦</u>。宜藿香叶、薄荷叶、鲜荷叶、枇杷叶、佩兰叶、芦尖、冬瓜仁等味。(9)

【解析】此为湿热病后期"湿邪蒙绕三焦"的证治。湿热病后期，湿热大势已解但余邪未清，余湿困胃，脾胃之气未复，湿邪蒙绕三焦，气机不畅，故见脘中微闷，虽能知饥而但不欲食。可用藿香叶、薄荷叶、鲜荷叶、枇杷叶、佩兰叶"五叶"轻清宣化，再配以芦尖、冬瓜仁以淡渗利湿。虽说"湿邪蒙绕三焦"，实际上偏重于中、上二焦，故用轻清之品宣通气机，而不可妄用攻伐之剂损伤正气，或滥用滋补之品邪恋不解。

6. "湿热证，初起发热……佩兰叶、六一散等味。"

【原文】湿热证，初起发热，汗出胸痞，口渴舌白，湿伏中焦。宜藿梗、蔻仁、杏仁、枳壳、桔梗、郁金、苍术、厚朴、草果、半夏、干菖蒲、佩兰叶、六一散等味。(10)

【解析】本证虽初起，且见发热、汗出，但无恶寒，表明湿邪已不在表，而是内伏中焦。湿重于热，故治疗以辛开化湿为主，佐以清热。本证口渴是由于湿邪内阻所致津不上升，渴而不欲饮，非胃液不足之渴，故治疗以化湿为主，湿化则津液上升，口渴自解。本条文用药集中了燥湿、化湿、宣湿、渗湿四种方法，体现了薛氏治湿的基本大法。

7. "湿热证，舌根白……绿豆衣、六一散等味。"

【原文】湿热证，舌根白，舌尖红，湿渐化热，余湿犹滞。宜辛泄佐清热，如蔻仁、半夏、干菖蒲、大豆黄卷、连翘、绿豆衣、六一散等味。(13)

【解析】此为"湿渐化热，余湿犹滞"的证治。是湿热参半之证，但热势尚不重，实际上仍属湿重热轻之证。除了舌根白腻，舌尖红，还可见胸痞、口渴、口苦、身热汗不解、甚或小便短赤、脉濡数等症。湿渐化热，易伤津液，若妄投滋润有助湿之弊，故燥湿中佐以清热，以保存阴液。

三、温病条辨

1. "温病者：有风温、有温热……有冬温、有温疟。"（上焦1条）

【原文】<u>温病者：有风温、有温热、有温疫、有温毒、有暑温、有湿温、有秋燥、有冬温、有温疟。</u>（上焦1条）

【解析】本条文列举了九种温病的名称，说明了温病的范围及病因。九种温病中，风温、暑温、秋燥、冬温是根据季节和主气来命名的。还有根据不同病邪或临床特点来命名的，如温毒、温热、湿温、温疟、温疫。

2. "太阴风温、温热……湿温、温疟，不在此例。"（上焦4条）

【原文】太阴风温、温热、温疫、冬温，初起恶风寒者，桂枝汤主之；但热不恶寒而渴者，辛凉平剂银翘散主之。温毒、暑温、湿温、温疟，不在此例。（上焦4条）

【解析】温邪初犯卫分，风温、温热、温疫、冬温初起，如恶风寒较明显，表明表邪偏盛，可以辛温法解表治疗，代表方为桂枝汤；热象较重，不恶寒而渴者，宜以辛凉法治疗，代表方为辛凉平剂银翘散。而温毒、暑温、湿温、温疟等温病由于初起部位不一，所以治法不同，"不在此例"。"恶风寒"和"不恶寒"是选用辛温法和辛凉法的重要依据，临证时再结合其他临床表现判断。

3. "太阴温病，血从上溢者……可用清络育阴法。"（上焦11条）

【原文】太阴温病，血从上溢者，犀角地黄汤合银翘散主之。有中焦病者，以中焦法治之。若吐粉红血水者，死不治；血从上溢，脉七八至以上，面反黑者，死不治；可用清络育阴法。（上焦11条）

【解析】本条阐述了手太阴温病血分证的证治以及危重证的表现。若出现下面两种危重情况，均为死不治：一为吐粉红色血水；二为血从上溢，口鼻出血，脉七八至以上，颜面晦暗无泽，此为心火与温邪相合，形成燎原之势，劫灼肺阴，病情十分凶险。吴氏提出用凉血清络、甘寒养阴之法治疗，可用犀角地黄汤合黄连阿胶汤加减。

4. "太阴温病，寸脉大……清营汤去黄连主之。"（上焦15条）

【原文】太阴温病，寸脉大，舌绛而干，<u>法当渴，今反不渴者，热在营中也</u>，清营汤去黄连主之。（上焦15条）

【解析】本条阐述了手太阴肺经营分证的证治。温病热邪伤阴本渴，今反而不渴，此谓热入营分，热邪蒸腾营气上注咽喉，故令人不渴。舌绛红而干提示邪热伤及营阴，故用清营汤去黄连。因黄连味苦性燥，而性质沉降，不去恐更伤营阴及引邪深入。

5. "邪入心包，舌蹇肢厥，牛黄丸主之，紫雪丹亦主之。"（上焦17条）

【原文】邪入心包，舌蹇肢厥，牛黄丸主之，紫雪丹亦主之。（上焦17条）

【原文阐释】温病厥证病位在手厥阴心包经，伤寒厥证病位在足厥阴肝经。伤寒厥证多为寒厥，病位在足厥阴，可见囊缩。温病厥证多为热厥，病位在手厥阴心包经，可见舌体转动不灵。治宜芳香开窍之法，用牛黄丸或紫雪丹。

6. "头痛恶寒，身重疼痛……长夏深秋冬日同法，三仁汤主之。"（上焦43条）

【原文】头痛恶寒，身重疼痛，舌白不渴，脉弦细而濡，面色淡黄，胸闷不饥，午后身热，状若阴虚，病难速已，名曰湿温。汗之则神昏耳聋，甚则目瞑不欲言；下之则洞泄；润之则病深不解。长夏深秋冬日同法，三仁汤主之。（上焦43条）

【解析】治疗湿温初起，首先要与伤寒表证、阳明腑实证和阴虚证相鉴别，有三大禁忌。①禁汗：不可见头痛发热，身体疼痛，误以为是伤寒而用汗法；②禁下：不可见中满不饥，误以为是腑实停滞而用下法；③禁润：不可见午后身热，误以为是阴虚而使用滋阴之法。如误用汗法，则耗损心阳，湿邪随发汗药之升散之性而上扰心窍、清窍；如误用下法，则耗损阴津，或损伤脾阳，脾气不升而下陷，湿邪则趁虚内犯而成洞泄；如误用滋阴之法，滋阴药物多滋腻黏滞，必与阴湿之邪胶结，使湿邪更为胶固难解，病情加重。

7. "面目俱赤，语声重浊……湿温、温疟，不在此例。"（中焦1条）

【原文】面目俱赤，语声重浊，呼吸俱粗，大便闭，小便涩，舌苔老黄，甚则黑有芒刺，但恶热，不恶寒，日晡益甚者，传至中焦，阳明温病也。脉浮洪躁甚者，白虎汤主之；脉沉数有力，甚则脉体反小而实者，大承气汤主之。暑温、湿温、温疟，不在此例。（中焦1条）

【解析】本条为阳明温病提纲，阐述了阳明温病的证治。阳明温病分为经证和腑证，两者均因热邪循阳明经脉上蒸而面目俱赤，舌苔老黄；热邪袭肺，肺失宣降而语声重浊，呼吸俱粗；热血伤津而小便涩，里热炽盛，故但恶热，不恶寒，日晡益甚。但经证脉浮洪躁，腑证脉沉数有力，甚则脉体反小而实，这种小脉反映的是邪结于内，而非虚脉。阳明经证治宜辛寒清热透邪，代表方为白虎汤；阳明腑证治宜苦寒攻下，代表方为大承气汤。

8. "阳明温病，下之不通……再不下者，增液承气汤主之。"（中焦17条）

【原文】阳明温病，下之不通，其证有五：应下失下，正虚不能运药，不运药者死，新加黄龙汤主之。喘促不宁，痰涎壅滞，右寸实大，肺气不降者，宣白承气汤主之。左尺牢坚，小便赤痛，时烦渴甚，导赤承气汤主之。邪闭心包，神昏舌短，内窍不通，饮不解渴者，牛黄承气汤主之。津液不足，无水舟停者，间服增液，再不下者，增液承气汤主之。（中焦17条）

【解析】本条阐述了阳明温病腑证，应用下法攻之，下之不通者，其原因和临床表现可分为五个方面（即五承气汤）：①阳明温病，应下而失下者，邪热流连，邪盛正虚，不能运药，故治疗予扶正祛邪，方用新加黄龙汤。②肺与大肠表里合病，除了阳明热结外，因热邪阻肺，肺失宣降，而出现喘促不宁，坐卧不安，痰热壅盛及右寸脉实大等一派肺热炽盛的表现。同时肺和大肠相表里，大肠腑气不通，可加重肺气不降，肺气不降亦能加重大肠腑气不通。故治疗上予以表里合治，方用宣白承气汤，此为"脏腑合治法"。③大肠与小肠合病，除了阳明腑实外，小肠热盛同时存在，表现为尿色黄赤，尿道涩痛，烦渴，左尺脉牢坚不移（故左尺候肾与小肠也）。治疗上既要泻大肠热结，又要清利小肠火热，方用导赤承气汤治疗，此为"二肠同治法"。④阳明热邪内闭心包，除阳明腑实证外，出现神志昏迷，舌短难伸，口渴而饮不解等症状。治疗上除了泻下阳明腑实外，亦要清心开窍，方用牛黄承气汤，此为"两少阴合治法"。⑤阳明热盛伤津，津液枯耗，致大便闭结不通，无水舟停。治疗可先用增液汤以滋养阴液，增水行舟，服用后大便仍不下者，再以增液汤加大黄、芒硝，通腑泻下，养阴荡结，此为"气血合治法"。

9. "阳明温病，无汗，实证未剧……冬地三黄汤主之。"（中焦29条）

【原文】阳明温病，无汗，实证未剧，不可下。小便不利者，甘苦合化，冬地三黄汤主之。（中焦29条）

【解析】本条阐述了阳明温病无汗禁下及小便不利的证治。温病出现小便不利原因有三：小肠热盛，火腑不通，分清泌浊功能失调；热邪袭肺，肺失宣降，通调水道功能失调；温热之邪伤及津液。治疗予冬地三黄汤，"甘苦合化"以泄热益阴。甘味药缓补滋养，苦味药燥湿清

· 182 ·

热,合用则能滋润清热。

10. "风温、温热、温疫……加减复脉汤主之。"(下焦1条)

【原文】风温、温热、温疫、温毒、冬温,邪在阳明久羁,或已下,或未下,身热面赤,口干舌燥,甚则齿黑唇裂,脉沉实者,仍可下之;脉虚大,手足心热甚于手足背者,加减复脉汤主之。(下焦1条)

【解析】本条阐述了温病后期真阴耗伤的证治。温热之邪久留阳明,热势炽盛,或热邪伤及少阴,使真阴受灼,均会出现身热面红,口干舌燥,甚则齿黑唇裂等症状。如脉沉实有力,可用下法治疗,如承气汤之类;如出现脉虚大无根,手足心热于手足背,午后热甚,舌红光滑无苔,腹中无燥屎,则邪热少虚热多,如再下之则竭其真阴,使病情加重。治疗上应予以加减复脉汤以滋养真阴,以防阴衰阳脱。

11. "少阴温病,真阴欲竭,壮火复炽……黄连阿胶汤主之。"(下焦11条)

【原文】少阴温病,真阴欲竭,壮火复炽,心中烦,不得卧者,黄连阿胶汤主之。(下焦11条)

【注释】壮火:指邪热之火。

【原文阐释】本条阐述少阴温病阴虚邪盛的证治。少阴温病,即下焦温病,温热之邪久留体内,必伤及少阴肾之真阴,肝肾同源,肝阴亦同时受温热之邪所灼,消耗殆尽。此为温病的后期,真阴欲竭,正气亏虚,故见心中烦,不得卧,此乃心肾不交之症状。治疗上借用伤寒少阴热化证的黄连阿胶汤以泻心火,养真阴,交通心肾。黄连阿胶汤在使用时应把握住病机为心肾不交,即肾阴虚的情况下,有心火上亢,阴虚火旺。若只有肾阴虚,不用黄连阿胶汤。

12. "夜热早凉,热退无汗,热自阴来者,青蒿鳖甲汤主之。"(下焦12条)

【原文】夜热早凉,热退无汗,热自阴来者,青蒿鳖甲汤主之。(下焦12条)

【解析】本条阐述了温病后期,邪入阴分的证治。温病后期阴虚发热,"夜热早凉,热退无汗",能食消瘦,舌红苔少,脉沉细数。此时真阴已亏损而余邪留伏阴分,病情缠绵,久久不愈。治疗上不能单纯以滋阴为法,恐闭门留寇,亦不能单用苦燥之品泻火,故以青蒿鳖甲汤滋阴透热外出。方中青蒿、鳖甲配伍,青蒿不能直入阴分,由鳖甲引之;鳖甲不能独出阳分,由青蒿引之,使两者能透阴分之伏邪外出。

13. "治外感如将……治下焦如权(非重不沉)。"(杂说)

【原文】治外感如将(兵贵神速,机圆法活,去邪务尽,善后务细,盖早平一日,则人少受一日害);治内伤如相(坐镇从容,神机默运,无功可言,无德可见,而人登寿域)。治上焦如羽(非轻不举);治中焦如衡(非平不安);治下焦如权(非重不沉)。

【原文阐释】本条阐述了外感与内伤治则的区别及三焦的治疗大法。治疗外感疾病时,用药如用兵,要主动出击,贵在神速,使患者少受病痛之苦。治疗内伤杂病时,要从容不迫,运筹帷幄,不能急功近利,其目的是令人长寿。治上焦要用轻清之品,药量要轻,煎煮时间亦不能过长;治中焦重在保持脾升胃降的平衡;治下焦则要用性质沉重、滋潜味厚之品,如滋补真阴,潜阳息风药。

第六篇 中医内科学

肺系病证

第一单元 感 冒

☆ **重点提示**

本单元内容历年考试常有涉及。熟悉各证的鉴别要点对解题尤为重要。对于各型的主症、治法及方药均要重点掌握，要注意分清寒热、虚实。

———— 考 点 集 合 ————

一、概念

感冒是感受触冒风邪，邪犯卫表而导致的常见外感疾病，以鼻塞、流涕、喷嚏、咳嗽、头痛、恶寒、发热、全身不适、脉浮为特征。

二、病因病机

1. 感冒的常见病因　外感六淫、时行病毒（2002）。
2. 感冒的基本病机　卫表不和，肺失宣肃。

三、诊断和病证鉴别

1. 感冒的诊断要点　临证以卫表及鼻咽症状为主，可见鼻塞、流涕、多嚏、咽痒、咽痛、周身酸楚不适、恶风或恶寒，或有发热等。由于风邪有夹暑、夹湿、夹燥的不同，还可见相关症状。病程一般3~7日，四季皆可发病，而以冬、春两季为多。

2. 感冒与时行感冒的鉴别（2010，2011，2016）　感冒：在气候变化时发病率可以升高，但无明显流行特点。若感冒1周以上不愈，发热不退，或反见加重，应考虑继发他病。时行感冒：病情较重，发病急，全身症状显著，可以发生传变，化热入里，继发或合并他病，具有广泛的传染性、流行性。

四、辨证论治

1. 感冒的辨证要点　首先应辨普通、时行感冒；其次须辨别虚体、实体感冒；再次还要辨别风寒、风热、暑湿感冒。
2. 感冒的治疗原则　解表达邪。
3. 常人感冒的分证论治
（1）风寒束表证——辛温解表（2002，2005）
【主症】恶寒重，发热轻，无汗，头痛，肢节酸痛，鼻塞声重，或鼻痒喷嚏，时流清涕，咽痒，咳嗽，痰稀薄色白，口不渴或渴喜热饮，舌苔薄白而润，脉浮或浮紧。

【方药】荆防达表汤或荆防败毒散（2011）。

（2）风热犯表证——辛凉解表

【主症】身热较著，微恶风，汗出不畅，头胀痛，面赤，咽喉红肿疼痛，鼻塞，喷嚏，流黄浊涕，咳嗽痰稠，口干欲饮，舌边尖红苔薄黄，脉浮数。

【方药】葱豉桔梗汤或银翘散加减。

（3）暑湿伤表证——清暑祛湿解表

【主症】发热，微恶风，汗少，肢体酸重或疼痛，鼻塞流浊涕，头晕胀痛，胸闷脘痞、泛恶，心烦口渴，小便短赤，口渴黏腻，渴不多饮，舌苔薄黄腻，脉濡数。

【方药】新加香薷饮加减（2002，2009）。

4. 虚体感冒的分证论治

（1）气虚感冒——益气解表

【主症】恶寒发热，无汗，头痛身楚，咳嗽痰白，咳痰无力，平素神疲体倦，乏力，舌质淡，苔薄白，脉浮无力。

【方药】参苏饮加减（2001，2006，2017）。

（2）阴虚感冒——滋阴解表

【主症】发热，手足心热，微恶风寒，无汗或有汗，或盗汗，头昏心烦，口干，干咳少痰，舌红少苔，脉细数（2005）。

【方药】加减葳蕤汤化裁（2011）。

第二单元　咳　　嗽

☆ 重点提示

本单元内容较为重要，考点大多集中在中医的分证论治上，考生在复习时首先要熟悉咳嗽的病因病机及辨证要点，其次，对于各型的主症、治法及方药均要重点掌握。

考点集合

一、概念

咳嗽是指肺失宣降，肺气上逆作声，或伴咳吐痰液而言。分别言之，有声无痰为咳，有痰无声为嗽，一般多为痰声并见，难以截然分开，故以咳嗽并称。

二、病因病机

1. 外感咳嗽与内伤咳嗽的病因　①外感六淫。②内邪干肺。（2005）

2. 外感咳嗽与内伤咳嗽的病机　内外邪气袭肺，肺失宣降，肺气上逆。咳嗽的病位在肺，与肝脾有关，久则及肾。

三、辨证论治

1. 咳嗽的辨证要点
(1) 辨外感内伤

	外 感	内 伤
病史新久	多为新病	久病，常反复发作
起病缓急	急	缓
病程	短	长
兼证	常伴肺卫表证：恶寒、发热、头痛	可伴他脏见证
病性	邪实	虚实夹杂

(2) 辨证候虚实
①外感咳嗽：风寒、风热、风燥为主，属邪实。
②内伤咳嗽：痰湿、痰热、肝火多为邪实正虚，肺阴亏耗则属正虚或虚中夹实。
2. 咳嗽的治疗原则　咳嗽的治疗应分清邪正虚实。
外感咳嗽——实证——祛邪利肺，按病邪性质分风寒、风热、风燥论治。
内伤咳嗽——邪实正虚——标实为主者，治以祛邪止咳；本虚为主者，治以扶正补虚。并按本虚标实的主次酌情兼顾。
对于咳嗽的治疗，除直接治肺外，还应从整体出发，注意治脾、治肝、治肾等。
3. 外感咳嗽的分证论治
(1) 风寒袭肺证——疏风散寒，宣肺止咳
【主症】咽痒，咳嗽声重、气急，咳痰稀薄色白，鼻塞流清涕，头痛，肢体酸楚，或见恶寒、发热、无汗，舌苔薄白，脉浮或浮紧。
【方药】三拗汤合止嗽散加减（2010，2016，2019）。
(2) 风热犯肺证——疏风清热，宣肺止咳
【主症】咳嗽频剧，气粗或咳声嘶哑，喉燥咽痛，咳痰不爽，痰黏稠或黄，咳时汗出，常伴鼻流黄涕、口渴、头痛、全身酸楚，或见恶风、身热等表证，舌苔薄黄，脉浮数或浮滑。
【方药】桑菊饮加减（2019）。
(3) 风燥伤肺证——疏风清肺，润燥止咳
【主症】干咳，连声作呛，喉痒，咽喉干痛，唇鼻干燥，无痰或痰少而黏，不易咳出，或痰中带有血丝，口干，初起或伴鼻塞、头痛、微寒、身热等表证，舌质红干而少津，苔薄白或薄黄，脉浮数或小数（2006）。
【方药】桑杏汤加减（2002，2004，2007，2015）。
4. 内伤咳嗽的分证论治
(1) 痰湿蕴肺证——燥湿化痰，理气止咳
【主症】咳嗽反复发作，咳声重浊，痰黏腻，或稠厚成块，痰多易咳，早晨或食后咳甚痰多，进甘甜油腻物加重，胸闷脘痞，呕恶，食少，体倦，大便时溏，舌苔白腻，脉濡滑。
【方药】二陈平胃散合三子养亲汤加减。
(2) 痰热郁肺证——清热肃肺，豁痰止咳
【主症】咳嗽气息粗促，或喉中有痰声，痰多，质黏稠色黄，难咳，咳吐血痰，胸胁胀满，咳时引痛，舌苔薄黄腻，质红，脉滑数（2005）。
【方药】清金化痰汤加减（2002，2014）。

（3）肝火犯肺证——清肺泻肝，顺气降火

【主症】上气咳逆阵作，咳时面赤，咽干口苦，痰少质黏，或如絮条，咳之难出，胸胁胀痛，咳时引痛，症状可随情绪波动而增减，舌质红或舌边红，舌苔薄黄少津，脉弦数（2001）。

【方药】黛蛤散合黄芩泻白散加减（2004）。

（4）肺阴亏耗证——滋阴润肺，化痰止咳

【主症】干咳，咳声短促，痰少黏白，或痰中带血丝，或声音逐渐嘶哑，口干咽燥，或午后潮热，颧红，盗汗，日渐消瘦，神疲，舌质红少苔，脉细数。

【方药】沙参麦冬汤加减（2002，2008）。

第三单元 哮 病

☆ 重点提示

本单元内容历年考试常有涉及。考题大多为中医的分证论治，复习时首要熟悉哮病的病因病机，痰为"夙根"应特别注意，从历年考题上看，各个证型均有可能考查，所以复习时应全面，热哮证与冷哮证考查的可能性稍微大一点。

---考点集合---

一、概念

哮病是一种发作性的痰鸣气喘疾患。发时喉中有哮鸣声，呼吸气促困难，甚则喘息不能平卧。

二、病因病机

1. 哮病的常见病因 ①外邪侵袭。②饮食不当。③体虚病后。
2. 哮病的主要病机 病理因素以痰为主，痰为"夙根"（2010）。哮病发作时的基本病机为"伏痰"，遇感引触（2016），痰随气升，气因痰阻，相互搏结，壅塞气道，气道挛急，通畅不利，肺气宣降失常，引动停积之痰，而致痰鸣如吼，气息喘促。

三、诊断和病证鉴别

1. 哮病的诊断要点
（1）多与先天禀赋有关，可有家族史。
（2）喉中有明显哮鸣音，呼吸困难，不能平卧，甚至面色苍白，唇甲青紫，约数分钟至数小时后缓解。
（3）呈反复发作性，常因气候变化、饮食不当、情志失调、劳累等因素而诱发。发作前多有鼻痒、喷嚏、咳嗽、胸闷等先兆。
2. 哮病与喘证的鉴别 都有呼吸急促、困难；哮必兼喘，而喘未必兼哮。哮：指声响言，为喉中哮鸣有声，是一种反复发作的疾病；喘：指气息言，为呼吸气粗困难，是多种急慢性肺系疾病的一个症状。

四、辨证论治

1. 哮病的辨证要点 ①辨发作期与缓解期。②辨哮证发病特点。③辨哮之寒热偏盛。④辨肺脾肾之虚。

2. 哮病发作期和缓解期的治疗原则

（1）发作时攻邪治标，祛痰利气。若发生喘脱危候，应急予扶正救脱。

（2）平时应扶正治本，阳气虚者应予温补，阴虚者则予滋养，分别采用补肺、健脾、益肾等法。

3. 发作期的分证论治

（1）冷哮证——宣肺散寒，化痰平喘（2002）

【主症】喉中哮鸣如水鸡声，呼吸急促，喘憋气逆，胸膈满闷如塞，咳不甚，痰少咳吐不爽，色白而多泡沫，口不渴或渴喜热饮，形寒怕冷，天冷或受寒易发，面色青晦，舌苔白滑，脉弦紧或浮紧（2019）。

【方药】射干麻黄汤或小青龙汤加减（2001，2011）。

（2）热哮证——清热宣肺，化痰定喘

【主症】喉中痰鸣如吼，喘而气粗息涌，胸高胁胀，咳呛阵作，咳痰色黄或白，黏浊稠厚，咳吐不利，口苦，口渴喜饮，汗出，面赤，或有身热，舌质红苔黄腻，脉滑数或弦滑。

【方药】定喘汤或越婢加半夏汤加减（2005）。

（3）寒包热哮证——解表散寒，清化痰热

【主症】喉中哮鸣有声，胸膈烦闷，呼吸急促，喘咳气逆，咳痰不爽，痰黏色黄，或黄白相间，烦躁，发热，恶寒，无汗，身痛，口干欲饮，大便偏干，舌苔白腻罩黄，舌尖边红，脉弦紧。

【方药】小青龙加石膏汤或厚朴麻黄汤加减（2006，2007，2014）。

（4）风痰哮证——祛风涤痰，降气平喘

【主症】喉中痰涎壅盛，声如拽锯，或鸣声如吹哨笛，喘急胸满，但坐不得卧，咳痰黏腻难出，或为白色泡沫痰液，无明显寒热倾向，面色青暗，起病多急，常倏忽来去，发前自觉鼻、咽、眼、耳发痒，喷嚏，鼻塞，流涕，胸部憋塞，随之迅即发作，舌苔厚浊，脉滑实（2019）。

【方药】三子养亲汤加味（2006，2013）。

（5）虚哮证——补肺纳肾，降气化痰

【主症】喉中哮鸣如鼾，声低，气短息促，动则喘甚，发作频繁，甚则持续喘哮，口唇、爪甲青紫，咳痰无力，痰涎清稀或质黏起沫，面色苍白或颧红唇紫，口不渴或咽干口渴，形寒肢冷或烦热，舌质淡或偏红或紫暗，脉沉细或细数。

【方药】平喘固本汤加减（2006）。

4. 缓解期的分证论治

（1）肺脾气虚证——健脾益气，补土生金

【主症】气短声低，喉中时有轻度哮鸣，痰多质稀，色白，自汗，怕风，常易感冒，倦怠无力，食少便溏，舌质淡，苔白，脉细弱。

【方药】六君子汤加减（2005）。

（2）肺肾两虚——补肺益肾

【主症】短气息促，动则为甚，吸气不利，咳痰质黏起沫，脑转耳鸣，腰酸腿软，心慌，不耐劳累。或五心烦热，颧红，口干，舌质红少苔，脉细数；或畏寒肢冷，面色苍白，舌苔淡白，质胖，脉沉细（2014，2015）。

【方药】生脉地黄汤合金水六君煎加减。

第四单元 喘 证

☆ 重点提示

本单元内容历年考试常有涉及，考题大多为中医的分证论治。复习时首先要熟悉喘证的病因病机，在此基础上，对于各型的主症、治法及方药均要重点掌握，从历年考题上看，各个证型均有可能考查，重点记忆各个证型对应的方药。

---考点集合---

一、概念

喘即气喘、喘息。临床表现以呼吸困难，甚至张口抬肩，鼻翼扇动，不能平卧为特征者谓之喘证。

二、病因病机

1. 喘证的常见病因　①外邪侵袭。②饮食不当。③情志所伤。④劳欲久病。
2. 喘证的主要病机　肺失宣降，肺气上逆；气无所主，肾失摄纳。

三、诊断要点

1. 以喘促短气，呼吸困难，甚至张口抬肩，鼻翼扇动，不能平卧，口唇发绀为特征。
2. 多有慢性咳嗽、哮病、肺痨、心悸等病史，每遇外感及劳累而诱发。

四、辨证论治

1. 喘证的辨证要点　①辨虚实。②实喘辨外感与内伤。③虚喘辨病变脏腑。
2. 喘证的治疗原则　以虚实为纲。

实喘：治肺，祛邪利气。

虚喘：培补摄纳。

虚实夹杂，寒热互见：需分清主次，权衡标本，辨证选方用药。

3. 实喘的分证论治

(1) 风寒壅肺证——宣肺散寒

【主症】喘息咳逆，呼吸急促，胸部胀闷，痰多稀薄而带泡沫，色白质黏，常有头痛，恶寒，或有发热，口不渴，无汗，舌苔薄白而滑，脉浮紧。

【方药】麻黄汤合华盖散加减（2005，2008）。

(2) 表寒肺热证——解表清里，化痰平喘

【主症】喘逆上气，胸胀或痛，息粗，鼻扇，咳而不爽，吐痰稠黏，伴形寒，身热，烦闷，身痛，有汗或无汗，口渴，舌苔薄白或黄，舌边红，脉浮数或滑。

【方药】麻杏甘石汤加味（2001，2019）。

(3) 痰热郁肺证——清热化痰，宣肺平喘

【主症】喘咳气涌，胸部胀痛，痰多质黏色黄，或夹有血色，伴胸中烦闷，身热，有汗，口渴而喜冷饮，面赤，咽干，小便赤涩，大便或秘，舌质红，舌苔薄黄或腻，脉滑数。

【方药】桑白皮汤加减（2002，2004）。

(4) 痰浊阻肺证——祛痰降逆，宣肺平喘

【主症】喘而胸满闷塞,甚则胸盈仰息,咳嗽,痰多黏腻色白,咳吐不利,兼有呕恶,食少,口黏不渴,舌苔白腻,脉象滑或濡。

【方药】<u>二陈汤合三子养亲汤加减</u>。

(5) 肺气郁痹证——开郁降气平喘

【主症】每遇情志刺激而诱发,发时突然呼吸短促,息粗气憋,胸闷胸痛,咽中如窒,但喉中痰鸣不著,或无痰声。平素常多忧思抑郁,失眠,心悸。舌苔薄,脉弦。

【方药】<u>五磨饮子加减</u>。

4. 虚喘的分证论治

(1) 肺气虚耗证——<u>补肺益气养阴</u>

【主症】喘促短气,气怯声低,喉有鼾声,咳声低弱,痰吐稀薄,自汗畏风,或见呛咳,痰少质黏,烦热而渴,咽喉不利,面颧潮红,舌质淡红或有苔剥,脉软弱或细数。

【方药】<u>生脉散合补肺汤加减(2002)</u>。

(2) 肾虚不纳证——补肾纳气

【主症】喘促日久,动则喘甚,呼多吸少,呼则难升,吸则难降,气不得续,形瘦神惫,跗肿,汗出肢冷,面青唇紫,舌淡苔白或黑而润滑,脉微细或沉弱;或见喘咳,面红烦躁,口燥咽干,足冷,汗出如油,舌红少津,脉细数。

【方药】<u>金匮肾气丸合参蛤散加减(2006,2009)</u>。

(3) 正虚喘脱证——扶阳固脱,镇摄肾气

【主症】喘逆剧甚,张口抬肩,鼻扇气促,端坐不能平卧,稍动则咳喘欲绝,或有痰鸣,心慌动悸,烦躁不安,面青唇紫,汗出如珠,肢冷,脉浮大无根,或见歇止,或模糊不清。

【方药】<u>参附汤送服黑锡丹,配合蛤蚧粉(2016)</u>。

第五单元 肺 痈

重点提示

本单元内容出题率一般,在了解病因病机的基础上熟悉分证论治,重点在于肺痈的成脓期和溃疡期,其余内容熟悉即可。

=== 考点集合 ===

一、概念

肺痈是肺叶生疮,形成脓疡的病证,属内痈之一。临床以咳嗽、胸痛、发热、咳吐腥臭浊痰,甚则脓血相兼为主要特征。

二、病因病机

1. 肺痈的常见病因　①感受风热。②痰热素盛。
2. 肺痈的基本病机(2014)　邪热郁肺,蒸液成痰,邪阻肺络,血滞为瘀,痰热与瘀血互结,酝酿成痈,血败肉腐化脓,肺络损伤,脓疡内溃外泄。

三、诊断和病证鉴别

1. 肺痈的诊断要点

(1) 临床表现:发病多急,常突然寒战高热,咳嗽胸痛,咳吐黏浊痰,经旬日左右,咳吐

大量腥臭脓痰，或脓血相兼，身热遂降，证情好转，经数周逐渐恢复。

(2) 验痰法：肺痈病人咳吐的脓血浊痰腥臭，吐在水中，沉者是痈脓，浮者是痰。

(3) 验口味：肺痈病人吃生黄豆或生豆汁不觉其腥。

(4) 体征：可见舌下生细粒，迁延之慢性患者，还可见杵状指。脓肿接近胸壁部位者，叩诊可呈浊音，听诊呼吸音减弱，或闻及湿啰音。

2. 肺痈与风温的鉴别　肺痈初期与风温极为类似，风温起病多急，以发热、咳嗽、烦渴或伴气急胸痛为特征。肺痈之振寒、咳吐浊痰明显，喉中有腥味是其特点。风温经正确及时治疗后，多在气分而解，如经1周身热不退，或退而复升，咳吐浊痰，应考虑肺痈的可能。

四、辨证论治

1. 肺痈的辨证要点　①辨病期。②辨虚实。③辨转归。
2. 肺痈的治疗原则　祛邪为原则——清热解毒，化瘀排脓。
3. 分证论治

(1) 初期——疏风散热，清肺化痰

【主症】恶寒发热，咳嗽，咳白色黏痰，痰量日渐增多，胸痛，咳则痛甚，呼吸不利，口干鼻燥，舌苔薄黄，脉浮数而滑。

【方药】银翘散加减（2016）。

(2) 成痈期——清肺解毒，化瘀消痈

【主症】身热转甚，时时振寒，继则壮热，汗出烦躁，咳嗽气急，胸满作痛，转侧不利，咳吐浊痰，呈黄绿色，自觉喉间有腥味，口干咽燥，舌苔黄腻，脉滑数。

【方药】千金苇茎汤合如金解毒散加减（2001，2011，2016，2019）。

(3) 溃脓期——排脓解毒（2005，2017）

【主症】咳吐大量脓痰，或如米粥，或痰血相兼，腥臭异常，有时咯血，胸中烦满而痛，甚则气喘不能卧，身热面赤，烦渴喜饮，舌苔黄腻，舌质红，脉滑数或数实（2002）。

【方药】加味桔梗汤加减（2006，2013，2015）。

(4) 恢复期——清热养阴，益气补肺

【主症】身热渐退，咳嗽减轻，咳吐脓痰渐少，臭味亦淡，痰液转为清稀，精神渐振，食纳好转。或有胸胁隐痛，难以平卧，气短，自汗盗汗，低热，午后潮热，心烦，口燥咽干，面色无华，形体消瘦，精神萎靡，舌质红或淡红，苔薄，脉细或细数无力。或见咳嗽，咳吐脓血痰日久不净，或痰液一度清稀而复转臭浊，病情时轻时重，迁延不愈。

【方药】沙参清肺汤或桔梗杏仁煎加减。

第六单元　肺　痨

重点提示

本单元内容出题率一般。考点大多集中在中医的分证论治上，重点是肺阴亏虚证和气阴耗伤证，从历年考题上看，以症状的考查为主，治法方药也应了解。注意肺痨和虚劳的鉴别。

――――――考点集合――――――

一、概念

肺痨是具有传染性的慢性虚弱疾患，以咳嗽、咯血、潮热、盗汗及身体逐渐消瘦为主要临床特征（2016）。

二、病因病机

1. 肺痨的常见病因（2011）
（1）感染痨虫（2001）。
（2）正气虚弱：①禀赋不足。②酒色劳倦。③病后失调。④营养不良。
2. 肺痨的主要病机　虚体虫侵，阴虚火旺。

三、诊断和病证鉴别

1. 肺痨的诊断要点
（1）有与肺痨病人的长期密切接触史。
（2）以咳嗽、咯血、潮热、盗汗及形体明显消瘦为主要临床表现。
（3）初期病人仅感疲劳乏力，干咳，食欲不振，形体逐渐消瘦。
2. 肺痨与虚劳的鉴别

	虚　劳	肺　痨
病因	内伤亏损	痨虫侵袭
病机	五脏阴阳气血亏损 五脏并重，以肾为主	阴虚火旺为病理特征 以肺为主，传及脾肾等脏
症状	五脏气、血、阴、阳亏损证候，是多种慢性虚损证候的总称	咳嗽、咯血、潮热、盗汗、形体消瘦，具传染性，是一个独立的慢性疾病

四、辨证论治

1. 肺痨的辨证要点　①辨病变之脏器。②辨虚损之性质。③辨夹火、夹痰、夹瘀之不同。
2. 肺痨的治疗原则　补虚培本，抗痨杀虫。
3. 分证论治
（1）肺阴亏损证——滋阴润肺（2011）
【主症】干咳，咳声短促，或咳少量黏痰，或痰中带有血丝，色鲜红，胸部隐隐闷痛，午后自觉手足心热，或见少量盗汗，皮肤干灼，口干咽燥，疲倦乏力，纳食不香，舌苔薄白，舌边尖红，脉细数（2001，2004）。
【方药】月华丸加减（2011，2015，2019）。
（2）虚火灼肺证——滋阴降火
【主症】呛咳气急，痰少质黏，或吐痰黄稠量多，时时咯血，血色鲜红，混有泡沫痰涎，午后潮热，骨蒸，五心烦热，颧红，盗汗量多，口渴心烦，失眠，性情急躁易怒，或胸胁掣痛，男子可见遗精，女子月经不调，形体日益消瘦，舌干而红，苔薄黄而剥，脉细数。
【方药】百合固金汤合秦艽鳖甲散加减（2004）。
（3）气阴耗伤证——益气养阴
【主症】咳嗽无力，气短声低，咳痰清稀色白，量较多，偶或夹血，或咯血，血色淡红，午后潮热，伴有畏风、怕冷，自汗与盗汗可并见，纳少神疲，便溏，面色㿠白，颧红，舌质光淡边有齿印，苔薄，脉细弱而数（2005）。
【方药】保真汤或参苓白术散加减。

(4) 阴阳两虚证——滋阴补阳

【主症】咳逆喘息，少气，咳痰色白有沫，或夹血丝，血色暗淡，潮热，自汗，盗汗，声嘶或失音，面浮肢肿，心慌，唇紫，肢冷，形寒，或见五更泄泻，口舌生糜，大肉尽脱，男子遗精阳痿，女子经闭，舌苔黄而剥，舌质光淡隐紫，少津，脉微细而数，或虚大无力。

【方药】补天大造丸加减。

第七单元 肺　胀

重点提示

本单元内容出题率一般。考点大多集中在中医的分证论治上，痰蒙神窍证和肺肾气虚证应作为复习的重点，肺胀的诊断和鉴别诊断也应注意，其余内容了解即可。

考点集合

一、概念

肺胀是多种慢性肺系疾患反复发作，迁延不愈，导致肺气胀满，不能敛降的一种病证。

二、病因病机

1. 肺胀的常见病因　①久病肺虚。②感受外邪。

2. 肺胀的病机　病变首先在肺，继则影响脾、肾，后期病及于心。基本病机为久病肺虚，六淫侵袭，以致痰饮瘀血，结于肺间，肺气胀满，不能敛降。病理因素主要为痰浊、水饮与血瘀互结，且相互影响，兼见同病（2014）。

三、诊断和病证鉴别

1. 肺胀的诊断要点

（1）有慢性肺系疾患病史多年，反复发作。病程缠绵，时轻时重，经久难愈。多见于老年人。

（2）常因外感而诱发。其他如劳倦过度、情志刺激等也可诱发。

（3）临床表现：胸中憋闷如塞，胸部膨满，咳逆上气，痰多，喘息，动则加剧，甚则鼻扇气促，张口抬肩，目胀如脱，烦躁不安，抽搐，或因动血而致出血。

（4）日久可见心慌动悸，面唇发绀，脘腹胀满，肢体浮肿，严重者可出现喘脱。

2. 肺胀与喘证、哮病的相互关系及鉴别

（1）肺胀是多种慢性肺系疾病日久积渐而成，除咳喘外，尚有胸部膨满、心悸、唇甲发绀、胸腹胀满、肢体浮肿等症状。

（2）哮是呈反复发作性的一个病种，以喉中哮鸣有声为特征。

（3）喘是多种急慢性疾病的一个症状，以呼吸气促困难为主要表现。

从三者的相互关系来看，肺胀可以隶属于喘证的范畴，哮与喘病久不愈又可发展成肺胀。

四、辨证论治

1. 肺胀的辨证要点　①辨标本虚实的主次。②偏实者分清痰浊、水饮、血瘀的偏盛，偏虚者区别气（阳）虚、阴虚以及肺、心、肾、脾病变的主次。

2. 肺胀的治疗原则　根据标本虚实，分别选用祛邪扶正。

3. 分证论治

（1）外寒里饮证——温肺散寒，化痰降逆

【主症】咳逆喘满不得卧，气短气急，咯痰白稀量多，呈泡沫状，胸部膨满，口干不欲饮，面色青暗，周身酸楚，头痛，恶寒，无汗，舌质暗淡，苔白滑，脉浮紧。

【方药】小青龙汤加减。

（2）痰浊壅肺证——化痰降气，健脾益肺（2001）

【主症】胸膺满闷，短气喘息，稍劳即著，咳嗽痰多，色白黏腻或呈泡沫样，畏风易汗，脘痞纳少，倦怠乏力，舌暗，苔薄腻或浊腻，脉滑。

【方药】苏子降气汤合三子养亲汤加减（2017）。

（3）痰热郁肺证——清肺化痰，降逆平喘（2011）

【主症】咳逆，喘息气粗，胸满，烦躁，目胀睛突，痰黄或白，黏稠难咳，或伴身热，微恶寒，有汗但不多，口渴欲饮，溲赤，便干，舌边尖红，苔黄或黄腻，脉数或滑数。

【方药】越婢加半夏汤或桑白皮汤加减（2011）。

（4）痰蒙神窍证——涤痰，开窍，息风

【主症】胸部膨满，神志恍惚，表情淡漠，谵妄，烦躁不安，撮空理线，嗜睡，甚则昏迷，或伴肢体瞤动，抽搐，咳逆喘促，咳痰不爽，舌质暗红或淡紫，苔白腻或黄腻，脉细滑数。

【方药】涤痰汤加减。

（5）阳虚水泛证——温肾健脾，化饮利水

【主症】心悸，喘咳，咳痰清稀，面浮肿，下肢浮肿，甚则一身悉肿，腹部胀满有水，脘痞，纳差，尿少，怕冷，面唇青紫，舌苔白滑，舌胖质暗，脉沉细。

【方药】真武汤合五苓散加减（2001，2015）。

（6）肺肾气虚证——补肺纳肾，降气平喘

【主症】呼吸浅短难续，声低气怯，甚则张口抬肩，倚息不能平卧，咳嗽，痰白如沫，咳吐不利，胸闷心慌，形寒汗出，或腰膝酸软，小便清长，或尿有余沥，舌淡或暗紫，脉沉细数无力，或有结代（2005）。

【方药】平喘固本汤合补肺汤加减。

心系病证

第八单元 心 悸

☆ 重点提示

本单元内容较为重要，历年考试常有涉及。在熟悉病因病机的基础上，重点掌握其分证论治。阴虚火旺证、心阳不振证及心血不足证考查的概率比较大，其余内容了解即可。

——— 考点集合 ———

一、概念

心悸指病人自觉心中悸动，惊惕不安，甚则不能自主的一种病证，病情较轻者为惊悸，病情较重者为怔忡。

二、病因病机

1. 心悸的常见病因 ①体虚劳倦。②七情所伤。③感受外邪。④药食不当。
2. 心悸的主要病机

（1）基本病机 $\begin{cases}气血阴阳亏虚\to心失所养\\邪扰心神\to心神不宁\end{cases}$

（2）病理性质有虚实两端

<u>虚——气血阴阳亏虚→心神失养；实——痰火扰心、水饮凌心、瘀血阻脉→气血运行不畅</u>

3. 虚、痰、瘀与心悸的关系 临床上阴虚者常兼火盛或痰热；阳虚者易夹水饮、痰湿；气血不足者易兼气血瘀滞、痰浊。

三、诊断和病证鉴别

1. 心悸的诊断要点

（1）自觉心搏异常，或快速，或缓慢，或跳动过重，或忽跳忽止，呈阵发性或持续不解，神情紧张，心慌不安，不能自主。

（2）伴有胸闷不舒，易激动，心烦寐差，颤抖乏力，头晕等。中老年患者，可伴有心胸疼痛，甚则喘促，汗出肢冷，或见晕厥。

（3）可见数、促、结、代、缓、沉、迟等脉象。

（4）常由神志刺激，如惊恐、紧张，及劳倦、饮酒、饱食等因素而诱发。

2. 惊悸与怔忡的鉴别 心悸可分为惊悸与怔忡。大凡惊悸发病者，多与情绪因素有关，多为阵发性，病来虽速，但病情较轻，实证居多，可自行缓解，不发时如常人。怔忡多由久病体虚，心脏受损所致，无精神因素亦可发生，常持续心悸，心中惕惕，不能自控，活动后加重，多属虚证，或虚中夹实。病来虽渐，但病情较重，不发时亦可见脏腑虚损症状。惊悸日久不愈，亦可形成怔忡。

3. 心悸与奔豚的鉴别 ①奔豚：<u>上下冲逆，发自少腹</u>。②<u>心悸：心中剧烈跳动，发自于心</u>。

四、辨证论治

1. 心悸的辨证要点

（1）辨虚实：虚——气血阴阳亏虚；实——痰、饮、瘀、火。

（2）辨脉象变化：心悸常伴有脉律失常，临证应仔细体会结、代、促、数、缓、迟等脉。

2. <u>心悸的治疗原则（2016）</u> 虚证宜补气、养血、滋阴、温阳。实证宜祛痰、化饮、清火、行瘀。虚实错杂宜扶正祛邪兼顾。

3. 分证论治

（1）心虚胆怯证——镇惊定志，养心安神

【主症】心悸不宁，善惊易恐，坐卧不安，不寐多梦而易惊醒，恶闻声响，食少纳呆，舌苔薄白，脉细略数或细弦。

【方药】安神定志丸加减（2011，2017）。

（2）心血不足证——补血养心，益气安神（2005）

【主症】心悸气短，头晕目眩，失眠健忘，面色无华，倦怠乏力，纳呆食少，舌淡红，脉细弱。

【方药】归脾汤加减（2006）。

（3）阴虚火旺证——滋阴清火，养心安神

【主症】心悸易惊，心烦失眠，五心烦热，口干，盗汗，思虑劳心则症状加重，伴耳鸣腰酸，头晕目眩，急躁易怒，舌红少津，苔少或无，脉象细数（2001，2004）。

【方药】天王补心丹合朱砂安神丸加减（2015）。

（4）心阳不振证——温补心阳，安神定悸

【主症】心悸不安，胸闷气短，动则尤甚，面色苍白，形寒肢冷，舌淡苔白，脉象虚弱或沉细无力（2006）。

【方药】桂枝甘草龙骨牡蛎汤合参附汤加减（2005，2008，2019）。

（5）水饮凌心证——振奋心阳，化气行水，宁心安神

【主症】心悸眩晕，胸闷痞满，渴不欲饮，小便短少，或下肢浮肿，形寒肢冷，伴恶心欲吐，流涎，舌淡胖，苔白滑，脉象弦滑或沉细而滑。

【方药】苓桂术甘汤加减（2014）。

（6）瘀阻心脉证——活血化瘀，理气通络

【主症】心悸不安，胸闷不舒，心痛时作，痛如针刺，唇甲青紫，舌质紫暗或有瘀斑，脉涩或结代。

【方药】桃仁红花煎合桂枝甘草龙骨牡蛎汤（2015）。

（7）痰火扰心——清热化痰，宁心安神

【主症】心悸时发时止，受惊易作，胸闷烦躁，失眠多梦，口干苦，大便秘结，小便短赤，舌红，苔黄腻，脉弦滑。

【方药】黄连温胆汤加减。

第九单元 胸 痹

☆ 重点提示

本单元内容较为重要，考点大多集中在中医的分证论治上，复习时首先要熟悉胸痹的诊断及鉴别，对于各型的主症、治法及方药均要重点掌握。

---考点集合---

一、概念

胸痹是指以胸部闷痛，甚则胸痛彻背，喘息不得卧为主的一种疾病，轻者仅感胸闷如窒，呼吸欠畅，重者则有胸痛，严重者心痛彻背，背痛彻心。

二、病因病机

1. 胸痹的常见病因 ①寒邪内侵。②饮食失调。③情志失节。④劳倦内伤。⑤年迈体虚。

2. 胸痹的病机

（1）主要病机：心脉痹阻（2006）。

（2）病机转化：可由实致虚，或因虚致实。

三、诊断和病证鉴别

1. 胸痹的诊断要点

（1）主症：膻中或心前区憋闷疼痛，甚则痛引左肩背、咽喉、胃脘部、左上臂内侧等部位，呈反复性发作，一般几秒到几十分钟即可缓解。严重者可见疼痛剧烈，持续不解，汗出肢冷，面色苍白，唇甲发绀，心跳加快，或心律失常等危候，可发生猝死。

（2）兼症：常伴有心悸、气短、自汗，甚则喘息不得卧。
（3）年龄：多见于中年以上。
（4）诱因：劳累过度、抑郁恼怒、多饮暴食或气候变化等。

2. 胸痹与悬饮、胃痛、真心痛的鉴别

（1）胸痹与悬饮：悬饮、胸痹均有胸痛，但胸痹为胸闷痛，并可向左肩内侧等部位放射，常因受寒、饱餐、情绪激动、劳累而突然发作，历时短暂，休息或用药后得以缓解。悬饮为胸胁胀痛，持续不解，多伴有咳唾、转侧、呼吸时疼痛加重，肋间饱满，并有咳痰等肺系证候。

（2）胸痹与胃痛：心在脘上，脘在心下，故有胃脘当心而痛之称，以其部位相近。胸痹之不典型者，其疼痛可在胃脘部，极易混淆。但胸痹以胸痛为主，为时极短，虽与饮食有关，但休息、服药常可缓解。胃脘痛与饮食相关，以胀痛为主，局部有压痛，持续时间较长，常伴有泛酸、嘈杂、嗳气、呃逆等胃脘部症状。

（3）胸痹与真心痛：真心痛乃胸痹的进一步发展，症见心痛剧烈，甚则持续不解，伴有汗出、肢冷、面白、唇绀、足青至节、脉微或结代等。

四、辨证论治

1. 辨证要点　首先辨标本虚实，其次辨病情轻重。

（1）辨标本虚实

①发作期——标实——气滞、痰浊、寒凝、血瘀。

气滞——憋闷重而痛轻，兼胸胁胀满，善太息，嗳气，苔薄白，脉弦。

痰浊——胸部闷窒而痛，伴唾吐痰涎，苔白腻，脉弦细（2009）。

寒凝——胸痛如绞，遇寒而发，伴畏寒肢冷，舌淡苔白，脉沉细。

血瘀——刺痛固定不移，痛有定处，夜间多发，舌紫暗或有瘀斑，脉结代或涩。

②缓解期——本虚或本虚标实——阴阳气血亏虚或气虚血瘀、阳虚痰浊。

心气不足——心胸隐痛而闷，因劳累而发，伴心悸，气短，乏力，舌淡胖嫩，边有齿痕，脉沉细或结代。

心阳不振——绞痛兼见胸闷气短，四肢厥冷，神倦自汗，脉沉细。

气阴两虚——隐痛时作时止，缠绵不休，动则多发，伴口干，舌淡红而少苔，脉沉细而数。

（2）病情轻重

轻——疼痛持续时间短暂，瞬息即逝。

重——持续时间长，反复发作。

重症或危候——持续数小时甚至数日不休。

顺证——疼痛遇劳发作，休息或服药后能缓解。

危候——服药后难以缓解。

2. 治疗原则

基本原则：先治其标，后治其本，或虚实同治，标本兼顾。

标实当泄（2016）——气滞——疏理气机；寒凝——辛温通阳；血瘀——活血化瘀；痰浊——泄浊豁痰。

本虚宜补——气虚——补气；血虚——养血；阴虚——滋阴；阳虚——温阳。

3. 分证论治

（1）心血瘀阻证——活血化瘀，通脉止痛

【主症】心胸疼痛，如刺如绞，痛有定处，入夜为甚，甚则心痛彻背，背痛彻心，或痛引肩背，伴有胸闷，日久不愈，可因暴怒、劳累而加重，舌质紫暗，有瘀斑，苔薄，脉弦涩。

【方药】血府逐瘀汤加减（2005，2014，2015）。

（2）气滞心胸证——疏肝理气，活血通络

【主症】心胸满闷，隐痛阵发，痛有定处，时欲太息，遇情志不遂时容易诱发或加重，或兼有胸脘满闷，得嗳气或矢气则舒，舌苔薄或薄腻，脉细弦。

【方药】柴胡疏肝散加减。

（3）痰浊闭阻证——通阳泄浊，豁痰宣痹

【主症】胸闷重而心痛微，痰多气短，肢体沉重，形体肥胖，遇阴天易发作或加重，伴有倦怠乏力，纳呆便溏，咳吐痰涎，舌体胖大且边有齿痕，苔浊腻或白滑，脉滑（2001，2005）。

【方药】瓜蒌薤白半夏汤合涤痰汤加减（2006）。

（4）寒凝心脉证——辛温散寒，宣通心阳

【主症】猝然心痛如绞，心痛彻背，喘不得卧，多因气候骤冷或骤感风寒而发病或加重，伴形寒，甚则手足不温，冷汗自出，胸闷气短，心悸，面色苍白，舌苔薄白，脉沉紧或沉细（2017）。

【方药】枳实薤白桂枝汤合当归四逆汤加减。

（5）气阴两虚证——益气养阴，活血通脉

【主症】心胸隐痛，时作时休，心悸气短，动则益甚，伴疲倦乏力，声息低微，面色㿠白，易汗出，舌质淡红，舌体胖且边有齿痕，苔薄白，脉虚细缓或结代。

【方药】生脉散合人参养荣汤加减（2016）。

（6）心肾阴虚证——滋阴清火，养心和络

【主症】心痛憋闷，心悸盗汗，虚烦不寐，腰酸膝软，头晕耳鸣，口干便秘，舌红少苔，苔薄或剥，脉细数或结代（2008）。

【方药】天王补心丹合炙甘草汤加减。

（7）心肾阳虚证——温补阳气，振奋心阳

【主症】心悸而痛，胸闷气短，动则更甚，自汗，面色㿠白，神倦怯寒，四肢欠温或肿胀，舌质淡胖，边有齿痕，苔白或腻，脉沉细迟。

【方药】参附汤合右归饮加减（2002）。

第十单元 心 衰

重点提示

本单元考点大多集中在中医的分证论治上，复习时首先要熟悉心衰的诊断及鉴别，对于各型的主症、治法及方药均要重点掌握。

---考点集合---

一、概念

心衰以心悸、气喘、肢体水肿为主症的一种病证。为多种慢性心系疾病反复发展，迁延不愈的最终归宿。

二、病因病机

1. 病因 久病耗伤，感受外邪，七情所伤，劳倦内伤。
2. 病机 心气不足、心阳亏虚。

三、诊断与鉴别诊断

1. 诊断

（1）有慢性心系疾病史多年。

（2）临床轻者可仅表现为气短和运动耐量下降，重者可见喘促，心悸，不能平卧，或伴咳痰，尿少肢肿，或口唇发绀，胁下痞块，颈脉显露。

（3）常因外感、劳倦、情志等刺激诱发。

2. 鉴别诊断

（1）心衰与喘证：心衰一般存在心系基础病；而喘证多是由外感诱发或加重的急慢性呼吸系统疾病。

（2）心衰与鼓胀、水肿：鼓胀是气、血、水结于腹中，以腹大、肢细、腹壁脉络显露为主，病在肝脾，晚期方伴肢体浮肿和尿少等症。水肿是因肺、脾、肾功能失调，全身气化功能障碍，而致水湿泛溢。

四、辨证论治

1. 辨证要点　首先辨心衰的轻重缓急，其次辨标本虚实。

2. 治疗原则　心衰的总体治疗原则为补气温阳，活血利水，兼顾阴津。

3. 证治分类

（1）气虚血瘀证——补益心肺，活血化瘀

【主症】胸闷气短，心悸，活动后诱发或加剧，神疲乏力，自汗，面色㿠白，口唇发绀，或胸部闷痛，或肢肿时作，喘息不得卧，舌淡胖或淡暗有斑，脉沉细或涩、结、代。

【方药】保元汤合血府逐瘀汤。

（2）气阴两虚证——益气养阴，活血化瘀

【主症】胸闷气短，心悸，动则加剧，神疲乏力，口干，五心烦热，两颧潮红，或胸痛，入夜尤甚，或伴腰膝酸软，头晕耳鸣，或尿少肢肿，舌暗红少苔或少津，脉细数无力或结、代。

【方药】生脉散合血府逐瘀汤。

（3）阳虚水泛证——益气温阳，化瘀利水

【主症】心悸，喘息不得卧，面浮肢肿，尿少，神疲乏力，畏寒肢冷，腹胀，便溏，口唇发绀，胸部刺痛，或胁下痞块坚硬，颈脉显露，舌淡胖有齿痕，或有瘀点、瘀斑，脉沉细或结、代、促。

【方药】真武汤合葶苈大枣泻肺汤。

（4）喘脱危证——回阳固脱

【主症】面色晦暗，喘悸不休，烦躁不安，或额汗如油，四肢厥冷，尿少肢肿；舌淡苔白，脉微细欲绝或疾数无力。

【方药】参附龙骨牡蛎汤。

第十一单元　不　寐

重点提示

本单元内容出题率一般，熟悉病因病机、治疗原则和方法，重点复习痰热扰心证、心脾两虚证以及心肾不交证的治法、方药。

一、概念

不寐是以不能获得正常睡眠为特征的一类病证，主要表现为睡眠时间、深度的不足，轻者入睡困难，或寐而不酣，时寐时醒，或醒后不能再寐。

二、病因病机

1. 不寐的常见病因　①饮食不节。②情志失常。③劳倦、思虑过度。④病后、年迈体虚。
2. 不寐的基本病机　阳盛阴衰，阴阳失交（2015）。

三、辨证论治

1. 不寐的临床特征及虚实辨证要点（2012）

（1）虚证：阴血不足、心失所养→体质虚弱，面色无华，神疲懒言，心悸健忘。多与肝、脾、肾失调有关。

（2）实证：火盛扰心→心烦易怒，口苦咽干，便秘尿赤。多由心火亢盛，肝郁化火所致。

2. 不寐的治疗原则及方法　补虚泻实，调整脏腑阴阳。

（1）实证：泻其有余，如疏肝泻火，清化痰热，消导和中。

（2）虚证：补其不足，如益气养血，健脾补肝益肾。在此基础上安神定志。

3. 分证论治

（1）肝火扰心证——疏肝泻火，镇心安神

【主症】不寐多梦，甚则彻夜不眠，性情急躁，伴头晕头胀，目赤耳鸣，口干而苦，不思饮食，便秘溲赤，舌红苔黄，脉弦而数。

【方药】龙胆泻肝汤加减（2016，2019）。

（2）痰热扰心证——清化痰热，和中安神

【主症】心烦不寐，胸闷脘痞，泛恶嗳气，伴口苦，头重，目眩，舌偏红，苔黄腻，脉滑数。

【方药】黄连温胆汤加减（2005）。

（3）心脾两虚证——补益心脾，养血安神

【主症】不易入睡，多梦易醒，心悸健忘，神疲食少，伴头晕目眩，四肢倦怠，腹胀便溏，面色少华，舌淡苔薄，脉细无力。

【方药】归脾汤加减（2006，2009）。

（4）心肾不交证——滋阴降火，交通心肾

【主症】心烦不寐，入睡困难，心悸多梦，伴头晕耳鸣，腰膝酸软，潮热盗汗，五心烦热，咽干少津，男子遗精，女子月经不调，舌红少苔，脉细数。

【方药】六味地黄丸合交泰丸加减（2014，2016）。

（5）心胆气虚证——益气镇惊，安神定志

【主症】虚烦不寐，触事易惊，终日惕惕，胆怯心悸，伴气短自汗，倦怠乏力，舌淡脉弦细。

【方药】安神定志丸合酸枣仁汤加减（2013）。

脑系病证

第十二单元 头 痛

重点提示

本单元出题率较为一般，首要掌握头痛的部位、性质所代表的临床意义。重点掌握引经药物的选用，熟悉各种头痛的治法、方药。

---考 点 集 合---

一、概念

头痛是以头部疼痛为主的病证。

二、病因病机

1. 头痛的常见病因 ①感受外邪。②情志失调。③先天不足或房事不节。④饮食劳倦及体虚久病。⑤头部外伤或久病入络。

2. 头痛发病总的病机 外感头痛是以风邪为主的，外邪上扰清窍，壅滞经络，络脉不通。内伤头痛之病机多与肝、脾、肾三脏的功能失调有关（2016）。

三、诊断与鉴别诊断

1. 诊断要点
（1）症状：以头部疼痛为主要临床表现。
（2）部位、性质及发作形式、时间：头痛可发生在前额、两颞、巅顶、枕项或全头部。性质可为跳痛、刺痛、胀痛、灼痛、重痛、空痛、昏痛、隐痛等。发作形式可为突然发作，或缓慢起病，或反复发作，时痛时止。持续时间可长可短，可数分钟、数小时或数天、数周，甚则长期疼痛不已。
（3）病史：外感头痛者多起居不慎，感受外邪；内伤头痛者多有饮食、劳倦、房事不节、病后体虚等病史。

2. 头痛与眩晕的鉴别要点 头痛与眩晕可单独出现，也可同时出现，二者对比，头痛之病因有外感与内伤两方面，眩晕以内伤为主。临床表现方面，头痛以疼痛为主，实证较多；而眩晕则以昏眩为主，虚证较多。

四、根据头痛的不同部位判断其经络归属

太阳经：后脑，痛连项背（2006）　　阳明经：前额，眉棱处（2004）
少阳经：头之两侧，并连及目　　厥阴经：巅顶，或连目系（2006）

五、辨证论治

1. 头痛的治疗原则
外感头痛——实证，以风邪为主——主以疏风，兼以散寒、清热、祛湿。
内伤头痛——虚证或虚实夹杂证——虚者以滋阴养血，益肾填精为主；实证当平肝、化

痰、行瘀；虚实夹杂者，酌情兼顾并治。

2. 外感头痛的分证论治

（1）风寒头痛——疏风散寒止痛（2011）

【主症】头部掣痛，痛连项背，遇风加重，伴风寒表证：畏寒恶风，关节不舒，鼻塞，口不渴，舌苔薄白，脉浮紧。

【方药】川芎茶调散加减（2005，2011）。

（2）风热头痛——疏风清热和络

【主症】头胀痛，伴风热证：发热恶风，面红目赤，口干欲饮，便秘尿黄，舌红苔黄，脉浮数。

【方药】芎芷石膏汤加减（2016）。

（3）风湿头痛——祛风胜湿通窍

【主症】头痛如裹，肢体困重，胸闷纳呆，大便或溏，舌苔白腻，脉濡。

【方药】羌活胜湿汤加减。

3. 内伤头痛的分证论治

（1）肝阳头痛——平肝潜阳息风

【主症】突发胀痛，偏于头之两侧，随情绪波动而加重，反复发作。阳亢火动之象：眩晕，烦躁少寐，口苦目赤，脉弦舌红。

【方药】天麻钩藤饮加减（2015）。

（2）肾虚头痛——养阴补肾，填精生髓

【主症】缓发、空痛，痛势不剧，每兼眩晕，肾阴虚证：腰酸，耳鸣，神疲，失眠，渐进性起病，多有慢性消耗病史或年迈（2019）。

【方药】大补元煎加减。

（3）血虚头痛——养血滋阴，和络止痛

【主症】头痛隐隐，时时昏晕，心悸失眠，面色少华，神疲乏力，遇劳加重，舌质淡，苔薄白，脉细弱。

【方药】加味四物汤加减（2013）。

（4）痰浊头痛——健脾燥湿，化痰降逆

【主症】头痛昏胀沉重，病程长，反复发作，伴痰浊中阻：胸脘痞闷，呕恶痰涎。

【方药】半夏白术天麻汤加减（2001）。

（5）瘀血头痛——活血化瘀，通窍止痛

【主症】刺痛，痛势较剧，日轻夜重，病史长或有外伤史，舌质紫，脉涩。

【方药】通窍活血汤加减（2005，2014，2015，2019）。

4. 根据头痛的不同部位选用不同的"引经药" 太阳：羌活、川芎（2002）蔓荆子；太阴：苍术；少阳：柴胡、黄芩、川芎；少阴：细辛；阳明：知母、葛根、白芷（2005）；厥阴：吴茱萸、藁本。

第十三单元 眩 晕

重点提示

本单元出题率一般，重点熟悉气血亏虚证及肾精不足证。

一、概念

眩是指眼花，轻者闭目即止；重者如坐车船，旋转不定，不能站立，或伴有恶心、呕吐、汗出、面色苍白等症状，或眼前发黑。晕是指头晕甚或感觉自身或外界景物旋转。二者常同时并见，故统称"眩晕"。

二、病因病机

1. 眩晕的常见病因 ①情志不遂。②年高肾亏。③病后体虚。④饮食不节。⑤跌仆损伤。⑥瘀血内阻。
2. 眩晕总的病机 基本病机主要是脑髓空虚，清窍失养，或痰火上逆，扰动清窍。病位在于头窍，病变脏腑与肝、脾、肾三脏相关。常见病理因素有风、火、痰、瘀。

三、诊断要点

1. 头晕目眩，视物旋转，轻者闭目即止，重者如坐车船，甚则仆倒。
2. 严重者可伴有头痛、项强、恶心呕吐、眼球震颤、耳鸣耳聋、汗出、面色苍白等表现。
3. 多有情志不遂、年高体虚、饮食不节、跌仆损伤等病史。

四、辨证论治

1. 眩晕的辨证要点 ①辨相关脏腑（2016）。②辨标本虚实。
2. 眩晕的治疗原则 治疗原则是补虚泻实，调整阴阳。虚者当滋养肝肾，补益气血，填精生髓。实证当平肝潜阳，清肝泻火，化痰行瘀。
3. 分证论治（2014）

(1) 肝阳上亢证——平肝潜阳，清火息风

【主症】眩晕耳鸣，头胀痛，烦劳恼怒则加剧，面部潮红，急躁易怒，少寐多梦，口苦，舌红苔黄，脉弦。

【方药】天麻钩藤饮加减（2016）。

(2) 气血亏虚证——补养气血，调养心脾（2001）

【主症】眩晕劳累即发，动则加剧，面色不华，心悸失眠，唇甲色淡，气短，疲乏懒言，饮食减少，舌淡，脉细弱。

【方药】归脾汤加减。

(3) 肾精不足证——滋养肝肾，益精填髓

【主症】耳鸣、目涩、健忘，腰酸膝软，精关不固，两足痿弱，五心烦热，舌红，脉弦细数；或四肢不温，形容怯冷，舌质淡，脉沉细无力。

【方药】左归丸加减（2016）。

(4) 痰浊上蒙证——化痰祛湿，健脾和胃

【主症】眩晕，头重如蒙，胸闷恶心，甚则呕吐痰涎，食少多寐，舌苔白腻，脉濡滑。

【方药】半夏白术天麻汤加减（2002，2014，2016）。

(5) 瘀血阻窍证——活血化瘀，通窍活络

【主症】眩晕时作，头痛如刺，兼见健忘、失眠、心悸，精神不振，耳鸣耳聋，面唇紫暗，舌暗有瘀斑，脉涩或细涩。

【方药】通窍活血汤加减。

第十四单元 中　风

☆ **重点提示**

本单元掌握分证论治的内容，注意中风中脏腑闭证。

━━━━━ 考点集合 ━━━━━

一、概述

中风是以猝然昏仆，不省人事，半身不遂，口舌歪斜，语言不利为主症的病证。

二、病因病机

1. 中风的常见病因　①内伤积损。②劳欲过度。③饮食不节。④情志所伤。⑤气虚邪中。
2. 中风的主要病机　阴阳失调，气血逆乱，上犯于脑，虚（阴虚、气虚）、火（肝火、心火）、风（肝风、外风）、痰（风痰、湿痰）、气（气逆）、血（血瘀）为其病机六端。

三、诊断和病证鉴别

1. 中风的诊断要点

（1）具有突然昏仆，不省人事，半身不遂，偏身麻木，口舌歪斜，言语謇涩等特定的临床表现。轻症仅见眩晕、偏身麻木、口舌歪斜、半身不遂等。

（2）多急性起病，好发于40岁以上年龄段。

（3）发病之前多有头晕、头痛、肢体一侧麻木等先兆症状。

（4）常有眩晕、头痛、心悸等病史，病发多有情志失调、饮食不当或劳累等诱因。

2. 中风与口僻、痉证、厥证、痫病、痿证的鉴别要点

（1）与口僻鉴别：口僻俗称吊线风，主要症状是口舌歪斜，需与中风相鉴别。但口僻之口舌歪斜，常伴耳后疼痛，而无半身不遂或神志障碍等表现，多因正气不足，风邪入脉络，气血瘀阻所致，不同年龄均可罹患。

（2）与厥证鉴别（2011，2015）：厥证也有突然昏仆、不省人事之表现，但厥证神昏时间短暂，发作时伴有四肢逆冷，一般移时可自行苏醒，醒后无半身不遂、口舌歪斜、言语不利等表现。

（3）与痉证鉴别：痉证以四肢抽搐、项背强直，甚至角弓反张为主症，发病时也可伴有神昏，需与中风闭证相鉴别。但痉证患者之神昏多出现在抽搐之后，而中风患者多在起病时即有神昏，而后可以出现抽搐。痉证患者抽搐时间长，中风者抽搐时间短。痉证患者无半身不遂、口舌歪斜等症状。

（4）与痫病鉴别（2011，2015）：痫病发作时起病急骤，突然昏仆倒地，与中风相似。但痫病为阵发性神志异常的疾病，猝发仆地时常口中作声，如猪羊啼叫，四肢频抽而口吐白沫；中风则仆地无声，一般无四肢抽搐及口吐涎沫的表现。痫病之神昏多为时短暂，移时可自行苏醒，醒后一如常人，或留有轻度头昏、乏力等症，但可再发；中风患者昏仆倒地，其神昏症状严重，持续时间长，难以自行苏醒，需及时治疗方可逐渐清醒。中风多伴有半身不遂、口舌歪斜等症，亦与痫证不同。

（5）与痿证鉴别：痿证可有肢体瘫痪、活动无力等类似中风之表现；中风后半身不遂日久不能恢复者，亦可见肌肉瘦削，筋脉弛缓，两者应予以区别。但痿证一般起病缓慢，以双下肢瘫痪或四肢瘫痪，或肌肉萎缩，筋惕肉𥆧为多见；而中风的肢体瘫痪多起病急骤，且以偏瘫

不遂为主。痿证起病时无神昏，中风则常有不同程度的神昏。

四、辨证论治

1. 中风的辨证要点　首辨中经络或中脏腑，中脏腑者辨闭证与脱证，闭证应辨阳闭阴闭，同时应辨当前所处病期。

2. 中风中经络证的分证论治

(1) 风痰瘀阻证——息风化痰，活血通络

【主症】头晕头痛，手足麻木，突然发生口舌歪斜，口角流涎，舌强语謇，甚则半身不遂，或兼见手足拘挛，舌质紫暗，或有瘀斑，舌苔薄白，脉弦涩或小滑。

【方药】半夏白术天麻汤合桃仁红花煎加减。

(2) 风阳上扰证——平肝潜阳，活血通络

【主症】头晕头痛，耳鸣目眩，突然发生口舌歪斜，舌强语謇，或手足重滞，甚则半身不遂，舌质红苔黄，脉弦。

【方药】天麻钩藤饮加减。

(3) 阴虚风动证——滋阴潜阳，息风通络

【主症】头晕耳鸣，腰酸，突然发生口舌歪斜，语言不利，手指瞤动，甚或半身不遂，舌质红，苔腻，脉弦细数。

【方药】镇肝息风汤加减（2001，2002）。

3. 中风中脏腑证的分证论治

(1) 闭证

突然昏仆，不省人事，牙关紧闭，口噤不开，两手握固，大小便闭，肢体偏瘫、拘急、抽搐，是闭证的基本特征。由于有痰火和痰浊内闭之不同，故有阳闭、阴闭之分。

1) 阳闭证——清肝息风，豁痰开窍

【主症】除闭症主要症状外，兼见面红身热，气粗口臭，躁动不安，痰多而黏，舌质红，苔黄腻，脉弦滑有力。

【方药】羚羊角汤合用安宫牛黄丸加减。

2) 阴闭证——豁痰息风，辛温开窍

【主症】除闭症主要症状外，兼见面白唇暗，静卧不烦，四肢不温，痰涎壅盛，苔白腻，脉沉滑。

【方药】涤痰汤合用苏合香丸加减。

(2) 脱证（阴竭阳亡）——回阳救阴，益气固脱

【主症】突然昏仆，不省人事，目合口张，鼻鼾息微，手撒肢冷，汗多，大小便自遗，肢体软瘫，舌痿，脉细弱或脉微欲绝（2016）。

【方药】参附汤合生脉散加味，亦可用参麦注射液或生脉注射液静脉滴注。

【加减】汗泄过多者，可加龙骨、牡蛎敛汗回阳；阴精耗伤，舌干脉微者，加玉竹、黄精以救阴护津。

4. 中风恢复期加后遗症期的分证论治

(1) 风痰瘀阻证——搜风化痰，行瘀通络（2017）

【主症】口舌歪斜，舌强语謇或失语，半身不遂，肢体麻木，苔滑腻，舌暗紫，脉弦滑。

【方药】解语丹加减（2014，2015）。

(2) 气虚络瘀证——益气养血，化瘀通络

【主症】肢体偏枯不用，肢软无力，面色萎黄，舌质淡紫或有瘀斑，舌苔薄白，脉细涩或细弱。

【方药】补阳还五汤加减（2005，2007，2014，2015）。

（3）肝肾亏虚证——滋养肝肾

【主症】半身不遂，患肢僵硬，拘挛变形，舌强不语，或偏瘫，肢体肌肉萎缩，舌红脉细，或舌淡红，脉沉细。

【方药】左归丸合地黄饮子加减（2005）。

第十五单元 癫 狂

重点提示

本单元内容出题率一般，在熟悉病因病机、治疗原则和方法的基础上，重点复习痰热郁结证、火热阴伤证的治法、方药。解题时注意区分癫证和狂证及病性的虚实。

──────考点集合──────

一、概念

癫狂为临床常见的精神失常疾病。癫证以精神抑郁，表情淡漠，沉默痴呆，语无伦次，静而多喜为特征。狂证以精神亢奋，狂躁不安，喧扰不宁，骂詈毁物，动而多怒为特征（2016）。

二、病因病机

1. 癫狂的常见病因　①七情内伤。②饮食失节。③禀赋不足。
2. 癫狂的主要病机　癫证：痰气郁结，蒙蔽神机。狂证：痰火上扰，神明失主（2016，2017）。

三、诊断和病证鉴别

1. 癫证与狂证的鉴别　两者均属精神失常疾病。癫证属阴，以静而多喜为主，表现为沉静独处，言语支离，畏见生人，或哭或笑，声低气怯，抑郁性精神失常；狂证属阳，以动而多怒为主，表现为躁动狂乱，气力倍常，呼号詈骂，声音多亢，兴奋性精神失常。

2. 癫证与郁证的鉴别　两者均与五志过极、七情内伤有关，临床表现有相似之处。然郁证以心情抑郁，情绪不宁，胸胁胀闷，急躁易怒，心悸失眠，喉中如有异物等自我感觉异常为主，但无神志错乱。癫证亦见喜怒无常，多语或不语等症，但一般已失去自我控制力，神明逆乱，精神失常。

四、辨证论治

1. 癫证与狂证的辨证要点
（1）区分癫证与狂证之不同（见"诊断和病证鉴别"）。
（2）辨病性虚实。
2. 癫狂的治疗原则　初期：邪实宜理气解郁，畅达神机，降（泄）火涤痰，化瘀开窍。后期：正虚宜补益心脾，滋阴养血，调整阴阳。
3. 癫证的分证论治
（1）痰气郁结证——理气解郁，化痰醒神（2001）

【主症】精神抑郁，表情淡漠，沉默痴呆，时时太息，言语无序，或喃喃自语，多疑多虑，喜怒无常，秽洁不分，不思饮食，舌红苔腻而白，脉弦滑。

【方药】逍遥散合顺气导痰汤加减（2014）。

（2）心脾两虚证——<u>健脾益气，养心安神（2004）</u>

【主症】神思恍惚，魂梦颠倒，心悸易惊，善悲欲哭，肢体困乏，饮食锐减，言语无序，舌质淡，苔薄白，脉沉细无力。

【方药】<u>养心汤合越鞠丸加减（2002）</u>。

4. 狂证的分证论治

（1）痰火扰神证——<u>清心泻火，涤痰醒神（2011）</u>

【主症】起病先有性情急躁，头痛失眠，两目怒视，面红目赤，突发狂乱无知，骂詈嚎叫，不避亲疏，逾垣上屋，或毁物伤人，气力倍常，不食不眠，舌质红绛，苔多黄腻或黄燥而垢，脉弦大滑数。

【方药】<u>生铁落饮加减（2011）</u>。

（2）痰热瘀结证——豁痰化瘀，调畅气血

【主症】癫狂日久不愈，面色晦滞而秽，情绪躁扰不安，多言不序，恼怒不休，甚至登高而歌，弃衣而走，妄见妄闻，妄思离奇，头痛，心悸而烦，舌质紫暗，有瘀斑，少苔或薄黄苔干，脉弦细或细涩。

【方药】<u>癫狂梦醒汤加减（2006）</u>。

（3）火盛阴伤证——育阴潜阳，交通心肾

【主症】癫狂久延，时作时止，势已较缓，妄言妄为，呼之已能自制，但有疲惫之象，寐不安，焦躁，形瘦，面红而秽，口干便难，舌尖红无苔，有剥裂，脉细数。

【方药】<u>二阴煎合琥珀养心丹加减（2002，2007，2019）</u>。

第十六单元 痫　　病

重点提示

本单元内容出题率一般。考点大多集中在分证论治上，对于风痰痹阻证和痰火扰神证应重点掌握，其余内容熟悉即可。

考点集合

一、概念

痫病是一种反复发作性的神志异常的病证，临床以突然意识丧失，甚则仆倒，不省人事，强直抽搐，口吐涎沫，两目上视或口中怪叫，移时苏醒，一如常人为特征。

二、病因病机

1. 痫病的常见病因　①<u>七情失调</u>。②<u>先天因素</u>。③<u>脑部外伤</u>。④<u>六淫所干</u>。⑤<u>饮食失调</u>。⑥<u>患他病后</u>。⑦<u>惊恐</u>。

2. 痫病的病机　脏腑失调，痰浊阻滞，气机逆乱，风痰内动，蒙蔽清窍。

三、诊断要点

1. 家族史、诱因（惊恐、劳累、情志过极）、年龄、性别（可发于任何年龄、性别，但多发生在儿童期、青春期或青年期）。

2. 典型发作　突然昏倒，不省人事，两目上视，四肢抽搐，口吐涎沫，或有异常叫声等。

其他类型发作：仅有突然呆木，两眼瞪视，呼之不应，或头部下垂，肢软无力，面色苍白等。

局限性发作：可见多种形式，如口、眼、手等局部抽搐而无突然昏倒，或凝视，或语言障碍，或无意识动作等，多数在数秒钟或数分钟即止。

3. 先兆症状　多数在发作前有先兆症状如眩晕、胸闷等。

4. 发作突然，醒后如常人，醒后对发作时情况一无所知，反复发作。

5. 脑电图在发作期描记到对称性同步化棘波或棘-慢波等阳性表现。

四、辨证论治

1. 痫病发作持续时间、间歇时间及发作程度在辨证时的意义　持续时间长→病重←间歇时间短。持续时间短→病轻←间歇时间长。

2. 痫病发作期与间歇期的治疗原则

（1）发作时治标加清肝泻火，豁痰息风，开窍定痫。

（2）平时治本加补虚加益气养血，健脾化痰，滋补肝肾，宁心安神。

3. 分证论治

（1）风痰闭阻证——涤痰息风，开窍定痫（2001）

【主症】发病前常有眩晕，头昏，胸闷，乏力，痰多，心情不悦。发作呈多样性，或见突然跌倒，神志不清，抽搐吐涎或伴尖叫与二便失禁，或短暂神志不清，两目发呆，茫然若失。谈话中断，持物落地，或精神恍惚而无抽搐，舌质红，苔白腻，脉多弦滑有力。

【方药】定痫丸加减（2002，2006）。

（2）痰火扰神证——清热泻火，化痰开窍

【主症】发作时昏仆抽搐，吐涎，或有吼叫，平时急躁易怒，心烦失眠，咳痰不爽，口苦咽干，便秘溲黄，病发后，症状加重，彻夜难眠，目赤，舌红，苔黄腻，脉弦滑而数。

【方药】龙胆泻肝汤合涤痰汤加减（2001，2005）。

（3）瘀阻脑络证——活血化瘀，息风通络

【主症】平素头晕头痛，痛有定处，常伴单侧肢体抽搐，或一侧面部抽动，颜面口唇青紫，舌质暗红或有瘀斑，舌苔薄白，脉涩或弦。多继发于颅脑外伤、产伤、颅内感染性疾患后，或先天大脑发育不全。

【方药】通窍活血汤加减。

（4）心脾两虚证——补益气血，健脾宁心

【主症】反复发痫，神疲乏力，心悸气短，失眠多梦，面色苍白，体瘦纳呆，大便溏薄，舌质淡，苔白腻，脉沉细而弱。

【方药】六君子汤合归脾汤加减（2007）。

（5）心肾亏虚证——补益心肾，潜阳安神

【主症】痫病频发，神思恍惚，心悸，健忘失眠，头晕目眩，两目干涩，面色晦暗，耳轮焦枯不泽，腰膝酸软，大便干燥，舌质淡红，脉沉细而数。

【方药】左归丸合天王补心丹加减。

第十七单元 痴 呆

重点提示

本单元内容考试涉及较少,主要熟悉各证型的方药,其余了解即可。

---- 考点集合 ----

一、概念

痴呆是由髓减脑消,神机失用所导致的一种神志异常的疾病,以呆傻愚笨、智能低下、善忘等为主要临床表现(2011)。

二、病因病机

1. 痴呆的主要病因 ①七情内伤。②年高体虚。③久病耗损。
2. 痴呆的病机(2016) 髓海不足,神机失用。

三、诊断和病证鉴别

1. 痴呆的诊断要点(2012)
(1)主症:出现智力低下,记忆力、理解力、判断力、计算力、思维能力均明显减退。记忆近事及远事的能力减退,理解别人语言和有条理地回答问题的能力障碍。
(2)性格与精神行为障碍。
(3)起病隐袭,发展缓慢,渐进加重,病程一般较长。但少数病例发病急。
(4)病史:可有中风、头晕、外伤史或其他全身疾病史。
2. 痴呆与郁证、健忘、癫证的鉴别
(1)痴呆与郁证:痴呆的神志异常需与郁证中的脏躁相鉴别。脏躁多发于中青年女性,多在精神因素的刺激下呈间歇性发作,不发作时可如常人,且无智能、人格、情感方面的变化。而痴呆多见于中老年人,男女发病无明显差别,且病程迁延,其心神失常症状不能自行缓解,并伴有明显的记忆力、计算力减退,甚至人格情感的变化。
(2)痴呆与健忘:健忘是以记忆力减退、遇事善忘为主症的一种病证。而痴呆则以神情呆滞,或神志恍惚,告知不晓为主要表现。痴呆根本不晓前事,而健忘则晓其事却易忘,且健忘不伴有智能减退、神情呆钝。健忘可以是痴呆的早期临床表现。
(3)痴呆与癫证:癫证属于精神失常的疾患,以沉默寡言、情感淡漠、语无伦次、静而多喜为特征,以成年人多见。而痴呆属智能活动障碍,以神情呆滞、愚笨迟钝为特征,以老年人多见。

四、辨证论治

1. 痴呆的辨证要点 ①辨先天与后天。②辨虚实。
2. 痴呆的治疗原则
(1)治标:开郁逐痰、活血通窍、平肝泻火。
(2)治本:补虚扶正、充髓养脑。
3. 分证论治
(1)髓海不足证——补肾益髓,填精养神
【主症】智能减退,计算力、记忆力、定向力、判断力明显减退,神情呆钝,词不达意,头晕耳鸣，懒惰思卧，齿枯发焦，腰酸骨软，步履艰难，舌瘦色淡，苔薄白，脉沉细弱。

【方药】七福饮加减（2006，2011）。

（2）脾肾两虚证——补肾健脾，益气生精

【主症】表情呆滞，沉默寡言，记忆减退，失认失算，口齿含糊，词不达意，伴腰膝酸软，肌肉萎缩，食少纳呆，气短懒言，口涎外溢，或四肢不温，腹痛喜按，鸡鸣泄泻，舌质淡白，舌体胖大，苔白，或舌红，苔少或无苔，脉沉细弱，双尺尤甚。

【方药】还少丹加减（2006，2016）。

（3）痰浊蒙窍证——豁痰开窍，健脾化浊

【主症】表情呆钝，智力衰退，或哭笑无常，喃喃自语，或终日无语，呆若木鸡，伴不思饮食，脘腹胀痛，痞满不适，口多涎沫，头重如裹，舌质淡，苔白腻，脉滑。

【方药】涤痰汤加减（2015）。

（4）瘀血内阻证——活血化瘀，开窍醒脑

【主症】表情迟钝，言语不利，善忘，易惊恐，或思维异常，行为古怪，伴肌肤甲错，口干不欲饮，双目晦暗，舌质暗或有瘀点瘀斑，脉细涩。

【方药】通窍活血汤加减。

脾胃病证

第十八单元　胃　　痛

☆ **重点提示**

本单元内容历年考试常有涉及。考点大多集中在中医的分证论治上，首先要了解其诊断，考题中出现近心窝处、胃脘部等关键词要首先考虑到是胃痛疾病，熟悉胃痛的基本治疗原则有助于分证论治的复习，重点关注寒邪客胃、饮食伤胃及胃阴亏虚的内容。

───── 考点集合 ─────

一、概念

胃痛是以上腹胃脘近心窝处疼痛为主症的病证。

二、病因病机

1. 胃痛的常见病因　①感受外邪。②饮食不节。③情志不畅。④脾胃素虚。
2. 胃痛的主要病机　胃气郁滞，胃失和降，不通则痛。

三、诊断和病证鉴别

1. 胃痛的诊断要点

（1）主症：以上腹近心窝处胃脘部发生疼痛为特征，疼痛性质：胀痛、刺痛、灼痛、剧痛、隐痛等。

（2）兼症：食欲不振，恶心呕吐，嘈杂泛酸，嗳气吞酸等。

（3）发病特点：中青年居多，多有反复发作病史，发病前多有明显的诱因如天气变化、恼怒、劳累、饥饿、进食生冷干硬辛辣醇酒，或服用有损脾胃的药物等。

2. 胃痛与真心痛、胁痛的鉴别
(1) 胃痛与真心痛

	胃 痛	真心痛
病位	上腹胃脘近歧骨处	左胸膺处
性质	胀痛、刺痛、隐痛等	突然或持续性疼痛，闷痛、绞痛，时间较短
范围	部位较固定，有时牵及两胁	常牵及肩背（左侧）
伴症	嗳气、泛酸、嘈杂	心悸、气短、汗出、肢冷
诱因	寒凉、饮食、情志、气候等	情志、气候、劳倦等

(2) 胃痛与胁痛：胁痛以两胁疼痛为主，伴发热恶寒，或目黄肤黄，或胸闷太息。胃痛以胃脘痛为主，由肝气犯胃所致，常攻胀连胁，伴有食少、恶心、呕吐、泛酸、嘈杂等。

四、辨证论治

1. 胃痛的辨证要点 ①辨虚实。②辨寒热。③辨在气在血。
2. 胃痛的基本治疗原则 理气和胃止痛，立足于"通"（通则不痛）（2001）。
3. 分证论治

(1) 寒邪客胃证——温胃散寒，行气止痛
【主症】胃痛暴作，恶寒喜暖，得温痛减，遇寒加重，口淡不渴，或喜热饮，舌苔薄白，脉弦紧。
【方药】香苏散合良附丸加减（2001，2004）。

(2) 饮食伤胃证——消食导滞，和胃止痛（2002）
【主症】胃脘疼痛胀满拒按，嗳腐吞酸，或呕吐不消化食物，其味腐臭，吐后痛减，不思饮食，大便不爽，得矢气或便后稍舒，舌苔厚腻，脉滑。
【方药】保和丸加减（2005，2009）。

(3) 肝气犯胃证——疏肝理气，和胃止痛
【主症】胃脘胀满，攻撑作痛，脘痛连胁，胸闷嗳气，喜长叹息，大便不畅，随情志因素加重，舌苔薄白，脉弦。
【方药】柴胡疏肝散加减。

(4) 湿热中阻证——清热化湿，理气和胃
【主症】胃脘疼痛，嘈杂灼热，口干口苦，渴不欲饮，头重如裹，身重肢倦，纳呆，恶心，小便色黄，大便不畅，舌苔黄腻，脉滑数。
【方药】清中汤加减。

(5) 胃阴亏虚证——养阴益胃，和中止痛（2006，2016）
【主症】胃脘隐隐作痛，似饥而不欲食，口燥咽干，五心烦热，消瘦乏力，欲饮，大便干结，舌红少津，脉细数。
【方药】一贯煎合芍药甘草汤加减。

(6) 瘀血停胃证——化瘀通络，理气和胃
【主症】胃脘疼痛，如针刺刀割，痛有定处，按之痛甚，痛势持久，食后加剧，入夜尤甚，或见吐血便血，舌质紫暗或有瘀斑，脉涩。
【方药】失笑散合丹参饮加减（2013，2017）。

(7) 脾胃虚寒证——温中健脾，和胃止痛（2001，2002，2011）

【主症】胃痛隐隐，绵绵不休，喜温喜按，空腹痛甚，得食则缓，劳累或受凉后发作加重，泛吐清水，神疲纳呆，四肢倦怠，手足不温，便溏，舌淡苔白，脉虚弱。

【方药】黄芪建中汤加减（2005，2006，2011）。

第十九单元　痞　满

重点提示

本单元内容出题率一般，复习时在了解病因病机的基础上熟悉分证论治，尤其是饮食内停、痰饮中阻以及肝胃不和的主症和方药，其余内容熟悉即可。

━━━━━━━考点集合━━━━━━━

一、概念

痞满是以自觉心下痞塞，胸膈胀满，触之无形，按之柔软，压之不痛为主要症状的病证（2019）。

二、病因病机

1. 痞满的常见病因　①感受外邪。②内伤饮食。③情志失调。④脾胃素虚。
2. 痞满的病机　中焦气机不利，脾胃升降失职。

三、诊断和病证鉴别

1. 痞满的诊断要点
(1) 主症：胃脘痞塞，满闷不适，按之柔软触之无形，压之不痛。或伴有纳呆、早饱、嗳气等。
(2) 发病与病程：发病缓慢，时轻时重，反复发作，病程漫长。
(3) 诱因：饮食、情志、起居、寒温等。
2. 痞满与胃痛、鼓胀、胸痹、结胸的鉴别
(1) 痞满与胃痛：两者病位同在胃脘部，且常相兼出现。胃痛以疼痛为主，胃痞以满闷不适为患，可累及胸膈；胃痛病势多急，压之可痛，而胃痞起病较缓，压无痛感，两者差别显著。
(2) 痞满与鼓胀：两者均为自觉腹部胀满的病证，但鼓胀以腹部胀大如鼓，皮色苍黄，脉络暴露为主症，胃痞则以自觉满闷不舒，外无胀形为特征；鼓胀发于大腹，胃痞则在胃脘；鼓胀按之腹皮绷急，胃痞却按之柔软。
(3) 痞满与胸痹：胸痹是胸中痞塞不通，而致胸膺内外疼痛之证，以胸闷、胸痛、短气为主症，偶兼脘腹不舒。而胃痞则以脘腹满闷不舒为主症，多兼饮食纳运无力之症，偶有胸膈不适，并无胸痛等表现。
(4) 痞满与结胸：两者病位皆在脘部，然结胸以心下至小腹硬满而痛，拒按为特征；痞满则在心下胃脘，以满而不痛、手可按压、触之无形为特点。

四、辨证论治

1. 痞满的辨证要点　①辨虚实。②辨寒热。

2. 痞满的治疗原则　调理脾胃升降，行气除痞消满。

3. 分证论治

(1) 饮食内停证——消食和胃，行气消痞

【主症】脘腹痞闷而胀，进食尤甚，拒按，嗳腐吞酸，恶食呕吐，或大便不调，矢气频作，味臭如败卵，舌苔厚腻，脉滑。

【方药】保和丸加减（2006）。

(2) 痰饮中阻证——除湿化痰，理气和中

【主症】脘腹痞塞不舒，胸膈满闷，头晕目眩，身重困倦，呕恶纳呆，口淡不渴，小便不利，舌苔厚腻，脉沉滑。

【方药】二陈平胃汤加减（2006）。

(3) 湿热阻胃证——清热化湿，和胃消痞

【主症】脘腹痞闷，或嘈杂不舒，恶心呕吐，口干不欲饮，口苦，纳少，舌红苔黄腻，脉滑数。

【方药】连朴饮加减（2011）。

(4) 肝胃不和证——疏肝解郁，和胃消痞

【主症】脘腹痞闷，胸胁胀满，心烦易怒，善太息，呕恶嗳气，或吐苦水，大便不爽，舌质淡红，苔薄白，脉弦。

【方药】越鞠丸合枳术丸（2006，2016）。

(5) 脾胃虚弱证——补气健脾，升清降浊

【主症】脘腹满闷，时轻时重，喜温喜按，纳呆便溏，神疲乏力，少气懒言，语声低微，舌质淡，苔薄白，脉细弱。

【方药】补中益气汤加减。

(6) 胃阴不足证——养阴益胃，调中消痞

【主症】脘腹痞闷，嘈杂，饥不欲食，恶心嗳气，口燥咽干，大便秘结，舌红少苔，脉细数。

【方药】益胃汤加减。

第二十单元　呕　吐

重点提示

本单元内容出题率一般。在复习时首先要熟悉呕吐的病因病机、诊断及与噎膈、反胃的鉴别。在此基础上重点掌握其辨证论治，治疗以和胃降逆止呕为原则。食滞内停证及痰饮中阻证应多加留意，其症状、方药均可能再次考查。

考点集合

一、概念

呕吐指胃失和降，气逆于上，迫使胃中之物从口中吐出的一种病证。

二、病因病机

1. 呕吐的常见病因　①外感六淫。②内伤饮食。③情志失调。④病后体虚。

2. 呕吐的主要病机　胃失和降，气机上逆。

三、诊断和病证鉴别

1. 呕吐的诊断要点
（1）临床以呕吐饮食、痰涎、水液等胃内容物为主症。
（2）常伴有恶心、纳呆、泛酸嘈杂、胸脘痞闷等症。
（3）起病或缓或急，多因饮食、情志、寒温不适、闻及不良气味等因素而诱发，或有服用药物、误食毒物史。

2. 呕吐与噎膈、反胃的鉴别
（1）呕吐与噎膈：呕吐与噎膈，皆有呕吐的症状。然呕吐之病，进食顺畅，吐无定时。噎膈之病，进食梗噎不顺或食不得入，或食入即吐，甚则因噎废食。呕吐大多病情较轻，病程较短，预后尚好。而噎膈多因内伤所致，病情深重，病程较长，预后欠佳。

（2）呕吐与反胃：呕吐与反胃，同属胃部的病变，其病机都是胃失和降，气逆于上，而且都有呕吐的临床表现。但反胃系脾胃虚寒，胃中无火，难以腐熟食入之谷物，以朝食暮吐，暮食朝吐，最终完谷尽吐出而始感舒畅为特征。

四、辨证论治

1. 呕吐的辨证要点　①辨虚实。②辨呕吐特点。
2. 治疗原则　以和胃降逆止呕为原则（2002，2007）。实者，治宜祛邪为主；虚者，治宜扶正为主。
3. 分证论治
（1）外邪犯胃证——疏邪解表，化浊和中（2011）
【主症】突然呕吐，胸脘满闷，发热恶寒，头身疼痛，舌苔白腻，脉濡缓。
【方药】藿香正气散加减（2005，2011）。
（2）食滞内停证——消食化滞，和胃降逆
【主症】呕吐酸腐，脘腹胀满，嗳气厌食，大便或溏或结，舌苔厚腻，脉滑实。
【方药】保和丸加减（2007）。
（3）痰饮中阻证——温中化饮，和胃降逆
【主症】呕吐清水痰涎，脘闷不食，头眩心悸，舌苔白腻，脉滑（2001，2002）。
【方药】小半夏汤合苓桂术甘汤加减。
（4）肝气犯胃证——疏肝理气，和胃降逆
【主症】呕吐吞酸，嗳气频繁，胸胁胀痛，舌质红，苔薄腻，脉弦。
【方药】四七汤加减（2014）。
（5）脾胃气虚证——健脾益气，和胃降逆
【主症】食欲不振，食入难化，恶心呕吐，脘部痞闷，大便不畅，舌苔白滑，脉象虚弦（2017）。
【方药】香砂六君子汤加减（2016）。
（6）脾胃阳虚证——温中健脾，和胃降逆
【主症】饮食稍多即吐，时作时止，面色㿠白，倦怠乏力，喜暖恶寒，四肢不温，口干而不欲饮，大便溏薄，舌质淡，脉濡弱。
【方药】理中汤加减。
（7）胃阴不足证——滋养胃阴，降逆止呕
【主症】呕吐反复发作，或时作干呕，似饥而不欲食，口燥咽干，舌红少津，脉象细数。
【方药】麦门冬汤加减。

第二十一单元 噎 膈

重点提示

本单元内容历年考试常有涉及。考题大多为中医的分证论治，复习时首先要熟悉其病因病机、诊断要点及治疗原则，对于各型的主症、治法及方药要重点掌握，瘀血内结证和痰气交阻证再次考查的可能性很大。

---考点集合---

一、概述

噎膈指吞咽食物梗噎不顺，饮食难下，或纳而复出的病证。

二、病因病机

1. 噎膈的常见病因　①饮食不节。②七情内伤。③久病年老。
2. 噎膈的病机　气、痰、瘀交结，阻隔于食道、胃脘所致（2005，2012，2017）。

三、诊断和病证鉴别

1. 噎膈的诊断要点

（1）轻证者胸骨后不适，有疼痛或烧灼感，食物通过有停滞感或轻度梗塞感，咽部干燥或有紧缩感。

（2）重证者持续性、进行性吞咽困难，咽下梗阻即吐，吐出黏液或白色泡沫黏痰，严重者伴胸骨后或背部肩胛区持续性钝痛，进行性消瘦。

（3）病史：情志不畅，酒食不节，年老肾虚。

2. 噎膈与反胃、梅核气的鉴别

（1）噎膈与反胃：两者皆有食入即吐的症状。噎膈多系阴虚有热，主要表现为吞咽困难，阻塞不下，旋食旋吐，或徐徐吐出；反胃多属阳虚有寒，主要表现为食尚能入，但经久复出，朝食暮吐，暮食朝吐。

（2）噎膈与梅核气（2013）：二者均见咽中梗塞不舒的症状。噎膈系有形之物瘀阻于食管，吞咽困难；梅核气则系气逆痰阻于咽喉，为无形之气，无吞咽困难及饮食不下的症状。

四、辨证论治

1. 噎膈的辨证要点　①辨虚实。②辨标本主次。
2. 噎膈的基本治疗原则　理气开郁，化痰消瘀，养阴润燥。
3. 分证论治

（1）痰气交阻证——开郁化痰，润燥降气（2019）

【主症】吞咽梗阻，胸膈痞满，或疼痛，情志抑郁时则加重，嗳气呃逆，呕吐痰涎，口干咽燥，大便艰涩，舌质红，苔薄腻，脉弦滑。

【方药】启膈散加减（2004，2006，2015，2016）。

（2）津亏热结证——滋养津液，泻热散结

【主症】吞咽梗涩而痛，入而复出，甚则水饮难进，心烦口干，胃脘灼热，大便干结如羊屎，形体消瘦，皮肤干枯，小便短赤，舌质光红，干裂少津，脉细数。

【方药】沙参麦冬汤加减。
（3）瘀血内结证——滋阴养血，破血行瘀（2001，2009）
【主症】饮食梗阻难下，或虽下而复吐出，甚或呕出物如赤豆汁，胸膈疼痛，固着不移，肌肤枯燥，形体消瘦，舌质紫暗，脉细涩（2006）。
【方药】通幽汤加减。
（4）气虚阳微证——温补脾肾
【主症】水饮不下，泛吐大量黏液白沫，面浮足肿，面色㿠白，形寒气短，精神疲惫，腹胀，形寒气短，舌质淡，苔白，脉细弱。
【方药】补气运脾汤加减。

第二十二单元 呃　　逆

重点提示

本单元内容出题率一般，熟悉呃逆的病因病机及其与肺胃的关系，有助于疾病的证型辨别。分证论治还是考试的侧重点，胃火上逆证及气机郁滞证应重点掌握，另要注意呃逆与干呕、嗳气的鉴别，此点曾有考查。

---考点集合---

一、概念

呃逆指胃气上逆动膈，气逆上冲，以喉间呃呃连声，声短而频，难以自制为主要临床表现的病证。

二、病因病机

1. 呃逆的常见病因　①感受外邪。②饮食不当。③情志不遂。④体虚病后。
2. 呃逆的基本病机　胃失和降，膈间气机不利，胃气上逆动膈。

三、诊断和病证鉴别

1. 呃逆的诊断要点
（1）主症：气逆上冲，喉间呃呃连声，声短而频，不能自制。其呃声或高或低，或疏或密，间歇时间不定。
（2）兼症：胸膈痞闷，脘中不适，情绪不安。
（3）诱因：受惊、饮食、情志，起病多急。
2. 呃逆与干呕、嗳气的鉴别
（1）呃逆与干呕：两者同属胃气上逆的表现（2001），干呕属于有声无物的呕吐，乃胃气上逆，冲咽而出，发出呕吐之声。呃逆则气从膈间上逆，气冲喉间，呃呃连声，声短而频，不能自制。
（2）呃逆与嗳气：两者均为胃气上逆（2001），嗳气乃胃气阻郁，气逆于上，冲咽而出，发出沉缓的嗳气声，常伴酸腐气味，食后多发，与喉间气逆而发出的呃呃之声不难区分。

四、辨证论治

1. 呃逆的辨证要点　①辨虚、实、寒、热。②辨病情轻重
2. 呃逆的治疗原则　理气和胃，降逆止呃。

3. 分证论治

（1）胃寒气逆证——温中散寒，降逆止呃

【主症】呃声沉缓有力，胸膈及胃脘不舒，得热则减，遇寒更甚，进食减少，喜食热饮，口淡不渴，舌苔白润，脉迟缓。

【方药】丁香散加减（2014，2016，2019）。

（2）胃火上逆证——清胃泻热，降逆止呃（2002）

【主症】呃声洪亮有力，冲逆而出，口臭烦渴，多喜冷饮，脘腹满胀，大便秘结，小便短赤，舌苔黄燥，脉滑数。

【方药】竹叶石膏汤加减（2006，2016）。

（3）气机郁滞证——顺气解郁，和胃降逆

【主症】呃逆连声，常因情志不畅而诱发或加重，胸胁满闷，脘腹胀满，嗳气纳减，肠鸣矢气，舌苔薄白，脉弦。

【方药】五磨饮子加减（2005）。

（4）脾胃阳虚证——温补脾胃，降逆止呃

【主症】呃声低长无力，气不得续，泛吐清水，脘腹不舒，喜温喜按，面色㿠白，手足不温，食少乏力，大便溏薄，舌质淡，苔薄白，脉细弱。

【方药】理中丸加减。

（5）胃阴不足证——养胃生津，降逆止呃

【主症】呃声短促而不得续，口干咽燥，烦躁不安，不思饮食，或食后饱胀，大便干结，舌质红，苔少而干，脉细数。

【方药】益胃汤加减。

第二十三单元 腹 痛

重点提示

本单元内容出题率一般，首先要熟悉病因病机与寒热虚实的关系，其次注意腹痛和胃痛的鉴别，重点掌握腹痛的辨证要点，熟悉各证型的治法、方药。

---考点集合---

一、概述

腹痛是以胃脘以下、耻骨毛际以上的部位发生疼痛为主要表现的病证。

二、病因病机

1. 腹痛发生的常见内因与外因　①外感时邪。②饮食不节。③情志失调。④阳气素虚。⑤跌仆损伤。⑥腹部术后。

2. 腹痛的病机　脏腑气机阻滞，气血运行不畅，经脉痹阻，不通则痛；脏腑经络失养，不荣则痛。

三、诊断和病证鉴别

1. 腹痛的诊断要点

（1）主症：胃脘以下、耻骨毛际以上部位的疼痛。急性腹痛：病因外感，突然剧痛，伴发症状明显。慢性腹痛：病因内伤，起病缓慢，痛势缠绵。

（2）特点：涉及肠胃者可伴有腹泻或便秘。膀胱湿热可见腹痛牵引前阴，小便淋沥，尿道灼痛。蛔虫作痛者多伴嘈杂吐涎，时作时止。瘀血腹痛者常有外伤或手术史。少阳表里同病者痛连腰背，伴恶寒发热、恶心呕吐。

（3）一般状况：性别、年龄、婚姻状况，与饮食、情志、受凉等有关系，起病经过，其他伴发症状。

2. 腹痛与胃痛的鉴别　首先是部位不同，胃脘在心下胃脘处，腹痛在胃脘以下，耻骨毛际以上；其次是伴随症状不同，胃痛常伴有恶心、嗳气等胃病症状，腹痛可伴有便秘、腹泻或尿频、尿急等症状。

四、辨证论治

1. 腹痛的辨证要点
首辨腹痛性质，次辨腹痛部位。

实痛一般痛势急剧，痛时拒按。其中腹痛拘急，暴作，痛无间断，遇冷痛剧，为寒痛；腹痛急迫，痛处灼热，腹胀便秘，为热痛；腹痛胀满，时轻时重，痛处不定，为气滞；腹部刺痛，痛无休止，痛处不移，痛处拒按，入夜尤甚，为血瘀；脘腹胀满，疼痛拒按，嗳腐吞酸，呕恶厌食，为伤食。虚痛一般痛势绵绵，喜揉喜按，时缓时急，痛而无形，饥而痛增。

胁腹、少腹疼痛，多为厥阴肝经病证；脐以上大腹疼痛，多为脾胃病证；脐腹疼痛，多为大小肠病证或虫积；脐以下小腹疼痛，多为肾、膀胱、胞宫病证。

2. 腹痛的治疗原则　以"通"立法。
3. 分证论治

（1）寒邪内阻证——温里散寒，理气止痛
【主症】腹痛急起，剧烈拘急，得温痛减，遇寒痛甚，恶寒身倦，手足不温，口淡不渴，小便清长，大便尚可，舌苔白腻，脉弦紧。
【方药】良附丸合正气天香散加减。

（2）湿热壅滞证——泄热通腑，行气导滞
【主症】腹部胀痛，痞满拒按，胸闷不舒，烦渴引饮，便秘或溏滞不爽，身热自汗，小便短赤，舌苔黄腻或黄燥，脉滑数。
【方药】大承气汤加减（2006）。

（3）饮食积滞证——消食导滞，理气止痛
【主症】脘腹胀满，疼痛拒按，嗳腐吞酸，厌食，痛而欲泻，泻后痛减，或便秘，舌苔厚腻，脉滑。
【方药】枳实导滞丸加减（2002，2005，2016）。

（4）肝郁气滞证——疏肝解郁，理气止痛
【主症】脘腹疼痛，胀满不舒，攻窜两胁，痛引少腹，时聚时散，嗳气、矢气则舒，遇情志变化加剧，苔薄白，脉弦。
【方药】柴胡疏肝散加减。

（5）瘀血内停证——活血化瘀，和络止痛
【主症】少腹疼痛，痛势较剧，痛如针刺，甚则尿有血块，经久不愈，入夜尤甚，舌紫暗，脉细涩。
【方药】少腹逐瘀汤加减。

（6）中脏虚寒证——温中补虚，缓急止痛
【主症】腹痛绵绵，时作时止，喜热恶冷，痛时喜按；劳累后加重，反之缓解，神疲乏力，气短懒言，形寒肢冷，胃纳不佳，面色不华，大便溏薄，舌淡苔薄白，脉弦细。

【方药】小建中汤加减（2016，2019）。

第二十四单元 泄　泻

☆ 重点提示

本单元内容历年考试常有涉及。熟悉泄泻的诊断要点及治疗原则，在此基础上重点掌握其分证论治，尤其是脾胃虚弱证和肾阳虚衰证。了解与痢疾、霍乱的鉴别。

―― 考点集合 ――

一、概述

泄泻是以排便次数增多，粪便稀溏甚至泻出如水样为主要表现的病证。

二、病因病机

1. 泄泻的常见病因　①感受外邪。②饮食所伤。③情志失调。④病后体虚。⑤禀赋不足。

2. 泄泻的病机　脾虚湿盛，脾失健运，水湿不化，肠道清浊不分，传导失司（2015）。

三、诊断和病证鉴别

1. 泄泻的诊断要点

（1）主症：粪质稀溏，或完谷不化，或如水样，大便次数增多，每日三五次，甚至十余次。

（2）兼症：腹痛、腹胀、肠鸣、纳呆。

（3）病史、诱因：起病或急或缓。暴泻者多有暴饮暴食或误食不洁食物的病史。迁延日久，时发时止者，常由外邪、饮食、情志等因素而诱发。

2. 泄泻与痢疾、霍乱的鉴别

（1）泄泻与痢疾：两者均为大便次数增多、粪质稀薄的病证。泄泻以大便次数增加，粪质稀溏，甚则如水样，或完谷不化为主症，大便不带脓血，也无里急后重，腹痛或无。而痢疾以腹痛、里急后重、便下赤白脓血为特征。

（2）泄泻与霍乱：霍乱是一种上吐下泻同时并作的病证，来势急骤，变化迅速，病情凶险，起病时先突然腹痛，继则吐泻交作，所吐之物均为未消化之食物，气味酸腐恶臭；所泻之物多为黄色粪水，如米泔，常伴恶寒、发热，部分病人在吐泻之后，津液耗伤，迅速消瘦，或发生转筋，腹中绞痛。若吐泻剧烈，可致津竭阳衰之危候。

四、辨证论治

1. 泄泻的辨证要点　①辨暴泻与久泻。②辨虚实寒热。③辨兼夹症。

2. 泄泻的基本治疗原则　运脾化湿（2016）。

3. 分证论治

（1）寒湿内盛证——芳香化湿，解表散寒

【主症】泄泻清稀，甚如水样，腹痛肠鸣，常兼外感症状，舌苔白或白腻，脉濡缓。

【方药】藿香正气散加减（2016）。

（2）湿热伤中证——<u>清热利湿，分利止泻</u>（2001）

【主症】泄泻腹痛，泻下急迫，粪质恶臭，肛门灼热，舌红苔黄或黄腻，脉滑数或濡数。

【方药】<u>葛根黄芩黄连汤加减（2019）</u>。

（3）食滞肠胃证——<u>消食导滞，和中止泻</u>

【主症】腹痛肠鸣，泻下大便，臭如败卵，泻后痛减，舌苔垢浊或厚腻，脉滑。

【方药】<u>保和丸加减（2005）</u>。

（4）肝气乘脾证——<u>抑肝扶脾</u>

【主症】腹痛泄泻，泻后痛减，腹中雷鸣，多因情志诱发，有肝郁症状，舌淡红，脉弦细或沉细弦。

【方药】<u>痛泻要方加减</u>。

（5）脾胃虚弱证——<u>健脾益气，化湿止泻</u>

【主症】<u>大便时溏时泄，水谷不化，稍进油腻则大便次数增多，舌淡苔白，脉细弱（2006）</u>。

【方药】<u>参苓白术散加减（2001，2008）</u>。

（6）肾阳虚衰证——<u>温肾健脾，固涩止泻</u>

【主症】黎明之前脐腹作痛，肠鸣即泻，泻下完谷，泻后则安，形寒肢冷，腰膝酸软。<u>舌淡苔白，脉沉细（2005）</u>。

【方药】<u>四神丸加减（2017）</u>。

第二十五单元 痢 疾

☆ 重点提示

本单元内容历年考试常有涉及。考点大多集中在分证论治上，复习时首先要熟悉痢疾的诊断要点，"里急后重""泻下赤白脓血便"等为解题的关键，疫毒痢和寒湿痢应重点复习。

———— 考点集合 ————

一、概念

痢疾是以腹痛、里急后重、下痢赤白脓血为主症的病证，是夏秋季常见的肠道传染病。

二、病因病机

1. 痢疾的常见病因 ①外感时邪疫毒。②饮食不节。③脾胃虚弱。

2. 痢疾发生的病机 邪客肠腑，气血壅滞，肠道传化失司，脂膜血络受伤，腐败化为脓血而成痢。

三、诊断要点

1. 以腹痛、<u>里急后重</u>，大便次数增多，<u>泻下赤白脓血便</u>为主症。

2. 急性痢疾起病急骤，病程短，可伴恶寒、发热等；慢性痢疾起病缓慢，反复发作，迁延不愈；疫毒痢病情严重而病势凶险，以儿童多见，起病急骤，在腹痛、腹泻尚未出现之时，有高热神疲，四肢厥冷，面色青灰，呼吸浅表，神昏惊厥，而下痢、呕吐并不一定严重。

3. 常见于夏秋季节，多有饮食不洁史，或具有传染性。

四、辨证论治

1. 痢疾虚实寒热的辨证要点　①辨虚实主次。②辨寒热偏重。③辨伤气、伤血。
2. 痢疾的治疗原则及治疗宜忌　热痢清之，寒痢温之，初痢实则通之，久痢虚则补之，寒热交错者清温并用，虚实夹杂者攻补兼施。忌过早补涩，忌峻下攻伐，忌分利小便。
3. 分证论治

（1）湿热痢——清肠化湿，调气和血

【主症】腹部疼痛，里急后重，痢下赤白脓血，黏稠如胶冻，腥臭，肛门灼热，小便短赤，舌苔黄腻，脉滑数。

【方药】芍药汤加减（2011）。

（2）疫毒痢——清热解毒，凉血除积（2002）

【主症】起病急骤，壮热口渴，头痛烦躁，恶心呕吐，大便频频，痢下鲜紫脓血，腹痛剧烈，后重感显著，甚者神昏惊厥，舌质红绛，舌苔黄燥，脉滑数或微欲绝（2001）。

【方药】白头翁汤加减（2006）。

（3）寒湿痢——温中燥湿，调气和血

【主症】腹痛拘急，里急后重，痢下赤白黏冻，白多赤少，或为纯白冻，口淡乏味，脘胀腹满，头身困重，舌质或淡，舌苔白腻，脉濡缓（2005，2007）。

【方药】不换金正气散加减（2006）。

（4）阴虚痢——养阴和营，清肠化湿

【主症】痢下赤白，日久不愈，脓血黏稠，或下鲜血，脐下灼痛，虚坐努责，食少，心烦口干，至夜转剧，舌红绛少津，苔腻或花剥，脉细数。

【方药】驻车丸加减。

（5）虚寒痢——温补脾肾，收涩固脱（2016）

【主症】腹部隐痛，缠绵不已，喜按喜温，痢下赤白清稀、无腥臭，或为白冻，甚则滑脱不禁，肛门坠胀，便后更甚，形寒畏冷，四肢不温，食少神疲，腰膝酸软，舌淡苔薄白，脉沉细而弱（2016）。

【方药】桃花汤合真人养脏汤（2005）。

（6）休息痢——温中清肠，调气化滞

【主症】下痢时发时止，迁延不愈，常因饮食不当、受凉、劳累而发，发时大便次数增多，夹有赤白黏冻，腹胀食少，倦怠嗜卧，舌质淡苔腻，脉濡软或虚数。

【方药】连理汤加减（2004）。

第二十六单元　便　秘

重点提示

本单元出题率一般，重点为分证论治，热秘、气秘、虚秘的内容均曾考查。对于各个证型的治法方药均要求掌握，另外在解题时要注意辨清虚实，经常出现老年性便秘的相关题目。

―――――― 考点集合 ――――――

一、概念

便秘是指大便排出困难，排便周期延长，或周期不长，但粪质干结，排出艰难，或不硬，虽有便意，但便而不畅的病证。

二、病因病机

1. 便秘的常见病因　①饮食不节。②情志失调。③年老体虚。④感受外邪。
2. 便秘的基本病机　<u>大肠传导失常，气机不畅，糟粕内停（2015）</u>。

三、诊断和病证鉴别

1. 便秘的诊断要点
（1）排便间隔时间超过自己的习惯1天以上，或两次排便时间间隔3天以上。
（2）大便便质干结，排出艰难，或欲大便而艰涩不畅。
（3）常伴腹胀、腹痛、口臭、纳差及神疲乏力、头眩心悸等症。
（4）本病常有饮食不节、情志内伤、劳倦内伤等病史。
2. 便秘与肠结鉴别　两者皆为大便秘结不通。但肠结多为急病，因大肠通降受阻所致，表现为腹部疼痛拒按，大便完全不通，且无矢气和肠鸣音，严重者可吐出粪便。便秘多为慢性久病，因大肠传导失常所致，表现为腹部胀满，大便干结艰行，可有矢气和肠鸣音，或有恶心呕吐，食纳减少。

四、辨证论治

1. 便秘的辨证要点　①分清虚实。②审查病因，辨别粪质及排便情况。
2. 便秘的治疗原则及方法　以通下为主。
3. 分证论治
（1）热秘——<u>泄热导滞，润肠通便</u>
【主症】<u>大便干结，腹胀腹痛。口干口臭，面红心烦，或有身热，小便短赤，舌红苔黄燥，脉滑数</u>。
【方药】<u>麻子仁丸加减（2015）</u>。
（2）气秘——<u>顺气导滞（2015）</u>
【主症】大便干结，或不甚干结，欲便不得出，或便而不爽，肠鸣矢气，腹中胀痛，舌苔薄腻，脉弦。
【方药】<u>六磨汤加减（2005）</u>。
（3）冷秘——温里散寒，通便止痛
【主症】大便艰涩，腹痛拘急，胀满拒按，胁下偏痛，手足不温，呃逆呕吐。舌苔白腻，脉弦紧。
【方药】<u>温脾汤加减</u>。
（4）气虚秘——<u>益气润肠（2016）</u>
【主症】大便并不干硬，虽有便意，但排便困难，用力努挣则汗出短气，便后乏力，面白神疲，肢倦懒言。舌淡苔白，脉弱。
【方药】<u>黄芪汤加减</u>。
（5）血虚秘——<u>养血润燥</u>
【主症】大便干结，面色无华，皮肤干燥，头晕目眩，心悸气短，健忘少寐，口唇色淡，舌淡苔少，脉细。
【方药】<u>润肠丸</u>。
（6）阴虚秘——<u>滋阴通便</u>
【主症】大便干结，如羊屎状，形体消瘦，头晕耳鸣，两颧红赤，心烦少眠，潮热盗汗，腰膝酸软。舌红少苔,脉细数。

【方药】增液汤加减。

(7) 阳虚秘——温阳通便

【主症】大便干或不干,排出困难,小便清长,面色㿠白,四肢不温,腹中冷痛,或腰膝酸冷。舌淡苔白,脉沉迟。

【方药】济川煎加减。

肝胆病证

第二十七单元 胁 痛

重点提示

本单元出题率一般,复习时首要牢记"肝络失和",胁痛的各类病证均与肝有关,解题时应主要注意疼痛的性质。因其主症、治法、方药均曾考查,所以复习时应面面俱到。

---考点集合---

一、概念

胁痛是指以一侧或两侧胁肋部疼痛为主要表现的病证。

二、病因病机

1. 胁痛的常见病因 情志不遂、跌仆损伤、饮食所伤、外感湿热、劳欲久病。
2. 胁痛的基本病机 为肝络失和,其病理变化可归结为"不通则痛"与"不荣则痛"两类(2014)。

三、辨证论治

1. 胁痛的辨证要点 ①辨在气在血。②辨属虚属实。
2. 胁痛的治疗原则 当根据"通则不痛"的理论,以疏肝和络止痛为基本治则。
3. 分证论治

(1) 肝郁气滞证——疏肝理气

【主症】胁肋胀痛,走窜不定,甚则引及胸背肩臂,疼痛多因情志而增减,胸闷腹胀,嗳气频作,得嗳气而胀痛稍舒,纳少口苦,舌苔薄白,脉弦(2001)。

【方药】柴胡疏肝散加减。

(2) 瘀血阻络证——祛瘀通络

【主症】胁肋刺痛,痛有定处,痛处拒按,入夜痛甚,胁肋下或见有癥块,舌质紫暗,脉沉涩。

【方药】血府逐瘀汤或复元活血汤加减(2006,2016)。

(3) 肝胆湿热证——清热利湿(2002)

【主症】胁肋胀痛或灼热疼痛,口苦口黏,胸闷纳呆,恶心呕吐,小便黄赤,大便不畅,或兼有身热恶寒,身目发黄,舌红苔黄腻,脉弦滑数(2002)。

【方药】龙胆泻肝汤加减(2016,2019)。

(4) 肝络失养证——养阴柔肝

【主症】胁肋隐痛，悠悠不休，遇劳加重，口干咽燥，心中烦热，头晕目眩，舌红少苔，脉细弦而数。

【方药】一贯煎加减（2002）。

第二十八单元 黄 疸

☆ 重点提示

本单元内容历年考试常有涉及。考点大多集中在中医的分证论治上，复习时首先要熟悉黄疸的诊断要点（目黄、身黄、小便黄），对于各型的主症、治法及方药均要重点掌握，要注意湿重于热与热重于湿证的区别。

考点集合

一、概念

黄疸是以目黄、身黄、小便黄为主症的一种病证。目睛黄染尤为本病重要特征。

二、病因病机

1. 黄疸的病因　①外感湿热疫毒。②饮食不节、劳倦。③病后续发。
2. 黄疸的病机　湿邪壅阻中焦，脾胃失健，肝气郁滞，疏泄不利，致胆汁输泄失常，胆液不循常道，外溢肌肤，下注膀胱。

三、辨证论治

1. 黄疸的诊断要点
(1) 临床表现："三黄"（目黄、身黄、小便黄），目睛黄染为主要特征（2002）。
(2) 伴随症状：常伴食欲减退、恶心呕吐、胁痛腹胀等症。
(3) 病史追述：外感湿热疫毒，内伤饮食不节，或有胁痛、癥积病史。
2. 黄疸的辨证要点
(1) 首辨阳黄、阴黄（2016，2019）。
(2) 次辨阳黄之轻重、胆腑郁热及疫毒炽盛。
(3) 三辨阴黄之病因。
(4) 四辨黄疸病势轻重。
3. 黄疸的治疗原则　化湿邪，利小便（2013）。
4. 阳黄的分证论治
(1) 热重于湿证——清热通腑，利湿退黄（2017）

【主症】身目俱黄，黄色鲜明，发热口渴，舌苔黄腻，脉象弦数（2006，2011）。

【方药】茵陈蒿汤加减（2006，2019）。

(2) 湿重于热证——利湿化浊运脾，佐以清热（2011）

【主症】身目俱黄，黄色不及前者鲜明。头重身困，胸脘痞满，食欲减退，恶心呕吐，腹胀或大便溏垢，舌苔厚腻微黄，脉象濡数或濡缓。

【方药】茵陈五苓散合甘露消毒丹加减（2011）。

（3）胆腑郁热证——疏肝泄热，利胆退黄

【主症】身目发黄，黄色鲜明，上腹、右胁胀闷疼痛，牵引肩背，身热不退，或寒热往来，口苦咽干，呕吐呃逆，尿黄赤，大便秘，舌苔黄舌质红，脉弦滑数。

【方药】大柴胡汤加减（2015）。

（4）疫毒炽盛证（急黄）——清热解毒，凉血开窍（2001，2007，2016）

【主症】发病急骤，黄疸迅速加深，其色如金，皮肤瘙痒，高热口渴，胁痛腹满，神昏谵语，烦躁抽搐，或见衄血、便血，或肌肤瘀斑，舌质红绛，苔黄而燥，脉弦滑或数。

【方药】《千金》犀角散加味。

5. 阴黄的分证论治

（1）寒湿阻遏证——温中化湿，健脾和胃

【主症】身目俱黄，黄色晦暗，或如烟熏，脘腹痞胀，纳谷减少，大便不实，神疲畏寒，口淡不渴，舌淡苔腻，脉濡缓或沉迟。

【方药】茵陈术附汤加减（2002，2005，2014）。

（2）脾虚湿滞证——健脾养血，利湿退黄

【主症】面目及肌肤淡黄，甚则晦暗不泽，肢软乏力，心悸气短，大便溏薄，舌质淡苔薄，脉濡细（2016）。

【方药】黄芪建中汤加减。

6. 黄疸消退后的调治

（1）湿热留恋证——清热利湿

【主症】脘痞腹胀，胁肋隐痛，饮食减少，口中干苦，小便黄赤，舌苔腻，脉濡数。

【方药】茵陈四苓散加减。

（2）肝脾不调证——调和肝脾，理气助运

【主症】脘腹痞闷，肢倦乏力，胁肋隐痛不适，饮食欠香，大便不调，舌苔薄白，脉来细弦。

【方药】柴胡疏肝散或归芍六君子汤加减。

（3）气滞血瘀证——疏肝理气，活血化瘀

【主症】胁下结块，隐痛、刺痛不适，胸胁胀闷，面颈部见有赤丝红纹，舌有紫斑或紫点，脉涩。

【方药】逍遥散合鳖甲煎丸。

第二十九单元 积 证

重点提示

本单元考点基本在辨证论治上，气滞血阻证和正虚瘀结证重点掌握，其余内容也要熟悉。

── 考点集合 ──

一、概述

积证是以腹内结块，或痛或胀，结块固定不移，痛有定处为主要临床表现的一类病证。

二、病因病机

1. 病因　情志失调、饮食所伤、感受外邪、他病续发所致。

2. 病机　气机阻滞，瘀血内结。

三、辨证论治

1. 辨证要点　①应首先辨明积块的部位；其次辨积证的初、中、末三期；再辨病证的标本缓急。

2. 治疗原则　积证初期属邪实，应予消散；中期邪实正虚，予消补兼施；后期以正虚为主，应予养正除积。

3. 证治分类

（1）气滞血阻证——理气消积，活血散瘀

【主症】腹部积块质软不坚，固定不移，胁肋疼痛，脘腹痞满，舌暗苔薄白，脉弦。

【方药】大七气汤加减。

（2）瘀血内结证——祛瘀软坚，佐以扶正健脾

【主症】腹部积块明显，质地较硬，固定不移，隐痛或刺痛，形体消瘦，纳谷减少，面色晦暗黧黑，面颈胸臂或有血痣赤缕，女子可见月事不下，舌质紫或有瘀斑、瘀点，脉细涩。

【方药】膈下逐瘀汤合六君子汤加减。

（3）正虚瘀结证——补益气血，化瘀消积

【主症】久病体弱，积块坚硬，隐痛或剧痛，饮食大减，肌肉瘦削，神倦乏力，面色萎黄或黧黑，甚则面肢浮肿，舌质淡紫，或光剥无苔，脉细数或弦细。

【方药】八珍汤合化积丸加减。

第三十单元　聚　　证

重点提示

本单元考点基本在辨证论治上，肝气郁结证和食滞痰阻证重点掌握，其余内容也要熟悉。

――考点集合――

一、概述

聚证是以腹内结块，或痛或胀，聚散无常，痛无定处为主要临床表现的一类病证。

二、病因病机

1. 病因　情志失调、食滞痰阻。
2. 病机　气机阻滞。

三、辨证论治

1. 辨证要点　主要辨别结块的成因，聚证结块的形成多以气滞、食积、痰阻、燥屎等内结所致。

2. 治疗原则　聚证病在气分，应以疏肝理气、行气消聚为治疗原则。

3. 证治分类

（1）肝气郁结证——疏肝解郁，行气散结

【主症】腹中结块柔软，时聚时散，攻窜胀痛，脘胁胀闷不适，常随情绪变化而起伏，苔薄，脉弦。

【方药】逍遥散加减。

(2) 食滞痰阻证——理气化痰，导滞散结

【主症】腹胀或痛，腹部时有条索状物聚起，按之胀痛更甚，便秘，纳呆，舌苔腻，脉弦滑等。

【方药】六磨汤加减。

第三十一单元　鼓　胀

重点提示

本单元出题率较为一般，重点掌握分证论治的内容，对于气滞湿阻证和水湿困脾证应多加留意，注意辨别各个证型的主症。另应注意与水肿的鉴别。其他内容了解即可。

考点集合

一、概念

鼓胀是指腹部胀大如鼓的一类病证，临床以腹大胀满，绷急如鼓，皮色苍黄，脉络显露为特征，故名鼓胀。

二、病因病机

1. 鼓胀的病因　①酒食不节。②情志刺激。③虫毒感染。④病后续发。
2. 鼓胀的病机　肝、脾、肾三脏功能受损，气滞、血瘀、水停腹中（2019）。

三、诊断和病证鉴别

1. 鼓胀的诊断要点

(1) 初起脘腹作胀，食后尤甚，继而腹部胀满如鼓，重者腹壁青筋显露，脐孔突起。

(2) 常伴乏力、纳差、尿少及齿衄、鼻衄、皮肤紫斑等出血现象，可见面色萎黄、黄疸、手掌殷红、面颈胸部红丝赤缕、血痣及蟹爪纹。

(3) 本病常有酒食不节、情志内伤、虫毒感染或黄疸、胁痛、癥积等病史。

2. 鼓胀与水肿的鉴别　鼓胀主要为肝、脾、肾受损，气、血、水互结于腹中，以腹部胀大为主，四肢肿不甚明显。晚期方伴肢体浮肿，每兼见面色青晦，面颈部有血痣赤缕，胁下癥积坚硬，腹皮青筋显露等。水肿为肺、脾、肾功能失调，水湿泛溢肌肤。其浮肿多从眼睑开始，继则延及头面及肢体，或下肢先肿，后及全身，每见面色㿠白，腰酸倦怠等。

四、辨证论治

1. 鼓胀的辨证要点　①辨虚实（2017）。②辨明气血水三者轻重。③辨寒热偏盛。
2. 鼓胀的治疗原则　标实为主→行气、活血、祛湿利水或暂用攻逐之法，同时配以疏肝健脾。本虚为主→温补脾肾或滋养肝肾法，同时配合行气活血利水。
3. 分证论治

(1) 气滞湿阻证——疏肝理气，运脾利湿

【主症】腹胀按之不坚，伴胁胀，食后胀甚，得嗳气、矢气稍减，舌苔薄白腻，脉弦。

【方药】柴胡疏肝散合胃苓汤加减。

(2) 水湿困脾证——温中健脾，行气利水（2002）

【主症】腹大胀满，按之如囊裹水，脘腹痞胀，困倦懒动，尿少便溏，舌苔白腻，脉缓。

【方药】实脾饮加减（2005，2006，2009）。

（3）水热蕴结证——清热利湿，攻下逐水

【主症】腹大坚满，脘腹胀急，烦热口苦，身目发黄，尿赤便秘，舌边尖红，苔黄腻，脉弦数。

【方药】中满分消丸合茵陈蒿汤加减（2011）。

（4）瘀结水留证——活血化瘀，行气利水

【主症】脘腹坚满，青筋显露，胁痛如针刺，面色晦暗黝黑，舌紫暗，脉细涩。

【方药】调营饮加减。

（5）阳虚水盛证——温补脾肾，化气利水

【主症】腹大胀满，形似蛙腹，朝缓暮急，神倦怯寒，肢冷浮肿，舌体胖，苔白，脉沉细无力。

【方药】附子理苓汤或济生肾气丸加减。

（6）阴虚水停证——滋肾柔肝，养阴利水

【主症】腹大胀满，口干而燥，心烦失眠，齿鼻衄血，舌红绛少津，苔少，脉弦细数。

【方药】六味地黄丸合一贯煎加减。

第三十二单元 瘿病

重点提示

本单元应掌握病机、诊断依据及气郁痰阻证、肝火旺盛证的治法、方药。熟悉其余内容。

考点集合

一、概念

瘿病是以颈前喉结两旁结块肿大为主要临床特征的一类疾病。

二、病因病机

1. 瘿病的病因　情志内伤、饮食及水土失宜、体质因素。
2. 瘿病的病机　气滞、痰凝、血瘀壅结颈前。病理因素有气滞、痰浊、瘀血。

三、诊断和鉴别诊断

1. 瘿病的诊断依据

（1）以颈前喉结两旁结块肿大为临床特征，可随吞咽动作而上下移动。初作可如樱桃或指头大小，大者可如囊如袋，触之多柔软、光滑，病程日久则质地较硬，或可扪及结节。

（2）多发于女性，常有饮食不节、情志不舒的病史，或发病有一定的地区性。

（3）早期多无明显的伴随症状，发生阴虚火旺的病机转化时，可见低热、多汗、心悸、眼突、手抖、多食易饥、面赤、脉数等表现。

2. 瘿病的病证鉴别

（1）瘿病与瘰疬：均可在颈项部出现肿块，但二者的具体部位及肿块的性状不同。瘿病肿块在颈部正前方，肿块一般较大。瘰疬的病变部位在颈项的两侧或颔下，肿块一般较小，每个约黄豆大，个数多少不等。

（2）瘿病与消渴：瘿病中的阴虚火旺证型应注意与消渴病鉴别。消渴病以多饮、多食、多尿为主症，三消的症状常同时并见，尿中常有甜味，而颈部无瘿肿。瘿病中的阴虚火旺证虽有多食，但无多饮、多尿等症，而以颈前有瘿肿为主要特征，并伴有烦热心悸、急躁易怒、眼突、脉数等症。

四、辨证论治

1. 瘿病的辨证要点　①首辨在气在血。②次辨火旺与阴伤。③三辨病情轻重。
2. 瘿病的治疗原则　理气化痰，消瘿散结。
3. 分证论治

（1）气郁痰阻证——理气舒郁，化痰消瘿

【主症】颈前喉结两旁结块肿大，质软不痛，颈部觉胀，胸闷，喜太息，或兼胸胁窜痛，病情常随情志波动，苔薄白，脉弦。

【方药】四海舒郁丸加减。

（2）痰结血瘀证——理气活血，化痰消瘿

【主症】颈前喉结两旁结块肿大，按之较硬或有结节，肿块经久未消，胸闷，纳差，舌质暗或紫，苔薄白或白腻，脉弦或涩。

【方药】海藻玉壶汤加减。

（3）肝火旺盛证——清肝泻火，消瘿散结

【主症】颈前喉结两旁轻度或中度肿大，一般柔软光滑，烦热，容易出汗，性情急躁易怒，眼球突出，手指颤抖，面部烘热，口苦，舌质红，苔薄黄，脉弦数。

【方药】栀子清肝汤合消瘰丸加减。

（4）心肝阴虚证——滋阴降火，宁心柔肝

【主症】颈前喉结两旁结块或大或小，质软，病起较缓，心悸不宁，心烦少寐，易出汗，手指颤动，眼干，目眩，倦怠乏力，舌质红，苔少或无苔，舌体颤动，脉弦细数。

【方药】天王补心丹或一贯煎加减。

肾系病证

第三十三单元　水　　肿

☆ 重点提示

本单元内容历年考试常有涉及。考点大多集中在中医的分证论治上，复习时要熟悉阴水阳水的辨别要点、水肿的治疗原则，在此基础上，对于各型的主症、治法及方药均要重点掌握，要注意风水相搏证和水湿浸渍证，再次考查的可能性很大。

=====考 点 集 合=====

一、概念

水肿为体内水液潴留，泛滥肌肤，表现以头面、眼睑、四肢、腹背，甚至全身浮肿为特征的一类病证。

二、病因病机

1. 水肿的病因　①外邪袭表。②疮毒内犯。③外感水湿。④饮食不节。⑤禀赋不足。⑥久病劳倦。
2. 水肿的病机　肺失通调，脾失转输，肾失开合，三焦气化不利，水液泛滥肌肤。

三、诊断要点

1. 水肿从眼睑或下肢开始，继则累及四肢全身。
2. 轻者仅眼睑或足胫浮肿，重者全身尽肿，甚则气喘不能平卧，腹大胀满。更严重者可出现尿闭或尿少，恶心呕吐，口中秽味，鼻衄、齿衄，头痛，抽搐，神昏谵语等危象。
3. 可有乳蛾、心悸、疮毒、紫癜及久病体虚病史。

四、辨证论治

1. 以阴阳为纲的辨证要点

(1) 阳水特点：发病急，病程短，多表现为表证、热证、实证。多因风、湿、热、毒诸邪导致水气内停所致，水肿多由上而下，先见眼睑、颜面浮肿，继则遍及全身，皮肤绷急光亮，按之凹陷易复，可伴烦热口渴、小便短赤、大便干结等症。

(2) 阴水特点：发病缓，病程长，多表现为里证、寒证、虚证或本虚标实证。多因脾肾虚弱，气不化水，久则可见瘀阻水停。水肿多由下而上，先见足踝部浮肿，继而累及全身，水肿部位皮肤松弛，按之凹陷不易恢复，可伴神疲气怯、小便少、大便溏薄等症。

2. 水肿的治疗原则　发汗、利尿、泻下逐水（2016）。

3. 阳水的分证论治

(1) 风水相搏证——疏风清热，宣肺行水（2005，2016）

【主症】眼睑浮肿，继则四肢及全身皆肿，来势迅速，多有恶寒，发热，肢节酸楚，小便不利等。偏于风热者，伴咽喉红肿疼痛，舌质红，脉浮滑数。偏于风寒者，兼恶寒，咳喘，舌苔薄白，脉浮滑或紧（2015）。

【方药】越婢加术汤加减（2001）。

(2) 湿毒浸淫证——宣肺解毒，利湿消肿（2001，2008）

【主症】眼睑浮肿，延及全身，皮肤光亮，尿少色赤，身发疮痍，甚则溃烂，恶风发热，舌质红，苔薄黄，脉浮数或滑数。

【方药】麻黄连翘赤小豆汤合五味消毒饮加减（2001，2002）。

(3) 水湿浸渍证——运脾化湿，通阳利水（2002，2011）

【主症】全身水肿，下肢明显，按之没指，小便短少，身体困重，胸闷，纳呆，泛恶，舌苔白腻，脉沉缓。

【方药】五皮饮合胃苓汤加减（2006，2019）。

(4) 湿热壅盛证——分利湿热（2016）

【主症】遍体浮肿，皮肤绷急光亮，胸脘痞闷，烦热口渴，小便短赤，或大便干结，舌红，苔黄腻，脉沉数或濡数。

【方药】疏凿饮子加减。

4. 阴水的分证论治

(1) 脾阳虚衰证——健脾温阳利水

【主症】身肿日久，腰以下为甚，按之凹陷不易恢复，脘腹胀闷，纳减便溏，面色不华，神疲乏力，四肢倦怠，小便短少，舌质淡，苔白腻或白滑，脉沉缓或沉弱。

【方药】实脾饮加减。

（2）肾阳衰微证——温肾助阳，化气行水

【主症】水肿反复消长不已，面浮身肿，腰以下甚，按之凹陷不起，尿量减少或反多，腰酸冷，四肢厥冷，怯寒神疲，面色㿠白，甚者心悸胸闷，喘促难卧，腹大胀满，舌质淡胖，苔白，脉沉细或沉迟无力（2005）。

【方药】济生肾气丸合真武汤加减。

（3）瘀水互结证——活血祛瘀，化气行水

【主症】水肿延久不退，肿势轻重不一，四肢或全身浮肿或伴血尿，以下肢为主，皮肤瘀斑，腰部刺痛，舌紫暗，苔白，脉沉细涩。

【方药】桃红四物汤合五苓散加减。

5. 水肿应用攻逐法的原则　攻下逐水法是治疗阳水的一种方法，即《内经》"去菀陈莝"之意。只宜用于病初体实肿甚，正气尚旺，用发汗、利水法无效，症见全身高度浮肿，气喘，心悸，腹水，小便不利，脉沉而有力者。

第三十四单元　淋　　证

☆ 重点提示

本单元内容历年考试常有涉及。诊断、临床表现、分证论治均有考查。解题时应首辨六淫主症，重点为热淋、石淋、血淋，再次考查的可能性很大。另应注意淋证和尿血的鉴别。

考点集合

一、概念

淋证指以小便频数短涩，淋沥刺痛，小腹拘急或痛引腰腹为主症的病证。

二、病因病机

1. 淋证的常见病因　①外感湿热。②饮食不节。③情志失调。④禀赋不足或劳伤久病。
2. 淋证的病机　湿热蕴结下焦，肾与膀胱气化不利。

三、诊断和病证鉴别

1. 淋证的诊断要点

（1）小便频数，淋沥涩痛，小腹拘急，痛引腰腹为各种淋证的主症，是诊断淋证的主要依据。但还需根据各种淋证的不同临床特征，确定不同的淋证类型（2001，2007）。

（2）病久或反复发作后，常伴有低热、腰痛、小腹坠胀、疲劳等。

（3）多见于已婚女性，每因疲劳、情志变化、不洁房事而诱发。

2. 淋证与癃闭的鉴别　二者都有小便量少，排尿困难之症状，但淋证尿频而尿痛，且每日排尿总量多为正常；癃闭则无尿痛，每日排尿量少于正常，严重时甚至无尿。但癃闭复感湿热，常可并发淋证；而淋证日久不愈，亦可发展成癃闭，当需明辨。

3. 血淋与尿血的鉴别（2001，2006，2016）　血淋与尿血都有小便出血，尿色红赤，甚至溺出纯血等症状。其鉴别的要点是有无尿痛。尿血多无疼痛之感，虽亦间有轻微的胀痛或热痛，但终不若血淋的小便滴沥而疼痛难忍，故一般痛者为血淋，不痛者为尿血。

四、辨证论治

1. 淋证的辨证要点　①首辨六淋主症。②辨淋证虚实。③辨明各淋证的转化与兼夹。
2. 淋证的治疗原则　实则清利，虚则补益。
3. 分证论治

（1）热淋——清热利湿通淋

【主症】小便频数短涩，灼热刺痛，溺色黄赤。

【方药】八正散加减（2002，2006，2016）。

（2）石淋——清热利湿，排石通淋（2014）

【主症】尿中夹砂石，排尿涩痛，或排尿时突然中断，尿道窘迫疼痛。

【方药】石韦散加减（2005，2006，2009）。

（3）血淋——清热通淋，凉血止血（2001）

【主症】小便热涩刺痛，尿色深红，或夹有血块。

【方药】小蓟饮子加减（2005，2009）。

（4）气淋——理气疏导，通淋利尿

【主症】郁怒之后，小便涩滞，淋沥不宣。

【方药】沉香散加减（2016）。

（5）膏淋——清热利湿，分清泄浊

【主症】小便浑浊乳白或如米泔水，上有浮油，置之沉淀，或伴有絮状凝块物，或混有血液、血块。

【方药】程氏萆薢分清饮加减（2015）。

（6）劳淋——补脾益肾

【主症】小便不甚赤涩，溺痛不甚，但淋沥不已，时作时止，遇劳即发。

【方药】无比山药丸加减（2002，2009）。

第三十五单元　癃　闭

重点提示

本单元出题率较为一般，复习时重点掌握分证论治的内容，对于肺热壅盛证和肝郁气滞证应多加留意，注意辨别各个证型的临床表现。其他内容了解即可。

考点集合

一、概念

癃闭是以小便量少，排尿困难，甚则小便闭塞不通为主症的一种病证。其中小便不畅，点滴而短少，病势较缓者为癃；小便闭塞，点滴不通，病势较急者称为闭。

二、病因病机

1. 癃闭的常见病因　①外邪侵袭。②饮食不节。③情志内伤。④瘀浊内停。⑤尿浊阻塞。
2. 癃闭的主要病机　膀胱气化功能失调，其病位主要在膀胱与肾。

三、诊断要点

1. 起病急骤或逐渐加重，主症为小便不利，点滴不畅，甚或小便闭塞，点滴全无，每日尿量明显减少。

2. 触叩小腹部可发现膀胱明显膨隆等水蓄膀胱证候，或查膀胱内无尿液，甚或伴有水肿、头晕、喘促等肾元衰竭证候。

3. 多见于老年男性或产后妇女及腹部手术后患者，或患有水肿、淋证、消渴等病，迁延日久不愈之病人。

四、辨证论治

1. 癃闭的辨证要点　①<u>当辨虚实（2015）</u>。②<u>辨缓急、轻重</u>。
2. 癃闭的治疗原则　<u>腑以通为用</u>。
3. 分证论治

（1）膀胱湿热证——清利湿热，通利小便

【主症】小便点滴不通，或量极少而短赤灼热，小腹胀满。口苦口黏，或口渴不欲饮，或大便不畅，舌质红，苔黄腻，脉数。

【方药】<u>八正散加减</u>。

（2）肺热壅盛证——清泄肺热，通利水道

【主症】<u>小便不畅或点滴不通，咽干，烦渴欲饮，呼吸急促，或有咳嗽，舌红，苔薄黄，脉数（2005）</u>。

【方药】<u>清肺饮加减（2002，2019）</u>。

（3）肝郁气滞证——<u>疏利气机，通利小便（2001）</u>

【主症】小便不通或通而不爽，情志抑郁，或多烦善怒，胁腹胀满，舌红，苔薄黄，脉弦。

【方药】<u>沉香散加减</u>。

（4）浊瘀阻塞证——行瘀散结，通利水道

【主症】<u>小便点滴而下，或尿如细线，甚则阻塞不通，小腹胀满疼痛，舌紫暗，或有瘀点，脉涩</u>。

【方药】<u>代抵当丸加减（2001）</u>。

（5）脾气不升证——升清降浊，化气行水

【主症】小腹坠胀，时欲小便而不得出，或量少而不畅，神疲乏力，食欲不振，气短而语声低微，舌淡，苔薄，脉细。

【方药】补中益气汤合春泽汤加减。

（6）肾阳衰惫证——温补肾阳，化气利水

【主症】小便不通或点滴不爽，排出无力，面色㿠白，神气怯弱，畏寒肢冷，腰膝冷而酸软无力，舌淡胖，苔薄白，脉沉细或弱。

【方药】济生肾气丸加减。

气血津液病证

第三十六单元　郁　证

☆ **重点提示**

本单元内容历年考试常有涉及。考点大多集中在中医的分证论治上，重点为肝气郁结、气郁化火证。

一、概述

郁证系由于情志不舒、气机郁滞所致,以心情抑郁、情绪不宁、胸部满闷、胁肋胀痛,或易怒喜哭,或咽中如有异物梗塞等为主要临床表现的一类病证。脏躁、梅核气等病证属本病范畴。

二、病因病机

1. 郁证的常见病因　①七情所伤。②思虑劳倦。③脏气素虚。
2. 郁证的基本病机　肝失疏泄、脾失健运、心失所养、脏腑阴阳气血失调。

三、辨证论治

1. 郁证的诊断要点
(1) 临床表现:忧郁不畅,情绪不宁,胸胁胀满疼痛,或有易怒易哭,或有咽中如有炙脔,吞之不下,咯之不出等症状。
(2) 病史:患者大多数有忧愁、焦虑、悲哀、恐惧、愤怒等情志。郁证病情的反复常与情志因素密切相关。
(3) 多发于青中年女性。无其他病证的症状及体征。
2. 郁证的基本治疗原则　理气开郁、调畅气机、怡情易性。
3. 分证论治(2016)
(1) 肝气郁结证——疏肝解郁,理气畅中
【主症】精神抑郁,情绪不宁,胸部满闷,胁肋胀痛,痛无定处,脘闷嗳气,不思饮食,大便不调,舌苔薄腻,脉弦。
【方药】柴胡疏肝散加减(2013)。
(2) 气郁化火证——疏肝解郁,清肝泻火
【主症】性情急躁易怒,胸胁胀满,口苦而干,或头痛、目赤、耳鸣,或嘈杂吞酸,大便秘结,舌质红,苔黄,脉弦数(2016)。
【方药】丹栀逍遥散加减(2006)。
(3) 痰气郁结证——行气开郁,化痰散结
【主症】精神抑郁,胸部闷塞,胁肋胀满,咽中如有物梗塞,吞之不下,咯之不出,舌苔白腻,脉弦滑。亦称"梅核气"(2005)。
【方药】半夏厚朴汤加减(2013,2016)。
(4) 心神失养证——甘润缓急,养心安神
【主症】精神恍惚,心神不宁,多疑易惊,悲忧善哭,喜怒无常,或时时欠伸,或手舞足蹈,詈骂喊叫等,舌质淡,脉弦。亦称"脏躁"。
【方药】甘麦大枣汤加减(2005,2016)。
(5) 心脾两虚证——健脾养心,补益气血
【主症】多思善疑,头晕神疲,心悸胆怯,失眠,健忘,纳差,面色不华,舌质淡,苔薄白,脉细。
【方药】归脾汤加减。
(6) 心肾阴虚证——滋养心肾
【主症】情绪不宁,心悸,健忘,失眠,多梦,五心烦热,盗汗,口干咽燥,舌红少津,

脉细数。

【方药】天王补心丹合六味地黄丸加减。

第三十七单元 血 证

☆ 重点提示

本单元内容历年考试均有涉及。考点较多且分散，对每个病证都要复习到位。重点是中医的分证论治，吐血、便血、尿血的出题率较高，其余内容也应熟悉。

---考 点 集 合---

一、概述

血证是指凡血液不循常道，或上溢于口鼻诸窍，或下泄于前后二阴，或渗出于肌肤，所形成的一类出血性疾患。

二、病因病机

1. 血证的常见病因 ①感受外邪。②情志过极。③饮食不节。④劳倦过度。⑤久病或热病。
2. 血证的病机 火热熏灼、迫血妄行，气虚不摄、血溢脉外，瘀血阻络、血不循经。

三、诊断和病证鉴别

1. 各类血证的诊断要点
（1）鼻衄：①临床表现：血自鼻道外溢。②非因外伤、倒经所致者。
（2）齿衄：①临床表现：血自齿龈或齿缝外溢。②排除外伤所致者。
（3）咳血：临床表现：血由肺、气道而来，经咳嗽而出，或觉喉痒胸闷，一咯即出，血色鲜红，或夹泡沫，或痰血相兼，痰中带血。
（4）吐血：①临床表现：血随呕吐而出，常伴有食物残渣等胃内容物，血色多为咖啡色或紫暗色，也可为鲜红色，大便色黑如漆，或呈暗红色。②病史：有胃痛、胁痛、黄疸、癥积等病史。③发病急骤，吐血前多有恶心、胃脘不适、头晕等症。
（5）便血：①临床表现：大便色鲜红、暗红或紫暗，甚至黑如柏油样，次数增多。②病史：有胃肠或肝病病史。
（6）尿血：①临床表现：小便中混有血液或夹有血丝。②特点：排尿时无疼痛。
（7）紫斑：①临床表现：肌肤出现青紫斑点，小如针尖，大者融合成片，压之不退色。②特点：紫斑好发于四肢，尤以下肢为甚，常反复发作。重者可伴有鼻衄、齿衄、尿血、便血及崩漏。③小儿及成人皆可患此病，但以女性为多见。
2. 咳血与吐血的鉴别 共同点：咳血与吐血血液均经口出。鉴别要点：两者从出血部位、血色、伴有症状进行鉴别。咳血：血由肺来，经气道随咳嗽而出，血色多为鲜红，常混有痰液，咳血之前多有咳嗽、胸闷、喉痒等症状，大量咳血后，可见痰中带血数天，大便一般不呈黑色。吐血：血自胃而来，经呕吐而出，血色紫暗，常夹有食物残渣，吐血之前多有胃脘不适或胃痛、恶心等症状，吐血之后无痰中带血，但大便多呈黑色。
3. 便血之远血与近血的鉴别 远血血色如黑漆色或暗紫色，近血血色多鲜红或暗红。
4. 紫斑与出疹、丹毒的鉴别 共同点：紫斑与出疹、丹毒均有局部肤色的改变。不同点：紫斑：呈点状者需与出疹的疹点区别。紫斑隐于皮内，压之不退色，触之不碍手；疹高出于皮肤，压之退色，摸之碍手。且二者成因、病位均有不同。丹毒：属外科皮肤病，以皮肤色红如红丹得名，轻者压之退色，重者压之不退色，但其局部皮肤灼热肿痛，与紫斑有别。

四、辨证论治

1. 血证的治疗原则　治火、治气、治血。

（1）治火：血证最常见的病机是火热熏灼，损伤脉络。

实火——清热泻火　虚火——滋阴降火

（2）治气：气为血帅，气能统血，血与气休戚相关。

实证——清气降气　虚证——补气益气

（3）治血：选用凉血止血、收敛止血或祛瘀止血的方药。

2. 分证论治

（1）鼻衄

①热邪犯肺证——清泄肺热，凉血止血（2011）

【主症】鼻燥衄血，口干咽燥，或兼有身热、恶风、头痛、咳嗽、痰少等症，舌质红，苔薄，脉数。

【方药】桑菊饮加减（2009，2011，2019）。

②胃热炽盛证——清胃泻火，凉血止血

【主症】鼻衄，或兼齿衄，血色鲜红，口渴欲饮，鼻干，口干臭秽，烦躁，便秘，舌质红，苔黄，脉数（2014）。

【方药】玉女煎加减（2005）。

③肝火上炎证——清肝泻火，凉血止血

【主症】鼻衄，头痛，目眩，耳鸣，烦躁易怒，两目红赤，口苦，舌质红，脉弦数。

【方药】龙胆泻肝汤加减（2005）。

④气血亏虚证——补气摄血

【主症】鼻衄，或兼齿衄、肌衄，神疲乏力，面色㿠白，头晕，耳鸣，心悸，夜寐不宁，舌质淡，脉细无力。

【方药】归脾汤加减。

（2）齿衄

①胃火炽盛证——清胃泻火，凉血止血

【主症】齿衄，血色鲜红，齿龈红肿疼痛，头痛，口臭，舌质红，苔黄，脉洪数。

【方药】加味清胃散合泻心汤加减。

②阴虚火旺证——滋阴降火，凉血止血

【方药】齿衄，血色淡红，起病较缓，常因受热及烦劳而诱发，齿摇不坚，舌质红，苔少，脉细数。

【方药】六味地黄丸合茜根散加减。

（3）咳血

①燥热伤肺证——清热润肺，宁络止血（2011）

【主症】喉痒咳嗽，痰中带血，口干鼻燥，或有身热，舌质红，少津，苔薄黄，脉数。

【方药】桑杏汤加减（2005，2007，2011）。

②肝火犯肺证——清肝泻火，凉血止血

【主症】咳嗽阵作，痰中带血或纯血鲜红，胸胁胀痛，烦躁易怒，口苦，舌质红，苔薄黄，脉弦数。

【方药】泻白散合黛蛤散加减。

③阴虚肺热证——滋阴润肺，宁络止血

【主症】咳嗽痰少，痰中带血，或反复咳血，血色鲜红，口干咽燥，颧红，潮热盗汗，舌质红，脉细数。

【方药】百合固金汤加减。

(4) 吐血

①胃热壅盛证——清胃泻火，化瘀止血（2005）

【主症】脘腹胀闷，嘈杂不适，甚则作痛，吐血色红或紫，常夹有食物残渣，口臭，便秘，大便色黑，舌质红，苔黄腻，脉滑数。

【方药】泻心汤合十灰散加减（2006，2019）。

②肝火犯胃证——泻肝清胃，凉血止血

【主症】吐血色红或紫暗，口苦胁痛，心烦易怒，寐少梦多，舌质红绛，脉弦数。

【方药】龙胆泻肝汤加减（2005）。

③气虚血溢证——健脾益气摄血

【主症】吐血缠绵不止，时轻时重，血色暗淡，神疲乏力，心悸气短，面色苍白，舌质淡，脉细弱。

【方药】归脾汤加减。

(5) 便血

①肠道湿热证——清化湿热，凉血止血

【主症】便血色红，大便不畅或稀溏，或有腹痛，口苦，舌质红，苔黄腻，脉濡数。

【方药】地榆散合槐角丸加减（2017）。

②气虚不摄证——益气摄血

【主症】便血色红或紫暗，食少，体倦，面色萎黄，心悸，少寐，舌质淡，脉细。

【方药】归脾汤加减（2004）。

③脾胃虚寒证——健脾温中，养血止血（2011）

【主症】便血紫暗，甚则黑色，腹部隐痛，喜热饮，面色无华，神倦懒言，便溏，舌质淡，脉细。

【方药】黄土汤加减（2002，2011，2013，2019）。

(6) 尿血

①下焦湿热证——清热利湿，凉血止血（2002，2008）

【主症】小便黄赤灼热，尿血鲜红，心烦口渴，面赤口疮，夜寐不安，舌质红，脉数（2001，2004）。

【方药】小蓟饮子加减。

②肾虚火旺证——滋阴降火，凉血止血

【主症】小便短赤带血，头晕耳鸣，神疲，颧红潮热，腰膝酸软，舌质红，脉细数。

【方药】知柏地黄丸加减（2004，2019）。

③脾不统血证——补中健脾，益气摄血

【主症】久病尿血，甚或兼见齿衄、肌衄，食少，体倦乏力，气短声低，面色无华，舌质淡，脉细弱。

【方药】归脾汤加减。

④肾气不固证——补益肾气，固摄止血（2002）

【主症】久病尿血，血色淡红，头晕耳鸣，精神困惫，腰脊酸痛，舌质淡，脉沉弱。

【方药】无比山药丸加减。

(7) 紫斑

①血热妄行证——清热解毒，凉血止血

【主症】皮肤出现青紫斑点或斑块，或伴有鼻衄、齿衄、便血、尿血，或有发热，口渴，便秘，舌质红，苔黄，脉弦数。

【方药】十灰散加减。

②阴虚火旺证——滋阴降火，宁络止血

【主症】皮肤出现青紫斑点或斑块，时发时止，常伴鼻衄、齿衄或月经过多，颧红，心烦，口渴，手足心热，或有潮热，盗汗，舌质红，苔少，脉细数。

【方药】茜根散加减（2016）。

③气不摄血证——补气摄血

【主症】反复发生肌衄，久病不愈，神疲乏力，头晕目眩，面色苍白或萎黄，食欲不振，舌质淡，脉细弱。

【方药】归脾汤加减。

第三十八单元 痰 饮

重点提示

本单元出题率不高，重点掌握痰饮和悬饮，注意痰饮各证型的辨别。其他内容了解即可。

---考点集合---

一、概述

1. 痰饮的概念 痰饮指体内水液输布、运化失常，停积于某些部位的一类病证。
2. 痰饮的分类 痰饮、悬饮、溢饮、支饮。

二、病因病机

1. 痰饮的常见病因 ①外感寒湿。②饮食不当。③劳欲体虚。
2. 痰饮的基本病机 三焦气化失宣，肺、脾、肾功能失调，津液停积机体某部位而成。

三、各类痰饮的诊断要点（2016）

1. 痰饮 心下满闷，呕吐清水痰涎，胃肠沥沥有声，形体昔肥今瘦，属饮停胃肠（2005）。
2. 悬饮 胸胁饱满，咳唾引痛，喘促不能平卧，或肺痨病史，属饮流胁下（2019）。
3. 溢饮 身体疼痛而沉重，甚则肢体浮肿，当汗出不汗出，或伴咳喘，属饮溢肢体（2005）。
4. 支饮 咳逆倚息，短气不得平卧，其形如肿，属饮邪支撑胸肺（2006，2019）。

四、辨证论治

1. 痰饮、悬饮、支饮和溢饮的辨证要点 ①辨饮停部位。②辨标本的主次。③辨病邪的兼夹。
2. 本病总的治疗原则 以温化为总则（2002，2009，2013）。
3. 分证论治

（1）痰饮

①脾阳虚弱证——温脾化饮（2002）

【主症】胸胁支满，心下痞闷，胃中有振水音，泛吐清水痰涎，饮入即吐（2002）。

【方药】苓桂术甘汤合小半夏加茯苓汤加减。

②饮留胃肠证——攻下逐饮

【主症】心下坚满或痛，自利，利后反快，虽利心下续坚满，或水走肠间，沥沥有声。

【方药】甘遂半夏汤或己椒苈黄丸加减。

（2）悬饮

①邪犯胸肺证——和解宣利（2011）

【主症】咳嗽，痰少，气急，胸胁刺痛，呼吸、转侧疼痛加重，心下痞硬。

【方药】柴枳半夏汤加减（2011）。

②饮停胸胁证——泻肺祛饮（2006）

【主症】胸胁疼痛，咳唾引痛，痛势较前减轻，而呼吸困难加重，咳逆气不能平卧，或仅能偏卧于停饮的一侧，病侧肋间胀满，甚则可见病侧胸廓隆起。

【方药】椒目瓜蒌汤合十枣汤或控涎丹加减。

③络气不和证——理气和络

【主症】胸胁疼痛，如灼如刺，或有闷咳，甚则迁延经久不已，阴雨更甚，可见病侧胸廓变形。

【方药】香附旋覆花汤加减（2001）。

④阴虚内热证——滋阴清热

【主症】咳呛时作，咳吐少量黏痰，或伴胸胁闷痛。

【方药】沙参麦冬汤合泻白散加减。

（3）溢饮——发表化饮

【主症】身体沉重而疼痛，甚则肢体浮肿。

【方药】小青龙汤加减。

（4）支饮

①寒饮伏肺证——宣肺化饮

【主症】咳逆喘满不得卧，痰吐白沫量多，经久不愈，天冷受寒加重，甚至引起面浮肿，或平素伏而不作，遇寒即发，发则寒热。

【方药】小青龙汤加减（2016）。

②脾肾阳虚证——温脾补肾，以化水饮

【主症】喘促动则为甚，心悸，气短，或咳而气怯，痰多胸闷。

【方药】金匮肾气丸合苓桂术甘汤加减。

第三十九单元 消 渴

重点提示

本单元出题率较为一般，复习时首要掌握消渴的病因病机及辨证要点，对于中消和下消的治法、方药要重点记忆。

---考点集合---

一、概念

消渴是以多饮、多食、多尿、乏力、消瘦为主要临床表现的一种病证。

二、病因病机

1. 消渴的常见病因 ①禀赋不足。②饮食失节。③情志失调。④劳逸失度。
2. 消渴的主要病机 阴津亏损，燥热偏胜，而以阴虚为本，燥热为标（2006，2008，2014）。

三、诊断要点

口渴、多饮、多食易饥、尿频量多、形体消瘦等具有特征性的临床症状，是诊断消渴的主要依据。

四、辨证论治

1. 消渴的辨证要点 ①辨病位。②辨标本。③辨本症与并发症。
2. 消渴的治疗原则 清热润燥，养阴生津（2013）。
3. 分证论治

（1）上消

肺热津伤证——清热润肺，生津止渴

【主症】口渴多饮，口舌干燥，尿频量多，烦热多汗，舌边尖红，苔薄黄，脉洪数。

【方药】消渴方加减（2012，2016）。

（2）中消

①胃热炽盛证——清胃泻火，养阴增液

【主症】多食易饥，口渴，尿多，形体消瘦，大便干燥，苔黄，脉滑实有力（2005，2011）。

【方药】玉女煎加减（2001，2007，2016，2019）。

②气阴亏虚证——益气健脾，生津止渴

【主症】口渴引饮，能食与便溏并见，或饮食减少，精神不振，四肢乏力，体瘦，舌质淡红，苔白而干，脉弱。

【方药】七味白术散加减。

（3）下消

①肾阴亏虚证——滋阴固肾

【主症】尿频量多，浑浊如脂膏，或尿甜，腰膝酸软，乏力，头晕耳鸣，口干唇燥，皮肤干燥瘙痒，舌红苔少，脉细数。

【方药】六味地黄丸加减（2002，2012，2017）。

②阴阳两虚证——滋阴温阳，补肾固涩

【主症】小便频数，浑浊如膏，甚至饮一溲一，面容憔悴，耳轮干枯，腰膝酸软，四肢欠温，畏寒肢冷，阳痿或月经不调，舌苔淡白而干，脉沉细无力。

【方药】金匮肾气丸加减（2005，2012）。

第四十单元 汗 证

重点提示

本单元出题率较为一般，复习时首先要熟悉汗证的诊断要点、辨证要点与治疗原则，在此基础上重点复习肺卫不固证与阴虚火旺证的治法、方药。

一、概念

汗证指由于阴阳失调，腠理不固，而致汗液外泄失常的病证。其中，不因外界环境因素的影响，而白昼时时汗出，动辄益甚者，称为自汗；寐中汗出，醒来自止者，称为盗汗。

二、病因病机

1. 汗证的常见病因　①病后体虚。②情志不调。③饮食不节。
2. 汗证的主要病机　阴阳失调，腠理不固，营卫失和，汗液外泄失常。

三、诊断和病证鉴别

1. 汗证的诊断要点

（1）不因外界环境影响，在头面、颈胸，或四肢、全身出汗者，昼日汗出，动则益甚为自汗，睡眠中汗出津津，醒后汗止为盗汗。

（2）除外其他疾病引起的汗证。作为其他疾病过程中出现的汗证，因疾病不同，各具有该疾病的症状及体征，且出汗大多不居于突出地位。

（3）有病后体虚、表虚受风、思虑烦劳过度、情志不舒、嗜食辛辣等易于引起汗证的病因存在。

2. 汗证与脱汗、战汗的鉴别

（1）汗证与脱汗：脱汗表现为大汗淋漓，汗出如珠，常同时出现声低息微，精神疲惫，四肢厥冷，脉微欲绝或散大无力，多在疾病危重时出现，为病势危急的征象，故脱汗又称为绝汗。其汗出的情况及病情的程度均较汗证为重。

（2）汗证与战汗：战汗主要出现于急性热病过程中，表现为突然恶寒战栗，全身汗出，发热，口渴，烦躁不安，为邪正交争的征象。若汗出之后，热退脉静，气息调畅，为正气拒邪，病趋好转。与阴阳失调、营卫不和之汗证迥然有别。

四、辨证论治

1. 汗证的辨证要点　应着重辨明阴阳虚实。
2. 汗证的治疗原则　虚证治以益气、养阴、补血、调和营卫；实证当清肝泄热，化湿和营；虚实夹杂者，据虚实的主次适当兼顾。
3. 分证论治

（1）肺卫不固证——益气固表

【主症】汗出恶风，稍劳汗出尤甚，或表现半身、某一局部出汗，易于感冒，体倦乏力，周身酸楚，面白少华，苔薄白，脉细弱。

【方药】桂枝加黄芪汤或玉屏风散加减（2005）。

（2）心血不足证——养血补心

【主症】自汗或盗汗，心悸少寐，神疲气短，面色不华，舌质淡，脉细。

【方药】归脾汤加减。

（3）阴虚火旺证——滋阴降火

【主症】夜寐盗汗，或有自汗，五心烦热，或兼午后潮热，两颧色红，口渴，舌红少苔，脉细数。

【方药】当归六黄汤加减（2001，2002）。

(4) 邪热郁蒸证——清肝泄热,化湿和营

【主症】蒸蒸汗出,汗液易使衣服黄染,面赤烘热,烦躁,口苦,小便色黄,舌苔薄黄,脉象弦数。

【方药】龙胆泻肝汤加减。

第四十一单元 内伤发热

重点提示

本单元出题率较为一般,考点主要集中在辨证论治上,对于阴虚发热、气虚发热及血虚发热要重点复习,以治法、方药为主。

考点集合

一、概念

内伤发热是以内伤为病因,脏腑功能失调,气、血、阴、阳失衡为基本病机,以发热为主要临床表现的病证。

二、病因病机

1. 内伤发热的常见病因　①久病体虚。②饮食劳倦。③情志失调。④外伤出血。
2. 内伤发热的病机　气血阴阳亏虚,脏腑功能失调。

三、诊断和病证鉴别

1. 内伤发热的诊断要点
(1) 起病缓慢,病程较长,多为低热,或自觉发热,而体温并不升高,表现为高热者较少。不恶寒,或虽有怯冷,但得衣被则温。常兼见头晕、神疲、自汗、盗汗、脉弱等症。
(2) 一般有气、血、阴、阳亏虚或气郁、血瘀、湿阻的病史,或有反复发热史。无感受外邪所致的头身疼痛、鼻塞、流涕、脉浮等症。
2. 内伤发热与外感发热的鉴别　内伤发热的诊断要点已如上述,而外感发热表现的特点是:因感受外邪而起,起病较急,病程较短,发热初期大多伴有恶寒,其恶寒得衣被而不减。发热的热度大多较高,发热的类型随病种的不同而有所差异。初起常兼有头身疼痛、鼻塞、流涕、咳嗽、脉浮等表证。外感发热由感受外邪、正邪相争所致,属实证者居多。

四、辨证论治

1. 内伤发热总的治疗原则　实证宜解郁、活血、除湿为主,虚证宜益气、养血、滋阴、温阳。
2. 分证论治
(1) 阴虚发热证——滋阴清热

【主症】午后潮热,或夜间发热,不欲近衣,手足心热,烦躁,少寐多梦,盗汗,口干咽燥,舌质红,或有裂纹,苔少甚至无苔,脉细数。

【方药】清骨散或知柏地黄汤加减(2002)。

(2) 血虚发热证——益气养血(2001)

【主症】发热,热势多为低热,头晕眼花,身倦乏力,心悸不宁,面白少华,唇甲色淡,

舌质淡，脉细弱。

【方药】归脾汤加减。

（3）气虚发热证——益气健脾，甘温除热

【主症】发热，热势或低或高，常在劳累后发作或加剧，倦怠乏力，气短懒言，自汗，易于感冒，食少便溏，舌质淡，苔薄白，脉细弱。

【方药】补中益气汤加减（2005，2006）。

（4）阳虚发热证——温补阳气，引火归元

【主症】发热而欲近衣，形寒怯冷，四肢不温，少气懒言，头晕嗜卧，腰膝酸软，纳少便溏，面色㿠白，舌质淡胖，或有齿痕，苔白润，脉沉细无力。

【方药】金匮肾气丸加减（2016）。

（5）气郁发热证——疏肝理气，解郁泄热（2011）

【主症】发热多为低热或潮热，热势常随情绪波动而起伏，精神抑郁，胁肋胀满，烦躁易怒，口干而苦，纳食减少，舌红，苔黄，脉弦数。

【方药】丹栀逍遥散加减（2007，2011）。

（6）痰湿郁热证——燥湿化痰，清热和中

【主症】低热，午后热甚，心内烦热，胸闷脘痞，不思饮食，渴不欲饮，呕恶，大便稀薄或黏滞不爽，舌苔白腻或黄腻，脉濡数。

【方药】黄连温胆汤合中和汤或三仁汤加减。

（7）血瘀发热证——活血化瘀

【主症】午后或夜晚发热，或自觉身体某些部位发热，口干不多欲，痛处固定或有肿块，面萎黄或晦暗，舌青紫或有瘀点、瘀斑，脉弦或涩。

【方药】血府逐瘀汤加减。

第四十二单元 虚 劳

重点提示

本单元内容较多，但出题率一般，从历年来看，考点较散且无规律可循，应全面复习。

考点集合

一、概念

虚劳是以脏腑亏损，气血阴阳虚衰，久虚不复成劳为主要病机，以五脏虚证为主要临床表现的多种慢性虚弱证候的总称。

二、病因病机

1. 虚劳的常见病因　①禀赋薄弱。②烦劳过度。③饮食不节。④大病久病。⑤误治失治。
2. 虚劳的病机　病理性质为气、血、阴、阳的亏虚。病变涉及五脏，尤以脾、肾为主。一脏受病，累及他脏，气虚不能生血，血虚无以生气，气虚者，日久阳也渐衰，血虚者，日久阴也不足，阳损日久，累及于阴，阴虚日久，累及于阳，以致病势日渐发展，而病情趋于复杂。

三、病证鉴别

虚劳和肺痨鉴别：肺痨系正气不足而被痨虫侵袭所致，主要病位在肺，具有传染性，以阴虚火旺为其病理特点，以咳嗽、咳痰、咯血、潮热、盗汗、消瘦为主要临床症状。而虚劳则由多种原因所导致，久虚不复，病程较长，无传染性，以脏腑气、血、阴、阳亏虚为其基本病机，分别出现五脏气、血、阴、阳亏虚的多种症状。

四、辨证论治

1. 虚劳的治疗原则　补益。
2. 分证论治
（1）气虚
①肺气虚证——补益肺气

【主症】咳嗽无力，痰液清稀，短气自汗，声音低怯，时寒时热，平素易于感冒，面色㿠白。

【方药】补肺汤加减。

②心气虚证——益气养心

【主症】心悸，气短，劳则尤甚，神疲体倦，自汗。

【方药】七福饮加减。

③脾气虚证——健脾益气

【主症】饮食减少，食后胃脘不舒，倦怠乏力，大便溏薄，面色萎黄。

【方药】加味四君子汤加减。

④肾气虚证——益气补肾

【主症】神疲乏力，腰膝酸软，小便频数而清，白带清稀，舌质淡，脉弱。

【方药】大补元煎加减。

（2）血虚
①心血虚证——养血宁心

【主症】心悸怔忡，健忘，失眠，多梦，面色不华。

【方药】养心汤加减。

②肝血虚证——补血养肝

【主症】头晕，目眩，胁痛，肢体麻木，筋脉拘急，或筋惕肉瞤，妇女月经不调甚则闭经，面色不华（2017）。

【方药】四物汤加减（2011）。

（3）阴虚
①肺阴虚证——养阴润肺

【主症】干咳，咽燥，甚或失音，咯血，潮热，盗汗，面色潮红。

【方药】沙参麦冬汤加减。

②心阴虚证——滋阴养心

【主症】心悸，失眠，烦躁，潮热，盗汗，或口舌生疮，面色潮红。

【方药】天王补心丹加减。

③脾胃阴虚证——养阴和胃

【主症】口干唇燥，不思饮食，大便燥结，甚则干呕，呃逆，面色潮红（2001，2007）。

【方药】益胃汤加减（2002）。

④肝阴虚证——滋养肝阴

【主症】头痛，眩晕，耳鸣，目干畏光，视物不明，急躁易怒，或肢体麻木，筋惕肉瞤，面潮红。

【方药】补肝汤加减。

⑤肾阴虚证——滋补肾阴

【主症】腰酸，遗精，两足痿弱，眩晕，耳鸣，甚则耳聋，口干，咽痛，颧红，舌红，少津，脉沉细。

【方药】<u>左归丸加减（2005）</u>。

（4）阳虚

①心阳虚证——益气温阳

【主症】心悸，自汗，神倦嗜卧，心胸憋闷疼痛，形寒肢冷，面色苍白。

【方药】<u>保元汤加减（2011）</u>。

②脾阳虚证——温中健脾

【主症】<u>面色萎黄，食少，形寒，神倦乏力，少气懒言，大便溏薄，肠鸣腹痛，每因受寒或饮食不慎而加剧（2016）</u>。

【方药】<u>附子理中汤加减（2005）</u>。

③肾阳虚证——温补肾阳

【主症】腰背酸痛，遗精，阳痿，多尿或不禁，面色苍白，畏寒肢冷，下利清谷或五更泻泄，舌质淡胖，有齿痕。

【方药】右归丸加减。

第四十三单元 癌病

重点提示

本单元重点掌握癌病的诊断及辨证论治。熟悉癌病的病因病机。

考点集合

一、概念

癌病是由于脏腑组织发生异常增生，以肿块逐渐增大、表面高低不平、质地坚硬，时有头痛，常伴发热、乏力、纳差、消瘦并进行性加重为主症的疾病。

二、病因病机

1. 病因　<u>素体内虚，六淫邪毒，饮食失调，内伤七情</u>。

2. 病机

（1）基本病机：正气亏虚，脏腑功能失调，气机郁滞，痰瘀酿毒久羁而成有形之肿块。

（2）病理性质：<u>标实本虚、虚实夹杂，常见全身属虚而局部属实</u>。

（3）病理因素：气郁、痰浊、湿阻、血瘀、毒聚（热毒、寒毒）。

三、诊断

1. 特异性证候表现　脑瘤——头痛、呕吐视力障碍；肺癌——顽固性干咳或痰中带血，胸痛、气急、发热；肝癌——右胁疼痛、乏力、纳差、黄疸；大肠癌——大便习惯改变；肾癌——腰部不适、尿血。

2. 病变局部　<u>坚硬、表面不平的肿块，肿块进行性增大，伴乏力、纳差、疼痛，或不明原因发热及消瘦，并进行性加重</u>。

四、辨证论治

1. 辨证要点　首选辨病期。其次辨正虚。最后辨邪实。
2. 治疗原则　扶正祛邪，攻补兼施。扶正分别采用补气、养血、滋阴、温阳；祛邪采用理气、除湿、化痰、祛瘀、解毒（热毒、寒毒）、软坚散结等法。
3. 证治分类

（1）气郁痰瘀证——行气解郁，化痰祛瘀

【主症】胸膈痞闷，脘腹胀满，或胀痛不适，或隐痛或刺痛，善太息，神疲乏力，纳呆食少，便溏呕血、黑便，或咳嗽咳痰，痰质稠黏，痰白或黄白相兼，舌苔薄腻，质暗隐紫，脉弦或细涩。

【方药】越鞠丸合化积丸加减。

（2）热毒炽盛证——清热凉血，解毒散结

【主症】局部肿块灼热疼痛，发热，口咽干燥，心烦寐差，或热势壮盛，久稽不退，咳嗽无痰或少痰，或痰中带血，甚则咳血不止，胸痛或腰酸背痛，小便短赤，大便秘结或便溏泄泻，舌质红，舌苔黄腻或薄黄少津，脉细数或弦细数。

【方药】犀角地黄汤合犀黄丸加减。

（3）湿热郁毒证——清热利湿，解毒散结

【主症】时有发热，恶心，胸闷，口干口苦，心烦易怒，胁痛或腹部阵痛，身黄，目黄，尿黄，便中带血或黏液脓血便，里急后重，或大便干稀不调，肛门灼热，舌质红，苔黄腻，脉弦滑或滑数。

【方药】龙胆泻肝汤合五味消毒饮加减。

（4）瘀毒内阻证——活血化瘀，理气散结

【主症】面色晦暗，或肌肤甲错，胸痛或腰腹疼痛，痛有定处，如锥如刺，痰中带血或尿血，血色暗红，口唇紫暗，舌质暗或有瘀点、瘀斑，苔薄或薄白，脉涩或细弦或细涩。

证机概要：瘀血蓄结，壅阻气机。

【方药】血府逐瘀汤加减。

（5）气阴两虚证——益气养阴，扶正抗癌

【主症】神疲乏力，口咽干燥，盗汗，头晕耳鸣，视物昏花，五心烦热，腰膝酸软，纳差，大便秘结或溏烂，舌质淡红少，脉细或细数。

【方药】生脉地黄汤加减。

（6）气血双亏证——益气养血，扶正抗癌

【主症】形体消瘦，面色无华，唇甲色淡，气短乏力，动辄尤甚，伴头昏心悸，目眩眼花，动则多汗，口干舌燥，纳呆食少，舌质红或淡，脉细或细弱。

【方药】十全大补丸加减。

第四十四单元　厥　证

重点提示

本单元内容出题率一般，在熟悉病因病机的基础上，重点复习气厥的内容，解题时注意辨清虚实。血厥的内容涉及相对较少，主要熟悉治法、方药。痰厥大致了解即可。

考点集合

一、概念

厥证是以突然昏倒，不省人事，四肢厥冷为主要临床表现的一种病证。

二、病因病机

1. 气厥、血厥、痰厥的常见病因　①情志内伤。②体虚劳倦。③亡血失津。④饮食不节（2006）。

2. 厥证的基本病机　气机突然逆乱，升降乖戾，气血阴阳不相顺接（2002）。

三、诊断和病证鉴别

1. 厥证的诊断要点

（1）临床表现：突然昏仆，不省人事，或伴四肢厥冷。

（2）先兆症状与兼症：发病之前常有头晕、视物模糊、面色苍白、出汗等。而后突然昏仆，不知人事，移时苏醒。兼症见恶心、汗出、四肢厥冷，醒后头晕、疲乏、口干。

（3）病史：了解有无类似发作史。

（4）诱因：精神刺激、情绪波动、大失血、暴饮暴食、素体痰盛宿疾。

2. 厥证与痫病、昏迷的鉴别

（1）厥证与痫病（2011，2015）：痫病常有先天因素，以青少年为多见。病情重者，虽亦为突然昏仆，不省人事，但发作时间短暂，且发作时常伴有嚎叫、抽搐、口吐涎沫、两目上视、小便失禁等。常反复发作，每次症状均相类似，苏醒缓解后可如常人。厥证之昏倒，仅表现为四肢厥冷，无叫吼、吐沫、抽搐等症。可做脑电图检查，以资鉴别。

（2）厥证与昏迷：昏迷为多种疾病发展到一定阶段所出现的危重证候。一般来说发生较为缓慢，先轻后重，由烦躁、嗜睡、谵语渐次发展，一旦昏迷后，持续时间一般较长，恢复较难，苏醒后原发病仍然存在。厥证常为突然发生，昏倒时间较短，常因情志刺激、饮食不节、劳倦过度、亡血失津等导致发病。

四、辨证论治

1. 厥证的辨证要点　①辨病因。②辨虚实。③辨气血。
2. 厥证的基本治疗原则　醒神回厥。
3. 分证论治

（1）气厥

①实证——开窍，顺气，解郁

【主症】由情绪异常、精神刺激而发作，突然昏倒，不知人事，或四肢厥冷，呼吸气粗，口噤握拳，舌苔薄白，脉伏或沉弦（2006）。

【方药】通关散合五磨饮子加减。

②虚证——补气，回阳，醒神

【主症】发病前有明显的情绪紧张、恐惧、疼痛或站立过久等诱发因素，发作时眩晕昏仆，面色苍白，呼吸微弱，汗出肢冷，舌淡，脉沉细微。本证临床较为多见，尤以体弱的年轻女性易于发生（2006）。

【方药】生脉注射液、参附注射液、四味回阳饮（2004）。

（2）血厥

①实证——平肝潜阳，理气通瘀

【主症】多因急躁恼怒而发，突然昏倒，不知人事，牙关紧闭，面赤唇紫，舌暗红，脉弦有力。

【方药】羚角钩藤汤或通瘀煎加减。

②虚证——补养气血

【主症】常因失血过多而发，突然昏厥，面色苍白，口唇无华，四肢震颤，自汗肢冷，目陷口张，呼吸微弱，舌质淡，脉芤或细数无力。

【方药】急用独参汤灌服，继服人参养营汤。

（3）痰厥——行气豁痰

【主症】素有咳喘宿痰，多湿多痰，恼怒或剧烈咳嗽后突然昏厥，喉有痰声，或呕吐涎沫，呼吸气粗，舌苔白腻，脉沉滑。

【方药】导痰汤加减。

肢体经络病证

第四十五单元 痹 证

重点提示

本单元出题率较为一般，复习的重点在于掌握风寒湿痹的各种症状。行痹、痛痹、着痹均曾有过考查，复习时需重点注意。其余内容也要熟悉。

考点集合

一、概念

痹证是由于风、寒、湿、热等邪气闭阻经络，影响气血运行，导致肢体筋骨、关节、肌肉等处发生疼痛、重着、酸楚、麻木，或关节屈伸不利、僵硬、肿大、变形等症状的一种疾病。

二、病因病机

1. 痹证的病因 ①正气不足，卫外不固。②风寒湿热，外邪入侵。
2. 痹证的病机 邪气痹阻经脉，即风、寒、湿、热、痰、瘀等邪气滞留于肢体筋脉、关节、肌肉、经脉，气血痹阻不通，不通则痛。

三、诊断和病证鉴别

1. 痹证的诊断要点

（1）临床表现为肢体关节、肌肉疼痛，屈伸不利，或疼痛游走不定，甚则关节剧痛、肿大、强硬、变形。

（2）发病及病情的轻重常与劳累以及季节、气候的寒冷、潮湿等变化有关，某些痹证的发生和加重可与饮食不当有关。

（3）本病可发生于任何年龄，但不同年龄的发病与疾病的类型有一定的关系。

2. 痹证与痿证的鉴别 鉴别要点首先在于痛与不痛，痹证以关节疼痛为主，而痿证则为肢体力弱，无疼痛症状；其次要观察肢体的活动障碍，痿证是无力运动，痹证是因痛而影响活动；再者，部分痿证病初即有肌肉萎缩，而痹证则是由于痛甚或关节僵直不能活动，日久废而不用导致肌肉萎缩。

四、辨证论治

1. 痹证的辨证要点　①辨病邪。②辨虚实。③辨体质。
2. 痹证的治疗原则　以祛邪通络为基本原则。根据邪气的偏盛，分别予以祛风、散寒、除湿、清热、化痰、行瘀，兼顾"宣痹通络"。
3. 分证论治

（1）风寒湿痹

①行痹——祛风通络，散寒除湿

【主症】肢体关节、肌肉疼痛酸楚，屈伸不利，活动受限，可涉及肢体多个关节，疼痛呈游走性，初起可见有恶风、发热等表证。舌苔薄白，脉浮或缓（2005，2016）。

【方药】防风汤加减（2002，2007）。

②痛痹——散寒通络，祛风除湿（2011）

【主症】肢体关节疼痛，痛势较剧，部位固定，遇寒则痛甚，得热则痛缓，关节屈伸不利，局部皮肤或有寒冷感，时有肌肉酸楚疼痛。舌质淡，舌苔薄白，脉弦紧。

【方药】乌头汤加减（2002，2005，2011）。

③着痹——除湿通络，祛风散寒

【主症】肢体关节、肌肉酸楚、重着、疼痛，肿胀散漫，关节活动不利，肌肤麻木不仁，舌质淡，舌苔白腻，脉濡缓（2005，2016）。

【方药】薏苡仁汤加减。

（2）风湿热痹——清热通络，祛风除湿

【主症】游走性关节疼痛，可涉及一个或多个关节，活动不便，局部灼热红肿，痛不可触，得冷则舒，可有皮下结节或红斑，常伴有发热、恶风、汗出、口渴、烦躁不安、尿黄、便干等全身症状。舌质红，舌苔黄或黄腻，脉滑数或浮数。

【方药】白虎加桂枝汤或宣痹汤加减（2016）。

（3）痰瘀痹阻证——化痰行瘀，蠲痹通络

【主症】痹证日久，肌肉关节刺痛，固定不移，或关节肌肤紫暗、肿胀，按之较硬，肢体顽麻或重着，或关节僵硬变形，屈伸不利，有硬结、瘀斑，面色暗黧，眼睑浮肿，或胸闷痰多。舌质紫暗或有瘀斑，舌苔白腻，脉弦涩。

【方药】双合汤加减。

（4）肝肾亏虚证——培补肝肾，舒筋止痛

【主症】痹证日久不愈，关节屈伸不利，肌肉瘦削，腰膝酸软，或畏寒肢冷，阳痿，遗精，大便溏薄，或骨蒸劳热，心烦口干，舌质淡红，舌苔薄白或少津，脉沉细弱或细数。

【方药】独活寄生汤加减（2017）。

第四十六单元　痿　证

重点提示

本单元出题率较为一般，重点掌握湿热浸淫证以及脾胃虚弱证的内容。其余内容也要熟悉掌握。

考点集合

一、概述

痿证是指肢体筋脉弛缓，软弱无力，不能随意运动，或伴有肌肉萎缩的一种病证。

二、病因病机

1. 痿证的常见病因　①感受温毒。②湿热浸淫。③饮食毒物所伤。④久病房劳。⑤跌仆瘀阻。
2. 痿证的病机　各种外感、内伤致病因素，引起五脏受损，精津不足，气血亏耗，进而肌肉津脉失养，而发为痿证。病理因素为湿、热（2013，2017）。

三、诊断要点

1. 肢体筋脉弛缓不收，下肢或上肢，一侧或双侧，软弱无力，甚则瘫痪，部分病人伴有肌肉萎缩。
2. 由于肌肉痿软无力，可有睑废、视歧、声嘶低暗、抬头无力等症状，甚则影响呼吸、吞咽。
3. 部分病人发病前有感冒、腹泻病史，有的病人有神经毒性药物接触史或家族遗传史。

四、辨证论治

1. 痿证的辨证要点　痿证辨证，重在辨脏腑病位，审标本虚实（2019）。
2. 分证论治

（1）肺热津伤证——清热润燥，养阴生津

【主症】发病急，病起发热，或热后突然出现肢体软弱无力，可较快发生肌肉瘦削，皮肤干燥，心烦口渴，咳呛少痰，咽干不利，小便黄赤或热痛，大便干燥。舌质红，苔黄，脉细数。

【方药】清燥救肺汤加减。

（2）湿热浸淫证——清热利湿，通利经脉（2002）

【主症】起病较缓，逐渐出现肢体困重，痿软无力，尤以下肢或两足痿弱为甚，兼见微肿，手足麻木，扪及微热，喜凉恶热，或有发热，胸脘痞闷，小便赤涩热痛，大便不爽。舌质红，舌苔黄腻，脉濡数或滑数。

【方药】加味二妙散加减。

（3）脾胃虚弱证——补中益气，健脾升清

【主症】起病缓慢，肢体软弱无力逐渐加重，神疲肢倦，肌肉萎缩，少气懒言，纳呆便溏，面色㿠白或萎黄无华，面浮。舌淡苔薄白，脉细弱。

【方药】参苓白术散合补中益气汤加减（2005）。

（4）肝肾亏损证——补益肝肾，滋阴清热

【主症】起病缓慢，渐见肢体痿软无力，尤以下肢明显，腰膝酸软，不能久立，甚至步履全废，腿胫大肉渐脱，或伴有眩晕耳鸣，舌咽干燥，遗精或遗尿，或妇女月经不调。舌红少苔，脉细数。

【方药】虎潜丸加减（2001，2015）。

（5）脉络瘀阻证——益气养营，活血行瘀（2011）

【主症】久病体虚，四肢痿弱，肌肉瘦削，手足麻木不仁，使之青筋显露，可伴有肌肉活动时隐痛不适。舌痿不能伸缩，舌质暗淡或有瘀点、瘀斑，脉细涩。

【方药】圣愈汤合补阳还五汤加减（2011）。

第四十七单元 腰 痛

重点提示

本单元出题率一般，主要掌握腰痛的病因病机及寒湿腰痛及肾虚腰痛的主症、治法、方药。熟悉辨证要点及治疗原则。

---考点集合---

一、概念

腰痛是以腰脊或脊旁部位疼痛为主要表现的一种病症。

二、病因病机

1. 腰痛的常见病因 ①外邪侵袭。②体虚年衰。③跌仆闪挫。
2. 腰痛的病机 基本病机为筋脉痹阻，腰府失养。

三、辨证论治

1. 腰痛的辨证要点 腰痛辨证应辨外感、内伤与跌仆闪挫之外伤。
2. 腰痛的基本治则 腰痛治疗当分清标本虚实。感受外邪属实，治宜祛邪通络，根据寒湿、湿热的不同，分别予以温散或清利；外伤腰痛属实，治宜活血祛瘀，通络止痛为主；内伤致病多属虚，治宜补肾固本为主，兼顾肝脾。虚实兼见者，宜辨主次轻重，标本兼顾。
3. 分证论治

(1) 寒湿腰痛——散寒行湿，温经通络（2001）

【主症】腰部冷痛重着，转侧不利，逐渐加重，静卧痛不减，寒冷和阴雨天加重，恶寒肢冷。舌质淡，苔白腻，脉沉而迟缓。

【方药】甘姜苓术汤加减（2014，2019）。

(2) 湿热腰痛——清热利湿，舒筋止痛

【主症】腰部疼痛，重着而热，暑湿阴雨天气症状加重，活动后可减轻，身体困重，小便短赤，苔黄腻，脉濡数或弦数。

【方药】四妙丸加减（2006）。

(3) 瘀血腰痛——活血化瘀，通络止痛

【主症】腰痛如刺，痛有定处，痛处拒按，痛如刀割针刺，日轻夜重，轻者俯仰不便，重则不能转侧。舌质暗紫，或有瘀斑，脉涩。部分病人有跌仆闪挫病史。

【方药】身痛逐瘀汤加减（2013）。

(4) 肾虚腰痛

①肾阴虚——滋补肾阴，濡养筋脉

【主症】腰部隐隐作痛，酸软无力，缠绵不愈，心烦少寐，口燥咽干，面色潮红，手足心热，舌红少苔，脉弦细数（2001，2008）。

【方药】左归丸加减。

②肾阳虚——补肾壮阳，温煦筋脉（2016）

【主症】腰部隐隐作痛，酸软无力，缠绵难愈，局部发凉，喜温喜按，遇劳更甚，卧则减轻，常反复发作，少腹拘急，面色㿠白，肢冷畏寒，阳痿早泄，小便清长，大便溏薄。舌质淡，脉沉细无力。

【方药】右归丸加减。

第七篇　中医外科学

第一单元　中医外科疾病的病因病机

重点提示

本单元内容较为次要，可结合中医基础理论的内容复习本单元。

---考点集合---

一、致病因素

1. **外感六淫致病**　风、寒、暑、湿、燥、火六淫邪毒能直接或间接地侵害人体，发生外科疾病。

（1）风：风为阳邪，善行而数变，故发病迅速，多为阳证。风性燥烈，风性上行，多侵犯人体上部，如颈痈、抱头火丹等。

（2）寒：寒主收引，寒胜则痛，寒邪侵袭人体而致局部气血凝滞，血脉流行失常，易患冻疮、脱疽等病。寒为阴邪，致病一般多为阴证，常侵袭人之筋骨关节。

（3）暑：暑为热邪，行于盛夏，发病多夹湿邪。由于外受暑热，蕴蒸肌肤，汗出过多，或汗出不畅，以致暑湿逗留，易生痱痤；复经搔抓，破伤染毒，即可发生暑疖，甚至导致暑湿流注。

（4）湿：湿为重浊之邪，以长夏感受者多。湿性下趋，故生于下半身的外科疾病，多与湿邪有关（2016）。

（5）燥：燥邪为病，有凉燥与温燥之别，在外科病的发病过程中，以温燥者居多。燥为阳邪，易伤阴液，多致皮肤干燥皲裂，外邪乘机侵袭，易致生痈，或引起手足部疔疮等。

（6）火：火邪属热，热为火之轻，火为热之重，两者仅在程度上有差别，其患病大多由于直接感受温热之邪所引起，如疔疮、有头疽、痈、药毒、丹毒等。

2. **情志内伤致病**　由情志内伤所致的外科疾病，大多发生在乳房、胸胁、颈的两侧等肝经循行部位。

3. **饮食不节致病**　恣食膏粱厚味、醇酒炙煿或辛辣刺激之品，可使脾胃功能失调，湿热火毒内生，同时感受外邪就易发生痈、有头疽、疔疮等。

4. **外来伤害致病**　凡跌打损伤、沸水、火焰、冷冻等，都可直接伤害人体，引起局部气血凝滞、热胜肉腐等，而发生瘀血流注、水火烫伤、冻伤等外伤性疾病（2002，2010）。同时也可因外伤而再感受毒邪，发生破伤风或手足疔疮等。或因损伤，导致筋脉瘀阻，气血运行失常，而发生脱疽等。

5. **劳伤虚损致病**　多因早婚、房事过度、生育过多等，导致肾精耗伤，肾气亏虚，冲任失调，复感外邪而发生外科疾病。

6. **感受特殊之毒致病**　特殊之毒包括虫毒、蛇毒、疯犬毒、漆毒、药毒、食物毒和疫毒、无名毒（2002，2013）。

7. 痰饮、瘀血致病
（1）因痰致病者多起病缓慢，病程较长，早期症状多不明显。
（2）瘀血致病范围广，病种多，症状复杂，多具有疼痛癥块、出血紫暗等特点。

二、发病机制

（1）邪正盛衰。
（2）气血凝滞。
（3）经络阻塞。
（4）脏腑失和。

第二单元　中医外科疾病辨证

重点提示

本单元虽然内容较多，但是考试涉及较少，重点复习阴阳辨证及经络辨证的内容即可。

———— 考点集合 ————

一、阴阳辨证

以局部症状辨别阴阳：
（1）发病缓急：急性发作的病属阳；慢性发作的病属阴。
（2）病位深浅：病发于皮肉的属阳；发于筋骨的属阴。
（3）皮肤颜色：红活焮赤的属阳；紫暗或皮色不变的属阴。
（4）皮肤温度：灼热的属阳；不热或微热的属阴（2006）。
（5）肿形高度：肿胀形势高起的属阳；平坦下陷的属阴。
（6）肿胀范围：肿胀局限，根脚收束的属阳；肿胀范围不局限，根脚散漫的属阴。
（7）肿块硬度：肿块软硬适度，溃后渐消的属阳；坚硬如石，或柔软如棉的属阴。
（8）疼痛感觉：疼痛比较剧烈的属阳；不痛、隐痛、酸痛或抽痛的属阴。
（9）脓液稀稠：溃后脓液稠厚的属阳；稀薄或纯血水的属阴。
（10）病程长短：阳证的病程较短；阴证的病程较长。
（11）全身症状：阳证初起常伴有形寒发热、口渴、纳呆、大便秘结、小便短赤，溃后症状渐次消失；阴证初起一般无明显症状，酿脓期常有骨蒸潮热、颧红，或面色㿠白、神疲自汗、盗汗等症，溃后尤甚。
（12）预后顺逆：阳证易消、易溃、易敛，预后多顺；阴证难消、难溃、难敛，预后多逆。

二、部位辨证

1. 发于上部的疾病的病因特点与发病特点
（1）发病部位：头面、颈项、上肢。
（2）病因特点：风邪易袭阳位，其性趋上，温热多侵，故病因多风温、风热。
（3）发病特点：上部疾病的发生一般来势迅猛。
2. 发于中部的疾病的病因特点与发病特点
（1）发病部位：病发于胸、腹、胁、肋、腰、背。
（2）病因特点：七情内伤、五志不畅可致气机郁滞，过极则化热生火；或由于饮食不节、劳伤虚损、气血郁阻、痰湿凝滞而致脏腑功能失和。多为气郁、火郁。

（3）发病特点：中部疾病的发生常于发病前有情志不畅的刺激史，或平素性格郁闷。

3. 发于下部的疾病的病因特点与发病特点

（1）病因特点：寒湿、湿热多见，由于湿性趋下，故下部疾病者多夹湿邪。

（2）发病特点：起病缓慢，缠绵难愈，反复发作。

（3）常见症状：患部沉重不爽，二便不利，或肿胀如棉，或红肿流滋，或疮面紫暗、腐肉不脱、新肉不生。

三、经络辨证

1. 十二经脉气血多少与外科疾病的关系（2006）　手、足十二经脉有气血多少之分，手阳明大肠经、足阳明胃经为多气多血之经；手太阳小肠经、足太阳膀胱经、手厥阴心包经、足厥阴肝经为多血少气之经；手少阳三焦经、足少阳胆经、手少阴心经、足少阴肾经、手太阴肺经、足太阴脾经为多气少血之经。凡外疡发于多血少气之经，治疗时注重破血，注重补托。发于多气少血之经，治疗时要注重行气，注重滋养。发于多气多血之经，治疗时要注重行气活血。如乳痈所患部位属足阳明胃经，治宜行气通乳；瘰疬属足少阳胆经，治宜行滞、滋养。

2. 引经药　手太阳经用黄柏、藁本；足太阳经用羌活；手阳明经用升麻、石膏、葛根；足阳明经用白芷、升麻、石膏；手少阳经用柴胡、连翘、地骨皮（上）、青皮（中）、附子（下）；足少阳经用柴胡、青皮；手太阴经用桂枝、升麻、白芷、葱白；足太阴经用升麻、苍术、白芍；手厥阴经用柴胡、牡丹皮；足厥阴经用柴胡、青皮、川芎、吴茱萸；手少阴经用黄连、细辛；足少阴经用独活、知母、细辛。

四、局部辨证

1. 辨肿

（1）辨肿的外形：局限性、弥漫性、全身性。

（2）辨肿的成因：火、寒、风、湿、痰、气、郁结、瘀血。

（3）辨肿的部位和色泽。

2. 辨肿块结节　肿块是指体内比较大的或体表显而易见的肿物，如腹腔内肿物或体表较大的包块等。而较小触之可及的称之为结节，主要见于皮肤或皮下组织。对于肿块应辨别其大小、形态、质地、活动度、位置、界限、疼痛情况和内容物。

3. 辨疼痛（2016）

（1）辨疼痛的成因：热、寒、风、气、化脓、瘀血。

（2）辨疼痛的发作情况：猝痛、持续痛。

（3）辨疼痛的性质：刺痛、灼痛、钝痛、裂痛、酸痛、抽掣痛、啄痛。

（4）辨疼痛与肿：①先肿后痛者，其病浅在肌肤，如颈痈。②先痛后肿者，其病深在筋骨，如附骨疽。③痛发数处，同时肿胀并起，或先后相继者，为流注。④肿势蔓延而痛在一处的，是毒已渐聚；肿势散漫而无处不痛的，是毒邪四散，其势方张。⑤肿块坚硬如石不移，不痛或微痛，日久逐渐肿胀时觉掣痛者，常为岩。

4. 辨痒

（1）辨痒的成因：风胜、湿胜、热胜、虫淫、血虚。

（2）辨痒的病变过程：肿疡作痒、溃疡作痒。

5. 辨脓　辨脓的有无：①按之灼热痛甚，指端重按一处其痛更甚，肿块已软，指起即复（即应指），脉数者，为脓已成。②按之微热，痛势不甚，肿块仍硬，指起不复（不应指），脉不数者，为脓未成（2010，2014，2015，2019）。

第三单元 中医外科疾病治法

重点提示

本单元的重点在于消、托、补三大法以及一些外用药物的适应证。除药物外的其他外治法历年涉及较少，砭镰法的内容需熟悉，其他各法了解即可。

考点集合

一、内治法

1. 外科内治法三个总则消、托、补的定义与适应证　<u>消、托、补三大法是治疗外科疾病的三个总则（2005）</u>。
2. 清热法、温通法、祛痰法和营法、内托法的代表方剂及应用
   (1) 清热法：<u>黄连解毒汤、五味消毒饮、犀角地黄汤、清营汤、知柏八味丸、清骨散</u>。
   (2) 温通法：阳和汤、独活寄生汤。
   (3) 祛痰法：牛蒡解肌汤合二陈汤、清咽利膈汤合二母散、逍遥散合二陈汤、香贝养营汤。
   (4) 和营法：桃红四物汤、大黄䗪虫丸。
   (5) 内托法：<u>透脓散、托里消毒散、神功内托散（2010，2015，2016）</u>。

二、外治法

1. 膏药、油膏的临床应用
   (1) 膏药：一切外科病初起、已成、溃后各个阶段，均可应用。
   (2) 油膏：适用于<u>肿疡、溃疡（2015）</u>，皮肤病糜烂结痂渗液不多者，肛门病等。
2. 箍围药的适应证、用法及使用注意
   (1) 适应证：凡外疡不论初起、成脓及溃后，肿势散漫不聚，而无集中之硬块者。
   (2) 用法：由于箍围药的药性有寒、热的不同，所以在应用时也应区别使用。
   (3) 使用注意：凡外疡初起，肿块局限者，一般宜用消散药。箍围药敷后干燥之时，宜时时用液体湿润，以免药物剥落及干板不舒。
3. 掺药的种类及临床应用（2014）
   (1) 消散药：适用于肿疡初起，而肿势局限尚未成脓者。
   (2) 提脓去腐药：凡溃疡初期，脓栓未溶，腐肉未脱；或脓水不净，新肉未生的阶段。
   (3) 腐蚀药与平胬药：凡肿疡在脓未溃时，或痔疮、瘰疬、赘疣、息肉等病；或溃疡破溃以后，疮口太小，引流不畅；或疮口僵硬，或胬肉突出，或腐肉不脱等妨碍收口时。
   (4) 生肌收口药：<u>凡溃疡腐肉已脱</u>、脓水将尽时。
   (5) 止血药：适用于<u>溃疡或创伤出血</u>，凡属于小络损伤而出血者。
   (6) 祛腐生肌药：适用于溃疡日久，腐肉难脱，新肉不生；或腐肉已脱，新肉不长，久不收口者。
   (7) 清热收涩药：适用于一切皮肤病急性或亚急性皮炎而渗液不多者。
   (8) 酊剂：一般用于疮疡未溃及皮肤病者。
   (9) 洗剂：一般用于急性、过敏性皮肤病。

4. 切开法的适应证及具体运用

(1) 适应证：一切外疡，不论阴证、阳证，确已成脓者。

(2) 具体应用（2014）：①选择有利时机：肿疡成脓，脓肿中央出现透脓点，即为脓已熟。②切口选择：选择脓腔最低点或最薄弱处进刀。一般疮疡宜循经直切，乳房部应以乳头为中心，放射状切开（2016）；面部脓肿应尽量沿皮肤自然纹理切开；手指脓肿，应从侧方切开（2016）；关节区附近的脓肿，切口尽量避免越过关节（2013）；关节区脓肿，一般施行横切口、弧形切口或"S"形切口；肛旁低位脓肿，应以肛管为中心做放射状切开。③切开原则：进刀深浅必须适度，以得脓为度。切口大小应根据脓肿范围大小，以及病变部位的肌肉厚薄而定，以脓流通畅为原则。一般切口不能超越脓腔以外。

5. 砭镰法、挑治法、挂线法、结扎法的适应证及用法

	适应证	用法
砭镰法	适用于急性阳证疮疡，如丹毒、红丝疔等（2003，2006）。	先常规消毒，然后用三棱针或刀锋直刺皮肤或黏膜，迅速移动击刺，以使患部出血或排出黏液、黄水为度（2006）
挑治法	内痔出血、肛裂、脱肛、肛门瘙痒、颈部多发性疖肿等	常用的办法有选点挑治、区域挑治和截根疗法三种
挂线法	凡疮疡溃后，脓水不净，虽经内服、外敷等治疗无效而形成瘘管或窦道者；或疮口过深，或生于血络丛处，而不宜采用切开手术者（2010）	橡皮筋线挂线法、普通丝线或纸裹药线挂线法
结扎法	适用于瘤、赘疣、痔、脱疽等病，以及脉络断裂引起的出血	在根部以双套结扣住扎紧，可以缝针贯穿它的根部，再用8字式结扎法，两线交叉扎紧

6. 引流法、垫棉法、药筒拔法、针灸法、熏法、熨法、溻渍法、冷冻法、激光疗法的适应证、用法及注意点

	适应证	用法	注意点
引流法	药物引流适用于溃疡疮口过小，脓水不易排出者（2010）；或已成瘘管、窦道者	外粘药物法、内裹药物法	药线插入疮口中，应留出一小部分在疮口之外，并应将留出的药线末端向疮口侧方向下方折放，再以膏药或油膏盖贴固定
垫棉法	适用于溃疡脓出不畅，有袋脓者；或疮孔窦道形成，脓水不易排尽者；或溃疡脓腐已尽，新肉已生，但皮肉一时不能黏合者（2014）	早日使用垫棉法。具体应用时，需根据不同部位，在垫棉后采用不同的绷带予以加压固定	在急性炎症，红肿热痛尚未消退时不可应用，否则有促使炎症扩散之弊。如应用本法，未能获得预期效果时，则宜采取扩创引流手术
药筒拔法	适用于有头疽坚硬散漫不收，脓毒不得外出者；或毒蛇咬伤，肿势迅速蔓延，毒水不出；以及反复发作的流火等		必须验其筒内拔出的脓血，操作时须避开大血管以免出血不止

续表

	适应证	用法	注意点
针灸法	针刺适用于术后疼痛、排尿困难等。灸法适用于肿疡初起坚肿		凡针刺一般不宜直接刺于病变部位
熏法	肿疡、溃疡均可应用	神灯照法、桑柴火烘法、烟熏法	随时听取患者对治疗部位热感程度的反映,不得引起皮肤灼伤。室内烟雾弥漫时,要适当流通空气
熨法	适用于风寒湿痰凝滞筋骨肌肉等证,以及乳痈的初起或回乳		同熏法,一般阳证肿疡禁用
溻渍法(2011)	适用于疮疡溃后脓水淋漓或腐肉不脱、皮肤瘙痒、脱屑,内、外痔的肿胀疼痛等	淋洗、坐浴、浸泡	在浸渍时,冬季宜保暖,夏令宜避风凉,以免感冒
冷冻法	瘤、赘疣、痔核、痣、早期皮肤癌等	使之冰寒凝集,气血阻滞,病变组织失去气血濡养而发生坏死脱落的一种治疗办法	
激光疗法	疮疡初起及肿块、溃疡久不愈合、皮肤瘙痒、蛇串疮后遗症、油风等		

第四单元 疮 疡

☆ 重点提示

本单元是外科学的重点单元,是历年考试的必考内容。有头疽、丹毒是本单元的重中之重,需熟练掌握。疖、疔、痈、发也是考试的常考内容,需对其概念、特点熟练掌握。总体来说,本单元的出题点很多,复习时需面面俱到。

─── 考点集合 ───

一、疖

1. 疖的定义与特点
(1) 定义:疖是一种生于皮肤浅表的急性化脓性疾患。
(2) 特点:局部色红、灼热、疼痛,肿势局限,范围多在3cm左右,脓出即愈。
2. 疖的病因病机 由于内郁湿火,外感风邪,两相搏结,蕴阻肌肤而成;或夏秋季节感受暑毒而生;或汗出不畅,暑湿热蕴蒸肌肤,引起痱子,复经搔抓,破伤染毒而成。
3. 疖的临床表现 局部皮肤红肿疼痛,可伴发热、恶寒、口干、便秘、小便黄等症状(2000)。
(1) 有头疖:患处皮肤上有一红色结块,范围约3cm,灼热疼痛,突起根浅,中心有一脓头，出脓即愈。

（2）无头疖：皮肤上有一红色结块，范围约3cm，无脓头，表面灼热，触之疼痛，2～3天化脓，溃后多迅速自愈。

（3）蝼蛄疖：多发于儿童头部。一种是坚硬型，疖形肿势虽小，但根脚坚硬，溃破出脓而坚硬不退，疮口愈合后还会复发，常为一处未愈，他处又生。一种是多发型，疮大如李，相连三五枚，溃破脓出而不易愈合，日久头皮窜空，如蝼蛄串穴之状。

（4）疖病：好发于项后发际、背部、臀部，几个到几十个，反复发作，缠绵不愈。也可在身体各处散发疖肿，一处将愈，他处续发，或间隔周余、月余再发。患消渴病、习惯性便秘或营养不良者易患本病。

4. 疖的治疗

（1）内治法

热毒蕴结证——清热解毒——五味消毒饮、黄连解毒汤加减

暑热浸淫证——清暑化湿解毒——清暑汤加减

体虚毒恋，阴虚内热证——养阴清热解毒——仙方活命饮合增液汤加减

体虚毒恋，脾胃虚弱证——健脾和胃，清化湿热——五神汤合参苓白术散加减

（2）外治法：初起，小者用千捶膏盖贴或三黄洗剂外搽，大者用金黄散或玉露散，以银花露或菊花露调成糊状外敷。遍体发疮、破流脓水成片者，用青黛散、麻油调敷。脓成则切开排脓，用九一丹掺太乙膏盖贴。脓尽改用生肌散收口。

二、疔

1. 疔的特点与种类

（1）特点：疮形如粟，坚硬根深，状如钉丁之状。

（2）种类：颜面部疔疮、手足部疔疮、红丝疔、烂疔、疫疔（2005，2007）。

2. 颜面部疔疮的定义与特点

（1）定义：发生于颜面部的急性化脓性疾病。

（2）特点：生于眉心者——眉心疔（印堂疔）；生于两眉棱——眉棱疔；生于眼胞者——眼胞疔；生于颧部者——颧疔；生于人中——人中疔；生于人中两旁者——虎须疔；生于口角者——锁口疔；生于两唇内里者——反唇疔；生于颏部者——承浆疔。

3. 颜面部疔疮的病因病机　主要因火热之毒为患。

4. 颜面部疔疮的临床表现及与疖的鉴别

（1）临床表现：颜面部某处忽起一粟米样脓头，或痒或麻，渐红肿热痛，肿势范围3～6cm，但根深坚硬，状如钉丁，重者恶寒发热等。5～7日，肿势扩大，四围浸润明显，痛剧，脓头破溃。伴发热口渴、便干溲赤等。7～10日，肿势局限，肿消痛止，身热减退。（2005，2010）。

（2）鉴别：疖好发于颜面部，但红肿范围不超过3cm，无明显根脚，一般无全身症状。

5. 颜面部疔疮的治疗

（1）内治法

热毒蕴结证——清热解毒——五味消毒饮、黄连解毒汤加减

火毒炽盛证——凉血清热解毒——犀角地黄汤、黄连解毒汤、五味消毒饮加减

（2）外治法：初起用金黄散、玉露散以金银花露或水调成糊状围敷，或千捶膏盖贴，或六神丸、紫金锭研碎醋调外敷。脓成用九一丹、八二丹撒于疮顶部，再用玉露膏或千捶膏敷贴。若脓出不畅，用药线引流；若脓已成熟，中央已软有波动感时，可切开排脓。溃后宜提脓祛腐，生肌收口。疮口掺九一丹，外敷金黄膏；脓尽改用生肌散、太乙膏或红油膏盖贴。

6. 手足部疔疮的临床表现（2006）

（1）蛇眼疔：指生于手指甲一侧边缘，形似蛇眼的疔疮（2010）。初起时多局限于指甲一侧边缘的近端处，有轻微红肿疼痛，一般2~3天即成脓（2014）。

（2）蛇头疔：初起指端感觉麻痒而痛，继而刺痛，灼热肿胀，色红不明显，随后肿势逐渐扩大，中期更为扩大，手指末节呈蛇头状肿胀。

（3）蛇肚疔：整个患指红肿，呈圆柱形，皮肤色红而光亮，形似小红萝卜，关节轻度屈曲，不能伸展，屈而难伸，剧痛（2010）。

（4）托盘疔：初起整个手掌肿胀高突，失去正常的掌心凹陷或稍突出，手背肿势通常更为明显，甚则延及手臂，疼痛剧烈，或伴发红丝疔。

（5）足底疔：初期足底部疼痛，按之坚硬。3~5日有啄痛，修去老皮后，可见白色脓点。重者痛连小腿，不能行走。

7. 手足部疔疮成脓期切开引流要求　循经切开，根据患病部位不同，选择不同的切口。

8. 红丝疔的定义、特点及治疗

（1）定义：本病多发于四肢（2016），因有细红丝一条，迅速向上走窜，故名"红丝疔"。

（2）特点：好发于前臂及小腿的内侧。先在原发病灶处有红肿热痛，继则有红丝一条，由前臂或小腿迅速向躯干方向走窜，上肢导向肘部而及腋窝，下肢导向膝部而及腹股沟，使腋窝及腹股沟淋巴结肿大压痛，伴有轻重不同的全身症状（2005，2009，2011）。

（3）治疗

①内治法

火毒入络证——清热解毒——五味消毒饮加减

火毒入营证——凉血清营，解毒散结——犀角地黄汤、黄连解毒汤、五味消毒饮加减

②外治法：红丝细者，宜用砭镰法。初期可外敷金黄膏、玉露散；若结块成脓，则宜切开排脓，外敷红油膏；脓尽改用生肌散、白玉膏收口。

三、痈

1. 痈的定义与特点

（1）定义：痈是发生在皮肉之间的急性化脓性疾病。

（2）特点：局部光软无头，红肿疼痛（少数初起皮色不变），肿胀范围多在6~9cm，发病迅速，易肿，易脓，易溃，易敛，多伴有恶寒、发热、口渴等全身症状，一般不会损筋伤骨，也不会造成陷证。

2. 痈的病因病机　营卫不和，气血凝滞，经络壅遏，化火成毒。

3. 痈的治疗

（1）内治法

火毒凝结证——清热解毒，行瘀活血——仙方活命饮加减

热盛肉腐证——和营清热，透脓托毒——仙方活命饮合五味消毒饮加减

气血两虚证——益气养血，托毒生肌——托里消毒散加减

（2）外治法：初起用金黄膏或金黄散。热盛者，可用玉露膏或玉露散，或太乙膏，掺药均可用红灵丹或阳毒内消散。成脓宜切开排脓，以得脓为度。溃后先用药线蘸八二丹，三五日后改用九一丹，外盖金黄膏或玉露膏。待肿势消退十之八九时，改用红油膏盖贴。脓腐已尽，见出透明浅色黏液者，改用生肌散、太乙膏或生肌白玉膏或生肌玉红膏盖贴。有袋脓者，可先用垫棉法加压包扎，如无效可扩创引流。

4. 颈痈的特点与治疗

（1）特点：初起结块形如鸡卵，4~5日后发热不退，皮色渐红，肿势高突，痛如鸡啄，

伴口干、便秘、溲赤、苔黄腻等。7~10日成脓，溃后脓出黄白稠厚，肿退痛减（2005）。
　　（2）内治法
　　风热痰毒证——散风清热，化痰消肿——牛蒡解肌汤或银翘散加减（2010，2011）。
　　（3）外治法：脓成则切开排脓，用九一丹或八二丹药线引流，外盖金黄膏或红油膏。脓尽改用生肌散、白玉膏。

四、发

　　1. 发的概念与特点（2014）　"痈之大者名发"，说明发的病变范围较痈为大。故一般把来势迅猛而病变范围大于痈的外疡称之为发。其特点是在皮肤疏松的部位突然红肿蔓延成片，灼热疼痛，红肿以中心最为明显，而四周较淡，边缘不清，有的3~5天后皮肤湿烂，随即变成褐色腐溃，或中软而不溃，伴有明显的全身症状。
　　2. 锁喉痈、臀痈的临床特点与治疗
　　（1）锁喉痈
　　①临床特点：来势暴急，肿势散漫，范围较大，其症状发生变化很快，可并发喉风、重舌等险证。相当于西医的口底部蜂窝织炎（2006，2008）。
　　②内治法
　　痰热蕴结证——散风清热，化痰解毒——普济消毒饮加减（2016）
　　热胜肉腐证——清热化痰，和营托毒——仙方活命饮加减
　　热伤胃阴证——清养胃阴——益胃汤加减
　　③外治法：初起用玉露散或双柏散以金银花露或菊花露调敷患处。并经常保持敷药湿润。脓成则切开排脓，用九一丹药线引流，外盖金黄膏或红油膏。脓尽用生肌散、白玉膏。
　　（2）臀痈
　　①临床特点：病位较一般痈深，范围也大，形势急骤，成脓较快，但腐溃较难，相当于西医的臀部蜂窝织炎（2016）。
　　②内治法
　　湿火蕴结证——清热解毒，和营化湿——黄连解毒汤合仙方活命饮加减（2004，2011）
　　湿痰凝滞证——和营活血，利湿化痰——仙方活命饮合桃红四物汤加减
　　气血两虚证——调补气血——八珍汤加减
　　③外治法：初起红肿灼热明显者用玉露膏，红热不明显者用金黄膏或冲和膏外敷。脓成宜切开排脓，切口应低位够大，以利引流；用八二丹药线引流，外用红油膏盖贴。待脓腐渐净，改用生肌散、白玉膏外敷。如有空腔不易愈合，可用垫棉加压固定。

五、有头疽

　　1. 有头疽的特点　局部初起皮肤上即有粟粒样脓头，焮热红肿疼痛，易向深部及周围发生扩散，脓头亦相继增多，溃烂之后状如蜂窝（2005，2006，2015）。
　　2. 有头疽的病因病机　外感风温、湿热之邪；脏腑蕴毒情志内伤，气郁化火；房室不节，劳伤精气，以致肾水亏损等。
　　3. 有头疽的临床表现　根据病程演化，临床可分为三期。
　　（1）初期：患处起一肿块，上有粟粒样脓头，肿块渐向四周扩大，脓头增多，色红灼热，高肿疼痛。伴发热恶寒、头痛、纳差。
　　（2）溃脓期：肿块进一步增大，疮面渐渐腐烂，形似蜂窝，肿块范围常超过10cm，甚至大于30cm。伴壮热、口渴、便秘、溲赤等。
　　（3）收口期：脓腐渐尽，新肉开始生长，逐渐愈合。

4. 有头疽的治疗
(1) 内治法
火毒凝结证——清热泻火,和营托毒——黄连解毒汤合仙方活命饮加减(2005)
湿热壅滞证——清热利湿,和营托毒——仙方活命饮加减
阴虚火炽证——滋阴生津,清热托毒——竹叶黄芪汤加减(2000,2002)
气虚毒滞证——扶正托毒——八珍汤合仙方活命饮加减

(2) 外治法:初起用金黄膏加千捶膏外敷。溃脓期用金黄膏掺八二丹外敷。收口期用白玉膏掺生肌散外敷。如疮口腐肉一时不能愈合,可用垫棉法,如无效时,则应采用手术清创。

六、流注

1. 流注的特点 流注是发于肌肉深部的急性化脓性疾病。好发于四肢躯干肌肉丰厚处的深部,发病急骤,局部漫肿疼痛,皮色如常,容易走窜,常此处未愈,他处又起。

2. 流注的病因病机 总因正气不足,邪毒流窜,使经络阻隔,气血凝滞而成(2013)。

3. 流注的临床表现 初起,先在四肢近端或躯干部有一处或数处肌肉疼痛,漫肿,微热而皮色不变。2～3天后,肿胀、焮热、疼痛日趋明显,并可触及肿块。伴寒战高热,头痛头胀,周身关节疼痛,食欲不振等全身症状。继则肿块增大,疼痛加剧,约2周,肿块中央微红而热,按之有波动感,兼见高热不退,时时汗出,口渴欲饮。溃后脓出黄稠或白黏脓水,瘀血流注则夹有瘀血块。随之肿硬疼痛渐消,身热渐退,食欲增加,约2周,脓尽收口愈合。

4. 流注的治疗
(1) 内治法
余毒攻窜证——清热解毒,凉血通络——黄连解毒汤合犀角地黄汤加减
暑湿交阻证——解毒清暑化湿——清暑汤加减
瘀血凝滞证——和营活血,祛瘀通络——活血散瘀汤加减

(2) 外治法:初期肿而无块者,用金黄膏或玉露膏外敷;肿而有块者,用太乙膏掺红灵丹。脓熟宜切开引流,先用八二丹药线引流,脓净用生肌散,以红油膏或太乙膏盖贴。见结块两三处相互串联贯通者,可予以彻底切开后换药,可加用垫棉法。

七、丹毒

1. 丹毒的临床特点(2014)及不同部位丹毒的病名 本病发无定处,生于胸腹腰胯部者,称内发丹毒;发于头面部者,称抱头火丹;发于小腿足部者,称流火(2010,2015);新生儿多生于臀部,称赤游丹。本病相当于西医的急性网状淋巴管炎(2000)。

2. 丹毒的病因病机 由于素体血分有热,外受火毒,热毒蕴结,郁阻肌肤而发;或由于皮肤黏膜破伤(如鼻腔黏膜、耳道皮肤或头皮破伤,皮肤擦伤,足部湿气糜烂,毒虫咬伤,臁疮等),毒邪乘隙侵入而成(2002,2010)。

3. 丹毒的治疗
(1) 内治法
风热毒蕴证——疏风清热解毒——普济消毒饮加减(2005,2014)
湿热毒蕴证——清热利湿解毒——五神汤合萆薢渗湿汤加减
胎火蕴毒证——凉血清热解毒——犀角地黄汤合黄连解毒汤加减
脾肝湿火证——清肝泻火利湿——柴胡清肝汤、龙胆泻肝汤或化斑解毒汤加减(2013)

(2) 外治法:金黄散或玉露散用冷开水或金银花露调敷;或用新鲜野菊花叶、鲜地丁全草、鲜蒲公英等捣烂外敷。皮肤坏死者,若有积脓,可在坏死部位切一二个小口,以引流排脓,掺九一丹。患处消毒后,用七星针或三棱针叩刺,放血泄毒。

八、走黄与内陷

1. 走黄与内陷的概念及病因病机
（1）概念：①走黄是疗毒走散，内攻脏腑所致的一种急性全身性危重病证。②凡生疮疡，正不胜邪，毒不外泄，反陷入里，客于营血，内传脏腑，称之为"内陷"。
（2）病因病机：根本原因在于正气内虚，火毒炽盛，加之治疗失时或不当，以致正不胜邪，反陷入里，客于营血，内犯脏腑而成（2005，2006）。

2. 内陷的分类
（1）火陷型：多由于阴液不足，火毒炽盛，复因挤压疮口，或治疗不当、治疗失时，以致正不胜邪，毒邪内陷入营（2003）。
（2）干陷型：多因气血两亏，正不胜邪，不能酿化为脓，托毒外出，以致正愈虚，毒愈盛，形成内闭外脱。
（3）虚陷型：毒邪虽已衰退，而气血大伤，脾气不复，肾阳亦衰，遂致生化乏源，阴阳两竭。

3. 走黄与内陷的治疗原则　走黄必须抓住"火毒"为患这一特点，在施治中始终注意消除火毒之邪；而内陷多因"虚"引起，因而在辨治中始终要注意扶正祛邪。

第五单元　乳房疾病

☆ 重点提示

本单元虽然内容较多，考点也较集中。复习的重点在于乳痈与乳岩。对于其临床表现、特点、辨证论治均应重点掌握。其余内容考试偶有涉及，可通过鉴别加强记忆。另外粉刺性乳痈考查次数较少，了解即可。

―――――――考点集合―――――――

一、乳房与脏腑经络的关系

"男子乳头属肝，乳房属肾；女子乳头属肝，乳房属胃"（2002）。

二、乳痈

1. 乳痈的病因病机　乳汁郁积、肝郁胃热、感受外邪（2011）。
2. 乳痈的临床表现
（1）多发于产后尚未满月的哺乳期妇女，尤以乳头破裂或乳汁郁滞者多见。
（2）初起：病人感觉患侧乳房肿胀疼痛，并出现硬块（或无硬块），多在乳房外下象限，乳汁排出不畅；同时伴有发热、寒战、头痛骨楚、食欲不振等全身症状。
（3）成脓：上述症状加重，硬块逐渐增大，继而皮肤发红灼热，疼痛呈搏动性，有压痛，患侧腋窝淋巴结肿大，并有高热不退，此为化脓的征象。
（4）溃后：自然破溃或切开排脓后，一般肿消痛减，寒热渐退，逐渐向愈。
3. 乳痈的治疗
（1）内治法
气滞热壅证——疏肝清胃，通乳消肿——瓜蒌牛蒡汤加减（2001，2012，2013）
热毒炽盛证——清热解毒，托毒透脓——透脓散加味（2005）

正虚邪恋证——益气和营托毒——托里消毒散加减（2005，2007）
（2）外治法
①初起乳汁郁滞致乳房肿痛、结块，可用热敷加乳房按摩，以疏通乳络。
②成脓脓肿形成时，应在波动感及压痛最明显处及时切开排脓。
③溃后切开排脓后，用八二丹或九一丹提脓拔毒，并用药线插入切口内引流，切口周围外敷金黄膏。

三、粉刺性乳痈

1. 粉刺性乳痈的概念与特点　粉刺性乳痈即西医学的浆细胞性乳腺炎，是一种以乳腺导管扩张、浆细胞浸润为病变基础的慢性非细菌性感染的乳腺化脓性疾病。其特点是多在非哺乳期或非妊娠期发病，常有乳头凹陷或溢液，初起肿块多位于乳晕部，化脓溃破后脓中夹有脂质样物质，易反复发作，形成瘘管，经久难愈，全身炎症反应较轻。
2. 粉刺性乳痈的鉴别诊断
（1）乳腺癌：粉刺性乳痈在急性炎症期易与炎性乳腺癌相混淆，炎性乳腺癌多见于妇女妊娠期及哺乳期，乳房迅速增大，发热，皮肤呈红色或紫红色，弥漫性肿大，无明显肿块，同侧腋窝淋巴结明显肿大，质硬固定，病变进展迅速，预后不良，甚至发病数周后死亡。
（2）乳晕部痈疖：粉刺性乳痈在急性期局部有红肿热痛等炎症反应，常被误诊为乳晕部一般痈疖，根据素有乳头凹陷、反复发作的炎症以及切开排脓时脓液中夹有粉渣样或油脂样物等特点，可与一般乳房部痈疖相鉴别。
（3）导管内乳头状瘤：导管内乳头状瘤有乳头溢液，呈血性及淡黄色液体，有时乳晕部触到绿豆大圆形肿块，易与粉刺性乳痈相混淆。但无乳头凹陷畸形，乳孔无粉渣样物排出，肿块不会化脓。
（4）乳房部瘘管：多为急性乳腺炎、乳房蜂窝织炎或乳房结核溃后形成，病变在乳房部，瘘管与乳孔多不相通，无乳头凹陷畸形。

四、乳癖

1. 乳癖的概念与特点
（1）概念：乳癖是以乳房有形状大小不一的肿块，疼痛与月经周期相关为主要表现的乳腺组织的良性增生性疾病。
（2）特点：形如丸卵，不发寒热，皮色不变，其核随喜怒消长（2001，2008）。
2. 乳癖的病因病机　由于情志不遂，或受到精神刺激，导致肝气郁结，气机阻滞；或思虑伤脾，脾失健运，痰浊内生，肝郁痰凝，气血瘀滞，阻于乳络而发；或因冲任失调，上则乳房痰浊凝结而发病，下则经水逆乱而月经失调。
3. 乳癖的临床表现（2019）　常同时或相继在两侧乳房内发生多个大小不一的肿块，其形态不规则，或圆或扁，质韧，分散于整个乳房，或局限在乳房的一处。肿块与周围组织分界不清，与皮肤和胸肌筋膜无粘连，推之移动，腋下淋巴结不肿大。常感乳房胀痛，在月经前3~4天更甚，经后痛减或消失。有时乳头溢出黄绿色、棕色或血性液体。
4. 乳癖的治疗
（1）内治法
肝郁痰凝证——疏肝解郁，化痰散结——逍遥蒌贝散加减（2013）
冲任失调证——调摄冲任——二仙汤合四物汤加减（2006，2016）
（2）外治法：用阳和解凝膏掺黑退消或桂麝散盖贴，或以生白附子或鲜蟾蜍皮外敷，或用大黄粉调敷。过敏者忌用。

五、乳核

1. 乳核的特点与临床表现（2019）　多见于 20～30 岁的青年妇女（2014）。乳房内出现肿块，常为单发性，或多个在单侧或双侧乳房内出现，乳房各个象限均可发生，而以外上象限较多见。肿块形似丸卵，大小不等，小如黄豆，大如禽蛋，皮色不变，质地坚实，表面光滑，活动度好，边界清楚，与皮肤无粘连，肿块一般无疼痛，少数可有轻微刺痛或胀痛。

2. 乳核的治疗

（1）内治法

肝气郁结证——疏肝解郁，化痰散结——逍遥散加减

血瘀痰凝证——疏肝活血，化痰散结——逍遥散合桃红四物汤加山慈菇、海藻

（2）外治法：阳和解凝膏掺黑退消外贴。

六、乳岩

1. 乳岩的发病情况与特点　乳房部肿块，质地坚硬，高低不平，病久肿块溃烂，脓血污秽恶臭，疼痛日增，好发于 40～60 岁妇女（2000，2002）。

2. 乳岩的诊断

（1）临床表现

①一般类型乳腺癌：常为乳房内触及无痛性肿块，边界不清。后期产生不同程度疼痛，皮肤可呈橘皮样水肿、变色。晚期出现乳房肿块溃烂，疮口边缘不整齐，中央凹陷似岩穴，有时外翻似菜花，时渗紫红色血水，恶臭难闻。

②特殊类型乳腺癌：炎性癌——半数发生在妊娠或哺乳期。起病急骤，乳房迅速增大，皮肤肿胀，色红或紫红，发热，但无明显的肿块。湿疹样癌——早期临床表现似慢性湿疮，乳头和乳晕的皮肤发红，轻度糜烂，有浆液渗出，有时覆盖着黄褐色的鳞屑状痂皮。

3. 实验室及辅助检查　钼靶 X 线摄片、B 超检查、病理切片检查。

4. 乳岩的内治法

肝郁痰凝证——疏肝解郁，化痰散结——神效瓜蒌散合开郁散加减（2002，2013）

冲任失调证——调摄冲任，理气散结——二仙汤合开郁散加减（2014，2016）

正虚毒盛证——调补气血，清热解毒——八珍汤加减

气血两亏证——补养气血，宁心安神——人参养荣汤加味（2011，2013）

脾虚胃弱证——健脾和胃——参苓白术散或理中汤加减

4. 乳岩与乳癖、乳核的鉴别

	乳核（乳腺纤维腺瘤）	乳岩（乳腺癌）	乳癖（乳腺增生病）
好发年龄	20～30 岁	40～60 岁	30～45 岁
肿块特点	大多为单个，也可有多个，圆形或卵圆形，边缘清楚，表面光滑，质地坚实，生长比较缓慢	多为单个，形状不规则，边缘不清楚，质地硬或不均匀，生长速度较快	常为多个，双侧乳房散在分布，形状多样，呈片状、结节或条索状，边缘清或不清，质地软或韧或有囊性感
疼痛	无	少数病例有疼痛，明显胀痛	多有周期性，或与情绪变化有关

续表

	乳核（乳腺纤维腺瘤）	乳岩（乳腺癌）	乳癖（乳腺增生病）
与皮肤及周围组织粘连情况	无粘连	极易粘连，皮肤呈"酒窝"征或"橘皮样变"	无粘连
活动度	好	用手推动时有滑脱感，早期活动度可	中期及晚期肿块固定，可活动
乳头及分泌物情况	乳头正常，无分泌物	乳头可缩回或被牵拉，可有分泌物溢出	部分有分泌物溢出或挤压后才有，多为乳汁样或浆液样
淋巴结肿大	无	可有同侧腋窝淋巴结肿大，质地硬，活动度差	无

第六单元 瘿

☆ 重点提示

本单元内容虽然不多，但历年考试也是频频涉及。从病因病机到临床表现再到辨证论治均有考查，复习时需面面俱到，可对比复习加强记忆。

———— 考点集合 ————

一、概论

1. 瘿的检查方法　观察颈部两侧是否对称，有无肿块隆起，注意其位置、大小、形态，有无血管充盈。
2. 瘿的病因病机　气滞、血瘀、痰凝等因素导致脏腑经络功能失调。

二、气瘿

1. 气瘿的病因病机　与居住地区水质和情志内伤关系最为密切。
2. 气瘿的临床表现　好发于青年，女多于男，尤以怀孕期及哺乳期的妇女多见，在流行地区常见于学龄期儿童。

从颈块的形态上可分为弥漫性和结节性两种。弥漫性肿大者肿势逐渐增大，边缘不清，无疼痛感，皮色如常，按之柔软，有的肿胀过大而下垂，感觉局部沉重。结节性肿大者，结节常为多个，表现凹凸不平，随吞咽上下移动（2005，2019）。

3. 气瘿的内治法与预防
(1) 内治法
肝郁气滞证——疏肝解郁，化痰软坚——四海舒郁丸加减。怀孕期或哺乳期，加菟丝子、首乌、补骨脂（2003）。

(2) 预防：①在流行地区内，除改善饮水外，主要以食用碘化食盐做集体性预防。②经常食用海带或其他海产植物菜。③保持心情舒畅，勿郁怒动气。

三、肉瘿

1. 肉瘿的概念、特点　肉瘿是以颈前结喉正中附近出现半球形柔软肿块，能随吞咽而上下移动为主要表现的甲状腺良性肿瘤（2000，2002，2019）。

2. 肉瘿的病因病机　由于情志抑郁，肝失调达，遂使肝郁气滞，肝旺侮脾，脾失健运。

3. 肉瘿的内治法

气滞痰凝证——理气解郁，化痰软坚——海藻玉壶汤合逍遥散加减（2010，2013）。

气阴两虚证——益气养阴，软坚散结——生脉散合海藻玉壶汤加减（2013）。

四、瘿痈

1. 瘿痈的含义与特点　瘿痈是以急性发病，结喉两侧结块，肿胀，色红灼热，疼痛为主要表现的急性炎症性疾病（2001）。相当于西医的急性甲状腺炎。

2. 瘿痈的诊断　多见于中年女性。发病前1~2周多有咽痛、鼻塞、头痛、全身酸痛等上呼吸道感染史。发病突然，寒战高热，甲状腺肿大，色红灼热，触痛，疼痛掣引耳后枕部，活动或吞咽时加重，严重者可有声嘶、气促、吞咽困难等。

3. 瘿痈的治疗

（1）内治法

风热痰凝证——疏风清热化痰——牛蒡解肌汤加减（2014）

气滞痰凝证——疏肝理气，化痰散结——柴胡清肝汤加减（2007，2015）

（2）外治法：①初期：宜用箍围药，如金黄散、四黄散、双柏散、玉露散，冷开水或蜂蜜调成糊状外敷，每日1~2次。②脓肿期：切开引流，八二丹药线引流，金黄膏外敷。

五、石瘿

1. 石瘿的含义与特点　石瘿是以颈前肿块坚硬如石，推之不移，凹凸不平为主要表现的恶性肿瘤。好发于40岁以上的妇女，相当于西医的甲状腺癌。

2. 石瘿的病因病机与诊断

（1）病因病机：由于情志内伤，肝气郁结，脾失健运，痰湿内生，气郁痰浊，结聚不散，气滞则血瘀，积久瘀凝成毒，气郁、痰浊、瘀毒三者痼结，上逆于颈部而成（2003）。

（2）诊断：既往常有肉瘿病史。颈前肿块于初期较小，每被忽视，偶然发觉时肿块即质硬而高低不平。肿块逐渐增大，吞咽时肿块上下移动度减少，晚期常压迫气管、食管、神经，出现呼吸困难、吞咽困难或声音嘶哑。石瘿也有由肉瘿多年不愈，突然迅速增大变硬，生长迅速恶变而成者（2005）。

3. 石瘿的治疗

（1）内治法

痰瘀内结证——解郁化痰，活血消坚——海藻玉壶汤合桃红四物汤加白花蛇舌草、三棱、莪术等

瘀热伤阴证——和营养阴——通窍活血汤合养阴清肺汤加减

（2）外治疗法：可用阳和解凝膏掺阿魏粉敷贴。肿块疼痛灼热者，可用生商陆根捣烂外敷。

第七单元　瘤、岩

重点提示

从历年考查方式上看，本单元考点较为集中，血瘤、肉瘤和失荣是考试的常考点，需重点复习。

考点集合

一、脂瘤

1. 脂瘤的概念 脂瘤是皮脂腺中皮脂潴留郁积而形成的囊肿，又称粉瘤。
2. 脂瘤的诊断 本病好发于青春期。多见于头面部、臀部、背部等皮脂腺、汗腺丰富的部位（2013），生长缓慢，一般无明显自觉症状。肿块呈圆形或椭圆形，边界清楚，与皮肤无粘连，表皮紧张，中央导管开口处呈青黑色小孔，挤压后可有粉渣样内容物溢出，有臭味。脂瘤染毒后可有局部红肿、增大、疼痛、破溃流脓等。
3. 脂瘤的治疗 脂瘤小如豆粒者，可不予特殊治疗。脂瘤较大而未染毒者，宜手术予完整切除。成脓者要及时切开引流。
（1）内治法
痰气凝结——理气化痰散结——二陈汤合四七汤加减
痰湿化热——清热化湿，和营解毒——龙胆泻肝汤合仙方活命饮加减
（2）外治法：脂瘤染毒而未成脓者，予金黄膏、玉露膏外敷。脂瘤染毒成脓者，予十字切开引流，清除皮脂、脓液后，用棉球蘸七三丹填塞腔内，待囊壁被腐蚀脱落后，再予生肌散生肌收口。

二、血瘤

1. 血瘤的概念 血瘤是指体表血络扩张，纵横丛集而形成的肿瘤（2015）。
2. 血瘤的诊断 血瘤可发生于身体任何部位，但以四肢、躯干、面颈部多见。常在出生后即发现，随着年龄增长而长大，长到某种程度后，可停止进展。瘤体外观呈鲜红或暗紫色，小如豆粒，大如拳头，质地柔软，状如海绵，压之可缩小，肢体活动时胀大（2006）。
3. 血瘤的治疗
（1）内治法
心肾火毒证——清心泻火，凉血解毒——芩连二母丸合凉血地黄汤加减
肝经火旺证——清肝泻火，祛瘀解毒——丹栀逍遥散合清肝芦荟丸加减
脾统失司证——健脾益气，化湿解毒——顺气归脾丸加减
（2）外治法：①小面积者可用五妙水仙膏外搽（2013）。②清凉膏合藤黄膏外敷。③出血者用云南白药掺敷。

三、肉瘤

肉瘤的概念及临床表现特点：肉瘤相当于西医的脂肪瘤。其特点是软似棉，肿似馒，皮色不变，不紧不宽，如肉之隆起（2002，2006，2010，2015）。

四、失荣

1. 失荣的概念 失荣是以颈部肿块坚硬如石，推之不移，皮色不变，面容憔悴，形体消瘦，状如树木，失去荣华为主要表现的肿瘤性疾病（2014）。相当于西医的颈部原发性恶性肿瘤和恶性肿瘤颈部淋巴转移。
2. 失荣的病因病机 由于情志不畅，忧思郁怒，脾伤气滞，运化失常，水湿停留，聚而为痰；肝失条达，气机不疏，郁久化火。脾与胃、肝与胆互为表里，痰火凝结于少阳、阳明经脉，发于颈部，阻隔经络而生本病。

3. 失荣的临床表现
（1）初期：颈部或耳之前后肿块，形如栗子，顶突根深，按之坚硬，推之不移，皮色不变，局部无热及疼痛。全身无明显不适。
（2）中期：肿块渐渐增大，微微作痛，肤色紫暗，肿块融合，石硬，表面不平，固定。伴形体消瘦，疲乏无力。
（3）后期：肿块溃破，并无脓液，只流血水，其味臭秽。肿块虽腐溃，但坚硬不消，反愈溃愈坚，疮口凹凸不平，形如岩石。此时疼痛剧烈，彻心引脑，或疮口出血如喷射状。
4. 失荣的治疗
（1）内治法
气郁痰结证——理气解郁，化痰散结——化痰开郁方（经验方）（2013）
阴毒结聚证——温阳散寒，化痰散结——阳和汤加减
瘀毒化热证——清热解毒，化痰散瘀——五味消毒饮合化坚二陈丸加减
气血两亏证——补益气血，解毒化瘀——八珍汤合四妙勇安汤加减
（2）外治法：①早期颈部硬肿为气郁痰结证者，可外贴太乙膏；或外敷天仙子膏。②早期颈部硬肿若为阴毒结聚者，可外贴阳和解凝膏或冲和膏。

第八单元 皮肤及性传播疾病

重点提示

本单元内容出题率一般，考点较为集中，复习的重点在蛇串疮、油风、湿疮、淋病以及梅毒的内容，题目以临床表现较为多见。

考点集合

一、概述

1. 皮肤及性传播疾病的病因病机
（1）病因：外因主要是风、湿、热、虫、毒；内因主要是七情内伤、饮食劳倦和肝肾亏损。
（2）病机：主要因气血不和、脏腑失调、邪毒结聚而致生风、生湿、化燥、致虚、致瘀、化热、伤阴等。性传播疾病主要由性接触染毒致病。
2. 皮肤及性传播疾病的辨证
（1）常见症状：①自觉症状 瘙痒、疼痛、灼热、麻木、蚁走感等。②他觉症状：原发性损害——斑疹、丘疹、风团、结节、疱疹、脓疱等。继发性损害——鳞屑、糜烂、溃疡、痂、抓痕、皲裂、苔藓样变、瘢痕、色素沉着、萎缩等。
（2）皮肤及性传播疾病的性质：①急性的皮肤病：大多发病急骤，皮损表现以原发性为主。病因大多为风、湿、热、虫、毒，以实证为主。②慢性的皮肤病：大多发病缓慢，皮损表现以继发性为主。发病原因大多为血瘀或营血不足，肝肾亏损，冲任不调，以虚证为主。
3. 皮肤及性传播疾病的治法
(1) 内治
①祛风法：银翘散、桑菊饮、消风散、麻黄汤、麻桂各半汤、独活寄生汤、天麻钩藤饮。
②清热法：五味消毒饮、黄连解毒汤、犀角地黄汤、化斑解毒汤。
③祛湿法：茵陈蒿汤、龙胆泻肝汤、萆薢渗湿汤、除湿胃苓汤、滋阴除湿汤。

④润燥法：四物汤、当归饮子、凉血消风散。
⑤活血法：桃红四物汤、通络活血方、通窍活血汤、血府逐瘀汤等。
⑥温通法：当归四逆汤、独活寄生汤、阳和汤、独活寄生汤等。
⑦软坚法：海藻玉壶汤、活血散瘀汤。
⑧补肾法：知柏地黄汤、大补阴丸、肾气丸、右归丸。
（2）外治
①外用药物的常用剂型：溶液、粉剂（又名散剂）、洗剂（又名混悬剂、悬垂剂）、酊剂、油剂、软膏。
②外用药物使用原则：根据病情阶段正确选择剂型、根据疾病性质合理选择药物、用药宜先温和后强烈、用药浓度宜先低后浓、随时注意药敏反应。

二、热疮

1. 热疮的病因病机　外感风温热毒，阻于肺胃二经，蕴蒸皮肤而生；或由肝经湿热下注，阻于阴部而成疮；或因反复发作，热邪伤津，阴虚内热所致。
2. 热疮的诊断　皮损初起为红斑，灼热而痒，继而形成针头大小簇集成群的水疱，内含透明浆液，破裂后露出糜烂面，逐渐干燥，结痂脱落而愈，留有轻微色素沉着。病程1~2周，易反复发作。
3. 热疮的治疗
（1）辨证论治
肺胃热盛证——疏风清热——辛夷清肺饮合竹叶石膏汤加减
湿热下注证——清热利湿——龙胆泻肝汤加板蓝根、紫草、玄胡等
阴虚内热证——养阴清热——增液汤加板蓝根、马齿苋、紫草、石斛、生薏苡仁
（2）外治疗法：初起者局部酒精消毒；局部外用药以清热解毒、干燥收敛为主。
（3）其他疗法：局部外用3%阿昔洛韦水剂或乳剂，或1%喷昔洛韦膏等。病情严重者可以口服阿昔洛韦或泛昔洛韦。

三、蛇串疮

1. 蛇串疮的概念与特点（2013，2015，2019）　蛇串疮是一种皮肤上出现成簇水疱，呈带状分布(沿一侧周围神经分布)（2012），痛如火燎的急性疱疹性皮肤病。因皮损状如蛇行，故名蛇串疮；因每多缠腰而发，故又称缠腰火丹；本病又称之为火带疮、蛇丹、蜘蛛疮等。
2. 蛇串疮的内治法
肝经郁热证——清泄肝火，解毒止痛——龙胆泻肝汤加紫草、板蓝根、延胡索等
脾虚湿蕴证——健脾利湿，解毒止痛——除湿胃苓汤加减
气滞血瘀证——理气活血，通络止痛——柴胡疏肝散合桃红四物汤加减

四、疣

1. 不同疣的特点与好发部位
（1）疣目：相当于西医的寻常疣，发于手背、手指、头皮等处，初起为一个针尖至绿豆大的疣状赘生物，呈半球形或多角形，突出表面，色呈灰白或污黄，表面蓬松枯槁，状如花蕊，粗糙而坚硬（2001）。
（2）扁瘊：相当于西医的扁平疣，发于颜面、手背、前臂等处，皮损为表面光滑的扁平丘疹，芝麻至黄豆大小，淡红色、褐色或正常皮肤颜色，数目较多，散在分布，或簇集成群，亦可互相融合，可因搔抓使皮损呈线状排列（2000）。

(3) 鼠乳：相当于西医的传染性软疣，发于胸背部有脐窝的赘疣（2019）。皮损初起为米粒大的半球状丘疹，渐增至绿豆大，中央呈脐窝状凹陷，表面有蜡样光泽。早期质地坚韧，后渐变软，呈灰色或珍珠色。顶端挑破后，可挤出白色奶酪样物质（2000）。

(4) 跖疣：发于足趾部者。皮损初起为小的发亮丘疹，渐增大，表面粗糙角化，灰黄或污灰色，圆形，中央稍凹，周围绕以增厚的角质环。

(5) 丝状疣：发于颈周围及眼睑部位，呈细软丝状突起。中年妇女较多见。皮损为单个细软的丝状突起，呈褐色或淡红色，可自行脱落，不久又可长出新的皮损。

2. 寻常疣、扁平疣的内治法

(1) 寻常疣

风热血燥证——养血活血，清热解毒——治瘊方加板蓝根、夏枯草

湿热血瘀证——清化湿热，活血化瘀——马齿苋合剂加薏苡仁、冬瓜仁

(2) 扁平疣

风热毒蕴证——疏风清热，解毒散结——马齿苋合剂去桃仁、红花加木贼草、郁金、浙贝母、板蓝根

热瘀互结证——活血化瘀，清热散结——桃红四物汤加生黄芪、板蓝根、紫草、马齿苋、浙贝母、薏苡仁

五、癣

1. 头癣、手足癣、体癣和花斑癣的临床特点与诊断

(1) 白秃疮：相当于西医的白癣。多见于儿童，尤以男孩为多。病变初起，头皮覆盖有圆形或不规则形的灰白色鳞屑的斑片，小者如豆，大者如钱，日久蔓延，扩大成片。毛发干枯，容易折断，易于拔下，而不疼痛（2000，2015，2019）。

(2) 肥疮：相当于西医的黄癣。多见于农村，好发于儿童。有蜡黄色癣痂堆积，肥厚，富黏性，边缘翘起，中心微凹，上有毛发贯穿，质脆易粉碎，有特殊的鼠尿臭。

(3) 鹅掌风：相当于西医的手癣。男女老幼均可染病，以成年人多见。多数单侧发病，也可染及双手。以掌心或指缝水疱或掌部皮肤角化脱屑、水疱为皮损特点。

(4) 脚湿气：相当于西医的足癣。多见于成人，儿童少见。发病季节性明显，夏秋病重，冬春病减。脚湿气以皮下水疱、趾间浸渍糜烂、渗流滋水、角化过度、脱屑等为特征。

(5) 圆癣：相当于西医的体癣。发于阴股部位的称为阴癣（股癣）。主要见于青壮年及男性，多夏季发病。好发于面部、躯干及四肢近端。皮损呈圆形，或多环形，类似钱币状，为边界清楚、中心消退、外周扩张的斑块。四周可有针头大小的红色丘疹及水疱、鳞屑、结痂等。

(6) 紫白癜风：相当于西医的花斑癣，俗称汗斑。常发于多汗体质的青壮年（2016）。好发于颈项、肩胛、胸背，尤其是多汗部位及四肢近心端。皮损为大小不一、境界清楚的圆形或不规则的无炎症性斑块，为淡褐、灰褐至深褐色，或轻度色素减退，可有少量糠秕状细鳞屑，常融合成片状，有轻度痒感，常夏发冬愈。

2. 癣的治疗 本病以杀虫止痒为主要治法。癣病以外治为主，若皮损广泛，自觉症状较重，或抓破染毒者，则以内治、外治相结合为宜。抗真菌西药治疗有一定优势，可中西药合用。

(1) 白秃疮、肥疮：拔发疗法。

(2) 鹅掌风、脚湿气：①水疱型：选用1号癣药水、2号癣药水、复方土槿皮酊外搽；二矾汤熏洗；鹅掌风浸泡方或藿黄浸剂浸泡。②糜烂型：可选1∶1500高锰酸钾溶液、3%硼酸溶液、二矾汤或半边莲60g煎汤待温，浸泡15分钟，次以皮脂膏或雄黄膏外搽。③脱屑型：可选用以上软膏外搽，浸泡剂浸泡。

(3) 灰指甲：每日以小刀刮除病甲变脆部分，然后用棉花蘸2号癣药水或3%冰醋酸浸

涂；或用鹅掌风浸泡方浸泡，白凤仙花捣烂敷病甲上；或采用拔甲法。

（4）圆癣：可选用1号癣药水、2号癣药水、复方土槿皮酊等外搽。阴癣由于患部皮肤薄嫩，不宜选用刺激性强的外用药物，若皮损有糜烂痒痛者，宜选用青黛膏外涂。

（5）紫白癜风：用密陀僧散，以茄子片蘸药涂搽患处，或用2号癣药水，或1%土槿皮酊外搽，每天2~3次。治愈后，继续用药1~2周，以防复发。

六、白屑风

1. 白屑风的概念　因皮肤油腻，出现红斑，覆有鳞屑而得名，为发生在皮脂溢出部位的慢性炎症性皮肤病。相当于西医的脂溢性皮炎。

2. 白屑风的特点　头发、皮肤多脂发亮，油腻，瘙痒，出现红斑白屑，脱而复生。以青壮年为多，乳儿期亦有发生。

3. 白屑风的治疗　干性者以养血润燥为主，湿性者以清热祛湿为主，内外治相结合。
风热血燥证——祛风清热，养血润燥——消风散合当归饮子加减
肠胃湿热证——健脾除湿，清热止痒——参苓白术散合茵陈蒿汤

七、油风

1. 油风的概念　油风是一种头发突然发生斑块状脱落的慢性皮肤病。因头发脱落之处头皮光亮而得名。相当于西医的斑秃。

2. 油风的特点　突然发生斑片状脱发，脱发区皮肤变薄，多无自觉症状。多见于青年，男女均可发病。

3. 油风的内治法　实证以清以通为主，虚证以补摄为要。
血热风燥证——凉血息风，养阴护发——四物汤合六味地黄丸加减（2014）
气滞血瘀证——通窍活血，祛瘀生发——通窍活血汤加减
气血两虚证——益气补血——八珍汤加减
肝肾不足证——滋补肝肾——七宝美髯丹加减

八、黄水疮

1. 黄水疮的概念与特点
（1）概念：黄水疮是一种发于皮肤的有传染性的化脓性皮肤病。
（2）特点：皮损主要表现为浅在性脓疱和脓痂，有接触传染和自体接种的特性，在幼儿园或家庭中传播流行。

2. 黄水疮的内治法
暑湿热蕴证——清暑利湿解毒——清暑汤加马齿苋、藿香
脾虚湿滞证——健脾渗湿——参苓白术散加冬瓜仁、广藿香

九、虫咬皮炎

1. 虫咬皮炎的概念　虫咬皮炎是被致病虫类叮咬，接触其毒液或虫体的毒毛而引起的一种皮炎。较常见的致病害虫有蠓、螨、隐翅虫、刺毛虫、跳蚤、虱类、臭虫、飞蛾、蜂等。

2. 虫咬皮炎的特点　皮肤上呈丘疹样风团，上有针尖大小的瘀点、丘疹或水疱，呈散在性分布。

3. 虫咬皮炎的治疗
（1）内治法
热毒蕴结证——清热解毒，消肿止痒——五味消毒饮合黄连解毒汤加地肤子、白鲜皮、紫

荆皮（2016）。

（2）外治法：①初起红斑、丘疹、风团等皮损，用1%薄荷三黄洗剂（即三黄洗剂加薄荷脑1g）外搽。②生于毛发处者，剃毛后外搽50%百部酊杀虫止痒。③感染邪毒，水疱破后糜烂红肿者，可用马齿苋煎汤湿敷，再用青黛散油剂涂搽；或外用颠倒散洗剂外搽。④松毛虫、桑毛虫皮炎可用橡皮膏粘去毛刺，外涂5%碘酒。⑤蜂螫皮炎应先拔去毒刺，火罐吸出毒汁，消毒后外用紫金锭磨水涂（2014）。

十、疥疮

1. 疥疮的病因病机　由人型疥虫通过密切接触而传染。
2. 疥疮的临床特点　在皮损处有灰白色、浅黑色或普通皮色的隧道，夜间剧痒，可找到疥虫。
3. 疥疮的治疗　以杀虫止痒为主，以外治为主。硫黄为常用特效药。

十一、湿疮

1. 湿疮的临床特点　多形性皮损，对称分布，易于渗出，自觉瘙痒，反复发作和慢性化。
2. 湿疮的病因病机　总因禀赋不耐，风、湿、热阻于肌肤所致（2010）。或因饮食不节，外感风湿热邪；或因素体虚弱，肌肤失养；或因湿热蕴久所致。
3. 湿疮的治疗

（1）内治法

湿热蕴肤证——清热利湿止痒——龙胆泻肝汤合萆薢渗湿汤加减

脾虚湿蕴证——健脾利湿止痒——除湿胃苓汤或参苓白术散加紫荆皮、地肤子、白鲜皮

血虚风燥证——养血润肤，祛风止痒——当归饮子或四物消风饮加丹参、鸡血藤、乌梢蛇

（2）外治法：①急性湿疮：初起仅有潮红、丘疹，或少数水疱而无渗液时，可选用清热止痒的中药或用三黄洗剂、炉甘石洗剂外搽。若水疱糜烂、渗出明显时，外治宜收敛、消炎，可选用黄柏、生地榆、马齿苋、野菊花等煎汤，或10%黄柏溶液，或2%~3%硼酸水冷敷。再用青黛散麻油调搽，急性湿疮后期滋水减少时，可选黄连膏、青黛膏外搽。②亚急性湿疮：外治原则为消炎、止痒、燥湿、收敛，选用三黄洗剂、3%黑豆馏油等外搽。③慢性湿疮：可选用各种软膏剂、乳剂，一般可外搽青黛膏、5%硫黄软膏、10%~20%黑豆馏油软膏（2014）。

4. 婴儿湿疮的病因、内治法

（1）病因：由于小儿禀性不耐，脾胃运化失职，内有胎火湿热，外受风湿热邪，两者蕴阻肌肤而成；或因消化不良、食物过敏、衣服摩擦等刺激而诱发。

（2）内治法

胎火湿热证——凉血清火，利湿止痒——消风导赤汤加减

脾虚湿蕴证——健脾利湿——小儿化湿汤加土茯苓、鱼腥草

十二、接触性皮炎

1. 接触性皮炎的诊断要点　发病前有明确的接触史。除强酸、强碱等一些强烈的刺激物，立即引起皮损而无潜伏期外，大多需经过一定的潜伏期才发病。一般起病较急。皮损主要表现为红斑、丘疹、丘疱疹、水疱，甚至大疱，破后糜烂、渗液，严重者则可有表皮松懈，甚至坏死、溃疡。

2. 接触性皮炎与急性湿疮、颜面丹毒的鉴别

（1）急性湿疮：无接触史，皮疹呈多形性，部位不定，常呈对称分布，边界不清，有趋向于慢性或再发的倾向。

(2) 颜面丹毒：无异物接触史，全身症状严重，常有寒战、高热、头痛、恶心等症状；皮疹以水肿性红斑为主，形如云片，色若涂丹，自感灼热、疼痛而无痒。

3. 接触性皮炎的治疗

风热蕴肤证——疏风清热止痒——消风散加紫荆皮（花）、僵蚕

湿热毒蕴证——清热祛湿，凉血解毒——化斑解毒汤合龙胆泻肝汤加减

血虚风燥证——止痒祛风，养血润燥——消风散合当归饮子加减

十三、药毒

1. 药毒的病因病机　总由禀赋不足，药毒内侵所致。或风热之邪侵袭腠理；或湿热蕴蒸，郁于肌肤；或外邪郁久化火，血热妄行，溢于肌肤；或火毒炽盛，燔灼营血，外发于皮肤，内攻于脏腑。久而导致阴液耗竭，阳无所附，浮越于外，病重而危殆。

2. 药毒的诊断（2016）　本病症状多样，表现复杂，但基本上都具有以下特点：①发病前有用药史，原因除去易于治愈。②有一定的潜伏期，重复发病多在用药后 5～20 天，重复用药常在 24 小时内发生，短者甚至在用药后瞬间或数分钟内发生（2010，2011，2014）。③发病突然，自觉灼热瘙痒，重者伴有发热、倦怠、全身不适、纳差、大便干、小便黄赤等全身症状。④皮损分布除固定型药疹外，多呈全身性、对称性。

3. 药毒的内治法

湿毒蕴肤证——清热利湿，解毒止痒——萆薢渗湿汤加减

热毒入营证——清热凉血，解毒护阴——清营汤加减

气阴两虚证——益气养阴清热——增液汤合益胃汤加减

十四、瘾疹

1. 瘾疹的病因病机　总因禀赋不耐，人体对某些物质过敏所致。可因卫外不固，风寒、风热之邪客于肌表；或因肠胃湿热郁于肌肤；或因气血不足，虚风内生；或因情志内伤，冲任不调，肝肾不足，而致风邪搏结于肌肤而发病。

2. 瘾疹的临床表现　皮肤上突然出现风团，色白或红或正常肤色，大小不等，形态不一；局部出现或泛发全身，或稀疏散在，或密集成片；发无定时，但以傍晚为多；风团成批出现，时隐时现，持续时间长短不一，但一般不超过 24 小时。

3. 瘾疹的内治法

风热犯表证——疏风清热止痒——消风散加减

风寒束表证——疏风散寒止痒——麻黄桂枝各半汤加减

血虚风燥证——养血祛风，润燥止痒——当归饮子加减（2010）

胃肠湿热证——疏风解表，通腑泄热——防风通圣散加减

十五、牛皮癣

1. 牛皮癣的皮损特点　皮损多为圆形或多角形的扁平丘疹融合成片，剧烈瘙痒，搔抓后皮损肥厚，皮沟加深，皮嵴隆起，极易形成苔藓样变。

2. 牛皮癣的内治法

肝郁化火证——疏肝理气，清肝泻火——龙胆泻肝汤加减

风湿蕴肤证——祛风利湿，清热止痒——消风散加减

血虚风燥证——养血润燥，息风止痒——当归饮子加减

十六、白疕

1. 白疕（寻常型）的皮损特点（2019）　皮损初起为红斑、丘疹，逐渐扩大融合成片，

边缘清楚，上覆以多层银白色糠秕状鳞屑，轻轻刮去鳞屑，可见一层淡红色发亮的薄膜，称薄膜现象；刮除薄膜后可见小出血点，称为点状出血现象，为本病特征性皮损；在进行期皮肤外伤或注射针孔处常出现相同损害，称为同形反应；皮损发生在皱褶部位则易造成浸渍、皲裂。

2. 白疕（寻常型）的内治法

血热内蕴证——清热凉血，解毒消斑——犀角地黄汤加减

<u>血虚风燥证——养血滋阴，润肤息风——当归饮子加减（2006）</u>

气血瘀滞证——活血化瘀，解毒通络——桃红四物汤加减

湿毒蕴结证——清热利湿，解毒通络——萆薢渗湿汤加减

火毒炽盛证——清热泻火，凉血解毒——清瘟败毒饮加减

十七、淋病

1. 淋病的病因病机　湿热秽浊之气由下焦前阴窍口入侵，阻滞于膀胱及肝经，局部气血运行不畅，湿热熏蒸，精败肉腐，气化失司而成本病。

2. 淋病的诊断

（1）男性淋病：<u>大多数症状和体征较明显。急性淋病：尿道口红肿发痒及轻度刺痛，继而有稀薄黏液流出，引起排尿不适（2001，2012）</u>，24 小时后症状加剧。慢性淋病：尿痛轻微，排尿时仅感尿道灼热或轻度刺痛，常可见终末血尿。

（2）女性淋病：大多数可无症状，急性淋病主要类型有：<u>淋菌性宫颈炎、淋菌性尿道炎、淋菌性前庭大腺炎</u>。

3. 淋病的内治法

<u>湿热毒蕴证（急性淋病）——清热利湿，解毒化浊——龙胆泻肝汤酌加土茯苓、红藤、萆薢等（2002，2011）</u>

<u>阴虚毒恋证（慢性淋病）——滋阴降火，利湿祛浊——知柏地黄丸酌加土茯苓、萆薢等（2002，2006）</u>

4. 淋病的其他治疗方法

（1）<u>青霉素类</u>：普鲁卡因青霉素 G 480 万 U，1 次肌内注射；氨苄西林 3.5g，1 次口服或肌内注射，并加服丙磺舒 1.0g。

（2）<u>喹诺酮类</u>：诺氟沙星 800mg，1 次口服，或 800mg，每天 2 次；氧氟沙星 400mg，1 次口服，或每天 2 次，共服 10 天。

（3）<u>其他类</u>：大观霉素 2g，1 次肌内注射；或头孢曲松 250mg，1 次肌内注射。急性期且为初次感染者，给药 1~2 次即可，慢性者应给药 7 天以上。或选用复方新诺明、四环素、多西环素等口服，连续用药 7 天。

十八、梅毒

1. 梅毒的病因病机　淫秽疫毒，可与<u>湿热、风邪杂合致病</u>。

2. 梅毒的诊断　一期梅毒主要表现为<u>疳疮（2~4 周）（2001，2002，2010，2016）</u>。二期梅毒一般发生在感染后 <u>7~10 周或硬下疳出现后 6~8 周（2001，2010，2011）</u>，皮肤黏膜损害的特点是分布广泛、对称，自觉症状轻微，破坏性小，传染性强。三期梅毒亦称晚期梅毒，此<u>期除皮肤黏膜损害外，常侵犯多个脏器（2010）</u>。

3. 梅毒的内治法

<u>肝经湿热证——清热利湿，解毒驱梅——龙胆泻肝汤加土茯苓、虎杖（2001，2002）</u>

<u>血热蕴毒证——凉血解毒，泄热散瘀——清营汤合桃红四物汤加减（2014）</u>

毒结筋骨证——活血解毒，通络止痛——五虎汤加减

肝肾亏损证——滋补肝肾，填髓息风——地黄饮子加减
　　心肾亏虚证——养心补肾，祛瘀通阳——苓桂术甘汤加减
　4. 梅毒的其他治疗方法　一旦确诊为梅毒，应及早实施西医驱梅疗法，并足量、规范用药。
　（1）早期梅毒：每日水剂普鲁卡因青霉素 G 80 万 U，肌内注射，每日 1 次，连续 10 日；苄星青霉素 240 万 U，分两侧臀部肌内注射，每周 1 次，共 2 周；四环素或红霉素，每天 2g，分 4 次口服，连续 15 日，肝肾功能不良者禁用。
　（2）晚期梅毒：水剂普鲁卡因青霉素 G 每日 80 万 U，肌内注射，每日 1 次，连续 15 日为 1 个疗程，也可考虑给第二个疗程，疗程间停药 2 周；苄星青霉素 240 万 U，肌内注射，每周 1 次，共 3 次；四环素或红霉素，每天 2g，分 4 次口服，连续服 30 日为 1 个疗程。
　（3）胎传梅毒：普鲁卡因青霉素 G，每日 5 万 U/kg，肌内注射，连续 10 日；苄星青霉素 5 万 U/kg，肌内注射，1 次即可（对较大儿童的青霉素用量不应超过成人同期患者的治疗量）。对青霉素过敏者，可选用红霉素 7.5～25mg/kg，口服，每日 4 次。

十九、尖锐湿疣

　1. 尖锐湿疣的病因病机　性滥交或房室不节，秽浊不洁，感受秽浊之毒，毒邪蕴聚，酿生湿热，湿热下注皮肤黏膜而产生赘生物。
　2. 尖锐湿疣的诊断　有与尖锐湿疣患者不洁性交或生活接触史。皮损好发于外生殖器、肛周、会阴、宫颈、阴道等处。基本损害为淡红色或污秽色、柔软的表皮赘生物。赘生物大小不一，单个或群集分布，表面分叶或呈棘刺状，湿润，基底较窄或有蒂，但在阴茎体部可出现基底较宽的"无蒂疣"。
　3. 尖锐湿疣的鉴别诊断
　（1）假性湿疣：多发生于 20～30 岁的女性外阴，特别是小阴唇内侧和阴道前庭。皮损为 1～2mm 大小的白色或淡红色小丘疹，表面光滑如鱼子状，群集分布，无自觉症状。
　（2）扁平湿疣：为梅毒常见皮肤损害，皮损为扁平而湿润的丘疹，表面光滑，成片或成簇分布，损害内可找到梅毒螺旋体，梅毒血清反应强阳性。
　（3）阴茎珍珠状丘疹：多见于青壮年，皮损为冠状沟部珍珠样半透明小丘疹，呈半球状、圆锥状或不规则状，色白或淡黄、淡红，沿冠状沟排列成一行或数行，或包绕一周，无自觉症状。
　4. 尖锐湿疣的内治法
　<u>湿毒下注证——利湿化浊，清热解毒——萆薢化毒汤加黄柏、土茯苓、大青叶</u>（2002, 2010, 2011）
　<u>湿热毒蕴证——清火解毒，化浊利湿——黄连解毒汤加苦参、萆薢、土茯苓、大青叶、马齿苋</u>
　5. 尖锐湿疣的其他治疗方法
　（1）局部注射：选用干扰素或博来霉素注入疣体基底部。
　（2）药物外涂：根据病情选用 10%～25% 足叶草酯、1%～5% 氟尿嘧啶、30%～50% 三氯醋酸、3%～5% 酞丁胺等涂敷疣体表面。注意保护正常皮肤黏膜。
　（3）激光、冷冻、电灼疗法：注意不要过度治疗，避免损害正常皮肤黏膜和瘢痕形成，预防感染。
　（4）手术切除：疣体较大者，可选用手术切除。

第九单元 肛门直肠疾病

重点提示

本单元出题率一般，重点是内痔、外痔、混合痔的鉴别以及肛痛的辨证论治。脱肛的内容主要掌握其分期，肛隐窝炎了解其并发症。总体来说，考题基本围绕着各病的主要特点展开。

―― **考点集合** ――

一、痔

1. 痔的概念与分类　痔是直肠末端黏膜下和肛管皮肤下的直肠静脉丛发生扩大、曲张所形成的柔软静脉团，或肛缘皮肤结缔组织增生或肛管皮下静脉曲张破裂形成的隆起物（2013）。根据发病部位不同，痔分为内痔、外痔及混合痔。

2. 内痔的病因病机、诊断与治疗

（1）内痔的病因病机：先天性静脉壁薄弱，兼因饮食不节、过食辛辣醇酒厚味，燥热内生，下迫大肠，以及久坐久蹲、负重远行、便秘努责、妇女生育过多、腹腔癥瘕，致血行不畅，血液瘀积，热与血相搏，则气血纵横，筋脉交错，结滞不散而成。

（2）内痔的诊断

①临床表现：便血、脱出、肛周潮湿、瘙痒、疼痛、便秘。

②分期

Ⅰ期内痔：痔核较小，不脱出，以便血为主。

Ⅱ期内痔：痔核较大，大便时可脱出肛外，便后自行回纳，便血或多或少。

Ⅲ期内痔：痔核更大，大便时痔核脱出肛外，甚至行走、咳嗽、喷嚏、站立时也会脱出，不能自行回纳，须用手推回，或平卧、热敷后才能回纳，便血不多或不出血。

Ⅳ期内痔：痔核脱出，不能及时回纳，嵌顿于外，因充血、水肿和血栓形成，以致肿痛、糜烂和坏死，即嵌顿性内痔。

（3）内痔的治疗

①辨证论治

风伤肠络证――清热凉血祛风――凉血地黄汤加减

湿热下注证――清热利湿止血――脏连丸加减

气滞血瘀证――清热利湿，祛风活血――止痛如神汤加减

脾虚气陷证――补中益气――补中益气汤加减

②外治疗法：熏洗法、外敷法、塞药法、挑治法、枯痔法。

③其他疗法：注射疗法、结扎疗法。

3. 血栓性外痔的诊断与治疗

（1）血栓性外痔的诊断：病前有便秘、饮酒或用力负重等诱因。肛门部突然剧烈疼痛，肛缘皮下有一触痛性肿物。检查时在肛缘皮肤表面有一暗紫色圆形硬结节。

（2）血栓性外痔的治疗

①辨证施治

血热瘀结证――清热凉血，散瘀消肿――凉血地黄汤合活血散瘀汤加减

②外治：用苦参汤熏洗，外敷消痔膏。

③其他疗法：血栓外痔剥离术。

4. 混合痔的诊断与治疗

（1）混合痔的诊断：内、外痔相连，无明显分界。

（2）混合痔的治疗：

①辨证论治：参见内痔辨证论治。

②外治疗法：参见内、外痔外治法。

③其他疗法：必要时可选用外痔剥离、内痔结扎术。

二、息肉痔

1. 息肉痔的概念　息肉痔是直肠内的赘生物，是一种常见的良性肿瘤。

2. 息肉痔的病因病机　多因湿热下注大肠，以致肠道气机不利，经络阻滞，瘀血浊气凝聚而成。

3. 息肉痔的诊断与鉴别诊断

（1）息肉痔的诊断

①临床表现：症状：位置较高的小息肉一般无症状；低位带蒂息肉大便时可脱出肛门外，小的能自行回纳，大的便后须用手推回。专科检查：肛门指诊对低位息肉有重要诊断价值。

②实验室及辅助检查：电子结肠镜、气钡双重造影检查。

（2）息肉痔的鉴别诊断

①直肠癌：可有大便习惯的改变，指诊可触及坚硬不规则、活动范围小、基底粘连而压痛的肿物，指套上有脓血黏液，有恶臭味，病理检查可明确诊断。

②肛乳头肥大：位置在肛窦附近，质韧，表面光滑，呈灰白色，多无便血，可脱出肛外，常伴有肛裂等。

③内痔：内痔多位于齿线上左中、右前、右后三处，基底较宽而无蒂，便血量较多。多见于成年人。

4. 息肉痔的治疗

（1）辨证论治

风伤肠络证——清热凉血，祛风止血——槐角丸加减

气滞血瘀证——活血化瘀，软坚散结——少腹逐瘀汤加减

脾气亏虚证——补益脾胃——参苓白术散加减

（2）外治疗法：灌肠法。

（3）其他疗法：结扎或镜下套扎或手术切除等治疗。

三、肛隐窝炎

1. 肛隐窝炎的并发症　肛隐窝炎常并发肛乳头炎和肛乳头肥大。其临床特征是肛门部胀痛不适和肛门部潮湿有分泌物（2002）。

2. 肛隐窝炎的病因病机　多因饮食不节，过食醇酒炙煿之品，湿热内生；或虫积骚扰，湿热内侵；或肠燥便秘，擦伤肠道染毒而成。

3. 肛隐窝炎的主症　自觉肛门部不适，排便时可感觉肛门疼痛，一般不甚剧烈，数分钟内消失。

4. 肛隐窝炎的手术治疗适应证　单纯性肛隐窝炎已成脓者；或有隐性漏者。

四、肛痈

1. 肛痈的定义及病因病机

（1）定义：肛痈是指直肠周围间隙发生急慢性感染而形成的脓肿。

(2) 病因病机：过食辛辣肥甘、醇酒炙煿之品，损伤脾胃，湿热内生，下注肛门，蕴久化热，热胜肉腐，发为痈疽；或肺肾阴虚，湿热痰浊凝聚肛门，郁久热胜肉腐，发为本病。

2. 肛痈的诊断

(1) 肛门旁皮下脓肿：发于肛门周围的皮下组织内，局部红肿热痛明显，成脓后按之应指，全身症状较轻。溃脓后易形成皮下肛漏或低位漏。

(2) 坐骨肛门窝脓肿：位于坐骨肛门窝内，初起觉肛门部坠胀微痛，逐渐全身恶寒发热，头身疼痛，肛门胀痛加剧或跳痛，坐卧不安，患侧肛周皮肤微红肿，肛门指检患侧直肠壁饱满、压痛明显，可有波动感。

(3) 骨盆直肠间隙脓肿：位于肛提肌以上，腹膜反折以下，位置较深，局部症状不典型，仅觉肛门胀痛，全身恶寒发热，头身疼痛。肛周皮肤多无明显红肿，肛门指检患侧直肠壁饱满、压痛及波动感，溃脓后多形成高位肛瘘。

(4) 直肠后间隙脓肿：部位较深，表现为直肠内坠胀痛，逐渐加重，全身恶寒发热，头身疼痛，肛周皮肤无明显改变，肛门指检直肠后壁饱满、压痛或波动感。

3. 肛痈的治疗

(1) 内治法

热毒蕴结证——清热解毒——仙方活命饮、黄连解毒汤加减（2011）

火毒炽盛证——清热解毒透脓——透脓散加减（2006，2014）

阴虚毒恋证——养阴清热，祛湿解毒——青蒿鳖甲汤合三妙丸加减（2005，2006，2014）

(2) 外治法：①初起：实证用金黄膏、黄连膏外敷，位置深隐者，可用金黄散调糊灌肠；虚证用冲和膏或阳和解凝膏外敷。②成脓：宜早期切开引流，并根据脓肿部位深浅和病情缓急选择手术方法。③溃后：用九一丹纱条引流，脓尽改用生肌散纱条。日久成漏者，按肛漏处理。

五、肛漏

1. 肛漏的病因病机　肛痈溃脓后，脓出不畅，余毒未尽，蕴结内阻，气血不畅，创口久不愈合，日久成漏；或患虚痨，肺肾阴虚，湿热乘虚入侵，化腐成脓，正气不足，脓出不畅，日久成漏。

2. 肛漏的诊断与分类

(1) 诊断：肛周反复流脓水，久不收口。一般初形成的肛漏流脓较多，而时间较久者则脓水渐少。

(2) 分类：①单纯性肛漏：肛门旁皮肤仅一个外口，且管道直通肛隐窝之内。内外口相通的称内外漏，又叫完全漏；若只有外口而无内口的称外漏，又叫外盲漏；若只有内口与管道相通，而无外口者，称内漏，又叫内盲漏。②复杂性肛漏：指在肛门内外有两个以上开口，或管道穿通两个以上间隙，或管道多而支管横生，或管道绕肛门而生，呈马蹄形。低位肛漏：是指肛漏管道在外括约肌深层以下，内口在肛隐窝者。高位肛漏：是指肛漏管道通过外括约肌深层以上，或肛漏内口在齿线以上者。

3. 肛漏的挂线疗法和切开疗法的适应证、禁忌证（2015）

(1) 挂线疗法：①适应证：低位肛漏。②禁忌证：肛门周围有皮肤病患者；漏管有酿脓现象；有严重的肺结核、梅毒等，或极度虚弱者；有癌变者。

(2) 切开疗法：①适应证：低位单纯性肛漏和低位复杂性肛漏，对高位肛漏切开时，必须配合挂线疗法。②禁忌证：同挂线疗法。

六、肛裂

1. 肛裂的定义与病因病机

(1) 定义：肛裂是指肛管皮肤全层裂开，并形成慢性溃疡的一种疾病。

（2）病因病机：由于过食辛辣炙煿之品，实热内生，热结肠腑；或久病体弱，阴血亏虚，津液不足，肠失濡润，大便秘结、粗硬，排便努挣，擦破肛门皮肤。复染邪毒，长久不愈，形成慢性溃疡。

2. <u>肛裂的诊断（2015）</u>　主要症状为<u>排便时肛门疼痛，排便后数分钟内疼痛减轻或消失，称疼痛间歇期，随后又因括约肌痉挛而剧烈疼痛，疼痛持续数小时至十多个小时。每次排便时这一疼痛过程称周期性疼痛。同时大便表面带血，或滴血，大便秘结（2010）</u>。根据病程不同，肛裂分为两大类，即新鲜肛裂（早期肛裂）和陈旧性肛裂。

3. 肛裂的内治法
<u>血热肠燥证——清热润肠通便——凉血地黄汤合脾约麻仁丸（2010）</u>
<u>阴虚津亏证——养阴清热润肠——润肠汤</u>
气滞血瘀证——理气活血，润肠通便——六磨汤加红花、桃仁、赤芍

七、脱肛

1. 脱肛的定义及病因病机
（1）定义：脱肛是直肠黏膜、肛管、直肠全层，甚至部分乙状结肠向下移位，脱出肛外的一种疾病。
（2）病因病机：小儿气血未旺，中气不足；或年老体弱，气血不足；或妇女分娩过程中，耗力伤气；或慢性泻痢、习惯性便秘、长期咳嗽引起中气下陷，固摄失司，导致肛管直肠向外脱出。

2. 脱肛的症状与分类
（1）症状：起病缓慢，无明显全身症状。早期，大便时直肠或肛管脱出肛外，便后能自行回纳，以后逐渐不能自行回纳，需用手托回。日久失治，脱出物逐渐增长，甚至咳嗽、远行时也可脱出。
（2）<u>分类（2010，2011）</u>
Ⅰ度脱垂：为直肠黏膜脱出，脱出物色较红，长<u>3～5cm</u>，触之柔软，无弹性，不易出血，便后可自行还纳。
Ⅱ度脱垂：为<u>直肠全层脱出（2012）</u>，长5～10cm，呈圆锥状，色淡红，表面为环状而有层次的黏膜皱襞，触之较厚有弹性，肛门松弛，便后有时需用手托回。
Ⅲ度脱垂：直肠及部分乙状结肠脱出，长达10cm以上，色淡红，呈圆柱形，触之很厚，便后需用手托回。

3. 一度脱垂与内痔脱出的鉴别　内痔脱出时痔核分颗脱出，无环状黏膜皱襞，暗红色或青紫色，容易出血。

4. 脱肛的内治法
<u>脾虚气陷证——补气升提，收敛固涩——补中益气汤加减（2010）</u>
湿热下注证——清热利湿——萆薢渗湿汤加减

5. 脱肛的其他疗法　熏洗、外敷、注射法、手术。

八、锁肛痔

1. 锁肛痔的主要症状　便血，<u>血中常夹黏液</u>，血色鲜红，呈间歇性，常被误认为内痔。随病情发展，可出现大便次数增多，里急后重，肛门坠胀，<u>大便中有黏液脓血，呈暗红色，有特殊臭味（2010）</u>。

2. 锁肛痔的常用检查方法　<u>直肠指诊、直肠镜或乙状结肠镜检查、钡剂灌肠检查。女性患者应行阴道及双合诊检查，男性患者必要时行膀胱镜检查。</u>

2. 锁肛痔的鉴别诊断
（1）直肠息肉：无痛性便血；肛门镜或直肠镜检查可见有蒂或无蒂肿物。
（2）溃疡性结肠炎：黏液血便，或里急后重，结肠镜检查可见直肠或结肠黏膜充血水肿或糜烂、溃疡，无明显肿物及肠腔狭窄，大便培养无致病菌生长。
（3）痢疾：黏液血便，里急后重，大便培养有痢疾杆菌，抗痢疾治疗效果显著。
3. 锁肛痔的治疗
（1）辨证论治
<u>湿热蕴结证</u>——<u>清热利湿</u>——<u>槐角地榆丸加减</u>
气滞血瘀证——行气活血——桃红四物汤合失笑散加减
气阴两虚证——益气养阴，清热解毒——四君子汤合增液汤加减
（2）外治疗法：灌肠疗法、敷药法。
（3）其他疗法：手术、新辅助治疗。

第十单元　泌尿男性疾病

重点提示

从历年考查趋势上看，本单元的出题点基本为精浊、精癃，其病因病机、临床表现以及辨证论治要重点掌握。阴茎痰核历年考查较少，了解即可。

考点集合

一、子痈

1. 子痈的概念　子痈是指睾丸及附睾的感染性疾病。中医称睾丸和附睾为肾子。
2. 子痈的病因病机　<u>湿热下注</u>、气滞痰凝。
3. 子痈的诊断　急性子痈为附睾或睾丸肿大疼痛，突然发作，疼痛程度不一，轻者仅有不适，重者痛如刀割，行动或站立时加重。痛域可为局限性，也可沿输精管放射至腹股沟、直肠及下腹部。大部分慢性子痈无急性子痈病史，但常伴有邻近性腺的慢性感染，如慢性前列腺炎、慢性精囊炎。患者常有阴囊疼痛、发胀、下坠感，疼痛可放射到下腹部及同侧的大腿根部。
4. 子痈的治疗
（1）内治法
<u>湿热下注证</u>——清热利湿，解毒消肿——<u>枸橘汤或龙胆泻肝汤加减</u>（2010，2014）
<u>气滞痰凝证</u>——疏肝理气，化痰散结——<u>橘核丸加减</u>（2001，2013）
（2）外治法：①急性子痈：未成脓者，可用金黄散或玉露散水调匀，冷敷。成脓者，应及时切开引流。脓稠、腐肉较多时，可选用九一丹或八二丹药线引流，脓液已净，外用生肌白玉膏。②慢性子痈：葱归溻肿汤坐浴，或冲和膏外敷。

二、子痰

1. 子痰的概念　子痰是发生于附睾部，属于疮痨性质的慢性化脓性疾病。中医文献称肾漏、穿囊漏。
2. 子痰的病因病机　因肝肾亏损，脉络空虚，浊痰乘虚下注，结于肾子；或阴虚内热，虚火上炎，灼津为痰，阻于经络，痰瘀互结而成。浊痰日久，郁而化热，热胜肉腐化脓。若脓

水淋漓日久，而脓乃气血所化，故又可出现气阴两虚证候，甚则阴损及阳，而出现肾阳不足的表现。

3. 子痰的诊断　子痰好发于中青年，以 20~40 岁居多。初发自觉阴囊坠胀，附睾尾部有不规则的局限性结节，质硬，触痛明显，结节常与阴囊皮肤粘连。病程发展，可形成慢性冷性脓肿，溃破后脓液清稀，或带豆腐渣样絮状物，腥味较浓，易形成长期不愈合的阴囊部窦道。输精管增厚变硬，有多处硬结，成串珠状。

4. 子痰的治疗

（1）内治法

浊痰凝结证——温经通络，化痰散结——阳和汤加减，配服小金丹（2014）

阴虚内热证——养阴清热，除湿化痰，佐以透脓解毒——滋阴除湿汤合透脓散加减（2016）

气血两亏证——益气养血，化痰消肿——十全大补汤加减，兼服小金丹

（2）外治法：未成脓者，宜消肿散结，外敷冲和膏，每天 1~2 次。已成脓者，及时切开引流。窦道形成者，选用腐蚀平胬药物制成药线或药条外用。

（3）西医治疗：应用抗结核治疗。

三、阴茎痰核

1. 阴茎痰核的临床表现　阴茎痰核是指阴茎海绵体白膜发生纤维化硬结的一种疾病。阴茎背侧可触及硬结或条索状斑块，无压痛，大小不一，或单发或数个不等，发展缓慢，不破溃。阴茎勃起时有疼痛或弯曲变形，严重者可影响性交，甚至引起阳痿。相当于西医的阴茎硬结症。

2. 阴茎痰核的治疗

痰浊凝结证——温阳通脉，化痰散结——阳和汤合化坚二陈丸加减

外治用阳和解凝膏或黑退消外敷。

四、尿石症

1. 尿石症的病因病机　本病多由肾虚和下焦湿热引起，病位在肾、膀胱和溺窍，肾虚为本，湿热为标。

2. 尿石症的诊断

（1）上尿路结石：如肾结石和输尿管结石常表现为腰部或腹部疼痛。轻则感腰部酸胀或不适，重则呈严重的刀割样疼痛，这种疼痛似乎极少有人能够忍受，医生称之为肾绞痛。同时多伴恶心、呕吐和血尿，有时自排尿开始到结束都能看见肉眼血尿，尿液呈鲜红色、茶水色或洗肉水色，但多数血尿只能在显微镜下发现。

（2）下尿路结石：①膀胱结石常表现为排尿中断和排尿疼痛。疼痛为下腹部和会阴部钝痛，亦可为明显或剧烈疼痛，排尿终末时疼痛加剧，同时可伴终末血尿。②尿道结石表现为排尿困难，呈滴沥状，有时出现尿流中断及尿潴留。排尿时有明显的疼痛，而且放射至阴茎头部。

3. 尿石症的内治法

湿热蕴结证——清热利湿，通淋排石——三金排石汤加减（2015）

气血瘀滞证——理气活血，通淋排石——金铃子散合石韦散加减（2015）

肾气不足证——补肾益气，通淋排石——济生肾气丸加减（2010，2013）

五、精浊

1. 精浊的病因病机

（1）急性者多由饮食不节，嗜食醇酒肥甘，酿生湿热；或因外感湿热之邪，壅聚于下焦

而成。

（2）慢性者多由相火妄动，所愿不遂，或忍精不泄，肾火郁而不散，离位之精化成白浊；或房事不洁，精室空虚，湿热从精道内侵，湿热壅滞，气血瘀阻而成。

2. 精浊的诊断

（1）临床表现：①急性者发病较急，突发寒战高热，尿频、尿急、尿痛，腰骶部及会阴部疼痛，或伴有直肠刺激征。②慢性者临床症状表现不一，患者可出现不同程度的尿频、尿急、尿痛、尿不尽、尿道灼热，腰骶、小腹、会阴及睾丸等处坠胀隐痛。

（2）实验室及辅助检查：涂片、前列腺按摩液镜检、尿三杯、前列腺液培养、超声波检查。

3. 精浊的治疗

（1）内治法

湿热蕴结证——清热利湿——八正散或龙胆泻肝汤加减（2001，2009）

气滞血瘀证——活血祛瘀，行气止痛——前列腺汤加减（2013）

阴虚火旺证——滋阴降火——知柏地黄汤加减（2010）

肾阳虚损证——补肾助阳——济生肾气丸加减（2005，2006）

（2）外治法：温水坐浴；野菊花栓或前列安栓塞入肛门。

六、精癃

1. 精癃的诊断　本病多见于50岁以上的中老年男性患者。逐渐出现进展性尿频，以夜间为明显，并伴排尿困难，尿线变细（2005，2011）。

2. 精癃的治疗

（1）内治法

湿热下注证——清热利湿，消癃通闭——八正散加减

脾肾气虚证——补脾益气，温肾利尿——补中益气汤加菟丝子、肉苁蓉、补骨脂、车前子（2000，2007，2011）

气滞血瘀证——行气活血，通窍利尿——沉香散加减（2011，2013）

肾阴亏虚证——滋补肾阴，通窍利尿——知柏地黄丸加丹参、琥珀、王不留行、地龙（2005）

肾阳不足证——温补肾阳，通窍利尿——济生肾气丸加减（2001，2002，2004，2013）

（2）外治法：①脐疗法。②灌肠法：大黄15g，泽兰、白芷各10g，肉桂6g，煎汤150mL，每日保留灌肠1次。

3. 精癃的其他疗法

（1）手术疗法。

（2）西药治疗：常用的有α-受体阻滞药，如特拉唑嗪（高特灵）等；5α-还原酶抑制药，如保列治；生长因子抑制药，如通尿灵等。

（3）物理疗法：如微波、射频、激光等。

（4）针灸疗法：主要用于尿潴留患者，可针刺中极、归来、三阴交、膀胱俞、足三里等穴，强刺激，反复捻转提插；体虚者灸气海、关元、水道等穴。

第十一单元　周围血管疾病

重点提示

本单元出题率一般，复习的重点在于股肿、脱疽的辨证论治，对于各病的临床表现及诊断

等内容熟悉即可，侧重点基本都在治法上。

考点集合

一、股肿

1. **股肿的含义** 股肿是深部静脉血栓形成和炎性病变所引起的一种疾病。相当于西医的血栓性深静脉炎。

2. **股肿的病因病机** 多由久卧、久坐、产后、腹部或盆腔手术、外伤等，气血运行滞缓，或外伤手术损伤筋脉，气血运行不畅，以致瘀血阻于络道，脉络滞塞不通，营血回流受阻溢于脉外，流注下肢而成。

3. **股肿的诊断** 多有长期卧床、分娩、腹部或盆腔手术、外伤史，起病较急，主要表现为患肢疼痛肿胀，皮温升高，行走时加剧，发热（2010），腓肠肌压痛。

4. **股肿的内治法**

湿热下注证——清热利湿，活血化瘀——四妙勇安汤加味
血脉瘀阻证——活血化瘀，通络止痛——活血通脉汤加味
气虚湿阻证——益气健脾，祛湿通络——参苓白术散加味

二、青蛇毒

1. **青蛇毒的病因病机** 本病多由湿热蕴结、寒湿凝滞、痰浊瘀阻、脾虚失运、外伤血脉等因素致使气血运行不畅，留滞脉中而发病。

2. **青蛇毒的临床表现与常见类型**

（1）肢体血栓性浅静脉炎：临床最为常见，下肢多于上肢（2014）。常有筋瘤病史。临床表现主要是累及一条浅静脉，沿着发病的静脉出现疼痛、红肿、灼热感，常可扪及结节或硬索状物，有明显压痛。当浅静脉炎累及周围组织时，若出现片状区域性炎性结节，则为浅静脉周围炎。患者可伴有低热，站立时疼痛尤为明显。

（2）胸腹壁浅静脉炎：多为单侧胸腹壁出现一条索状硬物，长10～20cm，皮肤发红、轻度刺痛。肢体活动时，局部可有牵掣痛，用手按压条索两端，皮肤上可现一条凹陷的浅沟，炎症消退后遗留皮肤色素沉着。一般无全身表现。

（3）游走性血栓性浅静脉炎：多发于四肢，即浅静脉血栓性炎症呈游走性发作，当一处炎性硬结消失后，其他部位的浅静脉又出现病变，具有游走、间歇、反复发作的特点。

3. **青蛇毒的治疗**

（1）内治法

湿热瘀阻证——清热利湿，解毒通络——二妙散合茵陈赤豆汤加减（2011，2016）
血瘀湿阻证——活血化瘀，行气散结——活血通脉汤加减
肝郁蕴结证——疏肝解郁，活血解毒——柴胡清肝汤或复元活血汤

（2）外治法：①初期：消炎软膏或金黄散软膏外敷。局部红肿渐消，可选用拔毒膏贴敷。②后期：可用熏洗疗法：当归尾12g，白芷9g，羌活9g，独活9g，桃仁9g，红花12g，海桐皮9g，威灵仙12g，生艾叶15g，生姜60g，水煎后熏洗。

三、筋瘤

1. **筋瘤的定义与特点** 筋瘤是以筋脉色紫、盘曲突起如蚯蚓状、形成团块为主要表现的浅表静脉病变（2010），好发于下肢，相当于西医下肢静脉曲张交错所形成的静脉团块。

2. 筋瘤的治疗
（1）内治法
劳倦伤气证——补中益气，活血舒筋——补中益气汤加减
寒湿凝筋证——暖肝散寒，益气通脉——暖肝煎合当归四逆汤加减
外伤瘀滞证——活血化瘀，和营消肿——活血散瘀汤加减
（2）手术是治疗本病的根本疗法。

四、臁疮

1. 臁疮的病因病机　多因久立或负重远行，过度劳累，耗伤气血，中气下陷，以致下肢气血运行不畅；或形成恶脉，气血瘀滞于肌肤，肌肤失养，复因损伤（蚊虫叮咬、湿疮、碰伤等），湿热之邪乘虚而入，发为疮疡，肌肤溃烂，经久不愈。

2. 臁疮的治疗
（1）内治法
气虚血瘀证——益气活血，祛瘀生新——补阳还五汤合四妙汤加减
湿热下注证——清热利湿，和营解毒——二妙丸合五神汤加减（2004）
（2）外治法：①初期：局部红肿，溃破渗液较多者，宜用洗药。如马齿苋60g，黄柏20g，大青叶30g，煎水温湿敷，日3～4次。局部红肿，渗液量少者，宜金黄膏薄敷。②后期：久不收口，皮肤乌黑，疮口凹陷，疮面腐肉不脱，用八二丹麻油调后，摊贴疮面。腐肉已脱，露新肉者，用生肌散外盖生肌玉红膏。周围有湿疹者，用青黛散调麻油盖贴。

五、脱疽

1. 脱疽的定义、特点与病因病机
（1）定义：脱疽是指发于四肢末端，严重时趾（指）节坏疽脱落的一种慢性周围血管疾病，又称脱骨疽。
（2）特点：好发于四肢末端，以下肢为多见，初起患肢末端发凉、怕冷、苍白、麻木，可伴间歇性跛行，继则疼痛剧烈，日久患趾（指）坏死变黑，甚至趾（指）节脱落。
（3）病因病机：与长期吸烟、饮食不节、环境、遗传及外伤等因素有关。是以脾肾亏虚为本，寒湿外伤为标，气血凝滞、经脉阻塞为其主要病机。

2. 脱疽的诊断与鉴别诊断
（1）诊断
一期（局部缺血期）：患肢末端发凉、怕冷、麻木、酸痛，间歇性跛行。患足可出现轻度肌肉萎缩，皮肤干燥，皮色变灰，皮温稍低于健侧，足背动脉搏动减弱，部分患者小腿出现游走性红硬条索（游走性血栓性浅静脉炎）。
二期（营养障碍期）：患肢发凉、怕冷、麻木、酸胀疼痛，间歇性跛行加重，出现静息痛，夜间痛甚，难以入寐，患者常抱膝而坐。患足肌肉明显萎缩，皮肤干燥，汗毛脱落，趾甲增厚，且生长缓慢，皮肤苍白或潮红或紫红，患侧足背动脉搏动消失。
三期（坏死期）：二期表现进一步加重，足趾紫红肿胀、溃烂坏死，或足趾发黑、干瘪，呈干性坏疽。坏疽可先为一趾或数趾，逐渐向上发展，合并感染时，则红肿明显，患足剧烈疼痛，全身发热（2010）。

（2）鉴别诊断
①脱疽相关疾病的临床鉴别

	脉管炎	动脉硬化性闭塞症	糖尿病足	血栓闭塞性
发病年龄		40岁以上	40岁以上	20~40岁
浅静脉炎		无	无	游走性
高血压		大部分有	大部分有	极少
冠心病		有	可有可无	无
血脂		升高	多数升高	基本正常
血糖、尿糖		正常	血糖高，尿糖阳性	正常
受累血管		大、中动脉	大、微血管	中、小动脉

②雷诺病：多见于青年女性，上肢较下肢多见，好发于双手，每因寒冷和精神刺激双手出现发凉苍白，继而发绀、潮红，最后恢复正常的三色变化（雷诺现象），患肢动脉搏动正常，一般不出现肢体坏疽。

3. 脱疽的中医治疗
（1）内治法
寒湿阻络证——温阳散寒，活血通络——阳和汤加减（2000）
血脉瘀阻证——活血化瘀，通络止痛——桃红四物汤加减（2002，2006，2010）
湿热毒盛证——清热利湿，解毒活血——四妙勇安汤加减（2000，2006）
热毒伤阴证——清热解毒，养阴活血——顾步汤加减（2010，2014）
气阴两虚证——益气养阴——黄芪鳖甲汤加减（2011）

（2）外治法：①未溃者：可选用冲和膏、红灵丹油膏外敷；亦可用当归15g，独活30g，桑枝30g，威灵仙30g，煎水熏洗，或用附子、干姜、吴茱萸各等份研末，蜜调，敷于患足涌泉穴，如有药疹即停用。②已溃者：溃疡面积较小者，可用上述中药熏洗后，外敷生肌玉红膏；溃疡面积较大，坏死组织难以脱落者，可先用冰片锌氧油（冰片2g，氧化锌油98g）软化创面硬结痂皮，按疏松程度清除坏死痂皮。

4. 脱疽的其他疗法
（1）坏死组织清除术。
（2）坏死组织切除缝合术。
（3）截肢术。
（4）植皮术。

第十二单元　其他外科疾病

重点提示

本单元考点较为集中，基本围绕烧伤和肠痈这两方面出题。烧伤要熟记烧伤面积的计算法及烧伤的分度，肠痈主要掌握其辨证论治。破伤风及毒蛇咬伤的内容偶有考查。

一、冻疮

冻疮的临床表现：局部性冻疮，主要发于手背、足跟、耳郭等暴露部位，多呈对称性，轻者受冻部位皮肤先苍白，继而红肿，或有硬结、斑块，边缘焮红，中央青紫，自觉灼痛、麻木，暖热时自觉灼热、痒痛。重者则有大小不等的水疱或肿块，皮肤淡白或暗红，或转紫色，疼痛剧烈，或感觉消失，局部出现暗红色血疱，血疱破溃后渗流脓血水，收口缓慢。

二、烧伤

1. 烧伤面积的计算方法及烧伤深度的分类

（1）中国九分法：将成人体表面积分为 11 个 9 等份。其中，头面颈部为 9%，双上肢为 2×9%（即 18%）（2012），躯干前后（各占 13%）及会阴（占 1%）为 3×9%，双下肢包括臀部为 5×9%+1%=46%（2002，2006，2011，2019）。

（2）烧伤深度一般采用三度四分法，即一度、二度（又分浅二度、深二度）、三度烧伤（2000，2005，2006）。

2. 重度烧伤的辨证分型、治疗原则

（1）辨证分型：火毒伤津、阴伤阳脱、火毒内陷、气血两虚、脾虚阴伤。

（2）治疗原则：大面积重度烧伤，必须内外兼治，中西医结合治疗。内治原则以清热解毒，益气养阴为主。外治在于正确处理烧伤创面。深Ⅱ度创面要争取和促进痂下愈合，减少瘢痕形成；Ⅲ度创面早期保持焦痂完整干燥，争取早期切痂植皮，缩短疗程。

三、毒蛇咬伤

毒蛇的毒性分类与我国常见毒蛇的种类：西医将毒蛇的毒性分为神经毒、血循毒和混合毒三种。我国常见毒蛇有10种，神经毒者有银环蛇、金环蛇、海蛇（2013），血循毒者有蝰蛇、尖吻蝮蛇（2012）、竹叶青蛇、烙铁头蛇，混合毒者有蝮蛇、眼镜蛇、眼镜王蛇（2013）。

四、破伤风

1. 破伤风的病因病机　皮肉破伤，又感受风毒之邪。风毒之邪乘皮肉破伤之处侵袭入内，风为阳邪，善行而数变，外风引动肝风内动，风毒入侵日久，化热化火，使脏腑失调，气血失和，阴损及阳，甚至阴阳离决而死亡。

2. 破伤风的临床表现

（1）潜伏期：长短不一，一般为 4~14 天（2013），短者24小时之内，长者数月或数年不等。潜伏期越短，病情越重，预后越差。

（2）前驱期（2012）：时间较短，仅 1~2 天，表现有乏力，头晕，头痛，全身不适，咀嚼无力，畏寒低热，烦躁不安，下颌稍感紧张，张口略感困难。反射亢进。创面多下陷无脓，周围皮肤暗红，有疼痛感和牵制感。

（3）发作期：典型发作症状是肌肉强直性痉挛和阵发性抽搐。肌肉强直性痉挛，最初是咀嚼肌（2009），之后依次为面肌、颈项肌、腹背肌、四肢肌群、膈肌和肋间肌。在抽搐间歇期患者的肌肉也呈痉挛状，为本病抽搐的特点。

（4）病变后期，面色㿠白，营养不良，水、电解质紊乱，酸中毒，可致全身衰竭而死亡。

五、肠痈

1. 肠痈的病因病机　由饮食不节、寒温不适、情志所伤等因素损伤肠胃，导致肠道传化失司，糟粕停滞，气滞血瘀，瘀久化热，热胜肉腐而成痈肿。

2. 肠痈的诊断

（1）初期：70%～80%的病人有典型的转移性右下腹痛。

（2）酿脓期：若病情发展，渐至化脓，则腹痛加剧，右下腹明显压痛、反跳痛，局限性腹皮挛急；或右下腹可触及包块；壮热不退。

（3）溃脓期：腹痛扩展至全腹，腹皮挛急，全腹压痛、反跳痛；恶心呕吐，大便秘结或似痢不爽。

3. 肠痈的中医治疗

（1）内治法

<u>瘀滞证——行气活血，通腑泄热——大黄牡丹汤合红藤煎剂加减</u>（2000，2010，2012，2014）

<u>湿热证——通腑泄热，利湿解毒透脓——复方大柴胡汤加减</u>（2001，2010）

热毒证——通腑排脓，养阴清热——大黄牡丹汤合透脓散加减

（2）外治法：①中药外敷：无论脓已成或未成，均可选用金黄散、玉露散或双柏散。②中药灌肠：采用大黄牡丹汤、复方大柴胡汤等煎剂直肠内缓慢滴入。

4. 肠痈的其他疗法

（1）手术疗法。

（2）一般疗法：①输液。②胃肠减压。③抗生素。

（3）针刺疗法：可作为辅助治疗办法，具有促进肠蠕动、促使停滞物的排出、改善血运、止痛、退热、提高人体免疫功能等作用。主穴：双侧足三里或阑尾穴。

第八篇　中医妇科学

第一单元　女性生殖器官

重点提示

本单元内容较少，主要熟悉内生殖器的内容，其余了解即可。

考点集合

一、外生殖器

1. 毛际的位置　在阴阜，分布呈尖端向下的三角形。
2. 阴户的位置及功能　阴户的位置：指女性阴蒂、大小阴唇、阴唇系带及阴道前庭的部位。阴户的功能：生育胎儿，排出月经、带下、恶露的关口，也是合阴阳的入口，又是防止外邪侵入的关口（2014，2019）。

二、内生殖器

1. 阴道的位置及功能　阴道，又称子肠。"阴道"一词最早就是中医学中的固有解剖名称，且解剖位置与西医学一致。阴道的功能：阴道是娩出胎儿，排出月经、带下、恶露的通道，是阴阳交合的器官（2016）。
2. 子宫的功能　《内经》称为女子胞，为"奇恒之府"。子宫的主要功能是产生、排出月经，孕育、分娩胎儿，另外还有排出余血浊液、分泌生理性带下的功能（2005，2014）。
3. 子门的位置及功能　子门，又名子户。子门是指子宫颈口的部位（2000，2007）。子门的功能：排出月经和娩出胎儿的关口。

第二单元　女性生殖生理

重点提示

本单元出题率一般，考点有限，基本为知识性内容，大致了解即可。

考点集合

一、女性一生各期的生理特点

1. 新生儿期　出生后4周（2009），女婴在母体内受性腺和胎盘所产生的性激素的影响。
2. 儿童期　从出生4周到12岁。儿童期又可分为前期和后期，前期是肾气始盛的时期，在儿童后期，第二性征开始发育。

3. 青春期　10～19岁，生理特点是体格发育、生殖器官发育、第二性征发育，月经来潮。

4. 性成熟期　一般从18岁左右历时30年。在性成熟期，乳房亦发育成熟。

5. 围绝经期　从开始出现绝经趋势到最后一次月经的时间。包括绝经前期、绝经期、绝经后期三个阶段。

6. 老年期　一般指60岁以后的妇女，此期肾气虚，天癸已衰竭，生殖器官萎缩。

二、月经的生理

1. 月经的生理现象　月经从初潮到绝经，中间除妊娠期、哺乳期外，都是有规律地按时来潮。正常月经周期一般为28～30天。经期，指每次行经持续时间，正常者为3～7天，多数为3～5天。经量，指经期排出的血量，一般行经总量为50～80mL。经色，指月经的颜色，正常者多为暗红色。经质，指经血的质地，正常经血应是不稀不稠，不凝结，无血块，也无特殊气味。经期一般无不适感觉，仅部分妇女经前和经期有轻微的腰酸，小腹发胀，情绪变化等，也属正常现象。

2. 月经产生的机制（肾－天癸－冲任－胞宫）（2004）

（1）肾藏精，主生殖：女子到了14岁左右，肾气盛，则先天之精化生的天癸在后天水谷之精的充养下最后成熟，同时通过天癸的作用，促成月经的出现。

（2）"天癸至"则"月事以时下"，"天癸竭，则地道不通"：说明天癸是促成月经产生的重要物质。"天癸至"是天癸自肾下达于冲任，并对冲任发挥重要生理作用。

（3）"任脉通，太冲脉盛"："任脉通"是天癸达于任脉，则任脉在天癸的作用下，所司精、血、津、液旺盛充沛。"太冲脉盛"即天癸通于冲脉，冲脉在天癸的作用下，广聚脏腑之血，使血海盛满。

3. 月经周期节律　月经从初潮到绝经，中间除妊娠期、哺乳期外，都是有规律地按时来潮。正常月经周期一般为28天左右，但在21～35天也属正常范围。

三、带下生理

1. 带下的生理现象及作用　<u>健康女子，润泽于阴户、阴道内的无色无臭、黏而不稠的液体，称为生理性带下（2006）</u>。生理性带下是精液，是肾精下润之液，流于阴股，充养和濡润前阴空窍。

2. 带下产生与调节的机制　肾气旺盛，所藏五脏六腑之精在天癸作用下，通过任脉到达胞中生成生理性带下，此过程又得到督脉的温化和带脉的约束。

四、妊娠生理

1. 受孕机制　<u>肾气充盛，天癸成熟，冲任二脉功能正常，男女两精相合，就可以构成胎孕（2015）</u>。

2. 妊娠的生理现象　妊娠后母体的变化，明显的表现是月经停止来潮，脏腑、经络的阴血，下注冲任，以养胎元。因此妊娠期间整个机体出现"血感不足，气易偏盛"的特点。

3. 预产期的计算方法　<u>从末次月经第1天算起，月份数加9（或减3），日数加7（阴历则加14），即可（2012，2015）</u>。

五、产褥生理

1. 临产先兆　①释重感。②<u>弄胎（假宫缩）（2005，2014）</u>。

2. 恶露　恶露是产后自子宫排出的余血浊液，先是暗红色的<u>血性恶露，3～4天干净</u>；后渐变淡红，量由多渐少，称为<u>浆液性恶露，7～10天干净</u>；继后渐为不含血色的白恶露，2～3

周干净。如果血性恶露 10 天以上仍未干净，应考虑子宫复旧不良或感染。

第三单元　妇科疾病的诊断与辨证

重点提示

本单元内容较为简单，通读了解即可。

━━━━━━━━━━━━ 考点集合 ━━━━━━━━━━━━

1. 问诊　在妇科疾病的诊察中，要熟练掌握与妇女经、带、胎、产有关的问诊内容。
2. 望诊（月经、带下、恶露、阴户、阴道）　根据妇科的特点，望诊时除观察患者的神志、形态、面色、唇色、舌质、舌苔外，还应注意观察月经、带下和恶露的量、色、质的变化，阴户、阴道外形和颜色的异常。
3. 闻诊（月经、带下、恶露）　闻诊包括耳听声音、鼻嗅气味两个方面。鼻嗅气味在妇科主要是了解月经、带下、恶露等气味。
4. 切诊（切脉）　切诊包括切脉与按察胸腹、四肢两个部分。妇科疾病寒、热、虚、实的辨证，其脉诊与其他科相同，经、带、胎、产均有其特殊的脉象。

第四单元　妇科疾病的治疗

重点提示

本单元内容较多较杂，但考试涉及较少，通读了解即可。

━━━━━━━━━━━━ 考点集合 ━━━━━━━━━━━━

一、常用内治法

1. 调补脏腑　①滋肾补肾。②疏肝养肝。③健脾和胃（2014，2016）。
2. 调理气血
（1）理气法：①理气行滞。②调气降逆。③补气升提。
（2）调血法：①补血养血。②清热凉血。③清热解毒。④活血化瘀。
3. 温经散寒　温经散寒可与化瘀止痛之品、补气养血之品同用。
4. 利湿祛痰　治疗湿热为患之病。
5. 调治冲任督带　基本运用以下几法：①调补冲任。②温化冲任。③清泄冲任。④疏通冲任。⑤和胃降浊。⑥扶阳温督。⑦健脾束带。
6. 调养胞宫　①温肾暖宫。②补肾育宫。③补血益宫。④补肾固胞。⑤益气举胞。⑥逐瘀荡胞。⑦泄热清胞。⑧散寒温胞。
7. 调控肾 – 天癸 – 冲任 – 胞宫生殖轴　①中药人工周期疗法。②针刺调治促进排卵。

二、常用外治法

①坐浴（2014）。②外阴、阴道冲洗。③阴道纳药（2013）。④贴敷法。⑤宫腔注入。⑥直肠导入。⑦中药离子导入。⑧介入治疗。

三、中医妇科急症治疗

1. 血崩证

（1）概述：血崩证是指以阴道急剧而大量出血为主症者。可由崩漏、功能失调性子宫出血类月经病，或堕胎、小产、前置胎盘、显性出血性胎盘早剥等妊娠疾病引起。

（2）治疗：血热——牛西西注射液、贯众注射液、断血流片

血瘀——三七注射液

脾气虚弱或肾阳不足——生脉注射液、参附注射液

肾阴虚——生脉或参麦注射液

2. 痛证

（1）概述：能引起急性下腹疼痛的原因主要有原发性痛经、经间期腹痛、子宫内膜异位症、子宫腺肌病、流产、异位妊娠、子宫破裂及急、慢性盆腔炎等。

（2）治疗：瘀血痛——田七痛经胶囊、血竭胶囊、丹参注射液、延胡索注射液

寒凝痛——当归注射液、参附注射液

湿热壅滞——野木瓜注射液、清开灵注射液

3. 高热证

（1）概述：指体温高达39℃以上者。妇科中可见高热证的，有因经期或产褥期感受风热、暑热、湿热、湿毒、邪毒而起，也有因生殖道感染所致。

（2）治疗：退热是当务之急。

4. 厥脱证

（1）概述：脱厥证是指厥证并发脱证而并称者，是一种以突然昏倒、不省人事、面唇苍白、四肢厥冷或大汗淋漓、脉微欲绝为主要表现的危重病证，与西医的休克相类似。

（2）治疗：血崩厥脱——参附注射液、参附丹参注射液、生脉注射液等

高热厥脱——升压灵注射液、清开灵注射液、醒脑净注射液等

第五单元 月 经 病

☆ 重点提示

本单元是出题的热点，在本学科中所占分值比例较高，从历年的考查趋势上看，考点较为分散没有规律，需按部就班的对知识点逐个进行复习。重点掌握每种疾病的病因病机和辨证论治，对于各类月经病的临床表现也应了解。

━━━━━━考点集合━━━━━━

一、概述

1. **月经病的定义** 凡月经的周期、经期和经量发生异常，以及伴随月经周期出现明显不适症状的疾病，称为月经病。

2. **病因病机** 月经病发生的主要机制是脏腑功能失调，气血不和，导致冲任二脉的损伤。病因有外感邪气、内伤七情、房劳多产、饮食不节、劳倦过度和身体禀赋。

3. **月经病的治疗原则** ①重在治本调经。②分清先病和后病的论治原则。③本着"急则治其标，缓则治其本"的原则。

二、月经先期

1. 概述 月经周期提前7天以上,甚至十余日一行,连续2个周期以上者,称为"月经先期",亦称"经期超前"或"经早""经行先期""经水不及期"等。
2. 病因病机 主要病机是冲任不固,经血失于制约,月经提前而至。常见的病因有气虚和血热。
3. 辨证论治
(1) 气虚证
①脾气虚证——补脾益气,摄血调经
【主症】经期提前,或兼量多,色淡质稀,神疲肢倦,气短懒言,小腹空坠,纳少便溏,舌淡红,苔薄白,脉缓弱。
【方药】补中益气汤(2011)。
②肾气虚证——补肾益气,固冲调经
【主症】经期提前,量少,色淡暗,质清稀,腰酸腿软,头晕耳鸣,小便频数,面色晦暗或有暗斑,舌淡暗,苔薄白,脉沉细。
【方药】固阴煎或归肾丸(2005)。
(2) 血热证
①阴虚血热证——养阴清热调经
【主症】经期提前,量少,色红质稠,颧赤唇红,手足心热,咽干口燥,舌红,少苔,脉细数。
【方药】两地汤(2001,2003,2006,2010)。
②阳盛血热证——清热凉血调经
【主症】经期提前,量多,色紫红,质稠,心胸烦闷,渴喜冷饮,大便燥结,小便短赤,面色红赤,舌红,苔黄,脉滑数(2016)。
【方药】清经散(2001,2003,2009,2014)。
③肝郁血热证——疏肝清热,凉血调经(2012)
【主症】经期提前,量多或少,经色紫红,质稠有块,经前乳房、胸胁、少腹胀痛,烦躁易怒,口苦咽干,舌红,苔黄,脉弦数(2011)。
【方药】丹栀逍遥散。

三、月经后期

1. 概述 月经周期错后7天以上,甚至错后3~5个月一行,经期正常者,称为"月经后期"。
2. 月经后期与妊娠的鉴别 育龄妇女月经不来应首先排除妊娠。早孕者,可有早孕反应,相应的检查为阳性,月经后期则无,且停经前有月经失调病史。
3. 病因病机 虚:精血不足,血海不能按时满溢,遂致月经后期。实:邪气阻滞,血海不能按时满溢,遂致月经后期。
4. 辨证论治(2015)
(1) 肾虚证——补肾养血调经
【主症】经期错后,量少,色淡暗,质清稀,腰酸腿软,头晕耳鸣,带下清稀,面色晦暗,或面部暗斑,舌淡暗,苔薄白,脉沉细。
【方药】当归地黄饮。
(2) 血虚证——补血益气调经
【主症】经期错后,量少,色淡质稀,小腹空痛,头晕眼花,心悸失眠,皮肤不润,面色苍白或萎黄，舌淡，苔薄，脉细无力。

【方药】大补元煎（2010）。

（3）血寒证

①虚寒证——扶阳祛寒调经（2003，2011）。

【主症】经期错后，量少，色淡质稀，小腹隐痛，喜热喜按，腰酸无力，小便清长，面色㿠白，舌淡，苔白，脉沉迟无力。

【方药】温经汤（《金匮要略》）或艾附暖宫丸（2011）。

②实寒证——温经散寒调经

【主症】经期错后，量少，经色紫暗有块，小腹冷痛拒按，得热痛减，畏寒肢冷，舌暗，苔白，脉沉紧或沉迟。

【方药】温经汤（《妇人大全良方》）（2015）。

（4）气滞证——理气行滞调经

【主症】经期错后，量少，经色暗红或有血块，小腹胀痛，精神抑郁，胸闷不舒，舌象正常，脉弦。

【方药】乌药汤。

（5）痰湿证——燥湿化痰，活血调经

【主症】经期错后，量少，色淡，质黏，头晕体胖，心悸气短，脘闷恶心，带下量多，舌淡胖，苔白腻，脉滑。

【方药】芎归二陈汤。

四、月经先后无定期

1. 概述　月经周期或前或后7天以上，连续3个周期以上者，称为"月经先后无定期"。
2. 病因病机　主要病机是冲任气血不调，血海蓄溢失常（2001，2003，2004）。病因多为肝郁、肾虚、脾虚。
3. 月经先后无定期与崩漏的鉴别　月经先后无定期和崩漏均有周期紊乱，崩漏还表现为经期和经量的紊乱，而月经先后无定期的经期是正常的。
4. 辨证论治

（1）肾虚证——补肾调经

【主症】经行或先或后，量少，色淡，质稀，头晕耳鸣，腰酸腿软，小便频数，舌淡，苔薄，脉沉细（2006）。

【方药】固阴煎（2010，2011，2014，2016）。

（2）肝郁证——疏肝理气调经

【主症】经行或先或后，经量或多或少，色暗红，有血块，或经行不畅，胸胁、乳房、少腹胀痛，精神郁闷，时欲太息，嗳气食少，舌质正常，苔薄，脉弦（2012）。

【方药】逍遥散（2000，2012）。

五、月经过多

1. 概述　月经周期正常，经量明显多于既往者，称为"月经过多"。
2. 病因病机　主要病机是冲任不固，经血失于制约而致血量多。
3. 辨证论治

（1）气虚证——补气摄血固冲

【主症】经行量多，色淡红，质清稀，神疲体倦，气短懒言，小腹空坠，面色㿠白，舌淡，苔薄，脉缓弱（2004）。

【方药】举元煎或安冲汤。

（2）血热证——清热凉血，固冲止血

【主症】经行量多，色鲜红或深红，质黏稠，口渴饮冷，心烦多梦，尿黄便结，舌红，苔黄，脉滑数（2004）。

【方药】保阴煎加地榆、茜草。

（3）血瘀证——活血化瘀止血（2012）

【主症】经行量多，色紫暗，质稠有血块，经行腹痛，或平时小腹胀痛，舌紫暗或有瘀点，脉涩有力。

【方药】失笑散加益母草、三七、茜草。

六、月经过少

1. 概述　月经周期正常，经量明显少于既往，经期不足2天，甚或点滴即净者，称"月经过少"。

2. 病因病机　虚者多因精亏血少，冲任气血不足，经血乏源；实者多由瘀血内停，或痰湿阻滞，冲任壅滞，血行不畅而月经过少（2019）。

3. 辨证论治

（1）肾虚证——补肾益精，养血调经

【主症】经来量少，不日即净，或点滴即止，血色淡暗，质稀，腰酸腿软，头晕耳鸣，小便频数，舌淡，苔薄，脉沉细。

【方药】归肾丸或当归地黄饮。

（2）血虚证——养血益气调经

【主症】经来量少，不日即净，或点滴即止，经色淡红，质稀，头晕眼花，心悸失眠，皮肤不润，面色萎黄，舌淡，苔薄，脉细无力。

【方药】滋血汤或小营煎。

（3）血瘀证——活血化瘀调经

【主症】经行涩少，色紫黑有块，小腹刺痛拒按，血块下后痛减，或胸胁胀痛，舌紫暗，或有瘀斑紫点，脉涩有力。

【方药】桃红四物汤或通瘀煎（2011）。

（4）痰湿证——燥湿化痰调经

【主症】经行过少，经色淡红，质稀或黏稠，夹杂黏液，形体肥胖，胸闷呕恶，或带下量多黏稠，舌淡胖，苔白腻，脉滑（2004）。

【方药】苍附导痰丸或二陈加芎归汤（2000）。

七、经期延长

1. 概述　月经周期正常，经期超过了7天以上，甚或淋漓半月方净者，称为"经期延长"。

2. 病因病机　主要病机是气虚冲任失约；或热扰冲任，血海不宁；或瘀阻冲任，血不循经（2000，2019）。

3. 辨证论治

（1）气虚证——补气摄血，固冲调经

【主症】经行时间延长，量多，经色淡红，质稀，肢倦神疲，气短懒言，面色㿠白，舌淡，苔薄，脉缓弱。

【方药】举元煎加阿胶、炒艾叶、乌贼骨。

（2）虚热证——养阴清热止血

【主症】经行时间延长，量少，经色鲜红，质稠，咽干口燥，潮热颧红，手足心热，大便燥结，舌红，苔少，脉细数。

【方药】二地汤合二至丸。

（3）血瘀证——活血祛瘀止血

【主症】经行时间延长，量或多或少，经色紫暗有块，经行小腹疼痛拒按，舌紫暗或有小瘀点，脉涩有力（2003）。

【方药】桃红四物汤合失笑散加味。

八、经间期出血

1. 概述　月经周期基本正常，在两次月经之间，发生周期性少量阴道出血者，称为"经间期出血"。

2. 应与经间期出血鉴别的疾病

（1）与月经先期鉴别：月经先期的出血时间非经间期，个别也有恰在这一时间段出血的，经量正常或时多时少，基础体温由高温下降呈低温开始时出血；经间期出血月经量较少，出血时间规律。

（2）与月经过少鉴别：月经过少的周期尚正常，仅量少，甚或点滴而下；经间期出血，常发生在两次月经的中间时期。

3. 病因病机　肾阴不足，脾气虚弱，湿热扰动或瘀血阻遏，使阴阳转化不协调，遂发生本病。

4. 辨证论治（2015）

（1）肾阴虚证——滋肾养阴，固冲止血

【主症】两次月经之间，阴道少量出血或稍多，色鲜红，质稍稠，头晕腰酸，夜寐不宁，五心烦热，便艰尿黄，舌体偏小质红，脉细数。

【方药】两地汤合二至丸或加减一阴煎（2000，2015）。

（2）脾气虚证——健脾益气，固冲摄血

【主症】经间期出血，量少，色淡，质稀，神疲体倦，气短懒言，食少腹胀，舌淡，苔薄，脉缓弱。

【方药】归脾汤。

（3）湿热证——清利湿热，固冲止血（2006，2008）

【主症】两次月经之间，阴道出血量稍多，色深红，质黏腻，无血块。平时带下量多色黄，小腹时痛，神疲乏力，骨节酸楚，胸闷烦躁，口苦咽干，纳呆腹胀，小便短赤，舌质红，苔黄腻，脉细弦或滑数。

【方药】清肝止淋汤去阿胶、红枣，加小蓟、茯苓。

（4）血瘀证——化瘀止血

【主症】经间期出血量少或多少不一，色紫黑或有血块，少腹两侧或一侧胀痛或刺痛，情志抑郁，胸闷烦躁，舌质紫或有紫斑，脉细弦。

【方药】逐瘀止血汤（2010，2011）。

九、崩漏

1. 概述　妇女不在行经期间阴道突然大量出血，或淋漓下血不断者，称为"崩漏"。

2. 应与崩漏鉴别的疾病　需要与月经先期、月经过多伴经期延长、胎漏、月经先后无定期、经间期出血、异位妊娠、堕胎、小产、外阴阴道外伤出血等相鉴别。

3. 病因病机　主要病机为冲任不固，不能制约经血（2005）。

4. 崩漏的治疗原则及塞流、澄源、复旧的含义　治疗原则是"急则治其标，缓则治其本"。塞流即是止血。澄源即是求因治本。复旧即是调理善后（2004，2011，2013）。

5. 出血期的辨证论治

（1）肾虚证

①肾阴虚证（2004）——滋肾益阴，固冲止血

【主症】经血非时而下，出血量少或多，淋漓不断，血色鲜红，质稠，头晕耳鸣，腰酸膝软，手足心热，颧赤唇红，舌红，苔少，脉细数。

【方药】左归丸合二至丸或滋阴固气汤。

②肾阳虚证——温肾益气，固冲止血

【主症】经血非时而下，出血量多，淋漓不尽，色淡质稀，腰痛如折，畏寒肢冷，小便清长，大便溏薄，面色晦暗，舌淡暗，苔薄白，脉沉弱。

【方药】右归丸加党参、黄芪、田七。

③肾气虚证——补肾益气，固冲止血

【主症】多见于青春期少女或经断前后妇女出现经乱无期，出血量多势急如崩，或淋漓日久不净，或由崩而淋，由淋而崩，反复发作，色淡红或淡暗，质清稀，面色晦暗，眼眶暗，小腹空坠，腰脊酸软，舌淡暗，苔白润，脉沉弱。

【方药】加减苁蓉菟丝子丸加党参、黄芪、阿胶。

（2）脾虚证——补气摄血，固冲止崩（2003，2009）

【主症】经血非时而下，量多如崩，或淋漓不断，色淡质稀，神疲体倦，气短懒言，不思饮食，四肢不温，或面浮肢肿，面色淡黄，舌淡胖，苔薄白，脉缓弱。

【方药】固本止崩汤或固冲汤（2019）。

（3）血热证（2012）

①实热证——清热凉血，固冲止血

【主症】经血非时而下，量多如崩，或淋漓不断，血色深红，质稠，心烦少寐，渴喜冷饮，头晕面赤，舌红，苔黄，脉滑数。

【方药】清热固经汤（2001，2003，2007）。

②虚热证——养阴清热，固冲止血

【主症】经来无期，量少淋漓不尽或量多势急，血色鲜红，面颊潮红，烦热少寐，咽干口燥，便干，舌红，少苔，脉细数。

【方药】上下相资汤。

（4）血瘀证（2012）——活血化瘀，固冲止血

【主症】经血非时而下，量多或少，淋漓不净，血色紫暗有块，小腹疼痛拒按，舌紫暗或有瘀点，脉涩或弦涩有力。

【方药】逐瘀止血汤。

十、闭经

1. 概述　女子年逾16周岁，月经尚未来潮，或月经来潮后又中断6个月以上者或月经停闭超过了3个月经周期者，称为"闭经"。

2. 病因病机（2016）　虚、实不同的病机要点。虚：精血亏少，冲任血海空虚，源断其流，无血可下。实：因邪气阻隔冲任，经血不通。

3. 与生理性闭经的鉴别

（1）少女停经：少女月经初潮后，可有一段时间月经停闭，这是正常现象。

(2) 育龄期闭经：育龄妇女月经停闭达6个月以上者，需与胎死腹中相鉴别。闭经者停经前大部分有月经紊乱，继而闭经，无妊娠反应和其他妊娠变化。

(3) 围绝经前停经：年龄已经进入围绝经期，月经正常或紊乱，继而闭经，可伴有面部烘热汗出、心烦心悸失眠、心神不宁等症状。妇科检查子宫大小正常或稍小。

4. 闭经的治疗原则　根据病证，虚者补而通之，实者泻而通之。

5. 辨证论治

(1) 气血虚弱证——益气养血调经

【主症】月经周期延迟、量少、色淡红、质薄，渐至经闭不行，神疲肢倦，头晕眼花，心悸气短，面色萎黄，舌淡，苔薄，脉沉缓或细弱。

【方药】人参养荣汤（2014）。

(2) 肾气亏损证——补肾益气，调理冲任

【主症】年逾16岁尚未行经，或月经初潮偏迟，时有月经停闭，或月经周期建立后，由月经周期延后、经量减少渐至月经停闭；或体质虚弱，全身发育欠佳，第二性征发育不良，或腰腿酸软，头晕耳鸣，倦怠乏力，夜尿频多，舌淡暗，苔薄白，脉沉细。

【方药】加减苁蓉菟丝子丸加淫羊藿、紫河车。

(3) 阴虚血燥证——养阴清热调经

【主症】月经周期延后、经量少、色红质稠，渐至月经停闭不行，五心烦热，颧红唇干，盗汗甚至骨蒸劳热，干咳或咳嗽唾血，舌红，少苔，脉细数（2012）。

【方药】加减一阴煎加丹参、黄精、女贞子、制香附。

(4) 气滞血瘀证——理气活血，祛瘀通络

【主症】月经停闭数月，小腹胀痛拒按，精神抑郁，烦躁易怒，胸胁胀满，嗳气叹息，舌紫暗或有瘀点，脉沉弦或涩而有力。

【方药】血府逐瘀汤。

(5) 寒凝血瘀证——温经散寒，活血调经

【主症】月经停闭数月，小腹冷痛拒按，得热则痛缓，形寒肢冷，面色青白，舌紫暗，苔白，脉沉紧。

【方药】温经汤（《妇人大全良方》）。

(6) 痰湿阻滞证——健脾燥湿化痰，活血通经（2010）

【主症】月经停闭数月，带下量多，色白质稠，形体肥胖，或面浮肢肿，神疲肢倦，头晕目眩，心悸气短，胸脘满闷，舌淡胖，苔白腻，脉滑。

【方药】四君子汤合苍附导痰丸加当归、川芎（2004，2015）。

十一、痛经

1. 概述　凡在经期或经行前后，出现周期性小腹疼痛，或痛引腰骶，甚至剧痛晕厥者，称为"痛经"。

2. 病因病机　虚、实不同的病机要点。邪气内伏，经期前后冲任二脉气血的生理变化急骤，导致胞宫的气血运行不畅，"不通则痛"。精血素亏，胞宫失于濡养，"不荣则痛"（2000）。

3. 辨证论治

(1) 气滞血瘀证——理气行滞，化瘀止痛（2000，2008，2011）

【主症】经前或经期小腹胀痛拒按，胸胁、乳房胀痛，经行不畅，经色紫暗有块，块下痛减，舌紫暗，或有瘀点，脉弦。

【方药】膈下逐瘀汤（2002，2004，2014）。

（2）寒凝血瘀证——<u>温经散寒，祛瘀止痛（2003）</u>

【主症】<u>经前或经期小腹冷痛拒按，得热则痛减，经血量少，色暗有块，畏寒肢冷，面色青白，舌暗，苔白，脉沉紧（2001）</u>。

【方药】<u>少腹逐瘀汤</u>。

（3）湿热瘀阻证——<u>清热除湿，化瘀止痛（2005）</u>

【主症】经前或经期小腹灼痛拒按，痛连腰骶，或平时小腹痛，至经前疼痛加剧，经量多或经期长，经色紫红，质稠或有血块，平素带下量多，黄稠臭秽，或伴低热，小便黄赤，舌红，苔黄腻，脉滑数或濡数。

【方药】<u>清热调血汤加车前子、薏苡仁、败酱草或银甲丸（2000，2007，2009）</u>。

（4）气血虚弱证——<u>补气养血，调经止痛（2000）</u>

【主症】<u>经期或经后小腹隐痛喜按，月经量少，色淡质稀，神疲乏力，头晕心悸，失眠多梦，面色苍白，舌淡，苔薄，脉细弱（2000，2009，2016）</u>。

【方药】<u>圣愈汤（2010）</u>。

（5）肾气亏损证——<u>补肾益精，养血止痛</u>

【主症】经期或经后小腹隐隐作痛，喜按，月经量少，色淡质稀，头晕耳鸣，腰酸腿软，小便清长，面色晦暗，舌淡，苔薄，脉沉细。

【方药】<u>益肾调经汤或调肝汤</u>。

（6）阳虚内寒证——温经扶阳，暖宫止痛

【主症】经期或经后小腹冷痛，喜按，得热则舒，经量少，经色暗淡，腰腿酸软，小便清长。舌淡胖，苔白润，脉沉。

【方药】温经汤（《金匮要略》）加附子、艾叶、小茴香。

十二、经行乳房胀痛

1. 概述　每值经前或经期乳房作胀，甚至胀满疼痛，或乳头痒痛者，称"经行乳房胀痛"。

2. 病因病机　肝气郁结或痰湿阻滞，遇经前、经期冲脉气血充盛，郁滞更甚，令乳络不畅，致本病发生。

3. 辨证论治

（1）肝气郁结证——疏肝理气，和胃通络

【主症】经前乳房胀痛或乳头痒痛，痛甚不可触衣，疼痛拒按，经行小腹胀痛，胸胁胀满，烦躁易怒，经行不畅，色暗红，舌红，苔薄，脉弦。

【方药】<u>逍遥散加麦芽、青皮、鸡内金（2009，2010，2011）</u>。

（2）肝肾亏虚证——<u>滋肾养肝，和胃通络（2016）</u>

【主症】经行或经后两乳房作胀，乳房按之柔软无块，月经量少，色淡，两目干涩，咽干口燥，<u>五心烦热，舌淡或舌红少苔，脉细数</u>。

【方药】<u>一贯煎或滋水清肝饮加麦芽、鸡内金</u>。

（3）胃虚痰滞证——健胃祛痰，活血止痛

【主症】经前或经期乳房胀痛或乳头痒痛，痛甚不可触衣，胸闷痰多，食少纳呆，平素带下量多，色白稠黏，月经量少，色淡，舌淡胖，苔白腻，脉缓滑。

【方药】四物汤合二陈汤去甘草。

十三、经行头痛

1. 概述　每值经期或经行前后，出现以头痛为主的病证，称为"经行头痛"。

2. 病因病机　气血、阴精不足，经行之后，气血阴精更亏，清窍失养所致；或由痰、瘀之邪，值经期随冲气上逆，邪气上扰清窍致痛。

3. 辨证论治

（1）血虚证——益气养血

【主症】经期或经后头痛，心悸气短，神疲体倦，月经量少，色淡质稀，面色㿠白，舌淡，苔薄，脉细弱。

【方药】八珍汤加首乌、蔓荆子（2010）。

（2）肝火证——清热平肝息风

【主症】经期或经后头痛，或巅顶痛，头晕目眩，口苦咽干，烦躁易怒，腰酸腿软，手足心热，经量少，色鲜红，舌红，苔少，脉细数（2009）。

【方药】羚角钩藤汤（2012）。

（3）血瘀证——化瘀通络

【主症】经前或经期头痛，小腹疼痛拒按，胸闷不舒，经色紫暗有块，舌紫暗，边尖有瘀点，脉沉弦或涩而有力（2016）。

【方药】通窍活血汤（2012，2015，2019）。

（4）痰湿中阻证——燥湿化痰，通络止痛

【主症】经前或经期头痛，头晕目眩，形体肥胖，胸闷泛恶，平日带多稠黏，月经量少、色淡，面色㿠白，舌淡胖，苔白腻，脉滑。

【方药】半夏白术天麻汤加葛根、丹参。

十四、经行感冒

1. 概述　每值经期或经行前后出现感冒病证，称"经行感冒"（2015）。
2. 病因病机　风寒、风热、邪入少阳。
3. 辨证论治

（1）风寒证——解表散寒，和血调经

【主症】每值经期或经行前后恶寒，发热，无汗，头身疼痛，喷嚏，鼻塞流涕，咽喉痒痛，咳嗽痰稀，舌淡红，苔薄白，脉浮紧。经净渐愈。

【方药】荆穗四物汤（2010，2011）。

（2）邪入少阳证——和解表里

【主症】每逢经期或经行前后出现寒热往来，胸胁苦满，默默不欲饮食，口苦咽干，心烦喜呕，头晕目眩，舌红，苔薄白或薄黄，脉弦或弦数。

【方药】小柴胡汤（2010）。

（3）风热证——疏风清热，和血调经

【主症】每于经行期间，发热身痛，微恶风，头痛汗出，鼻塞咳嗽，痰稠，口渴欲饮。舌红，苔薄白，脉浮数。

【方药】桑菊饮加当归、川芎。

十五、经行身痛

1. 概述　每值经前或经期，出现身体疼痛为主的病证，称为"经行身痛"。
2. 病因病机　气血不和，值经期的生理变化，肢体失于荣养而致。
3. 辨证论治

血虚证——养血益气，柔筋止痛——当归补血汤加白芍、鸡血藤、丹参、玉竹

血瘀证——活血通络，益气散寒止痛——趁痛散（2015）

十六、经行泄泻

1. 概述 每值经前或经期大便泄泻，经净自止者，称为"经行泄泻"，亦称"经来泄泻"。
2. 病因病机 主要病机是脾肾阳气不足，运化失司，值经期血气下注冲任，脾肾愈虚而发生泄泻。
3. 辨证论治

（1）脾虚证——健脾利湿，理气调经

【主症】经前或经期大便泄泻，脘腹胀满，神疲肢倦，经行量多，色淡质稀，或面浮肢肿，舌淡红，苔白，脉濡缓。

【方药】参苓白术散（2000，2004，2010，2011）。

（2）肾虚证——温阳补肾，健脾止泻

【主症】经前或经期大便泄泻，晨起尤甚，腰酸腿软，畏寒肢冷，头晕耳鸣，月经量少，色淡，质稀，舌淡，苔白滑，脉沉迟。

【方药】健固汤合四神丸（2004，2009）。

十七、经行浮肿

1. 概述 每逢经行前后，或正值经期，头面四肢浮肿者，称为"经行浮肿"。
2. 病因病机 脾肾阳虚、气滞血瘀。
3. 辨证论治

（1）脾肾阳虚证——温肾化气，健脾利水

【主症】经行面浮肢肿，按之没指，晨起头面肿甚，月经推迟，经行量多，色淡质稀，腹胀纳减，腰膝酸软，大便溏薄，舌淡，苔白腻，脉沉缓或濡细。

【方药】肾气丸合苓桂术甘汤（2010，2011，2012）。

（2）气滞血瘀证——理气行滞，养血调经

【主症】经行肢体肿胀，按之随手而起，色暗有块，脘闷胁胀，善叹息，舌紫暗，苔薄白，脉弦涩。

【方药】八物汤加泽泻、益母草（2012）。

十八、经行吐衄

1. 概述 每值经前或经期出现有规律的吐血或衄血者，称"经行吐衄"。
2. 病因病机 病机主要为火热上炎，值经期冲脉气盛上逆，损伤阳络而发生吐血、衄血。
3. 辨证论治

（1）肺肾阴虚证——滋阴养肺

【主症】经前或经期吐血、衄血，量少，色鲜红，头晕耳鸣，手足心热，潮热干咳，咽干口渴，月经量少，或无月经，颧赤唇红，舌红或绛，苔花剥或无苔，脉细数。

【方药】顺经汤或加味麦门冬汤（2016）。

（2）肝经郁火证——清肝调经

【主症】经前或经期吐血、衄血，量较多，色深红，头晕目眩，烦躁易怒，两胁胀痛，口苦咽干，小便短赤，大便秘结，经量减少，甚或无月经，舌红，苔黄，脉弦数。

【方药】清肝引经汤（2010）。

十九、经行口糜

1. 概述 每值经前或经行时，口舌糜烂，如期反复发作，经后渐愈者，称"经行口糜"。

2. 病因病机　多由心、胃之火上炎所致（2013）。
3. 辨证论治
（1）阴虚火旺证——滋阴降火
【主症】经期口舌糜烂，口燥咽干，月经量少、色红，五心烦热，尿少色黄，舌红，少苔，脉细数。
【方药】知柏地黄汤或上下相资汤。
（2）胃热熏蒸证——清胃泄热
【主症】经行口舌生疮，口臭，月经量多、色深红，口干喜饮，尿黄便结，舌苔黄厚，脉滑数。
【方药】凉膈散。

二十、经行风疹块

1. 概述　每值临经时或行经期间，周身皮肤突起红疹，或起风团，瘙痒异常，经净渐退者，称"经行风疹块"。
2. 病因病机　本病多因风邪为患，缘于素体本虚，适值经行，气血益虚，风邪乘虚而入，郁于皮肤肌腠之间而诱发本病。本病有内风、外风之别。常见病因有血虚、风热。
3. 辨证论治
（1）血虚证——养血祛风
【主症】经行风疹频发，瘙痒难忍，入夜尤甚，月经多推迟、量少色淡；面色不华，肌肤枯燥；舌淡红，苔薄，脉虚数。
【方药】当归饮子。
（2）风热证——疏风清热
【主症】经行身发红色风团、疹块，瘙痒不堪，感风遇热，其痒尤甚，月经多提前、量多色红；口干喜饮，尿黄便结；舌红苔黄，脉浮数。
【方药】消风散。

二十一、经行发热

1. 概述　每值经期或行经前后，出现以发热为主症者，称"经行发热"。若经行偶有一次发热者，不属此病。
2. 病因病机　本病属内伤发热范畴，主要责之于气血营卫失调。
3. 辨证论治
（1）肝肾阴虚证——滋养肝肾，育阴清热
【主症】经期或经后，午后潮热，月经量少、色红，两颧红赤，五心烦热，烦躁少寐，舌红而干，脉细数。
【方药】蒿芩地丹四物汤。
（2）血气虚弱证——补益血气，甘温除热
【主症】经行或经后发热，热势不扬，动则自汗出，经量多、色淡质薄，神疲肢软，少气懒言，舌淡，苔白润，脉虚缓。
【方药】补中益气汤。
（3）瘀热壅阻证——化瘀清热
【主症】经前或经期发热，腹痛，经色紫暗、夹有血块，舌暗或尖边有瘀点，脉沉弦数。
【方药】血府逐瘀汤加丹皮。

二十二、经行情志异常

1. 概述 每值行经前后,或正值经期,出现烦躁易怒,悲伤啼哭,或情志抑郁,喃喃自语,或彻夜不眠,甚或狂躁不安,经后复如常人者,称为"经行情志异常"。
2. 病因病机 该病的发生主要多由于情志内伤,肝气郁结,痰火内扰,遇经行气血骤变,扰动心神而致。
3. 辨证论治
(1) 心血不足证——补血养心,安神定志
【主症】经前或经期,精神恍惚,心神不宁,无故悲伤,心悸失眠,月经量少、色淡,舌淡,苔薄白,脉细。
【方药】甘麦大枣汤合养心汤去川芎、半夏曲。
(2) 肝经郁热证——清肝泄热,解郁安神
【主症】经前或经期,烦躁易怒,或抑郁不乐,头晕目眩,口苦咽干,胸胁胀满,不思饮食,月经量多、色深红,舌红,苔黄,脉弦数。
【方药】丹栀逍遥散酌加川楝子、生龙齿、代赭石。
(3) 痰火上扰——清热化痰,宁心安神
【主症】经前或经期精神狂躁,烦乱不安,或语无伦次,头痛失眠,或面红目赤,溲黄便结,或心胸烦闷,不思饮食,月经量或偏少,色红或深红,质稠黏,或夹小血块。舌质红,苔黄腻,脉滑数有力。
【方药】生铁落饮加郁金、川连。

二十三、绝经前后诸证

1. 概述(2014) 妇女在绝经前后出现烘热面赤,进而汗出,精神倦怠,烦躁易怒,头晕目眩,耳鸣心悸,失眠健忘,腰背酸痛,手足心热,或伴有月经紊乱等与绝经有关的症状,称"绝经前后诸证",又称"经断前后诸证"。
2. 病因病机 本病的发生与绝经前后的生理特点有密切关系。根本原因是:妇女49岁前后,肾气由盛渐衰,天癸由少渐至衰竭,冲任二脉气血也随之而衰少(2000,2012)。
3. 辨证论治
(1) 肾阴虚证——滋养肾阴,佐以潜阳
【主症】经断前后,头晕耳鸣,腰酸腿软,烘热汗出,五心烦热,失眠多梦,口燥咽干,或皮肤瘙痒,月经周期紊乱,量少或多,经色鲜红,舌红苔少,脉细数。
【方药】左归丸合二至丸加制首乌、龟甲(2011)。
(2) 肾阳虚证——温肾扶阳
【主症】经断前后,头晕耳鸣,腰痛如折,腹冷阴坠,形寒肢冷,小便频数或失禁,带下量多,月经不调,量多或少,色淡质稀,精神萎靡,面色晦暗,舌淡,苔白滑,脉沉细而迟。
【方药】右归丸加减。
(3) 肾阴阳俱虚证——阴阳双补
【主症】经断前后,月经紊乱,量少或多,乍寒乍热,烘热汗出,头晕耳鸣,健忘,腰背冷痛,舌淡,苔薄,脉沉弱。
【方药】二仙汤合二至丸加菟丝子、何首乌、龙骨、牡蛎。

二十四、经断复来

1. 概述 绝经期妇女月经停止1年及1年以上,又再次出现子宫出血,称为"经断复

来"。

2. 病因病机（2013）　经断复来见于老年妇女，其一生经历了经、孕、产、乳等数伤阴血的阶段，年届七七，肾气虚，天癸竭，太冲脉衰少，地道不通，经水断绝。当进入老年期后，肾阴虚逐渐影响他脏，或脾虚肝郁、冲任失固，或湿热下注，或血热，或湿毒瘀结损伤冲任以致经断复行。

3. 鉴别诊断

（1）宫颈癌：阴道不规则出血，常为接触性出血，或见血性带下，量时多时少，也可大量出血；严重者可见下腹胀痛，腰痛，一侧或两侧下腹痉挛性疼痛；妇科检查见宫颈糜烂严重或呈菜花样改变；需行宫颈 TCT 检查、阴道镜检查及活检以确诊。

（2）宫颈炎：表现为宫颈糜烂或息肉时均可见接触性出血，宫颈刮片细胞学检查示巴氏Ⅰ～Ⅱ级。TCT 呈良性反应。

（3）宫颈结核：表现为阴道不规则出血，伴白带增多，局部见多个溃疡，甚至呈菜花样赘生物。可局部活检以确诊。

（4）子宫肉瘤或子宫内膜癌：表现为子宫出血反复、量多，子宫增大等，需行诊刮以确诊。

4. 辨证论治

（1）脾虚肝郁证——健脾调肝，安冲止血

【主症】经断后阴道出血，量少，色淡，质稀，气短懒言，神疲肢倦，食少腹胀，胁肋胀满，舌苔薄白，脉弦无力（2016）。

【方药】安老汤（2014）。

（2）肾阴虚证——滋阴清热，安冲止血

【主症】经断后阴道出血，量少，色鲜红，质稠，腰膝酸软，潮热盗汗，头晕耳鸣，口咽干燥，舌质偏红，少苔，脉细数。

【方药】知柏地黄丸加阿胶、龟甲。

（3）湿热下注证——清热利湿，止血凉血

【主症】绝经后阴道出血，色红或紫红，量较多，平时带下色黄有臭味，外阴及阴道瘙痒，口苦咽干，疲惫无力，纳谷不馨，大便不爽，小便短赤，舌质偏红，苔黄腻，脉弦细数。

【方药】易黄汤加黄芩、茯苓、泽泻、侧柏叶、大小蓟。

（4）血热证——清热凉血，固冲止血

【主症】自然绝经 2 年以上经水复来，色深红，质稠，带下增多，色黄，有臭味，口苦口干，小便短赤，大便秘结，舌红，苔黄，脉弦滑。

【方药】益阴煎加生牡蛎、茜根、地榆。

（5）湿毒瘀结证——利湿解毒，化瘀散结

【主症】绝经后复见阴道出血，量少，淋漓不断，夹有杂色带下，恶臭，小腹疼痛，低热起伏，神疲，形体消瘦，舌质暗，或有瘀斑，苔白腻，脉细弱。

【方药】萆薢渗湿汤合桂枝茯苓丸去滑石，加黄芪、三七。

第六单元　带　下　病

☆ 重点提示

本单元内容历年必考，重点掌握带下过多，其病因病机及辨证论治都有考查，湿热下注、脾阳虚等证需重点注意，再次考查的可能性较大。其余内容也要熟悉。

考点集合

一、概述

带下病的定义 带下的量明显增多或减少，色、质、气味发生异常，或伴全身、局部症状者，称为"带下病"，又称"下白物""流秽物"。

二、带下过多

1. 概述 带下的量明显增多，色、质、气味发生异常，或伴全身、局部症状者，称为"带下过多"。

2. 主要病机 主要病机是湿邪伤及任带二脉，使任脉不固，带脉失约（2004，2013，2016）。湿邪是导致本病的主要原因，肝脾肾三脏功能失调是产生内湿之因。

3. 辨证要点 ①带下量多色黄，质黏稠，有臭气，或如泡沫状，或色白如豆渣状，为湿热下注。②带下量多色白或淡黄，质清稀，多属脾阳虚。③带下色白，质清稀如水，有冷感者属肾阳虚。④带下量不甚多，色黄或赤白相兼，质稠或有臭气为阴虚夹湿。⑤带下量多，色黄绿如脓，或浑浊如米泔，质稠，恶臭难闻，属湿毒重证。

4. 辨证论治

（1）脾虚证（2003）——健脾益气，升阳除湿（2005，2011）

【主症】带下量多，色白或淡黄，质稀薄，无臭气，绵绵不断，神疲倦怠，四肢不温，纳少便溏，两足跗肿，面色㿠白，舌质淡，苔白腻，脉缓弱。

【方药】完带汤（2014）。

（2）肾阳虚证——温肾培元，固涩止带

【主症】带下量多，色白清冷，稀薄如水，淋漓不断，头晕耳鸣，腰痛如折，畏寒肢冷，小腹冷感，小便频数，夜间尤甚，大便溏薄，面色晦暗，舌淡润，苔薄白，脉沉细而迟。

【方药】内补丸（2004）。

（3）阴虚夹湿证——滋肾益阴，清热利湿（2006）

【主症】带下量不甚多，色黄或赤白相兼，质稠或有臭气，阴部干涩不适，或有灼热感，腰膝酸软，头晕耳鸣，颧赤唇红，五心烦热，失眠多梦，舌红，苔少或黄腻，脉细数。

【方药】知柏地黄汤。

（4）湿热下注证（2000）——清利湿热，佐以解毒杀虫（2001，2003）

【主症】带下量多，色黄，黏稠，有臭气，或伴阴部瘙痒，胸闷心烦，口苦咽干，纳食较差，小腹或少腹作痛，小便短赤，舌红，苔黄腻，脉濡数（2004，2012）。

【方药】止带方（2000，2005，2013）。

（5）热毒蕴结证——清热解毒

【主症】带下量多，黄绿如脓，或赤白相兼，或五色杂下，状如米泔，臭秽难闻，小腹疼痛，腰骶酸痛，口苦咽干，小便短赤，舌红，苔黄腻，脉滑数（2011）。

【方药】五味消毒饮加土茯苓、败酱草、鱼腥草、薏苡仁。

5. 外治法 多用于带下过多的实证。

（1）外洗法：洁尔阴、肤阴洁、皮肤康等洗剂，适用于各类阴道炎。

（2）阴道纳药法：洁尔阴泡腾片、保妇康栓等，适用于各类阴道炎；珍珠层粉等，适用于宫颈糜烂及老年性阴道炎。

（3）热熨法：火熨、电灼、激光等，适用于因宫颈炎而致带下过多者。

三、带下过少

1. 概述 带下量明显减少,导致阴道干涩痒痛,甚至阴部萎缩者,称为"带下过少"。
2. 病因病机 阴液不足,不能渗润阴道。
3. 辨证论治

(1) 肝肾亏损证——<u>滋养肝肾,养精益血</u>

【主症】带下过少,甚至全无,阴道干涩不适,阴痒灼痛,阴部萎缩,性交疼痛,头晕耳鸣,腰膝酸软,烘热汗出,烦热胸闷,夜寐不安,小便黄,大便干结,舌红少苔,脉细数。

【方药】<u>左归丸加知母、肉苁蓉、紫河车、麦冬(2011)</u>。

(2) 血枯瘀阻证——<u>补血益精,活血化瘀</u>

【主症】带下过少,甚至全无,阴道干涩,阴痒,或面色无华,头晕眼花,心悸失眠,神疲乏力,或经行腹痛,经色紫暗,有血块,肌肤甲错,或腹有包块,舌质暗,边有瘀点瘀斑,<u>脉细涩(2015)</u>。

【方药】<u>小营煎加丹参、桃仁、牛膝(2014)</u>。

第七单元 妊 娠 病

☆ 重点提示

本单元是考试的热点,需重点掌握妊娠恶阻、胎动不安的临床表现及治疗。从趋势上看,历年考查较为分散,所有内容均有再次考查的可能。

——— 考点集合 ———

一、概述

1. 妊娠病的定义 妊娠期间,发生与妊娠有关的疾病,称妊娠病。
2. 妊娠病的发病机制 ①阴血虚。②脾肾虚。③冲气上逆。④气滞。
3. 妊娠病的治疗原则 治病与安胎并举。
4. 妊娠期间用药的注意事项 妊娠期间,凡<u>峻下、滑利、祛瘀、破血、耗气、散气</u>以及一切有毒药品,都宜慎用或禁用。

二、妊娠恶阻

1. 概述 妊娠早期,出现严重的恶心呕吐、头晕厌食,甚则食入即吐者,称为"妊娠恶阻"。
2. 病因病机 <u>冲气上逆,胃失和降(2003)</u>。
3. 辨证论治(2001,2003,2004,2011,2014)

(1) 脾胃虚弱证——<u>健脾和胃,降逆止呕</u>

【主症】妊娠早期,恶心呕吐,吐出食物,甚则食入即吐,脘腹胀闷,不思饮食,头晕体倦,怠惰思睡,<u>舌淡,苔白,脉缓滑无力(2001,2005,2009,2010,2011,2012)</u>。

【方药】<u>香砂六君子汤(2013)</u>。

(2) 肝胃不和证——<u>清肝和胃,降逆止呕</u>

【主症】妊娠早期,呕吐酸水或苦水,胸胁满闷,嗳气叹息,头晕目眩,口苦咽干,渴喜冷饮,便秘溲赤,<u>舌红,苔黄燥,脉弦滑数(2000,2008,2010)</u>。

【方药】<u>橘皮竹茹汤或苏叶黄连汤加姜半夏、枇杷叶、竹茹、乌梅(2010)</u>。

三、异位妊娠

1. 概述　凡孕卵在子宫体腔以外着床发育，称为"异位妊娠"。
2. 临床表现
（1）未破损型：多有停经史及早孕反应，可有盆腔炎病史或不孕史，多无明显腹痛，或仅有下腹一侧隐痛。
（2）已破损型：突感下腹一侧撕裂样腹痛，阴道不规则出血，晕厥或有休克。
3. 诊断
（1）病史：有停经史及早孕反应。
（2）症状：腹痛，阴道出血，晕厥与休克。
（3）检查：妇科检查、实验室检查及其他检查。
4. 急症处理及手术适应证　如有下列情况，可立即进行手术。
（1）停经时间较长，疑为输卵管间质部或残角子宫妊娠。
（2）内出血多而休克严重，虽经抢救而不易控制者。
（3）妊娠试验持续阳性，包块继续长大，而杀胚药无效者。
（4）愿意同时施行绝育者。
5. 辨证论治
（1）未破损期——活血化瘀，消癥杀胚（2009，2013）
【主症】停经后可有早孕反应，或下腹一侧有隐痛，双合诊可触及一侧附件有软性包块，有压痛，尿妊娠试验为阳性，脉弦滑。
【方药】宫外孕Ⅱ号方（山西医学院附属第一医院方）（2011）加蜈蚣、全蝎、紫草。
（2）已破损期
①休克型——益气固脱，活血祛瘀
【主症】突发下腹剧痛，面色苍白，四肢厥逆，或冷汗淋漓，恶心呕吐，血压下降或不稳定，有时烦躁不安，脉微欲绝或细数无力，并有腹部及妇科检查的体征。
【方药】生脉散合宫外孕Ⅰ号方。
②不稳定型——活血祛瘀，佐以益气
【主症】腹痛拒按，腹部有压痛及反跳痛，但逐渐减轻，可触及界限不清的包块，兼有少量阴道流血，血压平稳，脉细缓。
【方药】宫外孕Ⅰ号方。
③包块型——活血祛瘀消癥
【主症】腹腔血肿包块形成，腹痛逐渐减轻，可有下腹坠胀或便意感，阴道出血逐渐停止，脉细涩。
【方药】宫外孕Ⅱ号方。

四、胎漏、胎动不安

1. 概述　妊娠期阴道少量出血，时下时止，或淋漓不断，而无腰酸腹痛者，称为"胎漏"；妊娠期出现腰酸腹痛，胎动下坠，或阴道少量流血者，称为"胎动不安"。
2. 病因病机　冲任损伤，胎元不固，导致胎漏、胎动不安。
3. 辨证论治（2016）
（1）肾虚证——补肾健脾，益气安胎
【主症】妊娠期阴道少量下血，色淡质稀，头晕耳鸣，腰膝酸软，小便频数，舌淡，苔白，脉沉滑无力。

【方药】寿胎丸加党参、白术或滋肾育胎丸（2003）。
（2）气血虚弱证——补气养血，固肾安胎
【主症】孕后腰腹坠痛，阴道少量流血，色淡质稀，头晕眼花，心悸气短，面色㿠白，舌淡，苔薄白，脉细滑。
【方药】胎元饮（2011，2014，2015）。
（3）血热证——清热凉血，养血安胎
【主症】妊娠期，阴道下血，色深红或鲜红，质稠，心烦少寐，口渴饮冷，溲黄便结，面红唇赤，舌红，苔黄，脉滑数。
【方药】保阴煎或当归散。
（4）血瘀证——活血化瘀，补肾安胎
【主症】宿有癥积，孕后常有腰酸腹痛下坠，阴道不时出血，色暗红，或妊娠期跌仆闪挫，继之腹痛或少量阴道出血，舌暗红，或有瘀斑，脉弦滑或沉弦。
【方药】桂枝茯苓丸合寿胎丸。

五、堕胎、小产

1. 概述　凡妊娠12周内胚胎自然殒堕者称"堕胎"，妊娠12～28周内胎儿已成形而自然殒堕者称"小产"。
2. 病因病机　发病机理主要是冲任损伤，胎结不实，胎元不固，而致胚胎、胎儿自然殒堕离宫而下，多由胎漏、胎动不安发展而来。
3. 辨证论治　治疗原则为下胎益母。
（1）胎堕难留证——祛瘀下胎
【主症】妊娠早期，阴道流血逐渐增多，色红有块，小腹坠胀疼痛，或妊娠中晚期，小腹疼痛，阵阵紧逼，会阴逼胀下坠，或有羊水溢出，继而阴道下血量多，或伴心悸气短，面色苍白，头晕目眩，舌质正常或紫暗，舌边尖有瘀点，脉滑或涩。
【方药】脱花煎或生化汤加益母草。
（2）胎堕不全证——活血化瘀，佐以益气
【主症】胎殒之后，尚有部分组织残留于子宫，阴道流血不止，甚至出血如崩，腹痛阵阵紧逼，舌淡红，苔薄白，脉沉细无力。
【方药】脱花煎加人参、益母草、炒蒲黄。

六、滑胎

1. 概述　凡堕胎或小产连续发生3次或3次以上者，称"滑胎"，又称"屡孕屡堕"或"数堕胎"。
2. 病因病机　母体冲任损伤，胎元不健。
3. 辨证论治
（1）肾虚证
①肾气不足证——补肾健脾，固冲安胎
【主症】屡孕屡堕，甚或应期而堕，孕后腰酸膝软，头晕耳鸣，夜尿频多，面色晦暗，舌质淡苔薄白，脉细滑尺脉沉弱。
【方药】补肾固冲丸（2003，2005，2011）。
②肾阳亏虚证——温补肾阳，固冲安胎
【主症】屡孕屡堕，腰酸膝软，甚则腰痛如折，头晕耳鸣，畏寒肢冷，小便清长，夜尿频多，大便溏薄，舌淡苔薄而润，脉沉迟或沉弱。

【方药】肾气丸去泽泻，加菟丝子、杜仲、白术。

③肾精亏虚证——补肾填精，固冲安胎

【主症】屡孕屡堕，腰酸膝软，甚或足跟痛，头晕耳鸣，手足心热，两颧潮红，大便秘结，舌红少苔，脉细滑数。

【方药】育阴汤。

（2）脾肾虚弱证——补肾健脾，养血安胎

【主症】屡孕屡堕，腰酸膝软，小腹隐痛下坠，纳呆便溏，头晕耳鸣，尿频，夜尿多，眼眶暗黑，面色晦黄，面颊部暗斑，舌淡胖色暗，脉沉细滑，尺脉弱。

【方药】安奠二天汤。

（3）气血虚弱证——益气养血，固冲安胎

【主症】屡孕屡堕，头晕目眩，神疲乏力，面色㿠白，心悸气短，舌质淡，苔薄白，脉细弱。

【方药】泰山磐石散（2014）。

（4）血热证——清热养血，滋肾安胎

【主症】屡孕屡堕，孕后阴道出血，色深红质稠，腰酸腹痛，面赤唇红，口干咽燥，便结尿黄，舌红苔黄，脉弦滑数。

【方药】保阴煎合二至丸加白术。

（5）血瘀证——祛瘀消癥，固冲安胎

【主症】素有癥瘕之疾，孕后屡孕屡堕，肌肤无华。舌质紫暗或有瘀斑，脉弦滑或涩。

【方药】桂枝茯苓丸合寿胎丸。

七、胎萎不长

1. 概述　妊娠腹形小于相应妊娠月份，胎儿存活而生长迟缓者，称为"胎萎不长"。
2. 病因病机（2016）　气血不足以荣养其胎，而致胎儿生长迟缓。
3. 辨证论治

气血虚弱证——补气益血养胎——胎元饮

脾肾不足证——补益脾胃，养胎长胎——寿胎丸合四君子汤

血寒宫冷证——温肾扶阳，养血育胎——长胎白术散加巴戟天、艾叶（2019）

八、子满

1. 概述　妊娠5~6个月后出现腹大异常，胸膈满闷，甚则遍身俱肿，喘不得卧者，称为"子满"。
2. 诊断　①病史。②临床表现：腹大异常，胸膈胀满，甚或喘不得卧，下肢及外阴水肿。③产科及实验室检查，B超。
3. 辨证论治　健脾利水，养血安胎——鲤鱼汤加黄芪、桑白皮或当归芍药散。

九、子肿

1. 概述　妊娠中晚期，肢体面目或全身发生肿胀者，称为"子肿"。
2. 子气、皱脚、脆脚的定义

子气：自膝至足肿，小水长者，属湿气为病，故曰子气。

皱脚：两脚肿而肤厚者，属湿，名曰皱脚。

脆脚：两脚肿而皮薄者，属水，名曰脆脚。

3. 病因病机　虚者：脾肾阳虚，水湿内停；实者：气滞湿郁，泛溢肌肤，以致肿胀。

4. 辨证论治

（1）脾虚证——健脾利水

【主症】妊娠数月，面浮肢肿，甚则遍身俱肿，皮薄光亮，按之凹陷，脘腹胀满，气短懒言，口中淡腻，食欲不振，小便短少，大便溏薄，舌体胖嫩边有齿痕，苔薄白或薄腻，脉缓滑无力。

【方药】白术散加砂仁，或健脾利水汤（2004，2005，2011）。

（2）肾虚证——补肾温阳，化气行水

【主症】妊娠数月，面浮肢肿，下肢尤甚，按之没指，头晕耳鸣，腰酸无力，下肢逆冷，心悸气短，小便不利，面色晦暗，舌淡，苔白滑，脉沉迟（2003，2014）。

【方药】真武汤或肾气丸（《伤寒论》）。

（3）气滞证——理气行滞，除湿消肿

【主症】妊娠数月，肢体肿胀，始肿两足，渐及于腿，皮色不变，压痕不显，头晕胀痛，胸胁胀满，饮食减少，苔薄腻，脉弦滑。

【方药】天仙藤散或正气天香散（2000，2012）。

十、子晕

1. 概述 子晕又称"妊娠眩晕"，是指妊娠期出现以头晕目眩，状若眩冒为主症，甚或眩晕欲厥的病证，称"子晕"。

2. 病因病机 本病发生的主要机理是阴血不足、肝阳上亢或痰浊上扰。

3. 辨证论治

（1）阴虚肝旺证——育阴潜阳

【主症】妊娠中后期，头晕目眩，视物模糊，耳鸣失眠，心中烦闷，颜面潮红，口干咽燥，手足心热，舌红或绛，少苔，脉弦数。

【方药】杞菊地黄丸加石决明、龟甲、钩藤、白蒺藜、天麻。

（2）脾虚肝旺证——健脾化湿，平肝潜阳

【主症】妊娠中晚期，头晕头重目眩，胸闷心烦，呕逆泛恶，面浮肢肿，倦怠嗜睡，苔白腻，脉弦滑。

【方药】半夏白术天麻汤加钩藤、丹参、蔓荆子。

（3）气血虚弱证——调补气血

【主症】妊娠后期头晕目眩，眼前发黑，心悸健忘，少寐多梦，神疲乏力，气短懒言，面色苍白或萎黄，舌淡，脉细弱。

【方药】八珍汤加首乌、钩藤、石决明（2013）。

十一、子痫

1. 概述 妊娠晚期或临产前及新产后，突然发生眩晕倒仆，昏不知人，两目上视，牙关紧闭，四肢抽搐，全身强直，须臾醒，醒复发，甚至昏迷不醒者，称"子痫"。

2. 诊断

（1）病史：孕前可有或无高血压史、肾病史、糖尿病史、家族高血压病史；双胎、多胎妊娠，羊水过多，葡萄胎病史；子痫病史等。

（2）临床表现：妊娠后期，或正值分娩时，或分娩后，忽然眩晕倒仆，昏不知人，两目上视，牙关紧闭，四肢抽搐，角弓反张，须臾醒，醒复发，甚或昏迷不醒。

（3）检查：妊娠前或妊娠20周前可有或无高血压史，妊娠20周后血压升高到140/90mmHg，或较基础血压升高30/15mmHg，伴蛋白尿、水肿即可诊断为子痫前期。

3. 急症处理原则　一经确诊，立即住院治疗。治疗原则为解痉、降压、镇静、合理扩容，必要时利尿、适时中止妊娠。

十二、妊娠小便淋痛

1. 概述　妊娠期间，尿频、尿急、淋漓涩痛者，称为"妊娠小便淋痛"，亦称"子淋"。
2. 病因病机　膀胱郁热，气化失司。
3. 辨证论治

（1）阴虚津亏证——<u>滋阴清热，润燥通淋</u>

【主症】妊娠期间，小便频数，淋漓涩痛，量少色黄，午后潮热，手足心热，大便干结，颧赤唇红，舌红，苔少或无苔，脉细滑而数。

【方药】<u>知柏地黄丸加麦冬、五味子、车前子（2004，2005）</u>。

（2）心火偏亢证——<u>清心泻火，润燥通淋</u>

【主症】妊娠期间，小便频数，艰涩而痛，尿量少，色深黄，面赤心烦，甚者口舌生疮，舌红，苔薄黄，脉细滑数。

【方药】<u>导赤散加玄参、麦冬（2000）</u>。

（3）湿热下注证——<u>清热利湿，润燥通淋</u>

【主症】妊娠期间，突感小便频急，尿色黄赤，艰涩不利，灼热刺痛，甚或腰痛，口苦咽干，渴喜冷饮，胸闷食少，面色黄垢，舌红，苔黄腻，脉滑数。

【方药】<u>加味五苓散（2003）</u>。

第八单元　产　后　病

☆ 重点提示

本单元历年考查点比较集中。重点为产后腹痛、恶露不绝的临床表现以及产后缺乳的辨证论治。对于产后出血的病因病机、治疗的辨证论治也应了解。另外产后"三冲""三病""三急"的内容曾多次考查。

―――――考点集合―――――

一、概述

1. 产后病的定义　产妇在产褥期内发生与分娩或产褥有关的疾病，称为"产后病"。
2. 产后"三冲""三病""三急"的内容

（1）三冲：即<u>冲心、冲肺、冲胃</u>，其临床表现：冲心者，心中烦躁，卧起不安，甚则神志不清，语言颠倒；冲肺者，气急，喘满，汗出，甚则咯血；冲胃者，腹满胀痛，呕吐，烦乱。

（2）三病：<u>病痉、病郁冒、大便难（2004，2009）</u>。

（3）三急：<u>产后诸病，唯呕吐、盗汗、泄泻为急，三者并见必危（2000，2012）</u>。

3. 产后病的病因病机　产后病的发病机理可概括为四个方面：①亡血伤津。②元气受损。③瘀血内阻。④外感六淫或饮食房劳所伤。产后元气、津血俱伤，腠理疏松，所谓"产后百节空虚"，生活稍有不慎或调摄失当，均可致气血不调，营卫失和，脏腑功能失常，冲任损伤而产生产后诸疾。

4. 产后病的诊断及产后"三审"

（1）产后疾病的诊断：在运用四诊的基础上，根据新产特点，还需注意"三审"，同时参以脉症及产妇体质，运用八纲进行综合分析，进行诊断。

(2) 三审：即先审小腹痛与不痛，以辨别有无恶露停滞；次审大便通与不通，以验津液的盛衰；再审乳汁的行与不行和饮食多少，以察胃气的强弱。

5. 产后病的治疗原则　产后病的治疗应根据亡血伤津、瘀血内阻、多虚多瘀的特点，本着"勿拘于产后，亦勿忘于产后"的原则，结合病情进行辨证论治。

6. 产后用药三禁　禁大汗，以防亡阳；禁峻下，以防亡阴；禁通利小便，以防亡津液（2001，2015）。

二、产后血晕

1. 概述　产妇分娩后突然头晕眼花，不能起坐，或心胸满闷，恶心呕吐，或痰涌气急，甚则神昏口噤，不省人事，称为"产后血晕"。
2. 与产后血晕相鉴别的疾病　产后子痫、产后郁冒、产后痉病。
3. 病因病机　虚者多因阴血暴亡，心神失养，实者多因瘀血停滞，气逆攻心。
4. 昏迷情况下应采取的措施
(1) 立即将产妇置于头低脚高的仰卧位，同时予以保温。
(2) 针刺印堂、人中、涌泉等穴位，强刺激以促苏醒。
(3) 迅速补充血容量以抗休克。
(4) 中西医结合抢救。

三、产后发热

1. 概述　产褥期内，高热寒战或发热持续不退，并伴有其他症状者，称为"产后发热"。
2. 病因病机　引起产妇发热的原因很多，而与本病关系密切的主要病因病机有感染邪毒，正邪交争；外邪袭表，营卫不和；阴血骤虚，阳气外散；败血停滞，营卫不通（2000，2004，2009）。
3. 辨证论治

(1) 感染邪毒证——清热解毒，凉血化瘀
【主症】产后发热恶寒，或高热寒战，小腹疼痛拒按，恶露初时量多，继则量少，色紫暗，或如败脓，其气臭秽，心烦不宁，口渴喜饮，小便短赤，大便燥结，舌红，苔黄而干，脉数有力。
【方药】五味消毒饮合失笑散加减或解毒活血汤加减（2006，2012，2019）。

(2) 外感证——养血祛风，疏解表邪
【主症】产后发热恶寒，头痛身疼，鼻塞流涕，咳嗽，苔薄白，脉浮紧。
【方药】荆防四物汤加防风、苏叶或参苏饮。

(3) 血虚证——补血益气，和营退热
【主症】产后失血过多，身有微热，头晕眼花，心悸少寐，恶露或多或少，色淡质稀，小腹绵绵作痛，喜按，舌淡红，脉细弱。
【方药】八珍汤加减。

(4) 血瘀证——活血化瘀，和营除热
【主症】产后乍寒乍热，恶露不下，或下亦甚少，色紫暗有块，小腹疼痛拒按，舌紫暗，或有瘀点瘀斑，脉弦涩有力。
【方药】生化汤加味或桃红消瘀汤（2011）。

四、产后腹痛

1. 概述　产妇分娩后，小腹疼痛者，称为"产后腹痛"，又称"儿枕痛"。

2. 病因病机　不荣而痛。不通而痛。
3. 需与产后腹痛鉴别的疾病　①产后伤食腹痛。②产褥感染腹痛。③产后痢疾。
4. 辨证论治
(1) 气血两虚证——补血益气，缓急止痛
【主症】产后小腹隐隐作痛，喜揉喜按，恶露量少，色淡，头晕眼花，心悸怔忡，大便秘结，舌淡红，苔薄白，脉细弱。
【方药】肠宁汤或当归生姜羊肉汤或内补当归建中汤（2000，2009，2012）。
(2) 瘀滞子宫证——活血化瘀，温经止痛
【主症】产后小腹疼痛拒按，得热痛减，恶露量少，色紫暗，夹有血块，块下痛减，形寒肢冷，面色青白，舌淡暗，脉沉紧或沉弦（2010）。
【方药】生化汤加益母草或散结定痛汤或补血定痛汤（2001，2007，2010）。

五、产后身痛

1. 概述　产褥期内，出现肢体、关节酸痛、麻木、重着者，称为"产后身痛"，亦称"遍身痛""产后关节痛"。
2. 病因病机　产后营血亏虚或风寒湿邪稽留（2010）。
3. 辨证论治
(1) 血虚证——养血益气，温经通络（2003）
【主症】产后遍身酸痛，肢体麻木，关节酸痛，头晕心悸，舌淡，苔少，脉细无力。
【方药】黄芪桂枝五物汤加当归、秦艽、丹参、鸡血藤。
(2) 风寒证——养血祛风，散寒除湿
【主症】产后遍身疼痛，项背不舒，关节不利，或痛处游走不定，或冷痛剧烈，恶风畏寒，或关节胀痛、重着，或肢体麻木，舌淡，苔薄白，脉浮紧。
【方药】独活寄生汤或趁痛散、防风汤。
(3) 血瘀证——养血活血，化瘀祛湿（2003）
【主症】产后遍身疼痛，或关节刺痛，按之痛甚，恶露量少色暗，小腹疼痛拒按，舌紫暗，苔薄白，脉弦涩（2000）。
【方药】身痛逐瘀汤加毛冬青、忍冬藤、益母草、木瓜（2019）。
(4) 肾虚证——补肾养血，强腰壮骨（2011）
【主症】产后遍身疼痛，腰背疼痛，胫膝酸软，足跟痛，舌淡，苔白，脉沉细。
【方药】养荣壮肾汤加秦艽、熟地黄（2016）。

六、产后恶露不绝

1. 概述　产后恶露持续10天以上，仍淋漓不尽者，称为"恶露不绝"，又称"恶露不尽""恶露不止"。
2. 病因病机　胞宫藏泻失度，冲任不固，血海不宁。
3. 辨证论治
(1) 气虚证——补气摄血固冲
【主症】产后恶露过期不止，量多，色淡红，质稀，无臭味，精神倦怠，四肢无力，气短懒言，小腹空坠，面色㿠白，舌淡，苔薄白，脉缓弱。
【方药】补中益气汤加艾叶、阿胶、益母草（2003，2004，2010）。
(2) 血热证——养阴清热止血
【主症】产后恶露过期不止，量较多，色深红，质稠黏，气臭秽，口燥咽干，面色潮红，

舌红，苔少，脉细数无力。

【方药】保阴煎加益母草、七叶一枝花、贯众（2000，2007，2009，2011）。

（3）血瘀证——活血化瘀止血

【主症】产后恶露过期不止，淋漓量少，色暗有块，小腹疼痛拒按，块下痛减，舌紫暗，或有瘀点，脉弦涩。

【方药】生化汤加益母草、炒蒲黄（2001，2015）。

七、缺乳

1. 概述　哺乳期间，产妇乳汁甚少或全无，称为"缺乳"，亦称"乳汁不行"或"乳汁不足"。
2. 病因病机　气血虚弱，生化之源不足，或肝郁气滞，乳络不畅。
3. 辨证论治

（1）气血虚弱证——补气养血，佐以通乳

【主症】产后乳少，甚或全无，乳汁清稀，乳房柔软，无胀满感，神倦食少，面色无华，舌淡，苔少，脉细弱（2012）。

【方药】通乳丹。

（2）肝郁气滞证——疏肝解郁，通络下乳

【主症】产后乳汁分泌少，浓稠，或乳汁不下，乳房胀硬疼痛，情志抑郁，胸胁胀闷，食欲不振，或身有微热，舌质正常，苔薄黄，脉弦细或弦数（2011）。

【方药】下乳涌泉散（2010）。

（3）痰浊阻滞证——健脾化痰通乳

【主症】乳汁甚少或无乳可下，乳房硕大或下垂不胀满，乳汁不稠，形体肥胖，胸闷痰多，纳少便溏，或食多乳少，舌淡胖，苔腻，脉沉细。

【方药】苍附导痰丸合漏芦散。

八、产后抑郁

1. 概述　产后抑郁是以产妇在分娩后出现情绪低落、精神抑郁为主要症状的病证，是产褥期精神综合征中最常见的一种类型。
2. 病因病机　主要病机是血虚或血瘀导致心神不守。
3. 辨证论治

（1）心脾两虚证——健脾益气，养心安神

【主症】产后焦虑，忧郁，心神不宁，常悲伤欲哭，情绪低落，失眠多梦，健忘，精神萎靡，伴神疲乏力，面色萎黄，纳少便溏，脘闷腹胀，舌淡，苔薄白，脉细弱。

【方药】归脾汤或养心汤或茯神散。

（2）瘀血内阻证——活血逐瘀，镇静安神

【主症】产后抑郁寡欢，默默不语，失眠多梦，神志恍惚，恶露淋漓日久，色紫暗有块，面色晦暗，舌暗有瘀斑，苔白，脉弦或涩。

【方药】调经散或芎归泻心汤。

（3）肝郁气结证——疏肝解郁，镇静安神

【主症】产后心情抑郁，心神不安，夜不如寐，或噩梦纷纭，惊恐易醒，恶露量或多或少，色紫暗有块，胸闷纳呆，善太息，苔薄，脉弦。

【方药】逍遥散加夜交藤、合欢皮、磁石、柏子仁。

九、产后小便不通

1. 概述　新产后产妇发生排尿困难，小便点滴而下，甚则闭塞不通，小腹胀急疼痛者，称"产后小便不通"。

2. 病因病机　产后小便不通的主要病机是<u>膀胱气化失司（2014）</u>。

3. 辨证论治

（1）气虚证——<u>补气升清，化气行水</u>

【主症】产后小便不通，小腹胀急疼痛，或小便清白，点滴而下，倦怠乏力，少气懒言，语音低微，面色少华，舌质淡，苔薄白，脉缓弱。

【方药】<u>补中益气汤去升麻，加桔梗、茯苓、通草；或用春泽汤</u>。

（2）肾虚证——<u>温补肾阳，化气行水</u>

【主症】产后小便不通，小腹胀急疼痛或小便色白而清，点滴而下，面色晦暗，腰膝酸软，舌质淡，苔白，脉沉细无力。

【方药】<u>济生肾气丸或金匮肾气丸</u>。

（3）血瘀证——<u>活血化瘀，行气利水</u>

【主症】产程不顺，产时损伤膀胱，产后小便不通或点滴而下，尿色略混浊带血丝，小腹胀满疼痛，舌正常或暗，脉涩。

【方药】<u>加味四物汤或小蓟饮子</u>。

十、产后小便淋痛

1. 定义　产后出现尿频、尿急、淋沥涩痛等症状称"产后小便淋痛"。

2. 病因病机　产后小便淋痛的主要病机是膀胱气化失司，水道不利。

3. 辨证论治

（1）湿热蕴结证——<u>清热利湿通淋</u>

【主症】产时不顺，产后突感小便短涩，淋沥灼痛，尿黄赤或混浊，口渴不欲饮，心烦，舌红，苔黄腻，脉滑数。

【方药】<u>加味五淋散加益母草，或八正散，或分清饮（2014）</u>。

（2）肾阴亏虚证——<u>滋肾养阴通淋</u>

【主症】产后小便频数，淋沥不爽，尿道灼热疼痛，尿少色深黄，伴腰酸膝软，头晕耳鸣，手足心热，舌红，苔少，脉细数。

【方药】<u>化阴煎或知柏地黄汤</u>。

（3）肝经郁热证——<u>疏肝清热通淋</u>

【主症】产后小便艰涩而痛，余沥不尽，尿色红赤色，情志抑郁或心烦易怒，小腹胀满，甚或两胁胀痛，口苦而干，大便干结，舌红，苔黄，脉弦数。

【方药】<u>沉香散（2013）</u>。

第九单元　妇科杂病

☆ 重点提示

本单元内容较为重点，癥瘕、不孕症是每年的必考点，要着重掌握其病因病机及辨证论治，各个证型均应把握。子宫脱垂的分度也曾多次考查，应予注意。

──────── 考点集合 ────────

一、概述

1. 妇科杂病的定义　凡不属经、带、胎、产和前阴疾病范畴，而又与女性解剖、生理特点有密切关系的疾病,称为"妇科杂病"。
2. 妇科杂病的范围　不孕症、子宫脱垂、盆腔炎、阴痒、阴疮、妇人脏躁、癥瘕。

二、癥瘕

1. 概述　<u>妇女下腹有结块,或胀,或满,或痛者,称为"癥瘕"(2006)</u>。
2. 病因病机　由于机体正气不足,风寒湿热之邪内侵,或七情、房事、饮食内伤,脏腑功能失调,气机阻滞,瘀血、痰饮、湿浊等有形之邪凝结不散,停聚小腹,日月相积,逐渐而成。
3. 辨证论治
(1) <u>气滞血瘀证——行气活血,化瘀消癥</u>
【主症】下腹部结块,触之有形,按之痛或无痛,小腹胀满,月经先后不定,经血量多有块,经行难净,经色暗,精神抑郁,胸闷不舒,面色晦暗,肌肤甲错,舌质紫暗,或有瘀斑,脉沉弦涩。
【方药】<u>香棱丸或大黄䗪虫丸</u>。
(2) <u>痰湿瘀结证——化痰除湿,活血消癥</u>
【主症】下腹结块,触之不坚,固定难移,经行量多,淋漓难净,经间带下增多,胸脘痞闷,腰腹疼痛,舌体胖大,紫暗,有瘀斑、瘀点,苔白厚腻,脉弦滑或沉涩。
【方药】<u>苍附导痰丸合桂枝茯苓丸</u>。
(3) <u>湿热瘀阻证——清热利湿,化瘀消癥</u>
【主症】下腹部肿块,热痛起伏,触之痛剧,痛连腰骶,经行量多,经期延长,带下量多,色黄如脓,或赤白兼杂,兼见身热口渴,心烦不宁,大便秘结,小便黄赤,舌暗红,有瘀斑,苔黄,脉弦滑数。
【方药】<u>大黄牡丹汤(2014)</u>。
(4) <u>肾虚血瘀证——补肾活血,消癥散结</u>
【主症】下腹部结块,触痛,月经量多或少,经行腹痛较剧,经色紫暗有块,婚久不孕或曾反复流产,腰酸膝软,头晕耳鸣,舌暗,脉弦细。
【方药】补肾祛瘀方或益肾调经汤。

三、盆腔炎

1. 概述　女性盆腔生殖器官及其周围结缔组织和腹膜的急慢性炎症,称为"盆腔炎"。
2. 病因病机　<u>热毒炽盛,湿热郁结</u>。
3. 辨证论治
(1) 急性盆腔炎
①<u>热毒炽盛证——清热解毒,利湿排脓</u>
【主症】高热腹痛,恶寒或寒战,下腹部疼痛拒按,咽干口苦,大便秘结,小便短赤,带下量多,色黄,或赤白夹杂,质黏稠,如脓血,气臭秽,月经量多或淋漓不尽,舌红,苔黄厚,脉滑涩。
【方药】<u>五味消毒饮合大黄牡丹汤(2010)</u>。
②<u>湿热瘀结证——清热利湿,化瘀止痛</u>
【主症】下腹部疼痛拒按,或胀痛,热势起伏,寒热往来,带下量多、色黄、质黏稠、气臭秽,经量增多,经期延长,淋漓不止,大便溏或燥结,小便短赤,舌红有瘀点,苔黄厚,脉弦滑。
【方药】<u>仙方活命饮加薏苡仁、冬瓜子(2010,2014)</u>。

316

(2) 慢性盆腔炎

①湿热瘀结证——清热利湿，化瘀止痛

【主症】少腹部隐痛，或疼痛拒按，痛连腰骶，低热起伏，经行或劳累时加重，带下量多，色黄，质黏稠，胸闷纳呆、口干不欲饮，大便溏，或秘结，小便黄赤，舌体胖大，色红，苔黄腻，脉弦数或滑数。

【方药】银甲丸或当归芍药散加丹参、毛冬青、忍冬藤、田七片（2014）。

②气滞血瘀证——活血化瘀，理气止痛

【主症】少腹部胀痛或刺痛，经行腰腹疼痛加重，经血量多有块，瘀块排出则痛减，带下量多，婚久不孕，经行情志抑郁，乳房胀痛，舌体紫暗，有瘀斑、瘀点，苔薄，脉弦涩。

【方药】膈下逐瘀汤。

③寒湿凝滞证——祛寒除湿，活血化瘀

【主症】小腹冷痛，或坠胀疼痛，经行腹痛加重，喜热恶寒，得热痛缓，经行错后，经血量少，色暗，带下淋漓，神疲乏力，腰骶冷痛，小便频数，婚久不孕，舌暗红，苔白腻，脉沉迟。

【方药】少腹逐瘀汤。

④气虚血瘀证——益气健脾，化瘀散结

【主症】下腹部疼痛结块，缠绵日久，痛连腰骶，经行加重，经血量多有块，带下量多，精神不振，疲乏无力，食少纳呆，舌体暗红，有瘀点瘀斑，苔白，脉弦涩无力。

【方药】理冲汤。

四、不孕症

1. 概述　女子婚后夫妇同居1年，配偶生殖功能正常，未避孕而未受孕者，或曾孕育过，未避孕又连续一年以上未再受孕者，称为"不孕症"，又称"全不产"（2006）。

2. 病因病机　病机有虚实两端。虚者因冲任、胞宫失于濡养与温煦，难以成孕。实者因瘀滞内停，冲任受阻，不能摄精成孕。

3. 辨证论治

(1) 肾虚证

①肾气虚证——补肾益气，温养冲任

【主症】婚久不孕，月经不调，经量或多或少，头晕耳鸣，腰酸腿软，精神疲倦，小便清长，舌淡，苔薄，脉沉细，两尺尤甚。

【方药】毓麟珠（2000，2003，2006，2010，2011，2015，2019）。

②肾阳虚证——温肾暖宫，调补冲任

【主症】婚久不孕，月经后期，量少色淡，甚则闭经，平时白带量多，腰痛如折，腹冷肢寒，性欲淡漠，小便频数或失禁，面色晦暗，舌淡，苔白滑，脉沉细而迟或沉迟无力（2005）。

【方药】温胞饮或右归丸（2001，2010，2011）。

③肾阴虚证——滋肾养血，调补冲任

【主症】婚久不孕，月经错后，量少色淡，头晕耳鸣，腰酸腿软，眼花，心悸，皮肤不润，面色萎黄，舌淡，苔少，脉沉细。

【方药】养精种玉汤（2000，2013）。

(2) 肝气郁结证——疏肝解郁，理血调经

【主症】多年不孕，月经延期，量多少不定，经前乳房胀痛，胸胁不舒，小腹胀痛，精神抑郁，或烦躁易怒，舌红，苔薄，脉弦（2005）。

【方药】开郁种玉汤加减。

（3）痰湿内阻证——燥湿化痰，理气调经

【主症】婚久不孕，形体肥胖，经行延后，甚或闭经，带下量多，色白质黏无臭，头晕心悸，胸闷泛恶，面色㿠白，苔白腻，脉滑（2014）。

【方药】苍附导痰丸（2000，2012）。

（4）瘀滞胞宫证——逐瘀荡胎，调经助孕

【主症】多年不孕，月经后期，经量少或多、色紫暗、有血块，经行不畅，甚或漏下不止，少腹疼痛拒按，经前痛剧，舌紫暗，或舌边有瘀点，脉弦涩。

【方药】少腹逐瘀汤加减（2011）。

五、阴痒

1. 概述 妇女外阴及阴道瘙痒，甚则痒痛难忍，坐卧不宁，或伴带下增多者，称为"阴痒"，亦称"阴门瘙痒"。

2. 病因病机 内因脏腑虚损，肝肾功能失常，外因多见会阴局部损伤，带下尿液停积，湿蕴而生热，湿热生虫，虫毒侵蚀，则致外阴痒痛难忍。

3. 辨证论治

（1）肝肾阴虚证——滋阴补肾，清肝止痒（2005）

【主症】阴部干涩，奇痒难忍，或阴部皮肤变白（2011），增厚或萎缩，皲裂破溃，五心烦热，头晕目眩，时有烘热汗出，腰酸腿软，舌红，苔少，脉弦细而数（2013）。

【方药】知柏地黄丸加当归、栀子、白鲜皮（2004）。

（2）肝经湿热证——清热利湿，杀虫止痒

【主症】阴部瘙痒，如虫行状，甚则奇痒难忍，灼热疼痛，带下量多，色黄呈泡沫状，或色白如豆渣状，臭秽，心烦少寐，胸闷呃逆，口苦咽干，小便黄赤，舌红，苔黄腻，脉滑数。

【方药】龙胆泻肝汤或萆薢渗湿汤，外用蛇床子散（2010，2016，2019）。

4. 阴痒的外治法 塌痒汤、蛇床子散、4%紫草油。

六、阴疮

1. 概述 妇人外阴生疮，甚则溃疡，脓水淋漓，局部肿痛者，称为"阴疮"，又称"阴蚀"。

2. 病因病机 主要由热毒炽盛或寒湿凝滞，侵蚀外阴部肌肤所致。

3. 辨证论治

（1）热毒证——清热利湿，解毒消疮

【主症】阴部生疮，红肿热痛，甚则溃烂流脓，黏稠臭秽，头晕目眩，口苦咽干，身热心烦，大便干结。舌红，苔黄腻，脉弦滑数。

【方药】龙胆泻肝汤（2013）。

（2）寒湿证——温经散寒，除湿消疮

【主症】阴疮坚硬，皮色不变，或有疼痛，溃后脓水淋漓，神疲倦怠，食少纳呆，舌淡，苔白腻，脉细弱。

【方药】阳和汤或托里消毒散。

七、阴挺

1. 概述 子宫从正常位置向下移位，甚至完全脱出于阴道口外，称为"阴挺"。

2. 病因病机（2014） 产伤未复，中气不足，或肾气不固，带脉失约，日渐下垂脱出。亦见于长期慢性咳嗽、便秘、年老体衰之体，冲任不固，带脉固摄无力而子宫脱垂。

3. 阴挺的分度（2002，2004，2007，2015）

Ⅰ度　轻型：宫颈外口距处女膜缘＜4cm，未达处女膜缘。
　　　重型：宫颈已达处女膜缘，阴道口可见子宫颈。
Ⅱ度　轻型：宫颈脱出阴道口，宫体仍在阴道内。
　　　重型：部分宫体脱出阴道口。
Ⅲ度　宫颈与宫体全部脱出阴道口外。

4. 辨证论治

（1）气虚证——补中益气，升阳举陷

【主症】子宫下移，或脱出阴道口外，劳则加剧，小腹下坠，神倦乏力，少气懒言，小便频数，或带下量多，色白质稀，面色少华，舌淡，苔薄，脉缓弱。

【方药】补中益气汤加金樱子、杜仲、续断（2010，2013）。

（2）肾虚证——补肾固脱，益气升提

【主症】子宫下移，或脱出阴道口外，小腹下坠，小便频数，腰酸腿软，头晕耳鸣，舌淡，苔薄，脉沉细。

【方药】大补元煎加黄芪。

第十单元　女性生殖功能的调节与周期性变化

重点提示

本单元内容考试涉及较少，了解一些基本知识，如各种激素的作用即可。

―― 考 点 集 合 ――

一、卵巢分泌的激素及其生理作用

1. 雌激素　是一种女性激素，由卵巢和胎盘产生。肾上腺皮质也产生少量雌激素。

女性由儿童期进入青春期后，卵巢开始分泌雌激素，以促进阴道、子宫、输卵管和卵巢本身的发育，同时子宫内膜增生而产生月经。雌激素还能促使皮下脂肪堆积，体态丰满；使乳腺增生，乳头乳晕着色，并产生性欲；促使体内钠和水的潴留，骨中钙的沉积等。

2. 孕激素　主要生理功能为（2012）：①抑制排卵。②促进乳腺腺泡的生长，为泌乳做准备。③提高体温并使血管和消化道平滑肌松弛。④不同程度上具有雄激素、雌激素、肾上腺皮质激素的作用。

3. 雄激素　在女性体内的作用主要为：①促进雌激素合成。②维持女性正常生殖功能。③保持女性阴毛、腋毛、肌肉及全身的正常发育。④少女在青春期生长迅速，也有雄激素的影响。

二、子宫内膜的周期性变化

1. 增生期　月经周期的第5~14天（2010），相当于卵泡发育的成熟阶段，子宫内膜显著增殖是本期的主要特点。

2. 分泌期　月经周期的第15~28天，相当于黄体成熟阶段。黄体分泌大量孕激素及雌激素，共同作用于已增殖的子宫内膜，使之继续增厚，腺体出现高度分泌现象，是本期组织学的主要特征。分泌晚期子宫内膜厚度达10mm（2012，2019）。

3. 月经期　月经周期的第1~4天。

第十一单元 妇产科特殊检查与常用诊断技术

☆ **重点提示**

本单元内容主要以了解为主，考查的可能性不大。

———— 考点集合 ————

一、妇科检查

1. 双合诊 检查者一手的食、中两指或食指伸入阴道内，同时另一手在腹部配合检查，称为双合诊。

2. 三合诊 阴道、直肠及腹部联合检查。以一手的食指伸入阴道，中指伸入直肠，另一手位于腹部的检查法称为三合诊，可弥补双合诊的不足。

二、妇科特殊诊断技术

（1）基础体温测定。
（2）阴道脱落细胞检查。
（3）宫颈黏液检查。
（4）诊断性刮宫。
（5）阴道后穹隆穿刺（2014）。
（6）常用女性内分泌激素测定。
（7）活体组织检查。
（8）输卵管通畅检查（2014）。
（9）超声检查。
（10）宫腔镜检查。
（11）腹腔镜检查。

第九篇　中医儿科学

第一单元　儿科学基础

☆ **重点提示**

本单元考点较多,基本都为基础记忆性内容。其中小儿年龄分期标准、生长发育指标均为考试的常考点,需重点记忆计算公式。生理病理特点要熟悉。四诊概要重点掌握小儿指纹的诊断。治法概要了解即可。

────**考点集合**────

一、小儿年龄分期

年龄分期的标准及特点
(1) 胎儿期:从受孕到分娩共40周。围生期指孕期28周至产后7天止。
(2) 新生儿期:从出生到生后28天。
(3) 婴儿期:从出生后到1周岁。
(4) 幼儿期:从1周岁到3周岁。
(5) 幼童期:从3周岁到6~7周岁。
(6) 儿童期:从6~7周岁到青春期来临(一般为女12岁,男13岁),亦称学龄期。
(7) 青春期:一般女孩自11~12岁到17~18岁,男孩自13~14岁到18~20岁。

二、小儿生长发育

1. 体重正常值及临床意义　小儿出生体重平均3kg。生后半年平均每月增长0.7kg,半岁到1周岁平均每月增长0.5kg,1岁以后平均每年增长2kg。公式:<6个月体重(kg)=3+0.7×月龄;7~12个月体重(kg)=7+0.5×(月龄-6);1岁以上体重(kg)=8+年龄×2(2005,2010,2011,2012,2014,2015)。

2. 身长测定方法及正常值　小儿出生时身长约50cm。出生后第一年增长约25cm。2岁以后至12岁用公式推算:身长(cm)=70+7×年龄(2005,2010,2013,2014)。

3. 囟门正常值、闭合时间及病理意义　后囟出生未关闭者在出生2~4个月关闭,前囟出生时1.5~2cm,在生后12~18个月关闭(2010)。囟门早闭并头围小于正常者,见于小头畸形;囟门晚闭并头围大于正常者,见于解颅、五迟等。

4. 头围的测量方法、正常值及临床意义　自双眉弓上缘处,经过枕骨结节绕头一周的长度为头围。足月儿出生时头围33~34cm,出生后前3个月和后9个月各增长6cm,1周岁时约为46cm,2周岁时约为48cm,5周岁时增长至50cm,15岁时接近成人,为54~58cm。头围的大小与脑和颅骨的发育有关。

5. 胸围的正常值及临床意义　新生儿胸围约32cm;1岁时约44cm,接近头围;2岁后胸围渐大于头围，其差数（cm）约等于其岁数减1。胸围反映胸廓、胸背的肌肉、皮下脂肪及肺的发育程度。

6. 乳牙萌出时间、恒牙萌出时间及数目正常值　小儿出生后4~10个月开始出乳牙，20~30个月乳牙出齐20颗（2005），正常婴幼儿乳牙的数目可用公式推算：乳牙数=月龄-4（或6）。6岁以后，乳牙逐渐脱落，换为恒牙，恒牙至12岁左右除第3磨牙外全部出齐。第3磨牙长出较晚，20~30岁萌出，或终生不萌出，称智齿。因此恒牙数28~32个均属正常。

7. 呼吸、脉搏、血压与年龄增长的关系
（1）呼吸：年龄越小，呼吸越快。
（2）脉搏：年龄越小，脉搏越快。
（3）血压：计算公式：收缩压（mmHg）=80+2×年龄，舒张压（mmHg）=收缩压×2/3（2012）。

8. 感知、运动、语言发育特点
（1）感知发育
①视觉：新生儿视觉不敏锐，在15~20cm距离处最清晰；2个月起可协调地注视物体，初步有头眼协调；3个月时头眼协调好，可追寻活动的物体或人；4~5个月开始能认识母亲，见到奶瓶表示喜悦；6个月时能转动身体协调视觉；9个月时出现视深度感觉，能看到小物体；1岁半时能区别各种形状；2岁时能区别垂直线与横线，目光跟踪落地的物体；5岁时可区别各种颜色；6岁时视力才达到1.0。

②听觉：新生儿出生3~7天听觉已相当良好；3个月时可转头向声源；4个月时听到悦耳声音会有微笑；5个月时对母亲语声有反应；8个月时能区别语声的意义；9个月时能寻找来自不同方向的声源；1岁时听懂自己的名字；2岁时听懂简单的吩咐；4岁时听觉发育完善。

③嗅觉和味觉：嗅觉和味觉出生时已基本发育成熟；3~4个月时能区别好闻和难闻的气味；5个月时对食物味道的微小改变很敏感，应适时合理添加各类辅食，使之适应不同味道和食物。

④皮肤感觉：新生儿的触觉已很敏感；痛觉出生时已存在，疼痛可引起全身或局部的反应；温度觉也很灵敏，尤其对冷的反应。2~3岁小儿能通过皮肤觉与手眼协调一致的活动区分物体的大小、软硬和冷热等。5岁时能分辨体积相同重量不同的物体。

⑤知觉：小儿1岁末开始有空间和时间知觉；3岁能辨上下；4岁辨前后，开始有时间概念；5岁能辨别自身的左右。

（2）运动发育
①粗动作（2006）：新生儿仅有反射性活动（如吮吸、吞咽等）和不自主的活动；1个月小儿睡醒后常做伸欠动作；2个月时扶坐或侧卧时能勉强抬头；4个月时可用手撑起上半身；6个月时能独坐片刻；7个月会翻滚；8个月会爬；10个月可站立扶走；12个月后能独走；18个月可跑步和倒退行走；24个月时可双足并跳；36个月会骑三轮车。

②细动作：新生儿时双手握拳；3~4个月时可自行玩手，并企图抓东西；5个月时眼与手的动作协调，能有意识地抓取面前的物品；5~7个月时出现换手与捏、敲等探索性的动作；9~10个月时可用拇指、示指拾东西；12~15个月时学会用笔乱涂画；18个月时能摆放2~3块方积木；2岁时会粗略地翻书页；3岁时会穿简单的衣服。

（3）语言发育
①发音阶段：新生儿除啼哭外无其他发音；2个月时能发出和谐喉音；3个月可发出喃喃之声。

②咿呀作语阶段：4个月能发出笑声；7~8个月可发复音，并可重复大人所发简单音节。

③单语单句阶段：1岁以后能说简单生活用语；1岁半能用语言表达自己的要求。

④成语阶段：2岁后能简单交谈；5岁后能用完整的语言表达自己的意思；7岁能较好掌握语言。

三、小儿生理、病因、病理特点及临床意义

1. 生理特点及临床意义

（1）脏腑娇嫩，形气未充："稚阴稚阳"指小儿脏腑娇嫩，形气未充，骨骼、肌肉筋脉、皮毛以及精神意识等与成年人相比纯属不足（2006，2008，2010，2014）。

（2）生机蓬勃，发育迅速："纯阳"观点的意义指小儿生机蓬勃、发育迅速，好比旭日初升，草木方萌（2005，2009，2016，2019）。

2. 病因特点及临床意义

（1）外感因素：年龄越小，对六淫邪气的易感程度越高。

（2）乳食因素：小儿"脾常不足"，且饮食不知自调，易于为乳食所伤。

（3）先天因素：是指小儿出生之前已作用于胎儿的致病因素。

（4）情志因素：小儿心怯神弱，最常见的情志所伤是惊恐。

（5）意外因素。

（6）其他因素。

3. 病理特点及临床意义

（1）发病容易，传变迅速：发病容易表现在小儿"肺常不足""脾常不足""肾常虚"；传变迅速表现在外感时行疾病在病程中易发生转化，表现为易虚易实、易寒易热。

（2）脏器清灵，易趋康复（2005）。

四、儿科四诊特点

1. 望诊特点及临床意义

（1）望神色：面呈白色为寒证、虚证；面呈红色为热证；面呈黄色为虚证或有湿；面呈青色为寒证、瘀证、疼痛、惊痫；面呈黑色为寒证、疼痛或内有水湿停饮。

（2）望形态：从小儿外形的壮、弱可以测知五脏的盛、衰，分析疾病的发生、发展及预后。

（3）望苗窍

①察舌：舌体——舌体胖嫩，舌边齿痕明显，为脾肾阳虚或水饮内停；急性热病中出现舌体短缩、舌干绛者，则为热盛伤津，筋脉失养而挛缩；舌体肿大，舌板硬麻木，转动不灵，甚者肿塞满口，称为木舌，由心脾积热，火热循经上行所致；舌下红肿突出，形如小舌，称为重舌，属心脾火炽，上冲舌本所致；舌体不能伸出唇外，转动伸缩不灵，语言不清，称为连舌，因舌系带过短所致；舌出唇外，来回搅动，调转不灵，称为弄舌，为心气不足之象，或属于智力低下。舌质——正常舌质是淡红色。若舌质淡白色为气血虚亏；舌质绛红，舌有红刺为温热并邪入营血；舌质红少苔，甚者无苔而干，为阴虚火旺；舌质紫暗或紫红为气血瘀滞；舌起粗大红刺，状如杨梅者为丹痧的舌象。舌苔——舌苔白腻为寒湿内滞，或为寒痰与积食所致；舌苔黄腻为湿热内蕴，或乳食内停；热性病而见剥苔为阴伤津亏所致；舌苔花剥，经久不愈，状如地图，为胃之气阴不足（2005）；舌苔厚腻厚浊不化，伴便秘腹胀者，为宿食内滞，中焦气机阻塞，呈霉酱苔。

②察目：黑睛等圆，目珠灵活，目光有神，是肝肾气血充沛之象。眼睑浮肿，为水肿；眼睑开合无力，为元气亏虚；寐时眼睑张开，为脾虚气弱之露睛；两目呆滞，转动迟钝，为肾精不足或惊风先兆；白睛黄染，为黄疸。

③察鼻：鼻塞流清涕为风寒感冒；流浊涕为风热客肺；长期鼻流浊涕为肺经郁热；鼻孔干

燥，为肺经燥热伤阴；鼻流鲜血，为肺热迫血妄行。

④察口：唇白为气血不足；唇色淡青为风寒束表；唇红赤为热；唇紫红为瘀热互结；唇白而肿为唇风；面颊潮红，唯口唇周围苍白为猩红热。

④察耳：耳郭薄软为先天肾气未充；耳内疼痛流脓为肝胆火盛；以耳垂为中心漫肿为痄腮表现。

⑤察二阴：男孩阴囊松弛为体虚或发热；阴囊中睾丸透亮不红为水疝；阴囊水肿见于阳虚阴水；阴囊中有物下坠，可移动为狐疝。女孩前阴部潮红灼热见于湿热下注及蛲虫病。小儿肛门潮湿红痛为尿布皮炎；肛门脱出为脱肛；肛门裂开出血为便秘。

（4）辨斑疹：斑、疹见于小儿时行病过程中，如麻疹、丹痧、风痧等。

（5）察二便：新生儿及较小乳儿大便可呈糊状，1日3次左右，正常小儿的大便色黄，干湿适中。大便燥结为内有实热或阴虚内热；大便稀薄，夹有白色乳块为内伤乳食；大便稀薄，色黄臭秽为湿热内滞；下利清谷，洞泄不止为脾肾两虚；大便赤白黏冻为湿热积滞，常见于痢疾；乳幼儿大便呈果酱色，伴阵发哭吵为肠套叠。

（6）察指纹：方法：指纹是指虎口直到食指内侧的桡侧浅静脉，可分为风、气、命三关。诊查时可用手指轻轻从小儿食指的命关推向风关，使指纹容易显露。临床意义：浮沉分表里，红紫辨寒热，淡滞定虚实，三关测轻重（2005，2006，2008，2010，2011）。

2. 闻诊特点及临床意义

（1）听声音

①啼哭声：正常小儿哭声洪亮而常有泪液。若哭声尖锐，忽缓忽急，时作时止，为腹痛所致；哭声嘶哑，呼吸不利，谨防急喉风；夜卧啼哭，睡卧不宁，为夜惊或积滞。

②呼吸声：正常小儿的呼吸均匀调和。若乳儿呼吸稍促，用口呼吸者常为鼻塞所致；呼吸气粗有力，为外感实证，肺蕴痰热；呼吸急促，喉间痰鸣，为邪壅气道，属哮喘；呼吸急迫，甚至鼻扇，咳嗽频繁者，为肺气郁闭；呼吸窘迫，面青不咳或呛咳，为异物阻塞气道；呼吸微弱及吸气如哭泣样，为肺气欲绝。

③咳嗽声：咳嗽以声音畅利，痰易咳出为轻。咳声清扬而流清涕，为外感风寒；咳声重浊，痰稠色黄，为外感风热；干咳无痰，为肺燥，或咽炎所致；咳嗽阵作并有回声，常为百日咳；咳声嘶哑，如犬吠声，常见于喉炎或白喉。

④语言声：呻吟不休，多为身体不适；妄言乱语，语无伦次，声音粗壮，称为谵语，多属心气大伤。语声低弱，多语无力，常属气虚心怯。语声重浊，伴有鼻塞，多为风寒束肺；语声嘶哑，呼吸不利，多为毒结咽喉。小儿惊呼尖叫，多为剧痛、惊风；语声謇涩，多为热病高热伤津，或痰湿蒙蔽心包。

（2）嗅气味

①口气：口气臭秽，多属胃热；嗳气酸腐，多为伤食；口气腥臭，见于血证，如齿衄；口气如烂苹果味，为酸中毒的表现。

②便臭：大便臭秽，是湿热积滞；大便酸臭而稀，多为伤食；下利清谷，无明显臭味，为脾肾两虚。

③尿臭：小便短赤，气味臊臭，为湿热下注；小便清长少臭，为脾肾虚寒。

④呕吐物气味：吐物酸臭，多因食滞化热；吐物臭秽如粪，多因肠结气阻，秽粪上逆。

3. 问诊特点及临床意义

（1）问年龄：新生儿应问明出生天数，2岁以内的小儿应问明实足月龄，2岁以上的小儿应问实足岁数及月数。

（2）问病情：①问寒热。②问出汗。③问头身。④问胸腹：胸部窒闷，痰吼哮鸣，为痰阻肺络；右上腹痛剧如钻顶，时缓时急，呕恶吐蛔，为蛔扰入膈。⑤问睡眠：少寐多啼，常为心

· 324 ·

火上炎；多寐难醒，常为气虚痰盛；寐中露睛，为久病脾虚；睡中磨牙，为肝火内盛；寐不安宁，多汗惊惕，常见于心脾气虚之佝偻病。⑥问饮食：若食欲不振，腹部胀满，嗳气吞酸，为伤乳伤食；多吃多便，形体消瘦，多见于疳证之胃强脾弱者；渴欲饮水，口舌干燥，为胃热津伤；渴不欲饮，或饮亦不多，多为湿热内蕴。

（3）问个人史：包括胎产史、喂养史、生长发育史、预防接种史等。

4. 切诊特点及临床意义

（1）脉诊：儿科脉诊采用一指定三关的方法。正常小儿的脉象较成人软而稍数（2014），一般有浮、沉、迟、数、有力、无力6种基本脉象。

（2）按诊：按头囟：囟门凹陷，称囟陷，可见于阴伤液竭之失水或极度消瘦者；囟门高突，称囟填，多见于热炽气营之脑炎、脑膜炎；囟门不能按期闭合，囟门宽大，头缝开解，为解颅，多属先天肾气不足，或后天髓热膨胀之故。

五、儿科辨证概要

小儿常用的辨证方法

（1）脏腑辨证

肺、大肠病辨证——咳嗽、气喘、咯痰、小便不利、大便秘结或泄泻等。

脾、胃病辨证——食欲不振、恶心呕吐、腹痛腹泻、腹胀水肿、痰涎壅盛、衄血紫癜等。

肝、胆病辨证——动风抽搐、黄疸、急躁易怒、胁痛、呕吐、肢体痿痹等。

心、小肠病辨证——心悸怔忡、心烦易惊、夜啼多汗、少血出血、行为失常、神志失聪等。

肾、膀胱病辨证——水肿、小便异常、久喘、生长障碍、发育迟缓等。

（2）八纲辨证：首先分清寒热，危急重证当辨识虚、实。

（3）卫气营血辨证：适用于多种温病。

（4）气血津液辨证

（5）病因辨证：除外邪致病的六淫（风、寒、暑、湿、燥、火）、疠疫，内伤致病的七情（喜、怒、忧、思、悲、恐、惊）、饮食不节、劳倦过度等因素外，还包括疾病过程中的病理产物如痰饮、瘀血、积滞等，对儿科亦有重要的意义。

（6）三焦辨证、六经辨证等。

六、儿科治法概要

1. 儿科常用内治法的用药原则、给药剂量及方法

（1）用药原则：治疗要及时、正确和谨慎；处方应轻巧灵活；注意顾护脾胃；重视辨证论治；不可乱投补益之剂；要掌握用药剂量。用药剂量随年龄、个体差异、病情变化而不同。新生儿用成人量1/6，乳婴儿用成人量1/3，幼儿用成人量1/2，学龄期儿童用成人量的2/3或接近成人量（2010）。

（2）给药方法

①口服给药法：新生儿10～30mL；婴儿50～100mL；幼儿及学龄前期儿童120～240mL；学龄期儿童250～300mL。服用汤剂，一般1日1剂，分2～3次温服。

②鼻饲给药法。

③蒸气及气雾吸入法：常用于肺炎喘嗽、咳嗽、哮喘、感冒、鼻渊等肺系疾病。一般不可用汤剂作雾化吸入，常用中药注射液。

④直肠给药法：肛管插入前先用凡士林滑润头部，徐徐插入肛门，插入5～15cm。

⑤注射给药法。

2. 儿科常用外治法及其临床应用

（1）熏洗法（2009）：利用中药药液及蒸气熏洗体表的一种治法。如麻疹发疹初期，为了透疹，用生麻黄、浮萍、芫荽子、西河柳煎水后加黄酒擦洗头部和四肢，将药液放在室内煮沸，使空气湿润，体表亦能接触药气。

（2）涂敷法：鲜马齿苋、青黛、鲜丝瓜叶等任选一种，调敷于腮部，治疗痄腮。

（3）罨包法：是用药品置于局部肌肤，并加以扎的一种外治法。

（4）热熨法：是将药炒热后，用布包裹以熨肌表的一种外治法。如炒热食盐熨腹部治疗寒证腹痛（2014）。

（5）敷贴法（2015）：是将药物制成软膏、药饼，或研粉撒于普通膏药上，敷贴于局部的一种外治法。

（6）擦拭法：是用药液或药末擦拭局部的一种外治法。如用金银花、甘草煎汤，或用野菊花煎汤，洗涤口腔，治疗口疮和鹅口疮。

（7）药袋疗法：是将药物研末装袋，制成香囊给小儿佩挂，或做成兜肚系挂，或做成枕头的外治法。

（8）推拿疗法：具有促进气血循行、经络通畅、神气安定、脏腑调和的作用。

第二单元　儿童保健

重点提示

本单元内容较少，重点记忆小儿断奶的时间、添加辅食的原则，其他内容通读了解即可。

考点集合

一、胎儿期保健

养胎护胎的主要内容：①饮食调养。②寒温调摄。③防感外邪。④避免外伤。⑤劳逸结合。⑥调节情志。⑦谨慎用药（毒性药物、破血药物、攻逐药物）。

二、婴儿期保健

1. 新生儿护养的主要措施

（1）断脐护脐：婴儿娩出后立即结扎脐带，消毒剪断包扎，以免引起脐疮、脐风。脐带一般1~7天脱落，应保持脐部干燥，勿使水液、尿液浸渍脐部。

（2）拭口洁眼：婴儿娩出后应及时用消毒纱布清除口腔中的羊水及秽液，以免污浊之物吸入肺胃，而后可拭口，清洁眼耳。

（3）祛除胎毒：给新生儿服用少量具有清热解毒作用的药液，可以减少发病。

（4）洗浴衣着：婴儿出生后用消毒纱布蘸温开水轻轻擦身，或用温水淋浴，水温以36~37℃为宜。浴后可用清洁柔软的纱布拭干周身，再穿衣。早产儿不要过早洗浴。

2. 喂养方式及选择原则

（1）喂养方式：婴儿的喂养方式分为母乳喂养、人工喂养和混合喂养三种。

（2）选择原则：婴儿喂养应以母乳为宜；因无母乳或其他原因不能哺乳，可用人工喂养；因母乳不足或其他原因不能全部用母乳喂养，宜混合喂养。

3. 母乳喂养的方法、优点、注意事项及断奶注意事项　正常足月新生儿只要情况稳定，呼吸通畅，出生后半小时便可尝试喂奶。早产儿或虚弱儿可推迟到24小时以后。哺乳时间，一般隔3小时1次。开始每次哺乳时间为5分钟，以后逐渐延长，到3~4天后可延长到每次15~20分钟。第3个月起每日哺乳6次，每次间隔4小时。第5~6个月起可改为每日5次，并逐渐培养夜间不喂奶的习惯。

母乳喂养的优点有：①母乳中含有最适合婴儿生长发育的各种营养素，易于消化和吸收，是婴儿期前4~6个月最理想的食物。另外，母乳含不饱和脂肪酸较多，有利于脑发育。②母乳可增强婴儿抗感染能力。③母乳温度及泌乳速度适宜。④母乳喂养有利于增进母子感情。⑤产后哺乳可促进母体子宫收缩复原。

断乳时间视母乳充足与否而定，以8~12个月为宜（2005），夏季或小儿患病期间不宜断乳。

4. 添加辅食的原则　由一种到多种，由少量到多量，由稀到稠，由淡到浓（2013）。

新生儿疾病

第三单元　胎　怯

重点提示

本单元内容在临床的实用性不大，故考试也很少涉及，考生主要熟悉其主要病因病机。

━━━━考点集合━━━━

一、概述

本病与西医学低出生体重儿相近，包括早产儿与小于胎龄儿。

二、病因病机

病因为先天禀赋不足。本病病变脏腑主要在肾与脾（2014），发病机制为脾肾两虚，化源未充，涵养不足。

三、辨证论治

1. 肾精薄弱证——益精充髓，补肾温阳
【方药】补肾地黄丸。
2. 脾肾两虚证——健脾益肾，温运脾阳
【方药】保元汤（2010，2019）。

第四单元　硬　肿　症

重点提示

本单元内容考试很少涉及，熟悉其主要病因病机，其他内容通读即可。

考点集合

一、概述

硬肿症是指婴儿出生后皮肤和皮下脂肪硬化、水肿的一种病证。以全身皮肤发凉、肌肉硬肿，或伴哭声低微，吸吮困难为主要表现。

二、病因

内因是肾阳虚衰，外因是感受寒邪。

三、辨证论治

1. 阳气虚衰证——益气温阳，通经活血

【症状】体质虚弱，全身冰冷，僵卧少动，昏昏多睡，气息微弱，哭声低怯，吸吮困难，仰头取气，关节不利，局部皮肤肿硬苍白，范围较广，舌淡白，苔薄白，指纹淡红或隐伏不见（2011）。

【方药】参附汤。

2. 寒凝血涩证——温经散寒，活血通络（2014）

【症状】全身欠温，四肢发凉，皮肤硬肿，不能捏起，硬肿先于小腿、大腿，继而臀部，甚则波及上肢及面颊。患者皮肤色暗发紫或红肿，面色晦暗，舌暗红，苔薄，指纹沉滞不显（2010）。

【方药】当归四逆汤（2010）。

第五单元　胎　黄

重点提示

本单元内容都应了解。重点掌握其辨证论治。另外生理性胎黄和病理性胎黄要区别好，此点有可能考查。

考点集合

一、概述

胎黄指婴儿出生以后以皮肤、面目、尿液皆黄为特征的一种病证，亦称"胎疸"。

二、病因病机

1. 胎黄的病因　湿热熏蒸，寒湿阻滞，瘀积发黄。
2. 胎黄的病机　脾胃湿邪内蕴，肝失疏泄，胆汁外溢，而致发黄，病位在肝、胆、脾、胃。

三、病理性黄疸诊断

多于出生后 24 小时内出现黄疸，2～3 周仍不消退，甚至加深，或黄疸退而复现，或于生后 1 周甚至数周后出现黄疸（2010，2019），症状较重，伴精神萎靡，食欲不振等。

四、辨证论治

1. 常证

（1）湿热郁蒸证——清热利湿退黄

【症状】面目周身皮肤发黄，颜色鲜明如橘皮，精神疲倦，不欲吮吸，或大便秘结，小便短赤，舌红苔黄；热重者，可见烦躁不安，口渴唇干，呕吐，腹胀，重者神昏、抽搐（2005）。

【方药】茵陈蒿汤。

（2）寒湿阻滞证——温中化湿退黄（2010）

【症状】面目、皮肤发黄，色淡而晦暗，或黄疸日久不退，神疲身倦，四肢欠温，纳少易吐，大便稀溏或灰白色，小便短少深黄，甚或腹胀，舌淡苔白腻。

【方药】茵陈理中汤。

（3）气滞血瘀证——行气化瘀消积

【症状】面目、皮肤发黄，颜色较深，晦暗无华，日渐加重，右胁下痞块，纳呆，食后易吐，大便溏薄或灰白色，小便黄短，舌质暗或有瘀点、瘀斑，苔黄或白。

【方药】血府逐瘀汤（2011）。

2. 变证

（1）胎黄动风证——平肝息风，利湿退黄

【症状】黄疸迅速加重，嗜睡，神昏，抽搐，舌质红，苔黄腻。

【方药】羚角钩藤汤。

（2）胎黄虚脱证——大补元气，温阳固脱

【症状】黄疸迅速加重，伴面色苍黄，浮肿，气促，神昏，四肢厥冷，胸腹欠温，舌淡苔白。

【方药】参附汤合生脉散。

肺系感冒

第六单元 感 冒

☆ 重点提示

感冒是小儿的常见病，故本单元需重点复习。复习的重点在中医的辨证论治上，解题时注意题干里寒、热、汗、痛等几个关键字，各种类型需区别好。

━━━━━ 考点集合 ━━━━━

一、概述

症状较轻，预后良好，病程中常有夹痰、夹滞、夹惊等兼证。禀赋不足、体质娇弱的小儿，容易反复感冒，甚至引起心悸等病证。

二、病因病机

1. 夹痰　肺脏受邪，肺络失宣，气机不利，易津液凝聚，酿液为痰，以致痰阻气道，故可见咳嗽加剧，喉间有痰声，此为感冒夹痰。

2. 夹滞　小儿脾常不足，感受外邪，易影响运化功能，饮食不节，常导致乳食停滞不化，阻滞中焦，见脘腹胀满，不思乳食，或伴呕吐、泄泻等，此为感冒夹滞。

3. 夹惊　小儿脏腑娇嫩，神气怯弱，若高热炽盛，热扰肝经，出现一时性惊厥，此为感冒夹惊。

三、辨证论治

1. 主证

（1）风寒感冒证——辛温解表，疏风散寒

【症状】恶寒重，发热较轻，无汗，鼻塞，流清涕，喷嚏，咳嗽，痰白清稀，头痛，喉痒，舌苔薄白（2005，2009）。

【方药】荆防败毒散（2011）。

（2）风热感冒证——辛凉解表，疏风清热

【症状】发热重，恶风，汗出热不解，头痛，鼻塞，或流黄涕，喷嚏，咳嗽，痰黏白或稠黄；咽红或肿痛，口干而渴，甚则引饮，舌质红，苔薄白或薄黄，脉浮数。

【方药】银翘散（2006）。

（3）暑邪感冒证——清暑解表，化湿和中

【症状】高热无汗，头痛，身重困倦，胸闷泛恶，食欲不振，或呕吐、腹泻，或鼻塞、流涕，舌质红，苔薄白或腻，脉数。

【方药】新加香薷饮。

（4）时邪感冒证——清瘟解表消毒

【症状】起病急骤，高热恶寒，无汗或汗出不解，头痛，心烦，目赤咽红，全身肌肉酸痛，腹痛，或伴恶心、呕吐，舌红苔黄，脉数。

【方药】银翘散合普济消毒饮（2006）。

2. 兼证

（1）夹痰——辛温解表，宣肺化痰；辛凉解表，清肺化痰

【症状】兼见咳嗽较剧，咳声重浊，喉中痰鸣，舌苔厚腻，脉浮滑而数。

【方药】在疏风解表的基础上，风寒夹痰证加三拗汤、二陈汤，风热夹痰证加桑菊饮、黛蛤散。

（2）夹滞——解表兼以消食导滞

【症状】兼见脘腹胀满，不思饮食，呕吐酸腐，口气秽浊，大便酸臭，或腹痛泄泻，或大便秘结，小便短赤，舌苔厚腻，脉滑（2011）。

【方药】疏风解表的基础上，加用保和丸。

（3）夹惊——解表兼以清热镇惊

【症状】感冒高热，兼见睡卧不宁，惊惕啼叫，甚至出现抽风痉厥，舌尖红，脉弦（2006）。

【方药】疏风解表的基础上，加用镇惊丸。

第七单元　乳　蛾

重点提示

本单元熟悉诊断要点和辨证论治。

---考点集合---

一、病因病机

本病病因为外感风热，或平素过食辛辣炙煿之品，肺胃蕴热所致。

二、诊断要点

1. 主要症状 以咽痛、吞咽困难为主要症状。急乳蛾有发热，慢乳蛾不发热或有低热。
2. 病程 急乳蛾起病较急，病程较短；反复发作则转化为慢乳蛾，病程较长。
3. 咽部检查 急乳蛾可见扁桃体充血呈鲜红或深红色，肿大，表面可有脓点，严重者有小脓肿；慢乳蛾可见扁桃体肿大，充血呈暗红色，或不充血，表面或有脓点，或挤压后有少许脓液溢出。
4. 实验室检查 急乳蛾及部分慢乳蛾者可见血白细胞总数及中性粒细胞增高。

三、辨证论治

1. 风热搏结证——疏风清热，利咽消肿

【症状】喉核赤肿，咽喉疼痛，或咽痒不适，吞咽不利，发热重，恶寒轻，鼻塞流涕，头痛身痛，舌红，苔薄白或黄，脉浮数或指纹浮紫。

【方药】银翘马勃散（2019）。

2. 热毒炽盛证——清热解毒，利咽消肿

【症状】喉核赤肿明显，甚至溃烂化脓，吞咽困难，壮热不退，口干口臭，大便干结，小便黄少，舌红，苔黄，脉数或指纹青紫。

【方药】牛蒡甘桔汤（2013，2014）。

3. 肺胃阴虚证——养阴润肺，软坚利咽

【症状】喉核肿大暗红，咽干咽痒，日久不愈，干咳少痰，大便干结，小便黄少，舌质红，苔少，脉细数或指纹淡紫。

【方药】养阴清肺汤。

第八单元 咳 嗽

重点提示

本单元复习时首先了解咳嗽的病因病机，重点为中医的辨证论治。

---考点集合---

一、病因病机

1. 咳嗽的病因 外因为感受外邪，内因为肺脾虚弱。
2. 咳嗽的主要病机 肺失宣肃（2008）。

二、诊断要点

1. 病史 好发于冬春二季，常因气候变化而发病，病前多有感冒病史。
2. 临床表现 以咳嗽、咯痰为主症。肺部听诊两肺呼吸音粗糙，可闻及干啰音或不固定的粗湿啰音。

3. 辅助检查

(1) X线检查：胸片显示肺纹理增粗模糊，肺门阴影加深。

(2) 血常规：病毒感染者血白细胞总数正常或偏低；细菌感染者血白细胞总数及中性粒细胞增高。

(3) 病原学检查：取鼻咽或气管分泌物标本作病毒分离或桥联酶标法检测，有助于病毒学的诊断。血肺炎支原体抗体IgG、IgM检测用于肺炎支原体感染诊断。痰细菌培养，可作为细菌学诊断。

三、辨证论治

1. 外感咳嗽

(1) 风寒咳嗽证——疏风散寒，宣肺止咳

【症状】咳嗽频繁，以干咳为主，痰白质稀，喉痒声重，鼻流清涕，恶寒无汗，或发热头痛，舌质淡红，苔薄白，脉浮。

【方药】金沸草散、杏苏散（2016）。

(2) 风热咳嗽证——疏风解热，宣肺止咳

【症状】咳嗽不爽，痰黄黏稠，不易咳出，或痰声重浊，口渴咽干，或伴发热头痛，恶风微汗出，舌质红，苔薄黄，脉浮数。

【方药】桑菊饮（2011）。

(3) 风燥咳嗽证——疏风清肺，润燥止咳

【症状】咳嗽痰少，或痰黏难咳，或干咳无痰，鼻燥咽干，口干欲饮，咽痒咽痛，皮肤干燥，或伴发热、鼻塞、咽痛等表证，大便干，舌质红，苔少乏津，脉浮数或指纹浮紫（2019）。

【方药】清燥救肺汤、桑杏汤。

2. 内伤咳嗽

(1) 痰热咳嗽证——清热化痰，宣肺止咳

【症状】咳嗽痰多色黄，黏稠难咳，甚则气息粗促，喉中痰鸣，或伴发热口渴，烦躁不宁，小便短赤，大便干结，舌红苔黄，脉滑数。

【方药】清金化痰汤、清气化痰汤。

(2) 痰湿咳嗽——化痰燥湿，宣肺止咳

【症状】咳嗽重浊，痰多壅盛，色白质稀，胸闷纳呆，苔白腻，脉濡。

【方药】二陈汤。

(3) 气虚咳嗽——健脾补肺，益气化痰

【症状】咳而无力，痰白清稀，面色苍白，少气懒言，语声低微，喜温畏寒，舌质淡嫩，脉细少力。

【方药】六君子汤。

(4) 阴虚咳嗽——滋阴润燥，养阴清肺（2005）

【症状】干咳，痰少而黏，不易咳出，口渴咽干，喉痒声哑，午后潮热或手足心热，盗汗或咳痰带血，舌红少苔，脉细数。

【方药】沙参麦冬汤。

第九单元 肺炎喘嗽

☆ 重点提示

本单元内容较为重点，从历年趋势上看，呼吸系统是儿科考查的重点，几种相关病证均有考查，复习时应全面。

---考点集合---

一、病因病机

1. 肺炎喘嗽的病因　外因是感受风邪，内因多是正气不足，脏腑虚弱。
2. 病位及主要病机
（1）病位：主要在肺，常累及脾，亦可内窜心肝。
（2）病机：病机主要是肺气郁闭，痰是主要的病理产物。病重体弱，正虚邪恋，常致病情缠绵不愈（2006，2007）。
3. 心阳虚衰变证的病机　正气不足，邪毒内陷，便可出现阳气虚脱之证。

二、诊断要点

肺炎喘嗽的诊断要点（2011）
（1）起病较急，有发热、咳嗽、气急、鼻扇、痰鸣等，或伴轻度发绀。
（2）病重时，可出现喘促不安，烦躁不宁，面色苍白，口唇青紫等。
（3）新生儿可出现不乳、精神萎靡、口吐白沫等，而无上述典型症状。
（4）肺部听诊有中细湿啰音，常伴干性啰音。

三、辨证论治

1. 肺炎喘嗽的治疗原则　开肺化痰，止咳平喘。
2. 常证
（1）风热闭肺证——辛凉宣肺，化痰止咳
【症状】轻证见发热恶风，咳嗽气促，口渴痰多，咽部红赤，微有汗出，舌苔薄白微黄，脉浮数；重证见高热，面色红赤，咳嗽频频，气急鼻扇，涕泪俱无，喉中痰鸣，口渴烦躁，小便黄少，大便不畅，舌苔黄质红而干，脉浮数而滑。
【方药】麻杏甘石汤。
（2）风寒闭肺证——辛温宣肺，化痰止咳
【症状】恶寒发热，呛咳，呼吸气急，痰白质稀，咽部不红，舌淡红苔薄白，脉浮紧。
【方药】华盖散。
（3）毒热闭肺证——清热解毒，泻肺开闭
【症状】高热持续，咳嗽剧烈，面赤唇红，气急鼻扇，甚至喘憋，烦渴，溲赤便秘，舌红而干，苔黄腻，脉滑数。
【方药】黄连解毒汤合麻杏甘石汤。
（4）痰热闭肺证——清热涤痰，开肺定喘
【症状】发热烦躁，咳嗽而喘，呼吸困难，气急鼻扇，面赤口渴，口唇发绀，喉间痰鸣，胸闷胀满，泛吐痰涎，苔黄质红，脉象弦滑。

【方药】葶苈大枣泻肺汤合麻杏甘石汤（2014）。
（5）阴虚肺热证——养阴清肺，润肺止咳（2005）
【症状】潮热盗汗，面色潮红，口唇樱赤，干咳无痰，舌苔光剥，质红而干，脉细数。
【方药】沙参麦冬汤。
（6）肺脾气虚证——补肺益气，健脾化痰
【症状】低热起伏不定，面色㿠白无华，容易汗出，咳嗽无力，喉中痰鸣，气喘不甚明显，精神疲倦不振，消瘦纳呆，大便溏薄，舌苔白滑，质偏淡，脉细无力。
【方药】人参五味子汤（2005，2013）。
3. 变证
（1）心阳虚衰证——温补心阳，救逆固脱
【症状】突然面色苍白，口唇肢端青紫发绀，呼吸困难加重，额汗不止，四肢厥冷，烦躁不宁，右胁下肝脏大，舌淡紫苔薄白，脉微欲绝。
【方药】参附龙牡救逆汤。
（2）邪陷厥阴——平肝息风，清心开窍
【症状】壮热神昏，烦躁谵语，咳嗽气促，痰声辘辘，四肢抽搐，口噤项强，两目上视，舌质红绛，指纹青紫达命关，或透关射甲，脉弦数。
【方药】羚角钩藤汤合牛黄清心丸。

第十单元 哮 喘

☆ 重点提示

本单元的重点是哮喘缓解期肺肾阴虚的辨证论治，尤其是治法方药，根据考点，哮喘缓解期的肺脾气虚证治法、方药都已经涉及，应该掌握。另外关于哮喘的其他证候也是重点。

考点集合

一、病因病机

1. 哮喘的病因
（1）内因：为伏痰，与素体肺、脾、肾三脏功能失调有关。
（2）外因：感受外邪，气候转变，寒温失调，接触异物，过食生冷咸酸甜腥辣，是发病的重要条件。
2. 哮喘发作期的病机　本病主要由于痰饮久伏，遇诱因触发，反复不已（2011）。
3. 哮喘缓解期的病机　哮喘反复发作，可导致肺气耗散，连及脾、肾。

二、诊断与鉴别诊断

1. 诊断要点
（1）多有婴儿期湿疹史、过敏史、家族哮喘史。
（2）有反复发作的病史。发作多与某些诱发因素有关，如气候骤变，受凉受热，进食或接触某些过敏物质。发作之前多有喷嚏、鼻塞、咳嗽等先兆。
（3）常突然发作，发作时咳嗽振作，喘促，气急，喉间痰鸣，甚至不能平卧，烦躁不安，口唇青紫。
（4）肺部听诊两肺可闻及哮鸣音，以呼气时明显，呼气延长。若支气管哮喘有继发感染，可闻及湿啰音。

(5) 实验室检查：外周血嗜酸粒细胞增高。肺功能测定显示换气率和潮气量降低，残气容量增加。

2. 与咳嗽变异性哮喘的鉴别诊断　咳嗽变异性哮喘：①持续咳嗽＞1个月，常在夜间或清晨发作，运动、遇冷空气或嗅到特殊气味后加重，痰少，临床上无感染征象，或经较长时间抗生素治疗无效。②支气管舒张药诊断性治疗可使咳嗽发作缓解。③有个人或家族过敏史、家族哮喘病史，过敏原检测阳性可做辅助诊断。④排除其他原因引起的慢性咳嗽。

三、辨证论治

1. 发作期

(1) 痰热阻肺证——清肺涤痰，止咳平喘

【症状】气喘，声高息涌，喉间痰鸣，咳嗽痰壅，痰黏色黄难咳，胸闷，呼吸困难，鼻塞，流涕黄稠，身热，面红唇干，夜卧不安，烦躁不宁，口渴，小便黄赤，大便干，眼红，舌质红，苔薄黄或黄腻，脉滑数，指纹紫。

【方药】麻杏甘石汤合苏葶丸。

(2) 风寒束肺证——温肺散寒，涤痰定喘

【症状】气喘，喉间痰鸣，咳嗽，胸闷，痰稀色白有泡沫，喷嚏鼻塞，流清涕，唇青，形寒肢凉，恶寒，口不渴，小便清长，大便溏薄，咽不红，舌质淡红，苔薄白或白滑，脉浮紧，指纹红。

【方药】小青龙汤合三子养亲汤（2016）。

(3) 外寒内热证——解表清里，定喘止咳

【症状】恶寒发热，鼻塞喷嚏，流清涕，咳痰黏稠色黄，不易咳出，口渴引饮，大便干结，舌红苔薄白，脉滑数。

【方药】大青龙汤（2013）。

(4) 肺实肾虚证——泻肺平喘，补肾纳气

【症状】病程较长，哮喘持续不已，动则喘甚，常伴咳嗽、喉中痰吼，小便清长，舌淡苔白薄腻，脉细弱。

【方药】偏于肺实者用苏子降气汤；偏于肾虚者用都气丸合射干麻黄汤（2010）。

2. 缓解期

(1) 肺脾气虚证——补肺固表，健脾益气（2005）

【症状】面色苍白，少气懒言，倦怠乏力，自汗易感，纳呆，便溏，苔薄白，脉细无力。

【方药】玉屏风散合人参五味子汤（2011，2019）。

(2) 脾肾阳虚证——温补脾肾，固摄纳气（2005）

【症状】面色㿠白，形寒肢冷，乏力，动则心悸气促，大便清稀，舌淡苔白，脉细无力。

【方药】金匮肾气丸。

(3) 肺肾阴虚证——养阴清热，敛肺补肾

【症状】咳嗽时作，喘促乏力，消瘦，面色潮红，盗汗，气短，手足心热，舌红苔花剥，脉细数。

【方药】麦味地黄丸。

四、其他疗法

1. 针灸疗法

(1) 体针：取定喘、天突、内关。咳嗽痰多者，加膻中、丰隆。针刺，1日1次。用于发

作期，取大椎、肺俞、足三里、肾俞、关元、脾俞。每次取 3~4 穴，针刺加灸，隔日 1 次。在好发季节前作预防性治疗。

(2) 耳针：选喘点、内分泌、交感、肺、肾。用于哮喘发作期。

2. 中药敷贴疗法　白芥子、延胡索、甘遂、细辛，共研细末，加生姜汁调膏，分别贴在肺俞、心俞、膈俞、膻中穴。

第十一单元　反复呼吸道感染

重点提示

本单元为目前临床常见病，应熟悉诊断与鉴别诊断、辨证论治。

── 考点集合 ──

一、发病特点

反复呼吸道感染是指呼吸道感染（包括上呼吸道感染、下呼吸道感染）年发病在一定次数以上者。以感冒、乳蛾、咳嗽、肺炎喘嗽在一段时间内反复感染、经久不愈为主要临床特征。反复呼吸道感染患儿简称"复感儿"。

二、病因病机

小儿反复呼吸道感染的内因是禀赋虚弱，肺脾肾三脏功能不足，卫外不固。外因是喂养不当，精微摄取不足；调护失宜，外邪乘虚侵袭；用药不当，损伤正气；疾病所伤，正气未复。

三、诊断与鉴别诊断

1. 诊断要点
(1) 按不同年龄每年呼吸道感染的次数诊断。反复呼吸道感染诊断条件，见下表。

年龄（岁）	上呼吸道感染（次/年）	下呼吸道感染（次/年）	
		气管支气管炎	肺炎
0~2	7	3	2
~5	6	2	2
~14	5	2	2

(2) 按半年内呼吸道感染的次数诊断：半年内呼吸道感染≥6次，其中下呼吸道感染≥3次（其中肺炎≥1次）。

2. 鉴别诊断　哮喘：反复发作，但发作时呼吸困难，呼气延长，伴有哮鸣音，其发作多由异物过敏引起。

四、辨证论治

1. 肺脾气虚证——补肺固表，健脾益气
【症状】反复外感，面黄少华，形体消瘦，肌肉松软，少气懒言，气短，自汗多汗，食少纳呆，大便不调，舌质淡，苔薄白，脉无力，指纹淡。
【方药】玉屏风散合六君子汤（2014）。

2. 营卫失调证——调和营卫，益气固表

【症状】反复外感，恶风、恶寒，面色少华，四肢不温，多汗易汗，舌淡红，苔薄白，脉无力，指纹淡红。

【方药】黄芪桂枝五物汤。

3. 脾肾两虚证——温补肾阳，健脾益气（2013）

【症状】反复外感，面白少华，形体消瘦，鸡胸龟背，腰膝酸软，形寒肢冷，发育落后，动则气喘，少气懒言，多汗易汗，食少纳呆，大便稀溏，舌质淡，苔薄白，脉沉细无力。

【方药】金匮肾气丸合理中丸。

4. 肺脾阴虚证——养阴润肺，益气健脾（2013）

【症状】反复外感，面白颧红少华，食少纳呆，口渴，盗汗自汗，手足心热，大便干结，舌质红，苔少或花剥，脉细数，指纹淡红。

【方药】生脉散合沙参麦冬汤（2019）。

脾系病证

第十二单元 鹅 口 疮

重点提示

本单元的知识点集中在鹅口疮两种证型的治法，应注意区分，心脾积热证亦为考试重点。

考点集合

一、概述

鹅口疮指小儿口腔、舌上满布白屑，形如雪片，状如鹅口。一年四季均可发生，见于初生儿以及久病体虚的婴幼儿。

二、辨证论治

1. 心脾积热证——清心泻脾

【症状】口腔、舌面满布白屑，面赤唇红，烦躁不宁，啼哭叫扰，口干渴，大便干结，小便赤黄，舌质红，脉滑（2015）。

【方药】清热泻脾散（2006，2011）。

2. 虚火上浮证——滋阴降火

【症状】口舌白屑稀散，周围红晕不著，或口舌糜烂，形体怯弱，口干不渴，或便溏，舌嫩红，脉细。

【方药】知柏地黄丸。

第十三单元 口 疮

重点提示

本单元应记住口疮中心火上炎证用泻心导赤散，虚火上浮证用六味地黄丸。考试基本也是围绕这两个证型出题，其余内容了解即可。

考点集合

一、概述

口疮指婴幼儿时期由于脾胃积热，或心火上炎所致的口腔疾病，以口颊、舌边、上腭、齿龈等处发生溃疡为特征。

二、辨证论治

1. 风热乘脾证——疏风散火，清热解毒（2010）

【症状】口腔溃疡较多，或满口糜烂红赤，拒食，烦躁，多啼，口臭涎多，小便短黄，大便干结，或发热面赤，舌红苔黄，脉滑数。

【方药】银翘散（2010）。

2. 心火上炎证——清心凉血，泻火解毒

【症状】舌上糜烂或溃疡，色红赤，饮食困难，心烦不安，口干欲饮，小便短赤，舌红尖赤，舌苔薄黄，脉数（2011，2014）。

【方药】泻心导赤散（2001，2003）。

3. 虚火上浮证——滋阴降火，引火归元

【症状】口舌溃疡或糜烂，稀散色淡，口流清涎，神疲颧红，口干不欲饮，舌淡红，苔少或花剥，脉细数。

【方药】六味地黄丸加肉桂。

第十四单元　泄　泻

☆ 重点提示

本单元出题频率较高，复习的重点在于泄泻的病机、各种证型的症状上。另外，应该知道泄泻与慢惊风、疳证的关系：小儿久泻不止，脾气虚弱，肝旺而生风，进而发展为慢惊风；脾虚失运，生化乏源，气血不足以荣养脏腑肌肤，久而可致疳证。

考点集合

一、概述

本病是小儿常见的疾病之一，尤以2岁以下的婴幼儿多见，年龄越小，发病率越高。四季均可发生，但以夏秋季节为多，南方冬季亦可发生，且易引起流行。小儿脾胃薄弱，易耗伤阴液，如治疗失当，可转成慢性，出现伤阴、伤阳或阴阳两伤等危变证，甚至气脱液竭而亡。迁延不愈者，可影响生长发育，成为疳证。

二、病因病机

1. 泄泻的病因　引起小儿泄泻的病因为感受外邪、伤于饮食、脾胃虚弱等。

2. 泄泻的主要病机　基本病机为脾虚湿困。感受外邪、内伤乳食和脾胃虚弱、脾肾阳虚等导致脾胃受病，故饮食入胃，水谷不化，精微不固，合污而下，成为泄泻（2005，2006）。

三、辨证论治

1. 常证

（1）伤食泻证——运脾和胃，消食化滞

【症状】脘腹胀满疼痛，痛则欲泻，泻后痛减，大便酸臭，嗳气酸馊，或恶心呕吐，不思乳食，舌质红，舌苔厚腻或微黄，脉滑数。

【方药】保和丸。

（2）风寒泻证——疏风散寒，化湿和中

【症状】泄泻清稀，有泡沫，臭气不甚，肠鸣腹痛，或兼恶寒发热，舌苔薄白或白腻，脉浮紧（2014）。

【方药】藿香正气散（2011）。

（3）湿热泻证——清肠解热，化湿止泻

【症状】泻下稀薄，或如水注，大便深黄臭秽，或见少许黏液，腹部时感疼痛，食欲缺乏，肢体倦怠，发热泛恶，口渴，小便短黄，舌质红，苔黄腻，脉滑数（2005）。

【方药】葛根黄芩黄连汤（2010，2013）。

（4）脾虚泻证——健脾益气，助运止泻

【症状】大便稀溏，食后作泻，色淡不臭，时轻时重，面色萎黄，神疲倦怠，舌淡苔薄，脉沉缓（2006，2010，2014）。

【方药】参苓白术散（2011，2016）。

（5）脾肾阳虚泻证——温补脾肾，固涩止泻

【症状】久泻不止，食入即泻，便质清稀，完谷不化，精神萎靡，形寒肢冷，面色㿠白，睡时露睛，舌淡，脉细弱。

【方药】附子理中丸合四神丸。

2. 变证

（1）气阴两伤证——健脾益气，酸甘敛阴（2005）

【症状】泻下无度，质稀如水，小便短少，皮肤干燥，目眶及前囟凹陷，烦躁不安，口渴引饮，唇红而干，啼哭无泪，舌红无津，或起芒刺，脉细弱。

【方药】人参乌梅汤。

（2）阴竭阳脱证——挽阴回阳，救逆固脱

【症状】暴泻不止，便稀如水，神疲怯弱，面色苍白，表情淡漠，四肢厥冷，冷汗自出，舌淡苔薄，脉沉微。

【方药】生脉散合参附龙牡汤。

第十五单元　厌　　食

重点提示

本单元出题率一般，在熟悉病因病机的基础上，注意脾失健运证及脾胃阴虚证。

———— 考点集合 ————

一、概述

厌食指小儿长时间见食不贪，食欲不振，甚则拒食的一种病证。

二、病因病机

1. 厌食的病因　病因常见者有喂养不当、脾胃湿热、他病伤脾等。
2. 厌食的主要病机　病机关键为脾胃不和，纳化失职。

三、辨证论治

1. 脾失健运证——<u>调和脾胃，运脾开胃</u>（2006，2009，2010）
【症状】食欲不振，甚则厌食，食少而无味，脘腹饱胀，形体略瘦，面色欠华，精神良好，苔薄白或薄白腻。
【方药】不换金正气散。
2. 脾胃气虚证——<u>健脾益气，佐以助运</u>（2010）
【症状】食欲不振，少气懒言，面色萎黄，精神萎靡，大便溏薄，夹不消化食物残渣，舌淡苔薄。
【方药】<u>异功散（2010）</u>、参苓白术散。
3. 脾胃阴虚证——<u>滋脾养胃，佐以助运</u>（2010）
【症状】不欲进食，口舌干燥，食少饮多，皮肤失润，大便偏干，小便黄赤，舌红少津，苔少或花剥，脉细数。
【方药】<u>养胃增液汤（2001）、益胃汤（2019）</u>。

第十六单元　积　滞

重点提示

本单元的重点为积滞的辨证论治。

考点集合

一、概述

积滞指小儿内伤乳食，停聚不化，气滞不行而形成的一种儿科常见疾病，以不思乳食，食而不化，腹部膨满，大便不调为主要表现。

二、病因病机

主要为乳食内积，脾胃受伤而致受纳运化失司，升降失调以致乳食宿久停滞不消而成积滞。病机关键为乳食停聚中脘，积而不化，气滞不行。

三、辨证论治

1. 乳食内积证——<u>消乳化食，和中导滞</u>
【症状】面黄肌瘦，烦躁多啼，夜卧欠安，食欲不振，或呕吐酸腐乳食，腹部胀满，时有疼痛，小便短黄或如米泔，大便酸臭或溏薄，或发低热，舌红苔腻，脉滑数，指纹紫滞。
【方药】乳积者，选消乳丸；食积者，选保和丸。
2. 脾虚夹积证——<u>健脾助运，消食化滞</u>
【症状】面色萎黄，乏力困倦，不思饮食，食则饱胀，腹满喜按，呕吐酸腐乳食，大便酸臭或溏薄，唇舌色淡，舌苔白腻，脉沉细而滑，指纹青淡。

【方药】健脾丸（2019）。

第十七单元 疳 证

重点提示

从本单元出现的频率来看，有逐年增多的趋势。复习时重点掌握疳证的定义、病机、症状、治疗及兼证，从历年所考过的知识点来看未显示出偏重点。注意与厌食、积滞的鉴别。

=考点集合=

一、概述

疳证指由于喂养不当或多种疾病的影响，使脾胃受损，气液耗伤而导致以全身虚弱羸瘦、面黄发枯，精神萎靡或烦躁，饮食异常为特征的慢性病证，以5岁以内小儿多见。

二、病因病机

1. 疳证的病因 饮食失节，脾胃受损；喂养不当，营养失调；由其他疾病转化而来。

2. 疳证常证、兼证的病机

（1）常证病机：病位在脾胃，主要病机是脾胃虚损，津液消亡。初起病情尚轻，多表现为脾胃不和，运化失健的证候，称为疳气；当病情进一步发展，脾失健运，积滞内停，壅滞气机，即为疳积；久则脾胃虚损，津液消亡，气血俱衰，导致干疳。

（2）兼证病机：如脾病及肝，肝开窍于目，肝血不足，不能上荣于目，可见两目羞明，目珠浑浊，白翳遮睛之"眼疳"（2015）；脾病及心，心开窍于舌，心火上炎，则见口舌糜烂或生疮之"口疳"；脾病及肺，肺气受损，则易反复外感，或出现咳嗽、潮热等"肺疳"；脾病及肾，肾精不足，骨失所养，久则骨骼畸形，出现"鸡胸""龟背"及肋缘外翻等"骨疳"（2015）；脾病日久，中阳失展，水湿泛溢肌肤，出现全身水肿之"疳肿胀"。

三、鉴别诊断

厌食、积滞与疳证的鉴别

（1）厌食：多由喂养不当，脾胃运化功能失调所致，以长期食欲不振，不喜进食为主症，精神可，无明显消瘦，其病在脾胃，预后良好。

（2）积滞：以不思饮食，食而不化，脘腹胀满，大便酸臭为主症，与疳证以形体消瘦为特征相区别。但积久不消，影响水谷精微化生，可转化为疳证。

四、辨证论治

1. 常证

（1）疳气证——调脾健运

【症状】形体略显消瘦，面色萎黄少华，毛发稍稀，精神欠佳，食欲不振，易发脾气，大便溏或干结，舌质红，舌苔薄黄或黄腻，脉细数。

【方药】资生健脾丸（2019）。

（2）干疳证——补益气血

【症状】极度消瘦，呈老人貌，皮肤干瘪起皱，大肉已脱，精神萎靡，啼哭无力，不思饮食，毛发干枯，口唇干燥，腹凹如舟，大便稀溏或便秘，时有低热，苔光，舌质多淡嫩或红，甚则出现全身紫斑，突然暴脱（2005，2010）。
【方药】八珍汤（2010，2013）。
（3）疳积证——消积理脾（2014）
【症状】形体明显消瘦，面色萎黄，肚腹鼓胀，甚则青筋暴露，毛发稀疏结穗，性情烦躁，夜卧不宁，或见吮指磨牙，动作异常，食欲不振，或善食易饥，或嗜食异物，舌淡苔腻，脉沉细而滑。
【方药】肥儿丸。
2. 兼证
（1）疳肿胀证——健脾温阳，利水消肿（2011）
【症状】足踝水肿，甚则颜面四肢水肿，面色无华，四肢欠温，小便不利，大便溏薄，舌淡红，苔薄白。
【方药】防己黄芪汤合五苓散。
（2）眼疳证——养血柔肝，滋阴明目
【症状】两目干涩，畏光羞明，眼角赤烂，时常眨眼，目睛失泽，甚则黑睛浑浊，白睛生翳，夜晚视物不清等。
【方药】石斛夜光丸。
（3）口疳证——清心泻火，滋阴生津
【症状】口舌生疮，口腔糜烂，秽臭难闻，面赤唇红，烦躁哭闹，小便黄赤，大便干结，舌红苔薄黄，脉细数。
【方药】泻心导赤汤。

第十八单元 腹 痛

重点提示

本单元考查的知识点集中在腹痛的治法、方药上。

---考点集合---

一、概述

小儿腹痛是指小儿胃脘以下、脐周及耻骨以上部位发生的疼痛。中医小儿腹痛病常指除外小儿急腹症的各类腹痛。

二、病因病机

1. 小儿腹痛的病因　或因腹部中寒，或因乳食积滞，或因胃肠结热，或因素体脾胃虚寒，或因瘀血内阻所致。
2. 小儿腹痛病机　气机不畅，气血运行受阻。

三、辨证论治

1. 腹部中寒证——温中散寒，理气止痛
【症状】腹部疼痛，拘急疼痛，得温则舒，遇寒痛甚，痛处喜暖，面色苍白，痛甚者额冷汗出，唇色紫暗，肢冷不温，或兼吐泻，小便清长，舌淡，苔白滑，脉沉弦紧，指纹红。
【方药】养脏汤。

2. 乳食积滞证——消食导滞，行气止痛

【症状】脘腹胀满，按之痛甚，嗳腐吞酸，不思乳食，矢气频作或腹痛欲泻，泻后痛减，或有呕吐，吐物酸馊，矢气频作，大便秽臭，夜卧不安，时时啼哭，舌红，苔厚腻，脉沉滑，指纹紫滞。

【方药】香砂平胃散。

3. 胃肠结热证——通腑泄热，行气止痛

【症状】腹痛胀满，疼痛拒按，大便秘结，烦躁口渴，手足心热，口唇舌红，舌苔黄燥，脉滑数或沉实，指纹紫滞。

【方药】大承气汤。

4. 脾胃虚寒证——温中理脾，缓急止痛

【症状】腹痛绵绵，时作时止，痛处喜按，得温则舒，面白少华，精神倦怠，手足清冷，乳食减少，或食后腹胀，大便稀溏，舌淡苔白，脉沉缓，指纹淡红。

【方药】小建中汤合理中丸。

5. 气滞血瘀证——活血化瘀，行气止痛

【症状】腹痛经久不愈，痛有定处，痛如针刺，或腹部癥块拒按，肚腹硬胀，青筋显露，舌紫暗或有瘀点，脉涩，指纹紫滞。

【方药】少腹逐瘀汤。

第十九单元 便 秘

重点提示

本单元的重点为便秘的辨证论治。

考点集合

一、概述

便秘指大便干燥坚硬，秘结不通，排便时间间隔延长，或虽有便意但排出困难的一种病证。

二、病因病机

1. 便秘的病因　饮食因素、情志因素、正虚因素及热病伤津。
2. 便秘的病机　病机关键是大肠传导功能失常。若脾胃升降功能失常，或肝气失疏则胃失和降；或肾气失煦，脾胃升降无力，导致大肠传导失职而形成便秘。

三、辨证论治

1. 食积便秘证——消积导滞通便

【症状】大便秘结，脘腹胀满，不思饮食，或恶心呕吐，或有口臭，手足心热，小便黄少，舌质红，苔黄厚，脉沉有力，指纹紫滞。

【方药】枳实导滞丸。

2. 燥热便秘证——清热润肠通便

【症状】大便干结，排便困难，甚则便秘不通，面赤身热，腹胀或痛，小便短赤，或口干口臭，或口舌生疮，舌质红，苔黄燥，脉滑实，指纹紫滞。

【方药】麻子仁丸。

3. 气滞便秘证——理气导滞通便

【症状】大便秘结,欲便不得,甚或胸胁痞满,腹胀疼痛,嗳气频作,舌质红,苔薄白,脉弦,指纹滞。

【方药】六磨汤。

4. 气虚便秘证——益气润肠通便

【症状】时有便意,大便不干燥,仍努挣难下,排便时汗出气短,便后神疲乏力,面色少华,舌淡苔薄,脉虚弱,指纹淡红。

【方药】黄芪汤。

5. 血虚便秘证——养血润肠通便

【症状】大便干结,艰涩难下,面白无华,唇甲色淡,心悸目眩,舌质淡嫩,苔薄白,脉细弱,指纹淡。

【方药】润肠丸。

第二十单元 营养性缺铁性贫血

重点提示

本单元内容历年考试涉及率一般,重点复习中医的辨证论治,了解其西医诊断及分度。

考点集合

一、概述

营养性缺铁性贫血指由于体内储存铁量减少,血红蛋白合成不足而引起的贫血。多发生在6个月至3岁的婴幼儿。属中医"血虚"范畴。

二、诊断要点

1. 病史 常有喂养不当或慢性失血病史。
2. 临床表现 发病缓慢,皮肤黏膜逐渐苍白或苍黄,以口唇、口腔黏膜及甲床最明显,易感疲劳乏力,不爱活动,食欲减退,年长儿可自诉头晕、眼前发黑等。由于骨髓外造血反应,肝、脾、淋巴结经常轻度肿大,年龄越小,病程越久,则肝脾大越明显。
3. 理化检查 以外周血红蛋白减少为主。
4. 分度

(1) 轻度:血红蛋白 90~110g/L(6个月~6岁)、90~120g/L(6岁以上),红细胞(3~4)×10^{12}/L(2006, 2007, 2015)。

(2) 中度:血红蛋白 60~90g/L,红细胞(2~3)×10^{12}/L。

(3) 重度:血红蛋白 30~60g/L,红细胞(1~2)×10^{12}/L。

(4) 极重度:血红蛋白 <30g/L,红细胞 <1×10^{12}/L。

5. 铁剂治疗后贫血明显改善。

三、辨证论治

1. 脾胃虚弱证——健运脾胃,益气养血(2010, 2011)

【症状】面色苍黄,体倦乏力,口唇黏膜、爪甲苍白,不思饮食,大便溏泄,舌质淡,苔薄腻，脉细无力（2010）。

【方药】六君子汤（2013）。

2. 心脾两虚证——补脾养心，益气生血

【症状】面色萎黄或苍白，发枯易脱，倦怠乏力，心悸气短，头昏目眩，食少纳呆，唇黏膜苍白，爪甲色淡，舌质虚胖，苔薄白，脉细弱。

【方药】归脾汤。

3. 肝肾阴虚证——滋养肝肾，益精生血

【症状】面色苍白，两颧嫩红，头晕目眩，目涩耳鸣，腰腿酸软，潮热盗汗，口舌干燥，指甲枯脆，肌肤不泽，舌红少苔，脉细数。

【方药】左归丸。

4. 脾肾阳虚证——温补脾肾，益阴养血

【症状】面色苍白，口唇淡白，畏寒肢冷，食少便溏，精神萎靡，发育迟缓，少气懒言，舌淡胖，脉沉细无力。

【方药】右归丸（2006）。

四、西医治疗

铁剂是营养性缺铁性贫血的特效药，临床以硫酸亚铁疗效最好。每次 5～10mg/kg，每日 2～3 次。一般持续应用至红细胞数和血红蛋白量达到正常水平后 2 个月左右再停药（2016）。

心肝病证

第二十一单元　夜　　啼

重点提示

本单元重点掌握辨证论治。

考点集合

一、概述

小儿白天能安静入睡，入夜则啼哭不安，时哭时止，或每夜定时啼哭，甚则通宵达旦，称为夜啼。多见于新生儿及婴儿。

二、病因病机

本病主要因脾寒、心热、惊恐所致。脾寒腹痛是导致夜啼的常见病因。

三、诊断要点

婴儿难以查明原因的入夜啼哭不安，时哭时止，或每夜定时啼哭，甚则通宵达旦，而白天如常。临证必须详细询问病史，仔细检查身体，必要时辅以有关实验室检查，排除外感发热、口疮、肠套叠、寒疝等疾病，以免贻误患儿病情。

四、辨证论治

1. 脾寒气滞证——<u>温脾散寒，行气止痛</u>

【症状】啼哭时哭声低弱，时哭时止，睡喜蜷曲，腹喜摩按，四肢欠温，吮乳无力，胃纳欠佳，大便溏薄，小便色清，面色青白，唇色淡红，舌苔薄白，指纹多淡红。

【方药】乌药散合匀气散。

2. 心经积热证——<u>清心导赤，泻火安神</u>

【症状】啼哭时哭声较响，见灯尤甚，哭时面赤唇红，烦躁不宁，身腹俱暖，大便秘结，小便短赤，舌尖红，苔薄黄，指纹多紫。

【方药】<u>导赤散</u>。

3. 惊恐伤神证——定惊安神，补气养心

【症状】夜间突然啼哭，似见异物状，神情不安，时作惊惕，紧偎母怀，面色乍青乍白，哭声时高时低，时急时缓，舌苔正常，脉数，指纹色紫。

【方药】远志丸。

第二十二单元 汗 证

重点提示

本单元考查的知识点集中在汗证的治法方药上，营卫失调及肺卫不固的症状特点及治法方药都已经考过，气阴亏虚证尚未涉及，因此以后考到的可能性比较大。

━━━━━━━━━ 考点集合 ━━━━━━━━━

一、概述

汗证指不正常出汗的一种病证，以全身或局部无故出汗很多，甚则大汗淋漓为特征。

二、病因病机

<u>表虚不固，卫失外护；营卫失调，腠理不密；气阴虚弱，汗液外泄；湿热迫蒸，外泄肌表（2006）</u>。

三、辨证论治

1. 肺卫不固证——<u>益气固表（2002，2005，2010）</u>

【症状】<u>以自汗为主，以头部、肩背明显，动则益甚，神倦乏力，面色少华，肢端欠温，平素易感，舌质淡，或边有齿印，苔薄，脉象较弱（2006，2007）</u>。

【方药】<u>玉屏风散合牡蛎散（2013）</u>。

2. 营卫失调证——调和营卫

【症状】<u>自汗为主，汗出遍身，畏寒怕风，或伴有低热，精神疲倦，胃纳不振，舌质淡红，苔薄白，脉缓（2006，2011，2016）</u>。

【方药】<u>黄芪桂枝五物汤（2000）</u>。

3. 气阴亏虚证——益气养阴

【症状】以盗汗为主，体质消瘦，汗出较多，精神不振，心烦少寐，寐后汗多，或伴低热，口干、手足心灼热，哭声无力，口唇淡红，舌质淡，苔少或见剥苔，脉细弱或细数。

【方药】生脉散（2001）、当归六黄汤（2019）。

4. 湿热迫蒸证——清热泻脾

【症状】汗出过多，以额、心胸为甚，汗出肤热，汗渍色黄，口臭，口渴不欲饮，小便色黄，舌质红，苔黄腻，脉滑数。

【方药】泻黄散。

第二十三单元　病毒性心肌炎

重点提示

本单元重点掌握诊断要点。

考点集合

一、概述

病毒性心肌炎是由病毒感染引起的以局限性或弥漫性心肌炎性病变为主的疾病。以神疲乏力、面色苍白、心悸、气短、肢冷、多汗为临床特征。本病发病以3～10岁小儿为多（2015）。

二、病因病机

小儿素体正气亏虚是发病之内因，温热邪毒侵袭是发病之外因。

三、诊断要点

1. 病史　发病前有感冒、泄泻、风疹等病史。
2. 临床表现
(1) 有明显心悸、胸闷、乏力、气短、面色苍白、肢冷、多汗、脉结代等表现。
(2) 心脏听诊可有心音低钝，心率加快，心律不齐，奔马律等。
3. 辅助检查
(1) X线或超声心动图检查：心脏扩大。
(2) 心电图：Ⅰ、Ⅱ、aVF、V_5导联中2个或2个以上ST-T改变持续4天以上，以及其他严重心律失常。
(3) 血清肌酸激酶同工酶（CK-MB）升高，心肌肌钙蛋白（cTnI或cTnT）阳性。
4. 分期
(1) 急性期：新发病，症状及体征明显且多变，一般病程在半年以内。
(2) 迁延期：临床症状反复出现，客观检查指标迁延不愈，病程多在半年以上。
(3) 慢性期：进行性心脏增大，反复心力衰竭或心律失常，病情时轻时重，病程在1年以上。

四、辨证论治

1. 风热犯心证——清热解毒，宁心复脉

【症状】发热，低热绵延，或不发热，鼻塞流涕，咽红肿痛，咳嗽有痰，肌痛肢楚，头晕乏力，心悸气短，胸闷胸痛，舌质红，舌苔薄，脉数或结代。

【方药】银翘散。

2. 湿热侵心证——清热化湿，宁心复脉

【症状】寒热起伏，全身肌肉酸痛，恶心呕吐，腹痛泄泻，心悸胸闷，肢体乏力，舌质红，苔黄腻，脉濡数或结代。

【方药】葛根黄芩黄连汤。

3. 气阴亏虚证——益气养阴，宁心复脉

【症状】心悸不宁，活动后尤甚，少气懒言，神疲倦怠，头晕目眩，烦热口渴，夜寐不安，舌光红少苔，脉细数或促或结代。

【方药】炙甘草汤合生脉散。

4. 心阳虚弱证——温振心阳，宁心复脉

【症状】心悸怔忡，神疲乏力，畏寒肢冷，面色苍白，头晕多汗，甚则肢体浮肿，呼吸急促，舌质淡胖或淡紫，脉缓无力或结代。

【方药】桂枝甘草龙骨牡蛎汤。

5. 痰瘀阻络证——豁痰化瘀，宁心通络

【症状】心悸不宁，胸闷憋气，心前区痛如针刺，脘闷呕恶，唇甲青紫，舌胖，质紫暗，或舌边尖见有瘀点，苔腻，脉滑或结代。

【方药】瓜蒌薤白半夏汤合失笑散（2013）。

第二十四单元　注意力缺陷多动障碍

重点提示

本单元重点掌握辨证论治。

———————— 考 点 集 合 ————————

一、概述

该病以注意力不集中，自我控制差，动作过多，情绪不稳，冲动任性，伴有学习困难，但智力正常或基本正常为主要临床特征。本病男孩多于女孩，多见于学龄期儿童（2013）。

二、病因病机

病因主要有先天禀赋不足，或后天护养不当，外伤，病后，情志失调等。病机关键为脏腑功能失常，阴阳平衡失调。

三、辨证论治

1. 治疗原则　以调和阴阳为治疗原则。

2. 分证论治

（1）肝肾阴虚证——滋养肝肾，平肝潜阳

【症状】多动难静，急躁易怒，冲动任性，注意力不集中，或有记忆力欠佳、学习成绩低下，或有遗尿、腰酸乏力，或有五心烦热、盗汗，舌质红，舌苔薄，脉细弦。

【方药】杞菊地黄丸（2014）。

（2）心脾两虚证——养心安神，健脾益气

【症状】注意力不能集中，神疲乏力，形体消瘦，多动而不暴躁，言语冒失，睡眠不实，记忆力差，伴自汗盗汗，纳少，舌质淡，苔薄白，脉虚弱。

【方药】归脾汤合甘麦大枣汤。
（3）痰火内扰证——清热泻火，化痰宁心
【症状】多动多语，烦躁不宁，冲动任性，注意力不集中，胸中烦热，懊侬不眠，纳少口苦，便秘尿赤，舌质红，苔黄腻，脉滑数。
【方药】黄连温胆汤。

第二十五单元　抽动障碍

重点提示

本单元虽有被重视的趋势，但考查率还很一般，复习时在了解病因病机的基础上着重掌握其诊断要点，对于辨证论治熟悉即可。

考点集合

一、概述

起病在 2～12 岁，病程时间长，男孩发病率较女孩高 3 倍。慢性、波动性、多发性运动肌快速抽搐，伴不自主发声和语言障碍（2010）。

二、病因病机

1. 多发性抽搐症的病因　与先天禀赋不足、产伤、感受外邪、情志失调有关，由五志过极，风痰内蕴引发（2011）。病位主要在心、脾、肾。
2. 多发性抽搐症的病机　本病病位在肝，与心、脾、肾关系密切。

三、诊断要点（2006）

1. 在 2～12 岁发病。
2. 多发性、快速、刻板地不自主运动及言语性抽搐。
3. 病程中症状波动，反复缓解与恶化。
4. 症状可被意志减轻或完全控制，但大多数仅为短暂控制，此后症状反因精神紧张而加重。
5. 实验室检查多无特殊异常。

四、辨证论治

1. 气郁化火证——清肝泻火，息风镇惊（2011）
【症状】面红耳赤，烦躁易怒，张口歪嘴，摇头耸肩，发作频繁，抽动有力，大便秘结，小便短赤，舌红苔黄，脉弦数。
【方药】清肝达郁汤。
2. 脾虚痰聚证——健脾化痰，平肝息风
【症状】面黄体瘦，精神不振，胸闷纳少，喉中声响，全身肌肉抽动，舌淡红，脉沉滑或沉缓。
【方药】十味温胆汤（2016）。
3. 阴虚风动证——滋阴潜阳，柔肝息风
【症状】形体消瘦，两颧潮红，五心烦热，挤眉弄眼，甩手，踮脚，抖腿，蹬足，腰部肌肉抽动，喉中出声，口出秽语，舌红绛，状如草莓，苔光剥，脉细无力。
【方药】大定风珠。

第二十六单元　惊　　风

重点提示

从历年考题上看，本单元考查的知识点基本为慢惊风各种证型，尤其是阴虚风动证和脾虚肝亢证，其他知识点虽然并未涉及，但也为考查重点，亦应掌握。

── 考点集合 ──

一、概述

1. 概念　惊风是一种小儿时期常见的以抽搐伴神昏为特征的疾病。
2. 发病年龄特点　一般以1～5岁的小儿多见，年龄越小发病率越高。
3. 惊风八候　搐、搦、掣、颤、反、引、窜、视。
4. 急惊风与慢惊风的区别　急惊风：起病急骤，以高热、抽搐、昏迷为主要特征，属阳属实者，统称急惊风。慢惊风：病久中虚，来势缓慢，以反复抽搐、昏迷或瘫痪为主要特征，属阴属虚者，统称为慢惊风。

二、病因病机

1. 急惊风的主要病因病机
（1）病因：外感时邪，内蕴湿热，暴受惊恐。
（2）病机：小儿感受时邪，易化热化火，火盛生痰，热盛生风，导致惊风发作；饮食不节或误食污染毒邪之物，滞于脾胃，痰浊内生，郁而化火，痰火内盛，蒙蔽心包，引动肝风；小儿多神气怯弱，暴受惊恐，惊则气乱，恐则气下，气机逆乱，引动肝风，而成急惊风。
2. 慢惊风的主要病因病机
（1）病因：脾胃虚弱，脾肾阳衰，阴虚风动。
（2）病机：小儿体弱，脾胃受伤，肝木侮土，脾虚生风；或大病久病之后，热邪久羁，消烁真阴，以致肾阴不足，肝血亏虚，阴虚风动；或阳气衰败，则可出现危重的慢惊风(2010)。

三、辨证论治

1. 急惊风四证及治疗原则
（1）四证：痰、热、惊、风。
（2）治疗原则：清热、豁痰、镇惊、息风。
2. 急惊风
（1）风热动风证——疏风清热，息风定惊
【症状】多发于冬春，起病急，发热，头痛，神昏惊厥，烦躁，咳嗽，流涕，舌苔薄黄，脉浮数。
【方药】银翘散。
（2）气营两燔证——清热凉营，息风开窍
【症状】见于盛夏，起病较急，状如多汗，头痛项强，恶心呕吐，烦躁，嗜睡，抽搐，口渴便秘，舌红苔黄，脉弦数。

【方药】清瘟败毒饮。

（3）邪陷心肝证——平肝息风，清心开窍

【症状】起病急骤，高热不退，神志昏迷，谵语，烦渴急躁，抽搐，舌红苔黄腻，脉数（2007）。

【方药】羚角钩藤汤。

（4）湿热疫毒证——清热化湿，解毒息风

【症状】起病急骤，突然壮热，神志昏迷，反复抽搐，惊厥不已，呕吐腹痛，大便腥臭或夹脓血，舌质红苔黄腻，脉滑数。

【方药】黄连解毒汤合白头翁汤。

（5）惊恐惊风证——镇惊安神，平肝息风

【症状】面色时青时赤，频作惊惕，甚则痉厥，大便色青，舌红苔薄白，脉数乱。

【方药】琥珀抱龙丸。

3. 慢惊风

（1）脾虚肝亢证——温中健脾，缓肝理脾

【症状】面色萎黄，形体疲惫，神志不清，时有抽搐，嗜睡露睛，时有腹鸣，大便稀薄，色带青绿，四肢不温，足踝及面部浮肿，不欲饮水，舌质淡，苔白，脉沉弱（2006）。

【方药】缓肝理脾汤（2010，2013）。

（2）脾肾阳衰证——温补脾肾，回阳救逆

【症状】精神萎靡，面白无华，口鼻气冷，昏睡露睛，四肢厥冷，溲清便溏，舌淡苔薄白，脉沉缓。

【方药】固真汤合驱寒荡惊汤（2010）。

（3）阴虚风动证——滋肾养肝，育阴潜阳

【症状】面色潮红，身热消瘦，手足心热，肢体痉挛或强直，虚烦疲劳，时有抽搐，大便干结，舌光无苔，质绛少津，脉细数（2006）。

【方药】大定风珠（2011）。

第二十七单元 痫 病

重点提示

本单元考查率一般，复习时在熟悉病因病机的基础上掌握惊痫、痰痫、风痫的辨证论治，瘀血痫了解即可。

― 考点集合 ―

一、概述

痫病以突然仆倒，不省人事，口吐涎沫，两目上视，发过即苏，醒后如常人为特征。

二、病因病机

病因主要为顽痰内伏、暴受惊恐、惊风频发、外伤血瘀。

三、辨证论治

1. 惊痫证——镇惊安神

【症状】发病前有受惊史，发作前心中惊恐，发作时吐舌惊叫大啼，恍惚失魂，惊惕不安，面色时红时白，舌红苔薄白，脉弦滑。

【方药】镇惊丸。

2. 痰痫证——豁痰开窍（2006）

【症状】突然跌仆，神志模糊，痰涎壅盛，口吐痰沫，喉间痰鸣，抽搐不甚，或精神恍惚，瞪目直视，舌淡苔白腻，脉弦滑。

【方药】涤痰汤（2016）。

3. 风痫证——息风止痉

【症状】发作前头昏目眩，发作时昏仆倒地，人事不知，四肢抽动，牙关紧闭，颈项强直，两目上视或斜视，口唇及面部青紫，舌苔白腻，脉弦滑。

【方药】定痫丸（2008，2011，2013）。

4. 瘀血痫证——化瘀通窍

【症状】多有外伤及产伤史，发作时头晕眩仆，昏不知人，四肢抽搐，头部刺痛，痛处固定，面唇青紫，形体消瘦，肌肤枯燥色暗，大便干结，舌暗有瘀斑，脉细涩。

【方药】通窍活血汤。

5. 脾虚痰盛证——健脾化痰

【症状】痫证发作频繁或反复发作，神疲乏力，面色无华，时作眩晕，食欲欠佳，大便稀薄，舌质淡，苔薄腻，脉细软。

【方药】六君子汤。

6. 脾肾两虚证——补益脾肾

【症状】发病年久，屡发不止，瘛疭抖动，时有眩晕，智力迟钝，腰膝酸软，神疲乏力，少气懒言，四肢不温，睡眠不宁，大便稀溏，舌淡红，舌苔白，脉沉细无力。

【方药】河车八味丸。

肾系病证

第二十八单元 水 肿

重点提示

本单元风水相搏证为常考知识点，应重点复习。其他证型熟悉即可。

考点集合

一、概述

小儿水肿是由多种病证引起的体内水液潴留，泛滥肌肤，引起面目、四肢甚则全身浮肿及小便短少，严重的可伴有胸水、腹水为主要表现的常见病证，临床以肾脏疾病引发者多见。好发于2~7岁小儿。

二、病因病机

与肺、脾、肾、三焦、膀胱有关。其标在肺，制在脾，本在肾。基本病机为水液泛滥。病因为感受风邪、湿热内侵、肺脾气虚、脾肾阳虚、气阴两虚。

三、急性肾小球肾炎与肾病综合征的诊断要点

1. 急性肾小球肾炎
（1）发病前1~4周多有急性感染史。
（2）急性起病，急性期一般为2~4周。
（3）浮肿及尿量减少。
（4）起病即有血尿，呈肉眼血尿或镜下血尿。
（5）1/3~2/3患儿病初有高血压，常为120~150/80~110mmHg。
非典型病例可无水肿、高血压及肉眼血尿，仅发现镜下血尿。
（6）重症早期可出现多种并发症：①高血压脑病；②严重循环充血；③急性肾衰竭。
（7）尿检均有红细胞增多，尿蛋白增高。

2. 肾病综合征（2014）
（1）单纯型肾病：①全身水肿。②大量蛋白尿（尿蛋白定性常在+++以上，24小时尿蛋白定量≥50mg/kg）。③低白蛋白血症（血浆白蛋白，儿童<30g/L，婴儿<25g/L）。④高脂血症（血浆胆固醇，儿童≥5.7 mmol/L，婴儿≥5.2 mmol/L）。其中以大量蛋白尿和低白蛋白血症为必备条件。
（2）肾炎型肾病：除单纯型肾病四大特征外，还具有以下四项中之一项或多项。①明显血尿，尿中红细胞≥10/HP（见于2周内3次离心尿标本）。②高血压持续或反复出现，学龄儿童血压≥130/90mmHg，学龄前儿童血压≥120/80mmHg，并排除激素所致者。③持续性氮质血症（血尿素氮≥10.7mmol/L），并排除血容量不足所致者。④血总补体量或血C3反复降低。

四、辨证论治

1. 常证
（1）风水相搏证——疏风解表，利水消肿
【症状】起病急，先眼睑浮肿，继而四肢，皮肤光亮，指压不显，小便短黄或有血尿，并恶风，发热，咳嗽，身痛，苔薄白，脉浮（2005）。
【方药】麻黄连翘赤小豆汤（2010）。
（2）湿热内侵证——清热解毒，利水消肿
【症状】浮肿或轻或重，小便黄赤短少或见尿血，伴脓疱疮、疖肿、丹毒等，发热口渴，烦躁，头痛头晕，大便干结，舌红，苔黄腻，脉滑数。
【方药】五味消毒饮合五皮饮。
（3）肺脾气虚证——益气健脾，利水消肿
【症状】浮肿不著，或仅见面目浮肿，面色少华，倦怠乏力，纳少便溏，小便略少，汗自出，易感冒，舌质淡，苔薄白，脉缓弱。
【方药】参苓白术散合玉屏风散。
（4）脾肾阳虚证——温肾健脾，利水消肿
【症状】全身浮肿，以腰腹、下肢为甚，按之深陷难起，畏寒肢冷，面白无华，神倦乏力，小便量少，甚或无尿，大便溏，舌淡胖，苔白滑，脉沉细。
【方药】真武汤（2016）。

（5）气阴两虚证——益气养阴，利水消肿
【症状】面色无华，腰膝酸软，或有浮肿，耳鸣目眩，咽干口燥，舌稍红，苔少，脉细弱。
【方药】六味地黄丸加黄芪。
2. 变证
（1）水凌心肺证——泻肺宁心，温阳逐水（2014）
【症状】肢体水肿，咳嗽气急，心悸胸闷，口唇青紫，甚则烦躁不能平卧，舌苔白或白腻，脉细数无力。
【方药】己椒苈黄丸合参附汤。
（2）邪陷心肝证——平肝息风，泻火利水
【症状】头痛眩晕，视物模糊，烦躁，偶见惊厥，昏迷，舌质红，苔黄糙，脉弦。
【方药】龙胆泻肝汤合羚角钩藤汤。
（3）水毒内闭证——辛开苦降，辟秽解毒
【症状】全身水肿，尿少或尿闭，头晕头痛，恶心呕吐，甚则昏迷，苔腻，脉弦。
【方药】温胆汤合附子泻心汤（2006，2011）。

第二十九单元 尿 频

重点提示

本单元内容较少，重点记忆分型的方药即可。

考点集合

辨证论治

1. 脾肾气虚证——温补脾肾，升提固摄
【症状】疾病日久，小便频数，淋沥不尽，尿液不清，精神倦怠，面色萎黄，食欲不振，甚则畏寒怕冷，眼睑微浮，手足不温，大便稀溏，舌质淡或有齿痕，苔薄腻，脉细弱。
【方药】缩泉丸（2005，2015）。
2. 湿热下注证——清热利湿，通利膀胱
【症状】起病急，小便频数短赤，尿道灼痛，小腹坠胀，婴儿多啼哭不安，常伴发热、烦渴、头身疼痛、恶心呕吐，舌红苔薄黄腻，脉数有力。
【方药】八正散（2010）。
3. 阴虚内热证——滋阴补肾，清热降火
【症状】病程日久，小便频数或短赤，低热，盗汗，颧红，五心烦热，咽干口渴，唇干舌红，舌苔少，脉细数。
【方药】知柏地黄丸。

第三十单元 遗 尿

重点提示

本单元要重点掌握肾气不足证、肺脾气虚证、心肾失交证的治法、方药，考试出题的可能性还是比较大的。

考点集合

一、概述

遗尿是小儿睡中小便自遗，醒后方觉的一种病证。3岁以上夜间仍小便自遗称为遗尿。

二、辨证论治

1. 肾气不足证——温补肾阳，固涩膀胱（2010）
【方药】菟丝子散。
2. 肺脾气虚证——补肺益脾，固涩膀胱
【方药】补中益气汤合缩泉丸（2016）。
3. 心肾失交证——清心滋肾，安神固脬
【方药】交泰丸合导赤散（2009，2015）。
4. 肝经湿热证——清热利湿，泻肝止遗
【方药】龙胆泻肝汤。

第三十一单元　五迟、五软

重点提示

本单元考试重点集中在五迟、五软的肝肾亏损证上，考试涉及此证治法、方药的可能性比较大，对于其他证型可以了解一下。

考点集合

一、概述

五迟、五软是小儿生长发育障碍的病证。五迟，指立迟、行迟、发迟、齿迟、语迟；五软，指头项软、口软、手软、足软、肌肉软（2014）。五迟、五软的命名，含有迟缓和疲软之义。故临床上五迟以发育迟缓为特征，而五软则以疲软无力为主症。

二、病因病机

1. 五迟、五软的病因
(1) 先天因素：父精不足，母血气虚，以致禀赋不足，精气未充，脏气虚弱，筋骨肌肉失濡养而成。
(2) 后天因素：护理不当；或平素乳食不足，哺养失调；或体弱多病，久患咳嗽气喘；或病后失于调养，以致脾胃亏损，气血虚弱，筋骨肌肉失于滋养所致。
2. 五迟、五软的病机　可概括为正虚和邪实两个方面。正虚是五脏不足，气血虚弱，精髓不充；邪实为痰瘀阻滞心经脑络，心脑神明失主所致。

三、辨证论治

1. 分证论治
(1) 肝肾亏损证——补肾填髓，养肝强筋（2010）
【症状】筋骨痿弱，发育迟缓、坐起、站立、行走、生齿等迟于同龄儿，易倦喜卧，面色不华，全身无力，舌淡苔薄白（2005，2006）。

【方药】加味六味地黄丸。
(2) 心脾两虚证——健脾养心,补益气血
【症状】语言迟钝,智力低下,口角流涎,吮吸无力,头发生长迟缓,四肢肌肉松弛痿软,纳差,舌淡红苔少,脉细。
【方药】调元散(2010,2011)。
(3) 痰瘀阻滞证——涤痰开窍,活血通络
【症状】失聪失语,反应迟钝,意识不清,动作不自主,或伴吞咽困难,流涎,喉间痰鸣,或伴癫痫发作,或关节僵硬,肌肉软弱,舌胖大有瘀斑,苔腻,脉沉涩或滑,指纹暗滞。
【方药】通窍活血汤合二陈汤(2013)。
2. 五迟、五软的治疗原则 本病属于虚证,以补为其治疗大法。

传染病

第三十二单元 麻 疹

☆ **重点提示**

本单元考查的知识点比较分散,但以各证型的方药居多,在熟悉病因病机的基础上,重点掌握麻疹顺、逆证的辨证施治。

── **考点集合** ──

一、概述

麻疹是指由外感麻毒时邪引起的急性肺系时行病。以发热、咳嗽、鼻塞流涕、泪水汪汪、全身发红疹及早期出现麻疹黏膜斑为主要特征。本病一年四季均可发生,多流行于冬春季节,6个月至5岁发病率较高,容易并发肺炎。

二、病因病机

1. 麻疹的主要病因病机 感受麻疹时邪(2011)。病机为邪犯肺脾,肺脾热炽外发肌肤。
2. 顺证病机
(1) 麻毒时邪从口鼻而入,侵及肺脾。早期邪犯肺卫,见发热、咳嗽、喷嚏、流涕等,类似伤风感冒,此为疹前期。
(2) 麻邪入于气分,侵犯脾脏。脾主肌肉,故疹点隐隐,现于肌肤之间。脾主四肢,故疹由里达表,透发于全身达于四末,疹点出齐,为正气驱邪外泄,为出疹期。
(3) 疹透之后,邪随疹泄,热去津伤,即为疹回期。

三、辨证论治

1. 辨顺证、逆证
(1) 顺证:患儿身热不甚,常有微汗,神气清爽,咳嗽而不气促。3~4天后开始出疹,先见于耳后发际,渐次延及头面、颈部、耳后蔓延及胸背腹部、四肢,最后鼻准部及手心、足心均见疹点(2011,2013,2016)。疹点色泽红活,分布均匀,无其他合并证候。疹点约在3天内透发完毕,之后依次消退,热退咳减,胃纳渐增,渐趋康复。

(2) 逆证：出疹期疹出不畅或疹出即没，或疹色紫暗，并见壮热咳剧，痰鸣辘辘，呼吸气急，甚则鼻扇胸高，口唇青紫，为热毒攻肺，并发肺炎喘嗽；若疹色紫黑，形成斑块，舌质干绛起刺，为热毒窜入营分、血分；若神昏谵语，惊厥抽风，为热毒内陷心肝；若疹点色淡，面色青灰，四肢厥冷，脉微欲绝，为心阳虚衰，最为险候。

2. 顺证

(1) 邪犯肺卫证（初热期）——辛凉透表，清宣肺卫（2010）

【症状】发热微恶风寒，咳嗽，鼻塞流涕，喷嚏，眼睑红赤，泪水汪汪，倦怠思睡，小便短赤，或大便溏薄，发热第2～3天，口腔两颊黏膜红赤，近臼齿处可见麻疹黏膜斑，舌偏红，苔薄白或微黄，脉浮数。

【方药】宣毒发表汤加减（2005，2010）。

(2) 邪入肺胃证（出疹期）——清凉解毒，透疹达邪

【症状】发热不退，咳嗽加剧，烦躁，嗜睡，疹点先从耳后发际，继而头面、颈部、耳后蔓延及胸背腹部、四肢，最后鼻准部及手心、足心均见疹点为出齐。疹点初起细小而稀少，渐次加密，疹色先红后暗红，稍觉凸起，触之碍手，舌红，苔黄，脉洪数（2006）。

【方药】清解透表汤加减。

(3) 阴津耗伤期（收没期）——养阴益气，清解余邪

【症状】疹点出齐，发热渐退，精神好转，咳嗽渐减，胃纳增加，疹点依次渐回，疹退出皮肤呈糠麸状脱屑，有色素沉着，舌质红少津，苔薄，脉细软和细数。

【方药】沙参麦冬汤（2019）。

3. 逆证

(1) 邪毒攻喉证——清热解毒，利咽消肿

【症状】咽喉肿痛，声嘶，或咳嗽声重，如犬吠，喉间痰鸣，吸气困难，胸高胁陷，面色发绀，舌质红，苔黄腻，脉滑数。

【方药】清咽下痰汤（2010）。

(2) 邪陷心肝证——平肝息风，清营解毒

【症状】高热不退，烦躁谵语，皮肤疹点密集成片，色紫暗，甚则出现神昏、抽搐，舌红绛苔黄燥，脉数。

【方药】羚角钩藤汤。

(3) 邪毒闭肺证——宣肺开闭，清热解毒

【症状】高热烦躁，咳嗽气促，鼻翼扇动，喉间痰鸣，疹点紫暗或隐没，甚则面色青灰，口唇紫绀，舌质红，苔黄腻，脉数。

【方药】麻杏甘石汤。

第三十三单元 奶 麻

重点提示

本单元为临床常见病，掌握诊断要点，熟悉辨证论治。

―― 考点集合 ――

一、概述

西医学称为幼儿急疹，是由人疱疹病毒6型感染而引起的一种急性出疹性传染病，好发于

年龄为6~18个月小儿，3岁以后少见。患病后可获持久免疫力。

二、病因病机

奶麻的发病原因，为感受幼儿急疹时邪。

三、诊断

1. 发病年龄多在2岁以内，尤以6~12个月婴儿多见。
2. 起病急骤，<u>常突然高热，持续3~4天后热退，但全身症状轻微（2013）</u>。
3. 身热始退，或热退稍后即出现玫瑰红色皮疹。
4. 皮疹出现部位以躯干、腰部、臀部为主，面部及四肢较少。皮疹出现1~2天后即消退，疹退后无脱屑及色素沉着斑。
5. 血常规检查：白细胞总数正常或偏低，分类淋巴细胞增高。

四、辨证论治

1. <u>邪郁肌表证——疏风清热，宣透邪毒</u>

【症状】骤发高热，持续3~4天，神情正常或稍有烦躁，饮食减少，咽红，舌质偏红，苔薄黄，指纹浮紫。

【方解】<u>银翘散（2014）</u>。

2. 毒透肌肤证——清热生津，以助康复

【症状】身热已退，肌肤出现玫瑰红色小丘疹，皮疹始见于躯干部，很快延及全身，1~2天皮疹消退，肤无痒感，或有口干、纳差，舌质偏红，苔薄少津，指纹淡紫。

【方药】银翘散合养阴清肺汤。

第三十四单元 风　　痧

重点提示

本单元出题率一般。但中医的辨证论治，尤其是邪犯肺卫证要掌握。

── 考 点 集 合 ──

一、概述

风痧即风疹，是由于感受风热时邪而引起的急性肺系时行疾病，以轻度发热，咳嗽，皮肤出现淡红色皮疹，细小如沙，耳后、枕部淋巴结肿大为特征。四季均可发病，多于冬春季节流行。以1~5岁以下的小儿多见。妊娠3个月内患病可致流产、死胎、先天性心脏病、智能低下等。

二、病因病机

病因以感受风疹时邪为主。病机为邪犯肺卫，外发肌肤。其主要病变在肺卫。时邪自口鼻而入，与气血相搏，正邪相争，外泄于肌肤。

三、辨证论治

1. 邪犯肺卫证——疏风解表清热

【症状】发热恶风，伴有轻微咳嗽，喷嚏，流涕，胃纳欠佳，疹色浅红，先起于头面，随即遍及四肢躯干，分布均匀，稀疏细小，2~3日消退，有瘙痒感，耳后及枕部淋巴结肿大，舌质偏红，苔薄白，脉浮数。

【方药】银翘散（2000，2002，2014）。

2. 邪入气营证——清气凉营解毒

【症状】壮热口渴，小便黄少，大便秘结，疹色鲜红或紫暗，疹点较密，舌质红，苔黄糙，脉洪数。

【方药】透疹凉解汤。

第三十五单元 丹 痧

重点提示

本病虽为典型的小儿疾病，但近年来发病率有所减少，出题率也逐渐降低，复习时在了解其病因病机的基础上，熟悉临床表现即可。

---- 考点集合 ----

一、概述

丹痧是因感受痧毒疫疠之邪而引起的急性肺系时行疾病，以发热，咽喉肿痛或伴腐烂、猩红色皮疹，草莓舌，疹后脱皮为主要表现（2013）。西医学称为"猩红热"。

二、病因病机

1. 病因 痧毒疫疠之邪。

2. 病机 主要病机为邪侵肺胃，热毒炽盛，内外充斥，外透肌肤。病之初起，邪束于表，正邪分争而壮热骤起，痧毒内陷，邪毒熏灼咽喉，使咽部红肿糜烂；痧毒之邪，内蕴肺胃，外泄肌肤，全身透发出密集皮疹；舌为心之苗，邪毒内灼，心火上炎，热耗阴津，故舌生红刺，舌光无苔，状如草莓；邪毒化火入里，传入气营，或内逼营血，痧疹色泽转红紫或见瘀点，还可见壮热烦渴，神昏谵语，舌绛紫等。

三、鉴别诊断

1. 麻疹 发热3~4天出疹，高热，上呼吸道炎症症状明显，咳嗽，皮疹呈暗红色斑丘疹，发疹顺序为头面部、颈部、躯干、四肢，疹退后有小脱屑。

2. 风疹 发热半天到1天出疹，卡他症状轻，耳后及枕骨下淋巴结肿大触痛，发疹顺序为头面部、躯干、四肢，疹退后无脱屑及色素沉着。

3. 奶麻 发热约3天，淡粉红色斑丘疹，较麻疹少，发疹无顺序，24小时后布满全身。

四、辨证论治

1. 邪侵肺卫证——辛凉宣透，清热利咽

【症状】发热骤起，头痛畏寒，灼热无汗，咽部红肿疼痛，皮肤潮红，丹痧隐隐，舌红，苔薄白或薄黄，脉浮数有力。

【方药】解肌透痧汤（2011）。

2. 毒炽气营证——清气凉营，泻火解毒

【症状】面赤口渴，壮热不解，咽喉肿痛，伴糜烂白腐，皮疹密布，色红如丹，甚则色紫如斑点。疹发于颈、胸部,继则漫布全身,压之退色,见疹后的1~2天舌红起刺,苔黄糙,3~4天后舌苔剥脱,光红起刺,状如杨梅,脉数有力。

【方药】凉营清气汤。

3. 疹后阴伤证——养阴生津,清热润喉

【症状】丹痧布齐后1~2天,身热渐退,咽部糜烂疼痛减轻,见低热或伴有唇燥、口干、干咳、食欲不振,舌红少津,苔剥脱,脉细稍数。

【方药】沙参麦冬汤。

第三十六单元 水 痘

☆ 重点提示

水痘是小儿的常见病,主要掌握邪伤肺卫证及邪炽气营证的治法方药。

---考点集合---

一、概述

水痘是指由外感时行邪毒引起的急性发疹性传染性疾病,以发热、皮肤黏膜上分批出现丘疹、疱疹、结痂为特征。四季均发,常见于冬春。儿童任何年龄皆可发病,6~9岁多见。

二、病因病机

1. 邪伤肺卫 因外感时行邪毒,由口鼻而入,蕴积于肺,故发热、流涕、轻微咳嗽。病邪深入,郁于肺脾,肺合皮毛,脾主肌肉,时邪与内湿相搏,外透于肌表,则发为水痘。

2. 毒炽气营 少数患儿因素体虚弱,调护不当,邪盛正衰,湿热炽盛,内犯气营,可见疱疹稠密,色泽红赤紫暗,壮热口渴,神志昏迷,甚则抽搐。

三、辨证论治

1. 治疗原则 清热解毒利湿。

2. 分证论治

(1) 邪伤肺卫证——疏风清热,利湿解毒(2003,2006)

【症状】发热轻微或无热,鼻塞流涕、喷嚏、咳嗽,起病后1~2日出疹。疹色红润,疱浆清亮,根盘红晕,分布稀疏,以躯干为多,斑丘疹、疱疹、痂盖可并见(2010),舌苔薄白,脉浮数。

【方药】银翘散(2010,2011,2014)。

(2) 邪炽气营证——清气凉营,解毒化湿

【症状】壮热不退,烦躁不安,口渴欲饮,面红目赤,水痘分布较密,根盘红晕显著,疹色紫暗,疱浆浑浊,大便干结,小便黄赤,舌质红或红绛,舌苔黄糙而干,脉洪数。

【方药】清胃解毒汤(2010)。

第三十七单元 手足口病

重点提示

本单元考查率呈上升趋势,复习时着重掌握每个证型的症状及方药。

---考点集合---

一、概述

任何年龄均可发病，常见于5岁以下小儿。四季均发，以夏秋为多。多有接触史；有发热或感冒症状；口腔、舌、腭、颊部出现程度不等的疱疹，手足出现粟粒大疱疹和丘疹（2009，2016）；兼有咽痛、流涎、拒食；白细胞总数偏低或正常，淋巴细胞增高。

二、病因病机

1. 病因　由手足口病时邪引发。
2. 病机　病变部位在肺、脾二经（2014），病机是邪蕴肺脾，外透肌表。

三、辨证论治

1. 邪犯肺脾证——宣肺解表，清热化湿（2010）
【症状】身有微热，鼻塞流涕，手、足、臀部见散在的充血性丘疹及疱疹，大小不一，口腔内见散在丘疱疹，疱浆少而透亮，或伴有喷嚏或咳嗽，食欲不振，或咽痛，舌质淡红，苔薄黄，脉浮数（2006，2009）。
【方药】甘露消毒丹（2010，2011）。

2. 湿热蒸盛证——清热凉营，解毒祛湿
【症状】身热烦躁，口臭流涎，拒食哭闹，手、足、臀部见丘疱疹，分布较稠密，疹色暗红，周围红晕，疱浆较浑，大便干结，小便黄赤，舌质红，苔黄腻，脉滑数。
【方药】清瘟败毒饮（2013）。

第三十八单元　痄　腮

---考点集合---

一、概述

痄腮是由痄腮时邪所致的急性呼吸道传染病。西医称为流行性腮腺炎。以发热、耳下腮部肿胀为特征。多发于3岁以上儿童，2岁以下婴幼儿少见。冬春易流行。

二、病因病机

1. 病机特点　风温邪毒从肌表口鼻而入，侵犯足少阳经，胆经起于眼外眦，经耳前耳后下行于身之两侧，止于两足第四趾端。少阳受邪，毒热循经上攻腮颊，与气血相搏，气滞血瘀，运行不畅，凝滞腮颊，故局部漫肿、疼痛。

2. 邪陷心肝、毒窜睾腹变证产生的病机　少阳与厥阴互为表里，足厥阴之脉循少腹络阴器，若受邪较重，邪毒引睾窜腹，则可伴有睾丸肿胀、疼痛或少腹痛。肝胆二经互为表里，热毒炽盛者，邪盛正衰，邪陷厥阴，扰动肝风，蒙蔽心包，可出现高热不退、抽搐、昏迷等。

三、辨证论治

1. 常证
（1）邪犯少阳证——疏风清热，散结消肿（2005，2007）

【症状】发热恶寒较轻，1~2天后一侧腮部肿胀、疼痛，继则另一侧腮部也肿，或两侧腮部同时肿痛，边缘不清，触之痛甚，咀嚼不便，或伴头痛，咽痛，纳少，舌质红，苔薄白或淡黄，脉浮数。

【方药】柴胡葛根汤、银翘散（2015）。

(2) 热毒壅盛证——清热解毒，软坚散结（2016）

【症状】高热不退，两侧腮部肿痛拒按，咀嚼困难，烦躁不安，口渴欲饮，或伴头痛，呕吐，咽部红肿，食欲不振，尿少黄赤，舌红，苔黄，脉滑数。

【方药】普济消毒饮。

2. 变证

(1) 邪陷心肝证——清热解毒，息风开窍

【症状】高热，耳下腮部肿痛，坚硬拒按，头痛，神昏，嗜睡，项强，抽搐，呕吐，舌红苔黄，脉弦数。

【方药】清瘟败毒饮、凉营清气汤（2011）。

(2) 毒窜睾腹证（2010）——清肝泻火，活血止痛（2013）

【症状】腮部肿胀渐消，一侧或两侧睾丸肿胀疼痛，或伴少腹疼痛，甚者拒按，舌红苔黄，脉数。

【方药】龙胆泻肝汤（2005）。

第三十九单元 顿 咳

重点提示

本单元出题率较低，考生可合并到咳嗽的单元一起复习。

---考点集合---

一、概述

顿咳是指小儿时期感受时行戾气疫邪引起的肺系时行疾病，以阵发性痉挛性咳嗽，咳有特殊的鸡鸣样吸气性吼声（2019），最后咳出痰涎而暂停为特征。西医学称为百日咳。发现顿咳患儿应及时隔离4~7周。

二、病因病机

疫邪化火，痰火胶结，气道阻塞，上逆于肺，咳嗽更甚，以致痉咳阵作，待痰涎吐出，气机稍得通畅，咳嗽可暂缓解。

三、辨证论治

1. 邪犯肺卫证（初咳期）——疏风祛邪，宣肺止咳

【症状】本病初起，一般均有咳嗽，喷嚏，鼻塞流涕，或有发热，2~3天后咳嗽日渐加剧，日轻夜重，痰稀白、量不多，或痰稠不易咳出，咳声不畅，舌苔薄白或薄黄，脉浮。

【方药】三拗汤。

2. 痰火阻肺证（痉咳期）——泻肺清热，涤痰镇咳

【症状】咳嗽连作，持续难止，日轻夜重，咳剧时咳后伴有深吸气样鸡鸣音，吐出痰涎及食物后，痉咳才能暂时缓解，但不久又复发作。舌质红，苔黄，脉数。

【方药】桑白皮汤合葶苈大枣泻肺汤（2006，2015）。

3. 气阴耗伤证（恢复期）——**养阴润肺，益气健脾**（2013）

【症状】咳嗽逐渐减轻，仍有干咳无痰，或痰少而稠，声音嘶哑，伴低热，汗后颧红，烦躁，夜寐不宁，盗汗，口干，舌红少苔或无苔。或表现为咳声无力，痰白清稀，神倦乏力，气短懒言，纳差食少，大便不实，舌淡，苔薄白，脉细弱。

【方药】肺阴亏虚者用沙参麦冬汤，肺脾气虚者用人参五味子汤。

虫证

第四十单元 虫 证

重点提示

蛔虫病、蛲虫病现在已经少见，故考到的概率比较少，重点记忆乌梅丸，其他了解即可。

考点集合

一、蛔虫病

分证论治

（1）肠虫证——**驱蛔杀虫，调理脾胃**

【症状】轻者可无症状，或时有绕脐腹痛（2010），食欲不振，日渐消瘦。重者面色萎黄，精神萎靡，形体消瘦，腹部疼痛，时作时止，时吐清涎，或恶心呕吐，或吐蛔虫，睡眠不安，寐中磨牙，嗜食泥土，大便下虫，或便检中有蛔虫卵，舌苔薄腻或花剥，脉滑数（2011）。

【方药】使君子散（2015）。

（2）蛔厥证——**安蛔定痛，继之驱虫**

【症状】突发剧烈腹痛，以右胁下及胃脘部疼痛为主（2010），恶心呕吐，常吐蛔虫，肢冷汗出，发作间歇时，痛止如常人。重者腹痛持续不止，时轻时重，胃寒发热，甚则黄疸。舌红苔黄厚腻，脉弦数。

【方药】乌梅丸（2005，2019）。

（3）虫瘕证——**行气通腑，散蛔驱虫**

【症状】有肠蛔虫症状，突然阵发性脐腹剧烈疼痛，部位不定，频繁呕吐，可呕出蛔虫，大便不下或量少，腹胀，腹部可扪及质软、无痛的可移动团块。病情持续不缓解者，见腹硬、压痛明显，肠鸣，无矢气。舌苔白或黄腻，脉滑数或弦数。

【方药】驱蛔承气汤。

二、蛲虫病

主要临床表现 饮食异常，睡眠不安，烦躁不宁，肛门及会阴部瘙痒，大便排出蛲虫。

其他疾病

第四十一单元 夏季热

重点提示

本单元出题率一般，了解病因病机，重点复习夏季热上盛下虚证的治法、方药。另应注意本病与气温变化的关系。

═══════ 考点集合 ═══════

一、概述

1. **概念** 以入夏长期发热、口渴多饮、多尿、汗闭为特征（2010），是婴幼儿时期的一种特有疾病。

2. **发病季节及年龄** 多见于6个月至3岁的婴幼儿，发病多集中于6、7、8三个月。

二、辨证论治

1. **与气温变化的关系** 症状与气候密切相关，天气越热，体温越高，天气转凉，体温下降。

2. **分证论治**

（1）暑伤肺胃证——清暑益气，养阴生津

【症状】入夏后体温渐高，发热持续，气温越高，发热越高，口渴引饮，无汗或少汗，肌肤干燥，甚则饮一溲一，四肢乏力，神倦，多尿，舌质红，苔薄黄，脉数。

【方药】王氏清暑益气汤（2010，2011，2014）。

（2）上盛下虚证——温补肾阳，清心护阴

【症状】发热日久不退，朝盛暮衰，口渴多饮，尿多清长，甚则频数无度，无汗或少汗，虚烦不安，倦怠思睡，面色苍白，下肢欠温，大便稀溏，舌淡苔黄，脉沉细。

【方药】温下清上汤（2005）。

第四十二单元 紫癜

重点提示

本单元的考试重点是紫癜各证型的治法、方药，尤其是风热伤络证，应重点掌握。

═══════ 考点集合 ═══════

一、病因病机

小儿素体正气亏虚是发病之内因，外感风热时邪及其他疫气是发病之外因。风热之邪与气血相搏，热伤血络，迫血妄行，溢于脉外，渗于皮下，发为紫癜。

二、辨证论治

1. 风热伤络证——疏风散邪，清热凉血（2006）

【症状】起病较急，全身皮肤散发，下肢及臀部多，呈对称分布，颜色鲜红，大小不一，舌红苔薄黄，脉浮数。

【方药】连翘败毒散（2006）。

2. 血热妄行证——清热解毒，凉血止血

【症状】起病较急，皮肤出现瘀点或瘀斑，斑色鲜红，或伴鼻衄、齿衄、呕血、尿血、便血，血色鲜红或紫红。同时并见心烦、口渴、便秘，或伴腹痛，或有发热，舌红，脉数有力。

【方药】犀角地黄汤（2013）。

3. 气不摄血证——健脾养心，益气摄血（2010，2011）

【症状】发病缓慢，病程较长，或紫癜反复出现，瘀点、瘀斑色淡紫，面色少华，身疲气短，饮食不振，头晕心悸，口唇色淡，舌淡，苔薄。

【方药】归脾汤（2010）。

4. 阴虚火旺证——滋阴降火，凉血止血（2006，2007，2016）

【症状】紫癜时发时止，鼻衄、齿衄，血色鲜红，低热盗汗，心烦少寐，大便干燥，小便短赤，舌光红少苔，脉细数。

【方药】大补阴丸、知柏地黄丸。

第四十三单元　皮肤黏膜淋巴结综合征

重点提示

本单元的重点为各证型的方药，尤其是卫气同病与气营两燔证。

══════ 考点集合 ══════

一、概述

1. 概念　本病是一种以全身血管炎性病变为主的急性发热性出疹性疾病，以不明原因发热、多形红斑、球结膜充血、草莓舌和颈淋巴结肿大、手足硬肿为特征（2019）。又称川崎病。

2. 好发年龄与预后　多发于婴幼儿，病程为6～8周，绝大多数患儿经治疗可康复。

二、诊断要点

1. 发热，双侧球结膜充血，口唇潮红，草莓舌。
2. 一过性颈淋巴结非化脓性肿胀。
3. 发热第1～4天于后躯干部出现丘疹或多形性红斑样皮疹。
4. 实验室检查可见白细胞总数和中性粒细胞百分比增高，或有轻度贫血，血沉增快。

三、辨证论治

1. 卫气同病证——辛凉透表，清热解毒

【症状】发病急，持续高热，口渴喜饮，目赤咽红，手足潮红，躯干皮疹明显，颈部淋巴结肿大，舌红苔薄，脉浮数。

【方药】银翘散（2006）。

2. 气营两燔证——清气凉营，解毒化瘀

【症状】壮热不退，目赤咽红，口唇干裂，躁扰不宁或嗜睡，肌肤斑疹，或见关节痛，或手足硬肿，舌质红绛，状如草莓，苔薄黄，脉数有力。

【方药】清瘟败毒饮（2006）。

3. 气阴两伤证——益气养阴，清解余热

【症状】身热渐退，倦怠乏力，咽干唇裂，口渴喜饮，指（趾）端脱皮或潮红脱屑，心悸纳少，舌红少苔，脉细弱。

【方药】沙参麦冬汤（2011，2014）。

第四十四单元 传染性单核细胞增多症

重点提示

本单元考查率一般，了解发病特点和辨证论治即可。

── 考 点 集 合 ──

一、概述

传染性单核细胞增多症是由传单时邪（EB病毒）引起的急性传染病。临床表现以发热、咽峡炎、淋巴结肿大、肝脾肿大，外周血中淋巴细胞增多且异型淋巴细胞增多为特征。本病属中医"瘟疫"范畴。

二、辨证论治

1. 治疗原则　以清热解毒、化痰祛瘀为基本治疗原则。

2. 分证论治

（1）邪犯肺胃证——疏风清热，宣肺利咽

【症状】发热，微恶风寒，鼻塞流涕，头痛咳嗽，咽红疼痛，恶心呕吐，颈淋巴结轻度肿大，或见皮肤斑丘疹，舌质红，苔薄白或薄黄，脉浮数。

【方药】银翘散。

（2）气营两燔证——清气凉营，解毒化痰

【症状】壮热烦渴，乳蛾肿大，甚则溃烂，口疮口臭，面红唇赤，红疹显露，便秘尿赤，淋巴结或肝脾肿大，舌质红，苔黄糙，脉洪数。

【方药】普济消毒饮。

（3）痰热流注证——清热化痰，通络散瘀

【症状】发热，热型不定，颈、腋、腹股沟处浅表淋巴结肿大，以颈部为重，肝脾肿大，舌质红，苔黄腻，脉滑数。

【方药】清肝化痰丸。

（4）湿热蕴滞证——清热解毒，行气化湿

【症状】发热持续，缠绵不退，身热不扬，头身重痛，精神困倦，呕恶纳呆，渴不欲饮，面色苍黄，皮疹色红，大便黏滞不爽，小便短黄不利，舌偏红，苔黄腻，脉濡数。

【方药】甘露消毒丹。

（5）正虚邪恋证——益气生津，兼清余热

【症状】病程日久，发热渐退，或低热不退，神疲气弱，口干唇红，大便或干或稀，小便短黄，咽部稍红，淋巴结、肝脾肿大逐渐缩小，舌红绛或淡红，或剥苔，脉细弱。

【方药】气虚邪恋，竹叶石膏汤；阴虚邪恋，青蒿鳖甲汤、沙参麦冬汤。

第十篇 针 灸 学

第一单元 经络系统

☆ **重点提示**

本单元为针灸学的基础内容，也是出题的热点单元。重点掌握十二经脉的走向、交接规律和流注次序，考点基本围绕着这几个知识点展开。其次把握奇经八脉的名称和任督脉的作用。最后要熟记十五络脉的分布特点，其余了解即可。

——**考点集合**——

一、十二经脉

1. 名称

手足三阴	手足三阳
手太阴肺经	手阳明大肠经
手厥阴心包经	手少阳三焦经
手少阴心经	手太阳小肠经
足太阴脾经	足阳明胃经
足厥阴肝经	足少阳胆经
足少阴肾经	足太阳膀胱经

2. 分布规律
（1）十二经脉在体表左右对称地分布于头面、躯干和四肢，纵贯全身。
（2）六阴经分布于四肢内侧和胸腹，六阳经分布于四肢外侧和头面、躯干。
（3）十二经脉在四肢的分布规律

三阴经	上肢	太阴肺经在前，厥阴心包经在中，少阴心经在后
	下肢	内踝上8寸以下：厥阴肝经在前，太阴脾经在中，少阴肾经在后（2011）
		内踝上8寸以上：太阴脾经在前，厥阴肝经在中，少阴肾经在后（2002，2005）
三阳经	上肢	阳明大肠经在前，少阳三焦经在中，太阳小肠经在后
	下肢	阳明胃经在前，少阳胆经在中，太阳膀胱经在后

3. 表里关系

手足阴经	手足阳经
手太阴肺经	手阳明大肠经
手厥阴心包经	手少阳三焦经
手少阴心经	手太阳小肠经
足太阴脾经	足阳明胃经
足厥阴肝经	足少阳胆经
足少阴肾经	足太阳膀胱经

4. 十二经脉与脏腑器官的联络

经脉名称	联络的脏腑	联络的器官
手太阴肺经	属肺，络大肠，还循胃口	喉咙
手阳明大肠经	属大肠，络肺	入下齿中，夹口、鼻
足阳明胃经	属胃，络脾	起于鼻，入上齿，环口夹唇，循喉咙
足太阴脾经	属脾，络胃，流注心中	夹咽，连舌本，散舌下（2019）
手少阴心经	属心，络小肠，上肺	夹咽，系目系
手太阳小肠经	属小肠，络心，抵胃	循咽，至目内外眦，入耳中，抵鼻
足太阳膀胱经	属膀胱，络肾	起于目内眦，至耳上角，入络脑
足少阴肾经（2019）	属肾，络膀胱，上贯肝，入肺中，络心	循喉咙，夹舌本
手厥阴心包经	属心包，络三焦	
手少阳三焦经	属三焦，络心包	系耳后，出耳上角，入耳中，至目锐眦
足少阳胆经	属胆，络肝	起于目锐眦，下耳后，入耳中，出耳前
足厥阴肝经	属肝，络胆，夹胃，注肺	过阴器，连目系，环唇内

5. 十二经脉的循行走向与交接规律
（1）循行走向（2005，2008，2015）：①手三阴经从胸走手，手三阳经从手走头。②足三阳经从头走足，足三阴经从足走腹。
（2）交接规律（2005，2007，2009，2013）：①阴经与阳经（互为表里）在手足末端相交。②阳经与阳经（同名经）在头面部相交。③相互衔接的阴经与阴经在胸中相交。
6. 十二经脉的气血循环流注　从手太阴肺经开始到足厥阴肝经为止，记忆歌诀：肺大胃脾心小肠，膀肾胞焦胆肝肺（2006，2014）。这样就构成了一个"阴阳相贯，如环无端"的十二经脉整体循行系统。

二、奇经八脉

1. 名称　任脉、督脉、冲脉、带脉、阳跷脉、阴跷脉、阳维脉、阴维脉。
2. 循行分布　督脉行于腰背正中，上至头面，总督六阳经。任脉循行于胸腹正中，上抵颏部。冲脉与足少阴经相并上行，环绕口唇，且与任、督、足阳明等有联系。督、任、冲脉皆起于胞中，同出会阴，称为"一源三歧"。带脉起于胁下，绕行腰间一周。阴维脉起于小腿内侧，沿腿股内侧上行，至咽喉与任脉会合。阴维脉起于足跗外侧，沿腿膝外侧上行，至项后与督脉相会。阴跷脉起于足跟内侧，随足少阴等经上行，至目内眦与阳跷脉会合。阳跷脉起于足跟外侧，伴足少阳等经上行，至目内眦与阴跷脉会合，再沿足太阳经上额，于项后会合足少阳经。

3. 功能　①沟通部位相近、功能相似的经脉，达到统摄经脉气血、协调阴阳的作用。如督脉为"阳脉之海"，任脉为"阴脉之海"，冲脉为"十二经脉之海""血海"，皆具统率的作用（2003，2004，2005，2006，2008，2009，2011）。②对十二经气血有蓄积和渗灌的作用。

三、十五络脉

1. 分布特点

（1）十二经脉的别络由四肢肘膝关节以下本经络穴分出后，均走向与其相表里的经脉，阴经别络走向阳经，阳经别络走向阴经。

（2）任脉的别络从鸠尾分出后散布于腹部。

（3）督脉的别络从长强分出后散布于头，左右别走足太阳经。

（4）脾之大络从大包分出后散布于胸胁。

2. 作用

（1）四肢部的十二经别络，加强了十二经中表里两经的联系，沟通了表里两经的经气，补充了十二经脉循行的不足。

（2）躯干部的任脉别络、督脉别络和脾之大络，分别沟通了腹、背和全身经气。

四、十二经别

1. 分布特点　十二经别从肘膝关节上下的正经分离出来，经过躯干深入体腔与属、络的表里脏腑联系，然后在头项部浅出体表，阳经经别合入本经的经脉，阴经经别合入与之相表里的阳经经脉。

2. 作用　通过经别离、入、出、合的循行分布（2000，2003，2016），不仅加强了十二经脉的内外联系，更加强了经脉所属络的脏腑在体腔深部的联系，补充了十二经脉在体内外循行的不足，扩大了十二经脉的主治范围。

五、十二经筋

1. 分布特点

（1）十二经筋均起于四肢末端，上行头面胸腹部。行于体表，不入内脏。

（2）足三阳经筋起于趾端，结于面部（鼻旁）。

（3）足三阴经筋起于趾端，结于阴器（腹部）。

（4）手三阳经筋起于指端，结于角部（头部）。

（5）手三阴经筋起于指端，结于贲（膈肌）。

2. 作用　约束骨骼、屈伸关节，维持人体正常运动和保护的功能，正如《素问·痿论》所说："宗筋主束骨而利机关也。"

六、十二皮部

1. 分布特点

（1）十二皮部的分布区域，是以十二经脉体表的分布范围为依据的，是十二经脉在皮肤上分属的部位。

（2）皮部也是别络的分区，是络脉之气散布之所在。它同别络，特别是浮络有更密切的关系。

2. 作用及临床意义　是机体的卫外屏障，起着保卫机体、抵御外邪和反映病候、协助诊断的作用。皮部理论临床应用广泛，可协助诊断；皮部是针灸临床上重要的治疗部位。

第二单元　经络的作用和经络学说的临床应用

重点提示

本单元内容较为简单，考点也很局限，考生复习时通读了解即可。

──────── 考点集合 ────────

经络的作用

1. 联系脏腑，沟通内外　经络系统是人体气血运行的主要通道，也是联结人体各个部分的基本途径。人体的脏腑、器官、皮毛、孔窍、肌肉、筋腱、骨骼等，就是依靠经络的沟通和联结而成为一个有机的整体。

2. 运行气血，营养全身　经络是人体气血运行的通道，能将营养物质输送到全身各组织器官，从而使得筋骨得以濡养，关节得以通利。

3. 抗御病邪，保卫机体　经络内联脏腑，外络肢节，网络周身，当人体正气充足时，经脉之气就能首当其冲，奋起抵御外邪的入侵；而当人体正气不足，抵抗力下降时，经络便会成为疾病的传入通路。

第三单元　腧穴的分类

重点提示

本单元内容较少，复习时只需把这几个概念记住即可。

──────── 考点集合 ────────

1. 十四经穴　是指具有固定的位置和名称，且归属于十四经脉，这类腧穴具有与归属经脉密切相关的某些主治或作用规律。

2. 奇穴　是指既有一定的名称，又有固定的位置，但尚未归入或不便归入十四经脉系统的腧穴，又称为"经外奇穴"。

3. 阿是穴　既无固定名称，也无固定位置，只是以压痛点或病变局部或其他反应点等作为针灸施术的部位，是由孙思邈首先提出的。

第四单元　腧穴的主治特点和规律

重点提示

本单元内容以熟悉理解为主，单独考查的可能性不大。

━━━━━━━━━━━━ 考 点 集 合 ━━━━━━━━━━━━

一、主治特点

1. 近治作用　腧穴具有治疗其所在部位局部及邻近组织、器官病证的作用，是"腧穴所在，主治所在"规律的体现。

2. 远治作用　腧穴具有治疗其远隔部位的脏腑、组织器官病证的作用，是"经脉所过，主治所及"规律的反映。

3. 特殊作用　某些腧穴具有双向的良性调整作用和相对特异的治疗作用。

二、主治规律

1. 分经主治规律　某一经脉所属的腧穴均可治疗该经循行部位及其相应脏腑的病证。根据这一规律，后世医家有"宁失其穴，勿失其经"之说。

2. 分部主治规律　处于身体某一部位的腧穴均可治疗该部位及某类病证。

第五单元　特　定　穴

重 点 提 示

本单元内容以熟悉了解为主，考点内容基本都会在其他单元中用到。重点掌握五输穴的临床应用以及八脉交会穴的内容，其余内容通读了解。

━━━━━━━━━━━━ 考 点 集 合 ━━━━━━━━━━━━

特定穴分为"五输穴""原穴""络穴""郄穴""下合穴""俞穴""募穴""八会穴""八脉交会穴"和"交会穴"10类。

1. 五输穴　十二经脉分布在肘膝关节以下的井、荥、输、经、合五个（类）腧穴，总称为五输穴。临床上如井穴可用于治疗神志昏迷，荥穴可用于治疗热病，输穴可用于治疗关节痛，经穴可用于治疗喘咳，合穴可用于治疗六腑病证等（2003，2005）。另外，五输穴又配属五行，《难经·六十四难》指出"阴井木，阳井金；阴荥火，阳荥水；阴俞土，阳俞木；阴经金，阳经火；阴合水，阳合土"（2003，2004），均依五行相生规律而来。

2. 原穴　原穴是脏腑元气输注、经过和留止于十二经脉四肢部的腧穴，又称为"十二原"（2010）。十二原穴多分布于腕踝关节附近。阴经五脏之原穴，即是五输穴中的输穴，即所谓"阴经以输为原"，"阴经之输并于原"。阳经之原穴则位于五输穴中的输穴之后。

3. 络穴　络脉在由经脉分出的部位各有一腧穴，称为络穴，共十五个络穴。十二经脉各有一络穴，均分布在肘膝关节以下本经络脉分出部，任脉之络穴在上腹剑突下，督脉之络穴在尾骨尖下，脾之大络大包穴在腋中线直下第六肋间隙。其主治病证单用可治本经脉、本络脉病，与原穴相配可治表里两经病、表里脏腑病。

4. 郄穴　经脉气血深聚之处的腧穴，称为郄穴。大部分在四肢肘膝以下的本经上（只有梁丘在膝上）。郄穴多用来治疗本经循行部及所属脏腑的急性病证。阴经郄穴多用治疗血证，阳经郄穴多用治疗急性痛证。另外，诊断经脉病、脏腑病，循按可在相关郄穴找到反应点。

5. 下合穴　六腑之气下合于足三阳经的六个腧穴，称为下合穴，又称"六腑下合穴"。其中，胃、胆、膀胱的下合穴位于本经，大肠、小肠的下合穴都位于胃经，三焦的下合穴位于膀胱经。下合穴主要用来治疗相应的腑病。

6. 背俞穴　五脏六腑之气输注于背腰部的腧穴，称为背俞穴，又称为"俞穴"。都分布在背腰部膀胱经第一侧线上，各脏腑的背俞穴与相应的脏腑位置基本相对应而上、下排列。背俞穴不但可以诊断并治疗与其相应的脏腑病证，也可以治疗与脏腑相关的五官九窍、皮肉筋骨等病证。

7. 募穴　脏腑经气结聚于胸腹部的腧穴，称为募穴，六脏六腑共有十二募穴。若六腑有病，相应的募穴会有反应，可诊断六腑有疾。同时，募穴在临床上可用于治腑病。

8. 八会穴　脏、腑、气、血、筋、脉、骨、髓八者精气会聚的腧穴，称为八会穴。八会穴与其所属的八种脏器组织的生理功能有着密切关系，因此凡与此八者有关的病证均可选用相关的八会穴来治疗。

9. 八脉交会穴　奇经八脉与十二正经脉气相通的八个腧穴，称为八脉交会穴。均分布在腕踝关节上下。由于奇经与正经的经气以八穴相会通，所以此八穴既能治奇经病，又能治正经病。

10. 交会穴　<u>是两经或数经相交会的腧穴，多分布于头面、躯干部（2014）</u>。

第六单元　腧穴的定位方法

☆ 重点提示

本单元虽然内容较少，但却是历年必考点，需对骨度分寸定位法了如指掌。体表解剖标志定位法和手指同身取穴法了解即可。

── 考点集合 ──

1. 骨度分寸定位法（2002，2003，2004，2005，2006，2007，2008，2009，2011）

部位	起止点	折量寸	度量法	说　明
头面部	前发际正中至后发际正中	12	直寸	用于确定头部腧穴的纵向距离
	眉间（印堂）至前发际正中	3	直寸	用于确定头前部腧穴的纵向距离
	两额角发际（头维）之间	9	横寸	用于确定头前部腧穴的横向距离
	耳后两乳突（完骨）之间	9	横寸	用于确定头后部腧穴的横向距离
胸腹胁部	胸骨上窝（天突）至剑胸联合中点（歧骨）	9	直寸	用于确定胸部任脉穴的纵向距离
	胸剑联合中点（歧骨）至脐中	8	直寸	用于确定上腹部腧穴的纵向距离
	脐中至耻骨联合上缘（曲骨）	5	直寸	用于确定下腹部腧穴的纵向距离
	两乳头之间	8	横寸	用于确定胸腹部腧穴的横向距离
	腋窝顶点至第11肋游离端（章门）	12	直寸	用于确定胁肋部腧穴的纵向距离
	两肩胛骨喙突内侧缘之间	12	横寸	用于确定胸部腧穴的横向距离
背腰部	肩胛骨内缘至后正中线	3	横寸	用于确定背腰部腧穴的横向距离

续表

部位	起止点	折量寸	度量法	说 明
上肢部	腋前、后纹头至肘横纹（平尺骨鹰嘴）	9	直寸	用于确定上臂部腧穴的纵向距离
	肘横纹（平尺骨鹰嘴）至腕掌（背）侧远端横纹	12	直寸	用于确定前臂部腧穴的纵向距离
下肢部	耻骨联合上缘至髌底	18	直寸	用于确定大腿内侧部腧穴的纵向距离
	髌底至髌尖	2	直寸	
	髌尖（膝中）至内踝尖	15	直寸	用于确定小腿内侧部腧穴的纵向距离
	胫骨内侧髁下方阴陵泉至内踝尖	13	直寸	用于确定小腿内侧部腧穴的纵向距离
	股骨大转子至腘横纹（平髌尖）	19	直寸	用于确定大腿前外侧部腧穴的纵向距离
	臀沟至腘横纹	14	直寸	用于确定大腿后部腧穴的纵向距离
	腘横纹（平髌尖）至外踝尖	16	直寸	用于确定小腿外侧部腧穴的纵向距离
	内踝尖至足底	3	直寸	用于确定足内侧部腧穴的纵向距离

2. 体表解剖标志定位法

（1）固定标志：是指利用五官、毛发、爪甲、乳头、脐窝以及骨节突起和凹陷、肌肉隆起等部位作为取穴标志（2013，2019）。

（2）活动标志：是指利用关节、肌肉、皮肤，随活动而出现的孔隙、凹陷、皱纹等作为取穴标志。

3. 手指同身寸取穴法

（1）中指同身寸：即以患者的中指屈曲时，中节内侧两端纹头之间作为1寸。适用于四肢及脊背作横寸折算。

（2）拇指同身寸：即指拇指的指间关节的宽度作为1寸。

（3）横指同身寸：即"一夫法"，也就是将食、中、环、小指相并，四横指为一夫，即四横指相并，以其中指第2节为准，量取四指的宽度作为3寸。多用于下肢、下腹部和背部的横寸。

4. 简便取穴法　两耳尖连线中点取百会；两虎口自然平直交叉，一手食指压在另一手腕后高骨的上方，当食指尽端处取列缺；半握拳，当中指端所指处取劳宫；垂肩屈肘，于平肘尖处取章门；立正姿势，两手下垂，于中指尖处取风市等。

第七单元　手太阴肺经、腧穴

☆ 重点提示

本单元虽然穴位较少，但是都为临床常用穴，所以考试出题的可能性比较大，对于穴位的定位和主治要点，都应熟记。另外经脉循行，万万不能忽略，此部分考题很频繁，每个单元都应注意。

━━━━━━ 考点集合 ━━━━━━

1. 经脉循行　起自中焦，向下联络大肠，返回胃的上口贯穿膈肌，入属肺脏，从肺系横行出胸壁外上方,走向腋下,沿上臂内侧,行手太阴心经、手厥阴心包经之前,下至肘中,沿前臂内侧桡骨边缘,进入寸口,沿鱼际边缘,出大拇指末端。其支脉从腕后桡骨茎突上方分出,经手背虎口部至食指桡侧端(2003,2015)。

2. 主治概要 本经腧穴主治咳、喘、咽喉痛等肺系及其联系器官病证,以及经脉循行部位的其他病证。

3. 常用腧穴的定位和主治要点

(1) 中府 募穴

【定位】在胸部,横平第1肋间隙,锁骨下窝外侧,前正中线旁开6寸(2015)。

【主治】①咳嗽、气喘、胸满痛等胸肺病证;②肩背痛。

(2) 尺泽 合穴

【定位】在肘区,肘横纹上,肱二头肌腱桡侧缘凹陷中(2000,2019)。

【主治】①咳嗽、气喘、咯血、咽喉肿痛等肺系实热性病证;②肘臂挛痛;③急性吐泻、中暑、小儿惊风等急症(2002,2005)。

【操作】直刺0.8~1.2寸,或点刺出血。

(3) 孔最 郄穴

【定位】在前臂前区,腕掌侧远端横纹上7寸,尺泽与太渊连线上。

【主治】①咯血、鼻衄、咳嗽、气喘、咽喉肿痛等肺系病证;②肘臂挛痛;③痔血(2000,2013)。

(4) 列缺 络穴;八脉交会穴(通任脉)

【定位】在前臂,腕掌侧远端横纹上1.5寸,拇短伸肌腱和拇长展肌腱之间,拇长展肌腱沟的凹陷中。简便取穴法:两手虎口自然平直交叉,一手食指按在另一手桡骨茎突上,指尖下凹陷中是穴。

【操作】向肘部斜刺0.5~0.8寸。

【主治】①咳嗽、气喘、咽喉肿痛等肺系病证;②头痛、齿痛、项强、口歪等头面部疾患;③手腕痛。

(5) 太渊 输穴;原穴;八会穴之脉会(2019)

【定位】在腕前区,桡骨茎突与手舟骨之间,拇长展肌腱尺侧凹陷中(2011)。

【主治】①咳嗽、气喘、胸痛等肺系疾患;②无脉症;③腕臂痛。

【操作】避开桡动脉,直刺0.3~0.5寸。

(6) 鱼际 荥穴

【定位】在手外侧,第1掌骨桡侧中点赤白肉际处。

【主治】①咳嗽、咯血、咽干、咽喉肿痛、失音等肺系热性病证;②掌中热;③小儿疳积。

【操作】直刺0.5~0.8寸。

(7) 少商 井穴

【定位】在手指,拇指末节桡侧,指甲根角侧上方0.1寸。

【主治】①咽喉肿痛、鼻衄等肺系实热证;②高热、昏迷、癫狂;③指肿、麻木(2014)。

【操作】浅刺0.1寸,或点刺出血。

第八单元 手阳明大肠经、腧穴

☆ 重点提示

本单元重点穴位不多,合谷、曲池、手三里等常用穴应重点记忆。其他穴位也应熟悉。

考点集合

1. **经脉循行** 起自食指桡侧端，沿食指桡侧上行，出于第1、2掌骨之间，进入两筋之中，沿前臂桡侧进入肘外侧，再沿上臂前外侧上行，至肩部向后与督脉在大椎穴处相交，然后向下进入锁骨上窝，联络肺脏，通过膈肌，入属大肠。其支脉从锁骨上窝走向颈部，通过面颊，进入下齿槽，沿口唇两旁，在人中处左右交叉，上夹鼻孔两旁。

2. **主治概要** 本经腧穴主治头面五官疾患、热病、皮肤病、肠胃病、神志病等及经脉循行部位的其他病证（2002）。

3. **常用腧穴的定位和主治要点**

（1）商阳　井穴

【定位】在手指，食指末节桡侧，指甲根角侧上方0.1寸。

【主治】①齿痛、咽喉肿痛等五官疾患；②热病、昏迷等热证、急症；③手指麻木。

【操作】浅刺0.1寸，或点刺出血。

（2）合谷　原穴

【定位】在手背，第2掌骨桡侧的中点处。

【主治】①头痛、目赤肿痛、鼻衄、齿痛、口㖞、耳聋等头面五官诸疾；②发热恶寒等外感病证；③热病；④经闭、滞产等妇产科病证；⑤上肢疼痛、不遂；⑥无汗或多汗；⑦皮肤瘙痒、荨麻疹等皮肤科病证；⑧小儿惊风，痉证；⑨腹痛、痢疾、便秘等肠腑病证；⑩牙拔除术、甲状腺手术等口面五官及颈部手术针麻常用穴（2003）。

【操作】直刺0.5~1.0寸。孕妇不宜针灸。

（3）阳溪　经穴

【定位】在腕区，腕背侧远端横纹桡侧，桡骨茎突远端，解剖学"鼻烟窝"凹陷中。

【主治】①头痛、目赤肿痛、齿痛、咽喉肿痛、耳聋等头面五官疾患；②手腕痛。

（4）偏历　络穴

【定位】在前臂，阳溪穴与曲池穴连线上，腕背侧远端横纹上3寸处（2011）。

【主治】①耳鸣、鼻衄、喉痛、目赤等五官疾患；②手臂酸痛；③腹部胀满；④水肿。

（5）手三里

【定位】在前臂，肘横纹下2寸处，阳溪穴与曲池穴连线上（2019）。

【主治】①肩臂痛麻、上肢不遂等上肢病证；②腹痛，腹泻；③齿痛，颊肿。

【操作】直刺0.8~1.2寸。

（6）曲池　合穴（2015）

【定位】在肘区，在尺泽与肱骨外上髁连线中点处。

【主治】①手臂痹痛、上肢不遂等上肢病证；②热病；③眩晕；④腹痛、吐泻等肠胃病证；⑤咽喉肿痛、齿痛、目赤肿痛等五官热性病证；⑥瘾疹、湿疹、瘰疬等皮外科疾患；⑦癫狂（2002，2003）。

【操作】直刺1.0~1.5寸。

（7）肩髃

【定位】在三角肌区，肩峰外侧缘前端与肱骨大结节两骨间凹陷中。

【主治】①肩臂挛痛、上肢不遂等肩、上肢病证；②瘾疹，瘰疬。

【操作】直刺或向下斜刺0.8~1.5寸。

（8）扶突

【定位】在胸锁乳突肌区，横平喉结，胸锁乳突肌前、后缘中间。

【主治】①咽喉肿痛、暴喑、吞咽困难等咽喉部病证；②咳嗽，气喘；③瘿气，瘰疬；

④颈部手术针麻用穴。

【操作】直刺0.5~0.8寸。

(9) 迎香

【定位】在面部，鼻翼外缘中点旁，鼻唇沟中。

【主治】①鼻塞、鼽衄等鼻病；②口㖞、面痒等面部病证；③胆道蛔虫症。

【操作】略向内上方斜刺或平刺0.3~0.5寸。

第九单元 足阳明胃经、腧穴

☆ 重点提示

本单元穴位较多，应熟记几个常用穴的定位及主治，例如地仓、颊车、足三里、丰隆、内庭等。另要注意，虽然本经主治肠胃疾病，但是地仓、颊车等穴位对于中风引起的口部疾病也有很好的疗效。

考点集合

1. 经脉循行（2013） 起于鼻翼两侧，上行到鼻根部，与旁侧足太阳经交会，向下沿着鼻的外侧，进入上齿龈内，回出环绕口唇，向下交会于颏唇沟承浆处，再向后沿着口腮后下方，出于下颌大迎处，沿着下颌角颊车，上行耳前，经过上关，沿着发际，到达前额。分支：自大迎穴前方下行至人迎穴，沿喉咙向下，行至大椎，折向前行，入缺盆，深入体腔，下行穿过膈肌，属胃，络脾。直行者：从缺盆出体表，沿乳中线下行，夹脐两旁（旁开二寸），下行至腹股沟处的气街穴。分支：从胃下口幽门处分出，经腹腔内下行到气街穴，与直行之脉会合，而后下行，沿大腿前侧，至膝膑，沿下肢胫骨前缘，下行至足背，入足第二趾外侧端（厉兑穴）。分支：自膝下三寸处（足三里穴），下行到中趾外侧端。分支：从足背上冲阳穴分出，前行入足大趾内侧端（隐白穴），交于足太阴脾经。

2. 主治概要 本经腧穴主治**胃肠病、头面五官病、神志病、热病**及经脉循行部位的其他病证。

3. 常用腧穴的定位和主治要点

(1) 承泣

【定位】在面部，眼球与眶下缘之间，瞳孔直下。

【主治】①目赤肿痛、迎风流泪、近视、夜盲等眼病；②口㖞、眼睑瞤动等面部病证。

【操作】以左手拇指向上轻推固定眼球，右手持针紧靠眶缘缓慢直刺0.5~1寸，不宜提插和大幅度捻转，以防刺破血管引起血肿。出针时稍加按压，以防出血；禁灸。

(2) 四白

【定位】在面部，眶下孔处。

【主治】①目赤肿痛、目翳、近视等眼病；②口㖞、眼睑瞤动、头痛、眩晕、面痛等头面部病证。

【操作】直刺或向上斜刺0.3~0.5寸。

(3) 地仓

【定位】在面部，口角旁约0.4寸（指寸）。

【主治】<u>口㖞、流涎、面痛等局部病证。</u>

【操作】斜刺或平刺0.3~0.8寸，可向颊车穴透刺。

(4) 颊车

【定位】在面部，下颌角前上方一横指（中指），闭口咬紧牙时咬肌隆起，放松时按之凹陷处。

【主治】口㖞、口噤、齿痛、面痛等面口病证。

【操作】直刺0.3~0.5寸，或向颊车穴透刺1.5~2寸。

(5) 下关

【定位】在面部，颧弓下缘中央与下颌切迹之间凹陷中（2007）。

【主治】①牙关不利、面痛、齿痛、口㖞等面口病证；②耳聋、耳鸣、聤耳等耳疾。

【操作】直刺0.5~1寸。

(6) 头维

【定位】在头部，当额角发际直上0.5寸，头正中线旁开4.5寸。

【主治】头痛、眩晕、目痛、迎风流泪等头目病证。

【操作】平刺0.5~1寸。

(7) 人迎

【定位】在颈部，横平喉结，胸锁乳突肌前缘，颈总动脉搏动处。

【主治】①瘿气、咽喉肿痛、瘰疬等颈部病证；②高血压；③气喘。

【操作】避开颈总动脉，直刺0.3~0.8寸。

(8) 梁门

【定位】在上腹部，脐中上4寸，前正中线旁开2寸。

【主治】纳少、胃痛、呕吐、腹胀等。

【操作】直刺0.8~1.2寸。

(9) 天枢　大肠之募穴

【定位】在腹部，横平脐中，前正中线旁开2寸。

【主治】①绕脐腹痛、腹胀、便秘、泄泻、痢疾等脾胃肠病证；②癥瘕、月经不调、痛经等妇科病证。

【操作】直刺1~1.5寸。

(10) 归来

【定位】在下腹部，脐中下4寸，前正中线旁开2寸。

【主治】①小腹痛，疝气；②月经不调、带下、阴挺、闭经等妇科病证。

【操作】直刺1~1.5寸。

(11) 梁丘　郄穴

【定位】在股前区，髌底上2寸，股外侧肌与股直肌肌腱之间（髂前上棘与髌骨外上缘连线上）。

【主治】①膝肿痛、下肢不遂等下肢病证；②急性胃痛；③乳痈、乳痛等乳疾（2019）。

【操作】直刺1~1.2寸。

(12) 足三里　合穴；胃之下合穴

【定位】在小腿外侧，犊鼻下3寸，胫骨前嵴外一横指处，犊鼻与解溪连线上。

【主治】①胃痛、呕吐、腹胀、泄泻、痢疾、便秘、肠痈等脾胃肠病证；②膝痛、下肢痿痹、中风瘫痪等下肢病证；③癫狂、不寐等神志病证；④气喘，痰多；⑤乳痈；⑥虚劳诸证，为强壮保健要穴。

【操作】直刺1~2寸。

(13) 上巨虚　大肠之下合穴（2005）

【定位】在小腿外侧，犊鼻下6寸，犊鼻与解溪连线上（2013）。

【主治】①肠鸣、腹痛、腹泻、便秘、肠痈等胃肠病证；②下肢痿痹（2004）。

【操作】直刺1~2寸。

（14）下巨虚　小肠之下合穴

【定位】在小腿外侧，犊鼻下9寸，犊鼻与解溪连线上。

【主治】①腹泻、痢疾、小腹痛等胃肠病证；②下肢痿痹；③乳痈。

（15）条口

【定位】在小腿外侧，犊鼻下8寸，犊鼻与解溪连线上。

【主治】①下肢痿痹，转筋；②肩臂痛；③脘腹疼痛。

【操作】直刺1~1.5寸。

（16）丰隆　络穴

【定位】在小腿外侧，外踝尖上8寸，胫骨前肌外缘。

【主治】①头痛、眩晕、癫狂；②咳嗽、痰多等痰饮病证；③下肢痿痹（2000，2003）。

【操作】直刺1~1.5寸。

（17）解溪　经穴

【定位】在踝区，踝关节前面中央凹陷中，踇长伸肌腱与趾长伸肌腱之间。

【主治】①头痛、眩晕等头部病证；②癫狂、谵语等神志病证；③下肢痿痹、足踝肿痛、足下垂等下肢病证。④腹胀，便秘。

【操作】直刺0.5~1寸。

（18）内庭　荥穴

【定位】在足背，第2、3趾间，趾蹼缘后方赤白肉际处。

【主治】①胃痛、吐酸、泄泻、痢疾、便秘等胃肠病证；②足背肿痛；③齿痛、咽喉肿痛、鼻衄等五官病证；④热病。

【操作】直刺或斜刺0.5~0.8寸，可灸。

（19）厉兑　井穴

【定位】在足趾，第2趾末节外侧，趾甲根角侧后方0.1寸（指寸）（2011）。

【主治】①鼻衄、齿痛、咽喉肿痛等五官病证；②热病；③梦魇不宁、癫狂等神志病证。

第十单元　足太阴脾经、腧穴

☆ 重点提示

本单元要掌握脾经的循行及主治病证。三阴交、阴陵泉、地机必须熟记，另外血海、隐白是临床常用穴也应熟悉。

考点集合

1. 经脉循行　起于足大趾内侧端，沿大趾内侧赤白肉际上行，经核骨，上行至内踝前，上小腿内侧，沿胫骨后缘上行，至内踝上8寸处走出足厥阴肝经之前，经膝股内侧前缘至冲门穴，进入腹部，属脾络胃，向上通过横膈，夹食管旁，连于舌根，散于舌下。分支：从胃部分出，向上通过横膈，流注心中，与手少阴心经相接（2002，2010）。

2. 主治概要　本经腧穴主治脾胃病、妇科病、前阴病及经脉循行部位的其他病证（2006）。

3. 常用腧穴的定位和主治要点

(1) 隐白　井穴

【定位】在足趾，大趾末节内侧，趾甲根角侧后方0.1寸（指寸）。

【主治】①月经过多、崩漏等妇科病证；②鼻衄、便血、尿血等出血证；③腹满、呕吐、泄泻等脾胃病证；④癫狂、多梦等神志病证；⑤惊风。

【操作】浅刺0.1寸。

(2) 太白　输穴；原穴

【定位】在跖区，第1跖趾关节近端赤白肉际凹陷中（2005）。

【主治】①肠鸣、腹胀、腹泻、胃痛、便秘等脾胃病证；②足痛、足肿等足部病证；③体重节痛，脚气（2000）。

【操作】直刺0.5~0.8寸。

(3) 公孙　络穴；八脉交会穴（通冲脉）

【定位】在跖区，第1跖骨基底部的前下方赤白肉际处。

【主治】①胃痛、呕吐、腹痛、肠鸣腹胀、痢疾等脾胃肠腑病证；②心烦不寐、狂证等神志病证；③逆气里急、气上冲心（奔豚气）等冲脉病证。

【操作】直刺0.6~1.2寸。

(4) 三阴交

【定位】在小腿内侧，内踝尖上3寸，胫骨内侧缘后际。

【主治】①肠鸣腹胀、腹泻等脾胃病证；②月经不调、带下、阴挺、不孕、滞产等妇产科病证；③遗精、阳痿、遗尿等生殖泌尿系统疾患；④心悸，不寐，眩晕；⑤下肢痿痹；⑥阴虚诸证；⑦湿疹，荨麻疹（2003）。

【操作】直刺1~1.5寸；孕妇禁针。

(5) 地机　郄穴（2005）

【定位】在小腿内侧，阴陵泉下3寸，胫骨内侧缘后际。

【主治】①痛经、崩漏、月经不调、癥瘕等妇科病；②腹胀、腹痛、腹泻等脾胃病证；③小便不利、水肿、遗精；④下肢痿痹（2006）。

【操作】直刺1~2寸。

(6) 阴陵泉　合穴

【定位】在小腿内侧，胫骨内侧髁下缘与胫骨内侧缘之间的凹陷中。

【主治】①腹胀、泄泻、水肿、黄疸等脾湿证；②小便不利、遗尿、癃闭等泌尿系统疾患；③膝痛、下肢痿痹；④带下、妇人阴痛等妇科病证；⑤遗精、阴茎痛等男科病证。

【操作】直刺1~2寸。

(7) 血海

【定位】在股前区，髌底内侧端上2寸，股内侧肌隆起处。简便取穴法：患者屈膝，医者以左手掌心按于患者右膝髌骨上缘，第2~5指向上伸直，拇指约呈45°斜置，拇指尖下是穴。（2000，2004）。

【主治】①月经不调、痛经、经闭等妇科病；②瘾疹、湿疹、丹毒、皮肤瘙痒等皮外科病；③膝股内侧痛。

【操作】直刺1~1.5寸。

(8) 大横

【定位】在腹部，脐中旁开4寸（2000）。

【主治】①腹痛、腹泻、便秘等脾胃病证；②肥胖症。

【操作】直刺1~2寸。

（9）大包　脾之大络（2014）

【定位】在侧胸部，腋中线上，当第6肋间隙处。

【主治】①气喘；②胸胁痛；③周身疼痛、四肢无力。

【操作】斜刺或向外平刺0.5~0.8寸。

第十一单元　手少阴心经、腧穴

☆ 重点提示

本单元穴位考试中涉及较少，熟悉手少阴心经的主治要点，通里、神门这两个穴位了解即可。

— 考点集合 —

1. 经脉循行　该经起自心中，出来后归属于心系，向下通过膈肌，联络小肠。其分支从心系向上夹食管连于目系；其直行主干又从心系上肺，向下斜出于腋下，沿上肢内侧后缘，走手太阴、手厥阴经之后至肘中，沿前臂内侧后缘，到手掌后豌豆骨突起处进入掌内后边，沿小指桡侧到达其末端。

2. 主治概要　本经腧穴主治心系病证、神志病证及经脉循行部位的其他病证。

3. 常用腧穴的定位和主治要点

（1）极泉（2015）

【定位】在腋区，腋窝正中，腋动脉搏动处。

【主治】①心痛、心悸等心系病证；②肩臂疼痛、胁肋疼痛、肘臂冷痛、上肢不遂等上肢病证；③瘰疬，腋臭；④上肢针麻用穴。

【操作】避开腋动脉，直刺或斜刺0.5~0.8寸。

（2）少海　合穴

【定位】在肘前区，横平肘横纹，肱骨内上髁前缘（2005）。

【主治】①心痛、癔症、癫狂、痫证等心病、神志病；②肘臂挛痛、麻木，手颤；③头项痛，腋胁痛；④瘰疬。

【操作】直刺0.5~1寸。

（3）通里　络穴

【定位】在前臂前区，腕掌侧远端横纹上1寸，尺侧腕屈肌腱的桡侧缘（2017）。

【主治】①心悸、怔忡等心病；②舌强不语，暴喑；③肘臂挛痛、麻木，手颤等上肢病证。

【操作】直刺0.5~1寸。

（4）阴郄　郄穴

【定位】在前臂前区，腕掌侧远端横纹上0.5寸，尺侧腕屈肌腱的桡侧缘（2017）。

【主治】①心痛、心悸、惊恐等心病；②骨蒸盗汗；③吐血、衄血。

【操作】直刺0.3~0.5寸。

（5）神门　输穴；原穴

【定位】在腕前区，腕掌侧远端横纹尺侧端，尺侧腕屈肌腱的桡侧凹陷处（2004，2005，2011，2014）。

【主治】①心痛、心烦、惊悸、怔忡、健忘、失眠、痴呆、癫狂痫等心与神志病证；②胸胁痛（2000，2003）。

【操作】直刺0.3~0.5寸。

（6）少冲　井穴

【定位】在手指，小指末节桡侧，指甲根角侧上方0.1寸（指寸）。

【主治】①心悸、心痛、癫狂、昏迷等心与神志病证；②热病；③目赤；④胸胁痛。

【操作】浅刺0.1寸，或点刺出血。

第十二单元　手太阳小肠经、腧穴

☆ 重点提示

本单元穴位考试较少涉及，主要应记住手太阳小肠经的主治要点，少泽、后溪、听宫这三个穴位应多加留意。听宫为治疗耳鸣、耳聋的常用穴。

━━━考点集合━━━

1. 经脉循行　起于小指外侧端，沿手背、上肢外侧后缘，过肘部，到肩关节后面，绕肩胛部，交肩上行入缺盆，络心，沿食管，穿过膈肌，到达胃部，下行，属小肠。本经脉一分支是从缺盆出来，沿颈部上行到面颊，至目外眦后，退行进入耳中。另一分支是从面颊部分出，向上行于眼下，至目内眦，而又斜行络于颧骨部。

2. 主治概要　本经腧穴主治头面五官病证、热病、神志病及经脉循行部位的其他疾病。

3. 常用腧穴的定位和主治要点

（1）少泽　井穴

【定位】在手指，小指末节尺侧，指甲根角侧上方0.1寸（指寸）。

【主治】①肩臂后侧痛、小指麻木疼痛等上肢病证；②乳痈、乳少、产后缺乳等乳房病证；③昏迷、癫狂等神志病证；④头痛、咽喉肿痛、目翳、胬肉攀睛、耳聋、耳鸣等头面五官病证（2006，2008）。

【操作】斜刺0.1寸或点刺出血。孕妇慎用。

（2）后溪　输穴；八脉交会穴（通督脉）

【定位】在手内侧，第5掌指关节尺侧近端赤白肉际凹陷中（2013）。

【主治】①头项强痛、腰背痛、手指及肘臂挛痛等痛证；②耳聋，目赤；③癫狂痫；④疟疾（2013）。

【操作】直刺0.5~1寸。治手指挛痛可透刺合谷穴。

（3）养老　郄穴

【定位】在前臂后区，腕背横纹上1寸，尺骨头桡侧凹陷中。

【主治】①肩、背、肘、臂酸痛，项强等经脉循行所过部位病证；②急性腰痛；③目视不明。

【操作】直刺或斜刺0.5~0.8寸。

（4）支正　络穴

【定位】在前臂后区，腕背侧远端横纹上5寸，尺骨尺侧与尺侧腕屈肌之间。

【主治】①头痛，项强，眩晕，肘臂酸痛；②热病；③癫狂；④疣症。

【操作】直刺或斜刺0.5~0.8寸。

（5）天宗

【定位】在肩胛区，肩胛冈中点与肩胛骨下角连线上1/3与下2/3交点凹陷中。

【主治】①肩胛疼痛；②乳痈、乳癖；③气喘。

【操作】直刺或斜刺0.5~1寸。遇到阻力不可强行进针。

(6) 颧髎

【定位】在面部，颧骨下缘，目外眦直下凹陷中。

【主治】口歪、眼睑瞤动、齿痛、面痛等头面五官病证。

【操作】直刺0.3~0.5寸，斜刺或平刺0.5~1寸。

(7) 听宫

【定位】在面部，耳屏正中与下颌骨髁突之间的凹陷中（2003，2011）。

【主治】①耳鸣、耳聋、聤耳等耳部病证；②面痛、齿痛；③癫狂痫等神志病。

【操作】张口，直刺1~1.5寸。

第十三单元 足太阳膀胱经、腧穴

☆ 重点提示

足太阳膀胱经共有67个穴位，本经腧穴的主治概要要掌握。记忆穴位主治的时候可结合穴位的近治作用联合记忆。主要穴位的定位及主治要点应多花时间加以复习。委中、昆仑这两个穴位应多加留意。

---考点集合---

1. 经脉循行　起于目内眦（2010），上达额部，左右交会于头顶部。分支从头顶部分出，到耳上角部。直行经脉从头顶部向后行至枕骨处，进入颅腔，络脑，再分左右沿肩胛内侧、脊柱两旁，到达腰部，进入脊柱两旁的肌肉，深入体腔，络肾，属膀胱。本经脉一分支从腰部分出，沿脊柱两旁下行，穿过臀部，从大腿后侧外缘下行至腘窝中。另一分支从项分出下行，经肩胛内侧，夹脊下行至髀枢，经大腿后侧至腘窝中与前一支脉会合，然后下行穿过腓肠肌，出走于足外踝后，沿足背外侧缘至小趾外侧端，与足少阴肾经相接。

2. 主治概要　本经腧穴主治脏腑病证、神志病证、头面五官病证，以及本经脉所经过部位的病证。

3. 常用腧穴的定位和主治要点

(1) 睛明

【定位】在面部，目内眦内上方眶内侧壁凹陷中。

【主治】①目赤肿痛、流泪、视物不明、目眩、近视、夜盲、色盲、目翳等目疾；②急性腰痛（2013）。③心悸、怔忡等心疾。

【操作】嘱患者闭目，医者左手轻推眼球向外侧固定，右手缓慢进针，紧靠眶缘直刺0.5~1寸。遇到阻力时，不宜强行进针，应改变进针方向或退针。不捻转，不提插（或仅轻微地捻转和提插）。出针后按压针孔片刻，以防出血。针具宜细，消毒宜严。禁灸。

(2) 攒竹

【定位】在面部，眉头凹陷中，额切迹处。

【主治】①头痛，面痛，眉棱骨痛，面瘫；②眼睑瞤动、眼睑下垂、目视不明、流泪、目赤肿痛等眼疾；③呃逆；④急性腰扭伤（2013）。

【操作】可向眉中或向眼眶内缘平刺或斜刺0.5~0.8寸，或直刺0.2~0.3寸。禁灸。

(3) 天柱

【定位】在颈后区，横平第2颈椎棘突上际，斜方肌外缘凹陷中。

【主治】①后头痛、项强、肩背腰痛；②眩晕、咽喉肿痛、鼻塞、目赤肿痛、近视等头面五官病证；③癫狂痫；④热病。

【操作】直刺或斜刺 0.5~0.8 寸，不可向内上方深刺，以免伤及延髓。

(4) 大杼　八会穴之骨会（2014）

【定位】在脊柱区，第 1 胸椎棘突下，后正中线旁开 1.5 寸。

【主治】①咳嗽，发热；②项强，肩背痛（2001，2009）；③颈椎病、腰椎病等骨病。

【操作】斜刺 0.5~0.8 寸。本经背部诸穴，不宜深刺，以免伤及内部重要脏器。

(5) 风门

【定位】在脊柱区，第 2 胸椎棘突下，后正中线旁开 1.5 寸。

【主治】①感冒、咳嗽、发热、头痛、哮喘等外感病证、肺系病证；②项强，胸背痛。

(6) 肺俞　肺之背俞穴

【定位】在脊柱区，第 3 胸椎棘突下，后正中线旁开 1.5 寸。

【主治】①鼻塞、咳嗽、气喘、咯血等肺疾；②骨蒸潮热、盗汗等阴虚病证；③皮肤瘙痒、瘾疹等皮肤病（2000，2003）。④背痛。

【操作】斜刺 0.5~0.8 寸。热证宜点刺放血。

(7) 心俞　心之背俞穴

【定位】在脊柱区，第 5 胸椎棘突下，后正中线旁开 1.5 寸。

【主治】①心痛、惊悸、失眠、健忘、癫痫等心神病证；②胸闷、胸痛、咳嗽、吐血等肺疾；③遗精、白浊等男科病证；④盗汗。

【操作】斜刺 0.5~0.8 寸。

(8) 膈俞　八会穴之血会

【定位】在脊柱区，第 7 胸椎棘突下，后正中线旁开 1.5 寸（2014）。

【主治】①胃痛；②呕吐、呃逆、咳嗽、气喘等上逆之证；③贫血、吐血、便血等血证；④瘾疹、皮肤瘙痒等皮肤病证；⑤潮热，盗汗等阴虚证。

【操作】斜刺 0.5~0.8 寸。

(9) 肝俞　肝之背俞穴

【定位】在脊柱区，第 9 胸椎棘突下，后正中线旁开 1.5 寸（2015）。

【主治】①黄疸、胁痛等肝胆病证；②目赤、目视不明、夜盲、迎风流泪等目疾；③眩晕，癫狂痫；④脊背痛，角弓反张，转筋。

(10) 胆俞　胆之背俞穴

【定位】在脊柱区，第 10 胸椎棘突下，后正中线旁开 1.5 寸。

【主治】①黄疸、口苦、胁痛等肝胆病证；②肺痨，潮热。

【操作】斜刺 0.5~0.8 寸。

(11) 脾俞　脾之背俞穴

【定位】在脊柱区，第 11 胸椎棘突下，后正中线旁开 1.5 寸。

【主治】①腹胀、纳呆、呕吐、腹泻、痢疾、便血、多食善饥、身体消瘦等脾胃病证；②黄疸，水肿；③背痛。

(12) 胃俞　胃之背俞穴

【定位】在脊柱区，第 12 胸椎棘突下，后正中线旁开 1.5 寸。

【主治】胃脘痛、呕吐、腹胀、肠鸣、多食善饥、身体消瘦等胃肠疾患。

【操作】斜刺 0.5~0.8 寸。

(13) 肾俞　肾之背俞穴

【定位】在脊柱区，第 2 腰椎棘突下，后正中线旁开 1.5 寸（2014）。

【主治】①头晕、耳鸣、耳聋、慢性腹泻、气喘、腰酸痛、遗精、阳痿、不育等肾虚病证；②遗尿、癃闭等前阴病证；③月经不调、带下、不孕等妇科病证；④消渴。

【操作】直刺 0.5~1 寸。

(14) 大肠俞　大肠之背俞穴

【定位】在脊柱区，第 4 腰椎棘突下，后正中线旁开 1.5 寸。

【主治】①腰痛；②腹胀、腹泻、便秘等胃肠病证。

【操作】直刺 0.8~1.2 寸。

(15) 膀胱俞　膀胱之背俞穴

【定位】在骶区，第 2 骶椎棘突下，旁开 1.5 寸，约平第 2 骶后孔。

【主治】①石淋、癃闭、遗尿等膀胱气化功能失调病证；②腰骶痛；③腹泻、便秘等肠腑病。

【操作】直刺或斜刺 0.8~1.2 寸。

(16) 次髎

【定位】在骶区，正对第 2 骶后孔中。

【主治】①月经不调、痛经、阴挺、带下等妇科病证；②小便不利、癃闭、遗尿、疝气等前阴病证；③遗精、阳痿等男科病证；④腰骶痛，下肢痿痹（2000）。

【操作】直刺 1~1.5 寸。

(17) 承扶

【定位】在股后区，臀横纹的中点。

【主治】①腰腿痛，下肢痿痹；②痔疾。

【操作】直刺 1~2 寸。

(18) 委阳　三焦之下合穴

【定位】在膝部，腘横纹上，股二头肌腱的内侧缘。

【主治】①腹满，小便不利；②腰脊强痛，腿足挛痛。

【操作】直刺 1~1.5 寸。

(19) 委中　合穴；膀胱之下合穴（2006）

【定位】在膝后区，腘横纹中点。

【主治】①腰背痛、下肢痿痹等腰及下肢病证；②腹痛、急性吐泻等急症；③小便不利，遗尿；④丹毒，皮肤瘙痒，疔疮。

【操作】直刺 1~1.5 寸，或用三棱针点刺腘静脉出血。针刺不宜过快，过强、过深，以免损伤血管和神经。

(20) 膏肓

【定位】在脊柱区，第 4 胸椎棘突下，后正中线旁开 3 寸。

【主治】①咳嗽、气喘、盗汗、肺痨等肺系虚损病证；②虚劳、羸瘦、健忘、遗精等虚劳诸证；③肩胛痛。

【操作】斜刺 0.5~0.8 寸。此穴多用灸法。

(21) 志室

【定位】在腰区，第 2 腰椎棘突下，后正中线旁开 3 寸。

【主治】①遗精、阳痿、月经不调等肾虚病证；②小便不利，水肿；③腰脊强痛。

(22) 秩边

【定位】在骶区，横平第 4 骶后孔，骶正中嵴旁开 3 寸。

【主治】①腰骶痛、下肢痿痹等腰及下肢病证；②小便不利，癃闭；③便秘，痔疾；④阴痛。

(23) 承山

【定位】在小腿后区，腓肠肌两肌腹与肌腱交角处。

【主治】①腰腿拘急、疼痛；②痔疾，便秘；③腹痛，疝气。
【操作】直刺1~2寸。

(24) 飞扬　络穴
【定位】在小腿后区，昆仑直上7寸，腓肠肌外下缘与跟腱移行处。
【主治】①头痛，目眩，鼻塞，鼻衄；②腰腿疼痛；③痔疾。

(25) 昆仑　经穴
【定位】在踝区，外踝尖与跟腱之间的凹陷中。
【主治】①后头痛，项强，腰骶疼痛，足踝肿痛；②癫痫；③滞产。
【操作】直刺0.5~0.8寸。孕妇禁用，经期慎用。

(26) 申脉　八脉交会穴（通阳跷脉）
【定位】在踝区，外踝尖直下，外踝下缘与跟骨之间凹陷中。
【主治】①头痛，眩晕；②癫狂痫、失眠等神志病证；③腰腿酸痛。

(27) 束骨　输穴
【定位】在跖区，第5跖趾关节的近端，赤白肉际处。
【主治】①头痛、项强、目眩等头部疾患；②癫狂；③腰腿痛，足趾疼痛。

(28) 至阴　井穴
【定位】在足趾，小趾末节外侧，趾甲根角侧后方0.1寸（指寸）。
【主治】①胎位不正，滞产；②头痛，目痛，鼻塞，鼻衄（2004，2015）。
【操作】浅刺0.1寸。胎位不正用灸法。

第十四单元　足少阴肾经、腧穴

☆ 重点提示

本单元穴位较少，在复习时应掌握诀窍。肾经的主治肯定为肾部的疾病，即妇科病、前阴病、肾脏病等。涌泉、照海、太溪这三个穴位应重点记忆。

---考点集合---

1. 经脉循行（2005，2013）　起于足小趾下，斜走足心，出于舟骨粗隆下，沿内踝后，分支进入足跟；再向上行于小腿肚内侧，出于腘窝内侧，上经大腿内侧后缘，通向脊柱，属于肾脏，联络膀胱。肾脏直行之脉向上通过肝和横膈，进入肺中，沿着喉咙，夹于舌根两侧。肺部支脉联络心脏，流注胸中，与手厥阴心包经相接。

2. 主治概要　本经主要治疗妇科、前阴、头和五官，以及经脉循行部位的其他病证。

3. 常用腧穴的定位和主治要点

(1) 涌泉　井穴
【定位】在足底，屈足卷趾时足心最凹陷中。
【主治】①昏厥、中暑、小儿惊风、癫狂痫、头痛、头晕、目眩、失眠等急症及神志病证；②咯血、咽喉肿痛、喉痹、失音等肺系病证；③大便难，小便不利；④奔豚气；⑤足心热。
【操作】直刺0.5~1.0寸。针刺时要防止刺伤足底动脉弓。临床常用灸法或药物贴敷。

(2) 然谷　荥穴
【定位】在足内侧，足舟骨粗隆下方，赤白肉际处。
【主治】①月经不调、阴挺、阴痒、白浊等病证；②遗精、阳痿、小便不利等泌尿生殖系疾患；③咯血，咽喉肿痛；④小儿脐风，口噤；⑤消渴，泄泻；⑥下肢痿痹，足跗痛。

· 385 ·

【操作】直刺0.5~0.8寸。

(3) 太溪 原穴；输穴

【定位】在踝区，内踝尖与跟腱之间的凹陷中（2005）。

【主治】①头痛、目眩、失眠、健忘、遗精、阳痿等肾虚证；②咽喉肿痛、齿痛、耳鸣、耳聋等阴虚性五官病证；③咳嗽、气喘、咯血、胸痛等肺系疾患；④消渴，小便频数，便秘；⑤月经不调；⑥腰脊痛，下肢厥冷，内踝肿痛。

【操作】直刺0.5~0.8寸。

(4) 大钟 络穴

【定位】在跟区，内踝后下方，跟骨上缘，跟腱附着部前缘凹陷中。

【主治】①癃闭，遗尿，便秘；②痴呆，嗜卧；③咯血，气喘；④月经不调；⑤腰脊强痛，足跟痛。

【操作】直刺0.3~0.5寸。

(5) 照海 八脉交会穴（通阴跷脉）

【定位】在踝区，内踝尖下1寸，内踝下缘边际凹陷中（2004）。

【主治】①癫痫、失眠等精神、神志病证；②咽喉干痛、目赤肿痛等五官热性病证；③月经不调、痛经、带下、阴挺、阴痒等妇科病证；④小便频数，癃闭。

(6) 复溜 经穴

【定位】在小腿内侧，太溪穴上2寸，当跟腱的前缘（2011）。

【主治】①水肿、腹胀、腹泻等胃肠病证；②水肿、汗证（盗汗、无汗或多汗）等津液输布失调病证；③腰脊强痛，下肢痿痹。

【操作】直刺0.5~1寸。

(7) 肓俞

【定位】在腹部，脐中旁开0.5寸。

【主治】①腹痛、腹胀、腹泻、便秘等胃肠病证；②月经不调；③疝气。

【操作】直刺0.8~1.2寸。

第十五单元　手厥阴心包经、腧穴

☆ 重点提示

本单元重点掌握曲泽、内关、大陵，主要是穴位定位和主治要点的内容。其他几个穴位也应稍加留意。

考点集合

1. 经脉循行 起于胸中，属于心包，贯穿横膈，联络上、中、下三焦。其分支从胸中分出，到达两胁部，在腋下3寸的部位向上至腋窝下，沿上臂内侧，于手太阴、手少阴之间进入肘中，下行前臂两筋之间，进入掌中，沿中指到达其末端；另一支脉从掌中分出，止于无名指尺侧末端（2005）。

2. 主治概要 本经腧穴主治心胸、胃脘、神志病，以及经脉循行部位的其他病证。

3. 常用腧穴的定位和主治要点

(1) 天池

【定位】在胸部，第4肋间隙，前正中线旁开5寸。

【主治】①咳嗽、痰多、胸闷、气喘、胸痛等心肺病证；②腋下肿痛，乳痈；③瘰疬。

【操作】斜刺或平刺0.3~0.5寸。

(2) 曲泽 合穴

【定位】在肘前区,肘横纹上,肱二头肌腱的尺侧缘凹陷中(2019)。

【主治】①心痛、心悸、善惊等心系病证;②胃痛、呕血、呕吐等胃腑热性病证;③热病,中暑;④肘臂挛痛,上肢颤动。

【操作】直刺0.5~1寸。

(3) 郄门 郄穴(2005)

【定位】在前臂前区,腕掌侧远端横纹上5寸,掌长肌腱与桡侧腕屈肌腱之间(2014)。

【主治】①心痛、心悸、心烦、胸痛等心胸病证;②咯血、呕血、衄血等热性出血证;③疔疮;④癫痫。

(4) 间使 经穴

【定位】在前臂前区,腕掌侧远端横纹上3寸,掌长肌腱与桡侧腕屈肌腱之间。

【主治】①心痛、心悸等心疾;②癫狂痫等神志病;③热病,疟疾;④胃痛、呕吐等热性胃病;⑤腋肿,肘臂痛。

(5) 内关 络穴;八脉交会穴(通阴维脉)

【定位】在前臂前区,腕掌侧远端横纹上2寸,掌长肌腱与桡侧腕屈肌腱之间。

【主治】①心痛、胸闷、心动过速或过缓等心系病证;②胃痛、呕吐、呃逆等胃腑病证;③中风,偏瘫,眩晕,偏头痛;④失眠、郁证、癫狂痫等神志病证;⑤肘臂挛痛(2013)。

【操作】直刺0.5~1寸。注意穴位深层有正中神经。

(6) 大陵 输穴;原穴(2004,2005)

【定位】在腕前区,腕掌侧远端横纹中,掌长肌腱与桡侧腕屈肌腱之间(2011)。

【主治】①心痛,心悸,胸胁满痛;②胃痛、呕吐、口臭等胃腑病证;③喜笑悲恐、癫狂痫等神志病证;④臂、手挛痛。

(7) 劳宫 荥穴

【定位】在掌区,横平第3掌指关节近端,第2、3掌骨之间偏于第3掌骨。简便取穴法:握拳,中指尖下是穴。

【主治】①中风昏迷、中暑等急症;②心痛、烦闷、癫狂痫等心与神志疾患;③口疮,口臭;④鹅掌风。

【操作】直刺0.3~0.5寸。

(8) 中冲 井穴

【定位】在手指,中指末端最高点。

【主治】①中风昏迷、中暑、昏厥、小儿惊风等急症;②热病;③舌强肿痛。

【操作】浅刺0.1寸,或点刺出血。

第十六单元 手少阳三焦经、腧穴

☆ 重点提示

本单元可通过三焦经的主治概要来推断各个穴位的主治要点。肩髎、翳风、丝竹空可多加留意。

─────考点集合─────

1. 经脉循行 起自无名指尺侧端,上出于四、五两指之间,沿手背至腕部,向上经尺、桡两骨之间通过肘尖部，沿上臂后到肩部，交出足少阳胆经后，前行进入缺盆，分布于胸中，散布络于心包，向下贯穿膈肌，其分支从两乳之间处分出，向上浅出于锁骨上窝，经颈至耳后，上行出耳上角，然后屈曲向下至面颊及眼眶下部。另一支脉从耳后进入耳中，出行至耳前，在面颊部与前条支脉相交，到达外眼角（2006，2009）。

2. 主治概要　本经腧穴主治头、目、耳、颊、咽喉和热病，以及经脉循行经过部位的其他病证。

3. 常用腧穴的定位和主治要点

(1) 关冲　井穴

【定位】在手指，第4指末节尺侧，指甲根角侧上方0.1寸（指寸）。

【主治】①头痛、目赤、耳鸣、耳聋、喉痹、舌强等头面五官病证；②热病，心烦。

【操作】浅刺0.1寸，或点刺出血。

(2) 中渚　输穴

【定位】在手背，第4、5掌骨间，第4掌指关节近端凹陷中。

【主治】①头痛、耳鸣、耳聋、目赤、喉痹等头面五官病证；②热病，消渴，疟疾；③肩背肘臂酸痛，手指不能屈伸。

【操作】直刺0.3~0.5寸。

(3) 阳池　原穴

【定位】在腕后区，腕背侧远端横纹中，指伸肌腱尺侧缘凹陷中。

【主治】①目赤肿痛、耳聋、喉痹等五官病证；②消渴，口干；③腕痛，肩臂痛（2014）。

(4) 外关　络穴；八脉交会穴（通阳维脉）（2015）

【定位】在前臂后区，腕背侧远端横纹上2寸，尺骨与桡骨间隙中点。

【主治】①热病；②咽喉肿痛、口㖞、齿痛、目赤肿痛、耳鸣、耳聋等头面五官病证；③瘰疬，胁肋痛；④上肢痿痹不遂（2014）。

(5) 支沟　经穴

【定位】在前臂后区，腕背侧远端横纹上3寸，尺骨与桡骨间隙中点。

【主治】①便秘；②耳鸣，耳聋，暴喑；③瘰疬；④胁肋疼痛；⑤热病（2003）。

【操作】直刺0.8~1.2寸。

(6) 肩髎

【定位】在三角肌区，肩峰角与肱骨大结节两骨间凹陷中。

【主治】①肩臂挛痛不遂；②风疹。

(7) 翳风

【定位】在颈部，耳垂后方，乳突下端前方凹陷中（2006，2011）。

【主治】①耳鸣、耳聋等耳疾；②口㖞、牙关紧闭、颊肿等面、口病证；③瘰疬。

(8) 角孙

【定位】在头部，耳尖正对发际处。

【主治】①头痛，项强；②目赤肿痛，目翳；③齿痛，颊肿，痄腮。

【操作】平刺0.3~0.5寸。治疗小儿腮腺炎常用灯草灸。

(9) 耳门

【定位】在耳区，耳屏上切迹与下颌骨髁突之间的凹陷中。

【主治】①耳鸣、耳聋、聤耳等耳疾；②齿痛，颈颌痛。

(10) 丝竹空

【定位】在面部，眉梢凹陷处。

【主治】①癫痫；②头痛、眩晕、目赤肿痛、眼睑𥆧动等头目病证；③齿痛。

【操作】平刺0.3~0.5寸；不灸。

第十七单元 足少阳胆经、腧穴

☆ 重点提示

本单元要掌握胆经的循行分布以及几个主要穴位的定位主治，环跳的定位以及阳陵泉、风池、悬钟的主治应重点记忆。在记忆穴位的主治时，只需把几个主要的特点记住即可。

考点集合

1. 经脉循行　起于目外眦（2010），向上到额角，返回下行至耳后，沿颈部向后交会大椎穴，再向前入缺盆部。耳部支脉：从耳后入耳中，出走耳前，到目外眦后。足背部支脉：从足临泣处分出，沿第1、2跖骨之间，至大趾端与足厥阴经相接。另一支脉，从目外眦分出，下行至大迎穴附近，与手少阳三焦经相合，至眼眶下；下边过颊车，下颈，与前入缺盆的支脉相合，入胸过膈，联络肝脏属胆，出气街，绕阴毛，横入环跳部；直行经脉，从缺盆下向腋下，沿胸侧过季胁，与前支脉会于环跳部，向下沿大腿外面，出膝外侧，下向腓骨头前，下抵绝骨穴，出外踝前，沿足背，入第四趾外侧。

2. 主治概要　主治侧头、目、耳、咽喉病、肝胆病、神志病、热病及经脉循行部位的其他病证。

3. 常用腧穴的定位（2014）和主治要点

（1）瞳子髎

【定位】在面部，目外眦外侧0.5寸凹陷中。

【主治】①头痛；②目赤肿痛、羞明流泪、内障、目翳等目疾。

【操作】平刺0.3~0.5寸；或用三棱针点刺出血。

（2）听会

【定位】在面部，耳屏间切迹与下颌骨髁突之间的凹陷中。

【主治】①耳鸣、耳聋、聤耳等耳疾；②齿痛，口㖞，面痛。

（3）完骨

【定位】在头部，耳后乳突后下方凹陷中。

【主治】①癫痫；②头痛、颈项强痛、喉痹、颊肿、齿痛、口㖞等头项五官病证。

【操作】直刺0.5~0.8寸。

（4）阳白

【定位】在头部，眉上1寸，瞳孔直上。

【主治】①头痛，眩晕；②眼睑瞤动，眼睑下垂，口㖞；③目赤肿痛、视物模糊等目疾。

（5）头临泣

【定位】在头部，前发际上0.5寸，瞳孔直上。

【主治】①头痛；②目痛、目眩、流泪、目翳等目疾；③鼻塞，鼻渊；④小儿惊痫。

【操作】平刺0.3~0.5寸。

（6）风池

【定位】在颈后区，枕骨之下，胸锁乳突肌上端与斜方肌上端之间的凹陷中（2011）。

【主治】①头痛、眩晕、失眠、中风、癫痫、耳鸣、耳聋等内风所致的病证；②感冒、热病、口㖞等外风所致的病证；③目赤肿痛、视物不明、鼻塞、衄血、咽痛等五官病证；④颈项强痛。

【操作】向鼻尖方向斜刺0.8~1.2寸。

(7) 肩井

【定位】在肩胛区，第7颈椎棘突与肩峰最外侧点连线的中点。

【主治】①颈项强痛，肩背疼痛，上肢不遂；②难产、乳痈、乳汁不下等妇产科及乳房疾患；③瘰疬。

【操作】直刺0.3~0.5寸，切忌深刺、捣刺。孕妇禁用。

(8) 日月　胆之募穴（2011）

【定位】在胸部，第7肋间隙中，前正中线旁开4寸（2006，2011）。

【主治】①黄疸、胁肋疼痛等肝胆病证；②呕吐、吞酸、呃逆等肝胆犯胃病证。

【操作】斜刺或平刺0.5~0.8寸。

(9) 带脉

【定位】在侧腹部，第11肋骨游离端垂线与脐水平线的交点上。

【主治】①月经不调、闭经、赤白带下等妇科经带病证；②疝气；③腰痛，胁痛。

(10) 环跳

【定位】在臀区，股骨大转子最凸点与骶管裂孔连线的外1/3与内2/3交点处。

【主治】①腰腿痛、下肢痿痹、半身不遂等腰腿疾患；②风疹。

【操作】直刺2~3寸。

(11) 风市

【定位】在股部，直立垂手，掌心贴于大腿时，中指尖所指凹陷中，髂胫束后缘。

【主治】①下肢痿痹、麻木，半身不遂；②遍身瘙痒。

(12) 阳陵泉　合穴；胆之下合穴；八会穴之筋会

【定位】在小腿外侧，腓骨头前下方凹陷中。

【主治】①黄疸、胁痛、口苦、呕吐、吞酸等肝胆犯胃病证；②膝肿痛，下肢痿痹、麻木；③小儿惊风（2002，2005）。

【操作】直刺1~1.5寸。

(13) 光明　络穴

【定位】在小腿外侧，外踝尖上5寸，腓骨前缘（2013）。

【主治】①目痛、夜盲、目视不明、近视等目疾；②胸乳胀痛；③下肢痿痹。

(14) 悬钟　八会穴之髓会

【定位】在小腿外侧，外踝尖上3寸，腓骨前缘（2003，2014）。

【主治】①痴呆、中风、半身不遂等髓海不足疾患；②颈项强痛，胸胁满痛，下肢痿痹，脚气。

【操作】直刺0.5~0.8寸。

(15) 丘墟　原穴

【定位】在踝区，外踝的前下方，趾长伸肌腱的外侧凹陷中。

【主治】①目赤肿痛、目生翳膜等目疾；②下肢痿痹，颈项痛，腋下肿，胸胁痛，外踝肿痛，足内翻，足下垂；③疟疾。

(16) 足临泣　输穴；八脉交会穴（通带脉）

【定位】在足背，第4、5跖骨底结合部的前方，第5趾长伸肌腱外侧凹陷中。

【主治】①偏头痛、目赤肿痛、胁肋疼痛、足跗疼痛等痛证；②月经不调，乳痈；③瘰疬；④疟疾。

【操作】直刺0.3~0.5寸。

(17) 侠溪 荥穴

【定位】在足背,第4、5趾间,趾蹼缘后方赤白肉际处。

【主治】①惊悸;②头痛、眩晕、耳鸣、耳聋、颊肿、目赤肿痛等头面五官病证;③胁肋疼痛,膝股痛,足跗肿痛;④乳痈;⑤热病。

(18) 足窍阴 井穴

【定位】在足趾,第4趾末节外侧,趾甲根角侧后方0.1寸(指寸)(2011)。

【主治】①头痛、目赤肿痛、耳鸣、耳聋、咽喉肿痛等头面五官病证;②胸胁痛,足跗肿痛;③失眠,多梦;④热病。

【操作】浅刺0.1~0.2寸,或点刺出血。

第十八单元 足厥阴肝经、腧穴

☆ 重点提示

本单元主要掌握肝经的主治概要,太冲的主治病证。另外经脉的循行分布也应注意。

考点集合

1. 经脉循行 从大趾背毫毛部开始,向上沿着足背内侧,离内踝1寸,上行小腿内侧,离内踝8寸处交出足太阴脾经之后,上膝腘内侧,沿着大腿内侧,进入阴毛中,环绕阴部,至小腹,夹胃旁边,属于肝,络于胆,向上通过膈肌,分布胁肋部,沿气管之后,向上进入喉头部,连接目系,上行出于额部,与督脉交会于头顶。一条支脉从目系下向颊里,环绕唇内。另一支脉从肝分出,通过膈肌,向上流注于肺(2005,2006)。

2. 主治概要 本经腧穴主治肝、胆,妇科病,前阴病,以及经脉循行部位的其他病证。

3. 常用腧穴的定位和主治要点

(1) 大敦 井穴

【定位】在足趾,大趾末节外侧,趾甲根角侧后方0.1寸(指寸)。

【主治】①疝气,少腹痛;②遗尿、癃闭、五淋、尿血等泌尿系病证;③月经不调、崩漏、阴缩、阴中痛、阴挺等月经病及前阴病证;④癫痫,善寐。

【操作】浅刺0.1~0.2寸,或点刺出血。

(2) 行间 荥穴

【定位】在足背,第1、2趾间,趾蹼缘后方赤白肉际处。

【主治】①中风、癫痫、头痛、目眩、目赤肿痛、青盲、口喎等肝经风热病证;②月经不调、痛经、闭经、崩漏、带下等妇科经带病证;③阴中痛,疝气;④遗尿、癃闭、五淋等泌尿系病证;⑤胁痛、黄疸。

(3) 太冲 输穴;原穴

【定位】在足背,第1、2跖骨间,跖骨底结合部前方凹陷中,或触及动脉搏动。

【主治】①中风、癫狂痫、小儿惊风、头痛、眩晕、耳鸣、目赤肿痛、口喎、咽痛等肝经风热病证;②月经不调、痛经、经闭、崩漏、带下、难产等妇科病证;③黄疸、胁痛、腹胀、呕逆等肝胃病证;④癃闭,遗尿;⑤下肢痿痹,足跗肿痛(2006)。

【操作】直刺0.5~1寸。

(4) 蠡沟 络穴

【定位】在小腿内侧,内踝尖上5寸,胫骨内侧面的中央。

【主治】①月经不调、赤白带下、阴挺、阴痒等妇科病证;②小便不利,遗尿;③疝气,睾丸肿痛；④足胫疼痛。

【操作】平刺0.5~0.8寸。

（5）曲泉　合穴

【定位】在膝部，腘横纹内侧端，半腱肌肌腱内缘凹陷中。

【主治】①月经不调、痛经、带下、阴挺、阴痒、产后腹痛、腹中包块等妇科病证；②遗精、阳痿、疝气等男科病证；③小便不利；④膝髌肿痛，下肢痿痹。

【操作】直刺0.8~1寸。

（6）章门　脾之募穴；八会穴之脏会

【定位】在侧腹部，第11肋游离端的下际（2011）。

【主治】①腹痛、腹胀、肠鸣、腹泻、呕吐等胃肠病证；②胁痛、黄疸、痞块（肝脾肿大）等肝脾病证（2014）。

（7）期门　肝之募穴

【定位】在胸部，第6肋间隙，前正中线旁开4寸（2010）。

【主治】①胸胁胀痛、呕吐、吞酸、呃逆、腹胀、腹泻等肝胃病证；②奔豚气；③乳痈（2000，2014）。

【操作】斜刺0.5~0.8寸。

第十九单元　督脉、腧穴

重点提示

本单元重点熟悉腰阳关、大椎、水沟、印堂和百会的主治。督脉的循行分布了解即可。

考点集合

1. 经脉循行　督脉起于小腹内，下出会阴，后行于腰背正中，循脊柱上行，经项部至风府穴，进入脑内，再回出上至头项，沿头部正中线，经头顶、额部、鼻部、上唇，到唇系带处。

2. 主治概要　本经腧穴主治脏腑病、神志病、热病、头面五官病及经脉循行部位的其他病证。

3. 常用腧穴的定位和主治要点

（1）长强　络穴

【定位】在会阴区，尾骨下方，尾骨端与肛门连线的中点处。

【主治】①腹泻、痢疾、便血、便秘、痔疮、脱肛等肠腑病证；②癫狂痫；③腰痛，尾骶骨痛，脊强反折。

【操作】斜刺，针尖向上与骶骨平行刺入0.5~1寸，不宜直刺，以免伤及直肠。

（2）腰阳关

【定位】在脊柱区，第4腰椎棘突下凹陷中，后正中线上（2007）。

【主治】①腰骶疼痛，下肢痿痹；②月经不调、赤白带下等妇科病证；③遗精、阳痿等男科病证。

【操作】向上斜刺0.5~1寸。

（3）命门

【定位】在脊柱区，第2腰椎棘突下凹陷中，后正中线上（2010）。

【主治】①腰脊强痛，下肢痿痹；②月经不调、赤白带下、痛经、经闭、不孕等妇科病证；

③遗精、阳痿、精冷不育、小便频数等男性肾阳不足病证；④小腹冷痛，腹泻（2003，2016）。

【操作】向上斜刺0.5~1寸。

（4）至阳

【定位】在脊柱区，第7胸椎棘突下凹陷中，后正中线上。

【主治】①黄疸、胸胁胀满等肝胆病证；②胸胁支满，咳嗽，气喘；③腰背疼痛，脊强。

（5）身柱

【定位】在脊柱区，第3胸椎棘突下凹陷中，后正中线上。

【主治】①身热、头痛、咳嗽、气喘等外感病证；②癫狂、小儿风痫、惊厥、癫狂痫等神志病证；③腰脊强痛；④疔疮发背（2016）。

【操作】向上斜刺0.5~1寸。

（6）大椎

【定位】在脊柱区，第7颈椎棘突下凹陷中，后正中线上。

【主治】①热病、疟疾、恶寒发热、咳嗽、气喘等外感病证；②骨蒸潮热；③癫狂痫证、小儿惊风等神志病证；④项强，脊痛；⑤风疹，痤疮。

（7）哑门

【定位】在颈后区，第2颈椎棘突上际凹陷中，后正中线上。

【主治】①暴喑，舌强不语；②癫狂病、癔症等神志病证；③头痛，颈项强痛。

【操作】伏案正坐位，头微前倾，项肌放松，向下颌方向缓慢刺入0.5~1寸。不可向上斜刺或深刺，以免刺入枕骨大孔，伤及延髓。

（8）风府

【定位】在颈后区，枕外隆凸直下，两侧斜方肌之间凹陷中。

【主治】①中风、癫狂痫、癔症等内风为患的神志病证；②眩晕，头痛，颈项强痛；咽喉肿痛、失音、目痛、鼻衄等内、外风为患病证。

（9）百会

【定位】在头部，前发际正中直上5寸。

【主治】①痴呆、中风、失语、瘛疭、失眠、健忘、癫狂痫证、癔症等；②头风、头痛、眩晕、耳鸣等头面病证；③脱肛、阴挺、胃下垂、肾下垂等气失固摄而致的下陷性病证（2006）。

【操作】平刺0.5~0.8寸，升阳固脱多用灸法。

（10）上星

【定位】在头部，前发际正中直上1寸（2015）。

【主治】①头痛、眩晕、目痛、鼻渊、鼻衄等头面部病证；②热病，疟疾；③癫狂。

【操作】平刺0.5~0.8寸。

（11）素髎

【定位】在面部，鼻尖的正中央（2015）。

【主治】①昏迷、惊厥、新生儿窒息休克、呼吸衰竭等急危重症；②鼻塞、流涕、鼻渊、鼻衄等鼻病。

（12）水沟

【定位】在面部，人中沟的上1/3与中1/3交点处。

【主治】①昏迷、晕厥、中风、中暑、休克、呼吸衰竭等急危重症，为急救要穴之一；②癔症、癫狂痫、急慢惊风等神志病证；③鼻塞、鼻衄、面肿、口㖞、齿痛、牙关紧闭等面鼻口部病证；④闪挫腰痛；⑤风水面肿（2003）。

【操作】向上斜刺0.3~0.5寸，强刺激；或指甲按掐。

(13) 印堂

【定位】在头部，两眉毛内侧端中间的凹陷中。

【主治】①痴呆、痫证、失眠、健忘等神志病证；②头痛，眩晕；③鼻衄，鼻渊；④小儿惊风，产后血晕，子痫。

【操作】平刺0.3～0.5寸，或三棱针点刺出血。

第二十单元　任脉、腧穴

重点提示

本单元穴位均为临床常用穴，所以在考试中也较容易出现。在复习时应对每个穴位的定位及典型的主治病证熟悉掌握。另外需要注意神阙、廉泉、承浆在中风治疗上的运用。

考点集合

1. 经脉循行　起于小腹内，下出会阴部，向上行于阴毛部，沿着腹内，向上经过关元等穴，到达咽喉部，再上行环绕口唇，经过面部，进入目眶下。

2. 主治概要　本经腧穴主治脏腑病、妇科病、男科病及前阴病、神志病、虚证及经脉循行部位的其他病证（2019）。

3. 常用腧穴的定位和主治要点

(1) 中极　膀胱之募穴

【定位】在下腹部，脐中下4寸，前正中线上。

【主治】①遗尿、小便不利、癃闭等泌尿系病证；②遗精、阳痿、不育等男科病证；③月经不调、崩漏、阴挺、阴痒、不孕、产后恶露不止、带下等妇科病证。

【操作】直刺1～1.5寸，应在排尿后针刺，以免伤及深部膀胱。孕妇慎用。

(2) 关元　小肠之募穴

【定位】在下腹部，脐中下3寸，前正中线上（2013）。

【主治】①中风脱证、虚劳冷惫、羸瘦无力等元气虚损病证；②腹泻、痢疾、脱肛、便血等肠腑病证；③五淋、尿血、尿闭、尿频等泌尿系病证；④遗精、阳痿、早泄、白浊等男科病；⑤月经不调、痛经、经闭、崩漏、带下、阴挺、恶露不尽、胞衣不下等妇科病证；⑥保健灸常用穴（2003）。

【操作】直刺1～1.5寸，应在排尿后针刺，以免伤及深部膀胱。孕妇慎用。

(3) 气海　肓之原

【定位】在下腹部，脐中下1.5寸，前正中线上。

【主治】①虚脱、形体羸瘦、脏气衰惫、乏力等气虚病证；②水谷不化、绕脐疼痛、腹泻、痢疾、便秘等肠腑病证；③小便不利、遗尿等泌尿系病证；④遗精、阳痿、疝气；⑤月经不调、痛经、经闭、崩漏、带下、阴挺、产后恶露不止、胞衣不下等妇科病证；⑥保健灸常用穴。

【操作】直刺1～1.5寸，孕妇慎用。

(4) 神阙

【定位】在脐区，脐中央。

【主治】①虚脱、中风脱证等元阳暴脱；②腹痛、腹胀、腹泻、痢疾、便秘、脱肛、水肿等脾肾虚损所致病证；③水肿，小便不利；④保健灸常用穴（2003）。

(5) 下脘

【定位】在上腹部，脐中上2寸，前正中线上（2011）。

【主治】①腹痛、腹胀、腹泻、呕吐、完谷不化、小儿疳积等脾胃病证；②痞块。

【操作】直刺1~1.5寸。

(6) 建里

【定位】在上腹部，脐中上3寸，前正中线上。

【主治】①胃痛、呕吐、食欲不振、腹胀、腹痛等脾胃病证；②水肿。

(7) 中脘　胃之募穴；八会穴之腑会

【定位】在上腹部，脐中上4寸，前正中线上。

【主治】①胃痛、腹胀、纳呆、呕吐、吞酸、呃逆、小儿疳疾等脾胃病证；②黄疸；③癫狂痫、脏躁、失眠等神志病；④哮喘。

【操作】直刺1~1.5寸。

(8) 上脘

【定位】在上腹部，脐中上5寸，前正中线上。

【主治】①胃痛、呕吐、吞酸、腹胀等脾腑病证；②癫痫、不寐等神志病；③黄疸。

(9) 膻中　心包之募穴；八会穴之气会

【定位】在胸部，横平第4肋间隙，前正中线上。

【主治】①咳嗽、气喘、胸闷、心痛、噎膈、呃逆等胸中气机不畅的病证；②产后乳少、乳痈、乳癖等胸乳病证（2000）。

(10) 天突

【定位】在颈前区，胸骨上窝正中央，前正中线上。

【主治】①咳嗽、哮喘、胸痛、咽喉肿痛、暴喑等肺系病证；②瘿气、梅核气、噎膈等气机不畅病证。

【操作】先直刺0.2寸，然后将针尖转向下方，紧靠胸骨后方、气管前缘缓慢刺入1~1.5寸。必须严格掌握针刺的角度和深度，以防刺伤肺和有关动、静脉。

(11) 廉泉

【定位】在颈前区，喉结上方，舌骨上缘凹陷中，前正中线上。

【主治】中风失语、暴喑、吞咽困难、舌缓流涎、舌下肿痛、口舌生疮、喉痹等咽喉口舌病证。

(12) 承浆

【定位】在面部，颏唇沟的正中凹陷处。

【主治】①口㖞、齿龈肿痛、流涎、面肿等口面部病证；②暴喑；③癫痫。

【操作】斜刺0.3~0.5寸。

第二十一单元　奇　穴

重点提示

经外奇穴是针灸学常考的内容，对于几个重点穴位，如四神聪、十宣、四缝、膝眼的定位、主治及特点都应掌握。其余穴位通读了解即可。

---考点集合---

常用奇穴的定位（2014）和主治要点

(1) 四神聪

【定位】在头部,百会前后左右各旁开1寸,共4穴。

【主治】①头痛,眩晕;②失眠、健忘、癫痫等神志病证;③目疾(2007)。

【操作】平刺0.5~0.8寸。

(2) 太阳

【定位】在头部,当眉梢与目外眦之间,向后约一横指的凹陷处。

【主治】①头痛;②目疾;③面瘫,面痛。

(3) 金津

【定位】在口腔内,舌下系带的静脉上。左侧为金津,右侧为玉液。

【主治】①口疮,舌强,舌肿,失语;②呕吐,消渴。

【操作】点刺出血。

(4) 牵正

【定位】在面颊部,耳垂前0.5~1寸处(2014)。

【主治】①口㖞,口疮;②牙痛。

(5) 安眠

【定位】在项部,当翳风穴与风池穴连线的中点处。

【主治】①失眠,头痛,眩晕;②心悸;③癫狂。

【操作】直刺0.5~1寸。

(6) 三角灸

【定位】在下腹部,以患者两口角之间的长度为一边,作等边三角形,将顶角置于患者脐心,底边呈水平线,两底角处取穴。

【主治】①疝气,奔豚,腹痛;②不孕症。

(7) 定喘

【定位】在脊柱区,横平第7颈椎棘突下,后正中线旁开0.5寸。

【主治】①哮喘,咳嗽;②落枕,肩背痛,上肢疾患。

(8) 夹脊

【定位】在脊柱区,第1胸椎至第5腰椎棘突下两侧,后正中线旁开0.5寸,一侧17穴。

【主治】上胸部的穴位治疗心肺、上肢疾病;下胸部的穴位治疗胃肠疾病;腰部的穴位治疗腰腹及下肢疾病。

【操作】直刺0.5~1寸,或梅花针叩刺。

(9) 胃脘下俞

【定位】在脊柱区,横平第8胸椎棘突下,后正中线旁开1.5寸。

【主治】①消渴;②胃痛,腹痛,胸胁痛。

(10) 腰眼

【定位】在腰区,横平第4腰椎棘突下,后正中线旁开约3.5寸凹陷中。

【主治】①腰痛;②月经不调,带下;③虚劳。

【操作】直刺0.5~1寸。

(11) 腰痛点

【定位】在手背,第2、3掌骨及第4、5掌骨之间,腕背侧横纹远端与掌指关节中点处,一手2穴。

【主治】急性腰扭伤。

(12) 八邪

【定位】在手背,第1~5指间,指蹼缘后方赤白肉际处,左右共8穴。

【主治】①手背肿痛，手指麻木；②烦热，目痛；③毒蛇咬伤（2015）。

（13）四缝

【定位】在手指，第2～5指掌面的近侧指间关节横纹的中央，一手4穴。

【主治】①小儿疳积；②百日咳（2000，2006）。

【操作】直刺0.1～0.2寸，点刺出血或挤出少许黄白色透明黏液。

（14）十宣

【定位】在手指，十指尖端，距指甲游离缘0.1寸（指寸），左右共10穴（2013）。

【主治】①昏迷；②癫痫；③高热，咽喉肿痛；④手指麻木（2002，2005）。

（15）外劳宫

【定位】在手背，第2、3掌骨间，掌指关节后0.5寸（指寸）凹陷中（2000，2014）。

【主治】①落枕，手臂肿痛；②脐风。

【操作】直刺0.5～0.8寸。

（16）膝眼

【定位】屈膝，在髌韧带两侧凹陷处，在内侧的称为内膝眼，在外侧的称为外膝眼。

【主治】①膝痛，腿痛；②脚气。

（17）胆囊

【定位】在小腿外侧，腓骨小头直下2寸。

【主治】①急、慢性胆囊炎，胆石症，胆道蛔虫症等胆腑病证；②下肢痿痹。

【操作】直刺1～1.5寸。

（18）阑尾

【定位】在小腿前侧上部，当犊鼻下5寸，胫骨前缘旁开一横指。

【主治】①急、慢性阑尾炎；②消化不良；③下肢痿痹。

（19）八风

【定位】在足背，第1～5趾间，趾蹼缘后方赤白肉际处，左右共8穴。

【主治】①足跗肿痛，趾痛；②毒蛇咬伤；③脚气。

第二十二单元 毫针刺法

重点提示

本单元考点较少，主要熟悉针刺补泻的方法及其内容，了解几种进针方法和针刺角度以及针刺的异常处理。

考点集合

一、针刺准备

1. 消毒

（1）针具消毒

①高压蒸汽灭菌法：将毫针等针具用布包好，放在密闭的高压蒸汽锅内灭菌。在98～147kPa的压强、115～123℃的高温下保持30分钟以上，才可达到灭菌要求。②药液浸泡消毒法：将针具放在75%乙醇内浸泡30～60分钟，取出擦干后使用。也可置于器械消毒液内浸泡。直接和毫针接触的针盘、针管、针盒、镊子等，可用戊二醛溶液浸泡10～20min。③煮沸消毒法：将毫针等器具用纱布包扎后，放在盛有清水的容器内，加温煮沸。一般在水沸后再煮15～

20分钟，可达到消毒目的。

（2）医生手指消毒：医生的手，在施术前要用肥皂水洗刷干净，或用酒精棉球涂擦后，才能持针操作。

（3）施针部位消毒：在病人需要针刺的穴位皮肤上用75%乙醇棉球擦拭，应从中心点向外绕圈擦拭。或先用2%碘酊涂擦，稍干后再用75%乙醇涂擦脱碘。

（4）治疗室内消毒：包括治疗台上的床垫、枕巾、毛毯、垫席等，要按时换洗、晾晒。治疗室也应定期消毒净化，保持空气流通，环境卫生洁净。

2. 体位

（1）仰卧位：适宜于取头、面、胸、腹部腧穴和上、下肢部分腧穴（2000）。

（2）侧卧位：适宜于取身体侧面少阳经腧穴和上、下肢的部分腧穴。

（3）俯卧位：适宜于取头、项、脊背、腰底部腧穴和下肢背侧及上肢部分腧穴。

（4）仰靠坐位：适宜于取前头、颜面和颈前等部位的腧穴。

（5）俯伏坐位：适宜于取后头和项、背部的腧穴。

（6）侧伏坐位：适宜于取头部的一侧、面颊及耳前后部位的腧穴。

二、进针方法

1. 指切进针法　又称爪切进针法，用押手拇指或食指端切按在腧穴位置的旁边，刺手持针，紧靠左手指甲面将针刺入腧穴。此法适宜于短针的进针。

2. 夹持进针法　又称骈指进针法，即用押手拇、食二指持捏消毒干棉球，夹住针身下端，将针尖固定在所刺腧穴的皮肤表面位置，刺手捻动针柄，将针刺入腧穴。此法适用于长针的进针（2019）。

3. 舒张进针法　用押手拇、食二指将所刺腧穴部位的皮肤向两侧撑开，使皮肤绷紧，刺手持针，使针从押手拇、食二指的中间刺入。此法主要用于皮肤松弛部位的腧穴（2014）。

4. 提捏进针法　用押手拇、食二指将针刺腧穴部位的皮肤捏起，刺手持针，从捏起的上端将针刺入。此法主要用于皮肉浅薄部位的腧穴进针，如印堂穴等。（2005，2011）

三、针刺的方向、角度和深度

1. 方向

（1）依经脉循行定方向：根据治疗需要使用的针刺补泻手法，采用顺经脉而刺的补法，或逆经脉而刺的泻法。如"迎随补泻"手法，补法针尖须与经脉循行的方向一致；泻法针尖则与经脉循行的方向相反。

（2）依腧穴位置定方向：根据腧穴的局部解剖，针刺某些穴位时，必须朝向某一特定方向进针。如哑门穴，针尖应朝下颌方向缓慢刺入；廉泉穴，针尖应朝向舌根方向缓慢刺入；背部膀胱经第1侧线腧穴，针尖一般朝向脊柱方向等。

（3）依病性、病位定方向：根据病位的深浅、病性的虚实，选择针尖朝向阳经刺或朝向阴经刺。另外，为使针感达到病变所在的部位，即达到"气至病所"的目的，针尖应朝向病所。

2. 角度

（1）直刺：针身与皮肤表面成90°左右垂直刺入。此法适用于人体大部分腧穴。

（2）斜刺：针身与皮肤表面成45°左右倾斜刺入（2014）。此法适用于肌肉较浅薄处或内有重要脏器或不宜于直刺、深刺的腧穴。

（3）平刺：即横刺、沿皮刺，针身与皮肤表面成15°左右沿皮刺入。此法适用于皮薄肉少部位的腧穴，如头部的腧穴等。

3. 深度　一般而言，身体瘦弱者，宜浅刺；身强体肥者，宜深刺。年老体弱及小儿娇嫩之体，宜浅刺；中青年身强体壮者，宜深刺。阳证、新病宜浅刺；阴证、久病宜深刺。头面和胸背及皮薄肉少处的腧穴，宜浅刺；四肢、臀、腹及肌肉丰满处的腧穴，宜深刺。

四、行针手法

基本手法

（1）提插法：将针刺入腧穴的一定深度后，使针在穴内进行上、下进退的操作方法。使针从浅层向下刺入深层为插；由深层向上退到浅层为提。

（2）捻转法：将针刺入腧穴的一定深度后，以右手拇指和中、食二指持住针柄，进行一前一后地来回旋转捻动的操作方法。

五、得气

得气，古称"气至"，近称"针感"，是指毫针刺入腧穴一定深度后，施以提插或捻转等行针手法，使针刺部位获得"经气"感应，谓之得气。

六、针刺补泻

1. 捻转补泻　针下得气后，捻转角度小，用力轻，频率慢，操作时间短者，结合拇指向前、食指向后者为补法（2000，2019）；捻转角度大，用力重，频率快，操作时间长，结合拇指向后、食指向前者为泻法。

2. 疾徐补泻　进针时徐徐刺入，少捻转，疾速出针者为补法；进针时疾速刺入，多捻转，徐徐出针者为泻法。

3. 提插补泻　针下得气后，先浅后深，重插轻提，提插幅度小，频率慢，操作时间短者为补法（2004，2005）；先深后浅，轻插重提，提插幅度大，频率快，操作时间长者为泻法。

4. 迎随补泻　进针时针尖随着经脉循行去的方向刺入为补法；针尖迎着经脉循行来的方向刺入为泻法。

5. 呼吸补泻　病人呼气时进针，吸气时出针为补法；吸气时进针，呼气时出针为泻法（2014）。

6. 开阖补泻　出针后迅速揉按针孔为补法；出针时摇大针孔而不立即揉按为泻法。

7. 平补平泻　进针得气后均匀地提插、捻转后即可出针。

七、针刺异常情况

1. 晕针

（1）表现：患者突然精神疲倦、头晕目眩，面色苍白，恶心欲吐，多汗、心慌、四肢发冷，血压下降，脉象沉细，或神志昏迷，仆倒在地，唇甲青紫，二便失禁，脉微细欲绝（2011）。

（2）处理：立即停止针刺，将针全部取出。使患者平卧，注意保暖，轻者仰卧，给饮温开水或糖水。重者在上述处理基础上，可刺人中、素髎、内关、足三里，灸百会、关元、气海等穴，即可恢复。若仍不省人事，呼吸细微，脉细弱者，可考虑配合其他治疗或采用急救措施。

（3）预防：如初次接受针刺治疗或精神过度紧张，身体虚弱者，应先做好解释，消除对针刺的顾虑，同时选择舒适持久的体位，最好采用卧位，选穴宜少，手法要轻。若饥饿、疲劳、大渴时，应令进食、休息、饮水后再予针刺，医者在针刺治疗过程中，要精神专一，随时注意观察病人的神色，询问病人的感觉，一旦有不适等晕针先兆，可及早采取处理措施，防患于未然。

2. 滞针

（1）表现：针在体内，捻转不动，提插、出针均感困难，若勉强捻转、提插时，则病人痛不可忍。

（2）处理：若病人精神紧张，局部肌肉过度收缩时，可稍延长留针时间，或于滞针腧穴附近，进行循按或用叩弹针柄，或在附近再刺一针，以宣散气血，而缓解肌肉的紧张。若行针不当，或单向捻针而致者，可向相反方向将针捻回，并用刮柄、弹柄法，使缠绕的肌纤维回释，即可消除滞针。

（3）预防：对精神紧张者，应先做好解释工作，消除患者不必要的顾虑。注意行针的操作手法和避免单向捻转，若用搓法时，应注意与提插法的配合，则可避免肌纤维缠绕针身而防止滞针的发生。

3. 血肿

（1）表现：出针后，针刺部位肿胀疼痛，继则皮肤呈现青紫色。

（2）处理：若微量的皮下出血而局部小块青紫时，一般不必处理，可以自行消退。若局部肿胀疼痛较剧，青紫面积大而且影响到活动功能时，可先做冷敷止血后，再做热敷或在局部轻轻揉按，以促使局部瘀血消散吸收（2019）。

（3）预防：仔细检查针具，熟悉人体解剖部位，避开血管针刺，出针时立即用消毒干棉球揉按压迫针孔。

4. 断针

（1）表现：行针时或出针后发现针身折断，其断端部分针身尚露于皮肤外，或断端全部没入皮肤之下。

（2）处理：嘱患者切勿更动原有体位，以防断针向肌肉深部陷入。若残端部分针身显露于体外时，可用手指或镊子将针起出。若断端与皮肤相平或稍凹陷于体内者，可用左手拇、食二指垂直向下挤压针孔两旁，使断针暴露体外，右手持镊子将针取出。若断针完全深入皮下或肌肉深层时，应在X线下定位，手术取出。

5. 弯针

（1）表现：针柄改变了进针或刺入留针时的方向和角度，提插、捻转及出针均感困难，而患者感到疼痛。

（2）处理：出现弯针后，即不得再行提插、捻转等手法。如针柄轻微弯曲，应慢慢将针起出。若弯曲角度过大时，应顺着弯曲方向将针起出。若由患者移动体位所致，应使患者慢慢恢复原来体位，局部肌肉放松后，再将针缓缓起出，切忌强行拔针以免将针体折断在体内。

6. 刺伤内脏

（1）表现：刺伤内脏主要症状是疼痛和出血。刺伤肝、脾时，可引起内出血，患者可感到肝区或脾区疼痛，有的可向背部放射。如出血不止，腹腔内积血过多，会出现腹痛、腹肌紧张，并有压痛及反跳痛等急腹症症状。刺伤心脏时，轻者可出现剧烈的刺痛；重者有剧烈的撕裂痛，引起心外射血，立即导致休克、死亡。刺伤肾脏时，可出现腰痛，肾区叩击痛，呈血尿，严重时血压下降、休克。刺伤胆囊、膀胱、胃、肠等空腔脏器时，可引起局部疼痛、腹膜刺激征或急腹症症状。

（2）处理：伤轻者，卧床休息后一般即可自愈。如果损伤严重或出血明显者，应密切观察，注意病情变化，特别是要定时检测血压。若损伤严重，出血较多，对于休克、腹膜刺激征，应立即采取相应措施，必须迅速进行输血等急救或外科手术治疗。

7. 刺伤脑与脊髓

（1）表现：如误伤延髓时，可出现头痛、恶心、呕吐、抽搐、呼吸困难、休克和神志昏迷等。如刺伤脊髓，可出现触电样感觉向肢端放射，引起暂时性瘫痪，有时可危及生命。

(2) 处理：应立即出针。轻者，安静休息，经过一段时间可自行恢复；重则应配合有关科室如神经外科，进行及时的抢救。

8. 外周神经损伤

(1) 表现：刺中神经干或神经根时，会出现触电样针感。当神经受损后，多出现麻木、灼痛等症状，甚至出现神经分布区域及所支配脏器的功能障碍或末梢神经炎等症状。

(2) 处理：一旦出现神经损伤症状，勿继续提插捻转，应缓慢出针。可应用 B 族维生素类药物治疗。严重者可在相应经络腧穴上用 B 族维生素类药物穴位注射，或根据病情需要应用激素冲击疗法以对症治疗。

八、针刺注意事项

1. 颈项部、眼区、胸背等部位腧穴的针刺注意事项　要注意掌握一定的角度，不宜大幅度的提插、捻转和长时间的留针，以免伤及重要组织器官，产生严重的不良后果；对胸、胁、腰、背脏腑所内居之处的腧穴，不宜直刺、深刺。肝、脾大，肺气肿患者更应注意。

2. 妊娠妇女针刺时的注意事项　妇女怀孕 3 个月者，不宜针刺小腹部的腧穴。若怀孕 3 个月以上者，腹部、腰骶部腧穴也不宜针刺。至于三阴交、合谷、昆仑、至阴等一些通经活血的腧穴，在怀孕期亦应予禁刺。如妇女行经时，若非为了调经，亦不应针刺。

3. 特殊生理状态的针刺注意事项　过于饥饿、疲劳，精神过于紧张者不宜立即进行针刺；年老体弱、针刺耐受程度差、初次针刺者，应使用卧位针刺，且不宜强刺激；妇女行经时，三阴交、合谷、昆仑、至阴等一些通经活血的腧穴应慎刺。

4. 不宜针刺的疾病　常有自发性出血或损伤后出血不止的患者，不宜针刺；皮肤有感染、溃疡、瘢痕或肿瘤的部位，不宜针刺。

第二十三单元　灸　　法

重点提示

本单元主要掌握灸法的作用和灸法的种类、适应范围。

=== 考 点 集 合 ===

一、灸法的作用

(1) 温经散寒。

(2) 扶阳固脱。

(3) 消瘀散结。

(4) 防病保健。

(5) 引热外行。

二、灸法的种类

1. 艾炷灸　将纯净的艾绒放在平板上，用手指搓捏成圆锥形状，称为艾炷。每燃烧一个艾炷称为一壮。艾炷灸分为直接灸和间接灸两类。

(1) 直接灸：将艾炷直接放在皮肤上施灸称直接灸。分为瘢痕灸和无瘢痕灸。

(2) 间接灸（2014，2015）：艾炷不直接放皮肤上，而用药物隔开放在皮肤上施灸。分为隔姜灸、隔蒜灸、隔盐灸、隔附子饼灸。①隔姜灸：有温胃止呕、散寒止痛的作用，用于因寒而致的呕吐、腹痛以及风寒痹痛等病证（2019）。②隔蒜灸：有清热解毒、杀虫等作用，用于治疗瘰疬、肺痨及肿疡初起等病证。③隔盐灸：有回阳、救逆、固脱的作用，用于治疗伤寒阴证或吐泻并作、中风脱证等病证。④隔附子饼灸：有温补肾阳的作用，用于治疗命门火衰而致的阳痿、早泄或疮疡久溃不敛等病证。

2. 艾条灸
(1) 悬起灸：温和灸；雀啄灸；回旋灸。
(2) 实按灸：太乙针灸；雷火针灸（2019）。
3. 温针灸。

三、灸法的注意事项

1. 灸炷的施灸量，常以艾炷的大小和灸壮的多少为标准。一般情况，凡初病、体质强壮的艾炷宜大，壮数宜多；久病、体质虚弱的艾炷宜小，壮数宜少。在头面胸部施灸不宜大炷多灸；在腰腹部施灸可大炷多壮。
2. 临床上凡属阴虚阳亢、邪实内闭及热毒炽盛等病证，应慎用灸法。
3. 对颜面五官、阴部、有大血管分布等部位不宜选用瘢痕灸，对于妊娠期妇女的腹部及腰骶部不宜施灸。
4. 一般空腹、过饱、极度疲劳和对灸法恐惧者，应慎施灸。

第二十四单元 拔 罐 法

重点提示

本单元考点较少，主要熟悉拔罐的方法和适应证，通读了解即可，内容相对简单。

考点集合

一、拔罐的方法

常用的拔罐法有：留罐法、走罐法、闪罐法、刺血拔罐法、留针拔罐法。

二、拔罐的作用和适应范围

拔罐法有温经通络、祛湿逐寒、行气活血及消肿止痛作用。临床多用于以下几个方面：风寒湿痹、腰背肩臂腿痛、关节痛、软组织闪挫扭伤、伤风感冒、头痛、咳嗽、哮喘、胃脘痛、呕吐、腹痛、痛经、中风偏枯、瘀血痹阻等。

刺血拔罐适于急性扭伤有瘀血者，疮疡和部分皮肤病如丹毒、神经性皮炎等（2006）。

第二十五单元 头针、耳针

重点提示

本单元内容考试涉及较少，通读了解即可。

考点集合

一、头针

为了准确地掌握刺激区的定位,首先要确定以下两条规定线。
1. 前后正中线　是从两眉间至枕外粗隆下缘的头部正中连线。
2. 眉枕线　是从眉上缘中点至枕外粗隆尖端的头侧面连线。

二、耳针

1. 临床选穴原则及注意事项
(1) 选穴处方原则
①根据病变部位选穴:如胃痛选胃穴等。
②根据中医理论选穴:如皮肤病选肺穴是根据"肺主皮毛"的理论等。
③根据现代医学知识选穴:如月经不调选内分泌穴等。
④根据临床经验选穴:如高血压用高血压点等。
以上方法可单独使用,亦可两种或两种以上方法配合使用,力求少而精,一般每次应用2~3穴,多用同侧,亦可取对侧或双侧。
(2) 注意事项
①严格消毒,预防感染。
②有习惯性流产史的孕妇禁用。对年老体弱的高血压、动脉硬化病人,针刺前后应适当休息。
③耳针亦可发生晕针,需注意预防处理。
④对扭伤及肢体活动障碍的病人,进针后待耳郭充血发热后,宜嘱其适当活动患部,或在患部按摩、加灸等,可增加疗效。

第二十六单元　治疗总论

重点提示

本单元为重要单元,要熟悉每个知识点,如特定穴的临床运用和几种配穴方法、取穴原则(如本经取穴和异经取穴)都应熟悉。本单元考查内容较基础,要理解记忆。

考点集合

一、针灸治疗原则

1. 补虚泻实　虚则补之,陷下则灸之;实则泻之,菀陈则除之;不盛不虚以经取之(2019)。
2. 清热温寒　热则疾之,寒则留之。
3. 治病求本　急则治标,缓则治本,标本同治。
4. 三因制宜　因时、因地、因人制宜。

二、针灸治疗作用

1. 疏通经络　针灸可使瘀阻的经络通畅而发挥其正常的生理功能。主要是选择相应的腧穴和针刺方法,使经络通畅,促进气血运行正常,从而达到治疗疾病的目的。

2. 调和阴阳 针灸可使机体从阴阳的失衡状态向平衡状态转化。主要是通过针刺补泻手法和经穴配伍来完成。

3. 扶正祛邪 针灸可以辅助机体正气及祛除病邪，是通过补虚泻实来实现的。

三、针灸处方

1. 选穴原则

（1）近部选穴（2014）：就是在病变局部或距离比较接近的范围选取穴位的方法，是腧穴局部治疗作用的体现。

（2）远部选穴：就是在病变部位所属和相关的经络上，距病位较远的部位选穴的方法，是"经络所过，主治所及"治疗规律的体现。

（3）辨证选穴：就是根据疾病的证候特点，分析病因病机而辨证选取穴位的方法。

（4）对症选穴：是针对疾病的个别突出的症状而选取穴位。

2. 配穴方法（2016）

（1）按经脉配穴法：①本经配穴法。②表里经配穴法。③同名经配穴法。

（2）按部位配穴法：①远近配穴法。②上下配穴法。③前后配穴法。④左右配穴法。

第二十七单元 内科病证的针灸治疗

☆ 重点提示

本单元为针灸学考试的重点内容，所占分值比例较高。其中中风、眩晕、不寐、泄泻、郁证等应作为复习重点。本单元是建立在其他各个经脉基础之上的，考查题型基本以A2型题出现，所以要求考生着重掌握各个病证的主症及治则，在此基础上，灵活运用各个经脉的主穴配穴来解答本单元的考题，基础要扎实。

考点集合

1. 头痛

【主症】外感头痛：头痛较急，痛无休止，外感表证明显。内伤头痛：头痛反复发作，时轻时重，常伴头晕，遇劳或情志刺激而发作、加重。

【治法】调和气血，通络止痛。

【主穴】百会、太阳、风池、阿是穴、合谷。

【配穴】太阳头痛配天柱、后溪、昆仑（2015）；阳明头痛配印堂、内庭；少阳头痛配率谷、外关、足临泣；厥阴头痛配四神聪、太冲、内关。风寒头痛配风门、列缺；风热头痛配曲池、大椎；风湿头痛配头维、阴陵泉；肝阳上亢头痛配太溪、太冲；痰浊头痛配中脘、丰隆；瘀血头痛配血海、膈俞（2013）；血虚头痛配脾俞、足三里（2011）。

附：偏头痛

【主症】头痛多为一侧，常局限于额部、颞部和枕部，疼痛开始时为剧烈的搏动性疼痛，后转为持续性钝痛。

【治法】疏泄肝胆，通经止痛。取手足少阳、足厥阴经穴以及局部穴为主（2011）。

【主穴】率谷、阿是穴、风池、外关、足临泣、太冲。

【配穴】肝阳上亢配百会、行间；痰湿偏盛配中脘、丰隆；瘀血阻络配血海、膈俞。

2. 面痛

【主症】面部突然发作疼痛，呈闪电样、刀割样、针刺样、电灼样剧烈疼痛，痛时可引起面部肌肉抽搐，多伴有面部潮红、流泪、流涎、流涕等。疼痛以面颊、上下颌和舌部最明显，轻触鼻翼、颊部和舌可以诱发，称为扳机点。根据疼痛部位进行经络辨证：眼部痛为三叉神经第1支即眼支痛，主要属足太阳经病证；上颌部痛为三叉神经第2支即上颌支痛，下颌部痛为三叉神经第3支即下颌支痛，上颌、下颌部痛主要属手、足阳明和手太阳经病证。

【治法】疏通经络，祛风止痛。取手足阳明和足太阳经穴为主（2011）。

【主穴】攒竹、四白、下关、地仓、合谷、太冲、内庭。

【配穴】眼部疼痛配丝竹空、阳白、外关；上颌支痛配颧髎、迎香；下颌支痛配承浆、颊车、翳风。外感风寒配风池、列缺；外感风热配曲池、外关；气血瘀滞配内关、三阴交；肝胃郁热配行间、内庭；阴虚阳亢配风池、太溪（2015）。

3. 腰痛

【主症】根据疼痛部位进行经络辨证：疼痛在腰脊中部者为督脉病证，疼痛在腰脊两侧者为足太阳经证。

【治法】通经止痛。取局部阿是穴及足太阳经穴为主（2015）。

【主穴】大肠俞、阿是穴、委中。

【配穴】督脉病证配后溪；足太阳经证配申脉；腰椎病变配腰夹脊。寒湿腰痛配命门、腰阳关（2011）；瘀血腰痛配膈俞、次髎；肾虚腰痛配肾俞、太溪。

4. 痹证

【主症】关节肌肉疼痛，屈伸不利。

【治法】通络止痛。以局部穴位为主，配合循经取穴及辨证选穴。

【主穴】阿是穴、局部经穴。

【配穴】行痹配膈俞、血海；痛痹配肾俞、关元；着痹配阴陵泉、足三里；热痹配大椎、曲池。另可根据疼痛的部位循经配穴。

5. 坐骨神经痛

【主症】腰或臀、大腿后侧、小腿后外侧及足外侧的放射样、电击样、烧灼样疼痛。腰部病变使神经根受压迫或刺激引起者为根性坐骨神经痛；坐骨神经干受压迫或刺激引起者为干性坐骨神经痛。

【治法】通经止痛。循经取足太阳、足少阳经穴为主（2015）。

【主穴】足太阳经证：腰夹脊、秩边、委中、承山、昆仑（2014，2016）。足少阳经证：腰夹脊、环跳、阳陵泉、悬钟、丘墟（2013）。

【配穴】寒湿证配命门、腰阳关；瘀血阻络证配血海、阿是穴；气血不足证配足三里、三阴交。

6. 中风

(1) 中经络

【主症】意识清楚，半身不遂，口角㖞斜，语言不利。

【治法】疏通经络，醒脑调神。取督脉、手厥阴及足太阴经穴为主。

【主穴】水沟、内关、三阴交、极泉、尺泽、委中（2011，2013）。

【配穴】肝阳暴亢配太冲、太溪；风痰阻络配丰隆、合谷；痰热腑实配曲池、内庭、丰隆；气虚血瘀配气海、血海、足三里；阴虚风动配太溪、风池。上肢不遂配肩髃、曲池、手三里、合谷；下肢不遂配环跳、足三里、风市、阳陵泉、悬钟、太冲。病侧肢体屈曲拘挛者，肘部配曲泽、腕部配大陵、膝部配曲泉、踝部配太溪；足内翻配丘墟透照海；足外翻配太溪、中封；足下垂配解溪。口角㖞斜配地仓、颊车、合谷、太冲；语言謇涩配廉泉、通里、哑门；吞咽困难配廉泉、金津、玉液（2011）。

（2）中脏腑

【主症】突然昏仆，不省人事，或神志恍惚、嗜睡，兼见半身不遂，口角㖞斜。若见神昏，牙关紧闭，口噤不开，两手握固，肢体强痉，大小便闭者为闭证；昏聩无知，目合口开，四肢瘫软，手撒肢冷，汗多，二便自遗，脉微细欲绝者为脱证。

【治法】闭证：平肝息风，醒脑开窍。取督脉、手厥阴经穴和十二井穴为主（2014）。脱证：回阳固脱。以任脉经穴为主。

【主穴】①闭证：水沟、十二井穴、太冲、丰隆、劳宫。②脱证：关元、神阙（2011，2019）。

7. 眩晕

【主症】头晕目眩、视物旋转。轻者如坐车船，飘摇不定，闭目少顷即可复常；重者两眼昏花缭乱，视物不明，旋摇不止，难以站立，昏昏欲倒，甚则跌仆。

（1）实证

【治法】平肝潜阳，化痰定眩。取足少阳、足厥阴经穴及督脉穴为主。

【主穴】百会、风池、太冲、内关。

【配穴】肝阳上亢配行间、侠溪、太溪；痰湿中阻配头维、中脘、丰隆（2016）。

（2）虚证

【治法】益气养血，填精定眩。以督脉穴和相应背俞穴为主。

【主穴】百会、风池、肝俞、肾俞、足三里（2014）。

【配穴】气血两虚配气海、脾俞、胃俞；肾精不足配太溪、悬钟、三阴交。

8. 面瘫

【主症】以口眼㖞斜为特点。通常急性发作，常在睡眠醒来时发现一侧面部肌肉板滞、麻木、瘫痪，额纹消失，眼裂变大，露睛流泪，鼻唇沟变浅，口角下垂歪向健侧，病侧不能皱眉、蹙额、闭目、露齿、鼓颊；部分患者初起时有耳后疼痛，还可出现患侧舌前2/3味觉减退或消失，听觉过敏等症状。部分患者病程迁延日久，可因瘫痪肌肉出现挛缩，口角反牵向患侧，甚则出现面肌痉挛，形成"倒错"现象。

【治法】祛风通络，疏调经筋。取局部穴、手足阳明经穴为主。

【主穴】攒竹、阳白、四白、颧髎、颊车、地仓、合谷、太冲（2016）。

【配穴】风寒外袭配风池、风府；风热侵袭配外关、关冲（2011）；气血不足配足三里、气海。眼睑闭合不全配鱼腰、丝竹空、申脉；鼻唇沟变浅配迎香（2006）；人中沟歪斜配水沟；颏唇沟歪斜配承浆；乳突部疼痛配翳风；舌麻、味觉减退配廉泉。

9. 痿证

【主症】肢体软弱无力，筋脉弛缓，甚则肌肉萎缩或瘫痪。

【治法】祛邪通络，濡养筋脉。以手足阳明经穴和夹脊穴为主。

【主穴】上肢：肩髃、曲池、外关、合谷、颈胸段夹脊穴。下肢：髀关、足三里、阳陵泉、悬钟、三阴交、解溪、腰部夹脊穴。

【配穴】肺热津伤配尺泽、大椎；湿热浸淫配阴陵泉、内庭；脾胃虚弱配脾俞、胃俞；肝肾亏虚配肝俞、肾俞。

10. 痫病

（1）发作期

【主症】①大发作：发作前常有眩晕头痛，胸闷不舒，神疲乏力等先兆，旋即突然昏仆，不省人事，两目上视，牙关紧闭，四肢抽搐，口吐白沫，或发怪叫，二便自遗，发作后平复如常人。②小发作：动作突然中断，手中物件落地，头部低垂，两目瞪视，呼之不应，数秒至数分钟后即可恢复。

【治法】醒脑开窍。以督脉、手厥阴经穴为主。

【主穴】水沟、百会、后溪、内关、涌泉（2014）。

(2) 间歇期

【治法】化痰息风，理气通络。取任脉及手足厥阴经穴为主。

【主穴】印堂、鸠尾、间使、太冲、丰隆、腰奇。

【配穴】痰火扰神配神门、行间、内庭；风痰闭阻配合谷、风池、阴陵泉；瘀阻脑络配膈俞、内关、血海；心脾两虚配心俞、脾俞、足三里；肝肾阴虚配肝俞、肾俞、三阴交（2011）。

11. 不寐

【主症】经常不能获得正常睡眠。轻者入寐困难或寐而易醒，醒后不寐；重者彻夜难眠。

【治法】舒脑宁心，安神利眠。取督脉、手少阴经穴为主（2016）。

【主穴】百会、安眠、神门、三阴交、照海、申脉（2011，2017）。

【配穴】心脾两虚配心俞、脾俞；心肾不交配太溪、肾俞；心胆气虚配心俞、胆俞（2002）；肝火扰神配行间、侠溪；脾胃不和配足三里、内关。噩梦多配厉兑、隐白；头晕配风池、悬钟；重症不寐配夹脊、四神聪。

12. 郁证

【主症】精神抑郁善忧，情绪不宁或易怒易哭。

【治法】调神解郁，疏利气机。取督脉、手足厥阴、手少阴经穴为主。

【主穴】百会、印堂、水沟、内关、神门、太冲（2017）。

【配穴】肝气郁结配膻中、期门（2016）；气郁化火配行间、侠溪；痰气郁结配丰隆、阴陵泉、天突；心神惑乱配通里、心俞、三阴交；心脾两虚配心俞、脾俞、足三里、三阴交；肝肾阴虚配肝俞、肾俞、太溪、三阴交。咽部异物哽塞感明显者配天突、照海。

13. 痴呆

【主症】呆傻愚笨。轻者神情淡漠，寡言少语，反应迟钝，记忆减退等；重者神情呆滞，言辞颠倒，行为怪僻，记忆障碍，智力衰退，生活不能自理等。

【治法】醒脑调神，充髓益智。取督脉、手厥阴、足少阴经穴为主。

【主穴】百会、印堂、四神聪、内关、太溪、悬钟。

【配穴】肝肾亏虚配肝俞、肾俞（2016）；气血不足配足三里、气海、血海；痰浊蒙窍配丰隆、中脘；瘀血阻络配膈俞、太冲。

14. 心悸

【主症】自觉心中悸动，惊惕不安，甚则不能自主。

【治法】宁心安神，定悸止惊。取手少阴、手厥阴经穴及脏腑俞募穴为主。

【主穴】内关、神门、郄门、心俞、巨阙（2019）。

【配穴】心胆虚怯配胆俞；心脾两虚配脾俞、足三里；阴虚火旺配太溪、肾俞；水气凌心配气海、阴陵泉；心脉瘀阻配膻中、膈俞。

15. 感冒

【主症】恶寒发热，鼻塞流涕，咳嗽，头痛，周身酸楚不适。

【治法】祛风解表。取手太阴、手阳明经穴及督脉穴为主。

【主穴】列缺、合谷、风池、大椎、太阳（2011，2019）。

【配穴】风寒感冒配风门、肺俞；风热感冒配曲池、尺泽；夹湿配阴陵泉；夹暑配委中。体虚感冒配足三里；咽喉疼痛配少商、商阳。

16. 咳嗽

(1) 外感咳嗽

【主症】咳嗽起病急，病程短，常伴肺卫表证。

【治法】疏风解表，宣肺止咳。取手太阴、手阳明经穴为主。

【主穴】肺俞、列缺、合谷（2016）。
【配穴】风寒袭肺配风门、太渊；风热犯肺配大椎、曲池；咽喉痛配少商。
（2）内伤咳嗽
【主症】咳嗽反复发作，病程长，可伴他脏见症。
【治法】肃肺理气，止咳化痰。取手、足太阴经穴为主。
【主穴】肺俞、太渊、三阴交（2016）。
【配穴】痰湿阻肺配丰隆、阴陵泉；肝火灼肺配行间、鱼际（2002，2005）；肺阴亏虚配膏肓；咯血配孔最；胁痛配阳陵泉；咽喉干痒配太溪；盗汗配阴郄；气短乏力配足三里、气海。

17. 哮喘
（1）实证
【主症】病程短，或当发作期，哮喘声高气粗，呼吸深长有余，呼出为快，体质较强，脉象有力。
【治法】祛邪肃肺，化痰平喘。取手太阴经穴及相应背俞穴为主。
【主穴】列缺、尺泽、肺俞、中府、定喘。
【配穴】风寒外袭配风门、合谷；痰热阻肺配丰隆、曲池。喘甚者配天突。
（2）虚证
【主症】病程长，反复发作或当缓解期，哮喘声低气怯，气息短促，深吸为快，体质虚弱，脉弱无力。
【治法】补益肺肾，止哮平喘。取相应背俞穴及手太阴、足少阴经穴为主。
【主穴】肺俞、膏肓、肾俞、太渊、太溪、足三里、定喘。
【配穴】肺气虚配气海；肾气虚配关元。

18. 呕吐
【主症】实证一般发病急，呕吐量多，吐出物多酸臭味；虚证病程较长，发病较缓，时作时止，吐出物不多，腐臭味不甚。
【治法】和胃理气，降逆止呕。取胃的募穴及足阳明、手厥阴经穴为主。
【主穴】中脘、足三里、内关（2013）。
【配穴】寒邪客胃配上脘、胃俞；热邪内蕴配合谷、金津、玉液；饮食停滞配梁门、天枢；肝气犯胃配期门、太冲；痰饮内停配丰隆、公孙（2000，2003）；脾胃虚寒配脾俞、胃俞。
【操作】主穴毫针平补平泻法。寒气客胃或脾胃虚寒者宜配合灸法，热邪内蕴者金津、玉液点刺出血。

19. 胃痛
【主症】实证病势较急，痛势较剧，痛处拒按，食后痛增；虚证病势较缓，痛势较轻，痛处喜按，空腹痛甚。
【治法】和胃止痛。取胃的募穴、下合穴为主。
【主穴】中脘、足三里、内关（2000）。
【配穴】寒邪客胃配胃俞；饮食伤胃配梁门、下脘；肝气犯胃配期门、太冲；瘀血停胃配膈俞、三阴交。脾胃虚寒配关元、脾俞、胃俞；胃阴不足配胃俞、三阴交、内庭（2000，2011）。

20. 泄泻
（1）急性泄泻
【主症】发病势急，病程短，泄泻次数多，多属实证。
【治法】除湿导滞，通调腑气。取足阳明、足太阴经穴为主。
【主穴】天枢、上巨虚、阴陵泉、水分。

【配穴】寒湿内盛配神阙；肠腑湿热配内庭、曲池；食滞肠胃配中脘。泻下脓血配曲池、三阴交、内庭。

（2）慢性泄泻

【主症】发病势缓，病程较长，便泻次数较少，呈间歇性发作，多为虚证或虚实夹杂。

【治法】健脾温肾，固本止泻。取任脉、足阳明、足太阴经穴为主。

【主穴】神阙、天枢、足三里、公孙（2014）。

【配穴】脾气虚弱配脾俞、太白（2016）；肾阳虚衰配肾俞、关元；肝气乘脾配肝俞、太冲。久泻虚陷者配百会。

【操作】神阙用隔盐灸或隔姜灸（2011）。

21．痢疾

【主症】腹痛，里急后重，下痢赤白脓血。

【治法】通调肠腑，化湿导滞。取大肠的募穴、下合穴为主。

【主穴】天枢、上巨虚、合谷、三阴交。

【配穴】湿热痢配曲池、内庭；寒湿痢配中脘、气海（2016）；疫毒痢配大椎、十宣；噤口痢配内关、中脘；休息痢配脾俞、足三里（2002）；久痢脱肛配百会。

22．便秘

【主症】大便秘结不通，排便艰涩难解。

【治法】理肠通便。取大肠的背俞穴、募穴及下合穴为主。

【主穴】天枢、大肠俞、上巨虚、支沟（2011）。

【配穴】热秘配合谷、曲池；气秘配太冲、中脘；冷秘配神阙、关元；虚秘配足三里、脾俞、气海，兼阴伤津亏者加照海、太溪（2005，2011）。

23．阳痿

【主症】性生活时阴茎不能勃起，或勃起不坚，临房时早泄，随之疲软，或虽能性交，但不经泄精而自行疲软。

【治法】补益肾气，荣养宗筋。取任脉、足太阴经穴及相应背俞穴为主。

【主穴】关元、三阴交、肾俞。

【配穴】肾阳不足配命门、太溪；惊恐伤肾配志室、胆俞；心脾两虚配心俞、脾俞、足三里（2016）；湿热下注配曲骨、阴陵泉；肝郁气滞配太冲、内关。失眠多梦配神门、心俞；食欲不振配中脘、足三里；腰膝酸软配命门、阳陵泉。

24．癃闭

【主症】排尿困难。

（1）实证

【治法】清热利湿，行气活血。以足太阳、足太阴经穴及相应俞募穴为主。

【主穴】中极、膀胱俞、秩边、阴陵泉、三阴交。

【配穴】膀胱湿热配委阳；肺热壅盛配尺泽；肝郁气滞配太冲；浊瘀阻塞配次髎、血海。

（2）虚证

【治法】温补脾肾，益气启闭。以足太阳、任脉穴及相应背俞穴为主。

【主穴】关元、脾俞、肾俞、三焦俞、秩边（2010）。

【配穴】脾虚气弱配气海、足三里；肾气亏虚配太溪、命门（2011）。

25．消渴

【主症】多饮，多食，多尿，形体消瘦，或尿有甜味。

【治法】养阴生津，清热润燥。取相应脏腑背俞穴及足太阴、足少阴经穴为主（2014）。

【主穴】胃脘下俞、肺俞、脾俞、肾俞、太溪、三阴交（2016，2019）。

【配穴】肺燥津伤配太渊、少府；胃热津伤配内庭、地机；肾阴亏虚配复溜、太冲；阴阳两虚配关元、命门。上肢疼痛或麻木配肩髃、曲池、合谷；下肢疼痛或麻木配风市、阳陵泉、解溪；皮肤瘙痒配风池、曲池、血海。

第二十八单元　妇儿科病证的针灸治疗

重点提示

本单元出题率一般，其中月经不调、痛经等应作为重点复习。考查题型基本以A2型题出现。

考点集合

1. 月经不调

月经先期

【治法】调理冲任，清热调经。取任脉、足太阴经穴为主。

【主穴】关元、三阴交、血海。

【配穴】实热配行间；虚热配太溪；气虚配足三里、脾俞（2016）；月经过多配隐白。

（1）月经后期

【治法】温经散寒，行血调经。以任脉、足太阴经穴为主。

【主穴】气海、三阴交、归来。

【配穴】寒凝配关元、命门；血虚配足三里、血海。

（2）月经先后无定期

【治法】调补肝肾，理血调经。以任脉、足太阴经穴为主。

【主穴】关元、三阴交、肝俞（2019）。

【配穴】肝郁配期门、太冲；肾虚配肾俞、太溪。

2. 痛经

（1）实证

【治法】行气活血，调经止痛。取任脉、足太阴经穴为主。

【主穴】中极、次髎、地机、三阴交。

【配穴】气滞血瘀配太冲、血海；寒凝血瘀配关元、归来。

（2）虚证

【治法】调补气血，温养冲任。取任脉、足太阴、足阳明经穴为主。

【主穴】关元、足三里、三阴交（2014）。

【配穴】气血虚弱配气海、脾俞（2013）；肾气亏损配太溪、肾俞。

3. 崩漏

（1）实证

【治法】清热利湿，固经止血。取任脉、足太阴经穴为主。

【主穴】关元、三阴交、隐白（2016）。

【配穴】血热配中极、血海；血瘀配血海、膈俞；湿热配中极、阴陵泉；气郁配膻中、太冲（2000）。

（2）虚证

【治法】健脾补肾，固冲止血。取任脉及足太阴、足阳明经穴为主。

【主穴】气海、三阴交、肾俞、足三里。

【配穴】脾虚配百会、脾俞；肾虚配肾俞、太溪。

4. 绝经前后诸证

【主症】月经紊乱，潮热出汗，心悸，情绪不稳定。

【治法】滋补肝肾，调理冲任。取任脉、足太阴经穴及相应背俞穴为主。

【主穴】肾俞、肝俞、太溪、气海、三阴交（2014）。

【配穴】肾阴虚配照海、阴谷；肾阳虚配关元、命门；肝阳上亢配风池、太冲；痰气郁结配中脘、丰隆。烦躁失眠配心俞、神门；纳少便溏配中脘、阴陵泉。

5. 带下病

【治法】利湿化浊，固摄带脉。取足少阳、足太阴、任脉穴为主。

【主穴】带脉、中极、白环俞、三阴交。

【配穴】湿热下注配阴陵泉、水道、次髎；脾虚配气海、足三里、脾俞；肾虚配关元、肾俞、照海；阴痒配蠡沟、太冲。

6. 缺乳

【治法】调理气血，疏通乳络。取足阳明、任脉穴为主。

【主穴】乳根、膻中、少泽（2014，2015，2019）。

【配穴】气血虚弱配足三里、脾俞、胃俞；肝郁气滞配太冲、内关（2011）。

7. 遗尿

【主症】睡中经常遗尿，多则一夜数次，醒后方觉。

【治法】调理膀胱，温肾健脾。取任脉、足太阴经穴及膀胱的背俞穴、募穴为主。

【主穴】关元、中极、膀胱俞、三阴交。

【配穴】肾气不足配肾俞、命门、太溪（2013）；脾肺气虚配肺俞、气海、足三里（2011）；肝经郁热配行间、阳陵泉；夜梦多配百会、神门（2006）。

第二十九单元 皮外骨伤科病证的针灸治疗

重点提示

本单元主要掌握瘾疹、落枕的主穴及扭伤的局部取穴，其余内容熟悉即可。

考点集合

1. 瘾疹

【主症】瘾疹起病急骤，皮肤突发瘙痒不止，可见大小不等、形状各异的风团，融合成片或孤立散在，淡红或白色，边界清楚，此伏彼起，一日之内可发作数次者，病情较急；反复发作，缠绵不愈，风团时多时少时无者，病情较缓。

【治法】疏风和营。取手阳明、足太阴经穴为主。

【主穴】曲池、合谷、血海、膈俞、三阴交（2019）。

【配穴】风热犯表配大椎、风门；风寒束表配风门、肺俞；胃肠积热配天枢、足三里；血虚风燥配脾俞、足三里；呼吸困难配天突；恶心呕吐配内关。

2. 蛇串疮

【主症】初起时患部皮肤灼热刺痛、发红，继则出现簇集性粟粒大小丘状疱疹，多呈带状排列，多发生于身体一侧，以腰、胁部最为常见。疱疹消失后部分患者可遗留疼痛，可持续数月或更久。

【治法】泻火解毒，清热利湿。取局部阿是穴及相应夹脊穴为主。

【主穴】局部阿是穴、夹脊穴。

【配穴】肝胆火盛配行间、侠溪（2006，2016）；脾胃湿热配阴陵泉、内庭；瘀血阻络配血海、三阴交；便秘配天枢；心烦配神门。

3. 神经性皮炎

【治法】祛风止痒，清热润燥。取局部阿是穴及手阳明、足太阴经穴为主。

【主穴】阿是穴、曲池、合谷、血海、膈俞。

【配穴】风热侵袭配外关、风池；肝郁化火配太冲、肝俞；血虚风燥配脾俞、三阴交、足三里。

4. 乳癖

【治法】理气化痰，调理冲任。取足阳明、足厥阴经穴为主。

【主穴】膻中、乳根、屋翳、期门、足三里、太冲。

【配穴】肝郁气滞配肝俞、内关；痰浊凝结配丰隆、中脘；冲任失调配关元、肝俞、肾俞（2016）。

5. 颈椎病

【主症】头枕、颈项、肩背、上肢等部位疼痛以及进行性肢体感觉和运动功能障碍。

【治法】通经止痛。取局部腧穴和手足三阳经穴、督脉穴为主。

【主穴】颈夹脊、天柱、风池、曲池、悬钟、阿是穴（2013）。

【配穴】病在太阳经配申脉；病在少阳经配外关；病在阳明经配合谷；病在督脉配后溪；外邪内侵配合谷、列缺；气滞血瘀配膈俞、合谷；肝肾不足配肝俞、肾俞；上肢麻、痛配合谷、手三里；头晕头痛配百会或四神聪（2015）；恶心、呕吐配中脘、内关；耳鸣、耳聋配听宫、外关。

6. 落枕

【治法】疏经活络，调和气血。取局部阿是穴和手太阳、足少阳经穴为主。

【主穴】外劳宫、天柱、阿是穴、后溪、悬钟（2013）。

【配穴】病在督脉、太阳经者配大椎、束骨；病在少阳经配风池、肩井。风寒袭络配风池、合谷；气滞血瘀配内关、合谷；肩痛配肩髃；背痛配天宗。

7. 漏肩风

【治法】通经活络，舒筋止痛。取局部穴位为主，配合循经远端取穴。

【主穴】肩髃、肩髎、肩贞、阿是穴、阳陵泉、条口透承山。

【配穴】手阳明经证配合谷；手少阳经证配外关；手太阳经证配后溪；手太阴经证配列缺；外邪内侵配合谷、风池；气滞血瘀配内关、膈俞；气血虚弱配足三里、气海。

8. 扭伤

【治法】祛瘀消肿，舒筋通络。取扭伤局部腧穴为主。

【主穴】阿是穴、局部腧穴。

腰部：阿是穴、大肠俞、腰痛点、委中。

颈部：阿是穴、风池、绝骨、后溪。

肩部：阿是穴、肩髃、肩髎、肩贞。

肘部：阿是穴、曲池、小海、天井。

腕部：阿是穴、阳溪、阳池、阳谷。

髋部：阿是穴、环跳、秩边、居髎。

膝部：阿是穴、膝眼、膝阳关、梁丘。

踝部：阿是穴、申脉、解溪、丘墟（2013）。

【配穴】①根据病位配合循经远端取穴。急性腰扭伤：督脉病证配水沟或后溪；足太阳经筋病证配昆仑或后溪；手阳明经筋病证配手三里或三间。②根据病位在其上下循经邻近取穴，如膝内侧扭伤，病在足太阴脾经，可在扭伤部位其上取血海，其下取阴陵泉。③根据手足同名经配穴法进行配穴。方法：踝关节与腕关节对应，膝关节与肘关节对应，髋关节与肩关节对应。例如，踝关节外侧昆仑穴、申脉穴处扭伤，病在足太阳经，可在对侧腕关节手太阳经养老穴、阳谷穴处寻找最明显的压痛的穴位针刺；再如，膝关节内上方扭伤，病在足太阴经，可在对侧手太阴经尺泽穴处寻找最明显的压痛点针刺；以此类推。

9. 肘劳

【治法】舒筋通络。取局部阿是穴为主。

【主穴】阿是穴（2009）。

【配穴】手阳明经筋证配曲池、手三里、三间；手太阳经筋证配阳谷、小海；手少阳经筋证配外关、天井。

第三十单元　五官科病证的针灸治疗

重点提示

本单元掌握目赤肿痛、耳鸣耳聋、牙痛、咽喉肿痛的主穴，其余内容应熟悉。

考点集合

1. 目赤肿痛

【主症】目赤肿痛，羞明，流泪，眵多。

【治法】疏风散热，消肿止痛。以近部取穴及手阳明、足厥阴经穴为主。

【主穴】睛明、太阳、风池、合谷、太冲（2019）。

【配穴】外感风热配少商、外关；肝胆火盛配行间、侠溪。

2. 耳鸣耳聋

（1）实证

【主症】暴病耳聋，或耳中觉胀，耳鸣如潮，鸣声隆隆不断，按之不减。

【治法】疏风泻火，通络开窍。取局部穴及手足少阳经穴为主。

【主穴】听会、翳风、中渚、侠溪（2013，2019）。

【配穴】外感风邪配外关、合谷；肝胆火盛配行间、丘墟；痰火郁结配丰隆、阴陵泉。

（2）虚证

【主症】久病耳聋，耳鸣如蝉，时作时止，劳累则加剧，按之鸣声减弱。

【治法】补肾养窍。取局部穴及足少阴经穴为主。

【主穴】听宫、翳风、太溪、肾俞。

【配穴】脾胃虚弱配气海、足三里。

3. 牙痛

【治法】祛风泻火，通络止痛。取手、足阳明经穴为主。

【主穴】合谷、颊车、下关。

【配穴】风火牙痛配外关、风池；胃火牙痛配内庭、二间；虚火牙痛配太溪、行间。

4. 咽喉肿痛

（1）实证

【治法】清热利咽，消肿止痛。取手太阴、手阳明经穴为主。

【主穴】少商、合谷、尺泽、关冲。

【配穴】外感风热配风池、外关；肺胃热盛配内庭、鱼际。

（2）虚证

【治法】滋阴降火，利咽止痛。取足少阴经穴为主。

【主穴】太溪、照海、列缺、鱼际（2016）。

5. 近视

【治法】调气活血，养肝明目。以局部穴为主，佐以远部穴。

【主穴】睛明、承泣、风池、光明。

【配穴】心脾两虚配心俞、脾俞、足三里；肝肾不足配肝俞、肾俞、太溪、太冲。

第三十一单元 其他病证的针灸治疗

重点提示

本单元内容考试较少涉及，晕厥、肥胖症为临床常见病，应熟悉。

考点集合

1. 晕厥

【治法】苏厥醒神。以督脉穴为主（2015）。

【主穴】水沟、百会、内关、足三里（2019）。

【配穴】虚证配气海、关元；实证配合谷、太冲。

2. 内脏绞痛

（1）心绞痛

【治法】通阳行气，活血止痛。以手厥阴、手少阴经穴为主。

【主穴】内关、郄门、阴郄、膻中。

【配穴】气滞血瘀配太冲、血海；寒邪凝滞配神阙、至阳；痰浊阻络配中脘、丰隆；阳气虚衰配心俞、至阳。

（2）胆绞痛

【治法】疏肝利胆，行气止痛。以足少阳经穴、胆的俞募穴为主。

【主穴】胆囊穴、阳陵泉、胆俞、日月。

【配穴】肝胆湿热配内庭、阴陵泉；肝胆气滞配太冲、丘墟；蛔虫妄动配迎香透四白。

（3）肾绞痛

【治法】清利湿热，通淋止痛。以足太阴经穴与背俞穴为主。

【主穴】肾俞、膀胱俞、中极、三阴交、阴陵泉。

【配穴】下焦湿热配委阳、合谷；肾气不足配气海、关元。

3. 肥胖症

【治法】祛湿化痰，通经活络。取手足阳明、足太阴经穴为主。

【主穴】曲池、天枢、阴陵泉、丰隆、太冲（2014）。

【配穴】胃肠积热配上巨虚、内庭（2016）；脾胃虚弱配脾俞、足三里；肾阳亏虚配肾俞、关元；心悸配神门、内关；胸闷配膻中、内关；嗜睡配照海、申脉；腹部肥胖配归来、下脘、中极；便秘配支沟；性功能减退配关元、肾俞；下肢水肿配三阴交、水分。

第十一篇 诊断学基础

第一单元 症 状 学

☆ **重点提示**

本单元出题频率呈增加趋势,重点在于腹痛、咯血、呕血、咳嗽的临床表现和伴随症状,掌握每种疾病的特征性表现。如脓血便、里急后重考虑痢疾,呕吐隔宿食物考虑幽门梗阻。对各个考点都要有所了解。

―――― 考点集合 ――――

一、发热

1. 发热的病因

(1) 感染性发热:各种病原体如病毒、细菌、支原体、立克次体、螺旋体、真菌、寄生虫等引起的感染均可出现发热(2005)。

(2) 非感染性发热:包括无菌性坏死物质的吸收,抗原-抗体反应,内分泌与代谢疾病,皮肤散热减少,体温调节中枢功能失常,自主神经功能紊乱等。

2. 发热的临床表现

(1) 发热的临床分度:以口腔温度为标准,37.3~38℃为低热。38.1~39℃为中等热度。39.1~41℃为高热。41℃以上为超高热。

(2) 发热的临床过程

①体温上升期:常有疲乏无力、肌肉酸痛、皮肤苍白、畏寒或寒战等现象。

②高热持续期:指体温上升达高峰之后保持一定时间,持续时间的长短可因病因不同而有差异。

③体温下降期:此期表现为出汗多,皮肤潮湿。

(3) 热型

①稽留热:体温恒定地维持在39~40℃以上的高水平,达数天或数周,24小时内体温波动范围不超过1℃(2005)。见于肺炎链球菌肺炎、伤寒和斑疹伤寒等高热期。

②弛张热:体温常在39℃以上,波动幅度大,24小时内波动范围超过2℃,但都在正常水平以上(2006)。见于败血症、风湿热、重症肺结核、化脓性炎症(2006,2015,2016)。

③间歇热:体温骤升达高峰后持续数小时,又迅速降至正常水平,无热期(间歇期)可持续1天至数天,如此高热期与无热期反复交替出现(2006)。见于疟疾、急性肾盂肾炎(2013)。

④波状热:体温逐渐上升达39℃或以上,数天后又逐渐下降至正常水平,持续数天后又逐渐升高,如此反复多次。见于布氏杆菌病(2013)。

⑤回归热:体温急骤上升至39℃或以上,持续数天后又骤然下降至正常水平,高热期与

无热期各持续若干天后规律性交替1次。见于回归热、霍奇金病、周期热。

⑥不规则热：发热的体温曲线无一定规律（2004）。见于结核病、风湿热、支气管肺炎、渗出性胸膜炎、感染性心内膜炎。

3. 问诊要点及临床意义

（1）病史：无传染病接触史、外伤史、药物或毒物接触史、手术史等。

（2）临床特点：起病缓急、发热程度、持续时间等。

（3）伴随症状：①伴寒战：见于肺炎链球菌肺炎、败血症等。②伴头痛、呕吐或昏迷：见于乙型脑炎、流行性脑脊髓膜炎、脑出血等。③伴关节痛：常见于结核病、结缔组织病等。④伴淋巴结及肝脾肿大：可见于血液病、恶性肿瘤、布氏杆菌病等。⑤伴尿频、尿急、尿痛：提示尿路感染。⑥伴咳嗽、咳痰、胸痛：常见于支气管炎、肺炎、胸膜炎、肺结核等。⑦伴恶心、呕吐、腹痛、腹泻：见于急性胃肠炎、细菌性痢疾等。⑧伴皮肤黏膜出血：见于流行性出血热、钩端螺旋体病、急性白血病、急性再生障碍性贫血等。⑨伴结膜充血：见于流行性出血热、斑疹伤寒、钩端螺旋体病等。⑩伴口唇单纯疱疹：见于肺炎链球菌肺炎、流行性脑脊髓膜炎、间日疟等。

二、头痛

1. 头痛的病因

（1）颅内病变：见于脑出血、蛛网膜下腔出血、脑肿瘤、颅脑外伤、流行性脑脊髓膜炎、偏头痛等。

（2）颅外病变：见于颈椎病、三叉神经痛、眼、耳、鼻和齿等疾病所致的头痛。

（3）全身性疾病：见于各种感染发热、高血压病、中毒、中暑、月经期及绝经期头痛等。

（4）神经症：见于神经衰弱及癔症性头痛等。

2. 头痛的问诊要点及临床意义

（1）病史：有无头颅外伤史、感染、发热、中毒、高血压、使用药物史及精神疾病史等。

（2）头痛的特点

①头痛的病因及诱因：眼疲劳引起的头痛发生在用眼过度；偏头痛在月经期时容易发作；感染或中毒可引发头痛；高血压头痛多在血压未得到控制时出现或加重；颅脑病变头痛可发生在典型症状或诊断明确前。

②头痛的部位：大脑半球的病变疼痛多位于病变的同侧，以额部为多，并向颞部放射；小脑幕以下病变引起的头痛多位于后枕部。

③头痛的性质：三叉神经痛表现为颜面部发作性电击样疼痛；舌咽神经痛为咽后部发作性疼痛并向耳及枕部放射；血管性头痛为搏动样头痛。

④头痛的时间：鼻窦炎引起的头痛多在病情较重、鼻塞不通时加重，且上午重下午轻；紧张性头痛多在下午或傍晚出现；肿瘤引起的头痛在早上起床时较明显；药物引起的头痛一般出现在用药后15~30分钟。

（3）伴随症状：①伴发热：体温升高与头痛同时出现见于脑炎、脑膜炎等感染，先头痛后发热见于脑出血、脑外伤等。②伴呕吐：见于脑膜炎、脑炎、脑肿瘤等引起的颅内压增高等。③伴意识障碍：见于脑炎、脑膜炎、脑出血、蛛网膜下腔出血、脑肿瘤、脑外伤、一氧化碳中毒等。④眩晕：见于小脑肿瘤、椎-基底动脉供血不足等。⑤伴脑膜炎刺激征：见于脑膜炎、蛛网膜下腔出血。

三、胸痛

1. 胸痛的病因

（1）胸壁疾病：蜂窝组织炎、带状疱疹、肋间神经炎、肋软骨炎、流行性肌炎、肋骨骨折、多发性骨髓瘤、急性白血病等（2003，2004）。

（2）心血管疾病：心绞痛、心肌梗死、急性心包炎、胸主动脉瘤、肺梗死、肺动脉高压及神经症等（2003）。

（3）呼吸系统疾病：胸膜炎、胸膜肿瘤、自发性气胸、血胸、支气管炎、支气管肺癌等（2003）。

（4）其他：①纵隔疾病：纵隔气肿、纵隔肿瘤。②食管疾病：食管炎、食管癌等。③腹部疾病：肝脓肿、胆囊炎、胆石症、膈下脓肿等。

2. 胸痛的问诊要点（2016）

（1）一般资料：包括发病年龄、发病急缓、诱因、加重与缓解方式。

（2）胸痛表现：包括胸痛部位、性质、程度、持续时间及其有无放射痛。

（3）伴随症状：包括呼吸、心血管、消化系统及其他各系统症状和程度。

四、腹痛

1. 腹痛的病因

（1）腹部疾病：急性腹膜炎、腹腔脏器炎症、空腔脏器痉挛或梗阻、腹膜粘连或脏器包膜牵张、化学性刺激、肿瘤压迫与浸润。

（2）胸腔疾病的牵涉痛：肺炎、心绞痛、急性心肌梗死、急性心包炎、肺梗死、胸膜炎等。

（3）全身性疾病：尿毒症、糖尿病酮症酸中毒、铅中毒。

（4）其他原因：荨麻疹时胃肠黏膜水肿、腹型过敏性紫癜时的肠管浆膜下出血等。

2. 腹痛的问诊要点　包括腹痛与年龄、性别、职业的关系；腹痛起病情况：有无饮食、外科手术等诱因，以及缓解因素；腹痛的部位；腹痛的性质和严重度；腹痛的时间，特别是与进食、活动、体位的关系；腹痛的伴随症状；既往病史等。

五、咳嗽与咳痰

1. 咳嗽的病因

（1）呼吸道疾病：如急慢性咽炎、扁桃体炎、喉炎、急慢性支气管炎、肺炎、肺结核、肺癌、支气管扩张症、气道异物以及其他化学性气味刺激等。

（2）胸膜疾病：胸膜炎、自发性气胸等。

（3）心血管疾病：肺淤血或肺水肿。

（4）中枢神经因素：脑炎、脑膜炎、脑出血、脑肿瘤等。

2. 咳嗽与咳痰的问诊要点及临床意义

（1）咳嗽的性质：①干性咳嗽：见于急性咽喉炎、急性支气管炎初期、气管受压、支气管异物、支气管肿瘤、胸膜炎、肺癌等。②湿性咳嗽：见于慢性支气管炎、支气管扩张症等。

（2）咳嗽的时间与节律：突然发生的咳嗽，常见于吸入刺激性气体所致的急性咽喉炎、气管与支气管异物；阵发性咳嗽见于支气管异物、支气管哮喘、支气管肺癌、百日咳等；长期慢性咳嗽见于慢性支气管炎、支气管扩张、慢性肺脓肿、空洞型肺结核等；晨咳或夜间平卧时加剧并伴咳痰，常见于慢性支气管炎、支气管扩张症和肺脓肿等病；左心衰竭、肺结核则夜间咳嗽明显。

（3）咳嗽的音色：声音嘶哑的咳嗽多见于声带炎、喉炎、喉癌，以及喉返神经受压迫；犬吠样咳嗽多见于喉头炎症水肿或气管受压；无声咳嗽可见于极度衰弱或声带麻痹的患者；带有鸡鸣样吼声常见于百日咳；金属调的咳嗽可由于纵隔肿瘤或支气管癌等直接压迫气管所致。

（4）痰的性质与量：痰的性质可分为黏液性、浆液性、脓性、黏液脓性、浆液血性、血性等。支气管扩张症与肺脓肿患者痰液可出现分层现象。痰有恶臭气味者，提示有厌氧菌感染。黄绿色痰提示铜绿假单胞菌感染。粉红色泡沫痰是肺水肿的特征。

（5）伴随症状：鉴别诊断的重要依据。如肺炎、肺脓肿、脓胸、胸膜炎等患者咳嗽可伴高热、胸痛（2005）；支气管扩张、肺结核、支气管肺癌患者可伴咯血；伴大量脓臭痰，将痰收集静置后出现明显分层现象多见于支气管扩张和肺脓肿患者（2016）；伴随有进行性体重下降须考虑有无支气管肺癌或结核等。

六、咯血

1. 咯血的病因

（1）支气管疾病：常见的有支气管扩张症、支气管肺癌、支气管内膜结核和慢性支气管炎等。

（2）肺部疾病：常见有肺结核、肺炎、肺脓肿（2006）等。

（3）心血管疾病：较常见于二尖瓣狭窄，其次为先天性心脏病所致肺动脉高压或原发性肺动脉高压，另有肺栓塞、肺血管炎、高血压病等。

（4）其他：血液病、某些急性传染病等均可引起咯血。

2. 咯血的问诊要点

（1）发病年龄及咯血性状。

（2）伴随症状。

（3）个人史：注意有无结核病接触史、吸烟史、职业性粉尘接触史、生食海鲜史及月经史。

3. 咯血与呕血的鉴别

（1）病因：咯血多为肺结核、支气管扩张症、肺癌、肺炎、肺脓肿、心脏病等引起（2011）；呕血多为消化性溃疡、肝硬化、急性胃黏膜病变、胆道出血、胃癌等引起。

（2）出血前症状：咯血前多有喉部痒感、胸闷、咳嗽等；呕血前多有上腹部不适、恶心、呕吐等。

（3）出血方式：咯血为咯出；呕血为呕出，可为喷射状。

（4）出血的血色：咯血多为鲜红色（2002，2003，2006）；呕血多为暗红色、棕色，有时为鲜红色。

（5）血中混有物：咯血多混有痰、泡沫（2002，2003，2006）；呕血多混有食物残渣、胃液。

（6）酸碱反应：咯血为碱性；呕血为酸性。

（7）有无黑便：咯血多无黑便，若咽下血液量较多时可有；呕血多伴黑便，可呈柏油样，呕血停止后仍可持续数日。

七、呼吸困难

1. 呼吸困难的病因

（1）呼吸系统疾病：常见于气道阻塞，肺部疾病，胸壁、胸廓、胸膜腔疾病，神经肌肉疾病，膈肌运动障碍等（2002）。

（2）循环系统疾病：常见于各种原因所致的左心和（或）右心衰竭、心包压塞、肺栓塞和原发性肺动脉高压等。

(3) 中毒。

(4) 神经精神性疾病：如颅脑疾病引起呼吸中枢功能障碍及精神因素所致呼吸困难。

(5) 血液系统疾病。

2. 呼吸困难的临床表现

(1) 肺源性呼吸困难：①吸气性呼吸困难：吸气费力、显著困难，重者出现"三凹征"，常伴干咳与高调吸气性喉鸣（2002）。②呼气性呼吸困难：呼气费力，呼气时间明显延长而缓慢，听诊常伴有干啰音（2005）。③混合性呼吸困难：吸气、呼气都困难，呼吸频率加快、变浅，听诊常有呼吸音异常，可有病理性呼吸音。

(2) 心源性呼吸困难：主要见于心力衰竭。急性左心衰竭时，常出现阵发性呼吸困难，多在夜间熟睡中发生，称夜间阵发性呼吸困难（2000，2003）。

(3) 中毒性呼吸困难：因各种酸中毒所致。急性发热性疾病呼吸快速、急促，严重时因脑水肿呼吸中枢受抑制，呼吸浅表、缓慢，与镇静安眠或麻醉药中毒所致者相似。

(4) 精神或心理性呼吸困难：见于癔症、抑郁症。患者呼吸困难发作常浅表、频数，并常因过度通气而出现呼吸性碱中毒表现。

(5) 中枢性呼吸困难：脑出血、颅内压增高、颅脑外伤等，呼吸变慢而深，并常伴有呼吸节律的异常。

3. 呼吸困难的问诊要点及临床意义

(1) 发病情况：注意询问是突发性还是渐进性，是吸气困难、呼气困难、吸气和呼气均困难，还应询问有无药物、毒物摄入及外伤史。

(2) 发病诱因：劳累后出现呼吸困难，常见于心力衰竭早期、慢性阻塞性肺疾病、尘肺和先天性心脏病；呼吸困难于体位改变成卧位时加重见于心力衰竭，直立时加重仰卧位时缓解见于左房黏液瘤，健侧卧位时加重见于胸腔积液。

(3) 伴随症状：①伴发热，见于肺炎、肺脓肿、胸膜炎、肺结核、急性心包炎等；②伴咳嗽、咳痰，见于慢性支气管炎、阻塞性肺气肿合并感染、肺脓肿等；③伴咯粉红色泡沫样痰，见于急性左心衰竭；④伴大量咯血，常见于肺结核、支气管扩张症、肺癌等；⑤伴胸痛，见于肺炎链球菌性肺炎、渗出性胸膜炎、自发性气胸、支气管肺癌、肺梗死、急性心肌梗死、纵隔肿瘤等；⑥伴意识障碍，见于脑出血、脑膜炎、尿毒症、肝性脑病、肺性脑病、各种中毒等。

八、水肿

1. 水肿的病因

(1) 全身性水肿：①心源性水肿：见于右心衰竭、缩窄性心包炎等（2016）。②肾源性水肿：见于各种肾炎、肾病综合征等。③肝源性水肿：见于肝硬化、重症肝炎等。④营养不良性水肿：见于低蛋白血症和维生素 B_1 缺乏。⑤内分泌源性水肿：见于甲状腺功能减退症、垂体前叶功能减退症等（2013）。

(2) 局部性水肿：见于局部组织炎症、静脉阻塞（静脉血栓形成、静脉炎等）、淋巴回流受阻（丝虫病、淋巴管炎、肿瘤压迫等）及血管神经性水肿。

2. 水肿的临床表现

(1) 全身性水肿：①心源性水肿：为下垂性水肿，严重者可出现胸水、腹水等，常伴有呼吸困难、心脏扩大、心率加快、颈静脉怒张、肝-颈静脉反流征阳性等表现。②肾源性水肿：为早晨起床后眼睑或颜面水肿，以后发展为全身水肿，伴有血尿、少尿、高血压、贫血等表现。③肝源性水肿：常伴有肝功能受损及门静脉高压等表现，可见肝掌、蜘蛛痣等。④营养不良性水肿：患者往往有贫血、乏力、消瘦等营养不良的表现。⑤内分泌源性水肿：见于甲状腺功能减退症等黏液性水肿，特点是按压形成后的皮肤凹陷在按压结束后很快恢复。

（2）局部性水肿：出现在病变局部或病变侧肢体水肿，可见局部肿胀明显，或伴有静脉曲张。

3. 水肿的问诊要点及临床意义

（1）水肿开始的部位及发展顺序。

（2）既往病史，使用药物史。

（3）伴随症状：伴颈静脉怒张、肝脏肿大和压痛、肝－颈静脉反流征阳性，见于心源性水肿；伴高血压、蛋白尿、血尿、管型，见于肾源性水肿；伴肝掌、蜘蛛痣、黄疸、腹壁静脉曲张、脾肿大，见于肝源性水肿。

（4）女性患者应注意水肿与月经、妊娠、体位的关系。

九、恶心与呕吐

1. 恶心与呕吐的病因

（1）反射性呕吐：①咽部受到刺激（吸烟、剧咳、鼻咽部炎症等）。②胃、十二指肠疾病（急慢性胃肠炎、消化性溃疡、幽门梗阻等）（2002，2003）。③肠道疾病（急性阑尾炎、各型肠梗阻、急性出血坏死性肠炎等）。④肝、胆、胰与腹膜病变（急性肝炎、肝硬化、肝淤血、胆囊炎、胰腺炎等）（2002，2003，2013）。⑤其他：各系统疾病均可能导致反射性恶心、呕吐。

（2）中枢性呕吐

①神经系统疾病：颅内感染（2000），如各种脑炎、脑膜炎。脑血管疾病（2000），如脑出血、脑栓塞、高血压脑病等。颅脑损伤（2000），如脑挫裂伤或颅内血肿。癫痫，特别是持续状态。

②全身性疾病：颅内感染、内分泌与代谢紊乱（2000），其他如休克、缺氧、中暑、急性溶血等。

③药物反应与中毒（2000，2006）。

（3）前庭障碍性呕吐：见于迷路炎、梅尼埃病、晕动病等。

（4）精神因素引起的呕吐：见于胃神经症、癔症等。

2. 恶心与呕吐的问诊要点及临床意义

（1）呕吐与进食的关系。

（2）呕吐发生时间。

（3）呕吐特点：急性胃炎或药物刺激引起的呕吐常伴恶心（2000）；颅内压增高所致呕吐无恶心先兆，呈喷射性（2000）。

（4）呕吐物的性质：呕吐隔日食物，其味酸臭见于幽门梗阻（2010）；呕吐物呈咖啡色，混有食物残渣见于上消化道出血；呕吐物有粪臭提示低位肠梗阻。

（5）呕吐的伴随症状：伴发热见于感染；伴剧烈头痛见于颅内高压等（2019）；伴腹痛见于急性阑尾炎、急性胰腺炎等（2000）；伴眩晕及眼球震颤见于前庭器官疾病（2002，2003）。

（6）既往史。

十、呕血与黑便

1. 呕血与黑便的病因

①食管疾病：食管与胃底静脉曲张破裂、食管炎、食管癌、食管贲门黏膜撕裂、食管异物、食管裂孔疝。②胃及十二指肠疾病：消化性溃疡、胃黏膜病变出血、胃癌、急性及慢性胃炎、胃黏膜脱垂症、十二指肠炎等。③肝、胆、胰的疾病：肝硬化、门静脉高压、胆道感染、胆石症、胆道肿

瘤、胰腺癌、急性重症胰腺炎。④全身性疾病：血液疾病、急性传染病、其他。⑤上消化道大出血前四位的病因是消化性溃疡、食管与胃底静脉曲张破裂、急性胃黏膜病变。

2. 呕血与黑便的临床表现

（1）幽门以上的出血常表现为呕血和黑便，出血量大，呕吐物呈鲜红色或暗红色，常混有血块；出血量少，呕吐物呈咖啡色或棕褐色，或只有黑便。

（2）幽门以下的出血常无呕血，只表现为黑便。上消化道大出血时，可出现头昏、心悸、乏力、口渴、出冷汗、心率加快、血压下降等循环衰竭的表现。

3. 呕血与黑便的问诊要点及临床意义

（1）既往史：有无消化性溃疡、肝炎、肝硬化以及长期服药史等。

（2）估计出血量：出血量5mL以上可出现大便潜血阳性，60mL以上可出现黑便，胃内蓄积血量300mL以上可出现呕血（2000，2009，2011，2014）。

（3）是否为上消化道出血。

（4）诱因：如饮食不节、饮酒及服用某些药物、严重创伤等。

（5）伴随症状：伴慢性节律性上腹痛、反酸，见于消化性溃疡合并出血；伴血管痣、肝掌、腹壁静脉怒张、腹腔积液者，提示肝硬化致食管或胃底静脉曲张破裂；在休克、脑血管意外、大面积烧伤之后发生，考虑应激性溃疡（2009）。

十一、黄疸

1. 各型黄疸的病因、临床表现及实验室检查特点

（1）溶血性黄疸

①病因：先天性溶血性贫血、获得性免疫性溶血性贫血、非免疫性溶血性贫血。

②临床表现：急性溶血者症状严重，表现为寒战、高热、头痛、呕吐、腰痛等；慢性溶血者，常反复发作，有贫血、黄疸、脾大三大特征（2010）。

③实验室检查特点：血清总胆红素增多；大便颜色加深，粪胆素增加；尿中胆素原增加，但尿中无胆红素（2000）；网织红细胞增多、骨髓红细胞增生旺盛等。

（2）肝细胞性黄疸

①病因：病毒性肝炎、中毒性肝炎、肝硬化、肝癌、钩端螺旋体病等（2000，2010）。

②临床表现：黄疸呈浅黄至深黄，伴乏力、倦怠、食欲缺乏等。严重者有出血倾向，肝脾大。

③实验室检查特点：血清结合胆红素与非结合胆红素均增加；尿中尿胆原增多，尿胆红素阳性；大便颜色通常改变不明显；肝功能有转氨酶增高（2016）。

（3）胆汁淤积性黄疸（阻塞性黄疸）

①病因：肝内性阻塞、肝外梗阻（2003）。

②临床表现：黄疸深而色暗，皮肤瘙痒，心率减慢。

③实验检查特点：血清结合胆红素增多；尿胆原减少或阴性；尿胆红素阳性；尿色深；大便颜色变浅或呈灰白色。血清碱性磷酸酶及总胆固醇增高。

2. 黄疸的问诊要点及临床意义

（1）病史及诱因。

（2）病程：黄疸快速出现者常见于急性病毒性肝炎、急性中毒性肝炎、胆石症、急性溶血等；黄疸持续时间长者见于慢性溶血、肝硬化、肿瘤等；黄疸进行性加重，要考虑胰头癌、胆管癌、肝癌；黄疸波动较大者常见于胆总管结石等。

（3）年龄：新生儿黄疸常见于生理性黄疸、新生儿溶血性黄疸、新生儿败血症及先天性胆管闭锁等。儿童与青少年时期出现的黄疸要考虑先天性与遗传性疾病。病毒性肝炎也多见于

儿童及青年人。中年人出现黄疸常见于胆道结石、肝硬化、原发性肝癌。老年人多考虑肿瘤。

(4) 伴随症状：①伴有右上腹绞痛——胆石症；②伴有上腹部钻顶样疼痛——胆道蛔虫症；③伴有乏力、食欲不振、厌油腻、肝区疼痛——病毒性肝炎；④伴有进行性消瘦——肝癌、胰头癌、胆总管癌、壶腹癌等；⑤伴有腹痛、发热——急性胆囊炎、胆管炎等。

十二、抽搐

1. 抽搐的病因

(1) 颅脑疾病：如脑炎及脑膜炎、脑脓肿、脑寄生虫病、外伤、肿瘤、血管性疾病、癫痫等。

(2) 全身性疾病：中毒性肺炎、中毒性菌痢、败血症、狂犬病、破伤风、小儿高热惊厥、缺氧、中毒、代谢性疾病、心血管疾病、物理损伤、癔症性抽搐等。

2. 抽搐的问诊要点　发生年龄、病程、发作情况，有无脑部疾病、全身性疾病、癔症、毒物接触、外伤等病史，病儿应询问分娩史、生长发育异常史、伴随症状等。

十三、意识障碍

1. 意识障碍的病因

(1) 颅脑疾病：包括感染性和非感染性。非感染性疾病有脑血管疾病、颅内占位性病变、颅脑外伤、癫痫等。

(2) 全身性疾病：也分感染性、非感染性。非感染性疾病有内分泌疾病、心血管疾病、代谢性脑病等。

2. 嗜睡、昏睡、昏迷、意识模糊、谵妄的临床表现

(1) 嗜睡（2000，2016）：为持续性的睡眠，轻度刺激如推动、呼唤可被唤醒，醒后能回答简单问题，但反应迟钝，刺激停止后徐徐入睡。

(2) 昏睡：处于熟睡状态，不易唤醒，强刺激下如压迫眶上神经可唤醒，但不能回答问题或答非所问，而且很快入睡。

(3) 昏迷（2000，2014）：意识丧失，任何刺激都不能唤醒，是最严重的意识障碍，分为浅昏迷和深昏迷。

(4) 意识模糊（2000）：具有简单的精神活动，但定向力障碍，表现为对时间、空间、人物失去判断力。

(5) 谵妄（2000，2014）：为意识模糊，伴错觉、幻觉、躁动不安、谵语（2006）。

4. 意识障碍的问诊要点及临床意义

(1) 既往史：询问有无高血压、心脏病、肝脏病、肾脏病、糖尿病、甲状腺功能亢进症、慢性阻塞性肺疾病、颅脑外伤、肿瘤、癫痫等病史，有无手术、外伤、中毒及药物过敏史等。

(2) 发病诱因：询问糖尿病患者降糖药或胰岛素的用量、肝脏病患者应用镇静剂等情况，有无高温或烈日下的工作环境等。

(3) 伴随症状：①伴发热，先发热后有意识障碍，见于脑膜炎、脑炎、败血症等；先有意识障碍后发热，见于脑出血、蛛网膜下腔出血、脑肿瘤、脑外伤等。②伴呼吸缓慢，见于吗啡、巴比妥类、有机磷杀虫剂等中毒、颅内高压等。③伴瞳孔散大，见于脑疝、脑外伤、颠茄类、酒精、氰化物等中毒，癫痫，低血糖昏迷等。④伴瞳孔缩小，见于脑桥出血、吗啡类、巴比妥类及有机磷杀虫剂等中毒。⑤伴高血压，见于高血压脑病、脑梗死、脑出血、尿毒症等。⑥伴心动过缓，见于颅内高压症、房室传导阻滞、甲状腺功能减退症、吗啡类中毒等。⑦伴脑膜刺激征：见于各种脑膜炎、蛛网膜下腔出血等。

第二单元 问 诊

重点提示

本单元出题的可能性比较小,复习的重点在于主诉和现病史的问诊技巧,如主诉,即主要症状加时间;现病史一定要抓住可能患有疾病的特点,掌握每种疾病的鉴别之处,有步骤、有计划地进行复习。

考点集合

1. 问诊的方法与注意事项

(1) 问诊的方法:①明确患者本次就诊目的,根据不同患者的具体情况,采用不同类型的提问方式,语言要通俗易懂。②对危重患者询问要简明扼要,迅速,并立即进行抢救。

(2) 问诊的注意事项:①问诊时环境要安静;②仪表、礼节和友善的举止;③态度要和蔼、亲切、同情和耐心,应对患者适当微笑或赞许地点头示意;④交谈时采取适当的姿势表示对患者的尊重和理解;⑤不乱解释,不要不懂装懂,也不要简单回答"不知道",可以提供自己所知道的情况供患者参考;⑥问诊时记录要尽量简单、快速,并与患者作必要的眼神交流。

2. 问诊的内容

(1) 一般项目:包括姓名、性别、年龄、籍贯、民族、婚姻、住址、工作单位、职业、就诊或入院日期、记录日期、病史陈述者及可靠性等。问诊应态度和蔼,言语亲切;要将病人陈述的内容去粗取精,去伪存真;交谈时避免使用特定意义的医学术语;对危重病人只扼要询问,待病情缓和后再补充;医生应避免提出诱导性的问题(2002,2003)。

(2) 主诉:患者就诊的最主要、最明显的症状或体征及持续时间(2000,2003)。

(3) 现病史:包括起病情况,如起病时间、发病急缓、原因或诱因等(2002);主要症状的特点(2000,2002);病情的发展与演变;伴随症状;诊疗经过(2002);病程中的一般情况(2002,2010)。

(4) 既往史:过去健康情况、预防接种情况、传染病史、过敏史(2000)。

(5) 个人史、婚姻史、月经与生育史、家族史等。

第三单元 检体诊断

☆ 重点提示

本单元是整个诊断学的主体和核心,历来都是考试的热点,且常以临床应用型题出现,考查的重点是胸部和腹部的检查。对于各种常见心脏病的主要症状和典型的体征,必须牢记,这些是诊断疾病的主要依据。腹部检查只需记住特征性的表现,能够辨认即可。

考点集合

一、基本检查法

1. 视诊的内容和方法

(1) 视诊:既能观察全身的一般状态,如年龄、发育、营养、意识状态、面容与表情、体位、姿态、步态等,又能观察局部体征,如皮肤、黏膜、五官、头颈、胸廓、腹部、脊柱、肌肉、骨骼、关节等外形特点。

(2) 视诊时应注意：①应在间接日光下或灯光下进行；②被检者采取适宜的体位，裸露全身或检查部位，如需要可配合做某些动作；③应按一定顺序，系统、全面而细致地对比观察；④应结合触诊、叩诊、听诊、嗅诊等检查方法，综合分析、判断，使检查结果更具有临床意义。

2. 常用触诊方法及其适用范围

(1) 浅部触诊法：适用于胸腹部、皮肤、关节、软组织的浅在病变和浅部动脉、静脉、神经及骨关节部位的检查。

(2) 深部触诊法：适用于检查腹腔或软组织深部，分为：①深部滑行触诊；②双手触诊；③深压触诊；④冲击触诊。

3. 叩诊的方法及常见叩诊音

(1) 叩诊方法：分为直接叩诊法和间接叩诊法。

(2) 注意事项：①叩诊时要运用腕关节与掌指关节，肘关节和肩关节不要参与。②叩击动作要灵活短促，富有弹性，叩击力量和间隔要均匀一致。③叩诊每个部位时，只需叩打2～3次。④不同的病灶或检查部位，可选用不同的叩击力量。

(3) 常见叩诊音：①清音：音调低，音响较大，震动持续时间较长的非乐性音，见于正常肺部的叩诊音。②鼓音：单纯而规则的振动所形成的一种和谐的低调乐音，音响比清音更强，振动持续时间也较长，见于左下胸的胃泡区及腹部。病理情况下，见于肺空洞、气胸、气腹（2009）等。③过清音：介于鼓音与清音之间，音调较清音低，音响较清音强，为鼓音范畴的一种变音，见于肺气肿（2006，2011）。④浊音：音调较高，音响较弱，振动持续时间较短的非乐性叩诊音，见于被肺的边缘所覆盖的心或肝部分及在病理情况下肺组织含气减少的叩诊音。⑤实音：音调较浊音更高，音响更弱，振动持续时间更短的非乐性叩诊音，见于心、肝等的叩诊音。病理情况下见于大量胸腔积液、肺实变（2009）等。

4. 嗅诊常见异常气味及临床意义

(1) 呕吐物：粪臭味见于肠梗阻；酒味见于饮酒和醉酒等；浓烈的酸味见于胃幽门梗阻或狭窄。

(2) 呼气味：浓烈的酒味见于酒后或醉酒；刺激性蒜味见于有机磷农药中毒（2016）；氨味见于尿毒症；烂苹果味见于糖尿病酮症酸中毒；腥臭味见于肝性脑病（2013）。

(3) 痰液：血腥味，见于大咯血的患者；痰液恶臭，提示支气管扩张症或肺脓肿。

(4) 脓液：恶臭味应考虑气性坏疽的可能。

二、全身状态检查及临床意义

1. 生命体征检查内容及临床意义

(1) 体温测量

①口腔温度：正常值为36.3～37.2℃。

②肛门温度：正常值为36.5～37.7℃。

③腋下温度：正常值为36.0～37.0℃（2005）。

(2) 脉搏检查

①脉搏检查法：以示指、中指、环指的指端来触诊桡动脉的搏动，桡动脉不能触及者可触诊颞动脉、颈动脉、肱动脉和股动脉。

②脉率：正常成人在安静状态下其脉率为60～100次/分（2005）。女性较男性稍快；老年人偏慢，儿童较快，婴幼儿可达130次/分。成人每分钟脉搏超过100次，称脉搏过速；每分钟少于60次称脉搏过缓。

(3) 血压测量

①血压的测量方法：间接测量法：上肢血压一般以坐位右臂血压为准。受检者安静休息至少5分钟，裸露手臂，放在与右心房同一水平，外展45°角。将袖带平展地缚于上臂，其下缘距肘窝2~3cm，不可过松或过紧。将听诊器放在肱动脉上（不要接触袖带，不放在袖带下），然后用橡皮球将空气打入袖带，待动脉音消失，再升高20~30mmHg，然后缓慢放气。当听到第一声时所示压力值是收缩压；放气至声音消失时血压计上所示的压力是舒张压。相隔2分钟重复测量，取2次读数的平均值记录。

②血压正常值及变异的临床意义：血压低于90/60mmHg时，称为低血压。常见于休克、急性心肌梗死、心力衰竭、心包填塞、肾上腺皮质功能减退等，也可见于极度衰竭的病人。脉压>40mmHg称为脉压增大，见于主动脉瓣关闭不全、动脉导管未闭、动静脉瘘、高热、甲状腺功能亢进症、严重贫血、动脉硬化等。脉压<30mmHg称为脉压减小，见于主动脉瓣狭窄、心力衰竭、休克、心包积液、缩窄性心包炎等（2013，2016）。

类别	收缩压（mmHg）		舒张压（mmHg）
正常血压	<120	和	<80
正常高值	120~139	和（或）	80~89
高血压	≥140	和（或）	≥90
1级高血压（轻度）	140~159	和（或）	90~99
2级高血压（中度）	160~179	和（或）	100~109
3级高血压（重度）	≥180	和（或）	≥110
单纯收缩期高血压	≥140	和	<90

2. 发育与体型

(1) 正常成人胸围等于身高的一半，两上肢展开的长度等于身高，坐高等于下肢的长度。

(2) 正常人的体型分为均称型、矮胖型、瘦长型三种。①瘦长型（无力型）：体高肌瘦，颈细长，肩窄下垂，胸廓扁平，腹上角小于90°；②矮胖型（超力型）：体格粗壮，颈粗短，肩宽平，胸围大，腹上角常大于90°；③匀称型（正力型）：身体的各部分结构匀称适中，一般正常人多为此型。

(3) 病态发育：发育成熟前脑垂体前叶功能亢进时，体格异常高大称为巨人症；反之体格矮小称为脑垂体性侏儒症。

3. 营养状态检查

(1) 营养状态分级：分为良好、不良、中等。

(2) 营养异常的原因：①营养不良：由摄食不足和消耗增多两大因素所致。②肥胖：超过标准体重20%以上者为肥胖。

4. 意识状态

(1) 意识状态检查法：通过问诊了解患者思维、反应、情感活动、记忆力、注意力、定向力等，对严重患者还需做痛觉试验、瞳孔对光反应、腱反射等以判断意识障碍的程度。

(2) 意识障碍类型：①觉醒障碍，分嗜睡、昏睡、昏迷。②意识模糊。③意识内容障碍，分谵妄和醒状昏迷。

5. 面容检查

(1) 急性病容：面色潮红，表情烦躁或倦怠，常见于急性感染性疾病。

(2) 慢性病容：容颜憔悴，面色灰暗或苍白，目光无神，表情抑郁，常见于慢性消耗性疾病。

(3) 甲亢面容：眼裂增大，眼球凸出，兴奋不安，烦躁易怒，呈惊恐貌（2005），见于甲状腺功能亢进症。

(4) 黏液性水肿面容：面色苍白，颜面浮肿，睑厚面宽，目光呆滞，反应迟钝，毛发稀疏，见于甲状腺功能减退症。

(5) 二尖瓣面容：双颊暗红，口唇轻度发绀，见于风湿性心脏瓣膜病、二尖瓣狭窄（2005）。

(6) 伤寒面容：表情淡漠，反应迟钝，呈无欲状态，见于伤寒、脑炎等。

(7) 苦笑面容：牙关紧闭，面肌痉挛，呈苦笑状，见于破伤风（2009）。

(8) 满月面容：面圆如满月，皮肤发红，常伴痤疮、胡须，见于库欣综合征及长期应用肾上腺皮质激素的患者。

(9) 肢端肥大症面容：头颅增大，面部变长，下颌增大，向前突出，眉弓及两颧隆起，唇舌肥厚，耳鼻增大，见于肢端肥大症。

(10) 肝病面容：面颊瘦削，面色灰褐，额部、鼻背、双颊有褐色色素沉着，见于慢性肝炎、肝硬化等。

(11) 肾病面容：面色苍白，眼睑、颜面浮肿，舌质淡，边缘有齿痕，见于慢性肾炎、慢性肾盂肾炎、慢性肾衰竭等。

(12) 面具面容：面部呆板，无表情，似面具样，见于震颤性麻痹等。

6. 体位及步态

(1) 体征检查

①自动体位：身体活动自如，不受限制，多见于轻病或疾病早期。

②被动体位：无法自己调整或变换体位，见于极度衰弱或意识丧失的患者（2000）。

③强迫体位：为减轻疾病痛苦，被迫采取的某种体位，可分为如下几类：强迫仰卧位：急性腹膜炎。强迫侧卧位：一侧胸膜炎或胸腔积液。强迫坐位：心、肺功能不全的患者。辗转体位：胆石症、胆道蛔虫症、肠绞痛等。角弓反张：破伤风、小儿脑膜炎。强迫俯卧位：脊柱疾病。强迫蹲位：发绀型先天性心脏病（2019）。

(2) 步态检查

①蹒跚步态：走路时身体左右摇摆如鸭步，见于佝偻病、大骨节病（2010）等。

②醉酒步态：行走时躯干重心不稳，步态紊乱不准确如醉酒状，见于小脑疾病等。

③共济失调步态：起步时一脚高抬，骤然重落，且双目向下注视，两脚间距很宽以防身体倾斜，闭目时不能保持平衡，见于小脑或脊髓后索疾病。

④慌张步态：起步动作慢，步距较小，起步后小步急速前行，越走越快，有难以止步之势，见于震颤性麻痹。

⑤剪刀步态：两下肢肌张力增高，以伸肌及内收肌张力增高明显，移步时下肢内收过度，两腿交叉呈剪刀状，见于脑性瘫痪与截瘫患者。

⑥痉挛性偏瘫步态：瘫痪侧上肢内收、旋前，各关节屈曲，无正常摆动；下肢伸直、外旋，以髋关节为中心，脚尖拖地，向外划半个圆圈跨前一步，多见于脑血管疾病的后遗症（2010）。

⑦间歇性跛行：休息时无症状，行走稍久致下肢麻木、无力、酸痛，难以继续行走，经休息症状好转可重新行走，走走歇歇，如此反复，见于闭塞性动脉硬化、高血压动脉硬化等。

三、皮肤检查及临床意义

1. 弹性、颜色、湿度检查

(1) 皮肤弹性：皮肤弹性减弱，皱褶平复缓慢，多见于慢性消耗性疾病或严重脱水患者；皮肤弹性增加，多见于发热，血循环加速，周围血管充盈。

(2) 皮肤颜色：①苍白：贫血，毛细血管痉挛，充盈不足。②发红：毛细血管扩张充血。③发绀：皮肤及黏膜小血管内还原血红蛋白增多，致皮肤青紫。④黄染：见于黄疸。⑤色素沉着：见于慢性肾上腺皮质功能减退，肝硬化、肢端肥大症等。⑥色素脱失：白癜风、黏膜白斑、白化症。

(3) 湿度与出汗：出汗过多见于风湿病、结核病等；夜间盗汗是结核病活动期的重要征象；手脚皮肤发凉而大汗淋漓为冷汗，见于休克和虚脱（2014）；无汗见于维生素 A 缺乏、硬皮病、脱水等。

2. 皮疹、皮下出血、蜘蛛痣、皮下结节的检查法及临床意义

(1) 皮疹：①斑疹：局部皮肤发红，一般不隆起皮面，见于斑疹伤寒、丹毒、风湿性多形性红斑。②玫瑰疹：鲜红色圆形斑疹，压之退色，松开后又复现，多出现于胸腹部，见于伤寒或副伤寒（2009）。③丘疹：局部颜色改变，隆起于皮面，见于药疹、麻疹、猩红热、湿疹等。④斑丘疹：丘疹周围有皮肤发红的底盘，见于风疹、猩红热、药疹。⑤荨麻疹：隆起于皮肤的鲜红色或苍白色风团，伴有瘙痒或烧灼感，消退后不留痕迹，由速发皮肤变态反应引起（2009）。

(2) 皮下出血：直径不超过 2mm，压之不退色，称为瘀点。皮下出血直径 3～5mm，称为紫癜，见于造血系统疾病、重症感染等。皮下出血直径 >5mm 者，称为瘀斑。

(3) 蜘蛛痣：检查时用铅笔压迫痣的中心，其辐射状小血管网即退色，去除压力后又出现。其发生与雌激素增多有关，一般出现于手背、面部、颈部、前胸，见于慢性肝炎、肝硬化（2004，2006，2011）。

(4) 皮下结节：直径 2～3mm 的圆形或椭圆形坚硬小结，无压痛，活动，与皮肤无粘连，与深部结缔组织相连，多在关节附近、长骨隆起部位或肢体肌腱上，见于结缔组织病、囊虫病。检查时注意其大小、硬度、部位、活动度、有无压痛。

3. 水肿和毛发检查

(1) 水肿：①黏液性水肿见于甲状腺功能减退症，象皮肿见于丝虫病。②全身性水肿见于肾炎、肾病综合征、心力衰竭、失代偿肝硬变和营养不良等。③局限性水肿可见于局部炎症、外伤、过敏、血栓形成所致的毛细血管通透性增加，静脉或淋巴回流受阻。

(2) 毛发：病理性毛发稀少常见的原因有：①头部皮肤疾病：如脂溢性皮炎。②神经营养障碍：如斑秃。③某些发热性疾病后：如伤寒可致弥漫性脱发。④某些内分泌疾患：如甲状腺功能减退症、垂体前叶功能减退等。⑤理化因素性脱发：如过量的放射线影响，某些抗癌药物（如环磷酰胺等）的使用。

四、淋巴结检查

1. 浅表淋巴结的检查顺序　耳前、耳后、乳突区、枕骨下区，颌下区，颏下区、颈后三角、颈前三角、锁骨上窝、腋窝、滑车上、腹股沟、腘窝等。

2. 局部和全身浅表淋巴结肿大的临床意义

(1) 局部淋巴结肿大：一般炎症、淋巴结结核、恶性肿瘤淋巴结转移可见（2002，2003）。

(2) 全身淋巴结肿大：见于淋巴细胞性白血病，传染性单核细胞增多症，系统性红斑

狼疮。

五、头部检查

1. 头颅形状、大小检查
(1) 小颅：囟门过早闭合。
(2) 方颅：小儿佝偻病和先天性梅毒（2006，2012）。
(3) 巨颅：脑积水。

2. 眼部检查
(1) 眼睑：直接手电光下观察或在裂隙灯下观察，检查时注意双眼对比，视诊包括眼睑位置、睑裂宽度、眼睑皮肤、眼睑结膜。常见的眼睑异常有：倒睫与乱睫、睑内翻、睑外翻、眼睑闭合不全、上睑下垂。
(2) 结膜：检查上睑结膜时须翻转眼睑，用示指和拇指捏住上睑中外1/3交界处的边缘，嘱被检查者向下看，此时轻轻向前下方牵拉，然后示指向下压迫睑板上缘，并与拇指配合将睑缘向上捻转即可将眼睑翻开。常见的结膜异常有结膜炎、结膜充血等。
(3) 巩膜：常见的巩膜异常有巩膜炎、巩膜出血、巩膜黄染等。
(4) 角膜：检查时要注意角膜的大小和角膜弯曲度。常见异常有角膜炎、角膜溃疡、角膜软化等。
(5) 眼球：①双眼球突出：见于甲状腺功能亢进症。②单眼球突出：局部炎症、眶内占位性病变。③眼球震颤：分为水平震颤与垂直震颤。④眼球凹陷：双侧凹陷见于重度脱水，单侧凹陷见于Horner综合征和眶尖骨折。⑤眼球运动：受动眼神经（Ⅲ）、滑车神经（Ⅳ）和展神经（Ⅵ）支配，这些神经麻痹时，眼球运动出现障碍并伴复视。
(6) 瞳孔：①瞳孔大小：正常直径2~5mm，检查时注意大小、形态，双侧是否等大、等圆，对光反射和调节是否正常。双侧瞳孔缩小，见于虹膜炎，有机磷农药中毒，吗啡、氯丙嗪、毛果芸香碱等药物影响；双侧瞳孔扩大，见于濒死状态，阿托品、可卡因等药物影响（2016）。②瞳孔反射：直接对光反射和间接对光反射，对光反应迟钝或消失见于昏迷患者；调节反射即正常人视近物时瞳孔缩小，同时出现辐辏反射（双侧眼球向内聚合），调节反射和辐辏反射均消失见于动眼神经受损（2002，2003，2004，2005，2006）。

3. 耳部检查
(1) 外耳：观察外耳有无畸形、肿胀、皲裂及溃疡，耳郭前后有无压痛，外耳道有无狭窄、耵聍栓塞，检查外耳道时应先将耳郭拉向后外上方。
(2) 乳突：位于耳后方，乳突炎可见耳郭后方红肿、瘘管、乳突压痛。
(3) 鼓膜：检查时先向上牵拉耳郭，再插入耳镜进行观察。

4. 鼻部检查
(1) 鼻外形：检查鼻外形有无畸形、前鼻孔狭窄，鼻梁有无偏曲、塌陷、肿胀、增宽，皮肤色泽是否正常。鼻梁部皮肤红色斑块多见于系统性红斑狼疮；鼻端和鼻翼发红，并有毛细血管扩张和组织肥厚见于酒糟鼻；鼻翼扇动见于哮喘引起的呼吸困难。
(2) 鼻窦：鼻窦表面检查时，观察面颊部、目内眦及眉根附近皮肤有无红肿，局部有无隆起，眼球有无移位及运动障碍，面颊、眼内上角处有无压痛，额窦前壁叩痛等。鼻窦共有4对：额窦、蝶窦、上颌窦、筛窦。鼻窦有压痛多见于鼻窦炎。蝶窦因解剖位置较深，不能在体表检查到压痛。

5. 口腔、腮腺检查
(1) 口唇：口唇苍白，见于虚脱、贫血等；口唇深红见于急性发热性疾病；口唇发绀见于呼吸衰竭和心力衰竭；口唇疱疹多为单纯疱疹病毒感染；口唇肥厚增大见于黏液性水肿、肢端肥大症等。

(2) 口腔黏膜：检查应在充分的自然光线下进行，也可用手电筒照明，正常口腔黏膜光洁呈粉红色。黏膜下出血点或瘀斑，多为各种出血性疾病或维生素 C 缺乏；第二磨牙颊黏膜处出现针头大小白色斑点见于麻疹；黏膜充血、肿胀并伴有小出血点，呈对称性，见于猩红热、风疹等；黏膜溃疡可见于慢性复发性口疮；鹅口疮为白色念珠菌感染。

(3) 牙齿：检查应注意有无龋齿、残根、缺齿和义齿等，以及牙齿的色泽和形状。牙齿呈黄褐色称斑釉牙，为长期饮用含氟量过高的水所引起；中切牙切缘呈月牙形凹陷且牙间隙分离过宽，为先天性梅毒的重要体征之一；单纯齿间隙过宽见于肢端肥大症。

(4) 牙龈：正常牙龈呈粉红色，质坚韧且与牙颈部紧密贴合，检查时经压迫无出血及溢脓。牙龈水肿见于慢性牙周炎。牙龈的游离缘出现蓝灰色点线称为铅线，是铅中毒的特征。

(5) 舌：①草莓舌：见于猩红热或长期发热的患者；②镜面舌：见于恶性贫血；③牛肉舌：见于糙皮病。

(6) 咽部：被检查者坐于椅上，头略后仰，口张大并发"啊"音，此时医师用压舌板在舌的前 2/3 与后 1/3 交界处迅速下压，此时软腭上抬，既可观察。咽部黏膜充血、红肿、黏膜腺分泌增多，多见于急性咽炎；咽部黏膜充血、表面粗糙，并可见淋巴滤泡呈簇状增殖，见于慢性咽炎。

(7) 扁桃体：扁桃体增大一般分为三度：Ⅰ度不超过咽腭弓；Ⅲ度达到或超过咽后壁中线；Ⅱ度介于两者之间。

(8) 腮腺：腮腺体薄而软，触诊时摸不出腺体轮廓。腮腺肿大时可见到以耳垂为中心的隆起，并可触及边缘不明显的包块。腮腺导管开口于上颌第二磨牙对面的颊黏膜上，检查时注意导管口有无分泌物（2004）。腮腺肿大见于急性流行性腮腺炎、化脓性腮腺炎、腮腺肿瘤。

六、颈部检查

1. 颈部血管检查　听诊颈部血管，一般让患者坐位，用钟型听诊器听诊，如发现异常杂音，应注意其部位、强度、性质、音调、传播方向和出现时间，以及患者姿势改变和呼吸等对杂音的影响。颈静脉怒张见于右心功能不全、缩窄性心包炎、心包积液等；颈动脉搏动明显见于主动脉瓣关闭不全、甲状腺功能亢进症、高血压或严重贫血等（2000，2002，2006）。

2. 甲状腺检查

(1) 检查方法：①视诊：观察甲状腺的大小和对称性。②触诊：包括甲状腺峡部和甲状腺侧叶的检查。

(2) 甲状腺肿大的临床意义：甲状腺肿大可分三度：不能看出肿大但能触及者为Ⅰ度；能看到肿大又能触及，但在胸锁乳突肌以内者为Ⅱ度；超过胸锁乳突肌外缘为Ⅲ度。引起甲状腺肿大的常见疾病有单纯性甲状腺肿、甲状腺功能亢进症、甲状腺肿瘤等。

3. 气管检查　检查时嘱患者坐位或仰卧位，以示指和环指分别放在两侧胸锁关节上，中指放于气管正中以观察气管有无移位。大量胸腔积液、气胸、纵隔肿瘤等可使气管向健侧推移（2000）；肺不张、胸膜粘连可将气管拉向患侧（2002，2006，2016）。

七、胸壁及胸廓检查

1. 胸部体表标志（骨骼标志、体表标志线）及分区
(1) 骨骼标志：胸骨角、第 7 颈椎棘突、肩胛下角。
(2) 胸部体表标志线：前正中线、锁骨中线、腋前线、腋中线、腋后线、肩胛线、后正中线。
(3) 胸部分区：胸骨上窝、锁骨上窝、肋间隙、肩胛上区、肩胛下区、肩胛区、肩胛

间区。

2. 常见异常胸廓的类型及临床意义

(1) 桶状胸：见于慢性阻塞性肺气肿及支气管炎发作时。

(2) 扁平胸：见于瘦长体型及慢性消耗性疾病。

(3) 鸡胸（佝偻病胸）：多见于儿童（2000）。

(4) 漏斗胸：见于佝偻病、胸骨下部长期受压者，也有原因不明者。

3. 胸壁静脉检查

(1) 胸侧壁静脉扩张，血流方向脐以上者向上，脐以下者向下，可能为肝门静脉高压；如血流均向上，可能为下腔静脉阻塞。

(2) 胸前壁静脉扩张，血流方向向下，见于上腔静脉阻塞。

4. 胸壁及胸骨检查 肋间神经炎、肋软骨炎、胸壁软组织炎及肋骨骨折的患者，受累的局部可有胸壁压痛。骨髓异常增生者，常有胸骨压痛和叩击痛，见于白血病患者（2000，2006）。

5. 乳房检查

(1) 乳房检查法：乳房触诊先由健侧开始，后检查患侧。触诊由外上象限开始，左侧按顺时针方向，右侧按逆时针方向，由浅入深进行触诊，直至四个象限检查完毕。然后触诊乳头、乳晕处，注意有无肿块或分泌物。最后检查有压痛或肿块处，先轻触诊，然后深触诊检查。此外还应触诊腋下及锁骨上有无肿大淋巴结。

(2) 乳房常见病变：①急性乳腺炎：乳房红、肿、热、痛，常局限于一侧乳房的某一象限。触诊有硬结包块，伴寒战、发热及出汗等全身中毒症状。②乳腺癌：多为单发，并与皮下组织粘连，质地硬，局部皮肤呈橘皮样，乳头常回缩。多见于中年以上的妇女，晚期每伴有腋窝淋巴结转移（2011）。③乳腺良性肿瘤：质地较软，边缘光滑，形态规整并有一定的活动度，常见于乳腺囊性增生、乳腺纤维瘤等。

八、肺和胸膜检查

1. 肺和胸膜视诊

(1) 呼吸类型：正常呼吸类型分为胸式呼吸和腹式呼吸。胸式呼吸减弱而腹式呼吸增强，可见于肺炎、肺水肿、重症肺结核、大量胸腔积液和气胸、肋间神经痛和肋骨骨折等；腹式呼吸减弱而胸式呼吸增强，可见于腹膜炎、大量腹水、肝脾极度肿大、腹腔内巨大肿瘤及妊娠晚期。

(2) 呼吸频率、深度、节律

①呼吸频率：正常成人静息状态下，呼吸为 12~20 次/分（2005）。超过 20 次/分为呼吸过速。见于发热、疼痛、贫血、甲状腺功能亢进及心力衰竭。低于 12 次/分称为呼吸过缓，呼吸浅慢见于深睡、黏液性水肿、颅内压增高等。

②呼吸深度：呼吸变浅：见于呼吸中枢抑制或呼吸肌无力，也可见于腹水（2011）和肥胖以及肺部疾病，如广泛肺炎、肺水肿、大量胸腔积液和气胸。呼吸变深：常见于剧烈运动、情绪激动或过度紧张时。糖尿病酮症酸中毒和尿毒症酸中毒时，常见到呼吸加深，称为 Kussmaul 呼吸（2006）。

③呼吸节律：潮式呼吸：见于心力衰竭、缺氧等。间停呼吸：见于脑损伤、颅内高压、脑膜炎等，为临终前的危急征象。

2. 肺和胸膜触诊

(1) 触觉语颤（语音震颤）

触觉语颤加强主要见于：肺组织实变，如大叶性肺炎实变期和肺梗死；接近胸膜的肺内巨大空腔，如空洞型肺结核、肺脓肿、压迫性肺不张（2014）等。语音震颤减弱或消失主要见于：肺泡内含气量过多，如肺气肿；气管阻塞，如阻塞性肺不张；大量胸腔积液或气胸；胸膜高度增厚粘连；胸壁皮下气肿（2006）。

（2）胸膜摩擦感

①检查方法：受检者取仰卧位，令受检者反复做深慢呼吸运动，检查者用手掌轻贴病人胸壁，并感觉有无两层胸膜相互摩擦的感觉，于活动度较大的前胸下前侧部或腋中线第5、6肋间最易触及。

②异常改变：胸膜摩擦感可见于胸膜炎症、肺部病变累及胸膜以及胸膜高度干燥等。

3. 肺部叩诊

（1）叩诊方法：一般采用间接叩诊法，患者采取坐位，叩诊顺序是先前胸、后侧胸、最后背部，由上而下，由外向内，左右对比，叩诊需沿肋间隙进行，用力均匀，轻重适当。

（2）正常叩诊音：正常叩诊音为清音。

（3）肺部定界叩诊

①肺下界：通常患者取坐位或仰卧位，平静呼吸时，在两侧锁骨中线、腋中线和肩胛线上叩诊肺下界，正常人分别为第6、第8和第10肋间隙。病理情况下肺下界降低见于肺气肿、肺大疱、腹腔内脏下垂；肺下界上升见于肺不张和胸腔积液，也可见于腹内压升高使横结肠上升，如腹水、肝脾肿大、腹腔内巨大肿瘤等。

②肺下界移动度：首先叩出平静呼吸时肺下界，然后嘱受检者做深吸气并且屏住气，同时向下叩诊。由清音转为浊音处做一标记。待受检者恢复平静呼吸后再嘱其做深呼气，并且屏住，再由上而下，叩肺下界。深吸气和深呼气两个肺下界之间的距离即肺下界移动度。正常人肺下界移动度为6~8cm。肺下界移动度减弱见于肺气肿、肺不张、肺纤维化、肺水肿、气胸、胸腔积液、胸膜肥厚等。

（4）肺部病理性叩诊音：①浊音或实音：主要见于肺组织含气量减少、胸腔病变、胸壁病变（2002，2005）。②鼓音：主要见于肺内或胸腔内含气过多，如大量胸腔积气、肺大疱、肺空洞等（2005，2015）。③过清音：见于肺内含气量增加且肺泡壁弹性减退，如肺气肿、支气管哮喘发作者。

4. 呼吸音听诊

（1）正常呼吸音

①支气管呼吸音：正常人在喉部、胸骨上窝，背部第6、7颈椎和第1、2胸椎附近可闻及（2000，2004，2011，2015）。

②肺泡呼吸音：正常人胸部除支气管呼吸音部位和支气管肺泡呼吸音部位外，其余部位均可闻及肺泡呼吸音（2004）。

③支气管肺泡呼吸音：正常人在胸骨角附近，肩胛间区的第3、4胸椎水平及右肺尖可听到支气管肺泡呼吸音（2004，2015）。

（2）病理性呼吸音

①病理性肺泡呼吸音

肺泡呼吸音减弱或消失：与肺泡内的空气流量减少或进入肺内的空气流速减慢及呼吸音传导障碍有关。发生的原因有：胸廓活动受限，如肋软骨骨化；呼吸肌疾病，如重症肌无力；支气管阻塞，如慢性支气管炎；压迫性肺膨胀不全，如胸腔积液；腹部疾病，如腹部巨大肿瘤等（2002）。

肺泡呼吸音增强：双侧肺泡呼吸音增强，与呼吸运动及通气功能增强，使进入肺泡的空气流量增多或进入肺内的空气流速加快有关。发生的原因有：机体需氧量增加引起呼吸深长和增快，如代谢亢进；缺氧兴奋呼吸中枢导致呼吸运动增强，如贫血；血液酸度增高，刺激呼吸中枢使呼吸深长，如酸中毒（2011）。

②病理性支气管呼吸音：可由肺组织实变、肺内大空腔、压迫性肺不张等引起。

③病理性支气管肺泡呼吸音：为肺部实变区域较小且与正常含气肺组织混合存在，或肺实变部位较深并被正常肺组织所覆盖之故。常见于支气管肺炎、肺结核、大叶性肺炎初期。

5. 啰音听诊

（1）湿啰音

产生机制：由于吸气时气体通过呼吸道内的分泌物如渗出液、痰液、血液、黏液和脓液等，形成的水泡破裂所产生的声音，故又称水泡音。

听诊特点：于吸气时或吸气终末较为明显，部位较恒定，性质不易变，中、小水泡音可同时存在，咳嗽后可减轻或消失（2011）。

临床意义：按支气管口径大小和渗出物的多寡可分为粗、中、细湿啰音和捻发音。粗湿啰音多见于支气管扩张、肺水肿及肺结核或肺脓肿空洞（2009，2016）；中湿啰音多见于支气管炎、支气管肺炎等；细湿啰音多见于细支气管炎、肺淤血和肺梗塞等；捻发音多见于细支气管和肺泡炎症或充血。

（2）干啰音

产生机制：由于气管、支气管或细支气管管腔狭窄、管腔内有分泌物、管腔内有侵入物或受压，空气吸入或呼出时发生湍流所产生（2009）。

听诊特点：音调较高，持续时间较长，吸气及呼气时均可闻及，但以呼气时为明显，强度和性质易改变，部位易变换，在瞬间内数量可明显增减（2011）。

临床意义：根据音调的高低分为哨笛音和鼾音。发生于双侧肺部的干啰音，常见于支气管哮喘、慢性支气管炎和心源性哮喘等（2005）；局限性干啰音，常见于支气管内膜结核或肿瘤等。

6. 胸膜摩擦音听诊

（1）产生机制：由于胸膜炎症时，表面粗糙，呼吸时脏、壁两层胸膜相互摩擦产生振动所致。

（2）听诊特点：吸气末或呼气始明显，屏住呼吸时消失，胸廓下侧沿腋中线处最明显。

（3）临床意义：见于胸膜炎症、胸膜肿瘤、肺炎等累及胸膜，胸膜高度干燥等（2011）。

7. 听觉语音检查

（1）检查方法：嘱被检查者用一般面谈的声音重复发"1、2、3"，即可在胸壁上听到听觉语音。

（2）临床意义：听觉语音减弱：见于支气管阻塞、肺气肿、胸腔积液、气胸等。听觉语音增强：见于肺实变、肺空洞及压迫性肺不张。

8. 呼吸系统常见疾病的体征

（1）肺实变：①视诊：胸廓对称，病侧呼吸运动减弱（2002）。②触诊：气管居中，病侧语音震颤增强。③叩诊：病变部位叩诊呈浊音（2002）。④听诊：病变部位可闻及支气管呼吸音和响亮的湿啰音，语音共振增强，累及胸膜者可闻及胸膜摩擦音（2002）。

（2）肺气肿：①视诊：桶状胸，呼吸运动减弱，肋间隙增宽。②触诊：气管居中，双侧语音震颤减弱。③叩诊：两肺过清音（2005），肺下界降低，肺下界移动度减少，心浊音界缩小，肝浊音界下移。④听诊：肺泡呼吸音减弱，呼气延长，语音共振减弱，心音遥远。代偿性肺气肿并无上述典型表现，仅可见代偿性肺气肿区呼吸运动减弱，肋间隙增宽，语音震颤减弱，叩诊呈过清音，听诊肺泡呼吸音减弱，语音共振减弱，且常伴有引起代偿性肺气肿的原发病变的体征。

（3）胸腔积液：中等量或以上胸腔积液可有以下典型体征。①视诊：喜患侧卧，患侧胸廓饱满、肋间隙增宽、呼吸运动受限，心尖冲动向健侧移位。②触诊：气管移向健侧，患侧呼吸运动减弱，语音震颤减弱或消失（2002）。③叩诊：积液区为浊音或实音（2006）。左侧胸腔积液时，心界叩不出；右侧胸腔积液时，心界向左侧移位（2002）。④听诊：积液区呼吸音减弱或消失，语音共振减弱或消失。积液上方可闻及减弱的支气管呼吸音。

（4）气胸：①视诊：患侧胸廓饱满，肋间隙增宽，呼吸运动减弱。②触诊：气管向健侧移位，语音震颤消失（2006）。③叩诊：患侧呈鼓音。右侧气胸时，肝浊音界下移；左侧气胸时，心浊音区变小或叩不出。

（5）阻塞性肺不张：①视诊：患侧胸廓下陷，肋间隙变窄，呼吸动度减弱或消失。②触诊：气管移向患侧，语颤减弱或消失。③叩诊：患侧呈浊音或实音。④听诊：呼吸音消失，听觉语音减弱或消失。

九、心脏、血管检查

1. 心脏视诊

（1）心前区隆起：①心脏增大，患有器质性心脏病，如先天性心脏病、肺动脉瓣狭窄等。②儿童时期患慢性风湿性心脏病伴右心室增大者。

（2）心尖搏动：心尖搏动一般位于第5肋间左锁骨中线内0.5~1.0cm处。直径为2.0~2.5cm。①位置改变：心脏疾病：左心室增大时心尖冲动向左下移位（2005，2016）；右心室增大时，心尖冲动向左移位，甚至可稍向上；全心增大时，心尖冲动向左下移位，并可伴有心界向两侧扩大。胸部疾病：一侧胸腔积液或气胸，将纵隔推向健侧，心尖冲动亦稍向健侧移位；一侧肺不张或胸膜粘连，纵隔向患侧移位，心尖冲动则稍向患侧移位；胸廓或脊柱畸形也可影响心尖冲动位置。②强度及范围变化：左心室肥大时心搏有力。心肌病时心尖冲动减弱。心室腔扩大时，心尖冲动减弱，心尖冲动范围明显增大。心包积液时，心脏与前胸壁距离增加，心尖冲动可减弱甚或消失。负性心尖冲动，见于粘连性心包炎与周围组织有广泛粘连时（2016）。甲状腺功能亢进症、发热、严重贫血时，心搏增强且范围较大。左侧胸腔大量积气或积液、肺气肿时，心尖冲动减弱或消失。

2. 心脏触诊

（1）震颤：指心脏跳动时，用手触诊而感觉到的一种细小的振动，此振动与猫在安静时产生的呼吸震颤相似，故又称猫喘，是器质性心血管病的特征性体征之一。多见于先天性心脏病及心脏瓣膜狭窄（2014）。

（2）心包摩擦感：其感觉与胸膜摩擦感相似，但触诊部位不同，且心包摩擦感不因呼吸停止而消失，通常在胸骨左缘第4肋间处较易触及，在心脏收缩期明显。多见于心包炎症。

3. 心脏叩诊

（1）叩诊方法：先叩左界，从心尖冲动最强点外2~3cm处开始，沿肋间由外向内，叩诊音由清变浊时翻转板指，在板指中点相应的胸壁处用标记笔做一标记。如此自下而上，叩至第2肋间，分别标记。然后叩右界，先沿右锁骨中线，自上而下，叩诊音由清变浊时为肝上界，于其上一肋间（一般为第4肋间）由外向内叩出浊音界，上移一个肋间，于第3、第2肋间由外向内即出浊音界，并分别做标记。再标出前正中线和左锁骨中线，用直尺测量左右相对浊音界各标记点距前正中线的垂直距离，并记录。

（2）心浊音界改变及其临床意义：①心脏病变：左心室增大：心脏浊音区呈靴形，或称"主动脉型"，见于主动脉瓣关闭不全、高血压性心脏病等（2004，2005，2009，2011）。右心室增大：浊音界向两侧均扩大，向左增大较显著，常见于肺源性心脏病。左、右心室增大：心浊音界向两侧扩大且左界向左下扩大，呈普大型，常见于扩张型心肌病、重症心肌炎、全心衰竭。左心房增大：心脏浊音界呈梨形，或称"二尖瓣型"。心包积液：坐位时呈三角烧瓶形，仰卧位时心底部浊音区明显增宽,这种心脏浊音界随体位改变而变化的特点,是鉴别心包积液和全心扩大的要点。②心外因素:胸壁较厚或肺气肿时,心浊音界变小(2000,2004)。大量胸腔积液、积气一侧的心界叩不出,健侧心浊音界外移(2014)。大量腹腔积液或腹腔巨大肿瘤可使膈肌抬高,心脏呈横位,叩诊时心界向左扩大。

4. 心脏瓣膜听诊区

(1) 二尖瓣区:位于心尖冲动最强点。心脏大小正常时多位于第5肋间左锁骨中线稍内侧。

(2) 肺动脉瓣区:胸骨左缘第2肋间。

(3) 主动脉瓣区:①主动脉瓣区:胸骨右缘第2肋间。②主动脉瓣第二听诊区:胸骨左缘第3、4肋间。

(4) 三尖瓣区:胸骨体下端左缘或右缘。

5. 心率听诊、心律

(1) 心率:①正常成人心率范围为60~100次/分,女性稍快,儿童偏快,老年人多偏慢。②成年人心率超过100次/分,婴幼儿心率超过150次/分,称为心动过速。心率突然增快至160~240次/分,持续一段时间后突然停止,宜考虑为阵发性室上性心动过速。③心率低于60次/分,称为心动过缓,见于甲状腺功能减退、房室传导阻滞等。

(2) 心律:①正常成人心律规整,心率稍慢者及儿童的心律稍有不齐。②心律失常主要有期前收缩和心房颤动。每分钟期前收缩≥6次者为频发,如果每次窦性搏动后出现一次期前收缩称为二联律,每两次窦性搏动后出现一次期前收缩称为三联律。心房颤动的听诊特点为:心律绝对不齐,第一心音强弱不等,脉率低于心率,常见于二尖瓣狭窄、冠状动脉粥样硬化性心脏病、甲状腺功能亢进症等(2000,2002,2004,2006)。

6. 正常心音及其产生机制

(1) 第一心音(S_1):主要是因二尖瓣和三尖瓣关闭,瓣膜突然紧张引起振动所致。

(2) 第二心音(S_2):主要因主动脉瓣和肺动脉瓣的关闭引起瓣膜振动所致。

(3) 第三心音(S_3):可能系心室舒张早期血流自心房突然冲入心室,使心室壁、房室壁、腱索和乳头肌振动所致。

7. 心音听诊

(1) 正常心音:①S_1:音调较低,声音较响,性质较钝,占时较长,持续约0.1s,与心尖冲动同时出现,心尖部听诊最清楚(2014)。②S_2:音调较高,强度较低,性质较清脆,占时较短,持续约0.08s(2011);在心尖冲动后出现,心底部听诊最清楚。③S_3:出现在心室舒张早期,第二心音后0.12~0.18s;心尖部听诊最清楚。

(2) 心音改变及其临床意义:①心音强度改变:S_1强度的改变:S_1增强常见于二尖瓣狭窄;S_1减弱常见于二尖瓣关闭不全;S_1强弱不等常见于心房颤动和完全性房室传导阻滞。S_2强度的改变:S_2增强见于高血压、动脉粥样硬化;S_2减弱见于低血压、主动脉瓣或肺动脉瓣狭窄和关闭不全。②心音分裂:S_2分裂较常见。见于右室排血时间延长,肺动脉瓣关闭明显延迟,或左心室射血时间缩短,主动脉关闭时间提前。

(3) 奔马律及开瓣音:①舒张早期奔马律(2019):音调较低,强度较弱。出现在舒张早期,即第二心音后。多起源于左心室,听诊最清晰的部位在心尖部,而右室奔马律在胸骨下端左缘最清楚。左室奔马律呼气末明显,吸气时减弱;右室奔马律则吸气时明显,呼气时减弱。反映左室功能低下,舒张期容量负荷过重,心肌功能严重障碍(2004)。②开瓣音:提示二尖瓣轻、中度狭窄,瓣膜弹性和活动性较好,常用来作为二尖瓣分离术适应证的参考条件。

8. 心脏杂音产生机制 主要见于:①血流加速;②瓣膜口狭窄;③瓣膜关闭不全;④异常通道;⑤心腔内漂浮物;⑥大血管腔瘤样扩张。

9. 心脏杂音的特征

(1) 最响部位：杂音在某瓣膜区最响，提示病变在该区相对应的瓣膜。

(2) 时期：收缩期杂音、舒张期杂音、连续性杂音。

(3) 性质：吹风样、隆隆样、叹气样、机器声样及音乐样。

(4) 强度：与狭窄程度、血流速度、狭窄口两侧压力差及胸壁厚薄有关，收缩期杂音强度一般分为6级（2002）。1级：杂音很弱，所占时间很短，须仔细听诊才能听到。2级：较易听到，杂音柔和。3级：中等响亮的杂音。4级：响亮的杂音，常伴有震颤。5级：很响亮的杂音，震耳，但听诊器如离开胸壁则听不到，伴有震颤。6级：极响亮，听诊器稍离胸壁时亦可听到，有强烈的震颤。

10. 各瓣膜区常见杂音听诊

(1) 收缩期杂音

二尖瓣区：功能性杂音为吹风样，性质柔和，短而弱，多局限在收缩中期，不向他处传导，运动后或去除原因后可能消失，常见于发热、贫血、甲状腺功能亢进症、妊娠等；相对性杂音呈吹风样，较柔和，左心室腔缩小后杂音可减弱，见于扩张型心肌病、高血压性心脏病等；器质性杂音为全收缩期递减型吹风样杂音，可遮盖 S_1，音调较粗糙，强度在3/6级或以上，向左腋下或左肩胛下区传导，吸气时减弱，呼气时加强，左侧卧位更明显，主要见于风湿性心脏病二尖瓣关闭不全、二尖瓣脱垂、乳头肌功能失调等。

主动脉瓣区：器质性杂音主要见于主动脉瓣狭窄，听诊特点为喷射性或吹风样杂音，呈菱形，不遮盖 S_1，性质粗糙，常伴有震颤，杂音向颈部传导，伴 A_2 减弱；相对性杂音主要见于主动脉粥样硬化、主动脉扩张、高血压等，听诊特点是较柔和的吹风样杂音，常伴有 A_2 亢进。

肺动脉瓣区：生理性杂音多见于健康儿童和青少年，听诊特点为柔和而较弱、音调低的吹风样杂音，不传导，常为2/6级以下，卧位时明显，坐位时减弱或消失；器质性可见于先天性肺动脉瓣狭窄，杂音呈喷射性，粗糙而响亮，强度在3/6级或以上，呈菱形，向四周及背部传导，伴震波，P_2 减弱并分裂（2002）。

三尖瓣区：相对性杂音多见，听诊特点为吹风样，比较柔和，吸气时增强，呼气末减弱，可向心尖区传导；器质性很少见，杂音特点与二尖瓣关闭不全类同。

其他部位：室间隔缺损时，在胸骨左缘第3、4肋间可闻及粗糙而响亮的收缩期杂音，强度常在3/6级以上，并可传导至心前区其他部位，伴震颤（2004）。

(2) 舒张期杂音

二尖瓣区：器质性主要见于风湿性心脏病二尖瓣狭窄，听诊特点为舒张中晚期隆隆样杂音、呈递增型，音调较低，局限于心尖部，左侧卧位较清楚，常伴有舒张期震颤及 S_1 亢进或开瓣音。叩诊心界呈梨形；相对性见于主动脉瓣关闭不全引起的相对性二尖瓣狭窄，听诊特点为柔和、递增型，舒张早、中期隆隆样杂音，不伴有震颤和 S_1 亢进或开瓣音。

主动脉瓣区：主要见于风湿性心脏病主动脉瓣关闭不全等器质性心脏病变，听诊特点是舒张早期开始，呈递减型、叹气样杂音，在胸骨左缘第3肋间最清楚，坐位及呼气末屏住呼吸可使其更明显。

肺动脉瓣区：器质性病变少见。

11. 心包摩擦音听诊　通常在胸骨左缘第3、4肋间隙较易听到（2002，2004）。见于急性心包炎。

12. 血管检查及周围血管征

(1) 毛细血管搏动征：甲床被压后出现红白交替的、与患者心搏一致的节律性血管搏动现象，可见于主动脉关闭不全。

(2) 水冲脉：见于主动脉瓣关闭不全、甲状腺功能亢进症、动脉导管未闭等（2002）。

（3）交替脉：见于高血压性心脏病、动脉粥样硬化性心脏病。

（4）奇脉：常见于心包积液和缩窄性心包炎（2002）。

（5）周围血管征：包括头部随脉搏节律性点头运动、颈动脉搏动明显、毛细血管搏动征、水冲脉、枪击音、杜氏双重杂音等，均由脉压差增大所致，见于主动脉瓣关闭不全、高热、甲状腺功能亢进症、严重贫血等（2000，2002，2006）。

（6）重搏脉：见于伤寒、梗阻性肥厚型心肌病等。

（7）枪击音与杜氏双重杂音：将听诊器体件放在肱动脉等外周较大动脉的表面，可听到与心跳一致的"嗒——嗒——"音，称为枪击音。如再稍加压力，则可听到收缩期与舒张期双重杂音，即杜氏双重杂音。

（8）无脉：即脉搏消失，见于严重休克及多发性大动脉炎。

（9）其他血管杂音：①在甲亢病人肿大的甲状腺上可听到血管杂音，常为连续性，收缩期较强。②主动脉瘤时，在相应部位可听到收缩期杂音。③动-静脉瘘时，在病变部位可听到连续性杂音。④肾动脉狭窄时，可在腰背部及腹部听到收缩期杂音。

13. 循环系统常见疾病的体征

（1）二尖瓣狭窄（2015）：①视诊：可能有二尖瓣面容及口唇发绀；心前区隆起则提示起病于儿童期；心尖冲动左移及剑突下搏动，提示右心室大。②触诊：心尖部可触及舒张期震颤。③叩诊：心界稍向左扩大，胸骨左缘第3肋间心浊音界略向外，使心浊音区呈梨形提示中度以上狭窄所致右心室大和肺总动脉扩张。④听诊：特征性改变为心尖部听到较局限的低调、隆隆样舒张中、晚期递增型杂音（2004），左侧卧位时更清楚（2000）。可听到S_1亢进。P_2亢进和分裂。

（2）二尖瓣关闭不全：①视诊：心尖冲动向左下移位，搏动强，发生心力衰竭后减弱。②触诊：心尖冲动有力，可呈抬举样，在重度关闭不全患者可扪及收缩期震颤。③叩诊：心浊音界向左下扩大。④听诊：单纯二尖瓣关闭不全者心尖部S_1减弱，可闻及响亮3/6级以上全收缩期吹风样杂音（2004），性质粗糙，传导广泛，向左腋下或左肩胛下区传导。

（3）主动脉瓣狭窄：①视诊：心尖冲动增强，位置可稍移向左下。②触诊：心尖冲动有力，呈抬举样。胸骨右缘第二肋间可扪及收缩期震颤，脉搏呈迟脉。③叩诊：心浊音界正常或可稍向左下增大。④听诊：在胸骨右缘第二肋间可闻及3/6级以上收缩期粗糙喷射性杂音伴震颤，向颈部放射（2011）。主动脉瓣区S_2减弱，由于左心室射血时间延长，可有S_2反常分裂。

（4）主动脉瓣关闭不全：①视诊：心尖冲动向左下移位，部分重度关闭不全者颈动脉搏动明显，并可有随心搏出现的点头运动。②触诊：心尖冲动移向左下，呈抬举样搏动。有水冲脉及毛细血管搏动等周围血管征。③叩诊：心界向左下增大而心腰不大，因而心浊音界轮廓似靴形。④听诊：主动脉瓣区或主动脉瓣第二听诊区可闻及柔和叹气样杂音，以前倾坐位最易听清。

（5）右心衰竭：①视诊：颈静脉怒张，口唇发绀、浮肿。②触诊：肝脏肿大、压痛，肝-颈静脉回流征阳性，下肢或腰骶部凹陷性水肿。③叩诊：心界扩大，可有胸水或腹水体征。④听诊：心率增快，剑突下或胸骨左缘第4、5肋间可闻及右室舒张早期奔马律。

（6）大量心包积液：①视诊：心尖搏动明显减弱或消失，颈静脉怒张。②心尖搏动在心浊音界内或不能触到；肝大，压痛，肝-颈静脉回流征阳性；可有奇脉。③叩诊：心界向两侧扩大，"烧瓶状"，卧位时心底部增宽。④听诊：心音遥远，心率加快。

十、腹部检查

1. 腹部视诊

（1）腹部外形：①腹部膨隆：全腹膨隆可见于腹腔积液、腹内积气、腹内巨大包块；局部膨隆常因为脏器肿大，腹内肿瘤或炎症性包块、胃或肠曲胀气，以及腹壁上的肿物等。视诊时应注意膨隆的部位、外形，是否随呼吸而移位或随体位而改变，有无搏动等（2000，2004）。②腹部凹陷：全腹凹陷多见于显著消瘦、严重脱水以及恶病质等；局部凹陷多见于腹壁瘢痕收缩。

（2）腹壁静脉：①当肝门静脉阻塞有门脉高压而形成侧支循环时，曲张的静脉以脐为中心向四周伸展，与正常的血流方向相同。②下腔静脉阻塞时，曲张的静脉大多数分布在腹壁两侧，脐水平线以下的腹壁静脉血流向上汇入上腔静脉。③上腔静脉阻塞时，脐水平线以上的静脉血流向下汇入下腔静脉。

（3）胃肠型和蠕动波：正常人一般看不到，只有极度消瘦的患者和松弛菲薄的多产妇有时可以观察到轻微的胃肠蠕动波，病理情况常见于幽门梗阻和肠梗阻（2014）。

（4）呼吸运动：正常成年男性和儿童以腹式呼吸为主，成年女性则以胸式呼吸为主。腹式呼吸减弱见于各种原因的急腹症、大量腹水、腹腔巨大肿瘤等；腹式呼吸消失见于急性弥漫性腹膜炎等。

2. 腹部触诊

（1）腹壁紧张度：①腹壁紧张度增加：弥漫性腹肌紧张多见于胃肠道穿孔或实质脏器破裂所致的急性弥漫性腹膜炎，称为板状腹。局限性腹肌紧张多系局限性腹膜炎所致，如右下腹腹壁紧张多见于急性阑尾炎，右上腹腹壁紧张多见于急性胆囊炎；腹膜慢性炎症时，触诊如揉面团一样，称为揉面感，常见于结核性腹膜炎、癌性腹膜炎。②腹壁紧张度减低：多因腹肌张力降低或消失所致，表现按压时腹壁松软无力，失去弹性。全腹紧张度减低，见于慢性消耗性疾病或大量放腹水后，亦见于经产妇或老年体弱、脱水之患者。脊髓损伤所致腹肌瘫痪和重症肌无力可使腹壁紧张消失。

（2）压痛和反跳痛：触诊时由浅入深进行按压，发生疼痛，称为压痛。在检查压痛时，如突然移去手指，患者腹痛加剧，称为反跳痛，提示炎症波及腹膜壁层（2009，2016）。腹壁紧张同时伴有压痛和反跳痛，是急性腹膜炎的重要体征，称腹膜刺激征（2000，2014）。

（3）液波震颤：见于腹腔内有大量游离液体（3000~4000mL以上）。

3. 腹内脏器触诊

（1）肝脏

①检查方法：采用单手或双手触诊法，分别在右侧锁骨中线延长线和前正中线上触诊肝脏右叶和左叶。检查时患者取仰卧位，双腿稍屈曲，使腹壁松弛，医师位于患者右侧。

②正常肝脏：正常成人的肝脏一般触不到，但腹壁松弛的瘦者于深吸气时可触及肝下缘，多在肋弓下1cm以内，剑突下如能触及肝左叶，多在3cm以内。2岁以下小儿的肝脏相对易触及。正常肝脏质地柔软，边缘较薄，表面光滑，无压痛和叩击痛。

③肝脏常见疾病的临床表现：急性肝炎时，病人的肝可轻度肿大，表面光滑，边缘钝，质稍韧，但有充实感及压痛。肝淤血时，肝可明显肿大，表面光滑，边缘圆钝，质韧，也有压痛（2014）。肝颈静脉回流征阳性为其特征。脂肪肝所致肝大，表面光滑，质软或稍韧，但无压痛。肝硬化的早期肝常肿大，晚期则缩小，质较硬，边缘锐利，表面可能触到小结节，无压痛。肝癌时肝脏逐渐肿大，质地坚硬如石，表面高低不平，有大小不等的结节或巨块，边缘不整，压痛明显。

（2）胆囊

①触诊法：胆囊触诊要领与肝脏触诊相同，可用单手滑行触诊法或钩指触诊法。有时胆囊有炎症，但未肿大到肋缘以下，触诊不能查到胆囊，此时可探测胆囊触痛，方法是：医师以左手掌平放于患者右肋下部，以拇指腹压于右肋下胆囊点处，然后嘱患者缓慢深吸气，在吸气过程中发炎的胆囊下移时碰到用力按压的拇指，即可引起疼痛，此为胆囊触痛，如因剧烈疼痛而

致吸气终止称Murphy征阳性（2004，2014，2016）。

②临床意义：胆囊肿大呈囊性感，并有明显压痛，常见于急性胆囊炎。胆囊肿大呈囊性感，无压痛者，常见于壶腹周围癌。胆囊肿大，有实性感者，可见于胆囊结石或胆囊癌（2002，2003，2004）。

（3）脾脏

①触诊法：仰卧位或右侧卧位，右下肢伸直，左下肢屈髋、屈膝进行检查。

②注意事项：正常脾脏不能触及。内脏下垂、左侧大量胸腔积液或积气时，脾向下移而可触及。除此之外能触及脾脏，则提示脾肿大。

③脾肿大的分度：深吸气时脾脏在肋下不超过3cm者为轻度肿大；超过3cm但在脐水平线以上，为中度肿大；超过脐水平线或前正中线为高度肿大，又称巨脾。中度以上脾肿大时其右缘常可触及脾切迹，这一特征可与左肋下其他包块相区别。

（4）肾

①触诊法：一般用双手触诊法，可采取平卧位或立位。卧位触诊右肾时，嘱患者两腿屈曲并做较深呼吸。医师立于患者右侧，以左手掌托住其右腰部向上推起。右手掌平放在右上腹部，手指方向大致平行于右肋缘而稍横向。于患者吸气时双手夹触肾。触诊左肾时，左手越过患者前方而托住左腰部，右手掌横置于患者左上腹部，依前法双手触诊左肾。

②临床意义：肾脏肿大见于肾盂积水或积脓、肾肿瘤、多囊肾等。当肾盂积水或积脓时，肾的质地柔软而富有弹性，有时有波动感。多囊肾时，肾脏为不规则形增大，有囊性感。肾肿瘤则表面不平，质地坚硬。

肾脏和尿路疾病，尤其是炎性疾病时，可在一些部位出现压痛点：季肋点：在第10肋骨前端。上输尿管点：在脐水平线上，腹直肌外缘（2015）。中输尿管点：在两侧髂前上棘水平，腹直肌外缘。肋脊点：在背部脊柱与第12肋所成的夹角顶点，又称肋脊角。肋腰点：在第12肋与腰肌外缘的夹角顶点，又称肋腰点。季肋点压痛亦提示肾脏病变。输尿管有结石、化脓性或结核性炎症时，在上或中输尿管点出现压痛。肋脊点和肋腰点是肾脏炎症性疾病（如肾盂肾炎、肾结核或肾脓肿等）常出现压痛的部位。如炎症深隐于肾实质内，可无压痛而仅有叩击痛。

4. 正常腹部可触及的结构　除瘦弱者和多产妇可触到右肾下极，儿童可触及肝脏下缘外，正常腹部可触及到腹主动脉、腰椎椎体与骶骨岬、横结肠、乙状结肠、盲肠等结构。

5. 腹部叩诊

（1）肝脏

①叩诊法：肝脏上、下界一般是沿右锁骨中线、右腋中线和右肩胛线由肺区叩向腹部，当由清音转为浊音时即为肝上界（2011），由实音转为鼓音处即为肝下界。

②临床意义：肝浊音界上移见于右肺纤维化、右下肺不张、气腹和鼓肠等。肝浊音界下移见于肺气肿、右侧张力性气胸、内脏下垂等。肝浊音界扩大见于肝癌、肝脓肿、肝炎、肝淤血、多囊肝等。肝浊音界缩小见于急性重型肝炎、肝硬化和胃肠胀气。

（2）脾脏

①叩诊法：患者取仰卧位或右侧卧位，沿左腋中线由上向下进行轻叩诊。

②临床意义：脾肿大时，脾浊音区扩大；左侧气胸、胃扩张、鼓肠等，脾浊音区缩小或消失。

（3）膀胱

①叩诊法：叩诊在耻骨联合上方进行，膀胱空虚时，因耻骨上方有肠管存在，叩诊呈鼓音，叩不出膀胱的轮廓。当膀胱内有尿液充盈时，耻骨上方叩诊呈圆形浊音区。

②临床意义：排尿或导尿后叩诊，如浊音区转为鼓音，即为尿潴留所致膀胱增大。腹水时，耻骨上方叩诊也可有浊音区，但此区的弧形上缘凹向脐部，而膀胱胀大时浊音区的弧形上

缘凸向脐部。

6. 胃泡鼓音区和移动性浊音叩诊

（1）胃泡鼓音区：胃泡鼓音区上界为膈及肺下缘，下界为肋弓，左界为脾脏，右界为肝左缘。此区明显扩大见于幽门梗阻；明显缩小见于胸腔积液、心包积液、脾肿大及肝左叶肿大等。此区鼓音消失见于急性胃扩张或溺水者。

（2）移动性浊音：当腹腔内有 1000mL 以上游离液体时（2014），患者仰卧位叩诊，腹中部呈鼓音，腹部两侧呈浊音；侧卧位时，叩诊上侧腹部转为鼓音，下侧腹部呈浊音。见于肝硬化门静脉高压症、右心衰竭、肾病综合征、严重营养不良以及渗出性腹膜炎（如结核性或自发性）等引起的腹水。

7. 腹部听诊

（1）肠鸣音（肠蠕动音）

①肠蠕动增强时，肠鸣音达每分钟 10 次以上，但音调不是特别高亢，称肠鸣音活跃，见于急性胃肠炎、服泻药后或胃肠道大出血时。

②如肠鸣音次数多，且呈响亮、高亢的金属音，称肠鸣音亢进，见于机械性肠梗阻（2006）。

③肠鸣音明显少于正常，或许数分钟才听到一次，称肠鸣音减弱，见于老年性便秘、腹膜炎、电解质紊乱（低血钾）及胃肠动力低下等。

④如持续听诊 3~5 分钟未听到肠鸣音，称为肠鸣音消失，见于急性腹膜炎或麻痹性肠梗阻。

（2）振水音：在胃内有大量液体及气体存留时可出现振水音。检查时患者仰卧，医生以一耳凑近上腹部，同时以冲击触诊法振动胃部（2009），即可听到气、液撞击的声音。若在清晨空腹或餐后 6~8 小时以上仍有此音，提示幽门梗阻或胃扩张（2000，2002，2004，2016）。

（3）血管杂音

动脉性杂音常在腹中部或腹部一侧。腹中部的收缩期血管杂音（喷射性杂音）常提示腹主动脉瘤或腹主动脉狭窄；如收缩期血管杂音在左、右上腹，常提示肾动脉的狭窄（2010），可见于年轻的高血压患者；如该杂音在下腹两侧，应考虑髂动脉狭窄。

静脉性杂音为连续的嗡鸣声，无收缩期与舒张期性质。常出现于脐周或上腹部，尤其是腹壁静脉曲张严重时，此音提示门静脉高压（常为肝硬化引起）时的侧支循环形成（2002）。

8. 腹部常见疾病的体征　见下表。

病变	视诊	触诊	叩诊	听诊
肝硬化门静脉高压	肝病面容、蜘蛛痣及肝掌，晚期患者黄疸，腹部膨隆，呈蛙腹状，腹壁静脉曲张	早期肝肿大，质地偏硬；晚期肝脏缩小，脾大，腹水	早期肝浊音区轻度扩大；晚期肝浊音区缩小，移动性浊音阳性	肠鸣音正常
急性腹膜炎	急性病容，强迫仰卧位，腹式呼吸消失，肠麻痹时，腹部膨隆	出现典型的腹膜刺激征——腹壁紧张、压痛及反跳痛	鼓肠或有气腹时，肝浊音区缩小或消失，移动性浊音阳性	肠鸣音减弱或消失
肠梗阻	急性病容，腹部呼吸运动减弱，可见肠型及蠕动波	腹壁紧张，压痛，绞窄性肠梗阻有压痛性包块及反跳痛	腹部鼓音明显	机械性肠梗阻早期肠鸣音亢进呈金属调；麻痹性肠梗阻时肠鸣音减弱或消失

十一、肛门、直肠检查及临床意义

1. 视诊　检查时应注意是否有肛门闭锁与狭窄、肛裂、肛门瘘、直肠脱垂、有无痔疮。
2. 指诊　触痛显著，见于肛裂和感染；触痛伴有波动感，见于肛门、直肠周围脓肿；触及柔软、光滑而有弹性的包块，多为直肠息肉；触及坚硬的包块，应考虑直肠癌。指诊后指套表面带有黏液、脓液或血液，说明有炎症或伴有组织破坏，必要时应取其涂片做镜检或细菌学检查，以助诊断。

十二、脊柱与四肢检查及临床意义

1. 脊柱检查

（1）脊柱弯曲度：脊柱有 4 个生理弯曲，即颈段稍向前凸，胸段稍向后凸，腰椎明显向前凸，骶椎则明显向后凸。检查者用手指沿脊椎的棘突尖以适当的压力往下划压，划压后皮肤出现一条红色充血痕，以此痕为标准，观察脊柱有无侧弯。脊柱后凸见于佝偻病、结核病、强直性脊柱炎等；脊柱前凸见于大量腹水、腹腔巨大肿瘤等；姿势性脊柱侧凸见于儿童发育期坐立姿势不端正、脊髓灰质炎后遗症（2006）；器质性脊柱侧凸见于胸膜肥厚、胸膜粘连、胸廓畸形等。

（2）脊柱活动度：检查脊柱的活动度时，应让病人做前屈、后伸、侧弯、旋转等动作，以观察脊柱的活动情况及有无变形。脊柱活动度受限见于软组织损伤、骨质增生、骨质破坏、脊椎骨折或脱位、椎间盘突出等。

（3）脊柱压痛和叩击痛

①压痛：嘱病人取端坐位，身体稍向前倾，检查者以右手拇指自上而下逐个按压脊椎棘突及椎旁肌肉，正常每个棘突及椎旁肌肉均无压痛。常见的病变有脊椎结核、椎间盘突出及脊椎外伤或骨折。若椎旁肌肉有压痛，常为腰背肌纤维织炎或劳损。

②叩击痛：直接叩击法：即用中指或叩诊锤直接叩击各椎体的棘突，多用于检查胸椎与腰椎；间接叩击法：嘱病人取坐位，医师将左手掌置于病人头顶部，右手半握拳以小鱼际肌部位叩击左手背，了解病人脊柱部位有无疼痛。叩击痛多见于脊柱结核、脊椎骨折及椎间盘突出等（2000，2004）。

2. 四肢、关节检查

（1）四肢、关节形态改变及其临床意义：①匙状甲（反甲）：常见于缺铁性贫血（2015）。②杵状指（趾）：常见于支气管扩张、支气管肺癌、慢性肺脓肿、脓胸以及发绀型先天性心脏病、亚急性感染性心内膜炎等。③指关节变形：多见于类风湿关节炎。④膝内翻、膝外翻：常见于佝偻病及大骨节病。⑤膝关节变形：常见于风湿性关节炎活动期、结核性关节炎。⑥足内翻、足外翻：多见于先天畸形、脊髓灰质炎后遗症等。⑦肢端肥大：见于腺垂体功能亢进、生长激素分泌过多引起的肢端肥大症。⑧下肢静脉曲张：多见于小腿，表现为下肢静脉如蚯蚓状怒张、弯曲。

（2）运动功能检查：关节活动障碍见于相应部位骨折、脱位、炎症、肿瘤、退行性变等。

十三、神经系统检查及临床意义

1. 脑神经检查

（1）视神经：眼底检查：视乳头水肿常见于颅内出血、脑膜炎、脑炎等引起的颅内压增高。视网膜出血常见于高血压、出血性疾病等。视网膜有渗出物见于高血压、慢性肾炎等。原发性视神经萎缩见于球后视神经炎或肿瘤。

（2）动眼神经：动眼神经麻痹可表现为上睑下垂；眼球转向外下方，有外斜视和复视；

眼球不能向上、向下、向内转动；瞳孔扩大；对光反射、调节反射、集合反射消失。常见于颅底肿瘤、结核性脑膜炎、脑出血合并脑疝等。

(3) 三叉神经：常表现为突然发作的一侧面部剧痛，可在眶上孔、上颌孔和颏孔三处有压痛点，且按压时可诱发疼痛。

(4) 面神经：中枢性与周围性面神经麻痹的鉴别方法：<u>中枢性面神经麻痹由核上组织病变所致</u>，表现为病灶对侧颜面下部肌肉麻痹，见于脑血管病、肿瘤或炎症。<u>周围性面神经麻痹由面神经核或面神经损害引起</u>，表现为病灶同侧全部面肌瘫痪、舌前2/3味觉障碍，见于受寒、耳部或脑膜感染、听神经纤维瘤等。

2. 感觉功能检查及感觉障碍

(1) 感觉功能检查：①浅感觉：包括痛觉、触觉、温度觉。②深感觉：包括运动觉、位置觉、振动觉。③复合感觉（皮质感觉）：包括定位觉、两点辨别觉、立体觉和图形觉。

(2) 感觉障碍的形式有：有疼痛、感觉减退、感觉异常、感觉过敏、感觉过度和感觉分离。

3. 临床常见感觉障碍的类型

(1) 末梢型：感觉障碍区<u>呈手套、袜套状，肢体远端较重</u>，两侧对称，各种感觉均有障碍。

(2) 神经根型：感觉障碍范围与该神经根的阶段分布一致，<u>呈节段型或带状，在躯干部呈横轴走向，在四肢呈纵轴走向</u>。

(3) 脊髓横贯型：为脊髓完全被横断，<u>病变水平以上完全正常，病变水平以下各种感觉均消失，并伴有四肢麻痹或截瘫</u>，同时因锥体束受累故合并排尿排便障碍。

(4) 内囊型：出现<u>对侧半身感觉障碍及伴有偏瘫</u>，见于脑血管疾病。

(5) 脑干型：延髓较脊髓宽，可发生<u>分离性感觉障碍</u>。若延髓与脑桥下部的一侧病变可产生同侧面部感觉消失和对侧躯干及肢体感觉消失，称为<u>交叉性偏身感觉障碍</u>。

(6) 皮质型：大脑皮质顶叶病变时出现上肢或下肢感觉障碍，一侧有较广泛病变时出现对侧偏身感觉障碍，常是上肢较重、下肢较轻，肢体远端较重、近端较轻，皮质感觉及深感觉较重、浅感觉较轻。

4. 运动功能检查及临床意义

(1) 肌力

①分级：<u>0级完全瘫痪；1级肌肉可收缩，但不能产生动作；2级肢体在床面上能水平移动，但不能抬离床面；3级肢体能抬离床面，但不能抵抗阻力；4级能做抵抗阻力动作，但较正常差；5级正常肌力</u>。(2012)

②瘫痪的表现形式：单瘫：单一肢体瘫痪，多见于<u>脊髓灰质炎</u>。偏瘫：为一侧肢体（上、下肢）瘫痪，常伴有同侧脑神经损害，多见于<u>颅内病变或脑卒中</u>；交叉性偏瘫：为一侧偏瘫及<u>对侧脑神经损害</u>。截瘫：为双侧下肢瘫痪，是<u>脊髓横贯性损伤</u>的结果，见于脊髓外伤、炎症等。

(2) 肌张力：是指肌肉在松弛状态下的紧张度和被运动时的阻力。张力过低或缺失见于<u>周围神经炎、前角灰质炎和小脑病变</u>等。折刀样张力过高见于锥体束损害，铅管样肌张力过高为锥体外系损害现象。

(3) 不自主运动：①震颤：静止性震颤见于<u>帕金森病</u>。动作性震颤见于<u>小脑疾患</u>。扑翼样震颤主要见于肝性脑病。②舞蹈症多见于儿童脑风湿病变。③手足搐搦：见于<u>低钙血症和碱中毒</u>。

(4) 共济运动：①检查方法：指鼻试验、跟-膝-胫试验、轮替动作、对指试验。②临床意义：正常人动作协调、稳准，如动作笨拙和不协调时称为共济失调。按病损部位分为小脑性、感觉性及前庭性共济失调。

5. 神经反射检查

（1）浅反射

①角膜反射：嘱被检者向内上注视，以细棉签由角膜外缘向内轻触被检者角膜，正常时该眼睑迅速闭合，称直接角膜反射；若对侧也出现眼睑闭合，则称为间接角膜反射。凡直接与间接反射均消失者为三叉神经病变；如直接反射消失，间接反射存在，为病侧面神经瘫痪。

②腹壁反射（2005）：被检者仰卧，下肢稍屈曲，使腹壁松弛，然后用钝头竹签分别沿肋缘下、脐平及腹股沟上的平行方向，由外向内轻划腹壁皮肤，正常反应是局部腹肌收缩。双侧上、中、下部反射均消失见于昏迷和急性腹膜炎患者；一侧上、中、下部腹壁反射消失见于同侧锥体束病损。

③提睾反射：与检查腹壁反射相同，竹签由下而上轻划股内侧上方皮肤，可引起同侧提睾肌收缩，睾丸上提。双侧反射消失为腰椎1～2节病损；一侧反射减弱或消失见于锥体束损害；局部病变，如腹股沟病、阴囊水肿等也可影响提睾反射。

（2）深反射

①检查内容：肱二头肌反射、肱三头肌反射、桡骨骨膜反射、膝反射、踝反射。

②临床意义：深反射减弱或消失多为器质性病变，常见于末梢神经炎、神经根炎、脊髓灰质炎、脑或脊髓休克状态等。深反射亢进见于锥体束的病变，如急性脑血管病、急性脊髓炎休克期过后等。

（3）病理反射：指锥体束病损时，大脑失去了对脑干和脊髓的抑制作用而出现的异常反射，1岁半以内的婴幼儿由于神经系统发育未完善而致。临床常用的检查有巴宾斯基征、奥本海姆征、戈登征、查多克征、肌阵挛（髌阵挛、踝阵挛）、霍夫曼征（2004，2006）。

（4）脑膜刺激征：为脑膜受激惹的体征，见于脑膜炎、蛛网膜下腔出血和颅压增高等。临床常用的检查有颈强直、凯尔尼格征、布鲁津斯基征（2002，2011）。

6. 拉塞格征　坐骨神经根受刺激的表现，又称坐骨神经受刺激征。见于腰椎间盘突出症、坐骨神经痛、腰骶神经根炎等。

第四单元　实验室诊断

☆ 重点提示

本单元单独成题的可能性不大，往往与症状学部分联合出题，以病例分析题为主。本单元是整个学科的基础，内容虽然比较多，但却有规律可循，考生复习时可以按照每个系统的检查分类记忆，找出每种检查的特征性，往往也就是解题的题眼，如：果酱样大便考虑到肠套叠的诊断，CK-MB检查考虑到心肌梗死的诊断，只有这样才能做到短时高效。近几年本章与其他学科联合出题的频率明显增加，类似这样的章节考生千万不要忽视。

―――― 考点集合 ――――

一、血液的一般检查及临床意义

1. 血红蛋白、红细胞、白细胞及血小板检查的正常值及异常的临床意义

（1）血红蛋白和红细胞

①正常值

血红蛋白：男性130～175g/L，女性115～150g/L。红细胞计数：男性 $(4.3～5.8)\times10^{12}$/L，女性 $(3.8～5.1)\times10^{12}$/L。

②临床意义

血红蛋白和红细胞减少：多由造血原料供应不足、造血功能障碍、红细胞破坏或丢失过多等引起。

血红蛋白和红细胞增多：相对性增多见于反复腹泻、连续呕吐、大面积烧伤等导致大量失水，血液浓缩；绝对性增多常与缺氧有关；病理性增多见于严重的肺气肿、肺源性心脏病等长期缺氧；真性红细胞增多症是一种原因不明的慢性骨髓增殖性疾病。

（2）白细胞

①正常值：成人 $(3.5 \sim 9.5) \times 10^9/L$。

分类计数：中性分叶核占 0.50～0.70，淋巴细胞占 0.20～0.40，嗜酸性粒细胞占 0.005～0.05。

②临床意义

白细胞总数的增减主要受中性粒细胞的影响。

中性粒细胞增多：新生儿、妊娠、分娩、疼痛等可使中性粒细胞一过性增多（2006），急性感染性疾病、急性内出血性疾病、中毒性痢疾等均可增高（2000，2007，2011）。

中性粒细胞降低：感染性疾病、血液病、自身免疫性疾病、单核－巨噬细胞系统功能亢进、药物及理化因素的作用（2009，2016）。

嗜酸性粒细胞增多：见于变态反应性疾病、寄生虫病、某些血液病等。

嗜酸性粒细胞降低：见于伤寒、副伤寒等。

淋巴细胞增多：某些病毒或杆菌感染、某些血液病。

淋巴细胞降低：主要因接触放射线及应用皮质激素所致。

（3）血小板

①正常值：$(125 \sim 350) \times 10^9/L$（2010，2016）。

②临床意义

血小板减少：主要因为生成障碍及破坏亢进（2002，2003，2008，2011）。

血小板增多：持续增多见于真性红细胞增多症、出血性血小板增多症、慢性粒细胞白血病、多发性骨髓瘤早期等（2009，2011）。

2. 网织红细胞、红细胞沉降率、C反应蛋白检查的正常值及异常的临床意义

（1）网织红细胞

①正常值：成人 0.005～0.015，绝对值 $(24 \sim 84) \times 10^9/L$。

②临床意义：反映骨髓造血功能，协助贫血诊断；疗效判定及指导预后。

（2）红细胞沉降率

①正常值：成年男性 0～15mm/h，成年女性 0～20mm/h。

②临床意义：生理性增快见于妇女月经期、妊娠期、60岁以上高龄者；病理性增快见于各种炎症、组织损伤及坏死、恶性肿瘤、各种高球蛋白血症、贫血等（2000）。

（3）C反应蛋白

①参考值：免疫扩散法：血清 <10mg/L。

②临床意义：C反应蛋白增高见于各种急性化脓性炎症、菌血症、组织坏死、恶性肿瘤等的早期。

二、血栓与止血检查

1. 出血时间

（1）正常值：(6.9 ± 2.1) 分钟。

（2）临床意义：出血时间延长见于血小板量与质异常、毛细血管壁异常、凝血因子严重

缺乏等。

2. 凝血时间

（1）正常值：试管法为4～12分钟。

（2）临床意义：凝血时间延长多见于血浆Ⅷ、Ⅸ、Ⅺ因子含量严重减少、凝血酶原严重减少、纤维蛋白原严重减少、弥散性血管内凝血后期继发性纤溶亢进；凝血时间缩短多见于弥散性血管内凝血早期、脑血栓形成等（2006，2009）。

三、骨髓检查

骨髓细胞学检查主要用于诊断与造血系统有关的疾病，对各型白血病、巨幼细胞性贫血、骨髓转移瘤、多发性骨髓瘤、特发性血小板减少性紫癜、疟疾等，具有明确诊断的作用；对伤寒、感染性心内膜炎等亦有特殊意义；但对增生性贫血、粒细胞缺乏症、类白血病反应等仅有辅助诊断作用。骨髓增生程度的分级，见下表。

增生程度	成熟红细胞：有核细胞	有核细胞（%）	常见原因
极度活跃	1:1	>50	各种白血病
明显活跃	10:1	10～50	白血病、增生性贫血、骨髓增殖性疾病
活跃	20:1	1～10	正常骨髓、某些贫血
减低	50:1	0.5～1	非重型再障、粒细胞减少或缺乏症
极度减低	200:1	<0.5	重型再障

四、肝病常用的实验室检查

1. 蛋白质、胆红素代谢实验室检查的正常值和异常的临床意义

（1）血清蛋白质

①正常值：血清总蛋白60～80g/L（2011），白蛋白40～55g/L，球蛋白20～30g/L，A：G 1.5:1～2.5:1。

②临床意义：血清总蛋白及白蛋白减低见于急性或局灶性肝脏损害疾病早期；慢性肝病，如慢性肝炎、肝硬化、肝癌等。

（2）胆红素

①正常值：血清胆红素测定包括总胆红素、直接胆红素、间接胆红素。正常值为总胆红素3.4～17.1μmol/L，结合胆红素0～6.8μmol/L，非结合胆红素1.7～10.2μmol/L。

②临床意义：总胆红素升高明显，常反映有严重的肝细胞损伤；总胆红素降低，主要见于癌症或慢性肾炎引起的贫血和再生障碍性贫血。结合胆红素升高表示肝功能有一定损害，在肝细胞性黄疸和阻塞性黄疸时增高明显，尤其是肝内外阻塞性黄疸、胰头癌、毛细胆管型肝炎及胆汁淤滞综合征等时更为明显。非结合胆红素明显升高，见于溶血性黄疸（2004）。

2. 常用血清酶及同工酶检查的正常值及临床意义

（1）谷丙转氨酶（ALT）、谷草转氨酶（AST）

①正常值：连续监测法 ALT 5～40U/L，AST 8～40U/L，ALT/AST≤1。

②临床意义：ALT及AST增高情况可以反映出组织损害和坏死的程度（2010）。急性或轻型肝炎时ALT/AST比值降低为0.56左右，在急性病程中ALT/AST升高往往预示重型肝炎。

（2）血清乳酸脱氢酶（LDH）

①正常值：速率法95～200U/L。

②临床意义：LDH测定无特异性，增高主要见于急性心肌梗死、骨骼肌损伤、急性肿瘤、

淋巴瘤、白血病、病毒性肝炎、肝硬化、阻塞性黄疸等。急性心肌梗死患者于发作后48~72小时达高峰，10日恢复正常，可辅助诊断。

(3) 碱性磷酸酶及其同工酶测定

①正常值：磷酸对硝基苯酚连续监测法（30℃）：成人40~110U/L，儿童<250U/L。ALP同工酶：正常人血清中以 ALP_2 为主，占总ALP的90%，有少量 ALP_3。发育期儿童 ALP_3 增高，占总ALP的60%以上；妊娠晚期 ALP_4 增高，占总ALP的40%~65%。

②临床意义：胆道阻塞：各种肝内、外胆道阻塞性疾病，如胰头癌、胆道结石、原发性胆汁性肝硬化、肝内胆汁淤积等，ALP明显升高，以 ALP_1 为主。尤其是癌性梗阻时，100%出现 ALP_1，且 $ALP_1 > ALP_2$。肝脏疾病：急性肝炎时 ALP_2 明显增高，ALP_1 轻度增高，且 $ALP_1 < ALP_2$；肝硬化患者80%以上 ALP_5 明显增高，可达总ALP的40%以上。黄疸的鉴别诊断：阻塞性黄疸ALP明显增高。肝细胞性黄疸ALP轻度增高。肝内局限性胆道阻塞：如原发性肝癌、转移性肝癌、肝脓肿等，ALP明显增高。骨骼疾病：如纤维性骨炎、骨肉瘤、佝偻病、骨软化症、骨转移癌及骨折愈合期等，ALP均可增高。

(4) γ-谷氨酰转移酶

①参考值：硝基苯酚连续监测法（37℃）：<50U/L。

②临床意义：胆道阻塞性疾病：见于原发性胆汁性肝硬化、硬化性胆管炎等。肝脏疾病：肝癌：γ-GT明显增高。急性病毒性肝炎：γ-GT中度增高。慢性肝炎、肝硬化：非活动期γ-GT活性一般正常；若γ-GT活性持续增高，提示病变活动或病情恶化。急性和慢性酒精性肝炎、药物性肝炎：γ-GT明显或中度以上增高。其他疾病：脂肪肝、胰腺炎、胰腺肿瘤、前列腺肿瘤等，γ-GT可轻度增高。

3. 甲、乙、丙型肝炎病毒标志物检测的临床意义

(1) 甲型肝炎病毒（HAV）标志物检测

①正常值：抗HAV-IgM、抗HAV-IgA、抗HAV-IgG、HAVAg均为阴性。

②临床意义：抗HAV-IgM于HAV感染1周后产生，血中持续3~6个月，是早期诊断甲肝的特异性抗体（2010，2011）。抗HAV-IgG在甲肝初期血中滴度已有升高，2~3个月达高峰，是保护性抗体，病愈后可长期存在，对流行病学调查和接种疫苗效果的观察有重要意义。HAVAg见于急性期甲肝。

(2) 乙型肝炎病毒（HBV）标志物检测

①正常值：HBsAg、抗-HBs、HBcAg、抗-HBc、HBeAg、抗-HBe均为阴性。

②临床意义

HBsAg、抗-HBs测定：HBsAg是感染HBV的标志；抗-HBs阳性见于注射过乙肝疫苗或曾感染过HBV，目前HBV已被清除者（2004）。

HBcAg、抗-HBc测定：HBcAg阳性提示病人血清中有感染的HBV存在，越高表示HBV复制越活跃，传染性强，预后较差；抗-HBc是反映肝细胞受到HBV侵害的可靠指标，特别是滴度较高时，常支持乙肝的诊断，并是HBV在体内持续复制的指标。

HBeAg、抗-HBe测定：HBeAg阳性表示HBV复制，传染性强；抗-HBe多见于HBeAg转阴的患者，意味着HBV大部分已被清除或抑制（2004）。

(3) 丙型肝炎病毒（HCV）标志物检测

①正常值：抗-HCV IgM和抗-HCV IgG均为阴性。HCV-RNA阴性。

②临床意义：丙型肝炎抗体是有传染性的标志，抗-HCV IgM阳性见于急性丙肝患者，发病后4周即可阳性，持续1~4周，6个月内不能转阴者提示转为慢性丙肝；抗-HCV IgG阳性表明已有HCV感染；HCV-RNA阳性提示HCV复制活跃，传染性强，治愈后会很快消失。

五、肾功能检查

1. 内生肌酐清除率、血清肌酐、尿素氮、血 β_2 - 微球蛋白、肾小球滤过率测定、正常值及异常的临床意义

(1) 内生肌酐清除率（Ccr）

①正常值：80~120mL/min（2002）。

②临床意义：早期发现肾脏损害（2002）；判断肾小球损害的敏感指标；指导治疗。

(2) 血清肌酐（Cr）

①正常值：全血肌酐为 88.4~176.8μmol/L；血清或血浆肌酐，男性 53~106μmol/L，女性 44~97μmol/L。

②临床意义：血肌酐增高见于各种原因引起的肾小球滤过功能减退。急性肾衰竭，血肌酐明显的进行性升高为器质性损害的指标，可伴少尿或无尿；慢性肾衰竭：血肌酐升高程度与病变严重性一致，肾衰竭代偿期血肌酐 <178μmol/L，肾衰竭失代偿期血肌酐 >178μmol/L，尿毒症期血肌酐 >445μmol/L。

(3) 尿素氮（BUN）

①正常值：成人 3.2~7.1mmol/L，儿童 1.8~6.5mmol/L。

②临床意义：各种肾脏疾患均可使尿素氮升高，且受肾外因素的影响。肾前性因素，如肾血流量不足、体内蛋白质分解过多；肾脏疾病，如急性及慢性肾衰竭、慢性肾炎、肾结核等；肾后性，如尿路结石、前列腺肥大等（2000，2008）。

(4) 血 β_2 - 微球蛋白（β_2 - MG）测定

①正常值：正常人血中 β_2 - MG 为 1~2mg/L。

②临床意义：血 β_2 - MG 测定是反应肾小球滤过功能减低的敏感指标。

(5) 肾小球滤过率（GFR）测定

①参考值：男性：125±15mL/min；女性：约低 10%。

②临床意义：GFR 是反应肾功能最灵敏、最准确的指标。GFR 减低——各种原发性、继发性肾脏疾病。GFR 增高——肢端肥大症、巨人症、糖尿病肾病早期。

2. 肾小管功能检测

(1) 尿 β_2 - 微球蛋白（β_2 - MG）测定

①参考值：正常成人尿 β_2 - MG <0.3mg/L。

②临床意义：β_2 - MG 增高——肾小管 - 间质性疾病、药物或毒物所致的早期肾小管损伤、肾移植后急性排斥反应早期。

(2) 昼夜尿比密试验（莫氏试验）

①参考值：成人尿量 1000~2000mL/mL；昼尿量/夜尿量比值为（3~4）：1；夜尿量 <750mL；至少一次尿比密 >1.018；昼尿中最高与最低尿比密差值 >0.009。

②临床意义：尿少、比密高——肾前性少尿、肾性少尿。夜尿多、比密低——慢性肾炎、间质性肾炎、高血压肾病等。尿比密低而固定——肾脏病变晚期。尿量明显增多而尿比密均 <1.006——尿崩症。

3. 血尿酸（UA）测定

(1) 参考值：男性 149~416μmol/L，女性 89~357μmol/L。

(2) 临床意义：血 UA 增高——肾小球滤过功能损伤、痛风、恶性肿瘤、糖尿病、长期禁食。血 UA 减低——肾小管吸收 UA 功能损害；肝功能严重损害

六、常用生化检查

1. 电解质检查
（1）血清钾
①正常值：3.5~5.3mmol/L（2009）。
②临床意义：高钾血症见于急性、慢性肾功能不全及肾上腺皮质功能减退，食入或注入大量钾盐，严重溶血或组织损伤，组织缺氧，代谢性酸中毒（2004）；低钾血症见于钾盐摄入不足，呕吐、腹泻等致钾丢失过多，钾在体内分布异常等。
（2）血清钠
①正常值：137~147mmol/L（2002）。
②临床意义：低钠血症见于胃肠道失钠，如幽门梗阻、尿钠排出过多、皮肤失钠、抗利尿激素过多等；高钠血症可见于输入钠盐过多，原发性醛固酮增多症等。
（3）血清氯
①正常值：96~108mmol/L。
②临床意义：基本与血钠相同。
（4）血清钙
①正常值：血清总钙：2.0~2.7mmol/L。离子钙：1.10~1.34mmol/L。
②临床意义：血钙增高见于摄入钙过多；溶骨作用增强，如甲亢、大量摄入维生素D中毒；急性肾功能不全；钙排出减少。血钙降低常见于钙摄入不足；成骨作用增加，如甲状旁腺功能减退；钙吸收障碍，如维生素D缺乏、佝偻病等。
（5）血清磷测定
①正常值：0.97~1.61mmol/L。
②临床意义：增高见于磷排出减少、吸收增加、磷从细胞内释出、多发性骨髓瘤及骨折愈合期等。减低见于摄入不足、吸收减少和排出增加、磷丢失过多。

2. 血清铁及其代谢物测定
（1）血清铁
①正常值：男性11~30μmol/L，女性9~27μmol/L。
②临床意义：增高见于铁利用障碍、铁释放增多、铁蛋白增多、摄入过多。减低见于铁缺乏、慢性失血、需铁增加。
（2）血清转铁蛋白饱和度（Tfs）测定
①正常值：33%~55%。
②临床意义：增高见于铁利用障碍、血色病。减低见于缺铁或缺铁性贫血、慢性感染性贫血。
（3）血清铁蛋白（SF）测定
①正常值：男性15~200μg/L，女性12~150μg/L。
②临床意义：增高见于体内贮存铁释放增加、铁蛋白合成增加、贫血、铁的吸收率增加。减低见于体内贮存铁减少、铁蛋白合成减少。

3. 糖类、血脂测定的正常值及异常的临床意义
（1）血糖
①正常值：酶法测定空腹血糖为3.9~6.1mmol/L。
②临床意义：血糖增高见于内分泌疾病，如糖尿病、肢端肥大症、皮质醇增多症、甲状腺功能亢进症；应激性高血糖，如颅脑损伤、颅内压增高、脑卒中、心肌梗死等；药物影响；肝源性血糖升高；胰腺病变等（2006）。血糖降低见于胰岛素过多，对抗胰岛素的激素分泌不足，

如肾上腺皮质激素、生长激素等缺乏；肝糖原储存缺乏；长期营养不良等。

（2）血清糖化血红蛋白（GHb）

①参考值：HbA_1 5%~8%，HbA_{1c} 4%~6%（2013）。

②临床意义：GHb 水平反映的是近 2~3 个月的平均血糖水平，取决于血糖水平、高血糖持续时间，其生成量与血糖浓度成正比，用以评价糖尿病的控制程度；糖尿病性高血糖 GHb 增高，应激性高血糖 GHb 则正常。

（3）血脂

①正常值：血清总胆固醇合适水平：<5.20mmol/L；边缘水平：5.23~5.69mmol/L；增高：>5.72mmol/L。血清甘油三酯合适范围：<1.70mmol/L；边缘升高：1.70~2.26mmol/L；升高：≥2.26mmol/L。高密度脂蛋白（HDL）合适范围：≥1.04mmol/L；升高：≥1.55mmol/L；降低：<1.04mmol/L；低密度脂蛋白（LDL）合适范围：<3.37mmol/L；边缘升高：3.37~4.14mmol/L；升高：≥4.14mmol/L（160mg/dl）。

②临床意义：血清总胆固醇增高见于动脉粥样硬化、家族性高胆固醇血症、肾病综合征、严重糖尿病等（2002）；降低见于甲状腺功能亢进、重症肝病、恶性贫血等。血清甘油三酯增高见于冠心病、原发性高脂血症、糖尿病、肥胖症、甲状腺功能减退等（2002）；降低见于甲状腺功能亢进、重症肝病、肾上腺皮质功能减退等。HDL-C 增高可防止动脉粥样硬化的发生；HDL-C 减低：常见于动脉粥样硬化症、心脑血管疾病、糖尿病、肾病综合征等。LDL-C 水平增高与冠心病发病呈正相关，还可见于肥胖症、肾病综合征、甲状腺功能减退症、阻塞性黄疸等；LDL-C 减低：见于无 β-脂蛋白血症、甲状腺功能亢进症、肝硬化和低脂饮食等。

七、酶学检查

1. 淀粉酶（AMS）

（1）正常值：碘-淀粉比色法：血清为 800~1800U/L（2010），尿液为 1000~12000U/L。

（2）临床意义：急性胰腺炎时，血清淀粉酶于起病后 2~3 小时开始升高，12~24 小时达高峰，2~5 日后恢复正常，超过 5000U/L 即有诊断价值；尿淀粉酶于起病后 12~24 小时开始升高，3~10 日后恢复正常（2002，2004，2009，2016）。任何原因导致胰管受阻，血、尿淀粉酶亦可升高，但增高程度不如急性胰腺炎明显。慢性胰腺炎时血、尿淀粉酶活性一般不增高。

2. 血清肌酸激酶（CK）及其同工酶

（1）正常值：连续监测法：CK 男性为 38~174U/L，女性为 26~140U/L。

（2）临床意义：急性心肌梗死时 CK 活性升高较早，梗死后 3~8 小时开始显著升高，10~36 小时达高峰，3~4 日恢复正常（2003，2007）。多发性肌炎、肌肉损伤、脑血管疾病、甲状腺功能低下以及假肥大性营养障碍等，血清内 CK 均可升高；甲状腺功能亢进症可降低。

3. 心肌蛋白检测

（1）心肌肌钙蛋白 T（cTnT）测定

①正常值：0.02~0.13μg/L；>0.2μg/L 为诊断临界值；>0.5μg/L 可诊断 AMI。

②临床意义：cTnT 是诊断 AMI 的确定性标志物（2016）；判断微小心肌损伤；对判断 AMI 后溶栓治疗是否出现再灌注，以及预测血液透析病人心血管事件的发生都有重要价值。

（2）心肌肌钙蛋白 I（cTnI）测定

①参考值：<0.2μg/L；>1.5μg/L 为诊断临界值。

②临床意义：诊断 AMI；用于判断是否有微小心肌损伤，如不稳定型心绞痛、急性心肌炎。

4. 脑钠肽测定

（1）参考值：BNP 1.5~9.0pmol/L，判断值>22pmol/L（100ng/L）；NT-pro-BNP<

125pg/mL。

（2）临床意义：①心衰的诊断、监测和预后评估。②鉴别呼吸困难。③指导心脏病的治疗。

八、免疫学检查

1. 血清免疫球蛋白及补体测定的临床意义

（1）血清免疫球蛋白

①免疫球蛋白增高：IgG、IgA、IgM 均增高见于各种慢性感染、慢性肝炎、肝癌、系统性红斑狼疮、类风湿关节炎等。

②免疫球蛋白降低：5 种球蛋白均减少见于各类先天性和获得性体液免疫缺陷病及长期应用免疫抑制药者。

（2）补体：总补体活性增高见于各种急性炎症、组织损伤、妊娠、某些恶性肿瘤等。总补体活性降低见于补体大量消耗，如血清病、急慢性肾小球肾炎、自身免疫性疾病；补体大量丢失，如外伤、大出血；补体合成不足，如肝硬化、慢性肝炎等。

2. 抗链球菌溶血素"O"、类风湿因子、肥达反应的临床意义

（1）抗链球菌溶血素"O"：证明有无感染溶血性链球菌，协助风湿热的诊断；急性肾小球肾炎时抗链球菌溶血素"O"常增高。

（2）类风湿因子：未经治疗的类风湿关节炎较为敏感，阳性率约为 80%，滴度常在 1∶160以上。某些结缔组织病，如系统性红斑狼疮、硬皮病、皮肌炎，及风湿活动、肝硬化等亦可出现阳性反应（2002）。

（3）肥达反应：血清抗体效价"O"＞1∶80，"H"＞1∶160，考虑伤寒；"O"不高、"H"增高，可能曾接种过伤寒疫苗或既往感染过；"O"增高、"H"不高，可能为感染早期或其他沙门菌感染。

3. 肿瘤标志物检测的临床意义

（1）甲胎蛋白（AFP）

①正常值：健康成人一般 ＜25μg/L。

②临床意义

原发性肝癌：甲胎蛋白是目前诊断肝细胞癌最特异的标志物。血清中甲胎蛋白＞300μg/L可作为诊断原发性肝癌的诊断阈值（2009）。

病毒性肝炎、肝硬化：AFP 可有不同程度的增高，但常＜300μg/L。

生殖腺胚胎肿瘤、胎儿神经管畸形：AFP 可增高。

（2）癌胚抗原

①正常值：0～5μg/L。

②临床意义

鉴别原发性和转移性肝癌：原发性肝癌癌胚抗原在正常值以上者不超过 9%，转移性肝癌则可高达 90%。

消化器官癌症的诊断：癌胚抗原升高主要见于结肠癌、胃癌、胰腺癌等。

其他：如膀胱癌、前列腺癌、肺癌等，癌胚抗原均可增高。

九、尿液检查

1. 一般性状检查

（1）尿量：正常人 24 小时尿量 1000～2000mL。多尿：超过 2500mL/24h，见于尿崩症、糖尿病等；少尿或无尿：24 小时尿量少于 400mL 为少尿，少于 100mL 为无尿（2011），可由肾

前性、肾性及肾后性因素引起。

(2) 颜色和透明度：正常新鲜尿为黄色或淡黄色，透明。血尿见于泌尿系结石、炎症、结核及凝血障碍等；血红蛋白尿见于溶血性贫血、蚕豆病等；胆红素尿见于阻塞性黄疸及肝细胞性黄疸；乳糜尿见于丝虫病。菌尿呈云雾状，静止后无沉淀；脓尿放置后见白色絮状沉淀。

(3) 气味：烂苹果气味见于糖尿病酮症酸中毒；尿液有氨味提示膀胱炎及慢性尿潴留。

(4) 比重：尿比重高低，主要取决于肾小管的浓缩稀释功能。尿比重增高见于急性肾小球肾炎、糖尿病、失水等；减低见于尿崩症、慢性肾炎、急性肾衰竭和肾小管间质疾病；比重固定在1.010左右为等张尿，提示肾实质严重损害（2004）。

2. 化学检查

(1) 蛋白质：尿清蛋白超过150mg/24h称蛋白尿。又可分为以下几种。

肾小球性蛋白尿：生理性见于剧烈活动、发热或受寒后；病理性见于原发或继发肾小球疾病（2000，2004，2009，2016）。

肾小管性蛋白尿：常见于肾盂肾炎、间质性肾炎、中毒性肾病及肾移植等。

混合性蛋白尿：见于慢性肾炎、糖尿病性肾病、系统性红斑狼疮性肾病等。

组织性蛋白尿：肾脏炎症、中毒时排出量增多。

溢出性蛋白尿：见于多发性骨髓瘤、巨球蛋白血症、严重骨骼肌创伤等。

(2) 糖：当血糖升高超过肾糖阈即8.89mmol/L时，则定性检测尿糖呈阳性，称为糖尿。

暂时性糖尿：见于强烈的精神刺激、颅脑外伤等。

血糖增高性糖尿：最常见于糖尿病，也可见于甲亢、库欣综合征、肢端肥大症等。

肾性糖尿：见于慢性肾炎、肾病综合征等。

(3) 尿酮体：糖尿病酮症酸中毒时尿酮体呈强阳性，其他如妊娠剧烈呕吐、重症不能进食均可致尿酮体阳性（2006）。

3. 显微镜检查

(1) 细胞

红细胞：玻片法平均0~3/HP（高倍视野）；超过3个以上，尿外观无血色者称镜下血尿；血尿常见于急性肾小球肾炎、慢性肾小球肾炎的发作期、急性膀胱炎、肾结石、肾结核等。

白细胞及脓细胞：离心后每高倍镜视野超过5个白细胞或脓细胞，称镜下脓尿（2011），见于肾盂肾炎、膀胱炎、尿道炎或肾结核等。

(2) 管型

透明管型：明显增多见于肾实质病，正常人中偶可出现。（2000，2009，2015）。

细胞管型：红细胞管型见于急性肾小球肾炎，白细胞管型见于肾盂肾炎（2000，2014）、间质性肾炎，上皮细胞管型见于急性肾小管坏死、肾病综合征、慢性肾炎晚期高热等。

颗粒管型：提示急、慢性肾炎及肾小球损害（2013）。

脂肪管型：见于肾病综合征。

蜡样管型：见于慢性肾炎晚期及肾淀粉样变（2014）。

肾衰竭管型：出现于慢性肾衰竭少尿期，提示预后不良；急性肾衰竭多尿早期也可出现。

十、粪便检查

1. 一般性状检查　健康成人每天排便1次，黄褐色圆柱状软便，婴儿粪便呈金黄色。

(1) 水样或粥样稀便：见于小肠的各种感染或非感染性腹泻。

(2) 米泔水样便：呈白色洗米水样，量多，粪质少，见于霍乱（2009，2010，2011，2014）。

(3) 冻状便：见于过敏性结肠炎。

(4) 鲜血便：见于肠道下段出血。

(5) 柏油样便：见于上消化道出血（2016）。

(6) 灰白色便：见于阻塞性黄疸。

(7) 细条状便：见于直肠癌。

(8) 绿色稀便：乳儿粪便带绿色或见黄白色如凝块多提示消化不良。

(9) 黏液脓样便或黏液脓血便：见于痢疾、溃疡性结肠炎、直肠癌等（2014）。阿米巴痢疾以血为主，呈稀果酱样。

(10) 羊粪样便：见于老年人及经产妇排便无力者。

2. 显微镜检查

(1) 细胞

白细胞：正常粪便中偶见，肠道炎症时增多，急性菌痢、溃疡性结肠炎等白细胞明显增多。

红细胞：正常粪便中无红细胞，肠道下段炎症或出血时可见。

巨噬细胞：见于细菌性痢疾及直肠炎症（2003）。

(2) 寄生虫：肠道寄生虫的诊断主要靠镜检找虫卵、原虫滋养体及其包囊。

3. 化学检查

(1) 潜血试验：上消化道出血量达5mL以上可出现大便潜血试验阳性（2006），阳性见于消化性溃疡活动期、胃癌、钩虫病、消化道炎症、出血性疾病等。消化道癌症呈持续阳性，消化性溃疡呈间断阳性。

(2) 胆红素试验：阻塞性黄疸，粪胆原及粪胆素含量明显减少；溶血性疾病患者粪胆原及粪胆素含量增多，粪便呈深黄色或褐色。

十一、痰液检查

1. 痰液标本的收集方法

(1) 应以清晨第一口痰为宜，留痰前应先漱口，清洁口腔，然后用力咳出气管深处痰液，盛于清洁容器内送验。

(2) 做细菌培养时应将痰液留于无菌容器中，并及时送检。

(3) 做浓集结核菌检查时，需24小时痰液送检。

(4) 做痰液脱落细胞学检查时，最好上午9~10点的痰液立即送检。

(5) 做细菌培养或脱落细胞学检查时，一般连续检查3次，必要时可以重复进行。

2. 痰液检查的内容及临床意义

(1) 一般性状检查

①量：正常人一般不咳痰或仅咳少量泡沫痰或黏液样痰，当呼吸道有病变时痰量增多（>50mL/24h），大量痰液见于慢性支气管炎、支气管扩张、肺脓肿、肺结核等。痰量突然增加并呈脓性见于肺脓肿或脓胸破入支气管腔。

②颜色：正常人咳出的少量痰为无色或灰白色。血性痰见于肺癌、肺结核、支气管扩张等；粉红色泡沫样痰见于急性肺水肿，铁锈色痰见于大叶性肺炎、肺梗死（2019）等；黄痰见于呼吸道化脓性感染；铜绿假单胞菌感染或干酪性肺炎时痰呈黄绿色；咖啡色痰见于阿米巴肺脓肿及慢性充血性心力衰竭肺淤血时；烂桃样灰黄色见于肺吸虫病；黑色痰见于煤矿工人及长期吸烟者。

③性状：黏液性痰见于支气管炎、支气管哮喘和早期肺炎等；浆液性痰见于肺水肿；脓性痰见于呼吸系统化脓性感染；血性痰见于肺结核、支气管扩张、肺癌、肺吸虫病等；混合性痰由2种或3种性状混合，如黏液脓性痰、浆液脓性痰等。

④气味：正常人咳出的少量痰液无特殊气味，血性痰可带有血腥气味，肺脓肿、支气管扩

张合并厌氧菌感染痰液有恶臭，晚期肺癌的痰液有特殊臭味。

（2）显微镜检查

①直接涂片

白细胞：正常痰内可见少量白细胞（中性粒细胞），呼吸道化脓性感染时，痰中白细胞显著增多，常成堆存在，多为脓细胞。支气管哮喘、过敏性支气管炎、肺吸虫病及嗜酸细胞增多症患者痰中，嗜酸性粒细胞增多。肺结核时，淋巴细胞增多。

红细胞：脓性痰中可见少量红细胞，呼吸道疾病及出血性疾病，痰中可见大量红细胞。

上皮细胞：鳞状上皮细胞增多，见于急性喉炎和咽炎；柱状上皮细胞增多，见于支气管炎、支气管哮喘等。

②染色涂片：主要用于检查癌细胞和细菌。

（3）病原体检查：根据所患疾病有目的的进行细菌、真菌和支原体培养。

十二、浆膜腔穿刺液检查

1. 浆膜腔积液分类及形成原因

（1）漏出液：①血浆胶体渗透压降低；②毛细血管内压力增高。

（2）渗出液：①感染性；②化学因素；③恶性肿瘤；④风湿性疾病及外伤等。

2. 渗出液与漏出液的鉴别

（1）漏出液：非炎症所致，外观不定，可为黄色、脓性、血性、乳糜性，透明或微浑，比重低于 1.015，放置不自凝，黏蛋白定性阴性，蛋白质定量 25g/L 以下，LDH 活性在正常血清活性范围内，细胞数常低于 $100×10^6/L$，细胞分类以淋巴细胞为主，乳酸脱氢酶 <200U/L，找不到病原菌，细胞学检查阴性（2002，2015）。

（2）渗出液：多浑浊，炎症、肿瘤、物理化学刺激能自凝，比重高于 1.018，黏蛋白试验阳性，蛋白质定量 >40g/L，LDH 活性增高，细胞计数常高于 $5000×10^6/L$，据不同病因分别以中性粒细胞和淋巴细胞为主，乳酸脱氢酶 >200U/L，细菌学检查可找到病原菌，细胞学检查可找到肿瘤细胞（2011）。

十三、脑脊液检查

1. 脑脊液检查的适应证与禁忌证

（1）适应证：脑膜刺激征，怀疑颅内出血，有剧烈头痛、昏迷、抽搐及瘫痪等表现而原因未明，某些诊断不明确的神经系统疾病，疑有中枢神经系统恶性肿瘤，中枢神经系统手术前的常规检查等。

（2）禁忌证：颅压明显增高或伴有显著视盘水肿者，有脑疝先兆者，处于休克、衰竭或濒危状态者，局部皮肤有炎症者，颅后窝有占位性病变者。

2. 常见中枢神经系统疾病的脑脊液特点

（1）化脓性脑膜炎：脑脊液压力显著增高；外观浑浊、脓性、可有凝块；细胞数数千，以中性粒细胞为主；蛋白质显著增加；葡萄糖明显减少或消失；可有致病菌。

（2）结核性脑膜炎：脑脊液压力增高；外观微浑，呈毛玻璃样，静置有薄膜形成；细胞以淋巴细胞为主；蛋白质增加；葡萄糖减少，氯化物明显减少；可找到抗酸杆菌。

（3）病毒性脑膜炎：脑脊液压力稍增高；外观清晰或微浑；细胞以淋巴细胞为主；蛋白质轻度增加，葡萄糖正常或稍高，无细菌。

（4）流行性乙型脑炎：脑脊液压力稍增高；外观多清晰；细胞早期以中性粒细胞为主，晚期以淋巴细胞为主；蛋白质增加。

（5）脑肿瘤：脑脊液压力增高；外观无色或黄色；细胞可微增，淋巴细胞为主；蛋白质轻度增加。

（6）脑室及蛛网膜下腔出血：脑脊液压力稍增高；外观呈血性；细胞以红细胞为主；蛋白质轻度增加；葡萄糖多增高；氯化物正常，无细菌。

第五单元 心电图诊断

☆ 重点提示

本单元是考试的难点，近几年考题分散出现，复习的重点是各型心律失常的特点，且从出题趋势来看，临床应用型的题目比例会有所上升，而机械记忆的题目会减少，必须培养能够从心电图改变考虑到其所代表的心律失常的能力。

---考点集合---

一、常用心电图导联

1. 肢体导联 包括标准导联Ⅰ、Ⅱ、Ⅲ及加压单极肢体导联 aVR、aVL、aVF。标准导联为双极肢体导联，反映其中两个肢体之间电位差变化。加压单极肢体导联属单极导联，基本上代表检测部位电位变化。

2. 胸导联 属单极导联，包括从 $V_1 \sim V_6$ 导联。具体安放的位置为：V_1 位于胸骨右缘第4肋间；V_2 位于胸骨左缘第4肋间；V_3 位于 V_2 与 V_4 两点连线的中点；V_4 位于左锁骨中线与第5肋间相交处；V_5 位于左腋前线 V_4 水平处；V_6 位于左腋中线 V_4 水平处。

二、心电图各波段及心电轴的正常范围，异常变化的临床意义

1. P波

（1）形态：代表心房除极的电位变化（2000，2004），在大部分导联上一般呈钝圆形，有时可能有轻度切迹。P波方向在Ⅰ、Ⅱ、aVF、$V_4 \sim V_6$ 导联中均向上，aVR 导联向下，其余导联呈双向、倒置或低平均可。

（2）时间：正常人P波时间≤0.11秒。

（3）振幅：P波振幅在肢体导联<0.25mV，胸导联<0.2mV。

2. PR间期 代表心房开始除极至心室开始除极的时间。心率在正常范围时，成年人的PR间期为0.12~0.20秒。在幼儿及心动过速的情况下，PR间期相应缩短。在老年人及心动过缓的情况下，PR间期可略延长，但不超过0.22秒。

3. QRS波群 代表心室肌除极的电位变化。时间：正常成年人多为0.06~0.10秒，最宽不超过0.11秒。6个肢体导联的QRS波群振幅（正向波与负向波振幅的绝对值相加）一般不应<0.5mV，6个胸导联的QRS波群振幅（正向波与负向波振幅的绝对值相加）一般不应<0.8mV，否则称为低电压。

4. ST段 指自QRS波群的终点至T波起点间的线段，代表心室缓慢复极过程。正常的ST段多为一等电位线，有时亦可有轻微的偏移，但在任一导联，ST段下移一般不应超过0.05mV；ST段上抬在 $V_1 \sim V_3$ 导联不超过0.3mV，其他导联均不超过0.1mV。

5. T波 代表心室快速复极时的电位变化。

（1）方向：在正常情况下，T波的方向大多和QRS主波的方向一致。T波方向在Ⅰ、Ⅱ、$V_4 \sim V_6$ 导联向上，aVR 导联向下，Ⅲ、aVL、aVF、$V_1 \sim V_3$ 导联可以向上、双向或向下。若 V_1 的T波向上，则 V_2、V_3 导联T波就不应再向下。

(2) 振幅：在正常情况下，在以 R 波为主的导联中，T 波的振幅一般不应低于同导联 R 波的 1/10。T 波在胸导联有时可高达 1.2~1.5mV，尚属正常。

6. QT 间期 从 QRS 波群的起点至 T 波终点，代表心室肌除极和复极全过程所需的时间（2004，2016）。QT 间期长短与心率的快慢密切相关，心率越快，QT 间期越短，反之则越长。心率在 60~100/min，QT 间期的正常范围应为 0.32~0.44 秒。

7. 心电轴 正常心电轴的范围为 0°~+90°；心电轴的范围为 +90°顺时针转动至 -90°为心电轴右偏，从 +30°逆钟向转动至 -90°为心电轴左偏。心电轴的偏移，一般受心脏在胸腔内的解剖位置、两侧心室的质量比例、心室内传导系统的功能、激动在室内传导状态，以及年龄、体型等因素影响。左心室肥大、左前分支阻滞等可使心电轴左偏；而右心室肥大、左后分支阻滞等可使心电轴右偏或不确定电轴。

三、房室肥大、心肌梗死、冠状动脉供血不足、期前收缩、阵发性室上性心动过速、心房颤动、房室传导阻滞预激综合征、血钾异常的心电图表现

1. 房室肥大

(1) 右房肥大：P 波尖，幅度≥0.25mV，在Ⅱ、Ⅲ、aVF 导联最明显。

(2) 左房肥大（2015）：P 波增宽 >0.11 秒，常呈前低后高的双峰 P 波，双峰间距≥0.04s。在Ⅰ、Ⅱ、aVL 导联最明显。V_1 导联上，Ptf≥0.04mm·s。

(3) 左室肥大：左心室高电压为诊断左心室肥大的基本条件，主要表现为 R_{V_5} 或 R_{V_6} > 2.5mV，R_{V_5} 或 R_{V_6} + S_{V_1} > 4.0mV（男）或 3.5mV（女），心电轴左偏，QRS 波群时间延长到 0.10~0.11s，V_5 导联 VAT>0.05s。

(4) 右室肥大：QRS 波群电压增高和形态改变以及电轴右偏是诊断右心室肥大的可靠条件。QRS 波群电压增高，QRS 波群形态改变。心电轴右偏，尤其是 >+110°者。

2. 心肌梗死（2012，2016）

(1) 缺血性 T 波改变：面向缺血区导联 T 波倒置，其降支与升支对称，呈冠状 T 波特征；而背向缺血区的导联上，T 波直立，其升支与降支也对称。

(2) 损伤型 ST 段移位：当心内膜下心肌损伤时，面对损伤面导联上 ST 段压低；心外膜下心肌损伤时，面对损伤面的导联上 ST 段抬高。透壁性心肌梗死时，面向梗死区的导联上 ST 段呈弓背向上抬高，背向梗死区的导联上，ST 段压低（2003，2005）。

(3) 坏死型 Q 波改变：面对梗死区导联上出现异常 Q 波或 QS 波，而背向梗死区导联上出现增高的 R 波（2003，2014）。

3. 冠状动脉供血不足

(1) 典型心绞痛：面对缺血区的导联出现 ST 段水平型或下垂型下移≥0.1mV，T 波低平、双向或倒置（2006，2010，2014）。

(2) 变异型心绞痛：心电图可见 ST 段抬高，常伴有 T 波高耸，对应导联 ST 的下移。

(3) 慢性冠状动脉供血不足：ST 段改变在 R 波占优势的导联上呈水平型或下垂型压低，≥0.05mV，也可呈弓背型下移。T 波改变表现为低平、双向或倒置。

4. 期前收缩

(1) 室性期前收缩：提前出现 QRS 波群，其前无相关 P 波或 P′波（2012）；提早出现的 QRS 波群宽而畸形，而 QRS 时间≥0.12 秒；T 波方向与 QRS 波群主波方向相反；有完全性代偿间期。

(2) 房性期前收缩（2016）：提早出现的房性 P′，形态与窦性 P 波不同；P′R 间期≥0.12 秒；房性 P′后有正常形态的 QRS 波群，代偿间期不完全。

5. 阵发性室上性心动过速　相当于一系列连续快速的房性或交界性期前收缩，QRS 波频率大多数为 150～250 次/分，节律一般绝对规则；QRS 波群形态基本正常，QRS 时间≤0.10 秒；ST-T无变化，或呈继发性 ST 段下移和 T 波倒置(2010)。

6. 心房颤动　P 波消失，代之以一系列大小、形态及间距均不等的心房颤动波（f 波），频率为 350～600 次/分，以 V_1 导联最为明显；PR 间距绝对不匀齐，即心室律绝对不规则；QRS 波群形态通常正常，当心室率过快时，发生室内差异性传导，QRS 波群增宽畸形。

7. 房室传导阻滞
（1）一度房室传导阻滞：①窦性 P 波之后随有 QRS 波群。②PR 间期≥0.21 秒(2010)。
（2）二度房室传导阻滞
二度Ⅰ型房室传导阻滞：①P 波规律出现，PR 间期进行性延长，直至发生心室漏搏（P 波后无 QRS 波群）。②漏搏后 PR 间期又趋缩短，之后又逐渐延长，直至漏搏，周而复始。③QRS 波群时间、形态大多正常（2013）。
二度Ⅱ型房室传导阻滞：①窦性 P 波规律出现，PR 间期恒定（正常或延长）。②部分 P 波后无 QRS 波群（发生心室漏搏）。③房室传导比例一般为 3:2、4:3 等。
（3）三度房室传导阻滞：①P 波和 QRS 波群无固定关系，PP 与 RR 间距各有其固定的规律性。②心房率＞心室率。③QRS 波群形态正常或宽大畸形（2013）。

8. 预激综合征
（1）PR 间期＜0.12s，P 波一般为窦性。
（2）QRS 波群增宽，QRS 波群时间≥0.12s。
（3）QRS 波群起始部粗钝，形成预激波。
（4）可有继发性 ST-T 改变。

9. 血钾异常
（1）高钾血症：①早期出现 QT 时间缩短，T 波高尖，双支对称，基底部变窄，即"帐篷状"T 波。②随着高钾血症的加重，可出现 QRS 波增宽，幅度下降，P 波形态逐渐消失。③ST 段下降≥0.05mv。④严重高血钾时，可出现房室传导阻滞、室内传导阻滞、窦性停搏等。
（2）低钾血症：①ST 段压低，T 波低平或倒置。②U 波增高，以 V_2、V_3 导联上最明显，可＞0.1mv。U 波振幅可与 T 波等高，呈驼峰状，或 U＞T，或 T、U 波融合。③T 波与 U 波融合时，QU 间期明显延长。④严重低血钾时，可出现各种心律失常，如房室传导阻滞，频发、多源室性期前收缩等。

四、心电图的临床应用价值

心电图检查是临床诊断疾病，尤其是心血管疾病的重要方法之一，主要价值：①分析和鉴别各种心律失常。②确诊心肌梗死及急性冠状动脉供血不足，可明确心肌梗死的、病变部位、范围、演变及分期，有无心肌缺血、部位及持续时间。③协助诊断慢性冠状动脉供血不足、心肌炎等。④判定有无心房、心室肥大。⑤协助诊断心包疾病。⑥观察某些药物对心肌的影响。⑦对某些电解质紊乱不仅有助于诊断，还对治疗有重要参考价值。⑧广泛应用于心脏外科手术、心导管检查、人工心脏起搏器、电击复律、心脏复苏及其他危重病证的抢救。

第六单元　影像诊断

重点提示

本单元内容比较少，也不是考试的重点，今后出题的可能性不大。熟悉各系统疾病基本的

X线表现，能够根据这些特性找出合适的匹配。本单元内容和外科学部分有一定重复，建议考生可以将二者结合起来一起复习，做到短时高效。

---考点集合---

一、超声诊断

超声诊断是指应用超声波的原理对人体软组织的物理特性、形态结构与功能状态做出判断的一种无创伤检查方法，主要临床应用包括：①检测肝、肾、脾、胰腺、子宫及卵巢等实质性脏器的各径线值，并了解其外形特征、边缘和边界的光滑和清晰程度、内部结构和管道结构情况（2000）；②检测囊性器官，如胆囊、胆管、膀胱及胃等的形态、走向及其功能状态；③检测心脏、大血管和外周血管的结构、功能及其血流动力学状态（2002）；④鉴别脏器内各种局灶性病变的物理特性；⑤检测积液；⑥对各种病变，如急性胰腺炎、甲状腺肿块、子宫肌瘤、肌腺瘤等经治疗后进行动态随访；⑦介入性诊断与治疗在超声引导下进行穿刺，做细胞学或组织学活检，也可进行某些引流及药物注入治疗等。

二、放射诊断

1. X线成像的基本原理　X线之所以能使人体组织在荧屏上或胶片上形成影像，一方面是基于X线的穿透性、荧光效应和感光效应；另一方面是基于人体组织之间有密度和厚度的差别。当X线透过人体不同组织结构时，被吸收的程度不同，所以到达荧屏或胶片上的X线量就有差异。这样，在荧屏或X线片上就形成明暗或黑白对比不同的影像（2000，2004）。X线影像的形成，是基于以下三个基本条件：第一，X线具有一定的穿透力，能穿透人体的组织结构；第二，被穿透的组织结构，存在着密度和厚度的差异，X线在穿透过程中被吸收的量不同，以致剩余下来的X线量有差别；第三，这个有差别的剩余X线，经过显像过程，就能获得具有黑白对比、层次差异的X线图像。

2. X线检查方法

(1) 普通检查：包括透视和摄影。

(2) 特殊检查：包括软X线摄影、放大摄影、荧光摄影。

(3) 造影检查：将造影剂引入器官内或其周围，使其产生明显对比，以显示其形态与功能的方法。造影剂分为高密度造影剂和低密度造影剂。

3. X线计算机体层成像（CT）的临床应用　CT是用X线对人体进行扫描取得信息，经计算机进行处理而获得的重建图像。CT对中枢神经系统疾病诊断价值较高、应用普遍。对颅内肿瘤、脓肿、肉芽肿、寄生虫病、外伤性血肿、脑损伤、脑梗死、脑出血、椎间盘脱出等诊断结果较准确、可靠。在胸部，CT可以发现较小的肺癌和肺门及纵隔淋巴结转移，对纵隔肿瘤的诊断也有帮助。

4. 磁共振成像（MRI）的临床应用　MRI可在无创伤的检查中完成对心脏大血管的形态学与动力学的研究。对腹部与盆腔器官，如肝、肾、膀胱、前列腺和子宫，以及颈部和乳腺，MRI也有一定价值。侵及骨髓的病变，如肿瘤、感染及代谢疾病，在MRI上可清楚显示。在显示关节内病变及软组织病变方面MRI效果也很好。

5. 常见呼吸系统疾病的影像诊断

(1) 大叶性肺炎

①充血期：X线检查无明显变化或仅可见到局部性肺纹理增粗、增生，有时可发现病变区肺野密度稍有增高。

②实变期：一般发病后12~24小时开始，X线检查可发现肺野出现均匀性密度增高的片

状阴影，有时在实变区中可见到透明的含气支气管影，即支气管气象。炎症累及肺段表现为片状或三角形致密影。

③实变消散期：实变区的密度逐渐减退，先从边缘开始，由于病变消散不均匀，表现为散在、大小不等和分布不规则的斑片状致密影。炎症进一步吸收可只留下少量索条状影或完全吸收消散。

（2）支气管肺炎：X线表现为病变常见于两肺下野中内带，支气管及周围间质的炎症表现为肺纹理增多、增粗和模糊，小叶性渗出与实变则表现为沿肺纹理分布的斑片状模糊致密影，密度不均，可融合成较大的片状影（2003）。

（3）肺脓肿

①急性肺脓肿：表现为肺内出现大片致密影，边缘模糊，密度较均匀，可侵及一个肺段或肺叶的大部。当病变肺组织发生坏死液化后，则在致密实变区中出现含有液面的空洞（2010），内壁不规则。

②慢性肺脓肿：表现为密度不均、排列紊乱的索条状及斑片状影，伴有圆形、椭圆形或不规则的空洞。洞壁厚、内外壁边缘清楚，有或无液平面（2004）。

（4）肺结核

①原发型肺结核：可表现为原发复合征及胸内淋巴结结核。原发复合征是由肺内原发灶、淋巴管炎及淋巴结炎三者组成。

②血型播散型肺结核：急性粟粒型肺结核X线表现为大小一致、分布均匀、密度相同的粟粒状病灶，正常肺纹理常不能显示；亚急性及慢性血型播散型肺结核X线表现为大小不一、密度不同、分布不均的粟粒样至小斑片状阴影。

③浸润型肺结核：结核球为纤维组织包绕干酪样结核病变而形成，X线可见单发的圆形或椭圆形，轮廓锐利而清楚，密度较高，中间可有空洞和钙化。干酪样肺炎，X线表现为呈大叶性或段性的大片状致密阴影，密度不均匀，其中可见少数小的边缘不规则的透亮区。

④慢性纤维空洞型肺结核：X线表现为两肺上部分多发壁厚的慢性纤维病变及空洞，周围有广泛的纤维索条影及散在的新老病灶（2004）。

⑤结核性胸膜炎：少量积液时X线可见患侧肋膈角变钝，大量积液时X线可见患侧均匀的密度增高影，阴影上方呈外高内低状，积液随体位变化而改变。后期可引起胸膜肥厚、粘连、钙化。

（5）肺肿瘤

①中心型：早期局限于黏膜内，X线可见异常发现，病变发展使管腔狭窄，引起阻塞性肺气肿、阻塞性炎症、阻塞性肺不张。

②外围型：X线表现为密度增高、轮廓模糊的结节状或球形病灶，逐渐发展可形成分叶状肿块。

③细支气管肺泡癌：早期表现为孤立结节状或肺炎样浸润影，晚期表现为弥漫性病变，一侧肺或两肺出现大小不等、边界不清的结节状或片状影，进一步发展可融合成大片云絮状影，形成癌性突变。

6.常见循环系统疾病的影像诊断

（1）风湿性心脏病

①单纯二尖瓣狭窄：X线表现为左心房及右心室增大，左心耳部突出，肺动脉段突出，主动脉结及左心室变小，心脏呈鸭梨形。

②二尖瓣关闭不全：X线表现为左心房和左心室明显增大。

③主动脉瓣狭窄：X线可见左心室增大，或伴左心房增大，升主动脉中段局限性扩张，主动脉瓣区可见钙化。

④主动脉瓣关闭不全：左心室明显增大，升主动脉、主动脉弓普遍扩张，心脏呈靴形。

（2）高血压性心脏病：X线表现为心脏呈主动脉型、左心室段增大、变圆；后期左心室段向左向下增大。左心衰竭时，左心房增大，严重者则心脏普遍增大，但以左心室增大为主；主动脉扩张迂曲及延长。

（3）慢性肺源性心脏病：X线表现为右下肺动脉增宽≥15mm，右心室增大等。

（4）心包积液：心包积液在300mL以下者，X线表现为心影大小和形状可无明显改变；中等量积液，后前位可见心影向两侧普遍增大，心缘正常弧度消失，心脏形态呈烧瓶状；上腔静脉扩张增宽。

7. 消化系统疾病影像学检查方法

（1）普通检查：普通透视或腹部平片，主要用于急性胃肠道穿孔、肠梗阻或腹部外伤。

（2）造影检查：①胃、十二指肠检查。常规法：透视腹部有无胃肠胀气、钙化、结石等，吞服少量稠钡剂，观察食管及胃黏膜皱襞，而后稀钡剂观察胃、十二指肠的充盈排空情况。②其他，如食管检查（透视下吞服硫酸钡剂）双重对比造影法、小肠检查、结肠检查（钡剂灌肠法）、胆道检查等。

8. 常见消化系统疾病的影像诊断

（1）食管静脉曲张：X线表现为黏膜皱襞稍增宽、增粗或略有迂曲；中期病情发展到典型阶段，X线表现为食管中下段的黏膜皱襞明显增宽迂曲，呈钙化影或串珠状充盈缺损，管壁边缘呈锯齿状（2014）。

（2）食管癌：黏膜皱襞改变，使正常皱襞消失、中断形成表面杂乱不规则影像（2014）。管腔狭窄、浸润癌，表现为环状狭窄，边缘较整齐，与正常分界清楚。腔内充盈缺损，溃疡性癌可见一个较大的轮廓不规则的长形龛影。受累食管呈局限性僵硬。

（3）胃、十二指肠溃疡（2013）

①胃溃疡：龛影是胃溃疡的直接X线征象，多见于胃小弯；龛影周围有一圈黏膜水肿造成的透明带。

②十二指肠球部溃疡：X线表现直接征象为龛影（2016），溃疡易造成球部变形。间接征象有激惹征；幽门梗阻，开放延迟；胃分泌增多和胃张力及蠕动方面的改变；球部固定压痛。

（4）胃癌：X线表现为充盈缺损，胃腔内出现形状不规则的充盈缺损，胃肠狭窄，胃壁僵硬，蠕动消失，多见于浸润型；龛影见于溃疡，表现为向腔外突出的钡斑阴影，特点是龛影位于胃轮廓之内，形状不规则，内缘不整齐，周围绕以透明带，即环堤，宽窄不一，轮廓不规则而锐利，其中常见结节状或指压迹状充盈缺损，以上表现常称为半月综合征；黏膜皱襞破坏消失或中断，形状固定不变，肿瘤区蠕动消失。

（5）溃疡型结肠炎：钡剂灌肠可见病变肠管痉挛，多呈均匀性、向心性狭窄，结肠袋变浅、消失。

（6）结肠癌：钡剂灌肠造影表现为肠腔内出现充盈缺损，轮廓不规则，黏膜皱襞破坏消失。

（7）胃肠道穿孔：立位X线透视可见两侧膈下有弧形或半月形透亮气体影（2006，2010，2015）。若并发急性腹膜炎则可见肠管充气、积液膨胀，肠壁间隔增宽，在腹平片上可见腹部肌肉与脂肪层分界不清。

（8）肠梗阻：梗阻上段肠管扩张、积气、积液，立位或侧位水平摄片可见肠管扩张，呈长短不一、高低不等的阶梯状气液平面，梗阻以下的肠管闭合，无气或有少量气体。

9. 常见泌尿系统疾病的影像诊断

（1）泌尿系结石

①肾结石：阳性结石在X线平面上多为圆形、卵圆形或表面带刺的桑葚状致密影，密度高

而均匀，或浓淡不等，或呈分层状（2016）；肾盂或肾盏结石可见肾盏影扩大，边缘光滑。

②输尿管结石：阳性结石平片或 CT 可见输尿管走行区域内米粒大小的高密度影，CT 可见结石上方输尿管、肾盂积水扩张。造影检查时，见造影剂中止在结石处，其上方肾路扩张。

③膀胱结石：大多单发，亦可多发，常横置于耻骨联合上方，居盆腔中线部位。阳性结石在平片上常呈圆形或卵圆形，边缘可光滑或毛糙带刺，密度可均匀或不均匀，可呈层状。

(2) 肾癌：X 线平片可见肾轮廓局限性外突；尿路造影可见肾盏伸长、狭窄、受压或变形，或肾盏封闭、扩张。CT 可见肾实质内肿块，密度不定，可略高于周围肾实质，也可低于或接近周围肾实质，肿块较大时可突向肾外，少数肿块内可有钙化影；增强扫描早期肿块有明显、不均一肾外强化，之后表现为相对低密度。

10. 骨与关节常见病的影像学表现

(1) 长骨骨折：X 线可见骨皮质连续性中断、骨小梁断裂和歪曲，有边缘光滑锐利的线状透亮阴影，即骨折线。完全性骨折时，骨折线贯穿骨全径；不完全骨折时，骨折线不贯穿全径。

(2) 脊柱骨折：X 线可见骨折椎体压缩呈楔形，前缘骨皮质嵌压。

(3) 椎间盘突出：X 线可见椎间隙变窄或前窄后宽；椎体后缘唇样肥大增生、骨桥形成或游离骨块；脊柱生理曲度变直或侧弯。CT 直接征象是椎间盘后缘变形，有局限性突出，其内可有钙化。MRI 是诊断本病的最好方法，矢状面可见突出的椎间盘向后方或侧后方伸出；横断面上突出的椎间盘局限突出于椎体后缘；可见硬膜外脂肪层受压、变形甚至消失和神经根鞘受压图像。

(4) 急性化脓性骨髓炎：X 线可见肌间隙模糊或消失，皮下组织与肌间分界模糊等，发病 2 周后可见骨改变。CT 能够较清楚地显示软组织感染、骨膜下脓肿以及骨破坏和死骨。

(5) 慢性化脓性骨髓炎：X 线可见明显的修复；骨膜的新生骨增厚，并同骨皮质融合，呈分层状，外缘呈花边状；骨干增粗，轮廓不整，骨密度增高，甚至骨髓腔发生闭塞；可见骨质破坏和死骨。

(6) 骨关节结核：长骨结核好发于骺和干骺端。X 线早期可见骨质疏松；在骨松质中可见局限性类圆形、边缘较清楚的骨质破坏区，邻近无明显骨质增生现象；骨质破坏区有时可见碎屑状死骨，密度不高，边缘模糊；骨膜反应轻微；病变发展易破坏骺而侵入关节，形成关节结核。CT 示低密度的骨质破坏区，内部可见高密度的小斑片状死骨影，病变周围软组织发生结核性脓肿，密度低于肌肉。

(7) 骨肿瘤：恶性肿瘤常有骨膜增生，并且骨膜新生骨可被肿瘤破坏，形成恶性骨肿瘤的特征性 X 线表现——Codman 三角（2016）。

(8) 颈椎病：X 线可见颈椎生理曲度变直或向后反向成角，椎体前缘唇样骨质增生或后缘骨质增生、后翘，相对关节面致密，椎间隙变窄，椎间孔变小，钩突关节增生、肥大、变尖，前、后纵韧带及项韧带钙化。

(9) 类风湿关节炎：X 线可见早期手、足小关节多发对称性梭形软组织肿胀，关节间隙可因积液而增宽，出现软骨破坏后关节间隙变窄；发生在关节边缘的关节面骨质侵蚀是重要早期征象；进一步发展可见骨性关节面模糊、中断，骨质疏松早期发生在受累关节周围，以后可累及全身骨骼；晚期可见四肢肌肉萎缩、关节脱位或半脱位等。

(10) 退行性骨关节病：四肢关节退行性骨关节病的 X 线可见关节间隙变窄，关节面变平，边缘锐利或有骨赘突出。软骨下骨质致密，关节面下方骨内出现圆形或不规整形透明区。晚期可见关节半脱位和关节内游离骨体，但多不造成关节强直。

11. 常见中枢神经系统疾病的影像诊断

(1) 脑瘤：在头颅平片上表现为颅内压增高征和脑瘤定位征。

(2) 颅脑外伤：分为脑挫裂伤和颅内出血。脑挫裂伤的 CT 表现为低密度脑水肿区，散在斑点状高密度出血灶，伴有占位效应。颅内出血的 CT 可见相应部位高密度影。

(3) 脑血管疾病

①脑出血：CT 示：急性期血肿呈圆形、椭圆形或不规则均匀密度增高影，边界清楚；周围有环形密度减低影；局部脑室受压移位；可见脑室或蛛网膜下腔内有积血影。吸收期可见血肿缩小，密度降低。囊变期可见大小不等的囊腔，伴不同程度的脑萎缩。

②蛛网膜下腔出血：CT 可见脑沟、脑池、脑裂增大，其内见密度增高影。

③脑梗死：出血性脑梗死可见不规则斑点状或片状高密度出血灶影。

三、放射性核素诊断

1. 血清总甲状腺素（TT_4）、三碘甲状腺原氨酸（TT_3）、游离 T_3、游离 T_4、促甲状腺激素测定的临床意义

(1) TT_3：正常为 0.60~1.81μg/L，增高考虑甲亢；降低考虑甲减、肾衰竭、肝硬化、心肌梗死、严重的糖尿病、恶性肿瘤、结缔组织病等也可见 TT_3 降低。

(2) TT_4：正常为 45.0~109μg/L，增高考虑甲亢；降低考虑甲减。

(3) 游离 T_3：正常为 3.19~9.15pmol/L，增高应考虑甲亢；降低应考虑甲减、肝硬化、肾病综合征等。

(4) 游离 T_4：正常为 9.11~25.47pmol/L，增高考虑甲亢、降低考虑甲减、慢性活动性肝炎、肾病综合征等（2002）。

(5) 促甲状腺激素：正常为 2~10mU/L，增高考虑原发性甲状腺功能减退，降低考虑甲亢。

2. C 肽测定的临床意义

(1) 帮助糖尿病分型，了解糖尿病患者胰岛素 B 细胞的功能。

(2) 鉴别糖尿病患者发生低血糖的原因。

(3) 了解移植后胰岛素 B 细胞的分泌功能。

(4) 了解肝、肾功能。

(5) 胰岛素瘤的诊断及手术的效果评定。

3. 胰岛素测定的临床意义

(1) 降低：见于 1 型糖尿病患者，空腹胰岛素水平低于参考值，口服葡萄糖后无高峰出现。

(2) 正常或稍高：见于 2 型糖尿病患者，口服葡萄糖后高峰延迟至 2~3 小时出现。

第十二篇 内 科 学

第一单元 呼吸系统疾病

☆ **重点提示**

该单元出题的题点还是非常多的，重点掌握该单元疾病的临床表现和治疗，尤其是COPD、支气管哮喘和肺心病，其他知识点也要有所了解。内科学部分众多疾病都有其特征性的表现，如咳铁锈色痰是大叶性肺炎的典型表现，桶状胸是COPD的典型表现，记住这些特征，许多题便会迎刃而解。

———— **考点集合** ————

一、慢性阻塞性肺疾病

1. 病因　吸烟是最主要的病因。职业粉尘和化学物质、环境污染、感染因素（2017）、蛋白酶-抗蛋白酶失衡、氧化应激、自主神经功能失调、营养不良、气温变化等。

2. 临床表现

（1）症状：①慢性咳嗽：晨间咳嗽明显，夜间有阵咳或排痰。②咳痰：白色黏液或浆液泡沫状痰，清晨排痰较多。急性发作时痰量增多。③气短及呼吸困难：COPD的典型症状。④喘息和胸闷。⑤其他：晚期可出现体重下降等。

（2）体征：桶状胸，呼吸变浅、频率增快，双肺语颤减弱，叩诊呈过清音，心浊音界缩小，肺下界和肝浊音界下移，呼吸音减弱，呼气延长，部分患者可闻及干啰音和（或）湿性啰音。

3. 并发症　①慢性呼吸衰竭；②自发性气胸；③慢性肺心病。

4. 病情评估

（1）稳定期病情严重程度评估：①肺功能评估；②症状评估；③急性加重风险评估。然后综合患者的肺功能分级评估、症状评估结果及急性加重风险评估，将患者分为四组：A组：低风险、症状少；B组：低风险、症状多；C组：高风险、症状少；D组：高风险、症状多。

（2）疾病分期评估：①急性加重期：短期内咳嗽、咳痰、气短和（或）喘息加重，痰量增多，呈脓性或黏液脓性，可伴发热等症状。②稳定期：患者咳嗽、咳痰、气短等症状稳定或症状较轻。

5. 实验室检查及其他检查

（1）肺功能：判断气流受限的主要客观指标。

（2）胸部X线：早期可无变化，病情进展可出现肺纹理增粗、紊乱等非特异性改变。

（3）动脉血气分析：可确定是否发生呼吸衰竭及其类型。

6. 诊断　COPD的主要诊断依据有长期吸烟等高危因素史，结合临床症状、体征及肺功能检查结果等综合分析诊断。不完全可逆的气流受限是COPD诊断的必备条件，吸入支气管扩张

剂后 $FEV_1/FVC<70\%$ 最有助于诊断，并根据 $FEV_1\%$ 预计值下降的程度进行严重程度分级。

7. 治疗

（1）稳定期治疗：①戒烟，脱离污染环境。②支气管扩张药：β_2 肾上腺素受体激动剂、抗胆碱能药、茶碱类药。③祛痰药：应用盐酸氨溴索、N-乙酰半胱氨酸或稀化黏素等。④糖皮质激素。⑤长期家庭氧疗。⑥康复治疗。

（2）急性加重期治疗：①控制感染。②扩张支气管：短效 β_2 受体激动剂较适用于 COPD 急性加重期的治疗。③控制性氧疗。④应用糖皮质激素。⑤其他：祛痰；维持水、电解质平衡，病情需要时给予机械通气治疗。

二、慢性肺源性心脏病

1. 病因和发病机制

（1）病因：①慢性支气管-肺疾病（COPD 最常见）。②严重的胸廓畸形。③肺血管疾病。④其他：原发性肺泡通气不足睡眠呼吸暂停低通气综合征等。

（2）发病机制：①肺动脉高压的形成。②右心功能的改变。

2. 临床表现及并发症

（1）肺、心功能代偿期

①原发病表现：长期慢性咳嗽、咳痰或喘息，逐渐出现乏力、呼吸困难，活动后心悸、气促加重。肺气肿体征，如桶状胸，双肺语颤减弱，叩诊呈过清音，心浊音界缩小，肺下界和肝浊音界下降，呼吸音减弱，呼气延长。肺部听诊常有干、湿啰音。

②肺动脉高压和右心室肥大体征：肺动脉瓣区 S_2 亢进。三尖瓣区出现收缩期杂音，剑突下触及心脏收缩期搏动。可出现颈静脉充盈、肝淤血肿大等。

（2）肺、心功能失代偿期

①呼吸衰竭：低氧血症、二氧化碳潴留。

②右心衰竭。

（3）并发症（2013，2017）：肺性脑病（首要死因）。②酸碱平衡失调及电解质紊乱（最常见）。③心律失常。④休克。⑤消化道出血。⑥功能性肾衰竭、弥散性血管内凝血等。

3. 病情评估　对于急性加重期患者，应根据动脉血气分析结果、临床表现及并发症发生情况，综合判断病情。并发肺性脑病、严重酸碱失衡等并发症的患者，病情危重，死亡率高。慢性肺心病患者的死亡率在 10%~15%。缓解期患者可根据临床表现、肺功能检查结果等客观评价病情，指导治疗。

4. 实验室及其他检查

（1）X 线检查：除肺、胸基础疾病及急性肺部感染的特征外，尚有肺动脉高压征、右心室肥大。

（2）心电图检查：主要表现有右心室肥大改变，如电轴右偏、额面平均电轴≥90°、重度顺钟向转位、$R_{V_1}+S_{V_5}\geq 1.2mV$、$R_{V_1}\geq 1.0mV$ 及肺型 P 波。

（3）超声心动图：可显示右心室流出道内径（≥30mm）、右心室内径（≥20mm）、肺动脉内径增大、右室前壁厚度增加。多普勒超声心动图显示三尖瓣反流和右室收缩压增高。

（4）血气分析：合并呼吸衰竭时，$PaO_2<60mmHg$，$PaCO_2>50mmHg$。pH 值因机体对酸、碱代偿情况不同而异，可正常、降低或升高。

（5）血液检查：继发性红细胞增多、血红蛋白可升高。合并感染时白细胞总数增高，中性粒细胞增加。

（6）血液生化检查：可出现血电解质紊乱如低钾血症、低钠低氯血症等；缺氧严重者可出现一过性肝酶升高及氮质血症等。

5. 诊断与鉴别诊断

（1）诊断：结合病史、体征及实验室检查，综合做出诊断。

（2）鉴别诊断

冠状动脉粥样硬化性心脏病（冠心病）：慢性肺心病与冠心病均多见于中老年患者。冠心病患多有心绞痛或心肌梗死病史。

6. 治疗　控制感染（2003）；改善呼吸功能，控制心力衰竭；控制心律失常；应用糖皮质激素；抗凝治疗；并发症的处理。

三、支气管哮喘

1. 病因和发病机制

（1）病因

遗传因素：已发现具有多个哮喘易感基因，如YLK40、IL6R、PDE4D、IL33。

环境因素：①吸入性激发因素，如尘螨、花粉、动物羽毛、汽车尾气等；②食入性激发因素，包括鱼、虾、蟹、牛奶等动物蛋白；③药物，如阿司匹林、抗生素等；④其他，如运动、寒冷空气等。

（2）发病机制：①变态反应。②气道炎症。③神经-受体失衡学说：肾上腺素能神经兴奋性降低，胆碱能神经兴奋性增加。④其他机制：如呼吸道病毒感染、服用某些解热镇痛药和应用含碘造影剂、运动过程中的过度换气、胃-食管反流、心理因素以及遗传因素等。

2. 临床表现　为发作性伴有哮鸣音的呼气性呼吸困难，咳嗽变异性哮喘，运动性哮喘和药物诱发性哮喘，危重哮喘。

3. 诊断与鉴别诊断

（1）诊断标准（2017）

①反复发作喘息、气急、胸闷或咳嗽（2003），多与接触变应原，冷空气，物理、化学性刺激，病毒性上呼吸道感染，运动等有关。

②发作时在双肺可闻及散在或弥漫性，以呼气相为主的哮鸣音，呼气相延长（2003）。

③上述症状可经治疗缓解或自行缓解。

④除外其他疾病所引起的喘息、气急、胸闷和咳嗽。

⑤临床表现不典型者应有下列3项中至少1项阳性：①支气管激发性试验阳性；②支气管舒张试验阳性；③昼夜PEF变异率≥20%。

（2）鉴别诊断

①心源性哮喘：患者多有高血压、冠状动脉粥样硬化性心脏病、风湿性心脏病和二尖瓣狭窄等病史和体征。两肺不仅可闻及哮鸣音，尚可闻及广泛的水泡音，体检左心界扩大，心率增快，心尖部可闻及奔马律。影像学改变为以肺门为中心的蝶状或片状模糊阴影。

②慢性阻塞性肺疾病：多有长期吸烟史和（或）有害气体、颗粒接触史，气流受限基本为不可逆性。

③支气管肺癌：肺癌的呼吸困难及喘鸣症状呈进行性加重，常无明显诱因，咳嗽咳痰，痰中带血。痰找癌细胞、胸部X线、CT、MRI或纤维支气管镜检查可明确诊断。

4. 治疗

（1）脱离变应原：立即使患者脱离变应原的接触是防治哮喘最有效的方法。

（2）药物治疗

①支气管舒张药：包括β_2受体激动药、茶碱类、抗胆碱药物。

②抗炎药：包括糖皮质激素、白三烯调节药（包括白三烯受体拮抗药和合成抑制药）。

③其他：如钙拮抗剂、酮替芬等。

5. 危重哮喘的处理
(1) 氧疗与辅助通气。
(2) 有效解痉平喘联合应用解痉平喘药。
(3) 纠正水、电解质及酸碱失衡：①补液；②纠正酸中毒；③纠正电解质紊乱。
(4) 控制感染静脉应用广谱抗生素。
(5) 应用糖皮质激素。

四、肺炎

1. 概念　肺炎是指包括终末气道、肺泡腔及肺间质等在内的肺实质的急性炎症。
2. 分类
(1) 按解剖分类：①大叶性（肺泡性）肺炎；②小叶性（支气管性）肺炎；③间质性肺炎。
(2) 按病因分类：①细菌性肺炎。②非典型病原体所致的肺炎。③病毒性肺炎。④肺真菌病。⑤其他病原体所致的肺炎。⑥理化因素所致的肺炎。
(3) 按患病环境分类：①社区获得性肺炎：主要致病菌为肺炎链球菌；②医院内获得性肺炎：多发生于各种原发疾病的危重患者，革兰阴性杆菌感染率高。

（一）肺炎链球菌肺炎

1. 病因与发病机制
(1) 病因：肺炎链球菌为革兰阳性球菌。
(2) 发病机制：呼吸道黏膜受损，局部抵抗力降低；年老、体弱、慢性心肺疾病、长期卧床者以及长期使用免疫抑制剂等，导致全身免疫功能低下，均易引起寄生在口腔及鼻咽部的肺炎链球菌进入下呼吸道，在肺泡内繁殖而发病。肺炎链球菌不产生毒素，荚膜为其主要致病物质，具有抗吞噬及侵袭作用，引起组织水肿及炎症浸润。

2. 临床表现
(1) 症状：典型表现为突然起病，寒战、高热、咳嗽、胸痛、咳铁锈色痰、呼吸困难（2003）等症状。
(2) 体征：典型患者呈急性病容，口唇单纯疱疹（2010）。患侧肺部早期叩诊浊音，听诊呼吸音减低。肺实变时患侧呼吸活动减弱，语颤增强，叩诊实音。听诊呼吸音消失，可闻及病理性支气管呼吸音。消散期可闻及湿啰音（2003）。

3. 并发症、实验室检查及其他检查
(1) 并发症：未经适当治疗的病人可发生脓胸、胸膜炎、心肌炎、脑膜炎、关节炎等。严重感染患者可并发感染性休克。
(2) 实验室检查：白细胞升高，中性粒细胞百分比>80%，或痰中发现肺炎球菌。
(3) 胸部X线：胸部X线检查早期仅见肺纹理增粗、紊乱；肺实变期呈肺叶、肺段分布的密度均匀阴影；消散期显示实变阴影密度逐渐减低，呈散在的、大小不等的片状阴影。

4. 诊断与鉴别诊断
(1) 诊断：根据典型症状与体征，结合胸部X线检查，可做出初步诊断，确诊有赖于病原菌检测。
(2) 鉴别诊断
①肺结核：肺结核中的干酪性肺炎临床表现与肺炎链球菌相似，X线亦有肺实变改变，但肺结核常有低热、乏力、消瘦、痰中可以找到结核菌。X线显示病变多在肺尖或锁骨上下，密度不均，历久不消散，且可形成空洞和肺内播散，一般抗生素治疗无效，抗结核治疗有效。肺炎链球菌经抗生素治疗3~5天，体温多能回复正常，肺内炎症吸收较快。

②肺癌：起病缓慢，常有刺激性咳嗽和少量咯血，无明显全身中毒症状，血白细胞计数升高不显著，若痰中发现癌细胞可确诊。

③急性肺气肿：早期临床表现与肺炎链球菌肺炎相似，但随着病程发展，咳出大量脓臭痰为特征性表现。X线检查可见脓腔及液平面。

5. 治疗

(1) 一般治疗：休息，进食高热量、富含维生素、易消化饮食。高热或病情较重者卧床休息，并注意观察脉搏、呼吸、血压等变化，预防休克发生。

(2) 抗菌治疗：首选青霉素G（2005），青霉素过敏者可选用红霉素或喹诺酮类药物等治疗。

(3) 对症治疗：高热者采用物理降温，如有气急发绀者应吸氧。咳痰困难者可给予溴己新口服。剧烈胸痛者，可局部热敷，或酌用少量镇痛药，如可待因等。如有麻痹性肠梗阻，应暂禁食、禁饮，肠胃减压。烦躁不安、谵妄者酌用地西泮或水合氯醛，禁用抑制呼吸中枢的镇静药。

(4) 感染性休克的处理：①一般处理：取平卧位，吸氧，监测生命体征等；②补充血容量：是抢救感染性休克的重要措施；③纠正水、电解质和酸碱平衡紊乱：主要是纠正代谢性酸中毒；④应用糖皮质激素；⑤应用血管活性药物：一般不作为首选，根据病情应用多巴胺、间羟胺等；⑥控制感染：加大抗菌药物用量，必要时选用二、三代头孢菌素；⑦防治心力衰竭、肾功能不全、上消化道出血及其他并发症。

(二) 肺炎支原体肺炎

1. 病因与发病机制　肺炎支原体肺炎是由肺炎支原体引起的呼吸道和肺部的急性炎症性疾病，肺炎支原体是介于细菌和病毒之间、兼性厌氧、能独立生活的最小微生物。

2. 临床表现　肺炎支原体肺炎潜伏期2~3周，通常起病较缓慢。症状主要有乏力、咽痛、头痛、咳嗽、发热、食欲不振、腹泻、肌痛、耳痛。咳嗽多为阵发性刺激性呛咳。发热可持续2~3周，体温恢复正常后可仍有咳嗽。

3. 实验室检查及其他检查

(1) 胸部X线：显示肺部多种形态的浸润影，呈节段性分布，以肺下野为多见。

(2) 血液一般检查：白细胞总数正常或略增高，以中性粒细胞为主。

(3) 血清学检查：起病2周后，约2/3的患者冷凝集试验阳性，滴度大于1:32，如果滴度逐步升高，更具诊断价值。约半数患者链球菌MG凝集试验阳性。血清支原体IgM抗体的测定可进一步确诊。

(4) 病原体检查：直接检测呼吸道标本中肺炎支原体抗体，可用于早期快速诊断。

4. 诊断与鉴别诊断

(1) 诊断：需综合临床症状、X线表现及血清学检查结果作出诊断。血清学检查有一定参考价值，尤其血清抗体有4倍增高者。

(2) 鉴别诊断：应与病毒性肺炎、军团菌肺炎等鉴别，主要依赖于病原学检查。

5. 治疗　多数病例不经治疗可自愈。大环内酯类抗菌药为首选，常用红霉素、罗红霉素和阿奇霉素等。

五、原发性支气管肺癌

1. 病因、病理和分类

(1) 病因（2013）：①吸烟。②职业致癌因子。③空气污染。④其他：某些癌基因的活化及抗癌基因的丢失、电离辐射、病毒感染、β胡萝卜素和维生素A缺乏、机体免疫力低下、内分泌失调以及家族遗传等。

(2) 病理和分类：①按解剖学部位分类：中央型肺癌、周围型肺癌。②按组织病理学分类：非小细胞肺癌（鳞状上皮细胞癌、腺癌、大细胞癌、腺鳞癌、类癌、肉瘤样癌）、小细胞肺癌（燕麦细胞型、中间细胞型、复合燕麦细胞型）。

2. 临床表现

(1) 原发肿瘤引起的表现：咳嗽为常见的早期症状，多呈刺激性干咳，或有少量黏液痰。常见的全身症状有体重下降、发热等。

(2) 肺外胸内扩散引起的表现：①胸痛。②吸气性呼吸困难。③咽下困难。④声音嘶哑。⑤头、颈、前胸部及上肢水肿淤血等。⑥同侧眼睑下垂、眼球内陷、瞳孔缩小、额部少汗等。

(3) 远处转移引起的表现。

(4) 肺外表现：杵状指（趾）和肥大性骨关节病；高钙血症；男性乳房发育；Cushing综合征；稀释性低钠血症；神经肌肉综合征。此外可有类癌综合征。

3. 病情评估　TNM分期肺癌的预后决定于临床分期，临床分期依照第八版肺癌TNM分期系统，根据原发肿瘤（T）、区域淋巴结（N）、远处淋巴结（M）综合判断。

4. 实验室检查及其他检查　①胸部影像学检查：是发现肿瘤最重要的方法之一。②痰脱落细胞：简单而有效的早期诊断方法。③支气管镜检查：确诊肺癌的重要检查方法。④肿瘤标志物。⑤活检、放射性核素扫描检查。

5. 诊断与鉴别诊断

(1) 诊断：肺癌的早期诊断极为重要。影像学、细胞学和病理学检查是肺癌诊断的必要手段。一般经肺部CT确定癌肿部位，然后经组织学检查确定诊断及病理学分型，有条件者在病理学诊断的同时，检测肿瘤组织的EGFR基因、ALK基因和ROS1融合基因。

(2) 鉴别诊断

①肺结核：常有持续性发热及全身中毒症状，可有反复的咯血，痰液可检出结核菌，X线检查有结核灶的特征，抗结核药物治疗有效。

②肺炎：多见于青壮年，急性起病，寒战高热，咳铁锈色痰，白细胞增高。

③肺脓肿：起病急，中毒症状明显，伴咳大量脓臭痰，白细胞和中性粒细胞增高，胸部X线呈薄壁空洞，内壁光整，内有液平，周围有炎症改变。

④结核性胸膜炎：胸腔积液多透明，草黄色，有时为血性，而癌性胸水增长迅速，以血性多见，并结合胸水CEA、腺苷酸脱氨酶、能否找到癌细胞以及抗结核治疗疗效等进行鉴别。

6. 治疗

(1) 手术治疗。

(2) 化学药物治疗（简称化疗）。

(3) 放射治疗。

(4) 靶向治疗。

(5) 生物反应调节（BRM）。

(6) 介入治疗。

六、慢性呼吸衰竭

1. 病因与发病机制

(1) 病因：①支气管-肺疾病：慢性阻塞性肺疾病、重症肺结核、肺间质纤维化、肺尘埃沉着症等。②胸廓和神经肌肉病变：胸部手术、外伤、广泛胸膜增厚、胸廓畸形、脊髓侧索硬化症等。

(2) 发病机制：①肺通气不足。②通气/血流比例失调。③肺动-静脉样分流。④弥散障碍。⑤机体氧耗量增加。

2. 病理生理
(1) 中枢神经系统低氧血症对中枢神经系统的影响与缺氧发生的速度有关。
(2) 循环系统 PaO_2 降低伴或不伴 $PaCO_2$ 升高。
(3) 呼吸系统慢性呼吸衰竭患者受 PaO_2 降低及 $PaCO_2$ 升高和原发病共同影响。
(4) 消化系统出现消化功能障碍。
(5) 肝肾功能可出现一过性肝肾功能不全，病情好转后可恢复至发病前状态。
(6) 代谢及电解质 $PaCO_2$ 明显升高导致呼吸性酸中毒。

3. 临床表现
(1) 原发病表现。
(2) 缺氧表现：①呼吸困难；②发绀；③注意力不集中，智能及定向力障碍，缺氧加重时可出现烦躁、恍惚，甚至昏迷；④早期血压升高、心动过速，严重者出现心动过缓、心律失常甚至血压下降；⑤上消化道出血、黄疸等；⑥蛋白尿、氮质血症等。
(3) CO_2 潴留表现：①早期出现睡眠习惯改变，昼睡夜醒，严重时出现抽搐、昏迷等 CO_2 麻痹的表现；②早期血压升高，呼吸、心率增快，严重者血压下降甚至发生休克。

4. 实验室检查及其他检查 ①动脉血气分析。②X线检查：用于进一步明确原发病，了解肺部感染情况，随访治疗效果等。

5. 病情评估 ①明确呼吸衰竭的病变部位。②明确呼吸衰竭类型。③判断严重程度及预后。

6. 诊断与鉴别诊断
(1) 诊断要点：①有慢性支气管-肺疾患。②有缺氧和二氧化碳潴留的临床表现，如呼吸困难、发绀、精神神经症状等。③动脉血气分析 PaO_2 低于 60mmHg，或伴有 $PaCO_2$ 超过 50mmHg，即可确立诊断。
(2) 鉴别诊断：应注意与急性呼吸衰竭进行鉴别，两者的鉴别诊断重点是病史及原有呼吸功能状态。

7. 治疗
(1) 治疗原则：积极处理原发病，去除诱因；保持呼吸道通畅，纠正缺氧、二氧化碳潴留和代谢紊乱；维持心、脑、肾等重要脏器功能，防治并发症。
(2) 治疗措施：①保持气道通畅。②氧疗，常用鼻导管吸氧。③增加通气量。④纠正酸碱失衡和电解质紊乱。⑤防治感染呼吸道感染。⑥治疗并发症。

第二单元 循环系统疾病

☆ 重点提示

本单元是出题的热点，近几年的出题量一直在增加，但是出题的重心始终集中在心力衰竭和冠心病的临床表现和治疗，以临床应用型的题目为主。其他方面只需熟读即可。

━━━━━ 考点集合 ━━━━━

一、急性心力衰竭

1. 病因与发病机制
(1) 病因：急性心肌缺血事件、感染性心内膜炎、高血压心脏病。
(2) 发病机制：主要病理生理基础为心脏收缩功能突然发生严重障碍，或左室瓣膜急性反流，心排血量急剧减少，左室舒张末压迅速升高，导致肺静脉回流障碍。

2. 临床表现

（1）突发严重呼吸困难，呼吸频率常达每分钟 30～40 次。

（2）强迫坐位，面色灰白，发绀，大汗，烦躁不安。

（3）频繁咳嗽，咳粉红色泡沫状痰。

（4）听诊两肺满布湿啰音和哮鸣音。

（5）危重患者可因脑缺氧而致神志模糊甚至昏迷。

3. 诊断与鉴别诊断

（1）诊断：根据病史、典型症状与体征，一般不难做出诊断。

（2）鉴别诊断：急性心力衰竭主要应与支气管哮喘急性发作相鉴别；肺水肿并存的心源性休克应与其他原因所致的休克鉴别。

4. 病情评估

AHF 的临床严重程度常用 Killip 分级：

Ⅰ级：无 AHF。

Ⅱ级：有 AHF，肺部中下肺野可闻及湿啰音，有舒张期奔马律，胸片见肺淤血征象。

Ⅲ级：严重 AHF，严重肺水肿，双肺满布湿啰音。

Ⅳ级：心源性休克。

5. 治疗

（1）一般治疗：患者取坐位，双腿下垂。立即高流量鼻导管给氧，病情严重者采用面罩呼吸机持续加压给氧。

（2）有效镇静：吗啡 3～5mg 静脉注射镇静。

（3）快速利尿：呋塞米 20～40mg 静注，4 小时后可重复 1 次。

（4）血管扩张剂：硝酸甘油、硝普钠、重组人脑钠肽。

（5）正性肌力药：多巴酚丁胺、洋地黄类药。

（6）机械辅助治疗：主动脉内球囊反搏（IABP）或临时心肺辅助系统。

（7）原发病治疗。

二、慢性心力衰竭

1. 临床表现

（1）左心衰竭：以肺淤血及心排血量降低表现为主（2002，2004，2007）。

症状：①程度不同的呼吸困难（2002，2004，2010）。②咳嗽、咳痰、咯血。③乏力、疲倦、头晕、心慌。④尿量减少。

体征：①肺部湿性啰音。②心脏体征：除基础心脏病的固有体征外，慢性左心衰的患者一般均有心脏扩大、肺动脉瓣区第二心音亢进及舒张期奔马律。

（2）右心衰竭：以体静脉淤血的表现为主。

症状：胃肠道及肝脏淤血引起腹胀、食欲减退、恶心、呕吐等是右心衰最常见的症状。

体征：①水肿。②颈静脉征：颈静脉搏动增强、充盈、怒张是右心衰时的主要体征（2003），肝颈静脉反流征阳性。③肝大：肝脏因淤血肿大常伴压痛（2003）。④心脏体征：出现三尖瓣关闭不全的反流性杂音。⑤发绀。

（3）全心衰竭：左、右心衰竭均存在，有肺淤血、心排血量降低和体循环淤血的相关症状和体征。

2. 诊断与鉴别诊断

（1）诊断：心力衰竭的诊断是综合症状、体征及其他检查而作出的。心衰的症状体征是诊断心衰的重要依据。左心衰竭的肺淤血引起不同程度的呼吸困难，右心衰竭的体循环淤血引起的颈静脉怒张、肝大、水肿等是诊断心衰的重要依据。

（2）鉴别诊断

①支气管哮喘：左心衰竭夜间阵发性呼吸困难，常称之为"心源性哮喘"，应与支气管哮喘相鉴别。前者多见于老年人有高血压或慢性心瓣膜病病史，后者多见于青少年有过敏史；前者发作时必须坐起，重症者肺部有干湿性啰音，甚至咳粉红色泡沫痰，后者发作时双肺可闻及典型哮鸣音，咳出白色黏痰后呼吸困难常可缓解；测定血浆BNF水平对鉴别心源性和支气管性哮喘有较重要的参考价值。

②心包积液、缩窄性心包炎：由于腔静脉回流受阻同样可以引起颈静脉怒张、肝大、下肢水肿等表现，应根据病史、心脏及周围血管体征进行鉴别，超声心动图检查可确诊。

3. 治疗

（1）病因治疗。

（2）一般治疗：①休息。②监测体重。③控制钠盐摄入。

（3）药物治疗

①利尿药：噻嗪类（氢氯噻嗪）、袢利尿药（呋塞米）、保钾利尿药（螺内酯、阿米洛利）。

②血管扩张药：通过减轻前和（或）后负荷来改善心脏功能。可为分静脉扩张药（硝酸酯类）（2009）、小动脉扩张药（酚妥拉明）、小动脉和静脉扩张药（硝普钠）。

③正性肌力药：洋地黄类药物（毒毛花苷K、毒毛花苷G、毛花苷C、地高辛、洋地黄、洋地黄毒苷等）、肾上腺素能受体兴奋剂、磷酸二酯酶抑制剂。

④肾素-血管紧张素-醛固酮系统抑制剂：ACEI、血管紧张素Ⅱ受体拮抗剂、醛固酮受体拮抗剂。

三、心律失常

1. 分类　心律失常为器质性心脏病的常见并发症，依据发作时心率增加或减少，分为快速性、缓慢性。

（1）按照发生机制分类：①冲动起搏异常包括窦性心动过速、期前收缩、异位心动过速、扑动与颤动等。②冲动传导异常包括窦房、房室、束支传导阻滞等。

（2）按照心率快慢分类：①快速性心律失常。②缓慢性心律失常。③快速性伴缓慢性心律失常如慢快综合征、快慢综合征等。

（3）按照心律失常对预后的影响分类：分为良性、潜在恶性、恶性心律失常。

2. 发生机制

（1）冲动形成的异常　自主神经系统兴奋性改变或其内在病变，导致不适当的冲动发放。心房、心室与希氏束-普肯耶纤维在动作电位后产生除极活动的振幅增高并达到阈值，引起反复激动，构成快速性心律失常。

（2）冲动传导的异常　折返是快速性心律失常最常见的发生机制。

3. 常用抗心律失常药物

（1）Ⅰ类：阻断快速钠通道：①Ⅰa类：减慢动作电位0相上升速度（Vmax），延长动作电位时程，常用奎尼丁、普鲁卡因胺、丙吡胺等；②Ⅰb类：不减慢Vmax，缩短动作电位时程，常用美西律、苯妥英钠、利多卡因等；④Ⅰc类：减慢Vmax，减慢传导与轻微延长动作电位时程，常用氟卡尼、恩卡尼、普罗帕酮、莫雷西嗪等。

（2）Ⅱ类：阻断β肾上腺素能受体，常用美托洛尔、阿替洛尔、比索洛尔等。

（3）Ⅲ类：阻断钾通道与延长复极，常用胺碘酮和索他洛尔。

（4）Ⅳ类：阻断慢钙通道，常用维拉帕米、地尔硫䓬等。

四、快速性心律失常

（一）过早搏动

1. 病因　①生理因素：如情绪激动、剧烈活动、喝咖啡、饮酒等。②器质性心脏病。③药物过量或中毒。④电解质紊乱。⑤其他：缺血、缺氧、酸中毒、麻醉、手术等。

2. 临床表现

（1）症状：过早搏动可无症状，亦可有心悸或心跳暂停感。

（2）体征：听诊时，早搏的第一心音增强，第二心音减弱或消失，之后有较长的停歇。桡动脉搏动减弱或消失。

3. 心电图诊断

（1）房性过早搏动：①提前出现的 P′波与窦性 P 波形态各异；PR 间期≥0.12s；②提前出现的 QRS 波群形态通常正常；③代偿间歇常不完全。

（2）房室交界性过早搏动：①提前出现的室上性 QRS 波群，其前面无相关的 P 波；②有逆行 P 波，可在 QRS 波群之前、之中或之后；③QRS 波群形态正常；④代偿间歇多完全。

（3）室性过早搏动：①提前出现的 QRS 波群前无相关 P 波；②提前出现的 QRS 波群宽大畸形，时限超过 0.12s，T 波的方向与 QRS 波群的主波方向相反；③代偿间歇完全。

4. 治疗

（1）无器质性心脏病的期前收缩，无症状者无须药物治疗；症状明显者可给予可予镇静剂和 β 受体阻滞剂等。

（2）频繁发作，症状明显或伴有器质性心脏病的期前收缩，应积极治疗。

①积极治疗病因及诱因，对症治疗。

②抗心律失常药物治疗。

③心动过缓时出现的室性早搏，宜给予阿托品、山莨菪碱等。

（二）阵发性心动过速

1. 房性心动过速

（1）自律性房性心动过速

①病因：常见于器质性心脏病、慢性肺部疾病、酗酒以及各种代谢障碍、洋地黄中毒等。

②临床表现：常见胸闷、心悸、气促等症状，多不严重。洋地黄中毒者可致心力衰竭加重、低血压或休克等。体检：房室传导比例固定时，心律规则；传导比例变动时，心律不恒定，第一心音强度变化。

③心电图诊断：房率多低于 200 次/分；P 波形态与窦性者不同，在Ⅱ、Ⅲ、aVF 导联通常直立；常合并二度Ⅰ型或Ⅱ型房室传导阻滞，P 波之间的等电位线仍存在；④发作开始时心率逐渐加速；QRS 形态、时限多与窦性相同。

④治疗：洋地黄中毒引起者，立即停用洋地黄并补钾；②非洋地黄引起者，可口服或静脉注射洋地黄、钙拮抗剂、β 受体阻滞剂以减慢心室率。如未能转复为窦性心率，可用Ⅰa、Ⅰc 或Ⅲ类抗心律失常药试行转律，药物治疗无效可考虑做射频消融术根治。

（2）折返性房性心动过速：多见于器质性心脏病伴心房肥大、心肌梗死、心肌病、低钾血症、洋地黄中毒等。

①心电图诊断：房率多为 150～200 次/分，较为规则；P 波形态与窦性不同；PR 间期常延长，发生房室传导阻滞时不能终止发作；心电生理检查可确诊。

②治疗：参照自律性房性心动过速的治疗。

(3) 紊乱性房性心动过速

①病因：可见于慢性阻塞性肺疾病、缺血性心脏病、充血性心力衰竭、洋地黄中毒与低钾血症患者。

②心电图诊断：通常有 3 种或 3 种以上形态各异的 P 波，PR 间期各不相同，心房率 100～130 次/分。部分 P 波因过早发生而不能下传，此时心室率不规则，常进一步发展为房颤。

③治疗与预防：肺部疾病患者应予给氧、控制感染，停用氨茶碱、去甲肾上腺素、异丙肾上腺素、麻黄碱等药物。可予维拉帕米、胺碘酮。补充钾盐与镁盐。

2. 与房室交界区相关的折返性心动过速

(1) 病因：通常发生于无器质性心脏病表现的患者，少数患者可由心脏疾病或药物诱发。

(2) 临床表现：①发作常突发突止，时间长短不一，多由一个室上性早搏诱发；②可有心悸、焦虑、紧张、乏力、晕眩、晕厥、心绞痛发作，甚至心衰与休克症状；③体检心尖部第一心音强度恒定，心律绝对规则。

(3) 治疗：①首选机械刺激迷走神经（压迫眼球、按压颈动脉、刺激会厌引起恶心等）；②腺苷与钙拮抗剂：腺苷 6～12mg 快速静脉注射，无效者可改维拉帕米或地尔硫静脉注射；③洋地黄与 β 受体阻滞剂：常用毛花苷 C 0.4～0.8mg 静脉注射；④Ⅰa、Ⅰc 与Ⅲ类抗心律失常药：可选用普罗帕酮、索他洛尔、胺碘酮等；⑤其他：无冠心病、高血压病而血压偏低患者，可通过升高血压反射性兴奋迷走神经终止心动过速；⑥直流电复律：如出现严重心绞痛、低血压、充血性心力衰竭时，应立刻行同步直流电复律；⑦经静脉心房或心室起搏或经食管心房起搏；⑧射频消融术：对于反复发作或药物难以奏效的患者可应用。

3. 室性心动过速

(1) 病因：①各种器质性心脏；②代谢障碍、血钾紊乱、药物中毒、QT 间期延长综合征等；③偶可发生于无器质性心脏病者。

(2) 临床表现

①症状：非持续性室速通常无症状；持续性室速常有心悸、胸闷、低血压、少尿、晕厥、气促、心绞痛等症状，严重者可引起休克、Adams–Stokes 综合征（阿–斯综合征）、急性心力衰竭甚至猝死。

②体征：听诊心律轻度不规则，可有第一、第二心音分裂，收缩压可随心搏变化。脉搏短绌，交替脉，血压下降或测不出。

(3) 心电图诊断：①3 个或 3 个以上的连续室性早搏；②心室率 100～250 次/分，节律可略不规则；③QRS 波群宽大畸形，时限超过 0.12s，ST–T 波方向与 QRS 波群主波方向相反；④P、QRS 间无固定关系，形成房室分离；⑤可出现心室夺获与室性融合波，为室性心动过速的特征性表现。

(4) 治疗：药物治疗、同步直流电复律、超速起搏。

(三) 心房颤动

1. 病因 ①阵发性房颤：可在情绪激动、手术后、运动或大量饮酒时发生。心脏与肺部疾病患者发生急性缺氧、高碳酸血症、代谢或血流动力学紊乱时亦可出现房颤。②持续性房颤：常见于风湿性心脏病、冠心病、高血压性心脏病、甲状腺功能亢进、缩窄性心包炎、心肌病、感染性心内膜炎以及慢性肺源性心脏病。③孤立性房颤：无心脏病基础者。

2. 临床表现 通常有心悸、头晕、胸闷等。房颤时，心排血量减少≥25%，当心室率≥150 次/分，可发生心绞痛与心力衰竭。心脏听诊第一心音强度变化不定，心律极不规则，当心室率快时可发生脉搏短绌。

3. 心电图检查 ①P 波消失，代之以小而不规则的基线波动，形态与振幅均变化不定，称为 f 波，频率 350～600/min。②心室率极不规则。③QRS 波群形态通常正常，当心室率过快时，发生室内差异性传导，QRS 波群增宽变形。

4. 治疗　积极寻找房颤的原发疾病和诱发因素，作出相应处理。

五、缓慢性心律失常

房室传导阻滞

1. 病因　正常人或运动员发生房室阻滞，与迷走神经张力增高有关。其他导致房室阻滞的病变有：急性心肌梗死、心肌炎、心内膜炎、心肌病、钙化性主动脉瓣狭窄、先天性心血管病等。

2. 临床表现　一度房室阻滞患者通常无症状。二度房室阻滞可引起心搏脱漏，可有心悸症状。三度房室阻滞的症状有疲倦、乏力、头晕、晕厥、心绞痛、心力衰竭。

3. 心电图检查　①一度房室传导阻滞：心电图主要表现为 PR 间期延长。在成人若 PR 间期 >0.20s（老年人 PR 间期 >0.22s），或对两次检测结果进行比较，心率没有明显改变而 P-R 间期延长超过 0.04s，可诊断为一度房室传导阻滞。②二度房室传导阻滞：心电图主要表现为部分 P 波后 QRS 波脱漏。③三度房室传导阻滞：P-P 与 R-R 间隔各有其固定的规律，两者之间毫无关系。心房率 > 心室率。

4. 治疗　应针对不同的病因进行治疗。一度房室阻滞与二度Ⅰ型房室阻滞心室率不太慢者，无须特殊治疗。二度Ⅱ型与三度房室阻滞如心室率显著缓慢，且伴有明显症状或血流动力学障碍，应给予药物治疗。

六、心脏骤停与心肺复苏

1. 病因

（1）病因：冠心病、心肌病、急性心肌炎、严重主动脉瓣膜病变、二尖瓣脱垂、窦房结病变、预激综合征、先天性和获得性 QT 间期延长综合征等。

（2）危险因素：既往有原发性心室颤动或心室扑动史、无脉性持续性室速史、频发性与复杂性室性快速心律失常史患者，左室射血分数低于 30% 或有明显心力衰竭患者，有 QT 间期延长伴晕厥史患者，心肌梗死后室性早搏等，均是心源性猝死的危险因素。

2. 临床表现

（1）前驱期：心绞痛发作，胸闷、心悸加重，易于疲劳等。

（2）终末事件期：突发持续而严重的胸痛，伴有显著呼吸困难，心悸或眩晕等。

（3）心脏骤停：依次出现心音消失、大动脉搏动消失、血压测不出，突然出现意识丧失（心脏骤停后 10 秒内）或伴短暂抽搐（心脏骤停后 15 秒）；断续出现叹息样的无效呼吸，随后呼吸停止（心脏骤停 20~30 秒内），皮肤发绀。

（4）生物学死亡期：躯体冰冷、僵硬，出现皮下瘀斑等。

3. 病情评估

（1）主要依据：①突然意识丧失。②心音或大动脉（颈动脉、股动脉）搏动消失。③心电图呈现心室颤动、室性自主心律（即心肌电-机械分离）或心室停搏（心电完全消失而呈一条直线或偶有 P 波）。

（2）次要依据：①双侧瞳孔散大、固定、对光反射消失。②自主呼吸完全消失，或先呈叹息或点头状呼吸，随后自主呼吸消失。③口唇、甲床等末梢部位出现紫绀。

4. 心肺脑复苏

（1）初级心肺复苏：①基础工作——评估环境、快速判断与呼救、请求寻找并取到 AED、记录事件发生时间。②胸外心脏按压。③除颤。④清除口腔。⑤畅通气道。⑥人工呼吸。⑦再评估。

(2) 高级心肺复苏：是指进一步生命支持（ALS）或成人高级生命支持，即在 BLS 的基础上进行复律、建立人工气道、药物治疗和复苏后治疗等。

(3) 心脏搏动恢复后处理：①维持有效循环。②维持有效呼吸。③防治脑缺氧和脑水肿。④维持水电解质和酸碱平衡。⑤防治急性肾衰竭。

七、原发性高血压

1. 病因和发病机制

(1) 病因：①高钠、低钾膳食。②超重和肥胖。③饮酒。④精神紧张。⑤缺乏体力劳动等。

(2) 发病机制：①交感神经系统活性亢进；②肾性水钠潴留；③肾素－血管紧张素－醛固酮系统激活；④细胞膜离子转运异常；⑤胰岛素抵抗；⑥血管内皮细胞功能受损。

2. 临床表现及并发症

(1) 早期：①一般无典型症状，可有头痛、眩晕、颈项板紧、疲劳、心悸（2000）等症状。②受累器官症状：脑：脑出血、脑梗死；心脏：心功能不全；肾脏：早期见多尿、夜尿增多，继见肾功能不全，尿量减少，终至肾衰竭；眼：视力减退。③体检时可听到主动脉瓣第二心音亢进，主动脉瓣区收缩期杂音或收缩早期喀喇音。

(2) 并发症：①靶器官损害并发症：高血压心脏病、脑脑血管并发症、蛋白尿、慢性肾衰竭。②高血压急症：血压脑病、高血压危象。③高血压亚急症。

3. 实验室检查及其他检查

(1) 尿液检查：少量蛋白、红细胞，偶有透明管型和颗粒管型。

(2) 肾功能：晚期肾实质损害可有血肌酐、尿素氮和尿酸升高，内生肌酐清除率降低，浓缩及稀释功能减退。

(3) 血脂测定：血清总胆固醇、甘油三酯及低密度脂蛋白胆固醇增高，高密度脂蛋白胆固醇降低。

(4) 血糖、葡萄糖耐量试验及血浆胰岛素测定：部分患者有空腹和（或）餐后 2 小时血糖及血胰岛素水平增高。

(5) 眼底检查：可出现血管病变及视网膜病变。眼底动脉变细、反光增强、交叉压迫及动静脉比例降低；视网膜病变有出血、渗出、视乳头水肿等。

(6) 胸部 X 线：可见主动脉迂曲延长，其升、弓或降部可扩张。

(7) 心电图：可出现左室肥厚。

(8) 超声心动图：可见主动脉内径增大、左房扩大、左室肥厚。

4. 诊断与鉴别诊断

(1) 诊断：①诊断要点：在未使用降压药物的情况下，非同日 3 次测量血压，收缩压≥140mmHg 和/或舒张压≥90mmHg，即可诊断为高血压。收缩压≥140mmHg 和舒张压＜90mmHg 为单纯性收缩期高血压。患者既往有高血压史，目前正在使用降压药物，血压虽然低于 140/90mmHg，也应诊断为高血压。排除继发性高血压，可诊断为原发性高血压。②血压水平的定义和分级。见下表。

级别	收缩压（mmHg）		舒张压（mmHg）
正常血压	＜120	和	＜80
正常高值	120～139	和/或	80～89
高血压	≥140	和/或	≥90

续表

级别	收缩压（mmHg）		舒张压（mmHg）
1级高血压（轻度）	140~159	和/或	90~99
2级高血压（中度）	160~179	和/或	100~109
3级高血压（重度）	≥180	和/或	≥110
单纯收缩期高血压	≥140	和	<90

（2）鉴别诊断：①肾实质疾病：急、慢性肾小球肾炎、慢性肾盂肾炎、肾病综合征及糖尿病肾病均可出现高血压，根据病史、尿常规、肾功能的检查不难鉴别。②肾血管疾病：肾血管性高血压患者常起病急、血压显著增高，上腹部或肾区可闻及血管性杂音。静脉肾盂造影、肾动脉多普勒、肾动脉造影等可明确诊断。③嗜铬细胞瘤：可有剧烈头痛、出汗、恶心、呕吐、心悸、面色苍白、乏力等，持续数分钟至数天不等，发作间歇血压正常。血和尿儿茶酚胺及其代谢产物的测定、酚妥拉明试验、胰高血糖素激发试验等有助于诊断。④原发性醛固酮增多症：表现为血压升高，多尿、夜尿增多和尿比重下降，口渴，发作性肌无力、手足搐搦，血钾降低伴血钠升高。实验室检查可见血和尿醛固酮升高。

5. 降压药物的使用

（1）利尿剂：有噻嗪类、袢利尿药和保钾利尿药三类，根据具体病情相应选择。

（2）β受体阻滞剂：适用于轻、中度高血压，尤其是心率较快的中青年患者或合并有心绞痛、心肌梗死后高血压患者，常用药物有美托洛尔、阿替洛尔、倍他洛尔等。

（3）钙拮抗剂：有维拉帕米、地尔硫䓬及二氢吡啶类三组药物。

（4）血管紧张素转换酶抑制剂（ACEI）：对伴有心力衰竭、心肌梗死后、糖耐量异常或糖尿病肾病蛋白尿等并发症的患者尤为适宜（2005，2014，2015）。

（5）血管紧张素Ⅱ受体拮抗剂：氯沙坦、缬沙坦、厄贝沙坦等。

八、冠状动脉粥样硬化性心脏病

1. 危险因素 ①年龄：多见于40岁以上的中老年人。②性别：男性发病率高于女性。③血脂异常：脂质代谢异常是最重要的危险因素。④高血压。⑤吸烟。⑥糖尿病和糖耐量异常。⑦其他危险因素：肥胖、缺乏体力活动、高热量高脂肪饮食、遗传及性格因素等。

2. 临床分型

（1）1979年世界卫生组织将其分为5型：包括隐匿性冠心病、心绞痛、心肌梗死、缺血性心肌病型冠心病、心源性猝死。

（2）可分为急性冠脉综合征和慢性冠脉病两大类。急性冠脉综合征包括不稳定型心绞痛、非ST段抬高性心肌梗死、ST段抬高性心肌梗死及冠心病猝死；慢性冠脉病包括稳定型心绞痛、冠脉正常的心绞痛、无症状性心肌缺血和缺血性心力衰竭（缺血性心肌病）。

九、心绞痛

1. 发病机制 心肌缺氧可引起疼痛，当冠状动脉供血与心肌的需血之间发生矛盾，冠状动脉血流量不能满足心肌代谢的需要，引起心肌急剧的、暂时的缺血缺氧时，即产生心绞痛。

2. 临床表现

（1）症状：心绞痛以发作性胸痛为主要临床表现，疼痛的特点为：①部位：主要在胸骨体上段或中段之后。常放射至左肩、左臂内侧，达无名指和小指（2002，2004）。②性质：常为压迫感、紧缩感、压榨感，多伴濒死感。③诱因：发作常由体力劳动或情绪激动所激发，饱食、寒冷、心动过速等亦可诱发。④持续时间：一般3~5分钟。⑤缓解方式：去除诱因和/或舌下含服硝酸甘油。

(2) 体征：心绞痛发作时常见心率增快、血压升高、皮肤冷或出汗，有时出现第四或第三心音奔马律。可有暂时性心尖部收缩期杂音，第二心音分裂及交替脉。

3. 诊断及鉴别诊断

(1) 诊断：根据典型的发作特点和体征，含用硝酸甘油后缓解，结合年龄和存在冠心病易患因素，除外其他原因所致的心绞痛，可诊断。

(2) 鉴别诊断：①心脏神经症：症状多在疲劳后出现，胸痛近心尖部，经常变动，多为短暂刺痛或长期隐痛，有神经衰弱症状。②急性心肌梗死：疼痛持续长，常有休克，心衰，伴发热，面向心梗部位主导ST段升高，异常Q波，有酶学改变。③其他疾病引起心绞痛：如严重主动脉瓣狭窄或关闭不全，风湿性冠状动脉类，梅毒性主动脉炎等。④肋间神经痛和肋软骨炎：多刺痛或灼痛，沿神经行经处有压痛。⑤不典型疼痛：与食管病变，膈疝，颈椎病等鉴别。

4. 治疗

(1) 发作时的治疗：①发作时立即休息。②药物治疗：硝酸甘油、硝酸异山梨酯，1~3分钟缓解(2001，2003)。

(2) 缓解期的治疗：宜尽量去除诱因，调节饮食，禁绝烟酒。调整日常生活与工作量；减轻精神负担；保持适当体力活动，以不致发生疼痛症状为度；一般不需卧床休息。常用药物：①硝酸酯制剂药：硝酸异山梨酯、戊四硝酯、硝酸甘油制剂。②β受体阻滞剂：美托洛尔、比索洛尔、卡维地洛。③钙拮抗剂：常用药有氨氯地平、硝苯地平、地尔硫䓬。④曲美他嗪。

(3) 介入治疗。

(4) 外科手术：治疗主要是施行主动脉、冠状动脉旁路移植。

(5) 运动锻炼疗法。

(6) 其他：增强型体外反搏治疗。

十、急性心肌梗死

1. 发病机制　状动脉粥样硬化斑块不稳定发生破损，继发形成闭塞性血栓，是发病的主要机制。

2. 临床表现

(1) 先兆表现：原有的稳定型心绞痛变为不稳定型，或突然出现心绞痛发作等。

(2) 症状：①剧烈疼痛，休息和含服硝酸甘油多不能缓解。患者常有烦躁不安、出汗、恐惧、濒死感。②心律失常，以室性心律失常最多。③低血压和休克。④心力衰竭。⑤胃肠道症状，疼痛剧烈时，常有恶心呕吐、上腹胀痛和肠胀气，部分患者出现呃逆。⑦其他，坏死心肌组织吸收可引起发热、心悸等。

(3) 体征：①心脏体征：心脏浊音界可轻至中度增大；心率增快或减慢；心尖区第一心音减弱；可出现舒张期奔马律；二尖瓣乳头肌功能失调或断裂，出现心尖区粗糙的收缩期杂音或伴有收缩中晚期喀喇音。②血压改变：早期可增高，随后均降低。

3. 心电图及实验室检查
(1) 心肌梗死（2012）定位和定范围：见下表。

部位	特征性 ECG 改变导联	对应性改变导联
前间壁	$V_1 \sim V_3$	
局限前壁	$V_3 \sim V_5$	
前侧壁	$V_5 \sim V_7$、Ⅰ、Ⅱ、aVL	
广泛前壁	$V_1 \sim V_6$	
下壁	Ⅱ、Ⅲ、aVF	Ⅰ、aVL
高侧壁	Ⅰ、aVL、"高" $V_4 \sim V_6$	Ⅱ、Ⅲ、aVF
右室	$V_3R \sim V_7R$，多伴下壁梗死	

(2) 血心肌坏死标记物
①肌红蛋白：起病后2小时内升高，12小时内达高峰，24~48小时内恢复正常。
②肌钙蛋白Ⅰ（cTnI）或T（cTnT）：起病3~4小时后升高，cTnI于11~24小时达高峰，7~10天降至正常，cTnT于24~48小时达高峰，10~14天降至正常。
③肌酸激酶同工酶（CK-MB）：在起病后4小时内增高，16~24小时达高峰，3~4天恢复正常。
(3) 血象：白细胞增多，中性粒细胞增多，嗜酸性粒细胞减少或消失，血沉加快。
4. 诊断与鉴别诊断
(1) 诊断（2017）：根据病史、临床表现及特征性的心电图改变以及实验室检查进行诊断。
(2) 鉴别诊断
①心绞痛：见"心绞痛"部分。
②急性心包炎：疼痛与发热同时出现，呼吸、咳嗽时加重，早期即有心包摩擦音，心电图除aVR外，其余导联均为S-T段弓背向下的抬高，无异常Q波。
③急性肺动脉栓塞：肺动脉造影可确诊。
④急腹症：病史，体检，心电图和心肌酶谱可鉴别。
⑤主动脉夹层分离：两上肢的血压和脉搏差别明显，胸痛一开始达高峰，常放射到背、肋、下肢。超声心动图及胸腹MRI有助于诊断。
5. 治疗
(1) 监护和一般治疗：①休息：卧床休息1周，保持环境安静。②建立静脉通道：保持给药途径畅通。③监测：对心电图、血压、呼吸监测，除颤仪应随时备用。④护理。
(2) 解除疼痛常用药物：①哌替啶肌注或吗啡皮下注射。②硝酸甘油或硝酸异山梨酯，舌下含服或静滴。
(3) 再灌注：心肌起病3~6小时（2017），使闭塞冠脉再通。①介入治疗；②溶栓疗法。
(4) 消除心律失常：①室性期前收缩或室性心动过速：用利多卡因，情况稳定后，改用美西律。②心室颤动时，采用非同步直流电除颤，药物治疗室性心动过速不满意时，及早用同步直流电复律。③缓慢的心律失常可用阿托品静注。④二、三度房室传导阻滞宜用临时人工心脏起搏器。⑤室上性心律失常药物，如应用洋地黄、维拉帕米无效时，可考虑用同步直流电复律。
(5) 控制休克：①补充血容量。②应用升压药。③应用血管扩张剂如硝普钠、硝酸甘油等。④其他对症治疗，纠正酸中毒保护肾功能，应用洋地黄制剂。

(6) 治疗心力衰竭：梗死发生后 24 小时内宜尽量避免使用洋地黄制剂，右室梗死慎用利尿药。

(7) 恢复期处理：2~4 个月后，酌情恢复部分或轻工作。

(8) 并发症的处理：①栓塞：溶解血栓，抗凝。②心室壁瘤：手术切除或同时做主动脉冠状动脉旁路移植手术。③心脏破裂和乳头肌功能失调：手术治疗。

(10) 非 ST 段抬高型心肌梗死的处理：低危险组以阿司匹林和肝素尤其是低分子量肝素治疗为主；中危险组和高危险组则以介入治疗为首选。

十一、心脏瓣膜病

（一）二尖瓣狭窄

1. 病因　二尖瓣狭窄的最常见病因为风湿热。

2. 临床表现

(1) 症状：左心房代偿期可无症状，失代偿期及右心室受累时可出现：①呼吸困难：早期出现劳力性呼吸困难，加重可出现夜间阵发性呼吸困难及端坐呼吸；②咳嗽：多在夜间睡眠时及劳累后加重；③咯血；④压迫症状：左心房肥大压迫喉返神经引起声音嘶哑，压迫食管出现吞咽困难。

(2) 体征：①视诊：多数患者有二尖瓣面容；心前区隆起；②触诊：心尖部可触及舒张期震颤；③叩诊：心浊音界向左扩大，心腰消失而呈梨形心；④听诊：心尖区局限性舒张中晚期隆隆样杂音。

3. 诊断与鉴别诊断

(1) 诊断：心尖区隆隆样舒张中晚期杂音，并有左心房肥大的证据，即可诊断为二尖瓣狭窄；若有风湿热病史，则支持风心病二尖瓣狭窄的诊断。超声心动图检查有助于确诊二尖瓣狭窄及判断狭窄程度。

(2) 鉴别诊断

①相对性二尖瓣：心尖区可闻及短促的隆隆样舒张中期杂音。病史及心脏超声检查有助于鉴别。

②严重主动脉瓣关闭不全：心尖区可闻及舒张中晚期隆隆样杂音，无开瓣音及 S_1 亢进，不伴有心尖区舒张期震颤。

③左房黏液瘤：瘤体阻塞二尖瓣口，产生随体位改变的舒张期杂音，常有发热、关节痛、贫血、血沉增快和体循环栓塞等。心脏超声显示左心房内云雾状光点可资鉴别。

4. 并发症　①心房颤动。②急性肺水肿。③血栓栓塞。④右心衰竭。⑤感染性心内膜炎。⑥肺部感染。

5. 治疗

(1) 一般治疗：①有风湿活动者应给予抗风湿治疗，常用苄星青霉素；②预防感染性心内膜炎；③无症状者避免剧烈体力活动，定期（6~12 个月）复查；④呼吸困难者应减少体力活动，限制钠盐摄入，应用利尿剂。

(2) 并发症的处理：①大量咯血：应取坐位，应用镇静剂，降低肺静脉压；②急性肺水肿：处理原则与急性左心衰竭所致的肺水肿相似；③心房颤动：控制心室率，预防血栓栓塞；急性发作伴快速心室率，如血流动力学稳定，以减慢心室率为主；如血流动力学不稳定，应立即电复律；④预防栓塞：伴有心房颤动者应长期抗凝治疗；⑤右心衰竭：限制钠盐摄入，应用利尿剂等。

(3) 经皮球囊二尖瓣成形术和手术治疗。

（二）二尖瓣关闭不全

1. 病因　常见病因包括风湿热、结缔组织病及感染性心内膜炎导致的瓣叶病变、瓣环扩大、腱索病变、乳头肌断裂等。

2. 临床表现

（1）症状：①二尖瓣脱垂：多无症状，或仅有胸痛、心悸、乏力、头晕、体位性晕厥和焦虑等，严重者晚期出现左心衰竭。②风湿性心脏病：一旦出现症状，多已有不可逆的心功能损害，表现为疲乏无力、呼吸困难等左心衰竭症状，且病情进行性恶化。

（2）体征：①视诊：发生右心衰竭时可见颈静脉怒张，肝-颈静脉反流征，下肢水肿等。心尖搏动呈高动力型，并向左下移位。②触诊：可触及抬举样心尖搏动。③叩诊：心界向左下扩大。④听诊：风心病所致者S_1减弱，二尖瓣脱垂和冠心病所致者S_1多正常、S_2分裂增宽。

3. 诊断与鉴别诊断

（1）诊断：心尖区典型的杂音伴左心房、左心室增大，可诊断为二尖瓣关闭不全，超声心动图或彩色多普勒检查有助于确诊。

（2）鉴别诊断：①三尖瓣关闭不全：为全收缩期杂音，在胸骨左缘第4、5肋间最清晰且吸气时增强，可见颈静脉搏动及肝脏扩张性搏动。②室间隔缺损：为全收缩期杂音，在胸骨左缘第4、5肋间最清晰，不向腋下传导，常伴收缩期震颤。

4. 治疗

（1）内科治疗：有症状的患者以对症治疗为主，并积极治疗各种并发症。

（2）外科治疗：①瓣膜修补术：适于瓣环扩张或瓣膜病变较轻、活动度好、以关闭不全为主者。②人工瓣膜置换术：瓣叶钙化，瓣下结构病变严重，感染性心内膜炎或合并二尖瓣狭窄者，应进行人工瓣置换术。

（三）主动脉瓣狭窄

1. 病因　主要病因有风湿热、先天性畸形、瓣膜退行性钙化性等。

2. 临床表现

（1）症状：一般出现较晚，常见的典型三联征为呼吸困难、心绞痛和晕厥（2014,2017）。

（2）体征：①视诊：心尖搏动增强、弥散。②触诊：左心室肥厚明显者心尖搏动向左下移位，可触及抬举样心尖搏动。③叩诊：心浊音界向左下扩大。④听诊：S_1正常，A_2减弱、消失或逆分裂；主动脉瓣区可闻及4～5/6级喷射性收缩期杂音，粗糙，吹风样。

3. 诊断　依据典型体征、X线胸片、超声心动图即可明确诊断，确诊依赖于心脏超声检查。

4. 治疗

（1）内科治疗：轻度狭窄者不影响日常生活，中度狭窄者应避免重度体力活动及剧烈的体育活动。并发心房颤动时，轻中度主动脉瓣狭窄宜尽快转复为窦性心律，重度主动脉瓣狭窄者需急诊转复为窦性心律。心力衰竭者应限制钠盐摄入，可用洋地黄类药物和谨慎应用利尿剂。

（2）外科治疗。

（四）主动脉瓣关闭不全

1. 病因　主要病因有风湿热、感染性心内膜炎等，也可见于先天畸形、主动脉瓣黏液样变性、强直性脊柱炎、梅毒性主动脉炎、Marfan综合征等。

2. 临床表现

（1）症状：患者常有头部搏动感、心悸及心前区不适；约20%患者可有心绞痛，多发生在夜间。

(2) 体征：包括心脏体征及周围血管征阳性。

3. 诊断与鉴别诊断

(1) 诊断：根据病史、典型的心脏杂音及周围血管体征，结合 X 线胸片与心脏超声检查，可做出诊断。

(2) 鉴别诊断：<u>主要与继发于肺动脉高压与肺动脉扩张的相对性肺动脉瓣关闭不全相鉴别，相对性肺动脉瓣关闭不全于胸骨左缘第二肋间可闻及的舒张早期吹风样杂音。</u>

4. 治疗

(1) 内科治疗：主要为对症治疗，包括纠正心力衰竭、控制心律失常等。伴有心绞痛的患者可使用硝酸酯制剂；舒张压超过 90mmHg 者使用降压药，避免使用负性肌力药物。心力衰竭的治疗以应用强心苷、利尿剂及血管扩张剂、血管紧张素转换酶抑制剂为主。

(2) 外科治疗：人工瓣膜置换术为治疗该病的主要方法。

第三单元 消化系统疾病

☆ 重点提示

本单元出题率呈增加趋势。但考点始终集中在消化性溃疡和肝硬化的病因、临床表现和治疗，各种题型出题均有可能。胃炎和胃癌单独成题的可能性不大，了解即可。

━━━━━ 考点集合 ━━━━━

一、慢性胃炎

1. 病因和发病机制

(1) <u>幽门螺杆菌（Hp）感染是慢性胃炎最主要的病因（2010，2011）</u>，Hp 能长期定居于胃窦部，<u>分解尿素产生 NH_3</u>，分泌细胞毒素引起炎症反应。

(2) <u>自身免疫反应</u>：自身抗体与壁细胞结合后，破坏壁细胞，致壁细胞减少，胃酸分泌减少，维生素 B_{12} 吸收不良导致恶性贫血。

(3) <u>十二指肠液反流</u>。

(4) 理化及其他因素。

2. 临床表现、实验室检查和其他检查

(1) 临床表现：①<u>有上腹饱胀不适（2000）</u>，以进餐后加重。②<u>伴嗳气、反酸、恶心（2000）</u>等。③少数可有上消化道出血表现。

(2) 实验室检查及其他检查：<u>胃镜及活组织检查（最可靠方法）</u>，幽门螺杆菌检测，血清学检查，血维生素 B_{12} 水平。

3. 诊断与鉴别诊断

(1) 诊断：<u>确诊主要依赖胃镜检查和胃黏膜活检（2017）</u>。

(2) 鉴别诊断：慢性胃炎应与消化性溃疡、胃癌、功能性胃肠病、慢性胆囊炎等鉴别，胃镜和胆囊 B 超等有助于鉴别。

4. 病情评估 关键在于评估患者进展为胃癌的风险。

5. 治疗

(1) 一般措施：尽量避免进食刺激胃黏膜的食。

(2) 病因治疗：①根除 Hp 治疗：以质子泵抑制剂或胶体铋剂为主，配合两种或三种抗菌药物如阿莫西林、替硝唑、克拉霉素等。②十二指肠-胃反流的治疗：应用胃黏膜保护药、促胃动力药等。③对症治疗：腹胀、恶心、呕吐、腹痛明显者，可应用胃肠动力药如莫沙必利等；伴发恶性贫血者长期应予维生素 B_{12} 治疗；补充多种维生素及微量元素，对逆转黏膜肠化生及不典型增生有一定效果。④胃癌前状态的治疗：首先应进行根除 Hp 的治疗，出现恶性贫血的患者应注意长期补充维生素 B_{12}，发现有重度异型增生时，宜内镜下或手术治疗。

二、消化性溃疡

1. 病因与发病机制

（1）幽门螺杆菌感染：主要病因。

（2）药物因素：某些药物如非甾体类抗炎药（NSAID）、抗肿瘤药、肾上腺皮质激素等，可导致溃疡的发生。

（3）胃酸及胃蛋白酶分泌增多。

（4）神经精神因素：长期精神紧张、焦虑、抑郁、恐惧者易发生溃疡。

（5）其他因素：遗传、环境等因素。O 型血者 DU 的患病率比其他血型高。吸烟、嗜酒、饮浓茶、过食辛辣食物、暴饮暴食及饮食不规律均可诱发溃疡。

2. 临床表现与并发症

（1）症状：①上腹部疼痛，腹痛的性质可为钝痛、灼痛、胀痛或饥饿痛。②其他症状，常伴有反酸、嗳气、恶心等消化道症状。少数患者可有失眠、多汗等全身症状。

（2）体征：溃疡活动期上腹部可有局限性压痛，并发幽门梗阻、急性穿孔、上消化道出血时，出现相应体征。

（3）特殊类型的溃疡：①无症状型溃疡。②复合性溃疡。③幽门管溃疡。④球后溃疡。⑤难治性溃疡。⑥巨大溃疡。⑦老年人消化性溃疡。

3. 并发症　①出血消化性溃疡。②穿孔。③幽门梗阻。④癌变。

4. 实验室检查及其他检查

（1）胃镜检查和黏膜活检：①活动期：病灶多呈圆形或椭圆形，溃疡基底部覆有白色或黄白色厚苔，周围黏膜充血、水肿。②愈合期：溃疡缩小变浅，苔变薄，黏膜皱襞向溃疡集中。③瘢痕期：基底部白苔消失，呈现红色瘢痕，最后转变为白色瘢痕。

（2）X 线钡餐检查：直接征象为龛影。间接征象有局部压痛、胃大弯侧痉挛性切迹、十二指肠球部激惹及变形。溃疡合并穿孔、活动性出血时禁行 X 线钡餐检查。

（3）Hp 检测：快速尿素酶试验、细菌培养、^{13}碳或 ^{14}碳-尿素呼气试验。

（4）粪便隐血试验：粪便隐血试验呈阳性，提示溃疡活动。粪便隐血持续阳性者，应排除癌变的可能。

5. 诊断与鉴别诊断

（1）诊断：根据患者有慢性、周期性、节律性上腹部疼痛的典型病史，即可做出初步诊断，但确诊依靠胃镜或 X 线钡餐检查。

（2）鉴别诊断：消化性溃疡应与胃癌、胃泌素瘤、慢性胃炎、功能性消化不良、十二指肠炎、胆囊炎、胆石症等进行鉴别。尤其中老年患者，应注意排除胃癌。

6. 治疗及并发症处理

（1）一般治疗：生活规律，劳逸结合，少饮浓茶、咖啡，少食酸辣、刺激性食物。戒烟酒，尽可能停服 NSAID 药物。

（2）药物治疗：①根除 Hp：三联疗法、四联疗法。②抑制胃酸分泌：碱性药、抗胃酸分泌药、抗胆碱能药物、胃泌素受体拮抗剂丙谷胺等。③保护胃黏膜药物：硫糖铝、枸橼酸铋钾、米索前列醇等。

（3）治疗并发症：并发急性上消化道出血、急性穿孔、幽门梗阻时，应及时明确诊断，并行积极治疗，无效者应考虑手术治疗。疑诊发生癌变者，应尽快明确诊断，实施治疗。

（4）外科治疗：适应证有①大量或反复出血，内科治疗无效者；②急性穿孔；③瘢痕性幽门梗阻；④GU癌变或癌变不能除外者；⑤内科治疗无效的顽固性溃疡。

（5）维持治疗：GU经治疗溃疡愈合者，可停用药物治疗；有反复急性加重的患者，需要时可长期口服适量药物维持治疗。

三、胃癌

1. 病因 ①环境因素。②饮食因素。③幽门螺杆菌感染。④遗传因素。⑤癌前疾病，包括萎缩性胃炎、腺瘤型息肉、胃溃疡和残胃炎，癌前病变包括上皮内瘤变和异型增生。

2. 病理

（1）根据病变形态分类：①早期胃癌，病变局限于黏膜及黏膜下层，可分为隆起性（息肉型）、平坦性（胃炎型）和凹陷性（溃疡型），无论有无淋巴结转移。②进展期胃癌，癌性病变侵及肌层及全层，常伴有转移，可分为隆起型、局限溃疡型、浸润溃疡型、弥漫浸润型。其中以局限溃疡型和浸润溃疡型多见。

（2）WHO组织学分类：根据胃癌的组织学分为腺癌、鳞腺癌、髓样癌、印戒细胞癌、鳞状细胞癌及未分化癌。

（3）根据癌细胞分化程度分类分为高分化癌、中分化癌及低分化癌。

（4）胃癌的转移途径：①直接蔓延侵袭至相邻器官。②淋巴结转移。③血行播散。④种植转移。

3. 临床表现

（1）症状：上腹疼痛、食欲减退、恶心呕吐、呕血、黑便，全身症状可出现低热、疲乏、体重减轻、贫血等。

（2）体征：腹部肿块是胃癌的主要体征，多在上腹部偏右，可触及坚实而可移动的结节状肿块，伴压痛。

4. 实验室检查及其他检查

（1）血液检查：呈低色素性贫血，血沉增快，血清癌胚抗原（CEA）阳性。

（2）粪便隐血试验：常持续阳性，可作为胃癌筛查的首选方法。

（3）X线钡餐检查：X线征象有充盈缺损、癌性龛影、皮革胃及胃潴留等表现。但对早期胃癌诊断率低，胃底癌易漏诊。

（4）胃镜检查：诊断早期胃癌最重要手段。

（5）超声内镜检查。

5. 诊断与鉴别诊断

（1）诊断：主要依赖于胃镜及活组织检查。

（2）鉴别诊断：胃癌应与胃溃疡、胃原发淋巴瘤、胃平滑肌肉瘤、慢性萎缩性胃炎及胃邻近恶性肿瘤如原发性肝癌、胰腺癌、食管癌等进行鉴别。X线、内镜、B超等检查可助鉴别。

6. 病情评估

（1）早期胃癌如能尽早发现而确诊，进行有效治疗则预后良好。

（2）分化程度越低恶性程度越高。

（3）一般管状腺癌分化良好，髓样癌分化较差，弥散型癌分化极差。

（4）膨胀型癌细胞间有黏附分子，以团块形生长，预后较好；浸润型癌细胞以分散方式向纵深扩散，预后较差，相当于上述的弥散型胃癌。

7. 诊断与鉴别诊断　胃癌的诊断主要依据内镜检查加活检以及X线钡剂。早期诊断是根治胃癌的前提。对下列情况应及早和定期胃镜检查：①40岁以上，特别是男性，近期出现消化不良、呕血或黑便（2009）者。②慢性萎缩性胃炎伴胃酸缺乏，有肠化或不典型增生者。③良性溃疡但胃酸缺乏者。④胃溃疡经正规治疗2个月无效，X线钡剂提示溃疡增大者。⑤X线发现>2cm的胃息肉者，应进一步做胃镜检查。⑥胃切除术后10年以上者。

8. 治疗

（1）手术治疗：目前唯一有可能根治胃癌的手段。

（2）内镜下治疗。

（3）化学治疗。

（4）免疫增强剂：转移因子、白细胞介素-2。

四、溃疡性结肠炎

1. 病因　①免疫因素：肠道黏膜的免疫反应的激活是导致本病肠道炎症发生、发展和转归的直接原因。②遗传因素：本病为多基因病，患者在一定的环境因素作用下由遗传易感而发病。③感染因素。④精神神经因素：本病可因紧张、劳累而诱发。

2. 病理　病理改变以溃疡糜烂为主，具有弥散性、浅表性、连续性的特点。早期病变有大量中性粒细胞浸润，结肠黏膜呈水肿、充血、颗粒状等改变，触之易出血。此后形成小溃疡，继而溃疡面呈大片融合。在结肠炎反复发展、修复过程中，肉芽组织增生，出现炎性息肉，少数患者可癌变。由于纤维瘢痕组织形成，可导致结肠缩短、结肠袋消失和肠腔狭窄。

3. 临床表现

（1）消化系统表现：①腹泻为最主要的症状，黏液血便是本病活动期的重要表现（2014）。病变局限在直肠者，鲜血附于粪便表面；病变扩展至直肠以上者，血液混于粪便中。病变累及直肠时，可有里急后重（2015，2017）。②腹痛：轻型患者在病变缓解期可无腹痛，或仅有腹部不适，部位多在左下或下腹部，亦可涉及全腹，有疼痛→便意→排便→缓解的规律。③体征：轻中型患者仅左下腹部压痛，有些患者可触及呈管状的乙状结肠。若有腹肌紧张、反跳痛、肠鸣音减弱，应警惕结肠扩张、肠穿孔等并发症。

（2）全身表现：急性期可有发热，重症常出现高热，病情持续活动可出现衰弱、消瘦、贫血、低蛋白血症、电解质紊乱等表现。易发生低血钾。

（3）肠外表现：本病可伴有多种肠外表现，如关节炎、结节性红斑、强直性脊柱炎等。

4. 实验室检查及其他检查

（1）血液检查：①血红蛋白降低；血沉增快；②严重者血清白蛋白降低；C反应蛋白增高；③严重者出现电解质紊乱，尤以低血钾最明显。

（2）粪便检查：常有黏液脓血便，镜检见红细胞、白细胞和巨噬细胞。便培养致病菌阴性。

（3）结肠镜检查：是诊断与鉴别诊断的最重要手段。内镜下特征：急性期肠黏膜充血水肿，分泌亢进，可有针尖大小的红色斑点和黄白色点状物，肠腔痉挛，皱襞减少。慢性期黏膜粗糙不平，呈细颗粒状，血管模糊，质脆易出血，有假息肉形成。活组织检查显示特异性炎性病变和纤维瘢痕，同时可见糜烂、隐窝脓肿、腺体排列异常及上皮变化等。

（4）X线检查：X线气钡双重对比造影。

5. 诊断与鉴别诊断

（1）诊断：①慢性或反复发作性腹泻、脓血黏液便、腹痛，伴不同程度全身症状；②多次便检无病原体发现；③内镜检查及X线钡剂灌肠显示结肠炎病变等。

（2）鉴别诊断：①急性自限性结肠炎：急性发作时有发热，腹痛较明显，粪便检查可分离出致病菌，抗生素治疗有良好效果，通常在 4 周内痊愈。②克罗恩病：腹泻，但多无肉眼血便，结肠镜或 X 线检查病变多位于回肠末端及邻近结肠，呈非连续性、非弥漫性分布的特征性改变。③肠易激综合征：大便检查无脓血，镜下无异常发现，隐血试验阴性，结肠镜检查无器质性病变。④大肠癌：多见于中老年人，经直肠指检常可触到肿块，结肠镜或 X 线钡剂灌肠检查对鉴别诊断有价值，活检可确诊。但应注意排除溃疡性结肠炎发生的结肠癌变。

6. 病情评估　轻度及长期缓解者预后较好。急性暴发型、有并发症及年龄超过 60 岁患者预后不良，慢性持续活动或反复发作频繁，预后较差。病程漫长者癌变的危险性增加，应行监测性结肠镜检查。

7. 治疗

（1）一般治疗：强调休息、饮食及营养。急性发作或重症患者应住院治疗，流质少渣饮食并给予支持疗法。病情严重者应禁食，给予完全胃肠外营养治疗。腹痛患者可酌情用抗胆碱能药物，但不宜多用，以免促发急性结肠扩张。腹泻严重者可谨慎试用复方苯乙哌啶等。

（2）药物治疗：①氨基水杨酸制剂：常用柳氮磺吡啶（SASP）（2017），适用于轻、中型患者及重型经糖皮质激素治疗病情缓解者，病情缓解后改为维持量维持治疗，服用 SASP 的同时应补充叶酸。②糖皮质激素（2017）：药理作用为非特异性抗炎和抑制免疫反应，对急性发作期疗效好。适用于重型或暴发型，以及柳氮磺吡啶治疗无效的轻型、中型患者，常用泼尼松口服，病情控制后逐渐减量维持至停药。亦可用于灌肠。③免疫抑制剂：上述两类药物治疗无效者可试用环孢素，大多数患者可取得暂时缓解而避免急症手术。

（3）手术治疗：①紧急手术指征：并发大量或反复严重出血、肠穿孔、重型患者合并中毒性巨结肠经积极内科治疗无效，伴有严重毒血症状者。②择期手术指征：并发癌变以及长期内科治疗无效者。

五、肝硬化

1. 病因　我国以病毒性肝炎所致肝硬化为主，国外以酒精中毒多见。①病毒性肝炎：主要为乙型、丙型和丁型病毒重叠感染通常为慢性活动性肝炎演变而来，称肝炎后肝硬化。②酒精中毒。③胆汁淤积造成肝内或肝外胆管阻塞，引起胆汁性肝硬化。④循环障碍：肝细胞长期缺血缺氧，造成淤血性肝硬化。⑤工业毒物或药物。⑥代谢障碍：如肝豆状核变性、血色病。⑦营养障碍。⑧自身免疫性肝炎。⑨血吸虫病性肝纤维化，虫卵沉积在汇管区。⑩原因不明。

2. 临床表现及并发症

（1）临床表现

①代偿期：症状较轻。以乏力、食欲减退、腹胀不适、恶心、上腹隐痛、轻微腹泻等，多呈间歇性。查体见肝轻度大，质地结实或偏硬，无或有轻度压痛，脾轻或中度大。肝功能检查结果正常或轻度异常。

②失代偿期：肝功能减退的临床表现（2010）：全身症状：消瘦乏力、精神萎靡等。消化道症状：上腹饱胀不适、恶心呕吐、易腹泻；半数以上患者有轻度黄疸，出血倾向和贫血：多与营养不良、凝血因子减少、脾功能亢进等因素有关；内分泌紊乱：出现肝掌、蜘蛛痣（2003，2011）等典型症状。

（2）门静脉高压症三大临床表现：①脾肿大。②侧支循环的建立和开放（2002）。③腹水是肝硬化失代偿期最突出的临床表现（2003，2009）。

（3）并发症：①上消化道出血：为最常见的并发症（2002）。②肝性脑病：是本病最严重的并发症，亦是最常见的死亡原因（2000）。③感染：常并发细菌感染，如肺炎、胆道感染、大肠埃希菌败血症和自发性腹膜炎等。④肝肾综合征：又称功能性肾衰竭，其特征为自发性少尿或无尿、氮质血症、稀释性低钠血症和低尿钠；但肾却无重要病理改变。⑤原发性肝癌：多在大结节性或大小结节混合性肝硬化基础上发生。⑥电解质和酸碱平衡紊乱：常见的是电解质紊乱。⑦肝肺综合征。

3. 实验室及其他检查

(1) 肝功能检查：血清白蛋白降低，球蛋白增高，血清 ALT 与 AST 增高。

(2) 血清免疫学检查：乙、丙、丁病毒性肝炎血清标志物，甲胎蛋白，血清自身抗体测定。

(3) 影像学检查、内镜检查、<u>肝穿刺活组织检查（确诊价值）</u>。

4. 诊断与鉴别诊断

(1) 诊断：①有病毒性肝炎、长期饮酒等有关病史。②有肝功能减退和门静脉高压症的临床表现。③B 超或 CT 提示肝硬化改变，内镜检查证实食管胃底静脉曲张。④肝功能试验常有阳性发现。⑤肝活组织检查见<u>假小叶形成</u>。

(2) 鉴别诊断：①脾肿大：与慢性髓细胞性白血病、特发性门脉高压症或疟疾等鉴别。②肝肿大：主要有原发性肝癌、脂肪肝、血吸虫病等。③腹水：与充血性心力衰竭、结核性腹膜炎、慢性肾小球肾炎或腹膜肿瘤等鉴别。

5. 治疗及并发症处理

(1) 一般治疗：①休息：代偿期患者宜适当减少活动，注意劳逸结合，可参加轻体力劳动；<u>失代偿期患者应以卧床休息为主</u>。②饮食：以<u>高热量、高蛋白质和维生素丰富</u>而易消化的食物为宜。

(2) 药物治疗：①保护肝细胞治疗：熊去氧胆酸、强力宁等；维生素类（B 族维生素、维生素 C、E、K 等）。②抗肝纤维化药物：可用丹参、黄芪、虫草菌丝。③抗病毒治疗：首选核苷类似药物如拉米夫定等。

(3) 腹水的治疗：①限制钠、水的摄入，<u>每日摄钠低于 5g，进水 800~1000mL</u>。②利尿药螺内酯和呋塞米联合应用，可起协同作用，并减少电解质紊乱。③提高血浆胶体渗透压。④腹水浓缩回输治疗难治性腹水。⑤腹腔-颈静脉引流<u>经颈静脉肝内门体分流术</u>。

(4) 并发症治疗

①上消化道出血：应采取急救措施，包括静卧、禁食、迅速补充有效血容量、加强监护（静脉输液、输鲜血）以纠正出血性休克和采取有效止血措施及预防肝性脑病等。

②肝性脑病：去除诱因，减少肠道毒物的生成和吸收，降低血氨药物，支链氨基酸，肝移植，纠正水、电解质和酸碱平衡失调，抗感染，防治脑水肿等。

六、原发性肝癌

1. 病因及病理 ①病因：病毒性肝炎、肝硬化、黄曲霉毒素等。②病理：按大体形态分类：块状型、结节型、弥漫型、小癌型。组织类型：<u>肝细胞癌、胆管细胞癌、混合型（2011）</u>。③<u>肝内转移最多见</u>；<u>肝外转移以血行转移多见</u>（肺、脑、骨、肾等）；<u>淋巴转移常见肝门淋巴结转移（2015）</u>；种植转移。

2. 临床表现

(1) 症状：肝区疼痛，食欲减退、恶心、呕吐或腹泻，转移灶症状，进行性消瘦、乏力、发热，伴癌综合征（自发性低血糖症、红细胞增多症、高钙血症、高脂血症、类癌综合征等）。

(2) 体征：肝肿大、黄疸、脾肿大、腹水。

3. 实验室检查及其他检查

(1) 甲胎蛋白（AFP）检测：①AFP 超过 500μg/L 持续 4 周；②AFP 由低浓度逐渐升高不降；③AFP 超过 200μg/L 持续 8 周。

(2) 异常凝血酶原（DCP）检测：对原发性肝癌有较高的特异性。

（3）超声检查：肝脏 B 超检查能确定肝脏占位性病变的病灶性质、病变部位、播散及转移情况。

（4）CT、MRI 及肝动脉造影：对肝癌定位和定性诊断均有重要的临床价值。

（5）肝动脉造影：是目前诊断小肝癌的最佳方法。

（6）肝组织活检或细胞学检查。

4. 诊断与鉴别诊断

（1）诊断

①非侵入性诊断标准：影像学标准两种影像学检查均显示有直径超过 2cm 的肝癌特征性占位性病变、影像学结合 AFP 标准一种影像学检查显示有直径超过 2cm 的肝癌特征性占位性病变，同时伴有 AFP≥400μg/L（排除妊娠、生殖系胚胎源性肿瘤、活动性肝炎及转移性肝癌）。

②组织学诊断标准：肝组织学检查证实原发性肝癌。

（2）鉴别诊断

①继发性肝癌：一般病情发展较缓慢，AFP 多为阴性，通过病理检查和找到肝外原发癌可以确诊。

②肝脓肿：有发热，肝区疼痛和压痛。B 超检查可探到肝内液性暗区。超声引导下行诊断性肝穿刺有助于确诊。

③肝硬化：病情发展较慢，且有反复，AFP 轻度增高，肝功能损害较重。

④肝脏邻近脏器的肿瘤：AFP 为阴性，B 超、CT 等检查有助于鉴别，必要时通过剖腹探查明确诊断。

⑤肝非癌性占位性病变：肝血管瘤、肝囊肿等。

5. 病情评估

（1）确诊的原发性肝癌具备下述状态时，一般预后较好：①瘤体直径小于 5cm，能早期手术治疗；②癌肿包膜完整，尚无癌栓形成；③机体免疫状态良好。

（2）出现下列情况时，则预后不良：①合并肝硬化或有肝外转移者；②发生肝癌破裂、消化道出血者；③血 ALT 显著升高者。

6. 治疗原则

（1）手术切除：早期肝癌尽量手术切除，肝切除术是治疗肝癌最有效的方法。

（2）综合治疗：①分子靶向治疗。②放射治疗。③介入性治疗：已成为肝癌治疗的主要方法。④局部消融治疗：对于单发的直径在 3cm 或以下的小肝癌可获得根治性消融。⑤生物治疗。⑥全身化疗。

七、急性胰腺炎

1. 病因与发病机制

（1）病因：胆石症、大量饮酒和暴食酒精、胰管梗阻胰管结石或蛔虫、胰管狭窄、肿瘤阻塞等、代谢障碍、高钙血症、药物（如噻嗪类利尿剂、硫唑嘌呤、糖皮质激素、磺胺类等）、病毒感染、手术或外伤、自身免疫性血管炎等。

（2）发病机制：各种病因单独或同时作用于胰腺，引起胰腺分泌增加，胰液排泄障碍，胰管内压力升高，溶酶体酶在腺泡细胞内提前激活酶原，大量活化的胰酶消化自身胰腺组织。胰腺血循环障碍，导致胰腺出血坏死。

2. 临床表现

（1）症状：腹痛、恶心、呕吐、发热、休克、肺不张、胸腔积液。

（2）体征：①轻症：体征常与主诉腹痛的程度不相符，腹部体征可以不明显，无腹肌紧张和反跳痛，肠鸣音减弱。②重症：上腹压痛明显，伴腹肌紧张及反跳痛。

（3）并发症：①局部：胰腺脓肿、胰腺假性囊肿。②全身：急性呼吸衰竭、急性肾衰竭、心力衰竭与心律失常、消化道出血、胰性脑病、脓毒症、高血糖、慢性胰腺炎等。

3. 实验室检查及其他检查

（1）标志物检测：淀粉酶测定、血清脂肪酶测定。

（2）血液一般检查多有白细胞增多及中性粒细胞分类比例增加，中性粒细胞核左移。

（3）血生化检查。

（4）腹部影像学检查：腹部 X 线平片、腹部 B 超、腹部 CT。

4. 诊断与鉴别诊断

（1）诊断要点：确诊 AP 应具备下列 3 条中的任意 2 条：①急性、持续性中上腹痛；②血淀粉酶或脂肪酶超过正常值上限 3 倍；③急性胰腺炎的典型影像学改变。

（2）鉴别诊断

①消化性溃疡：腹部 X 线透视可见膈下游离气体有助于诊断。

②胆囊炎和胆石症：可有血、尿淀粉酶轻度升高，腹痛以右上腹多见，向右肩背部放射，右上腹压痛，Murphy 征阳性。B 超检查有助于鉴别。

③急性肠梗阻：以腹痛、呕吐、腹胀、排便排气停止为特征，肠鸣音亢进或消失，腹部平片可见气液平面。

④急性心肌梗死：多有冠心病史，以突然发生的胸骨后及心前区压迫感或疼痛为主要表现，血、尿淀粉酶多正常，心肌损伤标志物升高，心电图见心肌梗死的相应改变及动态改变。

5. 病情评估

（1）分级诊断：急性胰腺炎根据胰腺坏死、胰腺感染及脏器衰竭情况，分为轻症急性胰腺炎（MAP）、中度重症急性胰腺炎（MSAP）、重症急性胰腺炎（SAP）和危重急性胰腺炎（CAP）。

（2）分期诊断

①急性期：发病后 2 周内，以全身炎症反应综合征及脏器功能障碍为主要表现，是患者的死亡高峰期。

②进展期：发病后 2~4 周，以急性坏死物胰周液体积聚及急性坏死物积聚为主，可无感染，也可合并感染。

③感染期：发病 4 周后，出现胰腺及胰周坏死性改变伴有感染、脓毒症，出现多系统器官功能障碍，是患者的第二个死亡高峰期。

6. 治疗

（1）监护与一般治疗：加强监护。维持水电解质平衡，加强营养支持治疗。

（2）减少胰液分泌，抑制胰酶活性：禁食、抑制胃酸分泌、应用生长抑素、抑制胰酶活性。

（3）防治感染。

（4）营养支持。

（5）急诊内镜治疗。

（6）外科治疗：手术适应证有：①胰腺坏死合并感染；②胰腺脓肿；③胰腺假性囊肿；④胆道梗阻或感染；⑤诊断未明确，疑有腹腔脏器穿孔或肠坏死者行剖腹探查术。

（7）中医中药治疗：常用大承气汤辨证加减。

第四单元 泌尿系统疾病

☆ 重点提示

本单元是近几年出题的热点，重点为慢性肾小球肾炎、尿路感染和慢性肾衰竭的临床表现和治疗，病因、发病机制和鉴别诊断，基本掌握即可。由于该单元的疾病临床表现比较相似，建议结合对比记忆。

---考点集合---

一、慢性肾小球肾炎

1. 病因　绝大多数病因尚不明确，部分与溶血性链球菌、乙型肝炎病毒等感染有关。仅少数慢性肾炎由急性肾炎发展所致。

2. 临床表现　发病以中青年为主。以血尿、蛋白尿、高血压和水肿为基本表现。病情加重可出现贫血、眼底出血、渗出、视乳头水肿、肾功能受损等。

3. 实验室及其他检查

①尿液检查：可见轻重不等的蛋白尿。多为镜下血尿，尿畸形红细胞＞80%，尿红细胞MCV＜75fl。可见颗粒管型。

②肾功能：早期正常或轻度受损，可持续数年至数十年；晚期出现血肌酐升高，Ccr下降。

③肾穿刺活检。

④肾脏超声：肾实质回声增强、双肾体积缩小等。

4. 诊断及鉴别诊断

（1）诊断：凡尿化验异常（蛋白尿、血尿）、水肿及高血压病史者，无论有无肾功能损害，在除外继发性肾小球肾炎（狼疮肾炎，糖尿病、高血压肾病）及遗传性肾小球肾炎（遗传性进行性肾炎）后，临床上可诊断为慢性肾炎。

（2）鉴别诊断

①继发性肾小球肾炎：如狼疮肾炎、过敏性紫癜肾炎等，依据相应的系统表现及特异性实验室检查，可以鉴别。

②慢性肾盂肾炎：多见于女性，常有尿路感染病史。多次尿沉渣检查见白细胞、细菌，尿细菌培养异常，以肾小管功能损害为主，可有高氯性酸中毒，低磷性肾性骨病，而氮质血症和尿毒症较轻，且进展缓慢。静脉肾盂造影和核素检查有助于诊断。

③高血压肾损害：先有高血压后出现蛋白尿，临床上肾小管损害较肾小球功能损害早。

5. 治疗

（1）积极控制高血压，防止肾小球硬化病理过程。

（2）限制食物中蛋白及磷摄入量。

（3）应用抗血小板聚集药，双嘧达莫、阿司匹林（2009）。

（4）避免加重肾脏损害的因素，如感染、劳累、妊娠、应用肾毒性药物等。

（5）糖皮质激素和细胞毒药物。

二、尿路感染

1. 病因　革兰阴性杆菌为尿路感染最常见致病菌，其中以大肠埃希菌最为常见（2002，2004）。其次有变形杆菌、克雷伯杆菌。5%～10%的尿路感染由革兰阳性菌引起，主要是粪链球菌和葡萄球菌。

2. 发病机制

（1）感染途径：①上行感染（最主要）（2015）。②血行感染。③直接感染。④淋巴道感染。

（2）易感因素：尿路梗阻、膀胱-输尿管反流、机体抗病能力降低和医源性因素等，均易发病。

3. 临床表现

（1）膀胱炎：易发生于年轻女性（2000），主要表现为尿频、尿急、尿痛、排尿不适、下腹部疼痛等，部分患者迅速出现排尿困难。尿液常浑浊，并有异味，约30%可出现血尿。一般无全身感染症状，少数患者出现腰痛、发热，但体温常不超过38℃。

（2）肾盂肾炎

①急性肾盂肾炎：育龄女性最多见。

全身症状：发热、寒战、头痛、全身酸痛、恶心、呕吐等，体温多在38℃以上，多为弛张热，也可呈稽留热或间歇热（2009）。部分患者出现革兰阴性杆菌败血症。

泌尿系统症状：尿频、尿急、尿痛、排尿困难、下腹部疼痛、腰痛（2000，2004）等。腰痛程度不一，多为钝痛或酸痛。部分患者下尿路症状不典型或缺如。

体格检查：除发热、心动过速和全身肌肉压痛外，还可发现一侧或两侧肋脊角或输尿管点压痛和（或）肾区叩击痛（2002，2004）。

②慢性肾盂肾炎：临床表现复杂，全身及泌尿系统局部表现均可不典型。一半以上患者可有急性肾盂肾炎病史，后出现程度不同的低热、间歇性尿频、排尿不适、腰部酸痛及肾小管功能受损表现，如夜尿增多、低比重尿等（2001，2003，2004）。病情持续可发展为慢性肾衰竭。急性发作时患者症状明显，类似急性肾盂肾炎。

（3）无症状细菌尿。

4. 实验室检查及其他检查

（1）血液一般检查：急性肾盂肾炎时，血白细胞及中性粒细胞可升高。

（2）尿液检查：外观多混浊，尿沉渣镜检高倍镜下白细胞超过5个，诊断意义较大。

（3）尿细菌学检查：如细菌定量培养菌落计数≥10^5/mL，可确诊。

（4）亚硝酸还原试验：尿路感染时阳性率约为80%，可作为尿路感染的筛查试验。

（5）影像学检查：慢性肾盂肾炎可有两侧或一侧肾脏缩小、肾盂形态异常等改变。

（6）其他检查：慢性肾盂肾炎晚期出现肾小管功能减退，血尿素氮及血肌酐升高。尿沉渣中抗体包裹细菌阳性者多为肾盂肾炎。

5. 诊断与鉴别诊断

（1）诊断

①确立诊断：典型的尿路感染应有尿路刺激症、感染的全身症状及输尿管压痛、肾区叩击痛等体征，结合尿液改变和尿液细菌学检查，即可确诊。

②区分上下尿路感染：尿路感染的诊断成立后，应判定是上尿路感染还是下尿路感染。上尿路感染的判断依据：有全身（发热、寒战甚至毒血症状）、局部（明显腰痛、输尿管点和/或肋脊点压痛、肾区叩痛）症状和体征，伴有以下表现即可诊断：①膀胱冲洗后尿培养阳性；②尿沉渣镜检见白细胞管型，除外间质性肾炎、狼疮性肾炎等；③尿N-乙酰-β-D-氨基葡萄糖苷酶（NAG）、$β_2$-MG升高；④尿渗透压降低。

③慢性肾盂肾炎的诊断除有反复发作尿路感染病史外，尚需结合影像学及肾脏功能检查。诊断要点：①反复发作的尿路感染病史；②影像学显示肾外形凹凸不平，且双肾大小不等，或静脉肾盂造影见肾盂肾盏变形、缩窄；③合并持续性肾小管功能损害。

(2) 鉴别诊断

①全身性感染疾病：注意尿路感染的局部症状，并做尿沉渣和细菌学检查。

②肾结核：膀胱刺激症多较明显，晨尿结核杆菌培养可阳性，尿沉渣可找到抗酸杆菌，静脉肾盂造影可发现肾结核X线征象，部分患者可有肺、生殖器等肾外结核病灶。

③尿道综合征：仅有膀胱刺激症，而无脓尿及细菌尿。

④慢性肾小球肾炎：多为双侧肾脏受累，且肾小球功能受损突出，并常有蛋白尿、血尿和水肿等基本表现。

6. 病情评估

(1) 确诊：根据感染发生部位将尿路感染分为上尿路感染和下尿路感染，上尿路感染指肾盂肾炎，下尿路感染主要指膀胱炎。

(2) 对于有尿路感染病史的患者，应明确是急性尿路感染还是慢性尿路感染急性发作。

(3) 根据患者有无尿路功能或结构的异常，分为复杂性、非复杂性尿路感染。

7. 治疗与预防

(1) 治疗原则：积极彻底进行抗菌治疗，消除诱发因素，防止复发。

(2) 抗菌治疗用药原则：①选用致病菌敏感的抗菌药物。一般首选对革兰阴性杆菌敏感的抗菌药物，治疗3天症状无改善，应按药敏结果调整用药；②选用在尿和肾内的浓度高的抗生素；③选用肾毒性小、副作用少的抗菌药物；④单一药物治疗失败、严重感染、混合感染、耐药菌株出现时应联合用药；⑤根据感染轻重选择给药途径（口服、静脉注射等）；⑥对不同类型的尿路感染给予不同治疗时间。

三、慢性肾脏病（慢性肾衰竭）

1. 病因与发病机制

(1) 病因

①原发病：糖尿病肾病、高血压肾小动脉硬化、原发性与继发性肾小球肾炎、肾小管间质病变（慢性肾盂肾炎、慢性尿酸性肾病、梗阻性肾病、药物性肾病等）、肾血管病变、遗传性肾病（多囊肾、遗传性肾炎）等。

②病程渐进性发展的危险因素：糖尿病控制不良、高血压控制不达标、蛋白尿（包括微量白蛋白尿）、低蛋白血症、吸烟等。

③病情急性恶化的危险因素：原发疾病复发或加重；血容量不足（脱水、大出血、各种原因的休克等）；肾脏血供急剧减少（肾动脉狭窄患者应用ACEI、ARB等药物）；应用肾毒性药物；严重感染；尿道梗阻；高钙血症、严重肝功不全等。

(2) 发病机制：①慢性肾衰竭进行性恶化的机制：肾小球高滤过学说；肾小管高代谢学说等。②尿毒症各种症状的发生机制：①尿毒症毒素。②矫枉失衡学说。③营养与代谢失调。④内分泌异常等。

2. 临床表现

(1) 水、电解质和酸碱平衡失调。

(2) 各系统症状：①心血管和肺症状。②血液系统表现。③神经、肌肉系统症状。④胃肠道症状，最早最常见症状。⑤其他：血甘油三酯升高，白蛋白降低；骨痛、近端肌无力、骨折等；皮肤瘙痒；腕管综合征。

3. 诊断　原有慢性肾脏病史，出现厌食、恶心呕吐、腹泻、头痛、意识障碍时，肾功能检查有不同程度的减退，应考虑本病。对因乏力、厌食、恶心、贫血、高血压等就诊者，均应排除本病。

4. 治疗

（1）延缓病情进展：①积极控制高血压。②严格控制血糖。③控制蛋白尿。④营养疗法。⑤ACEI和ARB的应用。⑥减轻肾小管高代谢等。

（2）非透析治疗：①纠正水、电解质失衡和酸中毒。②控制高血压。③纠正贫血。④低血钙、高血磷与肾性骨病的治疗。⑤防治感染。⑥高脂血症的治疗。⑦吸附剂治疗。

（3）肾脏替代疗法。

第五单元　血液系统疾病

☆ 重点提示

本单元每年必有题出现，但是题量比较少。本单元的基础是临床表现和实验室诊断，在诊断的基础上才能掌握其治疗方法，在复习时也应该延续这样的思路。病因和发病机制不要求特别掌握，读懂即可。急性白血病是出题的热点，建议在熟读教材的基础上多做一些练习备战。

---考点集合---

一、缺铁性贫血

1. 病因及发病机制

（1）铁需求量增加而摄入不足：①育龄妇女、婴儿和生长发育时期的儿童、青少年的需要量增加而摄入不足。②食物的组成不合理。

（2）铁的丢失过多：慢性失血是缺铁性贫血常见的原因，多见于消化道慢性失血或妇女月经过多。

（3）铁吸收不良。

2. 临床表现

（1）贫血的表现：头晕、头痛、面色苍白、乏力、易倦、心悸、活动后气短、眼花及耳鸣等。

（2）组织缺铁的表现：儿童、青少年发育迟缓、体力下降、智商低、容易兴奋、注意力不集中、烦躁、易怒或淡漠、异食癖和吞咽困难（Plummer–Vinson综合征）。

（3）小儿可有神经精神系统异常。

3. 实验室检查（2009）

（1）血象：呈现典型的小细胞低色素性贫血，MCV低于80fL，MCHC低于32%，白细胞和血小板计数正常或轻度减少。

（2）骨髓象：骨髓增生活跃，中晚幼红细胞增多。核分裂细胞多见。骨髓涂片做铁染色后，铁粒幼细胞极少或消失，细胞外铁亦缺少。

（3）铁代谢检查：血清铁降低，总铁结合力增高，转铁蛋白饱和度降低，以血清铁和总铁结合力改变明显，血清铁蛋白降低。

（4）红细胞游离原卟啉（FEP）测定：缺铁时血红素合成障碍，FEP > 4.5μg/gHb有诊断意义。

4. 诊断与鉴别诊断

（1）有明确的缺铁病因和临床表现。

（2）小细胞低色素性贫血。

（3）血清铁低于8.9μmol/L，总铁结合力高于64.4μmol/L，转铁蛋白饱和度低于15%；

血清铁蛋白低于12μg/L，FEP高于4.5μg/gHb；骨髓铁染色显示骨髓小粒可染铁消失。上述实验室指标中以骨髓可染铁及血清铁蛋白测定最有诊断意义。

（4）鉴别诊断：需与珠蛋白生成障碍性贫血、慢性病性贫血、铁粒幼细胞性贫血鉴别。

5. 治疗

（1）病因治疗：去除病因。

（2）补充铁剂：以口服铁剂为首选。最常用硫酸亚铁片。餐后服用，忌与茶同时服用，在血红蛋白完全正常后，仍需继续补充铁剂3～6个月。对口服铁剂不能耐受，可改用注射给药。常用的是右旋糖酐铁或山梨醇枸橼酸铁，肌内注射。

二、再生障碍性贫血

1. 病因

（1）药物及化学物质：引起获得性再障的首位病因。最常见的药物是氯霉素等抗生素、抗肿瘤药和保泰松等解热镇痛药，其次是磺胺类、有机砷及抗癫痫药，偶见于西咪替丁、肼屈嗪、氯丙嗪及抗甲状腺药甲巯咪唑等。非药物性化学物质引起再障以苯及其衍生物为多见。杀虫剂、农药、染发剂等也可引起再障。

（2）电离辐射：各种电离辐射如X线、放射性核素。

（3）感染：再障可以发生于病毒性肝炎之后，且病情较重。也可见于微小病毒B19等感染。

2. 发病机制　T细胞功能异常亢进，细胞毒性T细胞直接杀伤和淋巴因子介导的造血干细胞过度凋亡引起的骨髓衰竭是再障的主要发病机制。

3. 临床表现

（1）重型再生障碍性贫血（SAA）：①贫血：苍白、乏力、头昏、心悸和气短等症状进行性加重。②感染：多数患者有发热，发热可以是首发症状，体温多在39℃以上。③出血：表现为出血点或瘀斑、鼻出血、牙龈出血、眼结膜出血等。

（2）非重型再障（NSAA）：贫血呈慢性过程，表现为皮肤黏膜苍白、活动后心悸、乏力等，经输血治疗症状在一段时间内明显改善。

4. 实验室检查

（1）血象：全血细胞减少，网织红细胞计数明显降低，贫血呈正细胞正色素性，细胞大小不等（2003）。

（2）骨髓象：骨髓穿刺物中骨髓颗粒很少，脂肪滴增多。粒系及红系细胞减少，淋巴细胞、浆细胞、组织嗜碱细胞相对增多。巨核细胞难见。

5. 诊断及鉴别诊断

（1）诊断

①典型再障的诊断标准：全血细胞减少，网织红细胞百分数低于0.01，淋巴细胞比例增高。一般无肝、脾肿大。骨髓多部位增生减低，造血细胞减少，非造血细胞比例增高，骨髓小粒空虚。除外引起全血细胞减少的其他疾病。一般抗贫血治疗无效。

②不典型再障的诊断依据：多次和多处骨髓穿刺，结合骨髓活检及核素扫描等综合诊断。

③重型再障的血象检查诊断标准：网织红细胞低于0.01，绝对值低于15×10^9/L；中性粒细胞绝对值低于0.5×10^9/L；血小板低于20×10^9/L。

（2）鉴别诊断：再障须与阵发性睡眠性血红蛋白尿、骨髓增生异常综合征、低增生性急性白血病及其他原因引起的血小板减少或粒细胞减少如血小板减少性紫癜、粒细胞缺乏症、脾功能亢进、恶性组织细胞病等相鉴别。

6. 病情评估

（1）病因学类型：①遗传性再障：详细询问家族史，可以提供发生贫血的遗传背景。②获得性再障：有明确病因。

（2）重型再障的分型与预后：①急性型再障：即 SAA－Ⅰ型，发病急，贫血进行性加重，严重感染和出血。②慢性型再障：即 SAA－Ⅱ型，多无严重感染及内脏出血，经治疗可缓解，预后相对良好，但与 NSAA 比较仍属预后不良。

7. 治疗

（1）一般治疗：预防感染；注意饮食及环境卫生；避免出血，防止外伤及剧烈活动；禁用对骨髓和血小板功能有抑制作用的药物；防止患者与任何对骨髓造血有毒性作用物质的接触。

（2）支持疗法：纠正贫血、控制出血（酚磺乙胺、氨基己酸、注丙酸睾酮）、控制感染、护肝。

（3）刺激骨髓造血：雄激素、造血生长因子、造血干细胞移植、应用免疫抑制剂（抗胸腺细胞球蛋白及抗淋巴细胞球蛋白、异基因骨髓移植。

三、白血病

1. 分类

（1）根据白血病细胞的成熟程度和自然病程，将白血病分为急性和慢性两大类。

（2）根据主要受累的细胞系列可将白血病分为不同的类型：①急性白血病分型：急性淋巴细胞白血病；急性髓细胞白血病。②慢性白血病分型：慢性髓细胞白血病；慢性淋巴细胞白血病；少见类型的白血病如毛细胞白血病（HCL）、幼淋巴细胞白血病（PLL）等。

2. 病因与发生机制

（1）生物因素：主要是病毒和免疫功能异常。

（2）物理因素：包括 X 射线、γ 射线等电离辐射。

（3）化学因素：长期接触苯以及含有苯的有机溶剂；氯霉素、保泰松、乙双吗啉、烷化剂和拓扑异构酶Ⅱ抑制剂均有致白血病的作用。

（4）遗传因素。

（5）其他血液病。

3. 白血病发病过程

（1）各种原因所致的单个细胞原癌基因决定性的突变，导致克隆性的异常造血细胞生成。

（2）进一步的遗传学改变导致一个或多个癌基因激活和抑癌基因失活，从而导致白血病。

四、急性白血病

1. 临床表现　①起病：急骤或缓慢。②发热和感染：最常见的症状。③出血：白血病重要死因。④贫血。⑤肝、脾、淋巴结肿大（2000）。⑥骨骼及关节表现：四肢关节痛及骨痛；胸骨下端局部压痛（2003）。⑦神经系统表现：头痛头晕等。⑧皮肤症状：皮疹或结节等。⑨齿龈肿胀。⑩生殖系统及其他：可有一侧无痛性睾丸肿大。

2. 实验室检查

（1）血象：贫血及血小板减少极常见。

（2）骨髓象：是确诊白血病的主要依据。多数病例骨髓增生明显活跃或极度活跃，原始细胞等于或超过全部骨髓有核细胞的 30%。

（3）细胞化学染色：有助于急性白血病的分类鉴别。

（4）免疫学检查：有助于白血病的诊断分型及治疗监测。

（5）染色体和基因改变。

（6）血液生化改变：血清尿酸浓度增。

3. 诊断及鉴别诊断

（1）诊断：临床有发热、感染、出血、贫血等症状，体检有淋巴结、肝脾肿大及胸骨压痛，外周血片有原始细胞，骨髓细胞形态学及细胞化学染色显示其某一系列原始细胞≥30%即可诊断。诊断成立后应进一步分型。

（2）鉴别诊断

①骨髓增生异常综合征：该病的 RAEB 及 RAEB-t 型除病态造血外，外周血中可见原始和幼稚细胞，全血细胞减少和染色体异常。但骨髓中原始细胞低于 20%。目前已将 RAEB-t（原始细胞 20%~30%）归为急性白血病。

②传染性单核细胞增多症：血象中出现异形淋巴细胞，但形态与原始细胞不同，血清中嗜异性抗体效价逐步上升，病程短，可自愈。

③巨幼细胞性贫血：骨髓中原始细胞不增多，幼红细胞 PAS 反应常为阴性，叶酸、维生素 B_{12} 治疗有效。

④急性粒细胞缺乏症恢复期：血小板正常，原、幼粒细胞中无 Auer 小体及染色体异常。短期内骨髓成熟粒细胞恢复正常。

4. 治疗

（1）一般治疗

①应对高白细胞血症：紧急使用血细胞分离机，单采清除过高的白细胞（M3 型不首选），同时给以化疗和水化。也可先用化疗前短期预处理：ALL 用地塞米松，静脉注射；AML 用羟基脲，然后进行联合化疗。

②防治感染。

③纠正严重贫血：吸氧的同时尽快输注浓缩红细胞。

④防治高尿酸血症：鼓励患者多饮水并持续静脉补液。在化疗同时给予别嘌醇可以抑制尿酸合成。

⑤维持营养平衡。

（2）抗白血病治疗

①治疗方案：急性白血病的化疗可分诱导缓解和缓解后治疗两个阶段。

②急性早幼粒细胞白血病（APL，M3）的治疗：诱导缓解治疗首选维 A 酸，缓解率可达到 85%，同时联合三氧化二砷、联合 DA 方案，可进一步提高完全缓解率及生存率。

③AML 治疗诱导缓解：治疗常用 DA（3+7）、IA、HA 方案，总完全缓解率为 65%~80%。异基因 HSCT 治疗可使 40%~65% 的 ALL 患者长期存活。

④急性淋巴细胞白血病的治疗：基本诱导缓解方案是 VDLP 方案，维持治疗以 6-巯基嘌呤、甲氨蝶呤为基本药物。

⑤髓外白血病的防治：以中枢神经系统白血病（CNL）的防治最重要，CNL 可发生于白血病的活动期或完全缓解期，多采用化疗药物联合颅脑照射的治疗方法。

⑥化学治疗结果：治疗目的是达到完全缓解并延长生存期。

五、慢性髓细胞白血病

1. 临床表现 可有低热、出汗及消瘦等代谢亢进表现，常伴左上腹坠痛或食后饱胀感，发热、贫血及出血均不多见。脾脏肿大是本病的主要体征。约半数患者有肝大。部分患者有胸骨中下段压痛。

2. 实验室检查

（1）血液一般检查：白细胞计数明显增多，可高达（100.0~800.0）×10^9/L。白细胞分类可见到各发育阶段的粒系细胞。原粒和早幼粒细胞很少,主要是中幼粒以下各阶段细胞。嗜酸及嗜碱粒细胞均增高。<u>血象的多样化为 CML 的特点</u>。部分患者血小板计数增高。

(2) 骨髓象:骨髓中有核细胞显著增多,以粒系为主。嗜酸和嗜碱细胞增多。红系细胞少,粒、红比例增高。巨核细胞增多或正常,晚期减少。

(3) 中性粒细胞碱性磷酸酶(NAP)测定:有助于区别类白血病反应及其他骨髓增生性疾病。

(4) 细胞遗传学检查:95%以上患者的受累细胞中有 Ph 染色体。Ph 染色体阴性者比阳性者预后差。

4. 诊断　对于不明原因持续性外周血白细胞明显升高者,均应进行肝脾检查及骨髓检查。一般根据典型血象及骨髓象改变、脾肿大等不难做出诊断。对早期诊断困难或不典型的患者,应进行 Ph 染色体、BCR – ABL 融合基因检查。

5. 病情评估　CML 根据其病程及临床表现分为慢性期、加速期、急变期。慢性期对化疗敏感者病情可稳定数年甚至 10 年以上,一旦进入急变期,死亡风险显著增加。

6. 治疗
(1) 分子靶向治疗:伊马替尼、尼洛替尼、达沙替尼。
(2) 化学治疗:羟基脲。
(3) 干扰素:用于不适合酪氨酸激酶抑制剂和造血干细胞移植的患者。
(4) 造血干细胞移植。

六、白细胞减少症

1. 概念　白细胞减少指外周血白细胞绝对计数持续低于 $4 \times 10^9/L$。
2. 病因及发病机制　①粒细胞生成减少,成熟障碍。②粒细胞破坏过多,超过骨髓代偿能力。③粒细胞分布紊乱。
3. 临床表现　多数患者有头晕、乏力、食欲减退、低热、失眠、多梦、腰痛等非特异性表现。患者可有支气管炎、肺炎、肾盂肾炎等继发感染。白细胞一般为 $(2 \sim 4) \times 10^9/L$,中性粒细胞百分比正常或轻度减低,淋巴细胞相对增多;粒细胞可有核左移或右移,胞浆有毒性颗粒、空泡等变性,红细胞及血小板大致正常。骨髓象:可呈代偿性增生,或增生低下,或粒细胞成熟障碍等。
4. 诊断与鉴别诊断
(1) 诊断:白细胞计数的生理变异较大,必须反复定期检查,以确定是否白细胞持续低于 $4.0 \times 10^9/L$,必要时动态观察。骨髓检查可观察粒细胞增生程度,也可除外其他血液病。
(2) 鉴别诊断:需与白细胞不增多性白血病、急性再生障碍性贫血等鉴别。
5. 治疗
(1) 病因治疗:对可疑的药物或其他致病因素,应立即<u>停止接触</u>。继发性减少者应积极治疗原发病。
(2) 防治感染。
(3) <u>重组人粒细胞集落刺激因子</u>。
(4) 免疫抑制药:糖皮质激素。
(5) 促粒细胞生成药物:常用维生素 B_4、核苷酸、鲨肝醇、利血生等。

七、原发免疫性血小板减少症

1. 病因　①免疫因素。②感染。③脾功能的作用。④其他因素。

2. 临床表现

(1) 急性型：①起病方式：起病急骤，部分患者可有畏寒、寒战、发热。②出血：皮肤、黏膜出血、内脏出血，出血量过大，可出现程度不等的贫血、血压降低甚至失血性休克。

(2) 慢性型：①起病方式起病隐匿，多在常规查血时偶然发现。②出血倾向多数较轻而局限，但易反复发生。③长期月经过多可出现失血性贫血。病程半年以上者，部分可出现轻度脾肿大。

3. 实验室检查

(1) 血象：急性型发作期血小板计数常低于 20×10^9/L，慢性型常在 $(30 \sim 80) \times 10^9$/L，偶见形态异常如体积增大、颗粒减少、染色过深。贫血程度与出血有关。白细胞计数正常或稍高。90% 以上的患者血小板生存时间明显缩短。

(2) 出凝血检查：出血时间延长；血块退缩不良；毛细血管脆性试验阳性；凝血时间正常；血小板寿命明显缩短。

(3) 骨髓象：①急性型骨髓巨核细胞数量轻度增加或正常，慢性型骨髓象中巨核细胞显著增加；②巨核细胞发育成熟障碍，急性型者尤为明显，表现为巨核细胞体积变小，胞质内颗粒减少，幼稚巨核细胞增加；③有血小板形成的巨核细胞显著减少（低于30%）；④红系及粒、单核系正常。

4. 免疫学检测　80% 以上患者可检出血小板相关抗体（PAIgG、IgM）及相关补体（PAC3）。

5. 诊断及鉴别诊断

(1) 诊断：①广泛出血，累及皮肤、黏膜及内脏（2002，2004，2005）。②多次检查血小板计数减少（2002，2004，2005）。③脾不大或轻度大（2002，2004，2005）。④骨髓巨核细胞增多或正常，有成熟障碍（2002，2004，2005）。⑤排除其他继发性血小板减少症。

(2) 鉴别诊断：需排除继发性血小板减少症。

6. 治疗

(1) 一般治疗：出血严重者应注意卧床休息。

(2) 糖皮质激素：一般情况下为首选治疗。

作用机制：抑制免疫反应；抑制单核-吞噬细胞系统对血小板的破坏；改善毛细血管通透性，改善出血症状；刺激骨髓造血及血小板向外周血的释放。

(3) 脾切除。

(4) 其他：免疫抑制药治疗、达那唑等。

第六单元　内分泌及代谢疾病

☆ 重点提示

本单元每年必考。糖尿病和甲亢的临床表现和治疗为重点，以临床应用型题目为主。根据新修改的大纲，以后出题可能会注重疾病之间的交叉结合，所以考生应在复习的基础上对此类考题多加准备。

---考点集合---

一、甲状腺功能亢进症（GD）

1. 病因及发病机制

(1) 遗传因素：与组织相容性复合体（MHC）基因相关。

（2）自身免疫：GD患者的血清中存在针对甲状腺细胞TSH受体的特异性自身抗体，称为TSH受体抗体（TRAb）。

（3）环境因素：细菌感染、性激素、应激等都对本病的发生和发展有影响。

（4）Graves眼病（GO）的发生机制：GO的病理基础是在眶后组织浸润的淋巴细胞分泌细胞因子（干扰素-γ等）刺激成纤维细胞分泌黏多糖，堆积在眼外肌和眶后组织，导致突眼和眼外肌纤维化。

2. 临床表现

（1）甲状腺毒症表现

①高代谢综合征：表现为怕热多汗、皮肤潮湿、低热、多食善饥、体重锐减和疲乏无力。

②精神神经系统表现：神经过敏、多言好动、烦躁易怒、失眠不安、注意力不集中、记忆力减退、手和眼睑震颤、腱反射亢进，甚至幻想、躁狂症或精神分裂症，偶尔表现为寡言抑郁、淡漠。

③心血管系统表现：心悸、气短、胸闷等。

④消化系统表现：食欲亢进，稀便、排便次数增加。

⑤肌肉骨骼系统表现：肌无力和肌肉萎缩。

⑥其他：女性患者出现月经减少或闭经，男性患者出现阳痿，偶有乳腺增生。

（2）甲状腺肿大：双侧甲状腺弥漫性、对称性肿大，质地表现不同，多柔软，无压痛，肿大的甲状腺随吞咽而上下移动。甲状腺上下极可触及震颤，闻及血管杂音，为甲亢的特异性体征。

（3）眼征：单纯性突眼、浸润性突眼。

（4）特殊表现

①甲状腺危象：体温超过39℃，心率增快，超过140次/分，烦躁不安，大汗淋漓，厌食，恶心呕吐，腹泻，继而出现虚脱、休克、嗜睡或谵妄，甚至昏迷。

②淡漠型甲亢：以纳差、乏力、消瘦、淡漠为主要表现，易发生心绞痛、心力衰竭、房颤等，高代谢表现、甲状腺肿大及眼征不明显。

③亚临床甲亢：患者无自觉症状，血T_3、T_4正常，但TSH显著降低，部分患者可进展为临床型甲亢。

④甲状腺毒症性心脏病：常表现为心力衰竭。

⑤妊娠期甲亢：妊娠期甲状腺激素结合球蛋白（TBG）增高，引起血清TT_4和TT_3增高。

⑥胫前黏液性水肿：水肿出现在胫骨前下1/3部位，也见于足背、踝关节、肩部、手背或手术瘢痕处，偶见于面部，皮损大多为对称性。

3. 实验室检查及其他检查

（1）血清甲状腺激素测定：诊断甲亢的首选指标。

（2）TSH测定：反映甲状腺功能最敏感的指标，也是反映下丘脑-垂体-甲状腺轴功能、鉴别原发性与继发性甲亢的敏感指标，尤其对亚临床型甲亢和甲减的诊断具有更重要意义。

（3）甲状腺自身抗体测定：TSH受体抗体（TRAb）阳性率75%~96%，是确定甲亢病因、诊断GD的指标之一。

（4）甲状腺摄^{131}I率：主要用于甲状腺毒症病因鉴别。

（5）其他检查：超声、CT、MRI等有助于甲状腺、异位甲状腺肿和球后病变性质的诊断。放射性核素扫描有助于诊断甲状腺自主高功能腺瘤。

4. 诊断与鉴别诊断

（1）甲亢的诊断：①高代谢症状和体征。②甲状腺肿大。③血清TT_3、FT_3、TT_4、FT_4增高，TSH减低。具备以上3项诊断即可成立。

(2) GD 的诊断：①甲亢诊断确立。②甲状腺弥漫性肿大。③眼球突出和其他浸润性眼征。④胫前黏液性水肿。⑤TRAb、TSAb 阳性。⑥TGAb、TPOAb 阳性。

①②为诊断必备条件，少数病例可无甲状腺肿大。③④⑤虽为诊断的辅助条件，但是为 GD 甲亢诊断的重要依据。⑥虽非本病的致病性抗体，但提示本病的自身免疫病因。

(3) 鉴别诊断：应与亚急性甲状腺炎、慢性淋巴细胞性甲状腺炎鉴别。

5. 治疗

(1) 一般治疗：适当休息，补充营养，精神紧张或失眠重者，辅用镇静剂。

(2) 甲状腺功能亢进症的治疗（2010）：常用的抗甲状腺药物分为硫脲类和咪唑类两类。硫脲类有甲硫氧嘧啶（MTU）及丙硫氧嘧啶（PTU）（2017）；咪唑类有甲巯咪唑（MM）和卡比马唑（CMZ），其作用机制相同，都可抑制 TH 合成。

(3) 其他药物治疗：①复方碘口服溶液：仅用于术前准备和甲状腺危象。其作用为暂时性减少甲状腺充血，阻抑 TH 释放，也抑制 TH 合成和外周 T_4 向 T_3 转换。②β 受体阻滞剂：除阻滞 β 受体外，还可抑制 T_4 转换为 T_3，用于改善甲亢初治期的症状，近期疗效显著。可与碘剂合用于术前准备。

(4) 放射性^{131}I 治疗：利用甲状腺高度摄取和浓集碘的能力及^{131}I 释放出 β 射线对甲状腺的毁损效应，破坏滤泡上皮而减少 TH 分泌。另外，也抑制甲状腺内淋巴细胞的抗体生成，加强治疗效果。

(5) 手术治疗：需慎重选择适应证。①中、重度甲亢，长期服药无效，停药后复发，或不愿长期服药者。②甲状腺巨大，有压迫症状者。③胸骨后甲状腺肿伴甲亢者。④结节性甲状腺肿伴甲亢者。

(6) 甲状腺危象防治：去除诱因，积极治疗甲亢是预防危象发生的关键。

(7) 浸润性突眼的防治：严重突眼不宜行甲状腺次全切除，慎用^{131}I 治疗。

二、甲状腺功能减退症

1. 病因　①自身免疫性损伤（最常见）。②甲状腺破坏。③摄碘过量。④抗甲状腺药物。

2. 临床表现

(1) 病史：有^{131}I 放射治疗史、甲状腺手术史、桥本甲状腺炎及 Graves 病等病史或甲状腺疾病家族史。

(2) 症状：以代谢率减低和交感神经兴奋性下降为主，早期患者可以没有特异性症状。典型症状有怕冷、少汗、乏力、手足肿胀感、嗜睡、记忆力减退、关节疼痛、体重增加、便秘、女性月经紊乱或月经过多、不孕等。

(3) 体征：面色苍白、表情呆滞、反应迟钝、声音嘶哑、听力障碍、颜面及眼睑水肿、唇厚、舌大常有齿痕（甲减面容），皮肤干燥、粗糙，皮温低，毛发稀疏干燥，常有水肿，脉率缓慢，跟腱反射时间延长。少数患者出现胫前黏液性水肿。累及心脏可出现心包积液和心力衰竭。严重者可以发生黏液性水肿昏迷。

3. 实验室检查及其他检查

(1) 甲状腺功能检查：原发性甲减者血清 TSH 增高，血清总 T_4（TT_4）、游离 T_4（FT_4）均降低。血清总 T_3（TT_3）、游离 T_3（FT_3）早期正常，晚期减低。

(2) 自身抗体检查：甲状腺过氧化物酶抗体（TPOAb）和甲状腺球蛋白抗体（TgAb）是诊断自身免疫甲状腺炎（包括桥本甲状腺炎、萎缩性甲状腺炎）的主要指标。TPOAb 的诊断意义确切，TPOAb 升高伴血清 TSH 水平增高，提示甲状腺细胞已经发生损伤。

(3) 其他检查：可有轻、中度贫血，血清总胆固醇升高。血清心肌酶谱可升高等。

4. 诊断　有甲减的症状和体征，血清 TSH 增高，TT_4、FT_4 均降低，即可诊断原发性甲减，应进一步明确甲减的原因;血清 TSH 减低或者正常,TT_4、FT_4 降低,应考虑为中枢性甲减,需进一步进行下丘脑和垂体的相关检查,明确下丘脑和垂体病变。

5. 治疗

(1) 药物治疗:主要措施为甲状腺素补充或替代治疗。左甲状腺素($L-T_4$)是目前最常用的药物。

(2) 亚临床甲减的治疗:①高胆固醇血症患者血清 TSH 超过 10mU/L,需要给予 $L-T_4$ 治疗。②妊娠期女性甲减可影响胎儿智能发育,应尽快使血清 TSH 降低到 2.5mU/L 以下。③年轻患者年轻患者,尤其是 TPOAb 阳性者,经治疗应将 TSH 降低到 2.5mU/L 以下。

(3) 黏液性水肿昏迷的治疗:①去除或治疗诱因。②补充甲状腺激素。③应用糖皮质激素。④对症治疗。

三、糖尿病

1. 病因与发病机制

(1) 1 型糖尿病(T1DM)

①遗传因素:多基因遗传因素。

②环境因素:病毒感染、化学毒性物质和饮食因素。

③自身免疫:许多证据提示 T1DM 为自身免疫性疾病。

④自然史:个体具有遗传易感性→某些触发事件如病毒感染引起少量胰岛 β 细胞破坏并启动自身免疫过程→出现免疫异常→胰岛 β 细胞数目开始减少,但仍能维持糖耐量正常→胰岛 β 细胞持续损伤达到一定程度时(残存 10% β 细胞),胰岛素分泌不足,糖耐量降低或出现临床糖尿病,需用胰岛素治疗→胰岛 β 细胞几乎完全消失,需依赖胰岛素维持生命。

(2) 2 型糖尿病(T2DM)

①遗传因素与环境因素:由多个基因及环境因素综合引起的复杂疾病。

②胰岛素抵抗和 β 细胞功能缺陷。

③葡萄糖毒性和脂毒性。

④自然史:T2DM 早期存在胰岛素抵抗而胰岛 β 细胞仍可代偿性增加胰岛素分泌时,血糖可维持正常;当 β 细胞功能有缺陷、对胰岛素抵抗无法代偿时,进展为糖耐量减低和糖尿病。随着病情进展,相当一部分患者需用胰岛素控制血糖或维持生命。

2. 临床表现与并发症

(1) 典型症状为"三多一少"。

(2) 其他:反应性低血糖可为首发表现;可有皮肤瘙痒,尤其是外阴瘙痒;视力模糊;女性月经失调,男性阳痿等。

(3) 并发症

①急性并发症:常见酮症酸中毒、高渗高血糖综合征、乳酸性酸中毒等。

②慢性并发症:大血管病变、微血管病变(糖尿病肾病、糖尿病性视网膜病变)、神经系统并发症、周围神经病变、自主神经病变、糖尿病足、视网膜黄斑病、白内障、青光眼、屈光改变、虹膜睫状体病变等。

3. 实验室及其他检查

(1) 尿糖测定:尿糖阳性是诊断糖尿病的重要线索(2004)。

(2) 血葡萄糖(血糖)测定:血糖升高是目前诊断糖尿病的主要依据(2004)。又是判断糖尿病病情和控制情况的主要指标。

(3) 口服葡萄糖耐量试验(OGTT):在清晨空腹进行(2004)。

(4) 糖化血红蛋白 A1(GHbA1)测定:GHbA1 可反映取血前 8~12 周的平均血糖状况,

是监测糖尿病病情的重要指标。GHbA1≥6.5g/L 有助于糖尿病的诊断。

4. 诊断及鉴别诊断

(1) 诊断标准：糖尿病症状加任意时间血浆葡萄糖≥11.1mmol/L 或血糖≥7.0mmol/L，或口服葡萄糖耐量试验 2hPG≥11.1mmol/L。需重复一次确认，诊断才能成立。

(2) 鉴别诊断

①继发性糖尿病：肢端肥大症（或巨人症）、库欣综合征、嗜铬细胞瘤可分别因生长激素、皮质醇、儿茶酚胺分泌过多，对抗胰岛素而引起继发性糖尿病或糖耐量异常。长期服用大量糖皮质激素可引起类固醇糖尿病。

②肾性糖尿：因肾糖阈降低所致，虽尿糖阳性，但血糖及 OGTT 正常。

5. 治疗　早期、长期、综合治疗，治疗措施个体化。

(1) 治疗目标：纠正代谢紊乱，使血糖、血脂、血压降至正常或接近正常，消除症状，防止或延缓并发症，提高生活质量，延长寿命。

(二) 治疗措施

(1) 糖尿病健康教育。

(2) 医学营养治疗。

(3) 体育锻炼。

(4) 病情监测：定期监测血糖，每 3~6 个月定期复查糖化血红蛋白。

(5) 口服降糖药物治疗：①磺脲类（SUs）：主要作用为刺激胰岛 β 细胞分泌胰岛素。常用格列吡嗪和格列齐特的控释药片。②格列奈类：常用瑞格列奈或那格列奈。③双胍类：常用二甲双胍。④噻唑烷二酮类：常用罗格列酮或吡格列酮口服。⑤α-葡萄糖苷酶抑制剂（AGI）：常用阿卡波糖或伏格列波糖。

(6) 胰岛素治疗。

(7) 手术治疗通过腹腔镜操作的减肥手术，并发症少。

(8) 胰腺移植和胰岛细胞移植仅限于伴终末期肾病的 1 型糖尿病患者。

四、糖尿病酮症酸中毒

1. 病因　常见诱因有各种感染、胰岛素治疗中断或不适当减量、饮食不当及各种应激如多发性创伤、外科手术、妊娠和分娩等，也可无明显诱因。20%~30% 患者无明确的糖尿病病史。

2. 临床表现　酮症早期表现为"三多一少"症状加重，伴有明显疲倦等症状。酸中毒时则出现食欲减退，恶心呕吐，极度口渴，尿量增多，呼吸深快，呼气有烂苹果味。后期尿少、失水，眼眶下陷，皮肤黏膜干燥，血压下降，心率加快，四肢厥冷。晚期常有不同程度意识障碍，反射迟钝、消失，甚至昏迷。

3. 实验室检查　尿糖及尿酮呈强阳性。血糖多为 16.7~33.3mmol/L，甚至更高。血酮体和血 β-羟丁酸升高。二氧化碳结合力降低，失代偿期 pH 值低于 7.35，BE 负值增大，阴离子间隙增大。血钠、血氯降低。初期血钾可正常或升高，治疗后钾可迅速下降。白细胞计数增高，常以中性粒细胞增多为主。

4. 诊断　"三多一少"症状加重，有恶心、厌食、酸中毒、脱水、休克、昏迷，尤其是呼出气有酮味（烂苹果味）、血压低而尿量多者，不论有无糖尿病病史，均应考虑本症的可能。如血糖升高、尿糖强阳性、尿酮体阳性即可确诊糖尿病酮症；如兼有血 pH 值、二氧化碳结合力下降及 BE 负值增大者即可诊断为糖尿病酮症酸中毒。早期诊断是决定治疗成败的关键，对疑诊的患者立即查末梢血糖、血酮、尿糖、尿酮，同时抽血查血糖、血酮、β-羟丁酸、尿素氮、肌酐、电解质、血气分析等以肯定或排除本病。

5. 治疗
(1) 静脉补液：关键环节。
(2) 应用胰岛素。
(3) 纠正电解质及酸碱平衡失调。
(4) 去除诱因及防治并发症。

五、血脂异常

1. 分类
(1) 高胆固醇血症仅有总胆固醇增高。
(2) 高甘油三酯血症仅有甘油三酯升高。
(3) 混合型高脂血症总胆固醇、甘油三酯二者都高。
(4) 低高密度脂蛋白血症仅有高密度脂蛋白胆固醇降低。
2. 临床表现　血脂异常主要表现为黄色瘤、早发性角膜环以及脂血症眼底改变，以黄色瘤较为常见。
3. 实验室检查　测定空腹（禁食12小时以上）血浆或血清血脂四项是诊断的主要方法，包括TC、TG、LDL-C和HDL-C。抽血前的最后一餐应忌食高脂食物和禁酒。检测结果可疑时应进行第二次检测。
4. 诊断　家族史及个人生活方式、体检（营养状态、体型、腰臀比等）等可提供诊断线索，实验室检测可明确诊断。
5. 病情评估
(1) 原发性血脂异常家族性脂蛋白异常血症是由于基因缺陷所致。
(2) 血脂异常的危害除了与血脂水平有关外，更重要的是取决于患者共存的ASCVD危险因素，如患者男性，年龄超过40岁，有吸烟史，有早发冠心病家族史及2型糖尿病病史等，血脂异常对心脑血管的危险显著增加。
6. 治疗
(1) 治疗原则：①根据患者个体ASCVD危险程度，决定是否启动药物治疗。②以生活方式干预为基础，生活方式改善可以同时干预其他ASCVD的危险因素。③将控制LDL-C水平达标作为防控ASCVD危险的首要干预靶点。④明确患者个体干预目标值。⑤调脂药物首选他汀类。
(2) 治疗性生活方式干预：①控制饮食。②改善生活方式。
(3) 药物治疗
①主要降低胆固醇的药物：他汀类（阿托伐他汀、瑞舒伐他汀、氟伐他汀）、肠道胆固醇吸收抑制剂（依折麦布）、胆酸螯合剂、普罗布考。
②主要降低甘油三酯的药物：贝特类（非诺贝特、吉非贝齐和苯扎贝特）、烟酸类、高纯度鱼油制剂。
③新型调脂药物：前蛋白转化酶枯草溶菌素9（PCSK9）抑制剂、微粒体甘油三酯转移蛋白抑制剂、载脂蛋白B100合成抑制剂等。
(4) 其他治疗
①脂蛋白血浆置换是家族性高TC血症，尤其是纯合子型家族性高TC血症患者重要的辅助治疗措施。
②肝移植和其他手术。

第七单元 结缔组织病

重点提示

本单元重点掌握类风湿关节炎的诊断、治疗。

考点集合

一、类风湿关节炎

1. 病因
(1) 环境因素。
(2) 遗传易感性。
(3) 免疫功能紊乱。

2. 临床表现
(1) 关节表现（2013）：①晨僵：晨起时受累关节出现较长时间的僵硬、胶黏着样感觉，一般持续1小时以上。②关节痛：出现最早的表现（2017）。多呈对称性、持续性，但时轻时重。③关节肿胀：呈对称性，膝关节最常受累。④关节畸形：多见于较晚期患者。⑤关节功能障碍。
(2) 关节外表现：①类风湿结节：常提示疾病处于活动阶段。②类风湿血管炎。③肺：可表现为肺间质病变、胸膜炎及肺结节样改变。④心脏：可伴发心包炎、心肌炎和心内膜炎。⑤神经系统：最常受累的神经有正中神经、尺神经以及桡神经，表现复杂多样。⑥其他：可伴有贫血；血小板增多多见于活动期；口干、眼干等干燥综合征表现。

3. 实验室检查及其他检查
(1) 血象：有轻度至中度贫血。
(2) 炎性标记物：活动期血沉增快，C反应蛋白升高。
(3) 自身抗体：①类风湿因子（RF）：常规检测为IgM型，且其滴度与疾病的活动性和严重性成正比。②抗角蛋白抗体谱：抗角蛋白抗体（AKA）、抗核周因子（APF）和抗环瓜氨酸肽抗体（CCP）等自身抗体，对RF的诊断有较高的特异性，有助于早期诊断。但敏感性不如RF。
(4) 关节影像学检查：①X线摄片：对疾病的诊断、关节病变分期均很重要。首选双手指及腕关节摄片检查（2015），骨损害的X线表现分为4期：Ⅰ期：可见关节周围软组织肿胀或关节端骨质疏松。Ⅱ期：可见关节间隙狭窄。Ⅲ期：可见关节面出现虫蚀样破坏。Ⅳ期：可见关节脱位或半脱位或关节强直（纤维性强直或骨性强直）。②CT和MRI：CT有助于发现早期骨侵蚀和关节脱位等改变。MRI有助于发现关节内透明软骨、滑膜、肌腱、韧带和脊髓病变。

4. 诊断 ①晨僵持续至少1小时（≥6周）；②3个或3个以上关节肿（≥6周）；③腕关节或掌指关节或近端指间关节肿（≥6周）；④对称性关节肿（≥6周）；⑤类风湿皮下结节；⑥手和腕关节的X线片有关节端骨质疏松和关节间隙狭窄；⑦类风湿因子阳性（该滴度在正常的阳性率<5%）。上述7项中，符合4项即可诊断。

5. 治疗
(1) 一般治疗：强调患者教育及整体和规范治疗的理念。
(2) 药物治疗：①非甾体抗炎药：有效缓解症状，但不能控制病情进展，不单独使用。常用塞来昔布、美洛昔康、双氯芬酸。②改善病情的抗风湿药及免疫抑制剂：起效缓慢，对疼痛的缓解作用较差，但能延缓或阻止关节的侵蚀及破坏。常用甲氨蝶呤、柳氮磺吡啶、生物制剂（TNF-α拮抗剂等）和免疫性治疗、青霉胺、金制剂和环孢素等。③糖皮质激素。④植物药制剂。

(3) 外科治疗。

二、系统性红斑狼疮

1. 病因 ①遗传因素；②环境因素；③内分泌：雌激素水平升高等。
2. 病理 基本病理改变是炎症反应和血管异常，坏死性血管炎，可发生于任何器官。
3. 临床表现（2015）

(1) 全身症状：活动期患者常伴有发热，多伴有疲乏、体重下降等症状。

(2) 皮肤与黏膜：特征性的改变为鼻梁和双颧颊部呈蝶形分布的红斑；皮肤损害包括光敏感、脱发、手足掌面和甲周红斑、盘状红斑、结节性红斑、脂膜炎、网状青斑、雷诺现象等。口或鼻黏膜溃疡常见。

(3) 关节和肌肉：患者常有对称性多关节疼痛、肿胀。可出现肌痛和肌无力。

(4) 狼疮肾炎（LN）：50%~70%的患者会出现临床肾脏受累，肾衰竭是SLE的主要死亡原因之一。

(5) 神经系统：轻者仅有偏头痛、记忆力减退或轻度认知障碍；重者可表现为脑血管意外、昏迷、癫痫持续状态等。

(6) 呼吸系统：干性胸膜炎、胸腔积液、狼疮性肺炎、肺间质性病变、肺动脉高压和弥漫性出血性肺泡炎。

(7) 心血管：常出现心包炎、心律失常，重症SLE可伴有心功能不全和冠状动脉病变。

(8) 消化系统：不同程度的食欲减退等症状。血清转氨酶常升高。

(9) 血液系统：活动期约半数患者有贫血，以及白细胞减少和/或血小板减少。可有淋巴结肿大和（或）脾肿大。

(10) 其他：眼部受累，常伴有继发性干燥综合征，SLE患者妊娠会使病情加重或复发。

4. 实验室检查及其他检查

(1) 一般检查：血常规检查可有贫血、白细胞减少和/或血小板减少。尿常规检查可有蛋白、红细胞和各种管型。血沉在活动期常增快。

(2) 自身抗体：①抗核抗体（ANA）：特异性较差。②抗双链DNA（dsDNA）抗体：特异性强，抗体滴度高，常提示有肾损害。③抗Sm抗体：阳性率约25%，特异性强，可作为回顾性诊断的依据。④抗磷脂抗体：阳性率为30%~40%，阳性患者容易发生动、静脉血栓，习惯性流产，血小板减少等，称为抗磷脂综合征。⑤抗核糖体P蛋白抗体：阳性患者常有神经系统损害。⑥其他自身抗体：约20%~40%患者类风湿因子阳性。

(3) 补体：血清补体C3、C4水平低下有助于SLE的诊断，并提示狼疮处于活动期。

(4) 狼疮带试验：70%~90%患者可见在真皮与表皮连接处有荧光带。

(5) 肾活检：对狼疮肾炎的分型诊断、治疗、估计预后均有一定价值。

(6) 其他检查：X线、CT、超声心动图、心电图、眼底检查、肝肾功能、心肌酶谱等有利于早期发现SLE对各系统的损害。

5. 诊断 普遍采用美国风湿病学会（ACR）1997年推荐的SLE分类标准。共11项：①颊部红斑：固定红斑，扁平或高起，在两颧突出部位。②盘状红斑：片状隆起于皮肤的红斑，有角质脱屑和毛囊栓；陈旧病变可见萎缩性瘢痕。③光过敏：对日光有明显的反应，引起皮疹，从病史中得知或医生观察到。④口腔溃疡：经医生观察到的口腔或鼻咽部溃疡，一般为无痛性。⑤关节炎：非侵蚀性关节炎，累及2个或更多的外周关节，有压痛、肿胀或积液。⑥浆膜炎：胸膜炎或心包炎。⑦肾脏病变：尿蛋白定量>0.5g/24h或（+++），或管型。⑧神经病变：癫痫发作或精神病，除外药物或已知的代谢紊乱。⑨血液学疾病：溶血性贫血，或白细胞减少，或淋巴细胞减少，或血小板减少。⑩免疫学异常：抗dsDNA抗体阳性，或抗Sm抗体阳性，或抗磷脂抗体阳性（后者包括抗心磷脂抗体，或狼疮抗凝物，或至少持续6个月的梅毒血清试验假阳性三者中具备1项阳性）。⑪抗核抗体：在任何时候和未用药物诱发"药物性狼疮"的情况下，抗核抗体滴度异常。上述11项中，符合4项或4项以上者，在除外感染、肿瘤和其他结缔组织病后，即可诊断为SLE。

6. 治疗　强调早期诊断和早期治疗，以避免或延缓不可逆的组织脏器的病理损害。

（1）一般治疗：避免过劳、日晒或其他紫外线照射；预防感染；注意避免可能诱发狼疮的药物或食物；调节不良情绪。

（2）药物治疗：①轻型SLE：可使用非甾体抗炎药、抗疟药、小剂量激素如泼尼松，也可短期局部应用激素治疗皮疹。②重型SLE：分诱导缓解和巩固治疗。诱导缓解目的在于迅速控制病情，阻止或逆转内脏损害：A. 糖皮质激素：治疗SLE的基础药物。根据病情轻重，泼尼松每日0.5~1mg/kg口服，晨起1次服用。病情好转，以每1~2周减10%的速度逐渐减量，如果病情允许，维持治疗剂量应<10mg/d。如出现大剂量治疗无效、癫痫发作、精神症状、严重溶血性贫血、血小板减少而有出血倾向、急性肾衰竭、病情急剧恶化等情况，应用甲基泼尼松龙冲击治疗，剂量500~1000mg溶于250mL葡萄糖液中静脉滴注，每日1次，连续3日为一疗程。冲击后每日口服泼尼松0.5~1mg/kg，病情好转稳定4周后可逐步减量，直至维持量；B. 环磷酰胺：重症SLE的有效治疗药物之一。C. 环孢素：对狼疮肾炎（特别是Ⅴ型）有效；D. 硫唑嘌呤：对浆膜炎、血液系统、皮疹等效果较好。

（3）狼疮危象：挽救生命，保护受累脏器，防止后遗症。通常需要大剂量甲基泼尼松龙冲击治疗，针对受累脏器的对症治疗和支持治疗

（4）妊娠生育：患者无重要脏器损害、病情稳定1年以上，细胞毒免疫抑制剂停用半年以上，泼尼松维持量<10mg/d，可以妊娠。

第八单元　神经系统疾病

重点提示

本单元出题基本都围绕脑出血及癫痫发作的临床表现。

考点集合

一、癫痫

1. 病因

（1）病因分类

①症状性癫痫：颅脑外伤、脑血管瘤、颅内肿瘤、中枢神经系统感染、脑寄生虫病、神经系统变性疾病、代谢异常、药物和毒物导致的脑损伤等。

②特发性癫痫：与遗传关系密切。

③隐源性癫痫：临床表现为症状性癫痫，但相关检查未查明中枢神经系统结构与功能异常。

（2）影响发作的因素

①年龄：特发性癫痫发病与年龄密切相关，如婴儿痉挛症多在1岁首发，儿童失神癫痫好

发于6～7岁。

　　②遗传因素：主要影响癫痫的易患性。
　　③睡眠：睡眠-觉醒周期与癫痫发作密切相关。
　　④机体内环境变：化电解质紊乱、内分泌失调、代谢异常等。
　　⑤患者一般状态：过度疲劳、睡眠不足、饥饿、便秘、饮酒、声光刺激、情绪波动等，均是痫性发作的常见诱发因素。

　　2. 临床表现
　　（1）部分性发作
　　①单纯部分性发作：一般不超过1分钟，起始与结束突然，表现为简单的运动、感觉、自主神经或精神症状，发作时意识始终存在，发作后能复述发作的细节。
　　②复杂部分性发作：有意识障碍，发作时患者对外界刺激无反应，发作后不能或部分不能复述发作的细节。
　　（2）全面性发作
　　①全面性强直-阵挛发作（GTCS）：即大发作。以意识丧失和全身对称性抽搐为特征。
　　②强直性发作：肌肉强烈收缩，使身体固定于特殊体位，头眼偏斜，躯干呈角弓反张，呼吸暂停，瞳孔散大。
　　③阵挛性发作：婴儿肢体呈节律性反复抽动。
　　④失神发作：突然发生和突然终止的意识丧失是失神发作的特征。
　　⑤肌阵挛发作全身或某一肌群短暂闪电样肌肉收缩。
　　⑥失张力性发作：肌张力突然丧失，表现为头部和肢体下垂，或跌倒。

　　3. 诊断与鉴别诊断
　　（1）诊断
　　①病史：详细而又准确的病史资料是诊断的主要依据。
　　②脑电图：脑电图是诊断癫痫最重要的辅助诊断依据。
　　③影像学及实验室检查脑部影像学检查：如CT、MRI、单光子发射计算机断层及各种化验如血常规、血糖、血钙、大便虫卵、脑脊液等检查有助于明确症状性癫痫的病因。
　　（2）鉴别诊断：应与晕厥、假性癫痫发作（癔症性发作）、短暂性脑缺血发作、低血糖症等鉴别。

　　4. 治疗
　　（1）发作时治疗：①一般处理：慎防跌伤、舌咬伤、骨折、窒息等意外伤害。②癫痫持续状态的救治：维护生命体征稳定，支持心肺功能，尽快控制发作，防治脑损伤。
　　（2）抗癫痫药物：①传统抗癫痫药：苯妥英钠、卡马西平、丙戊酸、苯巴比妥。②新型抗癫痫药：托吡酯、拉莫三嗪。
　　（3）手术治疗：主要是癫痫病灶切除术。

二、短暂性脑缺血发作

　　1. 病因　　主要为动脉粥样硬化，其他有动脉狭窄、器质性心脏病、血液成分异常等。
　　2. 临床表现
　　（1）颈内动脉系统：TIA较少见，但易引起完全性脑卒中。常见一过性单眼失明或视觉障碍，发作性偏身瘫痪或单肢瘫痪，发作性偏身感觉障碍或单肢感觉障碍，发作性偏盲或视野缺损。如为主侧大脑半球受累则可出现一过性失语。
　　（2）椎-基底动脉系统：TIA多见，且易反复发作，持续时间较短。常见发作性眩晕，常伴有恶心、呕吐，多数患者出现眼球震颤。可出现单眼或双眼皮质盲或视野缺损，或复视、共济失调、吞咽困难、构音障碍和交叉性瘫痪等。

3. 实验室检查及其他检查

（1）颅脑 CT 或 MRI：个别患者发病早期显示有一过性缺血病灶。多数患者经 CTA 或 DSA 检查可发现动脉粥样硬化、血管狭窄等。

（2）血液生化检测：部分患者有血脂、血糖、血尿酸等代谢指标异常。

（3）颈动脉及椎-基底动脉：B 超部分患者可发现颈动脉或椎-基底动脉形成粥样硬化斑块，并可导致血管管腔一定程度的狭窄。

（4）血液一般检查：部分可有红细胞比容异常升高、血小板异常升高等异常改变。

4. 诊断与鉴别诊断

（1）诊断　主要依据病史，中老年患者突然出现一过性局限性神经功能缺失的症状和体征，持续时间短暂，24 小时内症状和体征消失，急诊 CT 或 MRI 检查未发现与症状相关的病灶，即可诊断 TIA。进一步全面检查，寻找可能的病因、潜在病理状态和卒中的危险因素。

（2）鉴别诊断

①癫痫：部分性发作表现为发作性肢体抽搐或感觉异常，持续时间仅数秒至数分钟，脑电图多有典型改变，有助于鉴别诊断。

②梅尼埃病：表现为发作性眩晕、呕吐，但持续时间较长，多超过 24 小时，且常发生于年轻人，常有耳鸣和听力减退。

5. 病情评估　TIA 短期进展为卒中的风险评估目前应用 $ABCD^2$ 风险评分系统。$ABCD^2$ 风险评分超过 3 分的患者，或 $ABCD^2$ 风险评分在 0~2 分但 48 小时内无条件完成 TIA 相关检查患者，或 $ABCD^2$ 风险评分在 0~2 分并发现有症状相关的缺血病灶者的患者，均属于高风险患者，应住院治疗。

短暂性脑缺血发作 $ABCD^2$ 评分量表

临床特征		得分
年龄（A）	≥60 岁	1
血压（B）	≥140/90mmHg	1
临床表现（C）	单侧肢体无力	2
	不伴肢体无力的言语障碍	1
症状持续时间（D）	≥60 分钟	2
	10~59 分钟	1
糖尿病（D）	有	1

6. 治疗

（1）一般治疗：控制高血压、糖尿病、血脂异常、器质性心脏病，低脂饮食，戒烟戒酒，适量进行规律的有氧运动等。

（2）抗血小板聚集治疗：口服阿司匹林或氯吡格雷。

（3）抗凝治疗：常用低分子量肝素皮下注射，随后改为华法林口服。

（4）外科治疗：颈动脉内膜切除术，或颈动脉血管成形术及支架置入术。

三、脑梗死

1. 病因与发病机制

（1）**脑血栓形成**：最常见的病因是脑动脉粥样硬化，其他有动脉炎、药源性病因（安非他明等）、血液系统疾病（红细胞增多症、血小板增多症等）、遗传性高凝状态、抗磷脂抗体综合征、动脉夹层等。

(2) 脑栓塞：最常见的病因是心源性脑栓。此外骨折、手术时的脂肪、寄生虫卵、癌细胞、肾病综合征高凝状态均可引起栓塞。

2. 临床表现

常见动脉闭塞的表现

(1) 颈内动脉闭塞综合征：视力减退或失明、一过性黑矇、Horner 综合征；病变对侧偏瘫、皮质感觉障碍；优势半球受累可出现失语、失读、失写和失认。

(2) 大脑中动脉：典型的"三偏征"(2014)。

(3) 大脑前动脉：病变对侧中枢性面瘫、舌瘫；下肢重于上肢的偏瘫；对侧足、小腿运动和感觉障碍；排尿障碍；可有强握、吸吮反射、精神障碍。

(4) 大脑后动脉：对侧同向偏盲及丘脑综合征。优势半球受累，有失读、失写、失用及失认。

(5) 椎-基底动脉：可突发眩晕、呕吐、共济失调。并迅速出现昏迷、面瘫、四肢瘫痪、去大脑强直、眼球固定、瞳孔缩小、高热。

(6) 小脑后下动脉或椎动脉：延髓背外侧综合征、中脑腹侧综合征、脑桥腹外侧综合征、闭锁综合征。

(7) 大面积脑梗死：病灶对侧完全性偏瘫、偏身感觉障碍及向病灶对侧的凝视麻痹。

(8) 分水岭脑梗死。

3. 实验室及其他检查

(1) 腰穿：脑脊液一般不含血，若有红细胞可考虑出血性脑梗死。

(2) 脑 CT 或 MRI：可显示缺血性梗死或出血性梗死变化，出现出血性梗死者更有脑栓塞可能。

4. 诊断与鉴别诊断

(1) 诊断

①脑血栓形成：中年以上，有动脉硬化、高血压、糖尿病等病史，常有短暂性脑缺血发作病史；静息状态下或睡眠中发病；意识常清楚或轻度障碍，多无脑膜刺激征；脑部 CT、MRI 检查可显示梗死部位和范围，并可排除脑出血、肿瘤和炎症性疾病。

②脑栓塞：有冠心病心肌梗死、心脏瓣膜病、心房颤动等病史；体力活动中骤然起病；意识常清楚或轻度障碍，多无脑膜刺激征；脑部 CT、MRI 检查可显示梗死部位和范围，并可排除脑出血、肿瘤和炎症性疾病。

(2) 鉴别诊断

①颅内占位病变：造影可有脑血管移位，CT、MRI 可发现占位病灶。

②中枢性面瘫与周围性面瘫：脑卒中引起的面瘫为中枢性面瘫，表现病灶对侧眼裂以下面瘫，皱眉和闭眼动作正常，常伴舌瘫和偏瘫；周围性面瘫表现为同侧表情肌瘫痪，额纹减少或消失，眼睑闭合不全，无偏瘫。

5. 治疗

(1) 一般治疗：保持呼吸道通畅；控制血压、血糖；维持水、电解质平衡；预防感染。

(2) 溶栓治疗：常用重组组织型纤维蛋白溶酶原激活剂（rt-PA）和尿激酶（UK）。

(3) 降纤治疗：常用巴曲酶。

(4) 降凝治疗：常用低分子肝素。

(5) 抗血小板凝集药物：常用阿司匹林、氯吡格雷。

(6) 神经保护剂：常用胞二磷胆碱、莫地平作。

(7) 恢复期治疗：功能锻炼、预防复发、控制危险因素、针灸、理疗等。

四、脑出血

1. 病因及发病机制

（1）病因：脑出血最主要的病因是高血压性动脉硬化，还包括血液病、动脉瘤、脑血管畸形、脑动脉炎、脑肿瘤、抗凝或溶栓治疗等。

（2）发病机制

①微动脉夹层动脉瘤的形成：长期高血压可引起脑内小动脉壁纤维素样坏死或脂质透明变性，易形成微动脉夹层动脉瘤，当血压骤升时易破裂造成脑出血。

②脑组织病理改变：脑出血血肿压迫周围组织和脑血液循环障碍、代谢紊乱、血管活性物质释放等，可引起脑血管痉挛，导致继发性脑水肿和脑缺血发生。

③全脑症状的发生机制：脑出血后因血肿体积不断增大、周围组织水肿及继发性脑水肿，使颅内压不断升高，脑组织移位，甚至发生脑疝而致死。

④罪犯血管：发生破裂的脑血管常为大脑中动脉的豆纹动脉、基底动脉脑桥支、大脑后动脉的丘脑支、小脑上动脉分支等。

2. 临床表现

（1）常于体力活动或情绪激动时发病（2009），发作时常有反复呕吐、头痛和血压升高，病情进展迅速，常出现意识障碍、偏瘫和其他神经系统局灶性症状体征。

（2）局限性定位体征：①壳核出血（内囊外侧型）：主要有三偏征（偏瘫、偏盲、偏身感觉障碍），双眼同向凝视，左侧半球出血可有失语（2000，2005，2011）。②丘脑出血（内囊内侧型）：可有偏瘫，偏身感觉障碍，双眼垂直性注视麻痹和会聚不能，瞳孔缩小。若出血累及下丘脑可引起中枢性高热、消化道出血等（2011）。③脑叶出血：意识障碍轻，抽搐发作和脑膜刺激征多较明显，局灶体征因受损脑叶不同而异。④桥脑出血：重型者有昏迷、瞳孔小、高热呈去大脑性强直或四肢瘫痪，轻型者有交叉性麻痹和感觉障碍，眼球运动障碍（眼外肌麻痹、同向凝视麻痹、核间性眼肌麻痹）（2011，2019）。⑤小脑出血：轻型为眩晕、眼球震颤、共济失调，重型者昏迷、四肢松软等（2011）。

3. 实验室及其他检查

（1）颅脑CT：血肿灶为高密度影，边界清楚，血肿被吸收后显示为低密度影。

（2）MRI：可明确出血部位、范围、脑水肿和脑室情况。除高磁场强度条件下，急性期脑出血不如CT敏感。但对脑干出血、脑血管畸形、脑肿瘤比CT敏感。

（3）脑血管造影：脑血管造影（DSA或MRA）可以除外动脉瘤、血管畸形。

（4）脑脊液检查：脑出血表现为脑脊液压力增高，呈均匀血性。

（5）血压一般检查、凝血功能检查、血液生化检查、心电图等。

4. 诊断

（1）诊断要点：①50岁以上，有长期高血压病史，尤其有血压控制不良的病史，在活动或情绪激动时突然发病。②突然出现剧烈头痛、呕吐，快速出现意识障碍和偏瘫、失语等局灶性神经缺失症状，病程发展迅速。③颅脑CT检查可见脑内高密度区。

5. 治疗

（1）内科治疗

①一般治疗：保持安静，避免不必要搬动；保持气道通畅，吸氧；建立静脉通道，维持水、电解质平衡。纠正高血糖和高热。昏迷患者禁食2～3天后应酌情鼻饲营养。加强护理，防止感染和褥疮等。

②减轻脑水肿，降低颅内压。

③调整血压：收缩压超过200/110mmHg时，在降颅压同时可慎重平稳降血压治疗。

④亚低温治疗：具有脑保护作用。
⑤止血治疗：6-氨基己酸、鱼精蛋白、维生素 K 等。
⑥并发症的处理：控制抽搐首选苯妥英钠或地西泮静脉注射。及时处理上消化道出血，注意预防肺部、泌尿道及皮肤感染等。

（2）外科治疗：脑出血后出现颅内高压和脑水肿并有明显占位效应者，外科清除血肿、制止出血是降低颅高压、挽救生命的重要手段。

（3）康复治疗：尽早开始康复治疗，进行分阶段综合性康复治疗。

五、蛛网膜下腔出血

1. 病因与发病机制

（1）病因：最常见的病因是脑底囊性动脉瘤破裂，其次为脑动静脉畸形，其他非动脉瘤性病因有高血压脑动脉硬化、脑动脉炎、结缔组织病、颅内肿瘤、血液病、溶栓或抗凝治疗后等。

（2）发病机制：当动脉瘤破裂，血液涌入蛛网膜下腔，压迫脑组织，可迅速出现脑水肿和颅内压增高。血液阻塞脑脊液循环道路可发生梗阻性脑积水，外溢血液中含有多种血管活性物质，可刺激血管和脑膜，诱发脑血管痉挛，严重者发生脑梗死及继发性脑缺血。

2. 临床表现

（1）一般表现：起病前数天或数周有头痛、恶心症状，常在剧烈运动和活动中突然起病，剧烈头痛呈爆裂样发作，可放射至枕后或颈部，并伴喷射性呕吐。查体脑膜刺激征阳性。

（2）定位表现：一侧后交通动脉瘤破裂时，可有同侧动眼神经麻痹，短暂或持久的单瘫、偏瘫、失语等。

（3）严重并发症：①再出血。②迟发性脑血管痉挛。③脑积水。

3. 实验室检查及其他检查

（1）颅脑 CT：出现脑基底部脑池、脑沟及外侧裂的高密度影。

（2）脑脊液检查：脑脊液在起病 12 小时后呈特征性改变，为均匀血性，压力增高，离心后呈淡黄色。

（3）脑血管造影：可明确动脉瘤、脑血管畸形的部位、大小，但急性期可能诱发再出血。数字减影血管造影（DSA）还可发现脑血管痉挛、动静脉畸形、血管性肿瘤等。

（4）其他：眼底检查可有视乳头水肿。经颅多普勒（TCD）对迟发性脑血管痉挛的动态监测有积极意义。血常规、凝血功能、肝功能及免疫学等检查等有助于寻找出血的其他原因。

4. 诊断

（1）突发剧烈头痛伴脑膜刺激征阳性，眼底检查可见出血，尤其是玻璃体膜下出血。

（2）颅脑 CT 检查阳性，脑脊液均匀血性。

（3）有条件可选择 DSA、MRA、CTA 等脑动脉造影，有助于明确病因。

5. 治疗

（1）一般处理：绝对卧床 4~6 周。避免用力；保持大便通畅；注意水、电解质平衡；预防再出血和迟发性脑梗死。

（2）降低颅压：常用甘露醇、呋塞米、甘油果糖等。

（3）止血剂：常用 6-氨基己酸、氨甲苯酸。

（4）防治脑血管痉挛：尼莫地平口服。

（5）外科或介入治疗。

第九单元 常见急危重症

重点提示

本单元内容为临床常见病，应重点掌握治疗。有机磷中毒的特征性表现如呕吐物有大蒜味、瞳孔针尖样大小、肌束颤动，为考试重点。

― 考点集合 ―

一、休克

1. **概念** 休克是机体遭受强烈的致病因素侵袭后，有效循环血量显著下降，不能维持机体脏器与组织的正常灌注，继而发生全身微循环功能障碍的一种危急重症。其主要病理学特征是重要脏器组织微循环灌流不足、代谢紊乱和全身各系统的功能障碍。

2. **临床表现** ①休克早期（微血管痉挛期）：面色苍白、四肢冰凉、出冷汗、口唇或四肢末梢轻度发绀。神志清，伴有轻度兴奋，烦躁不安。血压大多正常，脉搏细速，脉压可有明显减小，也可骤降（见于大失血），所以血压下降并不是判断早期休克的指标。呼吸深而快。尿量减少。②休克期（微血管扩张期）：全身皮肤青紫、发凉、口干明显。表情淡漠、反应迟钝。体温正常或升高。脉搏细弱、浅静脉萎陷、收缩压进行性下降至60~80mmHg、心音低钝。可出现呼吸衰竭。出现少尿甚至无尿。③休克晚期（微循环衰竭期）：全身静脉塌陷，皮肤发绀甚至出现花斑，四肢厥冷，冷汗淋漓。意识不清甚至昏迷。体温不升。脉搏细弱，血压极低甚至测不到，心音呈单音。呼吸衰竭，严重低氧血症，酸中毒。无尿；急性肾衰竭。全身出血倾向：上消化道、泌尿道、肺、肾上腺等出血。多器官功能衰竭：急性心力衰竭、呼吸衰竭、肾衰竭、肝衰竭、脑功能障碍等。

3. **诊断** ①有诱发休克的诱因；②意识障碍；③脉搏细速>100次/分或不能触及；④四肢湿冷，胸骨部位皮肤指压征，皮肤花纹，黏膜苍白或发绀，尿量<30mL/h；⑤收缩压<80mmHg；⑥脉压差<20mmHg；⑦高血压患者收缩压较基础血压下降30%以上。符合第①条及②③④条中的两项和⑤⑥⑦条中的1项即可诊断。

4. **治疗**
（1）病因防治，积极防治引起休克的原发病。
（2）紧急处理。
（3）抗休克治疗：①补充血容量，判断补液量充分的指标为：收缩压正常或接近正常，脉压>30mmHg；CVP升高>12cmH$_2$O；尿量≥30mL/h；临床症状好转。②纠正电解质与酸碱平衡失调。③应用血管活性药。拟肾上腺素类：多巴胺；多巴酚丁胺；异丙肾上腺素；肾上腺素；去甲肾上腺素；间羟胺。肾上腺素能α受体阻滞剂：酚妥拉明：常用于心血管急症；酚苄明：常用于出血性、创伤性和感染性休克。莨菪类（抗胆碱类）：包括阿托品、东莨菪碱和654-2（山莨菪碱）等，主要用于感染性休克。其他：硝普钠用于急性心梗合并心源性休克；氯丙嗪用于感染性、创伤休克；血管紧张素胺升压作用强而短暂；糖皮质激素用于感染性休克、过敏性休克和急性心梗合并心源性休克者。
（4）维护脏器功能：①增强心肌收缩：常用毛花苷C、多巴酚丁胺；②维护呼吸功能；③维护肾功能：持续少尿时，快速静脉注射20%甘露醇或呋塞米，使尿量>100mL/h；若仍无尿，则提示急性肾功能不全，予透析治疗或相应处理；④防治脑水肿：常用20%甘露醇快速静脉滴注，降低颅内压，解除脑血管痉挛；⑤DIC的治疗：在抗休克综合治疗的基础上尽早给予肝素或活血化瘀中药制剂。

三、急性上消化道出血

1. 概念　屈氏韧带以上的消化道，包括食管、胃、十二指肠上段空肠以及肝、胰、胆病变引起的出血。上消化道大量出血一般指在数小时内的失血量超出 1000mL 或循环血容量的 20%。

2. 病因

（1）消化系统疾病

①食管疾病：食管静脉曲张破裂、食管炎、食管贲门黏膜撕裂、食管癌、食管异物以及放射性损伤和强酸、强碱等化学性损伤。

②胃疾病：胃溃疡、急性胃黏膜损伤、胃黏膜脱垂、胃癌、胃血管病变（血管瘤、动静脉畸形）及胃憩室等。

③十二指肠疾病：十二指肠溃疡、十二指肠炎、憩室、肿瘤等。

④肝胆疾病：胆管或胆囊结石、胆道蛔虫病、胆囊或胆管癌、肝癌、肝脓肿或肝动脉瘤破入胆道等。

⑤胰腺疾病：如急性出血坏死性胰腺炎、胰腺肿瘤等。

（2）全身性疾病

①血管性疾病：如过敏性紫癜、遗传性出血性毛细血管扩张等。

②血液病：如血友病、血小板减少性紫癜、白血病、弥散性血管内凝血等。

③急性感染：如流行性出血热、重症肝炎、钩端螺旋体病及败血症等。

④应激性溃疡：各种严重疾病（如重度烧伤、脑血管意外、肺心病、呼吸衰竭等）可引起应激状态，产生应激性溃疡。

⑤结缔组织病：如结节性多动脉炎或其他血管炎、系统性红斑狼疮、白塞病等。

⑥尿毒症。

3. 临床表现

（1）呕血与黑便：是上消化道出血的特征性表现。

（2）失血性周围循环衰竭：上消化道大量出血所表现的急性周围循环衰竭，其程度轻重随出血量大小和失血速度快慢而异。

（3）发热：多数病人在休克被控制后出现低热，一般不超过 38.5℃，可持续 3~5 天。循环血容量减少，周围循环衰竭，导致体温调节中枢的功能障碍，再加贫血的影响，可能是引起发热的原因。

（4）氮质血症：在上消化道大量出血后，血中尿素氮浓度常增高，称为肠性氮质血症。一般于一次出血后数小时血尿素氮开始上升，经 24~48 小时可达高峰，大多不超出 14.3mmol/L，3~4 日后才降至正常。肠性氮质血症主要是由于大量血液进入肠道，其蛋白质消化产物被吸收引起。

（5）贫血：上消化道大量出血后 2~5 小时，白细胞计数可升达 1 万~2 万，血止后 2~3 天才恢复正常。上消化道大量出血后均有急性失血后贫血。

4. 诊断

（1）上消化道出血的诊断：根据呕血、黑便和失血导致的全身表现，呕吐物或大便隐血试验呈强阳性，血红蛋白浓度、红细胞计数及血细胞比容下降，可做出上消化道出血的诊断。

（2）上消化道大出血的诊断：根据呕血、黑便伴有明确的失血性周围循环衰竭的临床表现，以及快速出现的失血性贫血、肠源性氮质血症等，可做出上消化道大出血的诊断。

（3）病因诊断

①胃镜：目前诊断上消化道出血病因的首选检查方法。

②选择性腹腔动脉造影：发现血管畸形、血管瘤等血管病变致消化道出血的唯一方法。

③X线钡餐检查：主要用于患者有胃镜检查禁忌，或不愿进行胃镜检查者。

5. 治疗

（1）一般治疗：患者应卧床休息。吸氧，大量出血时应禁食，烦躁不安者可给予适量镇静剂。

（2）补充血容量：尽快建立静脉输液通道，立即配血。

（3）止血治疗

①食管胃静脉曲张破裂大出血：药物止血（垂体后叶素、生长抑素、硝苯地平、硝酸甘油）、气囊压迫止血、内镜治疗、经皮经颈静脉肝穿刺肝内门体分流术、手术治疗。

②非静脉曲张破裂大出血：提高胃内 pH 值、局部止血措施、内镜下止血、手术治疗。

四、急性中毒

1. 概述

（1）病因：①职业中毒：在生产、包装、运输过程中，接触有毒的原料、中间产物或成品，如果不注意劳动保护，即可发生中毒。②生活中毒：误食、意外接触毒物、用药过量、自杀或谋害等情况下，过量毒物进入人体都可引起中毒。

（2）中毒机制：局部刺激、缺氧、抑制体内酶的活性、干扰细胞功能、与受体竞争、麻醉作用。

2. 急性一氧化碳中毒

（1）临床表现：分为轻、中、重3级。①轻度中毒：以剧烈头痛、头晕、乏力、恶心、呕吐、视物不清、嗜睡、意识模糊为特点，可诱发心绞痛发作。查体见口唇黏膜呈樱桃红色。血碳氧血红蛋白浓度为10%~20%。②中度中毒：出现神志不清，皮肤、黏膜呈明显樱桃红色，伴多汗、烦躁不安，逐渐出现意识障碍，进入昏迷状态。查体可见瞳孔对光反射、角膜反射迟钝，肌腱反射减弱，部分患者开始出现生命体征异常。血碳氧血红蛋白浓度为30%~40%。③重度中毒：进入昏迷状态，伴反复惊厥发作，大小便失禁，血压下降，呼吸不规则，瞳孔扩大，各种反射减弱甚至消失，体温升高，可并发肺水肿、脑水肿及心脏、肾脏损害。部分患者表现为无意识、睁眼、不动、无语，呼之不应，推之不动。

（2）治疗：①一般处理：立即将患者搬移至空气新鲜处，松解衣服，平卧位休息，注意保暖，保持呼吸道通畅。发生呼吸、心跳停止，立即进行心肺复苏术。②纠正吸氧：关键性治疗。应用面罩吸入纯氧，条件允许吸入含5%二氧化碳的氧气。高压氧舱为最有效的治疗方法。③防治脑水肿：于发病后24~48小时达高峰，尤其有意识障碍的中、重度中毒患者，应用25%甘露醇或/和糖皮质激素、利尿剂治疗。昏迷患者头部冰敷降温。④对症处理：高热者给予物理降温及药物降温；抽搐患者适当应用镇静剂，严重发作的患者可考虑应用人工冬眠；纠正水、电解质失衡，防治感染、肺水肿与急性肾衰竭。

3. 急性有机磷杀虫药中毒

（1）临床表现：①毒蕈碱样表现：出现最早，主要是副交感神经末梢兴奋所致（2001，2015）。②烟碱样表现：血压增高、脉搏加速和心律失常（2001，2010，2014）。③中枢神经系统：头晕、头痛、疲乏、共济失调、烦躁不安、谵妄、抽搐和昏迷（2001，2004）。④急性中毒：个别患者在重度中毒症状消失后2~3周可发生迟发性脑病，主要累及肢体末端，且可发生下肢瘫痪、四肢肌肉萎缩等神经系统症状。多数急性中毒无后遗症。⑤少数病例在急性中毒症状缓解后和迟发性脑病发生前，在急性中毒后24小时后突然发生死亡，称"中间综合征"。（2004，2005）。

（2）治疗

①一般处理：立即使患者脱离中毒现场，脱去被污染的衣物鞋袜及首饰、佩戴物，保持呼吸道通畅。

②清除毒物：经皮肤、毛发中毒者，应用肥皂水或清水彻底清洗。经口中毒者，立即刺激咽喉部催吐，并经胃管洗胃。

③应用特效解毒药物：抗胆碱能药物、胆碱酯酶复能剂。

④对症治疗：必要时适量应用糖皮质激素，及时给予呼吸机治疗。

4. 急性酒精中毒

（1）病因与中毒机制

①病因：一次性大量饮用含酒精的酒类饮品。

②中毒机制：中枢神经系统抑制作用、代谢异常、耐受性、依赖性和戒断综合征。

（2）临床表现

①兴奋期：中毒早期出现头痛、乏力、欣快、兴奋、言语增多、喜怒无常等，有时粗鲁无礼，易感情用事，面色潮红或苍白，呼出气带酒味。

②共济失调期：动作不协调，步态不稳，动作笨拙，言语含糊不清，可伴有眼球震颤、复视、躁动、精神错乱等表现。消化系统的临床表现主要为恶心、呕吐、肝区疼痛等。

③昏迷期：昏睡，面色苍白，皮肤湿冷，口唇紫绀，瞳孔散大，体温下降，脉搏细弱，严重者发生呼吸、循环功能衰竭而死亡。

（3）诊断：有一次性大量饮酒或含酒精饮料史，患者呼出气及呕吐物有浓烈酒味，结合临床表现与血清酒精浓度测定，诊断并不困难。血清中有乙醇且含量明显增加，为诊断的重要依据。

（4）治疗

①一般处理：保持呼吸道通畅，及时清除咽喉部分泌物，加强护理，防止发生窒息，鼻导管吸氧。

②促进酒精排出体外：催吐；1%碳酸氢钠洗胃；腹膜透析或血液透析。

③促进酒精氧化应用：50%葡萄糖注射液100mL加入普通胰岛素20U静脉注射，同时肌内注射维生素B_1、维生素B_6及烟酸各100mg；可同时给予大剂量维生素C。

④应用纳洛酮纳。

⑤对症治疗。

第十三篇 传染病学

第一单元 传染病学总论

重点提示

本单元重点掌握感染过程的表现、传染病的特征，其余内容熟悉即可。

---考点集合---

一、感染与免疫

1. 感染的概念　病原体和寄生虫感染进入人体的过程（2006）。
2. 感染过程的表现（2016）
（1）隐性感染：只有通过免疫学检查才能发现，最常见（2011，2015，2016）。
（2）显性感染：临床上出现某一传染病所特有的综合征，最少见（2011）。
（3）病原携带状态：人体不出现临床症状，第二常见。
（4）潜伏感染：由于机体免疫功能足以将病原体局限化而不引起显性感染，成为携带者；待机体免疫功能下降时，才引起显性感染。
3. 感染过程中病原体的作用　侵袭力、毒力、数量、变异性。
4. 感染过程中的免疫应答作用
（1）非特异性免疫：屏障，吞噬和体液因子。皮肤黏膜屏障和单核巨噬细胞系统，中性粒细胞和补体、溶菌酶和细胞因子等。
（2）特异性免疫：体液免疫和细胞免疫——特异性被动免疫和特异性免疫清除。

二、传染病流行过程

1. 传染病流行过程三环节（2011）
（1）传染源：①患者。②隐性感染者。③病原携带者及受染动物。
（2）传播途径：①呼吸道传播（非典、结核病等）。②消化道传播（霍乱、痢疾等）。③血液传播（乙肝、丙肝等）。④母婴垂直传播（艾滋病、梅毒等）。⑤虫媒传播（乙脑、出血热等）。⑥接触传播。⑦土壤传播。⑧医源性感染。
（3）易感人群：主要是指免疫力低下或没有特异性免疫保护的人群。
2. 影响流行过程的环境因素
（1）自然因素：地理因素（地方性）、气候因素（季节性）和生态环境（自然源性传染病）。
（2）社会因素：社会制度、经济和生活条件、文化水平对流行过程有决定性影响。

三、传染病的特征

1. 基本特征　有病原体，有传染性，有流行病学特征（散发、暴发、流行、大流行），具有季节性、地方性，感染后可有免疫力（2006，2013，2015）。

2. 临床特征

（1）病程发展的阶段性：潜伏期，前驱期，症状明显期，恢复期，复发与再燃和后遗症期。

（2）具有一些相对特异性的临床表现：发热的热型，皮疹的特征等。

四、传染病的诊断

1. 临床资料

（1）详细询问病史。

（2）传染病特有的体征：如麻疹的Koplik's spot，破伤风的牙关紧闭，狂犬病的恐水怕风，流脑的脑膜刺激征和瘀点瘀斑，出血热的酒醉貌和鞭击样出血点等。

2. 流行病学资料　①传染病的地区分布。②传染病的时间分布。③传染病的人群分布。④了解传染病的接触史、预防接种史，也有助于建立诊断。

3. 实验室检查及其他检查。

五、传染病的治疗

1. 治疗原则　去除病原体，恢复机体的生理功能。

2. 治疗方法　①一般及支持疗法。②病原或特效疗法。③对症治疗。④康复疗法。⑤中医中药治疗。

六、传染病的预防

1. 管理传染源　主要以隔离为主（时间以潜伏期为依据），并清除可能被污染或已经被污染的物品。

（1）患者或疑似病人早期隔离、早期治疗。

（2）接触者进行检疫，药物预防或预防接种。

（3）病原携带者进行治疗、调整工作岗位。

（4）动物传染源根据经济价值处理。

2. 切断传播途径

（1）隔离：①严密隔离。②呼吸道隔离。③消化道隔离。④血液-体液隔离。⑤接触隔离。⑥昆虫隔离。⑦保护性隔离。

（2）消毒：①分类（疫源地消毒及预防性消毒）。②消毒方法（物理消毒法和化学消毒法）。

3. 保护易感人群　①提高人群的非特异性免疫力。②增强特异性免疫力。③个人防护、药物预防。

病毒感染

第二单元 病毒性肝炎

☆ 重点提示

本单元是出题热点,重点在于病原学、流行病学和治疗,要牢记每种肝炎的独特之处,如肝臭考虑急性重型肝炎,肝门静脉高压考虑肝炎后肝硬化,这些往往就是解题的关键。

———— 考点集合 ————

一、病原学

1. 甲型肝炎病毒　小 RNA 病毒科。
2. 乙型肝炎病毒　不完全环状 DNA 病毒(2009,2013,2016,2019)。
3. 丙型肝炎病毒　单股正链 RNA 病毒。
4. 丁型肝炎病毒　是一种单负链 RNA 缺陷病毒(2019)。
5. 戊型肝炎病毒　单股正链 RNA 病毒。

二、流行病学

1. 传染源
甲型:病人和隐性感染者。
乙、丙、丁型:急性、慢性患者和病毒携带者。
2. 传播途径
甲型:粪-口传播(2010,2015)。
乙型:性传播、胃肠外途径进入血液的途径和母婴传播为主(2016)。
丙型:基本同乙肝,但以输血途径感染更常见(2009,2011)。
丁型:伴随乙肝一起传播。
戊型:粪-口传播(2009,2015)。
3. 易感人群
甲型:没有特异性免疫力的人群都易感(黄色人种更易感)。
乙型:HBsAg 阳性的急、慢性肝炎或无症状携带者。
丙肝:普遍易感。
丁肝:乙肝患者易感。
戊肝:同甲肝。
4. 流行特征　分布遍及全世界,不同地区各型肝炎感染率有很大差别。

三、发病机制及病理

1. 发病机制
(1) 甲型肝炎:HAV 大量增殖,使肝细胞轻微破坏。随后细胞免疫起了重要作用。
(2) 乙型肝炎:肝细胞病变主要取决于机体的免疫应答,尤其是细胞免疫应答。
乙型肝炎的肝外损伤主要由免疫复合物引起。

(3) 丙型肝炎：①HCV 直接杀伤作用；②宿主免疫因素；③自身免疫；④细胞凋亡。
(4) 丁型肝炎：①HDV 本身及其表达产物。②宿主免疫反应。
(5) 戊型肝炎：细胞免疫。

2. 病理　①干细胞变性和坏死。②炎症渗出反应。③肝细胞再生。④纤维组织增生。

四、临床表现

1. 急性肝炎
(1) 急性黄疸型肝炎
①黄疸前期：多数起病缓慢，可有畏寒发热，主要症状为乏力、食欲减退、恶心呕吐、肝区胀痛、腹胀、便秘或腹泻等。
②黄疸期：巩膜、皮肤出现黄染，黄疸日益加深，皮肤瘙痒，大便呈淡灰白色（2010），肝多肿大，质地充实有压痛、叩击痛。肝功能检查有明显异常。
③恢复期：黄疸和其他症状逐渐消退，精神食欲明显好转，肝脾逐渐回缩，肝功能渐趋正常。
(2) 急性无黄疸型肝炎：可见乏力，食欲不振，腹胀，肝区疼痛，有的患者可有恶心、呕吐、便溏或低热。体征可有肝大、压痛，脾也可轻度肿大。

2. 慢性肝炎
(1) 轻度：临床症状、体征轻微或缺如，肝功能指标仅 1 或 2 项轻度异常。
(2) 中度：症状、体征、实验室检查居于轻度或重度之间。
(3) 重度：有明显或持续的肝炎症状，如乏力、食欲不振、腹胀、尿黄、便溏等，有肝病面容、肝掌、蜘蛛痣、脾大等体征，且无门脉高压表现者。实验室检查 ALT 和（或）AST 反复或持续增高，白蛋白降低或 A/G 比值异常，丙种球蛋白明显升高，如发生 ALT 和 AST 大幅升高，胆红素超出正常值，提示重症化反向，可迅速向肝衰竭发展。

3. 重型肝炎　极度乏力，严重消化道症状，神经、精神症状，有明显出血现象，凝血酶原时间显著延长及凝血酶原活动度（PTA）<40%。黄疸进行性加深，胆红素上升大于正常值 10 倍。可出现中毒性鼓肠，肝臭，肝肾综合征等。可见扑翼样震颤及病理反射，肝浊音界进行性缩小。胆酶分离，血氨升高等。

4. 淤胆型肝炎　临床上以梗阻性黄疸为主要表现，有乏力、皮肤瘙痒、肝大、大便呈灰白色，但消化道症状较轻（2006）。肝功能示直接胆红素、AKP、γ-GT、胆固醇增高，黄疸持续 3 周以上。

5. 肝炎肝硬化　可出现肝门静脉高压（典型表现：腹腔积液，脾大和侧支循环的建立），预后差。

五、实验室检查及其他检查

1. 血象　急性肝炎早期血白细胞正常或略高，黄疸期至恢复期白细胞正常或略低。急性重型肝炎白细胞和多个核细胞均可增加。
2. 肝功能检查　胆红素和转氨酶不同程度升高，白蛋白降低，凝血时间延长。
3. 病原学检查　直接法：检测血清及肝组织中的病原体 DNA/RNA。间接法：检测血清中的特异性抗体。
4. 肝活检　一般用于慢性肝炎分度和可疑癌变的诊断。
5. 影像学检查　超声、CT 及 MRI，旨在了解大小和内部结构形状，鉴别一些占位性病变的性质。

六、诊断与鉴别诊断

1. 诊断
（1）急性肝炎：起病较急，常有畏寒、发热、乏力、食欲缺乏、恶心、呕吐等急性感染症状。肝大，质偏软，ALT 显著升高。
（2）慢性肝炎：常有乏力、厌油、肝区不适等症状，可有肝病面容、肝掌、蜘蛛痣、胸前毛细血管扩张，肝大质偏硬，脾大等体征。
（3）重型肝炎（肝衰竭）：急性黄疸型肝炎病情迅速恶化，2 周内出现Ⅱ度以上肝性脑病或其他重型肝炎表现者，为急性肝衰竭；15 天至 26 周出现上述表现者为亚急性肝衰竭；在慢性肝病基础上出现的急性肝功能失代偿为慢加急性（亚急性）肝衰竭。在肝硬化基础上出现的重型肝炎为慢性肝衰竭。
（4）淤胆型肝炎：起病类似急性黄疸型肝炎，黄疸持续时间长，症状轻，有肝内梗阻的表现。
（5）肝炎肝硬化：多有慢性肝炎病史。有乏力，腹胀，尿少，肝掌，蜘蛛痣，脾大，腹水，双下肢水肿，胃底食管下段静脉曲张，白蛋白下降，A/G 倒置等肝功能受损和门脉高压表现。

2. 鉴别诊断　主要鉴别各种病毒型（甲、乙、丙、丁、戊及未分型类）肝炎，酒精性肝炎，药物性肝炎，先天性黄疸及自身免疫性肝病等。

七、治疗

1. 急性肝炎　休息、营养、保肝退黄等支持对症处理。急性丙型肝炎若发现 HCV RNA 阳性，尽快开始抗病毒治疗，可治愈。
2. 慢性肝炎　在一般营养支持治疗的基础上，应用抗病毒药物、调整机体免疫功能及改善肝细胞功能的药物治疗。
3. 重型肝炎　一般营养支持治疗，病因治疗，促进肝细胞再生，抗内毒素血症，防治并发症，人工肝支持，肝移植。

八、预防

1. 管理传染源　急性期应隔离积极治疗。
2. 切断传播途径　血制品均检测病毒性肝炎的标志物，尽量用一次性注射输液用品。
3. 保护易感人群　目前已经成功研制的疫苗有甲肝疫苗和乙肝疫苗。

第三单元　流行性感冒

重点提示

本单元掌握临床表现与治疗。

── 考点集合 ──

一、病原学

1. 流感病毒属正黏病毒科，直径 80~120nm，呈球形或丝状，由核心和包膜组成。
2. 流感病毒的变异，最常发生于甲型，主要形式有两种：①抗原漂移，变异幅度小，属于量变,不会引起流感的大规模流行,出现频率较高,且有逐渐积累效应;②抗原转换,变异幅度大,属于质变,形成新的病毒亚型,会引起流感的全球性大流行,发生频率较低,且缓慢。

3. 流感病毒不耐热,100℃ 1 分钟或 56℃ 30 分钟灭活,对常用消毒剂及紫外线敏感,耐低温和干燥,真空干燥或 -20℃ 以下仍可存活。

二、流行病学

1. 传染源　主要为流感患者和隐性感染者。潜伏期即有传染性,发病 3 日内传染性最强。
2. 传播途径　主要经呼吸道-空气飞沫传播。
3. 易感人群　普遍易感。
4. 流行特征　一般散发、多发于冬季。根据世界上已发生的 4 次大流行情况分析,一般 10~15 年发生一次大流行。流感在流行病学上最显著的特点为:突然暴发,迅速蔓延,波及面广,具有一定的季节性,一般流行 6~8 周后会自然停止。甲型流感常引起暴发流行,乙型流感呈局部流行或散发,亦可大流行,丙型以散发为主。

三、发病机制与病理

1. 发病机制　流感病毒经呼吸道吸入后,通过血凝素与呼吸道表面纤毛柱状上皮细胞的唾液酸受体结合而进入细胞,在细胞内进行复制,引起上呼吸道症状,并在上皮细胞变性坏死后排出较多量的病毒,随呼吸道分泌物排出引起传播,上皮细胞变性、坏死、溶解或脱落后,产生炎症反应。
2. 病理　单纯型流感病变主要发生在上、中呼吸道,表现为纤毛柱状上皮细胞的变性、坏死和脱落,黏膜充血、水肿和单核细胞浸润。流感病毒性肺炎的病理特征为肺充血、水肿,支气管黏膜坏死,气道内有血性分泌物,黏膜下层灶性出血,肺泡内含有渗出液,严重时有肺透明膜形成。

四、临床表现

潜伏期通常为 1~3 日,最短数小时。起病多急骤,主要以全身中毒症状为主,呼吸道症状轻微或不明显。发热通常持续 3~4 日。

1. 单纯型流感　最常见,骤起畏寒、发热,体温可达 39~40℃,头痛、全身酸痛、咽干、乏力及食欲减退等全身症状明显;咳嗽、流涕、鼻塞、咽痛等呼吸道症状较轻。
2. 肺炎型流感　较少见,可以由单纯型转为肺炎型,或直接表现为肺炎型,多发生在 2 岁以下的小儿、老人、孕妇,或原有慢性基础疾病者。特点是在发病后 24 小时内出现高热、烦躁、呼吸困难、咳血痰和明显发绀,可进行性加重,抗菌治疗无效,可因呼吸循环衰竭在 5~10 日内死亡。两肺可有呼吸音减低、湿啰音或哮鸣音,但无肺实变体征。X 线胸片可见双肺广泛小结节性浸润,近肺门较多。
3. 其他类型　包括中毒型、胃肠型、脑炎型等少见类型。
4. 并发症
(1) 呼吸道并发症:细菌性气管炎、细菌性支气管炎、细菌性肺炎。
(2) 肺外并发症:雷耶综合征、中毒性休克、骨骼肌溶解、心肌炎、心包炎。

五、实验室检查与其他检查

1. 血液检查　在发病最初数日白细胞总数大多减少,中性粒细胞显著减少,淋巴细胞相对增加。
2. 血清学检查　急性期(发病后 7 日内采集)和恢复期(间隔 2~3 周采集)双份血清进

行补体结合试验或血凝抑制试验，后者抗体滴度与前者相比有 4 倍或以上升高，有助于确诊（回顾性诊断）。灵敏度、特异性均较差。

3. 病毒特异抗原及其核酸检查　取患者呼吸道标本或肺标本，采用免疫荧光或酶联免疫法检测甲、乙型流感病毒型特异的核蛋白（NP）或基质蛋白（M1）及亚型特异的血凝素蛋白。

4. 快速诊断法　取患者鼻黏膜压片染色找到包涵体，免疫荧光检测抗原。

5. 胸部影像学检查　重症患者胸部 X 线检查可显示单侧或双侧肺炎。

六、诊断与鉴别诊断

1. 诊断　在同一地区，流行季节，短时间之内出现大量流感样病例，应考虑流感。诊断分为疑似病例与确诊病例。

2. 鉴别诊断　主要与普通感冒和流行性非典型性肺炎鉴别。

七、治疗

1. 治疗原则　①隔离患者。②起病 1~2 日内应用抗流感病毒药物治疗。③加强支持治疗和防治并发症。④合理应用对症治疗药物。儿童忌用阿司匹林制剂，以免诱发致命的雷耶（Reye）综合征。

2. 抗流感病毒药物治疗

（1）离子通道 M2 阻滞剂。

（2）神经氨酸酶抑制剂：奥司他韦是目前较为理想的抗病毒药物，发病初期使用。扎那米韦适用于成年患者和 12 岁以上的青少年患者，治疗甲型和乙型流感，每日 20mg，间隔 12 小时，分两次吸入，连用 5 日。

第四单元　人感染高致病性禽流感

重点提示

本单元重点掌握临床表现与治疗。

─────── 考点集合 ───────

一、病原学

1. 该病是由甲型禽流感病毒引起。

2. 禽流感病毒属于正黏病毒科，属甲型流感病毒，包括其全部亚型。根据其致病性，禽流感病毒可分为高致病性、低致病性和非致病性三大类，其中 H5 和 H7 亚型为高致病性，又以 H5N1 致病性最强（2014，2016）。

二、流行病学

1. 传染源　主要为病禽、带毒的禽。野禽在自然传播中发挥了重要作用，特别是感染 H5N1 亚型病毒的鸡、鸭。

2. 传播途径　主要经呼吸道传播，通过密切接触感染的禽类及其分泌物、排泄物、受污染的水及直接接触病毒株被感染。目前尚无人与人之间直接传播的确切证据。

3. 易感人群　偶可感染人。发病与年龄、性别无关，12 岁以下的儿童病情较重。

4. 发病季节　禽流感一年四季均可发生。

三、发病机制与病理

1. 发病机制

（1）禽流感病毒的致病性：①大多流感暴发与病毒株亚型 H5 和 H7 有关。目前仅发现 H5N1、H9N2 和 H7N7 能直接感染人，H5N1 具有高致病性。②家禽体内一些酶类也可增加流感病毒的毒力。

（2）致病性的分子生物学基础：①病毒的基因及其产物，如血凝素、神经氨酸酶和多聚酶是决定毒力的关键。②血凝素蛋白重链和轻链连接肽及附近糖基化的位点也影响其毒力。

（3）禽流感病毒可触发免疫"风暴"：人一旦感染了 H5N1 流感病毒，其支气管和肺泡上皮的促炎细胞因子和趋化因子水平明显增高，可引起反应性嗜血细胞综合征，导致各器官严重的病理损伤。

2. 病理　病理改变以肺部最明显，可见到肺泡和支气管黏膜损伤严重，肺实质出血和坏死，肺泡内大量淋巴细胞浸润，肺泡内有透明膜形成，有严重的弥漫性损伤，并伴有间隔纤维形成。

四、临床表现

潜伏期一般为 1～7 日，通常为 2～4 日。急性起病，早期表现类似流感。主要为发热，体温大多持续在 39℃以上，热程 1～7 日，一般为 3～4 日，可伴有眼结膜炎、流涕、鼻塞、咳嗽、咽痛、头痛和全身不适。部分患者可有消化道症状。体征可见眼结膜轻度充血，咽部充血，肺部有干啰音等，半数患者有肺部实变体征。H7 亚型感染者症状较轻，H9N2 和 H10N7 感染者仅出现一过性流感症状。

五、实验室检查与其他检查

1. 血常规检查　多数患者外周血白细胞、淋巴细胞和血小板不同程度减少。
2. 血生化检查　部分患者肝功能异常，表现为 ALT、AST 升高，亦可出现 BUN 的升高。
3. 病原及血清学检查

（1）病毒抗原及基因检测：取患者呼吸道标本，采用免疫荧光法（或酶联免疫法）检测甲型流感病毒核蛋白抗原（NP）及禽流感病毒 H 亚型抗原。

（2）病毒分离：从患者呼吸道标本（如鼻咽分泌物、口腔含漱液、气管吸出物或呼吸道上皮细胞）中分离禽流感病毒（2016）。

（3）血清学检查。

4. 其他检查　重症患者胸部 X 线检查可显示单侧或双侧肺炎，严重者呈"白肺"。

六、诊断与鉴别诊断

1. 诊断　根据流行病学资料、临床症状和病原分离而确诊。
2. 鉴别诊断　注意与流感、普通感冒、细菌性肺炎、SARS、传染性单核细胞增多症、巨细胞病毒感染、衣原体肺炎、支原体肺炎等疾病相鉴别，确诊需依据实验室检查，如病原体分离、血清学检查和核酸检测（2016）。

七、治疗

1. 一般治疗　对疑似和确诊患者应进行隔离治疗。加强支持治疗，预防并发症。
2. 对症治疗　可应用解热药、缓解鼻黏膜充血药、止咳祛痰药等。儿童忌用阿司匹林制剂，以防发生雷耶综合征。

3. **抗流感病毒治疗**　应在发病48小时内试用抗流感病毒药物。

(1) 神经氨酸酶抑制剂：奥司他韦对禽流感病毒 H_5N_1 和 H_9N_2 有抑制作用。成人每日150mg，儿童每日3mg/kg，分2次口服，5日为一疗程。扎那米韦是第一个新型抗流感病毒的神经氨酸酶抑制剂，对病毒的各种变异株均有作用，是一种雾化吸入剂，每次10mg，每日2次，现已批准用于治疗无并发症的、年龄满7岁的急性流感患者。

(2) 离子通道M2阻滞剂：金刚烷胺和金刚乙胺可抑制禽流感病毒株的复制，早期应用可阻止病情发展。金刚烷胺成人每日100～200mg，儿童每日5mg/kg，分2次口服，5日为一疗程。治疗过程中应注意中枢神经系统和胃肠道副作用，有癫痫病史者忌用。

4. **重症患者的治疗**　对出现呼吸障碍者给予吸氧及其他呼吸支持，防治继发细菌感染，必要时进行免疫调节治疗。

第五单元　艾　滋　病

☆ 重点提示

本单元一直是考试的热点，各种题型出题都有可能。出题点是十分丰富的，重点始终集中在传播途径和主要的临床表现。本部分内容和病理学部分有一定重复，以后出题可能更联系临床，尤其是艾滋病期的卡氏肉瘤，不要忽视。

---- **考点集合** ----

一、病原学

1. **形态结构**　单链RNA病毒，属于反转录病毒科。
2. **生物学特性**　对热敏感；乙醇、漂白粉、次氯酸钠均能灭活。

二、流行病学

1. **传染源**　艾滋病患者和无症状携带者。
2. **传播途径**　①性接触传播。②输血注射传播。③母婴传播。④其他传播途径：器官移植、人工授精（2014）。
3. **易感人群**
(1) 易感人群：普遍易感。
(2) 高危人群：①男同性恋者。②性乱交者。③静脉药瘾者。④血友病和多次输血者。
4. **流行特征**　联合国艾滋病规划署估计，截至2017年底，全球现存活HIV/AIDS患者3690万例，当年新发HIV感染者180万例，有2170万例正在接受高效联合抗反转录病毒治疗，俗称"鸡尾酒疗法"，现在又称抗反转录病毒治疗。

三、发病机制与病理

1. **发病机制**　$CD4^+T$淋巴细胞（2010，2013）在HIV直接和间接作用下，细胞功能受损和大量破坏，导致细胞免疫缺陷。且同时还侵犯其他类型免疫细胞：单核吞噬细胞、B淋巴细胞、NK细胞损伤及HIV感染后的免疫应答异常。
2. **病理**
(1) 淋巴结病变。
(2) 胸腺病变：萎缩性、退行性、炎性病变。

(3) 中枢神经系统病变：神经胶质细胞的灶性坏死，血管周围炎性浸润和脱髓鞘改变。

四、临床表现（2013，2016）

1. 急性 HIV 感染期
(1) 头痛、眼眶痛、肌肉痛、咽喉痛、低热或高热、淋巴结肿大（2006，2016）。
(2) 无瘙痒的红斑疹。
(3) 口腔念珠菌病和食管或肛肠溃疡（2006）。
(4) 多发性中枢神经系统病变。
(5) 腹泻和其他胃肠道疾病（2006）。

2. 无症状感染期　临床没有症状，血清中能检出 HIV 及 HIV 核心蛋白和包膜蛋白抗体，有传染性。持续时间一般为 6~8 年，短可数月，长可达 15 年。

3. 艾滋病期　患者 CD4$^+$T 淋巴细胞计数明显下降，HIV 血浆病毒载量明显升高。持续 1 个月以上的发热、盗汗、腹泻，体重减轻 10% 以上。部分患者可出现神经精神症状，如记忆力减退、表情淡漠、性格改变、头痛、癫痫及痴呆等，还可出现持续性淋巴结肿大。

五、实验室检查

1. 常规检查　不同程度贫血、白细胞计数降低。尿常规常发现尿蛋白。血清转氨酶、肌酐、尿素氮可升高。

2. 免疫学检查　T 细胞绝对计数下降，CD4$^+$/CD8$^+$≤1.0。链激酶、植物血凝素等迟发型变态反应性皮试常阴性。

3. 病原学检查
(1) HIV-1 抗体检查：gp24 抗体和 gp120 抗体，ELISA 两次阳性，用免疫印迹（WB）和固相放射免疫沉淀试验（SRIP）确诊。
(2) 抗原检查：ELISA 法检测 p24 抗原。
(3) HIV RNA 检测：RT-PCR 或 Northern blot。估计预后，考核疗效。

六、诊断

1. 确诊病例　有流行病学资料支持有感染可能，病原学检测明确机体存在 HIV，并且有临床症状者。
2. 疑似病例　流行病学资料和临床症状支持，但病原学检测 HIV 抗体初筛可疑阳性者。

第六单元　流行性出血热

☆ 重点提示

出题重点集中在该病的临床表现和治疗，该病的特征性表现是肾功能的损害。流行病学和实验室检查部分基本掌握即可。该考点很容易以临床应用型题目出现，建议考生多做类似题型备考。

—— 考点集合 ——

一、病原学

1. 病原体　为流行性出血热病毒，属汉坦病毒属，为单股负链 RNA 病毒。

2. 生物学特性 病毒的抵抗力弱，对脂溶剂很敏感，易被紫外线及γ射线灭活，一般消毒剂（碘酒、乙醇、甲醛等）均可将病毒杀灭。

二、流行病学

1. 传染源 黑线姬鼠和褐家鼠是主要的传染源，人不是主要传染源。
2. 传播途径
（1）接触传播。
（2）呼吸道传播（2006）。其中以气溶胶通过呼吸道传播为主要途径。
（3）消化道传播。
（4）垂直传播（2006）。
（5）虫媒传播。
3. 易感人群 人群普遍易感。感染后免疫力较持久，罕见有2次感染发病者。
4. 流行特征 ①地区性。②季节性和周期性（2006）。③人群分布（青壮年男性农民多见）（2006）。

三、发病机制与病理

1. 发病机制 以直接侵犯和诱导免疫损伤为主，患者普遍存在免疫功能异常，表现为体液免疫亢进，非特异性细胞免疫抑制和补体水平迅速下降。伴有Ⅰ、Ⅱ、Ⅲ、Ⅳ变态反应（2011）。
2. 病理 基本病理变化以小血管（小动脉、小静脉、毛细血管）内皮细胞水肿、变性和坏死，管腔内微血栓形成，周围组织水肿和出血（2006）。以肾脏最明显（2015）。

四、临床表现

1. 发热期 一般为3~7天，主要为感染中毒症状、毛细血管损伤和肾损害。
起病较急骤，突发畏寒、发热，1~2天内体温可达39~40℃，热型多为弛张热或稽留热。可有乏力、倦怠、关节肌肉酸痛等非特异性症状。热度高或热程较长者病情较重（2010）。常有典型的"三痛"：头痛、腰痛、眼眶痛，常伴胃肠道症状。
2. 低血压休克期 在热退的同时或热退后发生四肢厥冷、血压下降、脉压减小、发绀等，后期尿量开始减少。
3. 少尿期 ①尿量锐减，甚至无尿。②小便内可有白色或淡红色膜状物或絮状物。③高血容量综合征。④出血加重，可有内脏出血、腔道大出血。⑤氮质血症、水电解质紊乱（高血钾、低钠、低钙血症）。⑥易并发感染。
4. 多尿期 本期水电紊乱达高峰：软弱无力，脱水、低钾、低钠，甚至出现第2次休克，也易并发感染，甚至出现感染性休克。
5. 恢复期 24小时尿量恢复到2000mL以下。上述各型症状逐渐恢复好转，体力恢复。
6. 临床分型 轻型、中型、重型、危重型、非典型。

五、实验室检查

1. 血象
（1）早期白细胞（WBC）增高，一般达（15~30）×10^9/L，少数出现类白血病反应，可达（50~100）×10^9/L。
（2）早期外周血中性粒细胞可略高，第二期后淋巴细胞比例升高。出现异常淋巴细胞有早期诊断意义：第一病日即可出现，一般10%~20%，部分可>30%。

（3）发热后期及低血压期血红蛋白、红细胞明显升高，血小板减少。

2. 尿常规　蛋白尿多出现在第二病日，一日之内尿蛋白迅速增加，少尿期还可出现膜状物和絮状物。有明显的早期诊断意义。逢热必查。

3. 血液生化检查　①尿素氮及肌酐。②二氧化碳结合力。③电解质。

4. 凝血功能检查　一般血小板均减少。

5. 免疫学检查　特异性血清、特异性抗体、特异性抗原检测。

6. PCR 检查　病原体 RNA 检测。

7. 其他检查　中心静脉压监测、24 小时尿量测定等。

六、诊断与鉴别诊断

1. 诊断

（1）临床诊断

①流行病学资料：问病史时应重视询问鼠类接触史（居住环境）。

②典型的三组征象：发热、中毒症状；充血、出血、外渗体征（2009）；肾脏受损表现。"三红"，"三痛"。

③典型的五期经过（2006）。

（2）实验室诊断

①异型淋巴细胞、大量尿蛋白、血液浓缩、血小板减少。

②特异性抗原抗体检测。

③病毒分离尚未普及。可用PCR法检测血清中病毒的RNA。

2. 鉴别诊断

（1）发热期：上呼吸道感染、败血症等。

（2）休克期：其他感染性休克。

（3）少尿期：急性肾炎、其他原因引起的急性肾衰竭。

七、治疗

1. 发热期治疗　①控制感染。②减轻外渗。③改善中毒症状。④预防 DIC（2013）。

2. 低血压期治疗（2013，2014）　①补充血容量。以早期、快速、适量为原则，先快后慢，先晶（晶体液）后胶（胶体液），晶三胶一。②纠正酸中毒。③血管活性药物与肾上腺皮质激素应用（2009）。④强心。

3. 少尿期治疗　①稳定内环境。②促进利尿。③导泻和放血疗法。④透析疗法（2013，2015）。

4. 多尿期治疗

（1）应积极补充水、电解质，尤其是补钾。以口服补液盐为主。

（2）防治继发感染。

5. 恢复期治疗　加强营养，休息1~2个月，逐步恢复工作。定期复查肾功能等。

6. 积极防治并发症。

八、预防

（1）疫情监测：同时监测人与人之间和动物间的疫情。

（2）灭鼠防鼠防螨。

（3）加强食品和环境卫生管理。

（4）注意个人防护：不用手接触鼠类及其排泄物，野外作业防止皮肤损伤，加强实验室管理。

（5）疫苗注射：注射减毒活疫苗主动免疫。

第七单元 狂 犬 病

重点提示

本单元重点掌握临床表现与预防。

考点集合

一、病原学

狂犬病毒属弹状病毒科拉沙病毒属。

二、流行病学

1. 传染源　带狂犬病毒的动物是主要传染源（2014），我国由病犬传播的狂犬病占80%~90%。
2. 传播途径　本病主要通过被患病动物咬伤传播。
3. 易感人群　人群普遍易感。被病兽咬伤后是否发病与下列因素有关：①咬伤部位：头、面、颈、手指处被咬伤后发病机会多。②咬伤的严重性：创口深而大者发病率高。③局部处理情况：咬伤后迅速彻底清洗者发病机会少。④及时、全程、足量注射狂犬疫苗和免疫球蛋白者发病率低。⑤被咬伤者免疫功能低下或免疫缺陷者发病机会多。

三、发病机制与病理

1. 发病机制　发病机制分为三个阶段：①局部组织内小量繁殖期。②侵入中枢神经期。③从中枢神经向各器官扩散期。
2. 病理　病理变化主要为急性弥漫性脑脊髓炎，脑膜多正常，脑实质和脊髓充血、水肿及微小出血灶，咬伤部位相应的背根神经节、脊髓段病变一般比较严重，延髓、海马、脑桥、小脑等处受损也较显著。

四、临床表现

1. 前驱期　常有发热、头痛、乏力、纳差、恶心、周身不适等症状。对痛、声、风、光等刺激开始敏感，并有咽喉紧缩感。50%~80%患者伤口部位及其附近有麻木、发痒、刺痛或虫爬、蚁走感，由病毒刺激周围神经元引起。本期持续2~4日。
2. 兴奋期　患者高度兴奋，表现为极度恐惧、恐水、恐风。恐水是本病的特殊症状，但不一定每例都出现，在饮水、见水、听流水声或谈及饮水时，可引起严重咽喉肌痉挛。患者渴极而怕饮水，饮而不能下咽，常伴有声嘶和脱水。因声带痉挛，吐字不清，声音嘶哑，甚至失音。怕风亦是本病常见的症状，微风、吹风均可引起咽肌痉挛。由于自主神经功能亢进，患者出现大汗流涎，体温可达40℃以上，心率快，血压升高，瞳孔扩大，但患者神志大多清醒，部分患者可出现精神失常、定向力障碍、幻觉、谵妄等。病程进展很快，多在发作中死于呼吸或循环衰竭。本期持续1~3日。
3. 麻痹期　痉挛减少或停止，患者逐渐安静，出现弛缓性瘫痪，尤以肢体软瘫为多见(2016)。呼吸变慢及不整，心搏微弱，神志不清，最终因呼吸麻痹和循环衰竭而死亡。本期持续6~18小时。

本病全程一般不超过 6 日。

五、实验室检查

1. 血、尿常规和脑脊液检查　白细胞总数（10~20）×10⁹/L 不等，中性粒细胞多在 80% 以上。
2. 病原学检查　分离病毒。
3. 病毒抗体检测　可采用间接免疫荧光法进行检测，缺少早期诊断价值，主要用于流行病学调查或证实狂犬病诊断。

六、诊断与鉴别诊断

1. 诊断　根据患者过去被病兽或可疑病兽咬伤、抓伤史及典型的临床症状，如恐水、恐风、咽喉肌痉挛等，即可作出临床诊断。
2. 鉴别诊断　本病应与病毒性脑炎、破伤风、吉兰-巴雷综合征、脊髓灰质炎等疾病相鉴别，流行病学资料和特殊症状是鉴别要点。

七、预防

1. 控制传染源　家养的犬，应定期进行预防接种。发现病犬立即捕杀，尸体应深埋，不准食用。对疑似狂犬者，应设法捕获，并隔离观察 10 日。如死亡或出现症状，应取脑组织检查，深埋或焚毁。
2. 伤口的处理　被咬伤者要及时处理伤口。在咬伤的当时，先局部挤压、针刺使其尽量出血，再用 20% 肥皂水充分冲洗创口，后用 5% 碘酊反复涂拭。如有抗狂犬病免疫球蛋白或免疫血清，则在伤口底部和周围行局部浸润注射。
3. 预防接种

（1）疫苗接种：可用于暴露后预防，也可用于暴露前预防。国内主要采用 VERO 细胞疫苗和地鼠肾细胞疫苗。

（2）免疫球蛋白注射：常用马或人源性抗狂犬病毒免疫球蛋白和免疫血清，以人狂犬免疫球蛋白（HRIG）为佳。

第八单元　流行性乙型脑炎

☆ 重点提示

本单元重点掌握临床表现、诊断与治疗。

─────── 考点集合 ───────

一、病原学

1. 乙型脑炎病毒属虫媒病毒乙组的黄病毒科，直径 40~50nm，球形，核心为单股正链 RNA。
2. E 蛋白是病毒的主要抗原成分，可诱导机体产生中和抗体和血凝抑制抗体。
3. 乙脑病毒对热、乙醚和酸等常用消毒剂敏感，100℃ 2 分钟、56℃ 30 分钟即可灭活，但耐低温和干燥。在蚊虫体内繁殖的适宜温度为 25℃~30℃。

二、流行病学

1. 传染源　人不是主要的传染源，猪是本病主要的传染源。蝙蝠可作为本病的长期寄存宿主。检测猪的乙脑病毒感染率可预测当年在人群中的流行趋势。

2. 传播途径　乙脑主要通过蚊虫叮咬而传播。在我国三带喙库蚊是主要的传播媒介，其次是东方伊蚊和中华按蚊。

3. 易感人群　人群对乙脑病毒普遍易感。感染乙脑病毒后多为隐性感染，显性极少。感染后可获得持久的免疫力。母亲传递的抗体对婴儿具有保护作用。

4. 流行特征　东南亚和西太平洋地区是乙脑的主要流行区。主要与蚊虫繁殖、气温、雨量及人口流动（如大学新生入学、新兵入伍）、交通状况、卫生措施（防蚊灭蚊）等因素有关。发病人群以10岁以下儿童为主，尤以2~6岁儿童发病率为高。

三、发病机制与病理

1. 发病机制　乙脑患者脑组织损伤主要与乙脑病毒对神经组织的直接侵袭有关，可致神经细胞坏死、胶质细胞增生及炎性细胞浸润。

2. 病理　本病为全身性感染，但主要病变在中枢神经系统，脑组织病变范围广，以大脑皮质、间脑和中脑病变最为严重，可累及脊髓。主要病理变化包括神经细胞肿胀、变性及坏死可液化形成镂空筛网状软化灶；脑实质淋巴细胞和大单核细胞浸润，胶质细胞弥漫性增生；脑实质及脑膜血管充血扩张，大量浆液渗出，形成脑水肿。

四、临床表现

乙脑潜伏期为4~21日，一般为10~14日。

1. 初期　病程的1~3日。起病急骤，发热，体温在1~2日内达到39~40℃，伴头痛、食欲不振、呕吐，多有嗜睡和精神倦怠。少数患者可有颈项强直。头痛是乙脑最常见和最早出现的症状。

2. 极期　病程的4~10日，此期多为脑实质损害的表现。

（1）高热：此期发热达顶点，可达40℃以上，一般持续7~10日，重者可达3周。发热越高，持续时间越长，病情越重。

（2）意识障碍：表现可轻可重，可见嗜睡、谵妄、昏迷或定向力障碍等。意识障碍最早可见于病程的1~2日，以3~8日多见，一般持续1周左右，重者可长达1个月以上。

（3）惊厥或抽搐：多于病程第2~5日出现，是病情严重的表现。可由脑实质炎症、脑缺氧、脑水肿及高热等原因引起。

（4）呼吸衰竭（2015）：为多见于深度昏迷的患者。主要为中枢性呼吸衰竭。

（5）颅内高压及脑膜刺激征。

（6）其他神经系统症状和体征：常有浅反射先减弱后消失，深反射先亢进后消失，锥体束征阳性。昏迷者可有肢体强直性瘫痪、偏瘫或全瘫，伴肌张力增高，还可伴膀胱和直肠麻痹（大、小便失禁或尿潴留）。

3. 恢复期　病程的8~12日，患者体温逐渐下降，于2~5日内降至正常，神经系统症状和体征逐日好转，一般于2周左右可完全恢复。重症患者可留有神志迟钝、痴呆、失语、多汗、吞咽困难、颜面瘫痪、四肢强直性瘫痪或扭转痉挛等。

4. 后遗症期　发病半年后，5%~20%重症患者仍有意识障碍、痴呆、失语、肢体瘫痪、扭转痉挛和精神失常等，称为后遗症。

5. 分型（2016）

（1）轻型：体温39℃以下，神志始终清楚，有轻度头痛、恶心呕吐、嗜睡等，无抽搐，脑膜刺激征不明显。病程5~7日。

（2）普通型：体温39~40℃，嗜睡或浅昏迷，偶有抽搐及病理反射阳性，脑膜刺激征明显。病程 7～14 日，多无后遗症。

(3) 重型：体温 40℃ 以上，昏迷，反复或持续性续抽搐，病理反射阳性，深反射先亢进后消失。可有肢体瘫痪或呼吸衰竭。病程多在 2 周以上，恢复期常有精神异常、瘫痪、失语等，部分患者留有不同程度的后遗症。

(4) 极重型（暴发型）：起病急骤，体温于 1～2 日内升至 40℃ 以上，常反复或持续性抽搐，深度昏迷，迅速出现脑疝及中枢性呼吸衰竭等。多于 3～5 日内死亡。

五、实验室检查

1. 血象　白细胞总数常增高，多为 $(10～20)×10^9/L$，中性粒细胞 80% 上，嗜酸粒细胞常减少。

2. 脑脊液（2014）　脑脊液压力增高，外观清或微浑，白细胞计数多为 $(50～500)×10^9/L$，分类早期以中性粒细胞稍多，以后以单核细胞为主，糖及氯化物正常，蛋白质轻度升高。

3. 血清学检查
(1) 特异性 IgM 抗体测定：目前多用此法进行早期诊断。
(2) 血凝抑制试验：血凝抑制抗体出现较早，一般在病后 4～5 天出现，2 周达高峰，抗体水平维持数年，可用于临床诊断及流行病学调查。
(3) 补体结合试验：为 IgG 抗体，多在发病后 2 周出现，5～6 周达高峰，1 年后消失。

4. 病原学检查
(1) 病毒分离：病程第 1 周内死亡病例的脑组织中可分离到病毒，但脑脊液和血中不易分离到病毒。
(2) 病毒抗原或核酸检测：在组织、血液或其他体液中采用直接免疫荧光或 RT－PCR 检测。

六、诊断与鉴别诊断

1. 诊断
(1) 流行病学资料：严格的季节性（7～9 月），10 岁以下儿童多见。但近年来成年人病例有增加趋势。
(2) 临床特征：起病急、高热、头痛、呕吐、意识障碍、抽搐、病理征及脑膜刺激征阳性等。
(3) 实验室检查：外周血白细胞及中性粒细胞均增高；脑脊液压力高，细胞数轻度增高，蛋白稍高，糖及氯化物正常；血清特异性 IgM 或脑脊液抗原检测阳性可作出早期诊断。

2. 鉴别诊断
(1) 中毒型菌痢：本病与乙脑均多发生于夏秋季，10 岁以下儿童多见，但起病较乙脑更急，常在发病 24 小时内迅速出现高热、抽搐、意识障碍和循环衰竭。脑膜刺激征常阴性。肛拭子取便或生理盐水灌肠镜检，可见大量白细胞或脓细胞（2014）。
(2) 结核性脑膜炎：无季节性，多有结核病史或接触史。起病缓慢，病程长，脑膜刺激征明显。脑脊液呈毛玻璃样。
(3) 化脓性脑膜炎：患者脑膜刺激征显著，脑脊液外观混浊，脑脊液及血液细菌学检查可找到相应的病原菌。脑膜炎球菌所致者，多发生于冬春季，皮肤黏膜常有瘀点、瘀斑。

七、治疗

1. 一般治疗　患者应住院隔离于有防蚊设施的病室，控制室温在 30℃ 以下。注意水及电解质平衡。

2. 对症治疗

（1）降温：物理降温；药物降温；亚冬眠疗法。

（2）止痉：包括去除病因及镇静解痉。①高热所致者以降温为主。②脑水肿所致者以脱水降低颅内压为主，可用20%甘露醇快速静脉滴注或推注（20~30分钟内）。③因脑实质病变引起的抽搐，可使用镇静剂，首选地西泮；水合氯醛鼻饲或灌肠。巴比妥钠可用于预防抽搐。

（3）防治呼吸衰竭：①氧疗。②由脑水肿所致者应用脱水剂。③中枢性呼吸衰竭可用呼吸兴奋剂，首选山梗菜碱，亦可用尼可刹米、山梗菜碱、二甲弗林等交替使用。若缺氧明显时，可经鼻导管使用高频呼吸器治疗。必要时可行气管插管或气管切开，人工辅助呼吸。④呼吸道分泌物梗阻所致者，吸痰和加强翻身引流。⑤改善微循环，减轻脑水肿，可用血管扩张剂，如东莨菪碱，也可用酚妥拉明、山莨菪碱等。

3. 糖皮质激素的应用。

4. 恢复期及后遗症处理。

细菌感染

第九单元　流行性脑脊髓膜炎

☆ **重点提示**

出题点一般集中在该病的临床表现和鉴别诊断，而且均以临床应用型的题目为主，如出现皮肤散在瘀点，考虑流脑的可能性大，脑脊液外观呈毛玻璃样考虑是结脑，要抓住这些重要的特征记忆。流行病学和治疗没有特殊性，只需知道治疗首选青霉素即可。

───── **考点集合** ─────

一、病原学

1. 生物学特性　脑膜炎奈瑟菌，G⁻双球菌，内毒素是致病重要因素（2013，2014，2015），仅存在于人体，病原在细胞内寄生，抵抗力弱，产生自溶酶，需要巧克力色血琼脂培养基培养。

2. 主要流行菌群　分为A群（大流行，我国主要流行株）、B群、C群（散发和小流行），目前C群的感染率有上升趋势。

二、流行病学

1. 传染源　带菌者和患者（2015）。
2. 传播途径　呼吸道飞沫直接传播（2011）。
3. 易感人群　普遍易感，但以6个月~2岁的儿童常见。由于疫苗的广泛使用，目前感染人群有大龄化趋势。
4. 流行特征　高发期：11月~次年5月（3~4月高峰）；我国流行菌株以A群为主。

三、发病机制及病理

1. 发病机制　主要的致病物质——内毒素。

2. 病理
(1) 败血症期：血管内皮损害。
(2) 脑膜炎期：软脑膜、蛛网膜（化脓性炎症）(2011)。
(3) 暴发型脑膜脑炎期：脑实质病变。

四、临床表现（2014）

1. 普通型临床表现
(1) 前驱期：多数患者无症状，少数患者表现为低热，咽痛，咳嗽，可检出细菌（咽拭子或呼吸道分泌物）。
(2) 败血症期：①突发寒战、高热、头痛、呕吐、全身乏力、肌肉酸痛及精神萎靡等。②瘀点瘀斑（最重要的体征）(2006，2009，2010，2011，2013)。
(3) 脑膜炎期：剧烈头痛，喷射性呕吐，烦躁不安，血压增高，脑膜刺激征阳性，严重者可出现呼吸或循环衰竭（2006）。
(4) 恢复期：体温下降，瘀点、瘀斑消失，症状好转，神经系统检查正常。
2. 暴发型临床表现　分为三型。
(1) 休克型：循环衰竭为主要特征。
(2) 脑膜脑炎型：脑实质严重损害为特征。
(3) 混合型：以上两型同时存在，病死率高。
3. 轻型临床表现　不典型，发热，头痛症状轻，脑膜刺激征缺如。

五、实验室检查

1. 血象　白细胞升高，一般都在 $20\times10^9/L$ 左右，中性粒细胞 80%~90%。
2. 脑脊液检查　压力↑，外观浑浊，白细胞（WBC）↑，尿蛋白（Pro）↑，糖↓，氯化物↓（2006，2009，2010）。
3. 细菌学检查　涂片（瘀斑，CSF）；细菌培养（血，CSF）。
4. 血清学检查　特异性抗原；特异性抗体。
5. 分子生物学检查　敏感性、特异性高。

六、诊断与鉴别诊断

1. 诊断
(1) 流行病学资料：冬春季发病，当地有本病发生或流行，或与患者密切接触。
(2) 临床表现：突起高热、头痛、呕吐，皮肤黏膜瘀点、瘀斑，脑膜刺激征。
(3) 实验室检查：白细胞及中性粒细胞↑，脑脊液呈化脓性改变，尤其是细菌培养阳性及流脑特异性血清免疫检测阳性为确诊依据。
2. 鉴别诊断
(1) 其他细菌引起的化脓性脑膜炎：①无季节性，多散发。②无瘀点、瘀斑。③多伴原发灶。④病原学检查。
(2) 结核性脑膜炎：①有 TB 病史或 TB 接触史。②起病慢，病程长，TB 中毒症状。③无瘀点、瘀斑。④CSF：毛玻璃样改变。⑤CSF 涂片查抗酸杆菌。
(3) 流行性乙型脑炎：①夏秋季。②无瘀点、瘀斑。③脑实质损伤为主。④CSF 外观清亮。

七、治疗

1. 一般治疗　严格卧床休息，监测生命体征，降温，营养支持治疗。
2. 病原治疗　青霉素（首选）(2013)、头孢菌素类、氯霉素、磺胺类。
3. 对症治疗　脱水降颅压（2009）、高热时用物理降温及药物降温；惊厥时用地西泮。
4. 暴发型的救治　在病原治疗的同时，抗休克（扩充血容量，纠正酸中毒，血管活性药），DIC治疗（肝素），肾上腺皮质激素，保护重要脏器功能。

八、预防

1. 管理传染源　患者隔离时间：症状消失后3天，密切接触者应医学观察7日。
2. 切断传播途径　必要时空气消毒，及时有效地处理污染物。
3. 保护易感人群　注射脑膜炎球菌A群多糖菌苗（15岁以下）。药物预防选用磺胺类。头孢曲松、氧氟沙星也可选用。

第十单元　伤　寒

重点提示

该考点内容比较多，但近几年考试的重视程度明显下降，至多1题。复习时应抓住本病的特征性表现：玫瑰疹+肝脾大+易并发肠穿孔+肥达反应，可以从以上的知识点概括进一步展开。因为本学科每个病都有其特征性表现，建议考生可以按照上述方法结合对比记忆，效果可能会事半功倍。

考点集合

一、病原学

1. 形态结构　有周身鞭毛及菌毛，革兰阴性杆菌，无芽孢，无荚膜。
2. 生物学特性　具有菌体（O）抗原、鞭毛（H）抗原、表面（Vi）抗原。生活能力较强，能耐热，在水中存活2~3周，在-20℃可长期存活。对热抵抗力不强，60℃ 15分钟即可杀死。对一般化学药品敏感。

二、流行病学

1. 传染源　患者及带菌者（慢性带菌者）。
2. 传播途径　主要经粪-口传播，还可通过污水、食物、日常生活接触和苍蝇、蟑螂等媒介而传播。水和食物污染是暴发流行的主要原因。
3. 易感人群　人群普遍易感。病后可获持久免疫力。

三、发病机制及病理

1. 发病机制　回肠下段→黏膜上皮屏障→单核-吞噬细胞，初发病灶→肠系膜淋巴结→胸导管→血液循环，第一次菌血症（潜伏期）→单核-巨噬细胞系统→血液循环，第二次菌血症→肝、脾、胆、骨髓、肾和皮肤→肠壁淋巴结髓样肿胀、增生、坏死→随胆汁排到肠道，一部分随粪便排出体外→使原先致敏的淋巴组织发生更严重的炎症反应→肠出血、肠穿孔。
2. 病理　主要病理特点是全身单核-巨噬细胞系统的增生性反应，尤以回肠末端的集合淋巴结和孤立淋巴结最为显著。

四、临床表现（2014）

1. 潜伏期　3~60日，通常1~2周。
2. 临床分期
(1) 初期：起病缓慢。
(2) 极期：①发热。②消化系统症状（右下腹可有轻压痛）。③神经系统症状。④循环系统症状。⑤皮疹（玫瑰疹）（2006）。⑥肝脾大。
(3) 缓解期。
(4) 恢复期。
3. 临床类型
(1) 轻型：全身毒血症状轻，病程短，1~2周痊愈。多见于发病前曾接受伤寒菌苗注射或发病初期已应用过有效抗菌药物治疗者，在儿童病例中亦非少见。
(2) 暴发型：起病急，毒血症状严重，有畏寒、高热、腹痛、腹泻、中毒性脑病、心肌炎、肝炎、肠麻痹、休克。
(3) 迁延型：起病与典型伤寒相似，发热持续不退，可达45~60天之久。伴有慢性血吸虫病的伤寒患者常属此型。常有显著皮疹，也可并发DIC。
(4) 逍遥型。
(5) 复发与再燃：症状消失后1~3周，临床表现与初次发作相似，血培养阳性，称为复发，复发的症状较轻，病程较短。与胆囊或网状内皮系统中潜伏的病菌大量繁殖，再度侵入血循环有关；疗程不足，机体抵抗力低下时易见。偶可复发2~3次。再燃是指病程中，体温于逐渐下降的过程中重又升高，5~7天后方正常，血培养呈阳性，机制与初发相似。
4. 常见并发症
(1) 肠出血：为常见并发症，多见于病程第2~3周，可见大便潜血至大量血便。
(2) 肠穿孔：为最严重的并发症（2013，2014），多见于病程第2~3周。
(3) 中毒性心肌炎。
(4) 中毒性肝炎：表现为肝功能异常，少数患者出现黄疸。
(5) 溶血性尿毒综合征。
(6) 其他：伤寒杆菌所致肺部感染，急性胆囊炎，溶血性贫血，DIC等。

五、实验室检查

1. 常规检查　血白细胞大多为$(3~4) \times 10^9/L$，伴中性粒细胞减少和嗜酸性粒细胞消失（2015）。高热时可有轻度蛋白尿。大便潜血试验阳性。
2. 细菌培养
(1) 血培养是确诊的依据，病程早期即可阳性，第7~10病日阳性率可达80%~90%（2010），以后阳性率逐渐下降，第4周时常转为阴性。
(2) 骨髓培养阳性率较血培养高，尤其适合于已用抗生素药物治疗，血培养阴性者。
(3) 大便培养：从潜伏期起便可获阳性（2010），第3~4周可高达80%，病后6周阳性率迅速下降，3%患者排菌可超过1年。
(4) 尿培养：病程后期阳性率可达25%（2010），但应避免粪便污染。
3. 肥达反应　病程第1周阳性反应不多，一般从第2周开始阳性率逐渐增高，至第4周可达90%，病愈后阳性反应可持续数月之久。有少数病人抗体很迟才升高，甚至整个病程抗体效价很低或阴性（7.8%~10%），故不能据此而排除本病（2006）。

4. 其他检查　免疫学方法和生物学检查方法。

六、诊断与鉴别诊断

1. 诊断　确诊标准：从血、骨髓、尿、粪便、玫瑰疹刮取物中，任一种标本分离到伤寒杆菌。血清特异性抗体阳性，肥达反应"O"抗体凝集效价≥1∶80，"H"抗体凝集效价≥1∶160，恢复期效价增高4倍以上者（2015）。

2. 鉴别诊断　应与病毒感染、斑疹伤寒、败血症、急性血行播散性肺结核、钩端螺旋体病、恶性组织细胞增生病鉴别。

七、治疗

1. 一般治疗及对症治疗　消化道隔离，营养支持治疗，以高热量、高维生素、易消化、低糖、低脂肪的食物为主。发热期病人必须卧床休息，退热后2~3天可在床上稍坐，退热后1周可轻度活动。

2. 抗菌治疗　氟喹诺酮类药物为首选（2006，2013）。第二、三代头孢菌素更适用于孕妇、儿童、哺乳期妇女以及氯霉素耐药菌所致伤寒。

3. 常见并发症的治疗

（1）肠出血：绝对卧床休息，严密观察生命体征及便血情况；禁食；静脉滴注葡萄糖生理盐水，注意电解质平衡，并加用维生素K、安络血等止血药；根据出血情况，酌量输血；如病人烦躁不安，可注射镇静药，禁用泻剂及灌肠；经积极治疗仍出血不止者，应考虑手术治疗。

（2）肠穿孔：除局限者外，肠穿孔伴发腹膜炎的患者应及早手术治疗，同时加用足量有效的抗生素控制腹膜炎。

八、预防

1. 控制传染源　病人和带菌者按肠道传染病隔离，至大便培养连续2次阴性为止。
2. 切断传播途径　加强饮食、饮用水和粪便的卫生管理。
3. 保护易感人群　提高人群免疫力。也可口服死菌疫苗主动免疫，但效果不理想。

第十一单元　细菌性痢疾

☆ 重点提示

本单元从出题频率看呈增加趋势，应引起考生注意，题量每年为1~2题。尽管内容比较多，但重点很明确，考点始终集中在临床表现和鉴别诊断，以临床应用型的题目为主，如典型的表现：黏液脓血便，里急后重，一定要烂记于心。其他考点了解即可。

---考点集合---

一、病原学

1. 分型分群　痢疾杆菌属肠杆菌科志贺菌属（2009），G⁻杆菌，无鞭毛。
分型：目前分为A、B、C、D 4个群及40个不同的血清型。我国以B群最为常见。
2. 生物学特性　加热60℃10分钟可被杀死，对酸和一般消毒剂敏感。

二、流行病学

1. 传染源　病人及带菌者。
2. 传播途径　粪-口途径。
3. 易感人群　普遍易感，免疫力不持久，无交叉免疫。
4. 流行特征　主要在发展中国家，我国发病率仍显著高于发达国家，但发病率有逐年下降的趋势。有明显季节性。

三、发病机制及病理

1. 发病机制　志贺菌进入机体后是否发病，取决于三个要素：细菌数量、致病力和人体抵抗力。主要致病物质是内毒素。外毒素具有细胞毒性。
2. 病理　急性菌痢的基本病理变化为急性弥漫性纤维蛋白渗出性炎症（2011，2013），重者有浅表溃疡形成。病变部位以乙状结肠和直肠为主（2010，2014），严重者可累及整个结肠。最早出现的变化是肠黏膜上皮细胞变性继而坏死，小静脉充血，间质水肿，中性粒细胞、巨噬细胞浸润，分泌黏液和脓性渗出物，病后一般不留瘢痕。

四、临床表现

1. 急性菌痢

（1）典型菌痢：①高热，寒战。②腹痛，腹泻，里急后重。③黏液脓血便（2006）。④左下腹压痛，肠鸣音亢进。

（2）轻型菌痢：①毒血症状轻，低热或不发热。②肠道症状轻，腹泻次数少，无脓血。③轻度腹痛，无明显里急后重。

（3）重型菌痢：①急起发热，腹泻每天30次以上，为稀水脓血便，偶尔排出片状假膜，甚至大便失禁，腹痛、里急后重明显。②后期可出现严重腹胀及中毒性肠麻痹，常伴呕吐，严重失水可引起外周循环衰竭。

（4）中毒型菌痢：以儿童多见，突起畏寒、高热，全身中毒症状重，可有烦躁、昏迷及抽搐等，数小时内可迅速发生循环衰竭和呼吸衰竭。按临床表现又分为休克型、脑型和混合型。

2. 慢性菌痢　为病程超过2个月者。大便间歇或经常带黏液及脓血，伴有不同程度的腹痛、腹胀。

（1）主要原因：①治疗不当。②耐药，福氏志贺菌感染。③免疫力低。④基础疾病。

（2）分型：慢性迁延型、急性发作型、慢性隐匿型。

五、实验室检查及其他检查

1. 大便常规　黏液脓血便，WBC≥15/HP。
2. 大便细菌培养　确诊菌痢的金标准。应取早期、新鲜、勿与尿液混合、含黏液脓血的大便，多次送检，可提高检出阳性率。
3. 特异性核酸检测　灵敏度高，特异性强。
4. X线钡灌肠　慢性期可见肠道痉挛，动力改变，结肠袋消失，肠腔狭窄，肠黏膜增厚。
5. 结肠镜检查　慢性患者肠壁病变部位刮取分泌物培养可提高志贺菌检出率。
6. 其他检查　血常规白细胞升高，中性粒细胞升高，慢性者伴有贫血。

六、诊断与鉴别诊断

1. 诊断
（1）急性菌痢：①夏秋季，有进食不洁食物或与菌痢病人接触史。②临床表现：发热、腹痛、腹泻、里急后重及黏液脓血便；左下腹明显压痛。③实验室检查。
（2）慢性菌痢：①病人有急性菌痢史。②病程超过2个月而病情未愈。
（3）中毒型：①儿童多见（2009），以严重毒血症状，休克和（或）中毒性脑病为主要表现。②胃肠道症状轻微甚至无腹痛、腹泻。③应及时取便送检。④粪便镜检有大量白细胞或脓细胞，可见红细胞；确诊需粪便培养志贺菌阳性。
2. 鉴别诊断　①急性菌痢需与急性阿米巴痢疾、食物中毒、其他肠道感染、肠套叠、急性坏死性出血性小肠炎相鉴别。②慢性菌痢与肠道癌、溃疡性结肠炎、慢性血吸虫病鉴别。③中毒型菌痢需与其他感染性休克、暴发性流脑、流行性乙型脑炎鉴别。

七、治疗

1. 急性菌痢的治疗
（1）一般治疗：隔离休息，易消化高能量饮食，保证足够水分，保持电解质及酸碱平衡。
（2）病原治疗：氟喹诺酮类、磺胺、头孢类、阿奇霉素（2010，2013）等。由于耐药菌株增多，最好联合2种抗生素。
（3）对症治疗。
2. 中毒型菌痢的治疗　在对症治疗的基础上结合以下治疗。
（1）休克型的治疗：①扩充血容量及纠正酸中毒（低分子右旋糖酐葡萄糖盐水，5%碳酸氢钠以纠正酸中毒）。②血管活性药（山莨菪碱解除微血管痉挛；多巴胺、酚妥拉明或间羟胺升压）。③保护重要脏器功能（心、肾）。④短期应用肾上腺皮质激素。⑤防止DIC（2006）。
（2）脑型的治疗：①20%甘露醇，6~8小时重复使用。②山莨菪碱改善脑血管痉挛。③应用肾上腺皮质激素。④防治呼吸衰竭：中枢性呼吸衰竭；周围型呼吸衰竭。
3. 慢性菌痢的治疗
（1）一般治疗：注意生活规律，注意饮食，积极治疗肠道寄生虫病及其他消化道疾患。
（2）病原治疗：根据药敏选择有效抗生素。需要联合用药，疗程长，1~3个疗程。药物保留灌肠疗法。
（3）对症治疗：①解痉药物。②应用微生态制剂。

第十二单元　霍　乱

☆ 重点提示

考生复习本病时可以结合细菌性痢疾一同记忆。米泔水样便或洗肉水样血便是霍乱的典型表现，脓血症和里急后重应立刻想到是细菌性痢疾的表现。复习时一定要参考上述的方法，做到主次分明，重点内容重点复习。

──────── 考点集合 ────────

一、病原学

1. 分类　O_1群、非O_1群和不典型O_1群，其中O_1群是主要的流行株。

(1) O_1群霍乱弧菌：分古典生物型、埃尔托生物型两个生物型。有小川型、稻叶型、彦岛型三个血清型。

(2) 其他类型：非O_1群霍乱弧菌、O_{139}血清型霍乱弧菌。

2. 生物学特性　①对干燥、日光、热、酸及一般消毒剂均敏感。②在自然环境中存活时间较长。③在鱼虾或贝壳生物中存活期1年以上。④O_{139}型霍乱弧菌在水中存活时间较O_1霍乱弧菌更长。⑤自发突变是霍乱弧菌的特性。

二、流行病学

1. 传染源　患者和带菌者为主要传染源。

2. 传播途径　粪－口途径传播。经水传播是最主要途径，常引起暴发流行。日常生活接触和苍蝇也可传播。

3. 易感人群　人群普遍易感。且感染后免疫时间短，可再次感染。

4. 流行特征　①季节性：夏秋季为流行季节，高峰期7~10月。②地区性：沿江沿海地区发病较多。

5. O_{139}群霍乱的流行特征　①以成人为主，男多于女。②主要经水和食物传播。③O_{139}群是首次发现的新流行株，人群普遍易感。④现有的霍乱菌苗对O_{139}群霍乱无保护作用。

三、发病机制及病理

1. 发病机制　霍乱弧菌突破胃酸屏障，进入小肠→穿过肠黏膜的黏液层→在小肠的碱性环境下大量繁殖，并产生霍乱肠毒素→隐窝细胞和杯状细胞分泌并抑制绒毛膜细胞吸收→米泔水样大便（2010，2013）。

2. 病理　主要是严重脱水导致的一系列功能性改变，而组织器官器质性损害轻微。

四、临床表现

1. 潜伏期　通常为1~3天，可由数小时至7天。大多起病急，少数有前驱症状。

2. 典型表现

(1) 泻吐期：①腹泻：无痛性剧烈腹泻，不伴里急后重。黄色水样、米泔水样便或洗肉水样血便，无粪臭。大便量多次频。②呕吐：先泻后吐，喷射状，次数不多，少有恶心。呕吐物初为胃内容物，继之为水样或米泔水样。③无发热，其中O_{139}血清型霍乱发热、腹痛比较常见，并发菌血症。

(2) 脱水虚脱期（2009）：①脱水：轻度者皮肤黏膜干燥，皮肤弹性稍差，失水约1000mL。中度皮肤弹性差，尿量减少，失水3000~3500mL。重度者皮肤干皱，极度无力，血压下降，神志改变，失水约4000mL。②循环衰竭：代谢性酸中毒（呼吸增快，意识障碍）。肌肉痉挛（低钠引起腓肠肌和腹直肌痉挛）。低血钾（肌张力减低，腱反射消失，鼓肠，心律失常）。循环衰竭（低血容量性休克）。③恢复及反应期：症状逐渐消失。反应性低热：循环改善后肠毒素吸收增加。

3. 临床类型　主要分三型——轻型、中型（典型）、重型，临床表现归纳如下。

表现	轻型	中型	重型
大便次数	10次以下	10~20次	20次以上
脱水（体重%）	5%以下	5%~10%	10%以上
神志	清	不安或呆滞	烦躁，昏迷
声音	正常	轻度嘶哑	嘶哑或失声

表现	轻型	中型	重型
皮肤	稍干，弹性稍差	弹性差，干燥	弹性消失，干皱
口唇	稍干	干燥，发绀	极干，青紫
前囟、眼窝	稍陷	明显下凹	深凹，目不可闭
肌肉痉挛	无	有	多
脉搏	正常	稍细、快	细速或摸不到
血压	正常	90～60mmHg	<60mmHg或测不到
尿量	稍减少	少尿	无尿
血浆比重	1.025～1.030	1.030～1.040	>1.040

除上述三种临床类型外，尚有一种罕见的暴发型或称中毒型，又称"干性霍乱"（2013）。本型起病急骤，尚未出现腹泻和呕吐症状，即迅速进入中毒性休克而死亡。

五、实验室检查

1. 常规检查 由于血液浓缩，白细胞为 $(10～30)×10^9/L$，中性粒细胞和单核细胞增高，红细胞及血红蛋白增高（2015）。

血生化检查：血清钾、钠、氯正常或降低，碳酸氢钠下降。

2. 大便检查
（1）便常规：黏液，少量红、白细胞。
（2）涂片染色：鱼群样排列，G^-弧菌。
（3）动力试验和制动试验：大便悬滴检查。

3. 细菌学检查 大便细菌培养为确诊依据。

4. 血清学检查 抗菌抗体和抗毒抗体检查。

5. 快速辅助检测 主要检测 O_1 群和 O_{139} 群霍乱弧菌抗原成分。

六、诊断

1. 诊断标准
（1）有腹泻症状，大便培养霍乱弧菌阳性（2015）。
（2）霍乱流行期间，在疫区内有典型的霍乱腹泻和呕吐症状，迅速出现严重脱水、循环衰竭和肌肉痉挛者。虽然大便培养未发现霍乱弧菌，但并无其他原因可查者。如有条件可做双份血清凝集素试验，滴度上升4倍者可诊断。
（3）疫源检查中发现大便培养阳性前5天内有腹泻症状者，可诊断为轻型霍乱（2006）。

2. 疑似病例诊断标准
（1）具有典型霍乱症状的首发病例，病原学检查尚未肯定前。
（2）霍乱流行期间与霍乱患者有明确接触史，并发生泻吐症状而无其他原因可查者。疑似患者应进行隔离、消毒，做疑似霍乱的疫情报告，并每天做大便培养，若连续2次大便培养阴性，可做否定诊断，并做疫情订正报告。

七、治疗

1. 补液疗法（2011，2014，2015）
（1）补液原则：①早期、迅速、足量。②先盐后糖，先快后慢。③纠酸补钙，见尿补钾。
（2）补液种类：5:4:1溶液（最适合），2:1液，乳酸盐林格溶液，腹泻治疗液等。

（3）补液的速度：①纠正休克期，每分钟 40~80mL。②维持血压期，每分钟 20~30mL。③纠正脱水期，每分钟 5~10mL。④维持输液期，每分钟 3~5mL。⑤<u>最初 2 小时内快速输入 2000~4000mL 液体〔1mL/（kg·min）〕</u>（2009）。

2. 抗菌治疗　应用抗菌药可减少腹泻量，缩短泻吐期和排菌期；但<u>不能替代补液措施</u>。

3. 对症治疗

（1）肾上腺皮质激素及血管活性药物。

（2）急性肺水肿及心力衰竭：<u>调整输液速度，镇静、强心、利尿</u>。

（3）低钾血症：静脉滴注氯化钾。

（4）急性肾衰竭：纠正酸中毒和电解质紊乱，<u>透析治疗</u>。

（5）小檗碱临床应用可减轻腹泻。

八、预防

1. 控制传染源

（1）按<u>甲类传染病</u>管理，设立肠道门诊，病人登记，采便培养。

（2）隔离治疗病人：<u>症状消失后 6 天，隔日便培养连续 3 次阴性</u>，解除隔离。

（3）<u>接触者检疫 5 天，服药预防</u>（2009）。

2. 切断传播途径　做好"三管一灭"，养成良好的卫生习惯。

3. 保护易感人群　口服霍乱疫苗。

第十三单元　结核病

重点提示

本单元掌握结核病的流行病学和诊断，其余内容应熟悉。

---考点集合---

一、病原学

结核分枝杆菌在分类学上属于放线菌目、分枝杆菌科、分枝杆菌属。结核分枝杆菌的脂质成分中磷脂、索状因子、蜡质 D 和硫酸脑苷脂与感染疾病特点密切相关。除脂质外，荚膜和蛋白质亦是致病性物质。

二、流行病学

1. 传染源　<u>开放性肺结核患者</u>。

2. 传播途径　①呼吸道传播。②消化道传播。③垂直传播。④其他途径传播（经皮肤伤口感染和上呼吸道直接接种）。

3. 易感人群　生活贫困、居住拥挤、营养不良等因素是结核病高发的原因。免疫抑制状态患者尤其好发结核病。

4. 流行特征　目前我国结核病年发患者约为 90 万，仅次于印度和印度尼西亚，居世界第三。

三、发病机制与病理

1. 发病机制　结核感染的发病机制中，由 T 组胞介导的细胞免疫对结核病发病、演变及转归产生决定性影响。<u>迟发性变态反应则是宿主对结核分枝杆菌形成免疫应答的标志</u>。

2. 病理　①渗出型病变。②增生型病变。③干酪样坏死。

四、临床表现

1. 肺结核的症状和体征
（1）<u>多数为长期午后或傍晚低热，可伴有倦怠、乏力、夜间盗汗</u>。
（2）浸润性病灶咳嗽轻微，干咳或仅有少量黏液痰。有空洞形成时痰量增加，若伴继发感染，痰呈脓性。合并支气管结核则咳嗽加剧，可出现刺激性呛咳，伴局限性哮鸣或喘鸣。
（3）体征取决于病变性质、部位、范围或程度。

2. 肺外结核的临床类型和表现　<u>肺结核是结核病的主要类型</u>，此外，其他如淋巴结结核、骨关节结核，消化系统结核、泌尿系统结核、生殖系统结核以及中枢神经系统结核构成整个结核病的疾病谱。

五、实验室检查

1. 细菌学检查　<u>确诊肺结核最特异性的方法</u>。①涂片。②细菌培养。③分子生物学检测技术聚合酶链反应（PCR）技术。

2. 影像学检查。

3. 免疫学检查
（1）结核分枝杆菌素（简称结素）试验。
（2）特异性结核抗原多肽刺激后的全血或细胞 IFN-γ 测定。

六、诊断

1. 病史和临床表现　①<u>反复发作或迁延不愈的咳嗽咳痰</u>，或呼吸道感染经抗炎治疗 3~4 周仍无改善。②痰中带血或咯血。③<u>长期低热或所谓"发热待查"</u>。④体检肩胛间区有湿啰音或局限性哮鸣音。⑤有结核病诱因或好发因素。⑥关节疼痛和皮肤结节性红斑等变态反应性表现。⑦有渗出性胸膜炎、肛瘘、长期淋巴结肿大、既往史以及有家庭开放性肺结核密切接触史者。

2. 潜伏性结核感染的诊断　以皮肤结素试验或 γ-干扰素释放试验阳性而无活动性结核的临床表现和影像学改变为特征。

3. 活动性结核的诊断　①确诊病例。②临床诊断病例。③疑似病例。

4. 肺外结核的诊断　结合病史、临床表现、实验室及其他检查、诊断性抗结核治疗效果综合诊断。

5. 结核病的诊断分类　原发性肺结核（代号：Ⅰ型）、血行播散型肺结核（代号：Ⅱ型）、继发型肺结核（代号：Ⅲ型）、气管、支气管结核（代号：Ⅳ型）、结核性胸膜炎（代号：Ⅴ型）。

七、预防

1. 建立防治系统。
2. 早期发现和彻底治疗患者。
3. 疫苗　<u>卡介苗</u>。

第十四篇　医学伦理学

第一单元　医学伦理学与医学目的、医学模式

重点提示

本单元不是考试的出题重点，出题基本都围绕医学模式，其他了解即可。

---考点集合---

一、医学伦理学

1. 伦理学、医学伦理学、医学道德

（1）伦理学：亦称道德哲学，是关于道德现象及其理论的学科。道德是人们在社会生活实践中形成，由经济基础决定，用善恶标准评价，以社会舆论、内心信念和传统习俗来调节的人与人、人与社会、人与自然之间关系的原则和规范的总和。

（2）医学伦理学：是伦理学与医学相互交融的一门学科，是应用伦理学的理论、方法研究医学活动中的道德的科学。主要目的是为医疗实践及其相关领域的活动，提供价值标准和行为规范。

（3）医学道德：简称医德，是医务人员处理与患者、与社会关系的原则和规范，医务人员的道德品质对人民健康和医疗质量具有保障作用，对医疗卫生事业具有促进作用，对社会文明具有推动作用。

2. 医学伦理学的研究对象　医务人员与患者及其家属之间的关系；医务人员相互之间的关系；医务人员与社会之间的关系；医务人员与医学科学发展之间的关系（2009）。

3. 医学伦理学的研究内容　医学道德的基本理论、规范体系、基本实践。

二、医学模式与医学目的

1. 医学目的　是医学在一定历史条件下为满足特定的人类群体或个体对医学的需求而形成的目标。这种需求影响到了医学的技术模式和医务人员的行为模式，实际上体现了人们对医学实现的理想和愿望。

2. 生物-心理-社会医学模式　此为现行的医学模式，1977年由美国罗彻斯特大学精神病学和内科学教授恩格尔提出。这种模式认为人的心理与生理、精神与躯体、机体内外环境是一个完整的统一体，心理、社会因素与疾病的发生、发展、转化有着密切的联系。强调生物、心理、社会三因素是相互联系、不可分割的。

第二单元　中国医学的道德传统

重点提示

本单元需熟记孙思邈"论大医精诚"、屠呦呦探索出了青蒿素药物新的适应证，其余内容考题不多。

=== 考点集合 ===

一、中国古代医学家的道德境界

1. 张仲景　反对"孜孜汲汲，惟名利是务"。救治病人不分贵贱贫富，"上以疗君亲之疾，下以救贫贱之厄"。

2. 孙思邈　《备急千金要方》中如"论大医习业""论大医精诚"提出的医德原则和医德规范成为中国传统医德的重要内容。

二、中国现代医学家的道德境界

1. 张孝骞　重视搜集、分析临床第一手资料，有用记录本记录疑难病例的习惯。"每一个病例都是一个研究课题"、"和病人在一起"。

2. 林巧稚　不论患者是高级干部还是贫苦农民，都同样认真，同样负责，一丝不苟；"万婴之母"。

三、中国当代医学家的道德境界

1. 屠呦呦　六十多年潜心中医药科技创新，勇于克服困难，近90岁高龄探索出了青蒿素药物新的适应证。

2. 钟南山　"公共卫生事件应急体系建设的重要推动者"，率先摸索出有效防治"非典"的方案。如今的钟南山院士仍坚守在临床一线，参与门诊、会诊、查房的工作。

第三单元　医学伦理学的理论基础

重点提示

本单元重点在生命质量论、人道论。

=== 考点集合 ===

一、生命论

1. 生命神圣论　人的生命神圣至高无上，不可侵犯(2009)。

2. 生命质量论

(1) 标准：①主要质量，指人体的身体和智力状态。②根本质量，指生命的目的、意义及其在社会、道德上的相互作用。③操作质量，如利用智商来测量智能方面的质量。

(2) 伦理意义：有利于提高人口素质、控制人口增长、人类自我认识的飞跃。为医务人员对某些不同生命质量的病人，采取相应的治疗原则、方法和手段提供理论依据，对于合理、公正地分配卫生资源也有十分重要的意义。

3. 生命价值论

（1）标准：①生命的内在价值，即生命本身的质量（体力和智力）是生命价值判断的前提和基础；②生命的外在价值，即某一生命对他人、社会的贡献，是生命价值的目的和归宿。

（2）伦理意义：将生命的内在价值和外在价值统一起来，并以此来评价生命的价值，可以避免就个体生命的某一阶段或某个时期来判断生命的价值。

二、人道论

1. 医学人道主义的含义　在医学活动中，特别是在医患关系中表现出来的<u>同情和关心病人、尊重病人的人格与权利、维护病人的利益、珍视人的生命价值和质量的伦理思想和权利观念</u>。

2. 医学人道主义的核心内容　<u>尊重病人的生命，尊重病人的人格，尊重病人的权利（2011）</u>。

三、美德论

1. 美德论的含义　以行为者为中心，研究和探讨人应该具有什么样的美德和品格，什么是有意义的生活。

2. 医德品质的含义　指医务人员在长期的职业行为中形成和表现出来的稳定的医学道德气质、习惯和特征。医德品质是医德认识、医德情感和医德意志的统一。

3. 医德品质的内容　仁爱、严谨、诚挚、公正、奉献。

四、功利论

1. 功利论的含义　功利论是以"功利"作为道德标准的学说。认为追求利益就是道德的标准。

2. 功利论的主要特征

（1）用"功利"来定义善的内涵，功利是指对有感受力的存在者而言的利益、好处、快乐、善或幸福。

（2）强调行为的结果，不重视行为的动机，即"最大多数人的最大幸福"原则。

五、道义论

1. 道义论的含义　又称义务论，认为道德上应当采取的具体行动或行动准则的正确性不是由行为的后果所决定的，而是由这一行为或这种行为准则的自身固有特点所决定的。医学道义论主要研究医务人员职业道德规范。

2. 道义论的主要特征

（1）强调行为动机的重要性，只要行为的动机是善的，不管结果如何，这个行为都是道德的。

（2）强调原则的超验性，以人的理性为基础，而不进行感性经验的证明。

（3）立足于全体社会成员的普遍性，而不是从个体的利益出发提出准则。

第四单元　医学道德的规范体系

☆ 重点提示

本单元是考试的重点，几乎年年考查。各种题型出题都有可能，根据新修改的大纲，内容变化较多,应熟读教材。

考点集合

一、医学道德的原则

1. 尊重　在医疗活动中,同情、关心、体贴患者。尊重患者的人格;尊重患者的自主决定权;尊重患者的隐私;尊重患者家属(2013)。

2. 无伤　从患者的利益出发;为患者提供最佳的诊治、护理,努力避免对患者造成不应有的伤害;不做过度检查,不做过度治疗。

3. 公正　在医疗服务中一视同仁,公平、正直地对待每一位患者;公正分配医疗卫生资源;公正对待患者。

二、医学道德的规范

1. 医学道德规范的含义　是医务人员在各种医学活动中应遵守的行为准则,是医学道德基本原则的具体体现,是医务人员道德行为和道德关系普遍规律的反映。

2. 医学道德规范的内容　救死扶伤,忠于医业;钻研医术,精益求精;一视同仁,平等待患;慎言守密,礼貌待人;廉洁奉公,遵纪守法;互学互尊,团结协作。

三、医学道德的范畴

1. 权利与义务

(1) 患者权利:①平等享有医疗的权利。②获得自己所患疾病真实情况、共同参与诊断和医疗方案的制订和实施等知情同意的权利。③监督医疗过程的权利。④有要求对个人隐私保密的权利。⑤拒绝治疗、拒绝参加临床试验的权利。

(2) 医务人员权利:医务人员的权利具有一定的自主性,自主性包括:①有权对患者的疾病做出判断,采取必要的治疗措施。②有权根据病情的需要开具诊断证明。③有权要求患者或患者家属配合诊治。④在特殊情况下,医师还享有干涉权,如患者的自主选择意向违背社会利益、他人利益、其自身根本利益时,医师可干涉患者的权利,使患者的自主选择无效。

(3) 医务人员的义务:①为患者诊治疾病,尽最大的努力为患者服务。②为患者解除躯体痛苦和精神上的痛苦。③向患者、患者家属说明病情、诊断、治疗和预后。④面对疫情和重大自然灾害,进入疫区、灾区抢救伤员,保护群众健康。

2. 情感与良心

(1) 情感:医务人员对患者、对医疗卫生工作的职业态度和内心体验。内容包括:①同情感。②责任感。③事业感。

(2) 良心:是医务人员道德情感的深化,是医务人员在履行义务的过程中形成的道德责任感和自我评价能力(2006)。作用:①医疗行为前的选择作用。②医疗行为中的监督作用。③医疗行为后的评价作用。

3. 审慎与保密

(1) 审慎:指医务人员在医疗行为之前的周密思考和医疗过程中的谨慎认真。道德要求:医务人员在医疗实践的各个环节,应自觉地做到认真负责、谨慎小心、兢兢业业、一丝不苟,不断提高业务水平,在技术上做到精益求精。

(2) 保密:道德要求:询问病史、查体从诊断疾病的需要出发,不有意询问患者的隐私,对在诊疗中知晓的患者隐私,为患者保守秘密,对于某些可能给患者带来沉重精神打击的诊断和预后,积极与患者家属、亲友配合,避免泄露患者的危重病情。

4. 荣誉与幸福

（1）荣誉：是履行了对患者、对社会的责任、义务后，得到赞许、表扬、奖励，是个人荣誉与集体荣誉的统一。

（2）幸福：是物质生活和精神生活的统一，既包含物质生活的改善和提高，又包含精神生活的充实。医务人员只有为患者精心治疗，使患者恢复健康，才能获得幸福感。

第五单元　处理与患者关系的道德要求

☆ 重点提示

本单元出题频率呈增加趋势，出题的题点还是非常多的，需要对各个考点都有所了解。重点在医患关系的基本内容及其模式，考试题型基本都是 A1 型题。

---考点集合---

一、医患关系的特点

1. 医患关系　是医疗活动中最大量、首要的关系，是医学伦理学的核心问题和主要研究对象。狭义的医患关系指行医者与患者的关系。广义的医患关系指以医务人员为一方的群体与以患者及其家属等为一方的群体之间的医疗人际关系。

2. 医患关系的内容　可分为技术方面和非技术方面两部分。
（1）技术方面的关系：医患间因诊疗方案、措施的制定和实施而产生的关系。
（2）非技术方面的关系：医患交往过程中在社会、法律、道德、心理、经济等方面建立起来的人际关系。如医患间的道德关系、经济关系、价值关系、法律关系等。

3. 医患关系的模式　根据医生和患者的地位、主动性大小，分为主动-被动型、指导-合作型、共同参与型。1976 年由美国学者萨斯和荷伦德提出。

4. 影响医患关系的主要因素（2016）
（1）医生方面：医生的医疗观、道德修养、服务态度和责任感等。
（2）病人方面：不遵守就医道德、对医务人员不信任等。
（3）管理、社会方面：医院管理制度上的缺陷、国家对卫生事业的资金投入不足、社会上的不正之风仍然严重存在、卫生法规不够健全等。

二、与患者沟通的道德要求

1. 与患者沟通的原则、方法
（1）与患者沟通的原则：①尊重原则。②自律原则。③科学原则。
（2）与患者沟通的方法：①认真、仔细地倾听。②有针对性地说明。③在沟通中深入分析、及时判断。

2. 医患冲突的防范　①理解患者、患者家属的紧张焦虑心情，避免误解。②发现矛盾，及时沟通化解。③出现纠纷，尽快向上级和有关部门报告，有效处置。

第六单元　处理医务人员之间关系的道德要求

重点提示

本单元不是考试的重点内容，了解正确处理医务人员之间关系的道德原则即可。

---考点集合---

一、正确处理医务人员之间关系的意义

①有利于提高医疗服务水平。②有利于医务人员成才。

二、正确处理医务人员之间关系的道德原则

①互相尊重。②互相支持。③互相监督。④互相学习。

第七单元 临床诊疗的道德要求

☆ 重点提示

本单元是出题的热点，A1、B1 两题型都可能出现，重点在临床诊疗的道德原则。

---考点集合---

一、临床诊疗的道德原则

1. 临床诊疗的道德内涵　指临床诊疗工作中协调病人与医务人员、病人与医院各级各类人员、病人与社会、病人与家庭关系的行为规范的总和。

2. 临床诊疗的道德原则　最优化原则、知情同意原则、保密原则、生命价值原则（2016）。

二、临床诊断道德要求

1. 中医四诊　安神定志、实事求是（2016）。
2. 体格检查　全面系统，认真细致；关心体贴，减少痛苦；尊重病人，心正无私（2016）。
3. 辅助检查　目的明确，诊治需要；知情同意，尽职尽责；综合分析，切忌片面；密切联系，加强协作（2006）。

二、与患者沟通的道德要求

1. 与患者沟通的原则、方法
（1）与患者沟通的原则：①尊重原则。②自律原则。③科学原则。
（2）与患者沟通的方法：①认真、仔细地倾听。②有针对性地说明。③在沟通中深入分析、及时判断。
2. 医患冲突的防范　①理解患者、患者家属的紧张焦虑心情，避免误解。②发现矛盾，及时沟通化解。③出现纠纷，尽快向上级和有关部门报告，有效处置。

第八单元 医学研究的道德要求

重点提示

本单元的重点是人体试验的道德原则。

---考点集合---

一、医学科研工作的基本道德要求

1. 道德准则　实事求是，真诚协作。
2. 工作作风　严肃的治学态度，严格的工作作风，严密的科学手段。

二、人体试验的道德要求

人体试验的道德原则　知情同意、维护病人利益、医学目的、伦理审查与科学审查统一原则。

第九单元　医学道德的评价与良好医德的养成

重点提示

本单元是出题的热点，几乎年年都有。其范围基本多在医学道德评价的方式。考试题型基本都是 A1 型题。

---考点集合---

一、医学道德的评价

1. 医德评价的标准　①疗效标准：有利于疾病的缓解、痊愈和生命的安全。②科学标准：有利于医学科学的发展和揭示人类生命的奥妙。③社会标准：有利于人类生存环境的保护和改善（2011）。
2. 医德评价的依据　动机与效果的辩证统一；目的和手段的辩证统一。
3. 医德评价的方式　社会舆论、内心信念和传统习俗。

二、医学道德的教育的方法

1. 医德教育的意义　有助于医务人员内在品质的形成；是形成良好医风的重要环节；是促进医学科学发展的重要措施。
2. 医德教育的方法　提高医德认识、培养医德情感、锻炼医德意识、坚定医德信念、养成医德行为和习惯等五个方面。

三、医学道德的修养

医德修养是指医务人员按照一定的医德原则和规范进行自我改造、自我锻炼、自我培养的医德实践过程，以及在此基础上所要达到的医德境界。包括在医疗实践中所形成的情操、举止、仪表、品行等。

第十五篇 卫生法规

重点提示

本篇在历年考试所占份额很小，且大多为对概念的考查。可不通读教材，现将历年真题以及相对重点的内容进行整理，以期提高复习效率。

---考点集合---

卫生法指由国家制定或认可的，并由国家强制力保证实施的，调整在卫生活动过程中的所发生的社会关系的各种法律规范的总和（2001）。

卫生法基本原则包括：①卫生保护原则。②预防为主的原则。③公平原则。④保护社会健康原则。⑤患者自主原则。（2005）。

宪法是我国卫生法的渊源之一，是制定卫生法的重要依据，并在卫生法律体系中具有最高的法律效力。

卫生方面的行政法规发布有两种形式，一种是由国务院直接发布，另一种是经国务院批准由国务院卫生行政部门单独或者与有关部门联合发布。

承担民事责任的方式包括：停止侵害；排除妨碍；消除危险；返还财产；恢复原状；修理、重做、更换；赔偿损失；支付违约金；消除影响、恢复名誉、赔礼道歉（2002）。

行政处罚主要有警告、罚款、没收违法所得、没收非法财物、责令停产停业、暂扣或吊销许可证等（2002）。

行政处分主要有警告、记过、记大过、降级、降职、撤职、留用察看、开除 8 种。

刑罚，分为主刑和附加刑 2 种。主刑是指对犯罪分子独立适用的主要刑罚方法，只能独立适用，不能附加适用，种类有管制、拘役、有期徒刑、无期徒刑和死刑 5 种。附加刑是指补充主刑适用的刑罚方法，可以附加于主刑适用，也可以独立适用，种类有罚金、剥夺政治权利和没收财产 3 种。

执业医师是指依法取得执业医师资格或者执业助理医师资格，经注册在医疗、预防、保健机构中执业的专业医务人员（2000）。

未经批准擅自开办医疗机构行医或非医师行医的，由县级以上人民政府卫生行政部门予以取缔，没收其违法所得及药品、器械，并处 10 万元以下的罚款（2002）；对医师吊销其执业证书。

有下列情形之一的，为假药：①药品所含成分与国家药品标准规定的成分不符。②以非药品冒充药品或者以他种药品冒充此种药品。③变质的药品。④药品所标明的适应证或者功能主治超出规定范围。

有下列情形之一的，为劣药：①药品成分的含量不符合国家药品标准。②被污染的药品。③未标明或者更改有效期的药品。④未注明或者更改产品批号的药品。⑤超过有效期的药品。⑥擅自添加防腐剂、辅料的药品。⑦其他不符合药品标准的药品。

特殊药品有麻醉药品、精神药品、医疗用毒性药品、放射性药品（2005）。

为门（急）诊患者开具的麻醉药品注射剂，每张处方为一次常用量；控缓释制剂，每张处方不得超过 7 日常用量；其他剂型，每张处方不得超过 3 日常用量。

普通处方、急诊处方、儿科处方保存期限为1年；医疗用毒性药品、第二类精神药品处方保存期限为2年；麻醉药品和第一类精神药品处方保存期限为3年。

医疗单位供应和调配毒性药品，凭医师签名的正式处方。每次处方剂量不得超过2日剂量（2005，2019）。

一般处方不超过7日用量，急诊处方不超过3日用量（2001）。

丙类传染病包括流行性感冒、流行性腮腺炎、风疹、麻风病、伤寒和副伤寒以外的感染性腹泻病等（2005，2013）。

传染病防治方针与管理原则是预防为主，防治结合，分类管理，依靠科学，依靠群众（2002）。

各级疾病预防控制机构承担传染病监测、预测、流行病学调查、疫情报告以及其他预防、控制工作（2001）。

医疗机构承担与医疗救治有关的传染病防治工作和责任区域内的传染病预防工作（2001）。

医疗机构必须严格执行国务院卫生行政部门规定的管理制度、操作规范，防止传染病的医源性感染和医院感染（2003）。

医疗机构发现甲类传染病时，对患者、病原携带者予以隔离治疗，对疑似患者，确诊前在指定场所单独隔离治疗（2003）。

医疗机构对本单位内被传染病病原体污染的场所、物品以及医疗废物，必须依照法律规定实施消毒和无害化处置（2002）。

经省、自治区、直辖市政府决定，可以对本行政区域内的甲类传染病疫区实施封锁（2000）。

突发事件应急工作，应当遵循预防为主、常备不懈的方针（2002），贯彻统一领导、分级负责、反应及时、措施果断、依靠科学、加强合作的原则。

发生医疗纠纷，医患双方可以通过下列途径解决：双方自愿协商；申请人民调解；申请行政调解；向人民法院提起诉讼；法律、法规规定的其他途径。

医患双方对死因有异议的，应当在患者死亡后48小时内进行尸检，具备尸体冻存条件的，可以延长至7日。

医疗机构篡改、伪造、隐匿、毁灭病历资料的，对直接负责的主管人员和其他直接责任人员，由县级以上人民政府卫生主管部门给予或者责令给予降低岗位等级或者撤职的处分，对有关医务人员责令暂停6个月以上1年以下执业活动。

尸检机构出具虚假尸检报告的，由县级以上人民政府卫生、司法行政部门依据职责没收违法所得，并处5万元以上10万元以下罚款。

国家发展中医药的方针、政策：国家大力发展中医药事业，实行中西医并重的方针，鼓励中西医相互学习、相互补充、共同提高，推动中医、西医两种医学体系的有机结合，全面发展我国中医药事业（2011）。